侯楚祺　宾建平　吴馥凌　主编

全科医生临床诊疗与处方速查

QUANKE YISHENG
LINCHUANG ZHENLIAO
YU CHUFANG SUCHA

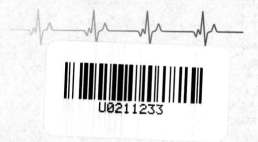

U0211233

全国百佳图书出版单位

化学工业出版社

·北京·

内容简介

全书介绍了临床常见疾病 600 余种。系统介绍了各种疾病的临床表现（主要表现和典型症状），鉴别诊断（一般诊断、实验室诊断、影像学诊断等），药物防治（西药防治、中医药治疗）和其他疗法，护理防范（疾病护理要点和生活护理等）。本书聚焦于临床疾病诊疗的三维（医学、药学和护理学）一体（疾病诊疗）处方方案的介绍，便于医师、药师、护师快速查询疾病诊疗方案、用药知识和护理要点。

本书适用于临床各科医（药、护）师，社区医院、基层医院和等级医院的相关医护人员阅读使用。

图书在版编目（CIP）数据

全科医生临床诊疗与处方速查/侯楚祺，宾建平，吴馥凌主编. —北京：化学工业出版社，2022.11

ISBN 978-7-122-42062-6

Ⅰ．①全… Ⅱ．①侯… ②宾… ③吴… Ⅲ．①临床医学-诊疗②处方-汇编 Ⅳ．①R4②R925

中国版本图书馆 CIP 数据核字（2022）第 162282 号

责任编辑：陈燕杰
文字编辑：何　芳
责任校对：边　涛
装帧设计：李子姮

出版发行：化学工业出版社
　　　　　（北京市东城区青年湖南街 13 号　邮政编码 100011）
印　　装：三河市延风印装有限公司
850mm×1168mm　1/32　印张 27　字数 841 千字
2023 年 4 月北京第 1 版第 1 次印刷

购书咨询：010-64518888
售后服务：010-64518899
网　　址：http://www.cip.com.cn
凡购买本书，如有缺损质量问题，本社销售中心负责调换。

定　价：98.00 元

本书编审人员

主　编　侯楚祺　（南方医科大学南方医院）

　　　　宾建平　（南方医科大学南方医院）

　　　　吴馥凌　（南方医科大学）

副主编　刘文钦　（南方医科大学）

　　　　周　涛　（重庆医药高等专科学校附属第一医院）

　　　　宋路瑶　（南方医科大学珠江医院）

　　　　马　利　（南方医科大学南方医院）

　　　　夏秋香　（南方医科大学南方医院）

　　　　王灿茂　（南方科技大学医院）

　　　　王　龙　（南方医科大学）

　　　　杨　琴　（南方医科大学第七附属医院）

　　　　冯海兴　（南方医科大学）

编　者　丁钰琪　（广东生态工程职业学院）

　　　　孔繁晟　（广东药科大学）

　　　　文　牡　（南方医科大学南方医院）

　　　　龙　丽　（广州中医药大学）

　　　　李国熊　（重庆市人民医院）

　　　　朱庭延　（南方医科大学南方医院）

　　　　吴江杰　（深圳市盐田区人民医院）

　　　　罗熠欣　（南方医科大学）

　　　　侯佳琦　（广东药科大学）

　　　　蒙　晓　（广州医科大学附属第一医院）

　　　　赖月花　（南方医科大学南方医院）

　　　　谭　睿　（南方医科大学南方医院）

　　　　潘弟仪　（广州中医药大学第三附属医院）

主　审　李亦蕾　（南方医科大学南方医院）

　　　　向海燕　（广州市民政局医务科）

　　　　侯连兵　（南方医科大学南方医院）

前　言

　　随着我国社区卫生服务体系的快速发展，全科医学教育面临着培养大批素质过硬的全科医师的重大任务。全科医师在基层承担着常见病、多发病的诊疗和转诊、预防与保健等一体化服务。全科医师扎根于基层，服务于普通民众，是目前医学科普宣教的中坚力量之一。本书旨在为社区医院、基层医院和等级医院医师、药师、护师提供全科门诊与住院常见疾病的诊疗方案。

　　本书收载并系统介绍了临床常见疾病 600 余种，共 18 章。书中全面系统地介绍了疾病概述，临床表现（主要表现和典型症状），鉴别诊断（一般诊断、实验室诊断、影像学诊断等），药物防治（西药防治、中医药治疗）和其他疗法及护理防范（疾病护理要点和生活护理）等知识与信息。并首次从医学、药学和护理学三维视角凝练其诊疗要点，为临床一线医务人员提供疾病诊疗处方方案。便于临床医师、药师和护师在临床医疗活动中，快速掌握疾病诊疗处方方案的用药与护理要点。

　　本书适于社区医院、基础医院和等级医院的医师（实习医师）、药师（实习药师）和护师（实习护师）使用，也适用于中医师和中西医师与相关人员，亦可供大中专院校学生阅读参考。

　　尽管笔者在编写过程中参考了大量的国内外文献与资料，力求精益求精。但由于水平和精力有限，编写过程中难免存在不足或疏漏，恳请读者不吝赐教，以便我们不断完善与提高。

主编

于广州南方医科大学

2022 年 11 月

目 录

第四章　消化系统疾病 177

第六章　泌尿生殖与妇科疾病　　　335

第七章　风湿科疾病 　　411

第八章　骨科疾病 　　420

第十三章　血液系统疾病　602

第十四章　婴幼儿疾病　626

第十五章　传染病 651

第一章　神经精神系统疾病

第一节　神经系统疾病

一、短暂性脑缺血发作

短暂性脑缺血发作（transient ischemic attack，TIA），亦称小卒中，是颈动脉或椎-基底动脉系统发生短暂性血液供应不足，引起局灶性脑缺血，导致突发的、短暂性、可逆性神经功能障碍。发作持续数分钟，通常在30min内完全恢复，超过2h常遗留轻微神经功能缺损表现。电子计算机断层扫描（CT）及磁共振成像（MRI）显示脑组织缺血征象。

临床表现

1. 颈内动脉系统的TIA　最常见的症状为单瘫、偏瘫、偏身感觉障碍、失语、单眼视力障碍等，亦可出现同向性偏盲等。

2. 椎-基底动脉系统TIA　主要表现为脑干、小脑、枕叶、颞叶及脊髓近端缺血，神经缺损症状。最常见的症状是一过性眩晕、眼震、站立或步态不稳。

鉴别诊断

1. 一般诊断

（1）向意识清醒患者询问发病情况、症状出现顺序、既往病史、存在的脑血管病危险因素（家族史、烟酒嗜好、肥胖等）。

（2）患者一般会有局部偏瘫症状。

2. 实验室诊断　血液流变学检查主要表现为全血黏度、血浆黏度、血细胞比容、纤维蛋白原及血小板聚集率等指标均增高。

3. 影像学诊断

（1）脑血管检查　如经颅多普勒检查、颈动脉B超检查、数字减影血管造影检查、磁共振血管成像（MRA）检查等。

（2）颈椎检查　可选用颈椎X线、颈椎CT扫描或颈椎MRI检查等。

（3）头颅CT或MRI检查　观察颅内缺血情况，排除出血性疾病。

（4）心电图扫描　主要是排除诊断。患者是否有房颤、频发早搏、陈旧性心肌梗死、左心室肥厚等。

药物防治

1. 西药防治

（1）抗血小板聚集药物

① 小剂量阿司匹林：可有效地抑制血小板聚集，常用量为 30～50mg，每天 1 次，长期服用。如有胃溃疡病或出血倾向者禁用。

② 右旋糖酐 40：可抑制血小板聚集，并可扩充血容量。急性发作后可静脉滴注 500mL 每天 1 次，7～10d 为 1 个疗程。有心、肾疾病患者慎用。

（2）钙通道阻滞药　本类药物可阻滞钙离子通道，防止细胞内钙离子超载，有保护脑细胞的作用，并可使血管扩张。

① 桂利嗪：每次 25mg 口服，每天 2～3 次。

② 盐酸氟桂利嗪：每次 5～10mg 口服，每晚 1 次。

③ 尼莫地平：每次 20mg 口服，每天 3 次。

（3）抗凝治疗　本疗法适用于 TIA 反复发作者，但应严密监测凝血酶原时间，以防出血。

① 肝素 12500U 加入 5%葡萄糖生理盐水或 10%葡萄糖溶液 1000mL 中，缓慢静脉点滴，以 20 滴/min 的速度维持 24～48h，同时定期查凝血时间调整滴数。

② 病情发展较缓慢者，可口服抗凝血药如双香豆乙酯 300mg 或华法林 4～6mg，同时检查凝血酶原时间及活动度，以调整口服药物剂量。

2. 中医药治疗

（1）益气活血剂　三七皂苷注射液、麝香保心丸。

（2）养血活血剂　复方丹参片（胶囊、颗粒、滴丸）、香丹注射液、血府逐瘀丸（胶囊）。

（3）温阳活血剂　参桂胶囊、心脑舒通胶囊（片）、苦碟子注射液。

（4）滋阴活血剂　脉络宁注射液、丹灯通脑胶囊（软胶囊）、脉络宁口服液等。

护理防范

1. 保持健康的生活方式，积极寻找和去除本病的危险因素。

2. 进低盐、低脂、低糖、充足蛋白质和丰富维生素的饮食，多吃水果、蔬菜，避免暴饮暴食或过度饥饿。

3. 治疗病因并控制相关危险因素。由于 TIA 持续时间短，即使症状消失，如有发作立即就医。

4. 保持心情平和，避免情绪激动，规律作息，保证睡眠。

二、帕金森病

帕金森病（Parkinson's disease，PD）是一种常见的神经系统变性疾病，老年人多见，平均发病年龄为 60 岁左右，40 岁以下起病的青年 PD 较少见。PD 最主要的病理改变是中脑黑质多巴胺（DA）能神经元的变性死亡，由此而引起纹状体 DA 含量显著性减少而致病。

临床表现　PD 起病隐袭，进展缓慢。临床上主要表现为静止性震颤、运动迟缓、肌强直和姿势步态障碍，还可出现情绪低落、焦虑、睡眠障碍、认知障碍、疲劳感等非运动症状。

鉴别诊断

1. 一般诊断　向患者询问发病情况、症状出现顺序、既往病史，临床上主要表现为静止性震颤、运动迟缓、肌强直和姿势步态障碍。

2. 实验室诊断　血脑脊液检查可检出多巴胺水平降低。5-羟色胺的代谢产物与 5-羟吲哚醋酸含量减低；多巴胺 β-羟化酶降低；脑脊液中生长抑素明显降低及γ-氨基丁酸水平减低等。

药物防治

1. 抗胆碱能药物　临床常用的是盐酸苯海索。此外有开马君、苯甲托品、东莨菪碱等。主要适用于震颤明显且年龄较轻的患者。老年患者慎用，闭角型青光眼及前列腺增生症患者禁用。

2. 金刚烷胺　对少动、僵直、震颤均有轻度改善作用，对异动症可能有效。肾功能不全、癫痫、严重胃溃疡、肝病患者慎用。

3. 单胺氧化酶 B（MAO-B）抑制药　MAO-B 抑制药包括司来吉兰和雷沙吉兰。MAO-B 抑制药可单药治疗新发、年轻的 PD 患者，也可辅助复方左旋多巴治疗中晚期患者。

4. 多巴胺受体激动剂（dopamine receptor agonists，DR）　适用于早期 PD 患者，也可与复方左旋多巴联用治疗中晚期患者。年轻患者病程初期首选 MAO-B 抑制药或 DR 激动剂。激动剂均应从小剂量开始，逐渐加量。

非麦角类 DR 激动剂有普拉克索、罗匹尼罗、吡贝地尔、罗替戈汀和阿扑吗啡。

5. 复方左旋多巴（包括左旋多巴/苄丝肼和左旋多巴/卡比多巴）活动性消化道溃疡者慎用，闭角型青光眼、精神病患者禁用。在疾病后期左旋多巴的疗效逐渐减弱或者出现变化和波动时（剂末现象或"开关"波动），需要应用森福罗。

6. 儿茶酚-氧位-甲基转移酶（COMT）抑制剂 COMT 抑制剂包括恩他卡朋和托卡朋。恩他卡朋需与左旋多巴同时服用才能发挥作用。托卡朋第一剂与复方左旋多巴同服，此后间隔 6h 服用，可以单用。

护理防范

1. 饮食护理 食物应高蛋白、高热量，并多进食含纤维素较多的水果、蔬菜，水果和蔬菜能够提供多种维生素，并能促进肠蠕动，防止大便秘结。患者出汗多，应注意补充水分。

2. 鼓励患者自我护理，保持口腔清洁，去除堆积唾液，防止吸入性肺炎，清除过多分泌的油脂，做好皮肤护理。

3. PD 早期应坚持一定的体力活动，主动进行肢体功能锻炼，四肢各关节做最大范围的屈伸、旋转等活动，以预防肢体挛缩、关节僵直的发生。晚期患者做被动肢体活动和肌肉、关节的按摩。

4. 其他 卫生护理，预防感染。心理护理。

三、重症肌无力

重症肌无力（myasthenia gravis，MG）是一种由神经-肌肉接头处传递功能障碍所引起的自身免疫性疾病。

临床表现
MG 患者发病初期往往感到眼或肢体酸胀不适，或视物模糊，容易疲劳，天气炎热或月经来潮时疲乏加重。随着病情发展，骨骼肌明显疲乏无力，显著特点是肌无力于下午或傍晚劳累后加重，晨起或休息后减轻，此种现象称之为"晨轻暮重"。

1. MG 患者全身骨骼肌均可受累，可有如下症状。

（1）眼皮下垂、视力模糊、复视、斜视、眼球转动不灵活。

（2）表情淡漠、苦笑面容、讲话大舌头、构音困难，常伴鼻音。

（3）咀嚼无力、饮水呛咳、吞咽困难。

（4）颈软、抬头困难，转颈、耸肩无力。

（5）抬臂、梳头、上楼梯、下蹲、上车困难。

2. 临床分型

（1）改良的 Osseman 分型法

① Ⅰ型眼肌型。

② ⅡA 型轻度全身型，四肢肌群常伴眼肌受累，无假性延髓麻痹的表现，即无咀嚼和吞咽困难、构音不清。

③ ⅡB 型四肢肌群常伴眼肌受累，有假性延髓麻痹的表现，多在半年内出现呼吸困难。

④ Ⅲ型（重度激进型）发病迅速，多由数周或数月发展到呼吸困难。

⑤ Ⅳ型（迟发重症型）多在 2 年左右由 Ⅰ型、ⅡA 型、ⅡB 型演变。

⑥ Ⅴ型肌萎缩型，少见。

（2）肌无力危象　是指 MG 患者在病程中由于某种原因突然发生的病情急剧恶化，呼吸困难，危及生命的危重现象。根据不同的原因，MG 危象通常分三种类型。

① 肌无力危象：大多是由于疾病本身的发展所致。也可因感染、过度疲劳、精神刺激、月经、分娩、手术、外伤而诱发。临床表现为患者的肌无力症状突然加重，出现吞咽和咳痰无力，呼吸困难，常伴烦躁不安、大汗淋漓等症状。

② 胆碱能危象：见于长期服用较大剂量溴吡斯的明或一时服用过多的患者。发生危象之前常先表现出恶心、呕吐、腹痛、腹泻、多汗、流泪、皮肤湿冷、口腔分泌物增多、肌束震颤以及情绪激动、焦虑等精神症状。

③ 反拗危象：溴吡斯的明的剂量未变，但突然对该药失效而出现了严重的呼吸困难。也可因感染、电解质紊乱或其他不明原因所致。

鉴别诊断

1. 一般诊断　向患者询问发病情况、症状出现顺序、过去病史，临床表现为患者眼或肢体酸胀不适，或视物模糊，容易疲劳，天气炎热或月经来潮时疲乏加重。随着病情发展，骨骼肌明显疲乏无力，显著特点是肌无力于下午或傍晚劳累后加重，晨起或休息后减轻。

2. 实验室诊断　①新斯的明试验检查：阳性者为 MG。②重复电刺激检查：利用电极刺激运动神经，记录肌肉的反应电位振幅，若患者肌肉电位逐渐衰退，提示神经肌肉接头处病变的可能。③乙酰胆碱受体抗体滴度的检查：乙酰胆碱受体抗体滴度的检测对 MG 的诊断具有特征性意义，80%～90%的全身型和 60%的眼肌型 MG 可以检测到血清乙酰胆碱受体抗体，抗体滴度的高低与临床症状的严重程度并不完全一致。

药物防治

1. 抗胆碱酯酶药　是对症治疗的药物，治标不治本，不能单药长期应用，用药方法应从小剂量渐增。常用的有甲基硫酸新斯的明、溴吡斯的明。

2. 免疫抑制剂　有泼尼松、甲泼尼龙、硫唑嘌呤、环孢素、环磷酰胺和他克莫司等。

3. 静脉注射免疫球蛋白　人类免疫球蛋白中含有多种抗体，可以中和自身抗体、调节免疫功能。

其他疗法

血浆置换：通过将患者血液中乙酰胆碱受体抗体去除的方式，暂时缓解 MG 患者的症状，如不辅助其他治疗方式，疗效不超过 2 个月。

护理防范

1. 指导自我调节活动量，以省力、不感到疲劳为原则。

2. 给予软食或半流食，避免粗糙食物。在进餐前充分休息，或在服药后 15～30min 产生药效时进餐。进食时要少量慢咽，不要催促患者。有呛咳、吞咽困难时应改用鼻饲，防止误吸和窒息，了解患者进食情况，评估营养状况。

3. 保持镇静和安静，保持室内的空气流畅，要及时地清除鼻腔以及口腔的内分泌物，保持呼吸道通畅。在 MG 危象的时候，应尽快送往医院进行抢救，同时需要注意确保呼吸通畅，必要的时候需要进行人工呼吸。

4. 本病病程长，需长期服药，应告知患者及家属常用药物的治疗方法、注意事项、不良反应等，防止因服药不当而引起肌无力危象和胆碱能危象。禁止使用对神经-肌肉传递阻滞的药物，以免加重病情，如庆大霉素、链霉素、卡那霉素、阿米卡星、奎宁、普鲁卡因胺、普萘洛尔、氯丙嗪以及各种肌肉松弛药等。

四、面神经炎

面神经炎（facial neuritis，FN），系指茎乳孔以上面神经管内段面神经的一种急性非化脓性炎症。

临床表现 多为单侧，双侧者甚少。发病与季节无关，通常急性起病，一侧面部表情肌突然瘫痪，可于数小时内达到高峰。可见同侧额纹消失，不能皱眉，因眼轮匝肌瘫痪，眼裂增大，做闭眼动作时眼睑不能闭合或闭合不全，而眼球则向外上方转动并露出白色巩膜，称 Bell 现象。下眼睑外翻，泪液不易流入鼻泪管而溢出眼外。病侧鼻唇沟变浅，口角下垂，示齿时口角被牵向健侧。

鉴别诊断 通常急性起病，一侧面部表情肌突然瘫痪，可于数小时内达到高峰。进行静止检查可诊断。

药物防治 该疾病早期以改善局部血液循环、消除面神经炎症和水肿为主，后期以促进神经功能恢复为主要治疗原则。

1. 西药防治

（1）激素治疗 每天泼尼松 20～30mg 或地塞米松 1.5～3.0mg，口服，连续 7～10d。

（2）改善微循环，减轻水肿 可用 706 代血浆或右旋糖酐 40 250～500mL，静滴每天 1 次，连续 7～10d，亦可加用脱水利尿药。

（3）神经营养代谢药物的应用 每天维生素 B_1 50～100mg，维生素 B_{12} 100μg，胞磷胆碱 250mg，辅酶 Q_{10} 5～10mg 等。

（4）血管扩张药及颈交感神经节阻滞 可选用妥拉苏林每天 25mg 或烟酸 100mg，每天 3 次或患侧颈星状神经节阻滞，每天 1 次，连续 7～10d。

2. 中医药治疗

（1）方剂治疗 如三白五虫汤（白芍、钩藤各 20g，白芷、僵蚕、蝉蜕、炒地龙、全蝎各 15g，白附子 6g，防风、川芎各 10g，黄芪 30g，蜈蚣 2 条）。

（2）针刺治疗 取翳风、听会、太阳、地仓、下关、颊车，并配曲池、合谷等穴。

其他疗法 物理理疗：茎乳孔附近超短波透热疗法，红外线照射，直流电碘离子导入，以促进炎症消散。亦可用晶体管脉冲治疗机刺激面神经干，以防止面肌萎缩，减轻瘫痪侧肌受健侧肌的过度牵引。

护理防范

1. 应注意预防，增强体质，保持精神愉快，保证适当的睡眠和休息。夜间避免受冷风侵袭。一旦患病要注意防护，冷天外出戴口罩，眼睛闭合不好时应戴眼罩，以防角膜受伤。

2. 常用热水洗脸，并经常按摩局部穴位，进行必要的表情肌训练。

五、面神经麻痹

面神经麻痹（prosopoplegia，PR），即面神经瘫痪，又称"歪嘴巴""吊线风"，是以面部表情肌群运动功能障碍为主要特征的一种疾病。

临床表现　PR多表现为患侧面部表情肌瘫痪，前额皱纹消失、眼裂扩大、鼻唇沟平坦、口角下垂。在微笑或露齿动作时，口角下坠及面部歪斜更为明显。病侧不能做皱额、蹙眉、闭目、鼓气和噘嘴等动作。鼓腮和吹口哨时，因患侧口唇不能闭合而漏气。进食时，食物残渣常滞留于病侧的齿颊间隙内，并常有口水自该侧淌下。由于泪点随下睑外翻，使泪液不能按正常引流而外溢。面神经炎引起的面瘫绝大多数为一侧性，且右侧多见，多数患者往往于清晨洗脸、漱口时突然发现一侧面颊动作不灵、口角歪斜。

鉴别诊断　临床表现多为病侧面部表情肌瘫痪、前额皱纹消失、眼裂扩大、鼻唇沟平坦、口角下垂。在微笑或露齿动作时，口角下坠及面部歪斜更为明显。进行静止检查以及运动检查。

药物防治

1. 西药防治

（1）可肌内注射维生素 B_1、维生素 B_{12}、维生素 B_6。口服地巴唑。

（2）为了保护角膜，必要时可带眼罩，或涂用抗生素眼膏。

2. 中医药治疗

（1）针灸治疗　急性期针风池、风府（枕外隆凸下凹陷中，针5分）、曲池、合谷；口眼㖞斜针地仓、颊车；闭眼不合针阳白透太阳，先针健侧1～2次，以后双侧同时针，均用强刺激。

（2）恢复期　根据偏瘫部位，只针颜面穴位，均弱刺激。

其他疗法　手术治疗：在保守治疗3个月后RP仍未恢复，测定面神经传导速度及面肌肌电图检查均无反应即无电位活动者，可采用外科手术治疗。

护理防范

1. 急性期减少户外活动，保持眼部清洁；可用眼罩盖住患眼或涂抹眼药膏，预防结膜及角膜感染；尽量减少用眼。

2. 进低盐低脂饮食，有味觉障碍的患者应注意食物的温度；避免坚硬的食物；尽量将食物放在健侧舌后方，细嚼慢咽；注意饭后及时漱口，保持口腔清洁。

3. 可对患侧用 50～60℃热毛巾热敷，促进局部血液循环。面肌开始恢复时，需做面肌的肌力训练，以训练表情肌为主，做眨眼、皱额、吸吮、翘嘴唇、开口笑、提嘴角、吹口哨、噘嘴唇、拉下颌等动作，每次约 20min，每天 1 次，直至康复。

4. 避免面部长期接受冷风刺激。作息规律，加强体育锻炼。保持良好生活方式，控制体重。戒烟、戒酒。控制血压、血糖。

六、面肌痉挛

面肌痉挛（hemifacial spasm，HFS），又称面肌抽搐，表现为一侧面部不自主抽搐。

临床表现　原发性 HFS 多数在中年以后发病，女性较多。病程初期多为一侧眼轮匝肌阵发性不自主抽搐，逐渐缓慢扩展至一侧面部的其他面肌，口角肌肉抽搐最易为人注意。初起抽搐较轻，持续仅几秒，以后逐渐延长达数分钟或更长，而间歇时间逐渐缩短，抽搐逐渐频繁加重。严重者呈强直性，致同侧眼不能睁开，口角向同侧歪斜，无法说话，常因疲倦、精神紧张、自主运动而加剧，但不能自行模仿或控制其发作。一次抽搐短则数秒，长至十余分钟，间歇期长短不定，患者感到心烦意乱，无法工作或学习，严重影响患者的身心健康。

鉴别诊断　向患者询问发病情况、症状出现顺序、既往病史。原发性面肌痉挛多数在中年以后发病，女性较多。病程初期多为一侧眼轮匝肌阵发性不自主抽搐，逐渐缓慢扩展至一侧面部的其他面肌，口角肌肉抽搐最易为人注意，严重者甚至可累及同侧的颈阔肌，但额肌较少累及。抽搐的程度不等，为阵发性、快速、不规律的抽搐。初起抽搐较轻，持续仅几秒，以后逐渐延长可达数分钟或更长，而间歇时间逐渐缩短，抽搐逐渐频繁加重。

药物防治

1. 适当增加 B 族维生素的摄入。

2. 控制好血压，如有动脉硬化可以适当服用软化血管的药物。

其他疗法　手术治疗：微血管减压术是目前国际上神经外科常用的根治 HFS 的方法。

护理防范

1. 多食新鲜蔬菜、水果、粗粮、豆类、鱼类。禁烟、禁酒。禁食刺激性食物。

2. 平时保持心情愉悦、轻松，避免受凉、感冒、熬夜、劳累、疲倦、情绪激动或紧张，劳逸适度，充足睡眠。

3. 减少外界刺激，如电视、电脑、紫外线等。

4. 患者应注意勿用冷水洗脸。遇风、雨、寒冷时，注意头面部保暖。外出时可戴口罩，睡眠时勿靠近窗边，避免直吹冷风。

5. 患者多为突然起病，难免会产生紧张、焦虑、恐惧的心情，要根据患者的心理特征耐心做好解释和安慰疏导工作，缓解其紧张情绪，使患者情绪稳定、身心处于最佳状态接受治疗及护理，以提高治疗效果。

七、三叉神经痛

三叉神经痛（trigeminal neuralgia，TN）是最常见的脑神经疾病，以一侧面部三叉神经分布区内反复发作的阵发性剧烈痛为主要表现，女略多于男，发病率可随年龄而增长。TN 多发生于中老年人，右侧多于左侧。

临床表现

1. 疼痛部位　右侧多于左侧，疼痛由面部、口腔或下颌的某一点开始扩散到三叉神经某一支或多支，以第二支、第三支发病最为常见，第一支者少见。其疼痛范围绝对不超越面部中线，亦不超过三叉神经分布区域。

2. 疼痛性质　如刀割、针刺、撕裂、烧灼或电击样剧烈难忍的疼痛，甚至痛不欲生。

3. 疼痛的规律　TN 的发作常无预兆，而疼痛发作一般有规律。每次疼痛发作时间由仅持续数秒到 1～2min 骤然停止。初期起病时发作次数较少，间歇期亦长，数分钟至数小时不等，随病情发展，发作逐渐频繁，间歇期逐渐缩短，疼痛亦逐渐加重而剧烈。夜晚疼痛发作减少。间歇期无任何不适。

4. **诱发因素** 说话、吃饭、洗脸、剃须、刷牙以及风吹等均可诱发疼痛发作，以致患者精神萎靡不振，行动谨小慎微，甚至不敢洗脸、刷牙、进食，说话也小心，唯恐引起发作。

5. **扳机点** 扳机点亦称"触发点"，常位于上唇、鼻翼、齿龈、口角、舌、眉等处。轻触或刺激扳机点可激发疼痛发作。

6. **表情和颜面部变化** 发作时常突然停止说话、进食等活动，疼痛侧面部可呈现痉挛，即"痛性痉挛"，皱眉咬牙、张口掩目，或用手掌用力揉搓颜面以致局部皮肤粗糙、增厚、眉毛脱落、结膜充血、流泪及流涎。表情呈紧张、焦虑状态。

鉴别诊断 以一侧面部三叉神经分布区内反复发作的阵发性剧烈痛为主要表现，右侧多于左侧，疼痛由面部、口腔或下颌的某一点开始扩散到三叉神经某一支或多支，以第二支、第三支发病最为常见，第一支者少见。其疼痛范围绝对不超越面部中线，亦不超过三叉神经分布区域。

药物防治

1. **卡马西平** 对70%的患者止痛有效，但大约1/3的患者不能耐受其嗜睡、眩晕、消化道不适等不良反应。开始每天2次，以后可每天3次。每天0.2～0.6g，分2～3次服用，每天极量1.2g。

2. 服药期间应记录发病时间、发病程度及发病频率，按时、按量服药，不要擅自减量或调量，服药期间如出现发病频率增加、疼痛加重、发病时间延长，应及时就医。

其他疗法

其他还有手术治疗。

（1）三叉神经及半月神经节封闭术 常用的封闭药物是无水酒精和甘油。周围支封闭操作简单，但疗效不能持久，一般可维持3～8个月，很少超过1年。半月神经节封闭术操作相对较复杂，可引起神经性角膜炎等并发症，总有效率72%～99%，早期复发率20%，5～10年复发率达50%。

（2）半月神经节经皮射频热凝治疗 是一种安全、简单、患者易于接受的治疗方法，疗效可达90%。在X线或CT引导下将射频针电极插入半月神经节内，通电后逐渐加热至65℃～75℃，对靶点进行毁损，持续时间60s。此法适用于因高龄、不能或拒绝开颅手术的患者。

（3）微血管减压术（microvascular decompression，MVD） 是目前原发性 FN 首选的手术治疗方法。适用于三叉神经为血管压迫者；其他治疗效果差愿意接受手术者。压迫三叉神经产生疼痛的血管称之为"责任血管"。绝大多数患者术后疼痛立即消失，并保留正常的面部感觉和功能，不影响生活质量。

护理防范

1. 饮食要有规律，宜选择质软、易嚼食物。吃饭、漱口、说话、刷牙、洗脸动作宜轻柔。咀嚼不要过于用力。

2. 注意头面部保暖，避免局部受冻、受潮、避免风吹，特别是空调直吹。不用太冷或太热的水洗脸；平时应保持情绪稳定，不宜激动，不宜疲劳熬夜，宜常听柔和音乐，保持心态平和，保持充足睡眠。

3. 保持精神愉快，避免精神刺激；尽量避免触及"触发点"；起居规律，室内环境应安静、整洁、空气新鲜，同时卧室不受风寒侵袭。适当参加体育运动，锻炼身体，增强体质。

八、坐骨神经痛

坐骨神经痛（sciatica，SC）是以坐骨神经径路及分布区域疼痛为主的综合征。SC 的绝大多数病例是继发于坐骨神经局部及周围结构的病变对坐骨神经的刺激压迫与损害，称为继发 SC；少数系原发性，即坐骨神经炎。

临床表现

1. 疼痛主要限于坐骨神经分布区，大腿后部、小腿后外侧和足部。疼痛剧烈的患者可呈特有的姿势：腰部屈曲、屈膝、脚尖着地。如病变位于神经根时，在椎管内压力增加（如咳嗽、用力过大）时疼痛加重。

2. 肌力减退的程度可有坐骨神经支配肌肉全部或部分肌力减弱或瘫痪。

3. 可有或无坐骨神经切迹处坐骨神经干的压痛。

4. 有坐骨神经牵拉征、Lasegue 征及其等位征阳性。

5. 跟腱反射减退或消失，膝反射可因刺激而增高。

6. 可有坐骨神经支配区域的各种感觉减退或消失，包括外踝振动觉减退，亦可有极轻的感觉障碍。

鉴别诊断

1. 疼痛部位不同　疼痛主要限于坐骨神经分布区，大腿后部、小腿后外侧和足部。

2. 肌力减退程度　肌力减退的程度可因病因、病变部位、损害的程度不同差异很大，可有坐骨神经支配肌肉全部或部分肌力减弱或瘫痪。

3. 疼痛的规律　可有或无坐骨切迹处坐骨神经干的压痛。

4. 疼痛触发的扳机点　扳机点亦称"触发点"，常位于上唇、鼻翼、齿龈、口角、舌、眉等处。轻触或刺激扳机点可激发疼痛发作。

5. 有坐骨神经牵拉征、Lasegue 征及其等位征阳性，此征的存在常与疼痛的严重程度相平行。局麻坐骨神经根或神经干此征可消失。

药物防治

1. 西药防治　选用解热止痛、非甾体抗炎药，如阿司匹林、布洛芬、吲哚美辛、安乃近、双氯芬酸、氨基葡萄糖、贝诺酯、吡罗昔康及布洛芬缓释控释剂和乳膏剂内服或局部外用。

2. 中医药治疗

（1）中成药　独活寄生合剂、腰痛宁胶囊、壮腰健肾口服液，对腰椎间盘突出症有效。

（2）伤科接骨片、白芍总苷、伸筋丹胶囊和腰痛宁胶囊，治疗坐骨神经痛亦有较好效果。

其他疗法　理疗、局部热敷、针灸、推拿按摩均有效。经一段时间治疗无效或效果不理想时可试行腰椎牵引。牵引无效而疼痛剧烈、严重肌力减退、压迫马尾引起括约肌功能障碍和经常复发者，可考虑手术治疗。

护理防范

1. 平日休息睡硬板床，多卧床休息。急性发作时腰部固定制动，尽量减少活动。

2. 不要太过劳累，尽量避免弯腰搬动重物的体力劳动、剧烈的运动，佩戴腰部支具。合理作息，不熬夜，改变不良的职业习惯。

3. 饮食注意营养搭配均衡，多吃含钙、铁、锌的食物。戒烟戒酒。

4. 加强腰背肌肉的锻炼，可用"飞燕式"的方法、瑜伽、普拉提等动作拉伸、放松。

5. 保持良好的心态，健康的心态有利于病情的好转。如果出现异常情况，及时送医院治疗。

九、枕大神经痛

枕大神经痛（occipital neuralgia，ON）是指由于劳损、炎性刺激等原因导致局部软组织渗出、粘连和痉挛，刺激、卡压或牵拉枕大神经，引起枕大神经分布范围内（枕顶部）放射痛为主要临床表现的疾病。ON 发病率高，多见于中年女性，影响患者的日常生活质量。

临床表现　临床表现为一侧或双侧后枕部或兼颈部的针刺样、刀割样或烧灼样疼痛，痛时患者不敢转头，头颈部处于伸直状态。

鉴别诊断

1. 一般诊断　询问患者发病史，临床表现以单侧持续性或阵发性加剧的刺痛为主，自枕部向头顶部放射。其所导致的头痛剧烈难忍，持续时间较长。

2. 影像学诊断　做 X 线、CT 检查，排除后颅凹病变、颈髓肿瘤及空洞等疾病引起的继发性 ON。多数患者病前有明确感冒史。

药物防治

1. 西药防治　口服非甾体抗炎药、抗癫痫药、肌肉松弛药、γ-氨基丁酸（GABA）受体激动剂、部分钙通道阻滞药、维生素等，均对 ON 有一定的临床疗效。

2. 中医药治疗　中成药可选用颈痛灵胶囊、颈复康颗粒、颈痛颗粒等。

其他疗法

1. 小针刀　小针刀可分离、松解压迫神经的纤维束带及周围组织，可解除神经卡压，改善局部微循环，减轻神经水肿，消除炎症，从而达到缓解疼痛的目的。

2. 痛点注射　痛点注射是指将药物直接注射于病变部位处，阻断疼痛刺激传导，从而达到消除肌肉紧张、减轻局部无菌性炎症反应、改善局部微循环的目的。

护理防范

1. 合理分配工作时间，减少熬夜，注意保暖，防止受凉感冒。

2. 忌用浓茶、咖啡。避免高嘌呤饮食。宜清淡饮食，进食富含维生素和矿物质的食物。

3. 避免和预防全身性疾病，如感染、糖尿病、尿毒症、风湿热、中毒等。

4. 避免一切颈部神经被挤压（如肌肉紧张、头部或颈部受伤）以及引起慢性颈部紧张的因素。颈椎骨关节病变应及时就医。

十、特发性震颤

特发性震颤（essential tremor, ET）是最常见的运动障碍性疾病，主要为手、头及身体其他部位的姿位性震颤和运动性震颤。ET 具有相互矛盾的临床本质，一方面这是一种轻微的单症状疾病，另一方面这是常见的进展性疾病，有显著的临床变异。本病的震颤在注意力集中、精神紧张、疲劳、饥饿时加重，多数病例在饮酒后暂时消失，次日加重，这也是 ET 的临床特征。

临床表现 唯一的症状就是震颤。典型症状是手的节律性外展内收样震颤和屈伸样震颤，旋前旋后样震颤（类似于帕金森病）十分少见。书写的字可能变形，但不会表现为写字过小。另一个常影响的部位是颅颈肌肉群，头部、舌或发声肌均可累及，表现为患者手部严重的姿位性震颤和头部震颤，包括垂直的"点头"运动和水平的"摇头"运动。软腭、舌的震颤会导致发声困难。

鉴别诊断 询问患者发病史，中老年人出现双上肢明显的持续的姿位性震颤伴有运动性震颤时，应考虑 ET。

药物防治

1. β受体阻滞剂　普萘洛尔对特发性震颤有肯定治疗作用。普萘洛尔可以减小手的姿位性震颤幅度，不降低频率。普萘洛尔对特发性震颤疗效较好，症状缓解者中有 50%～70%的患者震颤幅度可以降低 50%～60%。

2. 扑米酮　若特发性患者同时存在慢性阻塞性气道疾病、心功能不全或周围血管病，禁忌用普萘洛尔，则可首选扑米酮治疗。对于幅度大的震颤，扑米酮比普萘洛尔更有效，甚至可以把震颤降至无症状的幅度范围。扑米酮治疗 ET 可用 125mg 每周 2 次，最大可用 250mg 每周 3 次。该剂量无论对从未接受过治疗、还是已用过普萘洛尔的患者，都显著减少震颤幅度。如果单一用药效果不理想，可以尝试普萘洛尔和扑米酮联合治疗。

3. A 型肉毒毒素注射　A 型肉毒毒素阻滞周围神经末梢释放乙酰胆碱，导致一定程度的肌无力，对 67%的患者有效。

其他疗法 立体定向手术：立体定向丘脑手术能显著减轻 ET，但需做脑部手术才能改善症状者很少。丘脑手术的靶点是丘脑腹中间核以及其下部结构，包括未定带和丘脑底核，手术包括毁损术和电刺激术。

护理防范

1. 部分严重的震颤患者会导致活动困难，社会交往活动减少，最终丧失劳动力，生活自理困难。应养成良好的生活习惯。

2. 早期主动行肢体功能锻炼、各关节最大范围屈伸与旋转等活动，预防肢体挛缩、关节僵直的发生。晚期做被动肢体活动和肌肉、关节的按摩，促进肢体的血液循环。根据患者病情及体力选择适当的运动，如散步、太极拳等，或参加一些有助于肢体活动的轻微劳动。

3. 避免情绪激动和身体过度劳累。注意防止外伤，如烫伤、切割伤。

4. 饮食宜清淡，多吃蔬菜、水果等。避免摄入咖啡因和饮酒。

十一、阿尔茨海默病

阿尔茨海默病（Alzheimer's disease，AD）是一种起病隐匿的进行性发展的神经系统退行性疾病。临床上以记忆障碍、失语、失用、失认、视空间技能损害、执行功能障碍以及人格和行为改变等全面性痴呆表现为特征，病因迄今未明。65 岁以前发病者称早老性痴呆；65 岁以后发病者称老年性痴呆。

临床表现　该病起病缓慢或隐匿，患者及家人常说不清何时起病。多见于 70 岁以上（男性平均 73 岁，女性平均 75 岁）老人，少数患者在躯体疾病、骨折或精神受到刺激后症状迅速明朗化。女性较男性多见（女：男为 3：1）。主要表现为认知功能下降、精神症状和行为障碍、日常生活能力逐渐下降。根据认知能力和身体功能的恶化程度分成三个时期。

1. 第一阶段　轻度痴呆期（1～3 年）。表现为记忆减退，对近事遗忘突出；判断能力下降，患者不能对事件进行分析、思考、判断，难以处理复杂的问题。

2. 第二阶段　中度痴呆期（2～10 年）。表现为远近记忆严重受损，简单结构的视空间能力下降，时间、地点定向障碍；在处理问题、辨别事物的相似点和差异点方面有严重损害；不能独立进行室外活动，出现各种神经症状，可见失语、失用和失认；情感由淡漠变为急躁不安，常走动不停，可见尿失禁。

3. 第三阶段　重度痴呆期（8～12 年）。患者已经完全依赖照护者，严重记忆力丧失，仅存片段的记忆；日常生活不能自理，大小便失禁，呈现缄默、肢体僵直，查体可见锥体束征阳性，有强握、摸索和吸吮等原始反射。

鉴别诊断

1. 一般诊断　询问患者发病史、基础病史等，临床上以记忆障碍、失语、失用、失认、视空间技能损害、执行功能障碍以及人格和行为改变等全面性痴呆表现为特征。

2. 实验室诊断　血液学检查：主要用于发现存在的伴随疾病或并发症、发现潜在的危险因素、排除其他病因所致痴呆。

3. 影像学诊断　神经影像学诊断：用于排除其他潜在疾病和发现 AD 的特异性影像学表现。

药物防治
益智药或改善认知功能的药目的在于改善认知功能，延缓疾病进展。按益智药的药理作用可分为作用于神经递质的药物、脑血管扩张药、促脑代谢药等。

1. 作用于神经递质的药物　拟胆碱治疗目的是促进和维持残存的胆碱能神经元的功能。这类药主要用于 AD 的治疗。

2. 脑代谢赋活药物　主要是扩张脑血管，增加脑皮质细胞对氧、葡萄糖、氨基酸和磷脂的利用，促进脑细胞的恢复，改善功能脑细胞，从而达到提高记忆力的目的。

其他疗法
活到老，学到"脑"（老），鼓励老人勤于用脑，培养兴趣爱好，扩大交际能力，可以提高脑功能的储备，延缓痴呆的发生。

护理防范

1. 创造一个安全舒适的环境　把常用的东西放在同一个地方，方便患者记忆。确保患者携带身份证明或佩戴医疗警示手环，携带有定位功能的手机，并在电话里输入重要的电话号码，以便寻找走失的患者。

2. 确保患者鞋子舒适，在楼梯和浴室安装坚固的扶手，清理多余的家具、杂物、地毯，以防摔倒或磕碰。

3. 患者经历多种情绪如困惑、沮丧、愤怒、恐惧、不确定、悲伤和抑郁。家属要耐心倾听，为患者提供情感支持，让患者放心，并尽量帮助患者保持尊严。

4. 适当的体力运动、适宜的营养供给、患者的心理辅导、必要的社交活动等，这些对于 AD 患者是非常重要的。

十二、脑卒中

脑卒中（cerebral stroke，CS）又称"中风""脑血管意外"，是一种急性脑血管疾病，是由于脑部血管突然破裂或因血管阻塞导致血液不能流入大脑而引起脑组织损伤的一组疾病，包括缺血性卒中和出血性卒中。缺血性卒中的发病率高于出血性卒中，占 CS 总数的 60%～70%。颈内动脉和椎动脉闭塞及狭窄可引起缺血性 CS。发病年龄多在 40 岁以上，男性较女性多，严重者可引起死亡。

临床表现　CS 的最常见症状为一侧脸部、手臂或腿部突然感到无力，猝然昏仆，不省人事。其他症状包括：突然出现一侧脸部、手臂或腿麻木或口眼歪斜、半身不遂；神志迷茫，说话或理解困难；单眼或双眼视物困难；行路困难、眩晕、失去平衡或协调能力；无原因的严重头痛；昏厥等。

鉴别诊断

1. 一般诊断　询问患者发病史、基础病史等，临床上 CS 的最常见症状为一侧脸部、手臂或腿部突然感到无力，猝然昏仆，不省人事。

2. 影像学诊断　脑血管造影：患者显示不同部位脑动脉狭窄、闭塞或扭曲。颈动脉 B 型超声检查：颈动脉彩超可检测颈动脉结构和动脉粥样硬化斑形态、范围、性质、动脉狭窄程度等，可作为诊断颈内动脉起始段和颅内动脉狭窄、闭塞的筛选手段。

药物防治

1. 溶栓治疗

（1）链激酶　成人一般 150 万 IU 溶于 5%葡萄糖注射液 100mL，静脉滴注 1h，应尽早开始（体重过低或超重者按 2 万 IU/kg 计）。

（2）纤溶酶　成人患者一般情况较好者，首次用 100IU 外，以后可每天 1 次，1 次用 200～300IU，溶于 500mL 0.9%氯化钠注射液或 5%葡萄糖注射液中，缓慢静脉滴注，7～10d 为 1 个疗程。若患者一般情况较差，除第 1 次用 100IU 外，以后可隔日用 200IU 缓慢静脉滴注，也是 7～10d 为 1 个疗程。

2. 患者基础病治疗　已有高血压、糖尿病、高脂血症等疾病的患者有必要采取以下药物治疗：阿司匹林、β 受体阻滞剂、血管紧张素转换酶抑制药、他汀类药物。

其他疗法

其他疗法有外科手术。

（1）颈动脉内膜切除术　适用颈内动脉颅外段严重狭窄（狭窄程度超过 70%），狭窄部位在下颌骨角以下，手术可及者。颈内动脉完全性闭塞者 24h 以内亦可考虑手术；闭塞超过 24h～48h、已发生脑软化者，不宜手术。

（2）颅外-颅内动脉吻合术　对预防 TIA 发作效果较好。可选用颞浅动脉-大脑中动脉吻合、枕动脉-小脑后下动脉吻合、枕动脉-大脑后动脉吻合术等。

护理防范

1. 注意控制血压、降低颅内压　积极监测、治疗高血压，长期坚持服用抗高血压药。在溶栓、抗凝治疗期间，注意观察药物疗效及不良反应。

2. 尽量减少辛辣、刺激、高胆固醇、高脂、高糖类食物的摄入。

3. 尽早行肢体功能、生活活动、认知、心理康复训练。

4. 告知患者如何避免再出血的诱发因素。高血压患者应注意气候变化和规律服药，将血压控制在适当水平。

5. 保持心态平稳，避免情绪激动。多食富含粗纤维的饮食，保持大便通畅。外出必须有陪护，防止意外发生。

十三、脑梗死

脑梗死（cerebral infarction，CI）又称缺血性卒中，中医称之为卒中或中风。本病系由各种原因所致的局部脑组织区域血液供应障碍，导致脑组织缺血缺氧性脑变坏死，进而产生临床上对应的神经功能缺失表现。CI 依据发病机制的不同分为脑血栓形成、脑栓塞和腔隙性 CI 等主要类型。其中脑血栓形成是 CI 最常见的类型，约占全部脑梗死的 60%。

临床表现　本病好发 50 岁以上的中老年人，男性稍多于女性。CI 的前驱症状无特殊性，部分患者可能有头昏、一时性肢体麻木、无力等短暂性脑缺血发作的表现。CI 发病起病急，多在休息或睡眠中发病，其临床症状在发病后数小时或 1～2d 达到高峰。

最常见症状为一侧脸部、手臂或腿部突然感到无力，猝然昏仆，不省人事。其他症状包括：突然出现一侧脸部、手臂或腿麻木或口眼歪斜、半身不遂；神志迷茫，说话或理解困难；单眼或双眼视物困难；行路困难、眩晕、失去平衡或协调能力；无原因的严重头痛；昏厥等。

鉴别诊断

1. 一般诊断　询问患者发病史、基础病史等。临床上，CI 的前驱症状无特殊性，部分患者可能有头昏、一时性肢体麻木、无力等短暂性脑缺血发作的表现。而这些症状往往由于持续时间较短和程度轻微而被患者及家属忽略。最常见症状为一侧脸部、手臂或腿部突然感到无力，猝然昏仆，不省人事。

2. 影像学诊断　神经影像学诊断、头颅 CT 和 MRI、脑血管影像学诊断，进行综合诊断。

药物防治

1. 丁苯酞　用于轻中度急性缺血性脑卒中。口服，1 次 0.2g，每天 4 次，空腹服用，连续 10～12d 为 1 个疗程，或遵医嘱。本品应与复方丹参注射液联用。对本品及芹菜过敏者禁用，有严重出血倾向者禁用。不良反应主要有天门冬酸氨基转移酶（aspartate aminotransferase，AST）、丙氨酸氨基转移酶（alanine aminotransferase，ALT）轻度升高，偶见恶心、腹部不适、皮疹及精神症状。

2. 备选药　胞磷胆碱、吡硫醇、甲氯芬酸、吡拉西坦等。

护理防范

1. 预防为主　高血压患者要把血压控制在 140/90mmHg 以下，遵医嘱坚持服用抗高血压药、低盐饮食、适度运动等。糖尿病患者应遵医嘱注意饮食保健，合理服用降糖药，将血糖控制在正常范围。合理饮食，均衡营养，禁忌油腻食物；尤其是高脂血症患者要坚持低脂饮食，加强运动，对症服用降脂药。戒烟、禁烟和避免被动吸烟。注意保暖，避免忽冷忽热，以免血管骤然收缩或舒张而发病。

2. 尽早启动个体化的长期康复训练计划，因地制宜采用合理的康复措施。有研究结果提示 CI 发病后 6 个月内是神经功能恢复的"黄金时期"，对语言功能的有效康复甚至可长达数年。同时，对 CI 患者心理和社会上的辅助治疗也有助于降低残疾率，提高生活质量，促进其早日重返社会。

十四、腔隙性脑梗死

腔隙性脑梗死（lacunar infarction，LI）是指大脑半球或脑干深部的小穿通动脉，在长期高血压的基础上，血管壁发生病变，导致管腔闭塞，形成小的梗死灶。发病率相当高，占脑梗死的 20%～30%。常见的发病部位有壳核、尾状核、内囊、丘脑及脑桥，少数位于放射冠及脑室管膜下区。由于深穿支动脉供血范围有限，所以单一支的阻塞只引起很小范围脑组织的缺血坏死，即形成所谓的腔隙。

临床表现

1. 一般症状　有头晕头痛、肢体麻木、眩晕、记忆力减退、反应迟钝、抽搐、痴呆，无意识障碍，精神症状少见。

2. 主要临床体征　为舌僵，说话速度减慢，语调、语音变化，轻度的中枢性面瘫，偏侧肢体轻瘫或感觉障碍，部分锥体束征阳性，共济失调少见。

鉴别诊断

1. 一般诊断　向意识清醒患者询问发病情况、症状出现顺序、病史。患者常表现为纯感觉性卒中、纯运动性轻偏瘫、共济失调性轻偏瘫、构音不全-手笨拙综合征或感觉运动性卒中等。

2. 实验室诊断　脑脊液检查：此病患者脑脊液无红细胞。

3. 影像学诊断　CT 或 MRI 检查可发现相应的脑部有腔隙性病灶，可作出诊断。

药物防治

1. 有效控制高血压和各种类型的脑动脉硬化可减少腔隙性卒中的发病，是预防本病的关键。

2. 对有明确的缺血性卒中危险因素，如高血压、糖尿病、心房纤颤和颈动脉狭窄等，应尽早进行预防性治疗。可给予抗血小板药阿司匹林、噻氯匹定，对脑卒中二级预防有肯定效果，推荐应用；长期用药要有间断期，出血倾向者慎用。

护理防范

1. 患者的血压应控制在一个合理水平　因为血压过高，易使脑内微血管瘤及粥样硬化的小动脉破裂出血；而血压过低，脑供血不足，微循环淤滞时，易形成脑梗死。所以应防止引起血压急骤降低、脑血流缓慢、血黏度增加以及血凝固性增高的各种因素。

2. 养成良好的生活习惯　适度的体育活动有益健康。避免不良嗜好如吸烟、酗酒、暴饮、暴食。以低脂肪、低热量、低盐饮食为主，保证足够优质的蛋白质、维生素、纤维素及微量元素。饮食过饱不利于健康。禁食霉变食品、咸鱼、冷食品等。保持健康体重。

3. 关注脑血管病的先兆　如突然感到眩晕，摇晃不定；突发的一侧面部或上肢、下肢突感麻木、软弱乏力，嘴歪，流口水；短暂的意识不清或嗜睡等。

4. 按时作息、充足睡眠、心情舒畅。

第二节　发作性疾病

一、偏头痛

偏头痛（migraine，MI）是临床最常见的原发性头痛类型。临床以发作性中重度搏动样头痛为主要表现。头痛多为偏侧，一般持续4～72h，可伴有恶心、呕吐。光、声刺激或日常活动均可加重头痛；安静环境、休息可缓解头痛。MI是一种常见的慢性神经血管性疾病，多起病于儿童和青春期，中青年期达发病高峰，女性多见，男女患者比例为1∶（2～3），人群中患病率为5%～10%，常有遗传背景。

临床表现　MI频繁发作将影响患者的生活工作，最直接的就是影响睡眠，因为睡眠不足，白天就没精神，工作也大受影响。而且有部分患者常常是一工作就发作。同时，久患头痛疾病者，性格发生变化，性情往往变得暴躁。又因为久治不愈，生活受到重大影响，心理脆弱，丧失信心，时间长了对人的心脑血管将产生不利影响，临床上头痛发作后脑血栓、高血压、脑出血也较常见。

鉴别诊断

1. 一般诊断　询问患者MI发作类型、家族史。

2. 影像学诊断　神经系统CT或MRI检查。

药物防治

非特异性止痛药如非甾体抗炎药（NSAID）和阿片类药物，特异性药物如麦角类制剂和曲普坦类药物。药物选择应根据头痛程度、伴随症状、既往用药情况等综合考虑，进行个体化治疗。

1. 轻中度头痛　单用 NSAID 如对乙酰氨基酚、萘生、布洛芬等可有效，如无效再用 MI 特异性治疗药物。阿片类制剂如哌替啶对确诊 MI 急性发作亦有效，因其具有成瘾性，不推荐常规用于 MI 的治疗，但对于有麦角类制剂或曲普坦类应用禁忌的病例，如合并有心脏病、周围血管病或妊娠期 MI，则可给予哌替啶治疗以终止 MI 急性发作。

2. 中重度头痛　可直接选用 MI 特异性治疗药物如麦角类制剂和曲普坦类药物，以尽快改善症状，部分患者虽有严重头痛但以往发作对 NSAID 反应良好者，仍可选用 NSAID。

（1）麦角类制剂　为 5-HT1 受体非选择性激动剂，药物有麦角胺（ergotamine）和双氢麦角胺（dihydroergotamine，DHE），能终止 MI 的急性发作。

（2）曲普坦类　常用药物有舒马曲普坦、那拉曲普坦、利扎曲普坦、佐米曲普坦、阿莫曲普坦。建议每周用药不超过 2～3d。

3. 伴随症状　恶心、呕吐是 MI 突出的伴随症状，也是药物常见的不良反应，因此合用止吐药（如甲氧氯普胺 10mg 肌内注射）是必要的，对于严重呕吐者可给予小剂量奋乃静、氯丙嗪。有烦躁者可给予苯二氮䓬类药物以促使患者镇静和入睡。

4. 临床用于 MI 预防的药物　包括：β 受体阻滞剂，如普萘洛尔、美托洛尔；钙通道阻滞药，如氟桂利嗪、维拉帕米；抗癫痫药，如丙戊酸、托吡酯；抗抑郁药，如阿米替林、氟西汀；5-HT 受体拮抗剂，如苯噻啶。

其他疗法　主要是物理疗法，可采用磁疗、氧疗、按摩、心理疏导，缓解压力，保持健康的生活方式，避免各种 MI 诱因。

护理防范

1. 日常生活中应避免强光线的直接刺激。避免服用血管扩张药等药物。避免情绪紧张，放松心情，生活规律。

2. 远离酪氨酸类食物，避免饮用红酒和进食含奶酪的食物、咖啡、巧克力等。

二、丛集性头痛

丛集性头痛（cluster headache，CH）是所有头痛中比较严重的一种，属于血管性头痛之一。因头痛在一段时间内密集发作而得名。多见于 20～40 岁，男性发病率为女性的 4～5 倍，一般无家族史。分为发作性和慢性两种类型。

临床表现　发作时无先兆，头痛固定于一侧眼及眼眶周围。发作多在晚间，初感一侧眼及眼眶周围胀感或压迫感，数分钟后迅速发展为剧烈胀痛或钻痛，并向同侧额颞部和顶枕部扩散，同时伴有疼痛侧球结膜充血、流泪、流涕、出汗、眼睑轻度水肿，少有呕吐。头痛时患者十分痛苦，坐卧不宁，一般持续 15～180min，此后症状迅速消失，缓解后仍可从事原有活动。呈丛集性发作时，即每天发作 1 次至数次，每天大约在相同时间发作，有的像定时钟一样，几乎在恒定的时间发作，每次发作症状和持续时间几乎相同。丛集性发作可持续数周至数月后缓解，一般 1 年发作 1～2 次，有的患者发病有明显季节性，以春秋季多见。

鉴别诊断

1. 一般诊断　询问患者发病史、基础病史等。有上述临床表现。

2. 影像学诊断　做头颅 CT 和 MRI 检查，排除器质性病变。

药物防治

1. 舒马普坦是 5-HT 受体激动剂，与 5-HT 受体结合，从而抑制 5-HT 的扩血管作用，使血管收缩，达到治疗目的。本药可以口服、滴鼻、皮下或静脉注射，用药后如出现胸闷、胸部发紧应立即停药。

2. 发病时口服泼尼松或静脉滴注甲泼尼龙，至丛集发作停止后停药。

3. 钙通道阻滞药，如氟桂利嗪。

4. 抗癫痫药物，如丙戊酸钠，对部分患者有效。

5. 解热镇痛、非甾体抗炎药，如阿司匹林、吲哚美辛、双氯芬酸等可以试用。

其他疗法

1. 发作时面罩吸氧或高压氧治疗，对部分患者有效。

2. 组胺脱敏治疗对部分患者有效。药物治疗无效的患者可试用神经阻滞疗法，如利多卡因蝶腭神经节阻滞、眶上神经或眶下神经酒精注射、射频三叉神经节阻滞。预后良好，多数可经治疗或自行缓解。

护理防范

1. 尽量避免头痛诱因，注意饮食，禁酒，保持心境平和。

2. 生活应规律，早睡早起，多做户外活动。看图书、影像的时间不宜过长。

3. 保持环境安静，避免强烈的声、光刺激，勿进食巧克力、奶酪等。

三、紧张性头痛

紧张性头痛（tension headache，TH）又称为肌收缩性头痛，是一种最为常见的原发性头痛，占头痛患者的 70%～80%。表现为头部的紧束、受压或钝痛感，更典型的是具有束带感。作为一过性障碍，TH 多与日常生活中的应激有关，但如持续存在，则可能是焦虑症或抑郁症的特征性症状之一。

临床表现 本病多见于青中年，儿童也可患病，女性略多见。病初症状较轻，以后渐渐加重。TH 的临床特征是头痛部位不定，头痛可位于顶部、颞部、额部或枕部，有时上述几个部位均有疼痛。头部呈钝痛，无搏动性，头痛程度属轻度或中度，不因体力活动而加重，常诉头顶重压发紧或头部带样箍紧感，另在枕颈部发紧僵硬，转颈时尤为明显，无畏光或畏声症状。少数患者伴有轻度烦躁或情绪低落，大多数患者伴有头昏、失眠、焦虑或抑郁等症状。

鉴别诊断

1. 一般诊断 询问患者发病史、基础病史等。TH 的临床特征是头痛部位不定，头痛性质呈钝痛，无搏动性，头痛位于顶部、颞部、额部及枕部，有时上述几个部位均有疼痛，头痛程度属轻度或中度，不因体力活动而加重，常诉头顶重压发紧或头部带样箍紧感。

2. 影像学诊断 做头颅 CT 和 MRI 检查，排除器质性病变。

药物防治

急性发作期用对乙酰氨基酚、阿司匹林等非甾体抗炎药，麦角胺或双氢麦角胺等亦有效。对于频发性和慢性 TH，应采用预防性治疗，可选用三环类抗抑郁药如阿米替林、多塞平，或选择性 5-羟色胺再摄取抑制药如舍曲林或氟西汀等，或肌肉松弛药如盐酸乙哌立松、巴氯芬等。伴失眠者可给予苯二氮䓬类药如地西泮口服。

其他疗法

物理疗法可使 TH 得到改善。有学者采用的治疗方案包括以下四部分。

（1）训练坐位、站立、睡眠及工作时颈部和头部的正确姿势。

（2）在家中练习改善头部位置和俯卧位练习，加强颈后部肌肉的动作，并在颈后部放置冰袋。

（3）在背部和肩部进行中度至深度按摩 2min。

（4）被动伸展斜角肌、斜方肌上部、提肩肌和胸肌 5min。

护理防范

1. 尽量避免头痛诱因，注意休息，改善睡眠，不熬夜。

2. 注意饮食，忌富含酪氨酸食物。

3. 告知保持良好心态的重要性，避免精神压力过大、焦虑、抑郁，自我调节情绪，保持心境平和。

四、药物过度使用性头痛

药物过度使用性头痛（medication-overuse headache，MOH），曾称反跳性头痛，指在治疗各种疾病过程中，使用常规剂量或大剂量药物引起的头痛症状。头痛症状表现各异，部位不一，如前额部、颈部、顶枕部的剧烈疼痛、跳痛、胀痛或钝痛等，也可伴有面部潮红、头晕、恶心、步态不稳等症状。

临床表现

1. 作用于循环系统的药物所致　临床表现为搏动性头痛、胀痛，有时为剧烈头痛，可伴有头晕、恶心、呕吐等脑供血不足症状。

2. 抗生素所致　患者在服用抗生素期间少量饮酒即可发生戒酒硫样反应，表现为头痛、恶心、呕吐、面部潮红、血压下降、胸闷、心跳加速等。

3. 其他药物所致　一般在服药后 1～6h 出现剧烈头痛，主要表现为全头胀痛，伴恶心、呕吐及全身乏力。头痛的严重程度与服药量不成正比，与头痛发生时间有关，即在服药后 1h 内出现者头痛较重。停药并对症处理后，全部病例头痛症状均在 3～18h 消失。

鉴别诊断　询问患者的服药史，特点为使用常规剂量或大剂量药物后发生头痛，部位不一，如前额部、颈部、顶枕部的剧烈疼痛、跳痛、胀痛或钝痛等，也可伴有面部潮红、头晕、恶心、步态不稳等症状。

药物防治　停药后头痛症状仍不缓解者，可口服或肌注地西泮；但对戒酒硫样反应不宜使用镇静药。

其他疗法　当发生 DRH 等不良反应时，应立即停药观察，停药后一般头痛症状即可缓解。

护理防范

1. 使用抗生素治疗过程中，少量饮酒即可引起戒酒硫样反应，故在用药期间与用药后 7d 内应避免饮酒，以免引起头痛、头晕等不良反应。

2. 治疗慢性疾病如高血压等，选择抗高血压药、血管扩张药物时，注意用药疗程与药物剂量，严密观察病情变化与血压变化，尽量减少联合用药。

五、低颅压性头痛

低颅压性头痛（intracranial hypotension headache，IHH）是指各种原因造成的脑脊液压力降低（<70mmH$_2$O）导致的头痛，患者常在直立后 15min 内出现头痛或头痛明显加剧，卧位后头痛缓解或消失。本病是神经内科就诊患者中较少见的一种临床综合征，不易诊断，容易误诊。任何年龄段都能发病，青年人发病率较高。

临床表现　本病见于各种年龄，特发性多见于体弱女性，继发性无明显性别差异。头痛以枕部或额部多见，呈轻中度钝痛或搏动样疼痛，缓慢加重，常伴恶心、呕吐、眩晕、耳鸣、颈僵和视物模糊等。头痛与体位有明显关系，立位时出现或加重，卧位时减轻或消失，头痛多在变换体位后 15min 内出现。

鉴别诊断

1. 一般诊断　询问患者的发病史，其典型临床特点为体位性头痛。

2. 实验室诊断　腰穿测定脑脊液检查示脑脊液压力降低，可以确诊。

药物防治

1. 咖啡因　可阻断腺苷受体，使颅内血管收缩，增加脑脊液压力和缓解头痛。可用苯甲酸钠咖啡因 500mg，皮下或肌内注射，或加入 500～1000mL 乳化林格液缓慢静脉滴注。

2. 对症治疗　病因明确者应针对病因治疗，如控制感染、纠正脱水和糖尿病酮症酸中毒等。

其他疗法

1. 休息缓解　卧床休息、补液（每天 2000～3000mL）、穿紧身裤和束腹带，给予适量镇痛药等。鞘内注射无菌生理盐水可使腰穿后头痛缓解。

2. 硬膜外血贴　用自体血 15～20mL 缓慢注入腰段或胸段硬膜外间隙，血液从注射点上下扩展数个椎间隙，可压迫硬膜囊和阻塞脑脊液漏出口，迅速缓解头痛，适于腰穿后头痛和自发性低颅压性头痛，有效率达 97%。

护理防范

1. 对患者要耐心、细心，向患者说明本病的发生发展和预后情况，以消除患者的思想顾虑，取得患者配合，从而减轻患者对疼痛的敏感性。

2. 对患者家属做一些解释工作，让家属理解患者的痛苦，指导家属多给患者休息时间，避免使患者疲劳而诱发患者头痛发作；指导家属根据患者情况及时送医院住院治疗。

3. 患者应多饮水，注意劳逸结合，减少过长时间站立，必要时取头低足高位以减轻头痛症状。

六、癫痫

癫痫（epilepsy，EP）即俗称的"羊角风"或"羊癫风"，是大脑神经元突发性异常放电，导致短暂的大脑功能障碍的一种慢性疾病。在中国 EP 已经成为神经内科仅次于头痛的第二大常见病。

临床表现　由于异常放电的起始部位和传递方式的不同，EP 发作的临床表现复杂多样。

1. 全面强直-阵挛性发作　以突发意识丧失和全身强直及抽搐为特征，典型的发作过程可分为强直期、阵挛期和发作后期。一次发作持续时间一般小于 5min，常伴有舌咬伤、尿失禁等，并容易造成窒息等伤害。强直-阵挛性发作可见于任何类型的 EP 和 EP 综合征。

2. 失神发作　典型失神表现为突然发生，动作中止，凝视，叫之不应，可有眨眼，但基本不伴有或伴有轻微的运动症状，结束也突然。通常持续 5～20s，罕见超过 1min 者。主要见于儿童失神 EP。

3. 强直发作　表现为发作性全身或者双侧肌肉的强烈持续的收缩，肌肉僵直，使肢体和躯体固定在一定的紧张姿势，如轴性的躯体伸展背屈或者前屈。常持续数秒至数十秒，但是一般不超过 1min。

4. 肌阵挛发作　是肌肉突发快速短促的收缩，表现为类似于躯体或者肢体电击样抖动，有时可连续数次，多出现于觉醒后。

5. 痉挛　指婴儿痉挛，表现为突然、短暂的躯干肌和双侧肢体的强直性屈性或伸性收缩，多表现为发作性点头，偶有发作性后仰。其肌肉收缩的整个过程为 1~3s，常成簇发作。常见于 West 综合征，其他婴儿综合征有时也可见到。

6. 失张力发作　是由于双侧部分或者全身肌肉张力突然丧失，导致不能维持原有的姿势，出现猝倒、肢体下坠等表现，发作时间相对短，持续数秒至十余秒多见，发作持续时间短者多不伴有明显的意识障碍。

7. 单纯部分性发作　发作时意识清楚，持续时间数秒至二十余秒，很少超过 1min。根据放电起源和累及的部位不同，单纯部分性发作可表现为运动性、感觉性、自主神经性和精神性，后两者较少单独出现，常发展为复杂部分性发作。

8. 复杂部分性发作　发作时伴有不同程度的意识障碍。表现为突然动作停止，两眼发直，叫之不应，不跌倒，面色无改变。有些患者可出现自动症，为一些不自主、无意识的动作，如舐唇、咂嘴、咀嚼、吞咽、摸索、擦脸、拍手、无目的走动、自言自语等，发作过后不能回忆。

9. 继发全面性发作　简单或复杂部分性发作均可继发全面性发作，最常见继发全面性强直阵挛发作。部分性发作继发全面性发作仍属于部分性发作的范畴，其与全面性发作在病因、治疗方法及预后等方面明显不同，故两者的鉴别在临床上尤为重要。

鉴别诊断

1. 一般诊断　询问患者的发病史、遗传史，在病史中应询问有无家族史、出生及生长发育情况，有无脑炎、脑膜炎、脑外伤等病史。

2. 影像学诊断　做脑电图、心电图、头颅 CT 和 MRI 检查，排除其他病变原因，进行综合诊断。

药物防治

1. 传统抗 EP 药物　如苯妥英钠、苯巴比妥虽有一定临床疗效，但是不良反应较多，如齿龈增生、毛发增多、致畸率高、多动、注意力不集中等，患者不易耐受。

2. 抗 EP 新药　如拉莫三嗪、左乙拉西坦、托吡酯、奥卡西平等不仅临床疗效肯定，而且不良反应小，患者容易耐受。

3. 儿童接种疫苗可预防中枢神经系统感染疾病。

其他疗法

1. 手术治疗　经过正规抗 EP 药物治疗，仍有 20%～30%患者为药物难治性 EP。EP 的外科手术治疗为这一部分患者提供了一种新的治疗手段，估计约有 50%的药物难治性 EP 患者可通过手术使发作得到控制或治愈，从一定程度上改善了难治性 EP 的预后。

2. 神经调控治疗　这是一项新的神经电生理技术，在国外神经调控治疗 EP 中已经成为最有发展前景的治疗方法。目前包括：重复经颅磁刺激治疗（repetitive transcranial magnetic stimulation，rTMS）、中枢神经系统电刺激（如脑深部电刺激术、EP 灶切除术中皮质刺激术等）、周围神经刺激术（如迷走神经刺激术等）。

护理防范

1. 生活规律，按时休息，保证充足睡眠，避免熬夜、疲劳等，保持身心愉悦。避免长时间看视频、打游戏等。

2. 饮食清淡，多食蔬菜、水果，避免咖啡、可乐等兴奋性饮料及辛辣食物，戒烟、戒酒。不食用生水、不洁食物。避免服用含有咖啡因、麻黄碱的药物。青霉素类或喹诺酮类药物有时也可诱发发作。

3. 避免高空作业、井下作业、驾驶等。避免滑雪、潜水等。

4. EP 发作时要保护好患者，防止他们受到意外伤害。

5. 按时、规律服药，定期门诊随诊。

第三节　精神疾病

一、神经衰弱

神经衰弱（neurasthenia，NE）属于心理疾病的一种。人由于长期处于紧张和压力下，出现精神易兴奋和脑力易疲乏现象，常伴有情绪烦恼、易激惹、睡眠障碍、肌肉紧张性疼痛等，症状时轻时重，病情变化与心理社会因素有关，病程多迁延。精神因素是造成 NE 的主因，很多患者患病前具有不良的性格特征如自卑、敏感、多疑、缺乏自信心或偏于主观、急躁、好胜心切，因而易于导致对生活事件的弛张调节障碍，使大脑长期处于持续性紧张而发病。

临床表现　常见症状有乏力和容易疲劳。注意力难以集中，失眠，记忆不佳，常忘事，不论进行脑力或体力活动，稍久即感疲乏。对刺激过度敏感，如对声、光刺激或细微的躯体不适特别敏感。

鉴别诊断

1. 一般诊断　询问患者发病史，有相应临床表现。

2. 影像学诊断　做脑电图、心电图、头颅 CT 和 MRI 检查，排除其他病变原因，进行综合诊断。

药物防治

1. 西药防治　三溴片 0.3g、氯氮平 10mg、甲丙氨酯 0.2g、苯巴比妥片 30mg、艾司唑仑片 1mg，均可对症选用其中一种服用，每天 2～3 次。明显兴奋者可给予异丙嗪每天 12.5mg，每天 3 次；或氯丙嗪每天 12.5g，每天 3 次。上述药物适用于以兴奋为主要表现的患者。

2. 中医药治疗　以抑制症状为主的患者，可用五味子片（酊、糖浆）、参芪五味子片、刺五加片（胶囊）等。

其他疗法

1. 心理治疗　放松疗法：帮助患者转变认知，调整对生活的期望，减轻现实生活、工作和学习中的精神压力，解除病因，往往有事半功倍之效；增进人际交流，外出旅游也有良效。

2. 体育锻炼　对缓解患者精神压力和紧张有一定效果。

护理防范

1. 正确认识自己　对自己的身体素质、知识才能、社会适应力等要有自知之明，尽量避免做一些力所不及的事情，或避免从事不适合自己体力和精神的活动。好高骛远，想入非非，杞人忧天，为了名利和地位而费尽心机都是不利于疾病恢复的。

2. 培养豁达开朗的性格　人的脾气、性格一旦形成，一朝一夕是很难改变的，所以要一开始就培养自己豁达开朗的性格。

3. 提倡顾全大局　遇事要从大局着想，明辨是非。如处理人际关系时，提倡严以律己、宽以待人，互相理解、体谅，是防止人际关系紧张的有效方法之一。在处理家庭关系、同事关系、邻里关系或上下级关系时，尤应如此。

4. 善于自我调节，有张有弛　对于工作过于紧张、过于繁忙或学生学习负担过重以及生活压力很大的人，都有必要自我调节，合理安排好工作、学习和生活的关系，做到有张有弛、劳逸结合。

5. 求助于医务人员　如果自我调节不好，出现一些不能解决的心理问题或疾病先兆时，应立即求医，进行心理咨询、心理治疗或药物治疗，切莫讳疾忌医，但也不能有病乱投医。

二、癔症

癔症（hysteria，HY），亦称分离转换性障碍，是由精神因素如生活事件、内心冲突、暗示或自我暗示，作用于易病个体引起的精神障碍。HY的主要表现有分离症状和转换症状两种。该病预后一般较好，60%～80%的患者可在 1 年内自行缓解。

临床表现

1. 分离症状的主要表现　（1）分离性遗忘；（2）分离性漫游；（3）情感暴发；（4）假性痴呆；（5）双重和多重人格；（6）精神病状态；（7）分离性木僵。

2. 转换症状的主要表现　（1）运动障碍；（2）痉挛障碍；（3）抽搐大发作；（4）听觉障碍；（5）视觉障碍；（6）感觉障碍。

鉴别诊断

1. 一般诊断　询问患者发病史，并有下述表现之一者：癔症性遗忘；癔症性漫游；癔症性双重或多重人格；癔症性精神；癔症性运动和感觉障碍；其他癔症形式。

2. 影像学诊断　做头颅 CT 和 MRI 检查，排除器质性病变和其他精神病。

药物防治

1. 西药防治

（1）兴奋躁动者　可注射镇静催眠药使之入睡，醒后即可摆脱发作，如肌内注射苯巴比妥 0.2～0.3g 或异丙嗪 50mg 或地西泮 10～20mg。

（2）非兴奋躁动者　可静脉注射 10%葡萄糖酸钙 10mL，或用棉球蘸氨水放在患者鼻孔处，由氨水挥发的气味刺激促使患者苏醒。

2. 中医药治疗　可用中成药脑乐静口服液，养心安神，用于心神失养所致 HY，每天 30mL，每天 3 次。

其他疗法

1. 心理治疗　HY 的症状是功能性的，因此心理治疗占有重要的地位。治疗中应注意以下几点。

（1）建立良好的医患关系，给予适当的保证，忌讳过多讨论发病原因。

（2）实验室检查及诊断尽快完成，只需进行必要的检查，以使医生确认无器质性损害为度。

（3）以消除症状为主，主要采用个别心理治疗、暗示治疗、系统脱敏疗法等。

2. 家庭治疗　当患者的家庭关系因疾病受到影响或治疗需要家庭成员的配合时，可采用此方法，用于改善患者的治疗环境。

护理防范

1. 及时消除病因，使患者对自身疾病有正确的了解，正视自身性格缺陷，改善人际关系。长期心理治疗可以让患者逐渐接纳、认同自己，是预防疾病发展的有效措施。

2. 加强心理疏导，采用支持心理治疗方法，调动患者的积极性，激发其对生活的热情，坚定患者战胜疾病的信心。在患者服药期间要求亲属应保持镇静，避免过分关注和过分热情，避免惊慌失措，要正确对待该病的发生。

3. 多给予关心、同情、安慰，给予患者生活上必要的帮助，多做细致的思想开导，辅以热情的关怀。随时疏导患者，消除不良情绪。

4. 患者及家属应密切关注患者病情发展并做好记录，定期复诊。

三、精神分裂症

精神分裂症（schizophrenia，SC）是一组病因未明的慢性疾病，多在青壮年缓慢或亚急性起病，临床上往往表现为症状各异的综合征，涉及感知觉、思维、情感和行为等多方面的障碍以及精神活动的不协调。患者一般意识清楚，智能基本正常，但部分患者在疾病过程中会出现认知功能的损害。病程一般迁延，呈反复发作、加重或恶化。

临床表现　本病的临床症状复杂多样，可涉及感知觉、思维、情感、意志行为及认知功能等方面，出现感知觉障碍、思维障碍、情感障碍、意志和行为障碍、认知功能障碍。即使同一患者在不同阶段或病期也可能表现出不同症状。

鉴别诊断　SC 通常需要与器质性疾病所致精神障碍、药物或精神活性物质所致精神障碍、心境障碍、偏执性精神障碍、强迫性神经症等疾病进行鉴别。

药物防治　抗精神病药物治疗是 SC 首选的治疗措施，药物治疗应系统而规范，强调早期、足量、足疗程，注意单一用药原则和个体化用药原则。一般推荐第二代（非典型）抗精神病药物如利培酮、奥氮平、奎硫平等作为一线药物选用。第一代及第二代中的氯氮平作为二线药物使用。

其他疗法　部分急性期患者或疗效欠佳患者可以合用电抽搐治疗。

护理防范

1. 保证按时服药到口，积极观察患者不良反应和病情变化，需要 24h 监护患者。可以与患者进行沟通和交流，减轻患者的紧张、焦虑等不良情绪。

2. 帮助患者参加文娱活动或者工作活动，提高生活自理能力和社交能力，为患者回归社会做好准备，防止精神衰退的发生。

3. 维持正常的营养代谢，被害妄想拒食的患者可让其自行选择食物。多饮水，多吃水果和含粗纤维的蔬菜。

4. 应用抗精神病药治疗的患者在蹲位如厕时，应注意直立性低血压的发生。患者使用危险物品如刀、剪、针时，家属或护理人员应协助完成。要及时清除危险物品。

5. 对不合作的患者要适当限制其活动范围，防止患者私自外出。发现患者异常行为时及时阻止，防止意外发生，必要时进行保护性约束。

四、躁狂症

躁狂症（mania，MA）以情感高涨或易激惹为主要临床表现，伴随精力旺盛、言语增多、活动增多，严重时伴有幻觉、妄想等精神病性症状。躁狂发作时间需持续 1 周以上，一般呈发作性病程，每次发作后进入精神状态正常的间歇缓解期，大多数患者有反复发作倾向。

临床表现 躁狂状态时，患者自我感觉良好，通常对自己病情没有认识能力，即对自身疾病无自知力。情感高涨或易激惹是躁狂状态特征性表现，伴随思维奔逸、意志行为增强。表现为协调性精神运动性兴奋，即情绪、内心体验、意志行为之间协调一致，并与周围环境相协调。严重时可表现出不协调症状，如言语凌乱、行为紊乱及幻觉、妄想等精神病性症状。

鉴别诊断

1. 一般诊断 询问患者发病史。临床上以情绪高涨或易激惹为主要表现，并至少有下列中的三项。

（1）注意力不集中或随境转移。

（2）语量增多、思维奔逸（语速增快、言语迫促等）、联想加快或意念飘忽的体验。

（3）自我评价过高或夸大，精力充沛，不感疲乏，活动增多，难以安静，或不断改变计划和活动。

（4）鲁莽行为（如挥霍、不负责任或不计后果的行为等）。

（5）睡眠减少，性欲亢进。

2. 影像学诊断 做头颅 CT 和 MRI 检查，排除器质性病变所致躁狂。

药物防治

1. 稳定剂治疗 常用的有碳酸锂和抗癫痫药两类，抗癫痫药包括丙戊酸钠、丙戊酸镁、卡马西平、拉莫三嗪。根据病情需要，及时联合用药，联合另一种稳定剂或抗精神病药或苯二氮䓬类。

2. 抗精神病药 主要是新型非典型抗精神病药（如喹硫平、奥氮平、利培酮、阿立哌唑、齐拉西酮等）。

3. 镇静催眠药 如苯二氮䓬类，如地西泮等。

其他疗法 心理治疗：识别和改善患者不良的认知模式、情绪和行为模式，提供危机干预，向患者和家属宣传疾病知识，以提高治疗疗效，提高社会适应性及改善社会功能，提高依从性，减少复发。

护理防范

1. 心理社会因素在发病和复发中起着重要的作用，需要注意心理调节：学习心理卫生知识，掌握心理调适方法，培养乐观、积极、健康的性格，提高对环境的适应能力，保持良好的心态；矫正不良行为模式，如冲动盲目、不顾后果；避免不良的社会心理因素。

2. 早发现、早治疗，防复发。注意识别焦虑、抑郁、愤怒、厌倦等不良情绪，注意识别疾病的早期表现，早发现，早咨询，有病尽早治疗；躁狂易反复发作，应树立长期治疗的理念，学会监控情绪变化及应对策略，掌握疾病的管理能力。

3. 正确认识精神疾病，不要轻信除根治疗，切忌有病乱投医，不能终止正规治疗。定期门诊治疗，进行药物调整，选择合适的药物，避免严重不良反应的发生。

五、抑郁症

抑郁症（depression，DE）又称抑郁障碍，以显著而持久的心境低落为主要临床特征，是心境障碍的主要类型。临床可见心境低落与其处境不相称，情绪的消沉可以从闷闷不乐到悲痛欲绝、自卑抑郁，甚至悲观厌世，可有自杀企图或行为；甚至发生木僵；部分病例有明显的焦虑和运动性激越；严重者可出现幻觉、妄想等精神病性症状。

临床表现　DE 可以表现为单次或反复多次的抑郁发作。以下是抑郁发作的主要表现：心境低落、思维迟缓、意志活动减退、认知功能损害等，有睡眠障碍、乏力、食欲减退、体重下降、便秘、身体任何部位的疼痛、性欲减退、阳痿、闭经等。躯体不适的主诉可涉及各脏器，表现恶心、呕吐、心慌、胸闷、出汗等。自主神经功能失调的症状也较常见。

鉴别诊断　主要应根据患者病史、临床症状、病程、体格检查和实验室诊断，患者通常有心境低落、兴趣和愉快感丧失、精力不济或疲劳感等典型症状。其他常见的症状是注意力降低，自我评价降低，自罪观念和无价值感（即使在轻度发作中也有），认为前途暗淡悲观，自伤或自杀的观念或行为，睡眠障碍，食欲下降。病程持续至少 2 周。

药物防治　选择性 5-羟色胺再摄取抑制药，常用药物有氟西汀、帕罗西汀、舍曲林、氟伏沙明、西酞普兰和艾司西酞普兰，应遵医嘱用药。

其他疗法

1. 心理治疗　对有明显心理社会因素作用的抑郁发作患者，在药物治疗的同时常需合并心理治疗。常用的心理治疗方法包括认知行为治疗、支持性心理治疗、人际治疗、婚姻和家庭治疗、精神动力学治疗等，其中认知行为治疗对抑郁发作的疗效已得到公认。

2. 物理治疗 经颅磁刺激治疗，主要适用于轻中度的抑郁发作。

护理防范

1. DE 患者需要进行预防性治疗，发作 3 次以上应长期治疗，甚至终身服药，切忌擅自减药或停药。多数学者认为维持治疗的剂量应与治疗剂量相同，还应定期门诊随访观察。心理治疗和社会支持系统对预防本病复发也有非常重要的作用，应尽可能解除或减轻患者过重的心理负担和压力，帮助患者解决生活和工作中的实际困难及问题，提高患者应对能力，并积极为其创造良好的环境，以防复发。

2. 教育患者及家属，能及时识别疾病复发的早期征兆并了解反复发作的危害性。

3. 严密观察病情变化及异常言行，有无流露厌世的想法，警惕突然"症状好转"的消极患者伪装痊愈，患者一旦出现自残或自杀倾向，应立即就诊。

六、恐怖症

恐怖症（phobia，PH）是以恐怖症状为主要临床表现的一种神经症。患者对某些特定的对象或处境产生强烈和不必要的恐惧情绪，而且伴有明显的焦虑及自主神经症状，并主动采取回避的方式来解除这种不安。患者明知恐惧情绪不合理、不必要，但却无法控制，以致影响其正常活动。本病以青年期与老年期发病者居多，女性更多见。

临床表现 PH 的核心症状是恐惧、紧张，并因恐怖引起严重焦虑甚至达到惊恐的程度。因恐怖对象的不同可分为以下几种。

1. 社交 PH 具体表现为患者害怕在有人的场合或被人注意的场合出现表情尴尬、发抖、脸红、出汗或行为笨拙、手足无措，怕引起别人的注意。因此回避诱发焦虑的社交场景，不敢在餐馆与别人对坐吃饭，害怕与人近距离相处，尤其回避与别人谈话。

2. 特定 PH 主要表现为害怕动物（如蜘蛛、蛇）、自然环境（如风暴）、血、注射或高度特定的情境（如高处、密闭空间、飞行）。患者会因此而产生回避行为。

3. 场所 PH 不仅害怕开放的空间，而且担心在人群聚集的地方难以很快离去或无法求援而感到焦虑。场所 PH 情境的关键特征是没有即刻可用的出口，因此患者常回避这些情境，或需要家人、亲友陪同。

鉴别诊断

1. 一般诊断　根据患者以下临床症状进行诊断。

（1）以恐惧为主，需符合以下四项。

① 对某些客体或处境有强烈恐惧，恐惧的程度与实际危险不相称。

② 发作时有焦虑和自主神经症状。

③ 有反复或持续的回避行为。

④ 知道恐惧过分、不合理或不必要，但无法控制。

（2）对恐惧情境和事物的回避必须是或曾经是突出症状。

2. 影像学诊断　头颅 CT 和 MRI 检查，排除器质性病变。

药物防治　苯二氮䓬类药物和抗抑郁药，如选择性 5-羟色胺再摄取抑制药、三环类抗抑郁药等，减轻紧张、焦虑或惊恐发作。

其他疗法　主要是心理治疗。

（1）行为治疗　包括系统脱敏疗法、暴露疗法等，为治疗特定恐怖症最重要的方法。其原则包括：一是消除恐惧对象与焦虑恐惧反应之间的条件性联系，二是对抗回避反应。

（2）认知行为治疗　是治疗 PH 的首选方法。认知行为治疗在调整患者行为的同时，强调对患者不合理认知的调整，效果更好。尤其对社交恐怖症患者，其歪曲的信念和信息处理过程使得症状持续存在，纠正这些歪曲的认知模式是治疗中非常关键的内容。

（3）社交技能训练　社交恐怖症的患者常有社交技能缺陷或低估自己的社交技能，因此可以通过一定时间的训练来改善患者的症状。

护理防范

1. 教育患者容纳自己，树立自信，不要对自己要求过高，不要太在意自己的身体反应，勇敢地面对。

2. 应督促患者坚持遵医嘱按时服药，教育患者充分认识维持用药的原则。

3. 使用有效的精神药物，使用维持量，较长期服用。

4. 要了解患者的心理特征，做到有的放矢，促进康复。

5. 监督、协助或替患者合理安排生活，包括饮食、卫生、睡眠等。

七、焦虑症

焦虑症（anxiety neurosis，AN），又称为焦虑性神经症，是神经症这一大类疾病中最常见的一种，以焦虑情绪体验为主要特征。可分为慢性焦虑和急性焦虑。主要表现为：无明确客观对象的紧张担心，坐立不安，还有自主神经功能失调症状，如心悸、手抖、出汗、尿频等，及运动性不安。注意区分正常的焦虑情绪，如焦虑严重程度与客观事实或处境明显不符，或持续时间过长，则可能为病理性焦虑。

临床表现

1. 慢性焦虑（广泛性焦虑）

（1）情绪症状　在没有明显诱因的情况下，患者经常出现与现实情境不符的过分担心、紧张、害怕，感觉自己一直处于一种紧张不安、提心吊胆、恐惧、害怕、忧虑的内心体验中。

（2）自主神经功能失调　头晕、胸闷、心慌、呼吸急促、口干、尿频、尿急、出汗、震颤等躯体方面的症状。

（3）运动性不安　坐立不安，坐卧不宁，烦躁，很难静下心来。

2. 急性焦虑（惊恐发作）

（1）濒死感或失控感　在正常的日常生活中，患者几乎跟正常人一样。而一旦发作时（有的有特定触发情境，如封闭空间等），患者突然出现极度恐惧的心理，体验到濒死感或失控感。

（2）自主神经功能失调　同时出现如胸闷、心慌、呼吸困难、出汗、全身发抖等。

（3）一般持续数分钟到数小时，发作开始突然，发作时意识清楚。

鉴别诊断

1. 一般诊断　主要根据患者病史、家族史、临床症状为无明确客观对象的紧张、担心、坐立不安，还有自主神经功能失调症状及运动性不安。

2. 影像学诊断　头颅 CT 和 MRI 检查，排除器质性病变。

药物防治

1. 苯二氮䓬类药物　劳拉西泮、阿普唑仑，每天 2～3 次。属于短中效的安定类药物，抗焦虑效果好，镇静作用相对弱，对白天工作的影响较小。

2. 抗抑郁药　广泛性焦虑常用治疗药物有帕罗西汀、艾司西酞普兰、文拉法辛、黛力新等。惊恐发作常用治疗药物有帕罗西汀、艾司西酞普兰、氯米帕明等。

其他疗法　心理治疗：临床医师通过言语或非言语沟通，建立起良好的医患关系，应用有关心理学和医学的专业知识，引导和帮助患者改变行为习惯、认知应对方式等。药物治疗是治标，心理治疗是治本，两者缺一不可。

护理防范

1. 指导患者正确认识疾病，减轻患者心理负担，提供安静的休息环境。

2. 不要过分沉溺于过去的忧虑，应当发展一些兴趣爱好以转移注意力，学习释放压力的技巧。

3. 避免油炸食品、高盐或高糖食品、酒精、咖啡因、烟草等。

4. AN 患者越早诊断，越早治疗，预后就越好。经过专科规范治疗后，绝大多数患者会得到临床康复，恢复往日的愉快心情。

5. 必须强调的是症状缓解后，仍需要坚持服用抗抑郁药物 1～2 年；停药以及减药需咨询专科医生，千万不要擅自调整药物治疗方案。

6. 关注可能引发焦虑症状的不利因素，在服用非处方药或者中草药之前，确认是否含有增加焦虑症状的化学物质。

八、失眠症

失眠症（anhypnia，AN）是指患者对睡眠时间和（或）质量不满足并影响日间社会功能的一种主观体验，其常见病症是入睡困难、睡眠质量下降和睡眠时间减少，记忆力、注意力下降等。

临床表现

1. 睡眠过程的障碍　入睡困难、睡眠质量下降和睡眠时间减少。

2. 日间认知功能障碍　记忆功能下降、注意功能下降、计划功能下降，从而导致白天困倦，工作能力下降，在停止工作时容易出现日间嗜睡现象。

3. 大脑边缘系统及其周围的自主神经功能紊乱　心血管系统表现为胸闷、心悸、血压不稳定、周围血管收缩扩张障碍；消化系统表现为便秘或腹泻、胃部闷胀；运动系统表现为颈肩部肌肉紧张、头痛和腰痛；情绪控制能力减低，容易生气或者不开心；男性容易出现阳痿，女性常出现性功能减低等表现。

4. 其他系统症状 容易出现短期内体重减低、免疫功能减低和内分泌功能紊乱。

鉴别诊断
1. 一般诊断 询问患者睡眠史、发病史,有睡眠过程障碍的临床症状。
2. 影像学诊断 头颅 CT 和 MRI 检查,排除器质性病变。

药物防治 首选苯二氮䓬类受体激动剂、褪黑素受体激动剂和具有催眠效果的抗抑郁药物。一般的治疗推荐艾司佐匹克隆、唑吡坦、佐匹克隆。治疗失眠的药物复杂而且繁多,包括艾司唑仑、氟西泮、夸西泮、替马西泮、三唑仑、阿普唑仑、氯氮䓬、地西泮、劳拉西泮、咪达唑仑、扎来普隆、阿戈美拉汀、三环类抗抑郁药物、选择性 5-羟色胺再摄取抑制药、5-羟色胺和去甲肾上腺素再摄取抑制药、小剂量米氮平、小剂量曲唑酮等。

其他疗法 经颅磁刺激:指在某一特定皮质部位给予重复刺激的过程。重复经颅磁刺激能影响刺激局部和功能相关的远隔皮质功能,实现皮质功能区域性重建,且对脑内神经递质及其传递、不同脑区内多种受体包括 5-羟色胺等受体及调节神经元兴奋性的基因表达有明显影响。

护理防范
1. 教育患者日常工作和生活中心态要轻松,避免压力过大。
2. 教育患者养成健康的睡眠习惯,睡觉前禁止饮用咖啡、浓茶、含酒精饮品,避免强光刺激。对要求睡前一定服用安眠药的患者,可以采用暗示疗法,同时做好安慰工作。
3. 指导患者每天规律进行体育锻炼,增强体质。娱乐活动应适当。睡前一般不进食,如确需进食不暴饮暴食,不吃难消化的食物。

九、嗜睡症

嗜睡症(hypersomnia,HY)是指白天睡眠过多,这种睡眠过多并非由于睡眠不足或者酒精、药物、躯体疾病所致,也不是某种精神障碍(如抑郁症)所致。目前病因不清,但常与心理因素有关。

临床表现 患者不分场合表现为经常困乏思睡,出现不同程度、不可抗拒的入睡。过多的睡眠引起显著痛苦或职业、社交等社会功能和生活质量下降。也会有认知功能方面的改变,表现为近事记忆减退、思维能力降低、学习新事物能力下降。

鉴别诊断　询问患者发病史，临床症状为入睡困难、睡眠质量下降和睡眠时间减少。如果嗜睡症患者符合下列特征，即可以诊断。

1. 白天睡眠过多或睡眠发作或清醒时达到完全觉醒状态的过渡时间延长，无法以睡眠时间不足来解释。

2. 至少 1 个月几乎每天发作，或在更短的时间内反复发作，引起明显的苦恼或影响患者日常生活。

3. 缺乏发作性睡病附加症状（猝倒、睡眠麻痹、入睡前幻觉）或睡眠呼吸暂停的临床证据（夜间呼吸暂停、典型的间歇性鼾音等）。

4. 不存在可造成这种状况的器质性因素、精神活性物质使用障碍或服用某种药物。

药物防治　主要目标是控制患者的症状，改善患者的生活质量。可采用小剂量精神兴奋药如哌甲酯、苯丙胺等治疗，但必须遵循个体化治疗原则。

其他疗法

1. 调节生活规律　严格作息时间，对患者进行适当的解释，白天有意识地让患者小睡，养成良好的生活习惯。生活节奏要把握好，避免熬夜，应养成比较有规律的生活习惯。

2. 积极运动　多参加体育活动，每天不少于 1h，使自己的身心得到兴奋。进行一些适量的健身锻炼项目，可有效地改善生理功能，使身体呼吸代谢功能增大，加速体内循环，提高大脑的供氧量，嗜睡也会缓解。

3. 心理调节　要有积极的生活态度，如每天给自己制定好生活、工作计划并认真努力完成等。对于因自尊、感情支持相关而产生的问题进行心理咨询是很重要的，尤其对那些嗜睡的人来说，可能被家人和同龄人认为懒惰、不愿意活动。这种情况应多采用心理治疗，去除与发病有关的不良心理因素，同时避免精神刺激。

护理防范

1. 养成良好的睡眠习惯，避免日夜颠倒、睡眠时间过长或过短。

2. 避免过度饮酒、加班过晚。对于任何药物的使用，应留意不良反应，发现有致嗜睡的药，可以更换药物或调整用药的时间，尽量在睡前服用。

十、强迫症

强迫症（obsessive-compulsive disorder，OCD）属于焦虑障碍的一种类

型，是一组以强迫思维和强迫行为为主要临床表现的神经精神疾病，其特点为有意识的强迫和反强迫并存，一些毫无意义甚至违背自己意愿的想法或冲动反复侵入患者的日常生活。

临床表现

1. 患者有自主的思维或冲动，而不是外界强加的。

2. 必须至少有一种思想或动作仍在被患者徒劳地加以抵制，即使患者已不再对其他症状加以抵制。

3. 实施动作的想法本身会令患者感到不快，但如果不实施就会产生极大的焦虑。

4. 想法或冲动总是令人不快地反复出现。

鉴别诊断

1. 一般诊断　询问患者发病史、家族史，临床症状为有意识的强迫和反强迫并存，一些毫无意义甚至违背自己意愿的想法或冲动反复侵入患者的日常生活。

2. 影像学诊断　头颅 CT 和 MRI 检查，排除器质性病变。

药物防治

1. 选择性 5-羟色胺再摄取抑制药　主要包括氟伏沙明、帕罗西汀、舍曲林、氟西汀、西酞普兰等，及三环类抗抑郁药氯米帕明，必要时也可使用普萘洛尔及苯二氮䓬类药物辅助缓解患者焦虑情绪、改善失眠。

2. 多药联合应用　将利培酮、喹硫平、奥氮平、阿立哌唑等作为增效剂提高疗效。一般此类药物需要 10～12 周才能达到充分的抗强迫作用，如果治疗有效仍需维持用药 1～2 年以巩固疗效。

其他疗法

1. 心理治疗　OCD 作为一种心理疾病，其发生机制非常复杂。在心理治疗中，治疗师通过和患者建立良好的医患关系，耐心倾听，帮助其发现并分析内心的矛盾冲突，推动患者主动解决问题，增加其适应环境的能力，重塑健全人格。

2. 物理治疗　对于难治性的 OCD 患者可根据具体情况选择性采用改良电休克及经颅磁刺激。

3. 手术治疗　神经外科手术被视为治疗 OCD 的最后选择，因其存在痉挛发作、感觉丧失等不良反应，必须严格掌握手术指征。

护理防范

1. 强迫症的发病与社会心理、个性、遗传及神经内分泌等因素有关，其预防是关键。对于强迫症儿童患者，作为家长，应当为孩子构建一个稳定、安全、和谐的生活环境，不应过分苛求，生活处事可以更具弹性，注重沟通，促进患儿构建健全的人格。

2. 掌握患者的心理状态，避免激惹患者，尊重患者的行为模式，采取有效的保护措施，及时疏导和安慰。

3. 有自杀和伤害他人行为的患者，要严密看护，立即制止，必要时清除危险物品。

（刘文钦　孔繁晟）

第二章 呼吸系统疾病

第一节 上呼吸道感染和急性气管支气管炎

一、上呼吸道感染

　　广义的上呼吸道感染（upper respiratory tract infection，URTI）是鼻腔、咽或喉部急性炎症的总称，包括了以急性鼻咽炎为主，病毒性咽炎、喉炎、疱疹性咽峡炎、咽结膜热、细菌性咽-扁桃体炎等疾病；狭义的 URTI 又称普通感冒，是最常见的急性呼吸道感染性疾病，发生率较高，多呈自限性，一般 10d 左右可自愈。URTI 的常见病原体中 70%～80% 为病毒，20%～30% 为细菌。细菌感染可直接感染或继发于病毒感染之后，以溶血性链球菌最为多见，其次为流感嗜血杆菌、肺炎链球菌和葡萄球菌等，少见革兰氏阴性杆菌。

临床表现

　　1. 普通感冒

　　（1）早期症状主要以鼻部炎症为主，可有喷嚏、鼻塞、流清水样鼻涕，初期可有咽部不适或咽干、咽痒或烧灼感，2～3d 后变为稠涕，可有咽痛或声嘶，有时由于咽鼓管充血可出现听力减退，也可出现流泪、味觉迟钝、呼吸不畅、咳嗽、少量咳痰等症状。

　　（2）一般无发热及全身症状，或仅有低热。严重者除发热外，可感乏力不适、畏寒、四肢酸痛、头痛及食欲缺乏等全身症状。

　　2. 以咽炎为主的 URTI

　　（1）急性病毒性咽炎　咽部发痒和灼热感，咳嗽少见，可有发热和乏力。可见咽部明显充血、水肿，颌下淋巴结肿痛。

　　（2）急性病毒性喉炎　声音嘶哑、咳嗽伴咽喉疼痛及发热等。可见喉部充血、水肿，局部淋巴结轻度肿大伴触痛，有时闻及喘鸣音。

　　（3）疱疹性咽峡炎　明显咽痛、发热。可见咽部充血，软腭、腭垂、咽和扁桃体表面有灰白色疱疹和浅表溃疡，周围有红晕，之后形成疱疹。

（4）咽结膜热　发热、咽痛、畏光、流泪等。可见咽部和结合膜充血明显。以发热、咽炎和单眼或双眼的急性滤泡性结膜炎三联征为其特点。

（5）咽-扁桃体炎　咽喉痛明显、畏寒、发热（体温可达 39℃以上）等。可见咽部充血明显，扁桃体肿大、充血、表面有脓性分泌物，颌下淋巴结肿大、压痛，肺部检查无异常发现。

鉴别诊断

1. 一般诊断　一般以流鼻涕、鼻塞、打喷嚏和咳嗽等症状为主，则很可能由病毒引起；咽喉疼痛且存在突发高热、淋巴结肿大症状，但没有普通感冒的症状，则可能由细菌感染引起。

2. 实验室诊断

（1）血常规检查　病毒性感染时，白细胞计数正常或偏低，淋巴细胞计数升高或降低；细菌性感染时，白细胞总数增多，中性粒细胞比例增多和核左移。

（2）病原学检查　当有严重的感染并发症时可进行该检查。

3. 影像学诊断　一般做 X 线胸片检查。但如果临床医生判断 X 线不足以描述病情表现时，增加胸部 CT 检查是必要的。

药物防治　对于轻症的 URTI 一般无需治疗。治疗 URTI 目前尚无特效的抗病毒药物，不宜使用抗生素，通常以对症治疗、缓解症状为主，同时注意休息、适当补充水分、保持室内空气流通，避免继发细菌感染。如必须用药，优先考虑口服药物，避免无依据的盲目静脉用药。

1. 西药防治

（1）减少鼻充血剂药物　适用于有鼻塞、鼻黏膜充血等症状者，以减轻鼻充血，缓解鼻塞流涕、打喷嚏等症状。常用药物如盐酸伪麻黄碱，可鼻腔局部给药（滴鼻）和全身口服给药。减充血剂连续使用不宜超过 7d，长期使用可能导致药物性鼻炎和鼻黏膜充血反弹。

（2）抗组胺药物　适用于频繁喷嚏、多量流涕等症状的患者。马来酸氯苯那敏每次 4mg，口服，每天 3 次。苯海拉明片每次 25mg，口服，每天 3 次。氯雷他定片，成人及 12 岁以上儿童每次 10mg，口服，每天 1 次；2～12 岁儿童体重＞30kg 每次 10mg，口服，每天 1 次；2～12 岁儿童体重≤30kg 每次 5mg，口服，每天 1 次。

（3）解热镇痛药　适用于伴有头痛、发热（体温≥38.5℃）、全身肌肉酸痛等症状者，可酌情使用解热镇痛药。对乙酰氨基酚片，12 岁以上儿童及成人每次 0.5g，口服，每天 1 次；6～12 岁儿童每次 0.25g，口服，每天 1 次；若持续发热或疼痛，可间隔 4～6d 重复用药 1 次，24h 内不得超过 4 次。布洛芬胶囊每次 0.2g，口服，每天 3 次。

（4）镇咳药　适用于伴有咳嗽者。可待因片，成人每次 15～30mg，口服，每天 2～3 次；新生儿、婴儿慎用。右美沙芬片，每次 15～30mg，口服，每天 3～4 次。

（5）祛痰药　适用于伴有咳嗽者。氨溴索片 30～60mg，每天 3 次。溴己新片 8～16mg，每天 3 次。乙酰半胱氨酸片 0.6g，每天 2～3 次。

2. 中医药治疗　中医将普通感冒分为实证感冒类（风寒证、风热证、风燥证、暑湿证）和体虚感冒类（气虚证、气阴两虚证），可在中医师指导下进行辨证治疗。

护理防范

1. 对于发热、病情较重或年老体弱者建议卧床休息，充足睡眠。

2. 戒烟，避免被动吸烟。保持环境温湿度适中，空气流通。

3. 勤洗手，多饮水，清淡饮食。保持鼻、咽及口腔卫生，避免不洁净的手接触口、鼻、眼。对患者进行疾病管理教育，教导养成健康的生活习惯。

4. 避免受凉、淋雨、过度劳累。流行季节外出应戴口罩，避免在人多的公共场合出现。有规律进行户外运动，提高机体免疫力与耐寒能力。

二、流行性感冒

流行性感冒（influenza，IN）为流感病毒引起的一种急性呼吸道疾病，简称流感，又称季节性感冒。临床表现以高热、乏力、头痛、咳嗽、全身肌肉酸痛等全身中毒症状为主，而呼吸道症状较轻。流感病毒容易发生变异，传染性强，人群普遍易感，发病率高。该病通常 3～14d 可自愈，但重症者或可危及生命。接种流感疫苗是预防流感病毒感染及其严重并发症的最有效手段。

临床表现

1. IN 一般起病急，前驱期有乏力症状，很快出现高热（可达 39～40℃）、畏寒、寒战、头痛、全身肌肉关节酸痛等全身中毒症状，可伴或不伴鼻塞、流鼻涕、咽喉痛、干咳、胸骨后不适、颜面潮红、眼结膜充血等局部症状。

2. IN 病程通常为 4～7d，少数患者咳嗽可能持续数周之久。

3. 儿童发热程度通常高于成人，患乙型流感时恶心、呕吐、腹泻等消化道症状较成人多见。新生儿可表现为嗜睡、拒奶、呼吸暂停等。

4. 根据严重程度可分为轻型和重症或危重症。

（1）轻型　轻度或中度发热，全身及呼吸道症状都较轻，2～3d 内可自我恢复或痊愈。

（2）重症（出现以下情况之一者）　持续高热＞3d，伴有剧烈咳嗽，咳痰或胸痛；呼吸频率快，呼吸困难，口唇发绀；神志改变（如反应迟钝、嗜睡、躁动、惊厥等）；严重呕吐、腹泻，出现脱水表现；合并肺炎；原有基础疾病明显加重。

（3）危重（出现以下情况之一者）　呼吸衰竭；急性坏死性脑病；脓毒性休克；多脏器功能不全；出现其他需进行监护治疗的严重临床情况。

5. 流感病毒性肺炎　起病初与典型 IN 症状类似，但 1～3d 天后病情迅速加重，出现高热、咳嗽、胸痛，严重者可出现呼吸衰竭及心、肝、肾等多器官衰竭，抗生素治疗无效。这类疾病多发生在老年人、婴幼儿、慢性病患者及免疫力低下者，在病程 5～10d 内发生呼吸循环衰竭，危及生命，治疗难度极大，死亡率较高。

鉴别诊断

1. 一般诊断　起病急、高热、畏寒、寒战、头痛、全身肌肉关节酸痛等全身中毒症状，可伴或不伴鼻塞、流鼻涕、咽喉痛、干咳、胸骨后不适、颜面潮红、眼结膜充血等局部症状。

2. 实验室诊断

（1）有 IN 临床表现，具有以下一种或一种以上检测结果阳性即可确诊 IN：流感病毒核酸检测阳性；流感病毒抗原检测阳性；流感病毒培养分离阳性；急性期和恢复期双份血清的流感病毒特异性 IgG 抗体水平呈 4 倍或 4 倍以上升高。

（2）血常规　发病初期即可出现白细胞总数减少；重症流感病毒感染时可出现淋巴细胞计数减少；合并细菌性感染时，白细胞总数及中性粒细胞增多。

（3）血生化检查　可有 AST、ALT、乳酸脱氢酶（LDH）、肌酐（Cr）

等升高；部分患者可出现低钾血症等电解质紊乱表现；少数病例可有肌酸激酶升高；休克病例血乳酸可升高。

3. 影像学诊断

（1）普通 IN　不需进行影像学诊断，而且检查后常无特殊表现。

（2）并发肺炎时影像学诊断　可见肺内斑片状、磨玻璃影、多叶段渗出性病灶；进展迅速者可发展为双肺弥漫的渗出性病变或实变，个别病例可见胸腔积液。

（3）儿童 IN 患者并发肺炎　肺内片状影出现较早，多发及散在分布多见，易出现过度充气，影像学表现变化快，病情进展时病灶扩大、融合，可出现气胸、纵隔气肿等征象。

（4）并发神经系统疾病　颅脑 CT 和 MRI 检查可有相应表现。

药物防治

1. 西药防治

（1）对症治疗　对于高热、咳嗽、咳痰可给予解热镇痛药、镇咳药与祛痰药。

（2）对因治疗　重症或有重症 IN 高危因素者应尽早给予抗流感病毒治疗，不必等待病毒检测结果。抗病毒药物在患病 48h 内应用效果最好。神经氨酸酶抑制剂是甲型和乙型 IN 的有效治疗药物。①奥司他韦（胶/颗粒），成人剂量每次 75mg，每天 2 次。1 岁及以上儿童应根据体重给药，疗程 5d，重症患者疗程可适当延长；肾功能不全者要根据肾功能调整剂量。②扎那米韦（吸入喷雾剂），适用于成人及 7 岁以上青少年。每次 10mg，每天 2 次，间隔 12h，疗程 5d，吸入剂不建议用于原有哮喘或其他慢性呼吸道疾病的患者。③帕拉米韦（静脉用药），成人用量为 300～600mg，小于 30 日龄的新生儿 6mg/kg，31～90 日龄婴儿 8mg/kg，90 日龄至 17 岁 10mg/kg，静脉滴注，每天 1 次，疗程 1～5d，重症病例疗程可适当延长。④血凝素抑制剂，如阿比多尔，可用于成人甲型、乙型 IN 的治疗，但由于临床数据有限，需密切监测疗效及不良反应。

（3）接种 IN 疫苗。

2. 中医药治疗　轻症主要辨证治疗，药物有连花清瘟胶囊、清开灵颗粒、金花清感颗粒、疏风解毒胶囊、银翘解毒类、小儿肺热咳喘颗粒等。

其他疗法

1. 出现低氧血症或呼吸衰竭，应及时给予相应的治疗措施，包括氧疗或机械通气等。

2. 合并休克时给予相应抗休克治疗。

3. 出现其他脏器功能损害时，给予相应支持治疗。

4. 出现继发感染时，给予相应抗感染治疗。

护理防范

1. 临床诊断患者及确诊患者应尽早隔离治疗。

2. 保持房间通风、充分休息。多饮水，摄入易消化和富有营养的食物。保持鼻、咽、口腔卫生，勿触摸眼、鼻、口。高热者物理、药物降温，儿童忌用阿司匹林或含阿司匹林及其他水杨酸制剂。

三、急性气管支气管炎

急性气管支气管炎（acute treacheobronchitis，ATB）是以气管为主并可累及支气管的急性自限性炎症（1～3 周），主要表现为咳嗽，诊断前提是临床和影像没有肺炎证据。病原体与上呼吸道感染类似，以病毒为主要病原体，但细菌和非典型病原体（主要是肺炎支原体）均导致其发生。

临床表现

1. 全身症状一般较轻，早期先有上呼吸道感染的症状，如鼻塞、流涕、咽痛、声音嘶哑等。

2. 在成人，流感病毒、腺病毒和肺炎支原体感染可有发热伴乏力、头痛、全身酸痛等全身毒血症症状；鼻病毒、冠状病毒等引起的急性支气管炎常无这些表现。

3. 炎症累及支气管黏膜时则出现咳嗽、咳痰。咳嗽是急性支气管炎的主要表现，先为干咳或少量黏液性痰，随后可转为黏液脓性或脓性，痰量增多，咳嗽加剧，偶可见痰中带血，咳嗽可延续2～3周才消失，吸烟者更长。如迁延不愈，可演变成慢性支气管炎。

4. 支气管发生痉挛时可出现程度不等的气促，可闻及哮鸣音，伴胸骨后发紧感。

鉴别诊断

1. 一般诊断　咳嗽、咳痰、鼻塞、流涕、咽痛、声音嘶哑、发热、乏力等。

2. 实验室诊断

（1）血常规检查　白细胞计数和分类无明显改变。细菌感染较重时，白细胞总数和中性粒细胞增高。

（2）病原学检查　可通过痰培养、病毒检测等手段发现病原体。对重症、继发细菌感染则应积极做细菌学检查和药物敏感试验，指导临床正确选用抗菌药物。

3. 影像学诊断　X线胸片大多表现正常或仅有肺纹理增粗。

药物防治

1. 西药防治

（1）对症治疗主要是止咳、祛痰，剧烈干咳患者可适当应用镇咳药。咳嗽无痰，可用右美沙芬、喷托维林或可待因。咳嗽有痰而不易咳出，可选用盐酸氨溴索、溴己新等，也可雾化帮助祛痰。发热可给予解热镇痛药。伴支气管痉挛时可用 β_2 受体激动剂（如沙丁胺醇）、茶碱、胆碱能受体阻滞剂和糖皮质激素。

（2）由病毒引起者一般用抗病毒药物。由细菌引起者可结合病原学检查结果使用抗菌药物，避免滥用。经验性用药首选青霉素类、头孢菌素类或喹诺酮类。由非典型病原体（如支原体、衣原体）引起者可用红霉素或阿奇霉素。用药首选口服，对于症状较重者可肌内注射或静脉用药。

（3）反复发作者，可注射疫苗。

2. 中医药治疗　具有止咳、化痰、平喘作用的中成药，如甘草合剂、止咳糖浆和咳喘宁胶囊等。

护理防范

1. 保持室内空气新鲜，但要避免对流，以免着凉。室温 18～22℃，相对湿度 50%～60%。进高蛋白、高维生素、高热量的饮食，宜清淡、易消化、避免油腻、辛辣食物。每天饮水在 1500mL 以上。

2. 增强体质，预防感冒，注意保暖；避免尘埃、烟雾等不良刺激；适当休息，避免疲劳，不熬夜。如有发热，发热期间应卧床休息。

3. 正确、及时予祛痰、止咳、解痉、平喘等药，观察药物疗效及不良反应。

4. 指导有效咳嗽、排痰。痰液黏稠不易咳出时，予雾化吸入。

第二节　肺炎

一、社区获得性肺炎

社区获得性肺炎（community-acquired pneumonia，CAP）是指在医院外罹患的感染性肺实质炎症，包括已在社区感染，尚在潜伏期内，又因其他原因住院后发病的肺炎，还需排除在医院内感染而于出院后发病的肺炎。细菌、真菌、衣原体、支原体、病毒和寄生虫均可引起 CAP，其中以细菌最为常见，肺炎链球菌为最主要的致病菌。该病主要通过飞沫传播、上呼吸道定植菌的误吸、肺外感染部位的血源传播等途径感染。

临床表现

1. 胸部症状

（1）咳嗽最为常见，可伴有或不伴有咳痰，痰液依据感染病原体不同而呈现不同性状，如铁锈色痰常提示肺炎链球菌感染。

（2）肺炎支原体感染者多出现干咳、少痰。

（3）胸闷、气短、呼吸困难多提示病变范围较广、病情较重。

（3）咯血也并不少见，但少见大咯血。

2. 全身症状和肺外症状　发热是最常见的全身症状，常为稽留热或弛张热，可伴有寒战或畏寒，部分危重患者表现为低体温。此外还可出现头痛、乏力、腹泻、恶心、呕吐、肌肉酸痛等症状。

鉴别诊断

1. 一般诊断　咳嗽最常见，可伴或不伴咳痰。发热、乏力、腹泻、恶心、肌肉酸痛等全身症状。

2. 实验室诊断

（1）血常规检查　细菌感染患者常表现为外周血白细胞计数和（或）中性粒细胞比例增加，部分患者白细胞减少；支原体和衣原体所导致的肺炎白细胞计数很少升高。

（2）C 反应蛋白　细菌性感染较敏感的指标，感染后数小时即见升高，肺炎患者大多超过 100mg/L，但病毒性肺炎患者该指标通常较低。

（3）降钙素原　对于细菌性肺炎有一定的参考价值，正常值<0.1ng/mL。

（4）病原学检查　痰涂片、细菌培养、血培养、血清抗体滴度等。

（5）血氧饱和度　是肺炎严重程度的基本评价参数，老年患者建议常规检查，有助于评估预后。

（6）临床生化检查　血清钠和 BUN 可用于严重程度的评估。

3. 影像学诊断　X 线检查对于肺炎诊断有重要意义，检查显示片状、斑片状浸润阴影或间质性改变，伴或不伴有胸腔积液。但需要注意的是，不同微生物所致的 CAP 影像学也各有特点。若存在普通 X 线胸片上病灶显示不清、怀疑肺内隐匿部位存在病变、重症肺炎怀疑某些特殊致病源感染，需要与非感染疾病进行鉴别的情况，可行胸部 CT 扫描检查。

药物防治

1. 西药防治

（1）抗生素治疗　以抗感染治疗为主，轻症可在门诊治疗的患者，可口服易吸收的抗感染药物治疗。需要住院的患者，推荐单用 β-内酰胺类抗生素或联合多西环素、米诺环素、大环内酯类抗生素或单用喹诺酮类药物。若已经得到病原学结果，可根据药敏试验结果和病原体有针对性地用药。

（2）对症药物治疗　解热镇痛药，如对乙酰氨基酚、阿司匹林、布洛芬等。祛痰药，如氨溴索、溴己新、标准桃金娘油胶囊等；剧烈咳嗽，无痰或少痰，严重影响休息者，可临时用右美沙芬、苯丙哌林等。

（3）免疫治疗　对于重症患者可考虑应用免疫球蛋白治疗。

（4）接种流感疫苗、肺炎链球菌疫苗。

2. 中医药治疗　CAP 的中医治疗以祛邪扶正为主，可选清热解毒类药物等，但需避免寒凉，以免伤及脾胃，应注重宣降肺气以顺肺。

其他疗法

1. 咳痰的处理　痰量过多或有脓痰时，除给予祛痰药物外，还可进行雾化治疗降低痰液黏稠度，促进排痰。体位引流、翻身拍背等物理疗法可促进痰液引流。还应注意补充适当的水分和呼吸道湿化。

2. 发热的处理　体温过高时可辅助物理降温，如用酒精或温水擦浴，或使用冰袋、降温毯等。

3. 氧疗与呼吸支持　存在低氧血症的患者需维持血氧饱和度在 90%以上，一般多采用鼻导管或面罩氧疗。

4. 其他　对有误吸风险（脑卒中、帕金森病、重度痴呆等）的患者，可进行吞咽康复训练、全口腔护理、改变进食的途径（如鼻胃管）等。

护理防范

1. 保持室内通风、空气新鲜，室温 18～20℃，相对湿度 50%～60%，禁止吸烟、被动吸烟。

2. 咳嗽无力或方法不当可致痰液不易咳出，可帮助患者翻身、拍背，但拍背不宜过频，力量应适中。尽量取坐位或高枕卧位。除心脏、肾等疾病不宜大量进水外，其余患者每天饮水量 2～3L。进高蛋白、高热量、清淡、易消化的食物，多吃水果。

3. 呼吸衰竭患者或因缺氧引起精神、神经症状，如烦躁、精神错乱、昏迷等，家属需密切监护、定期复查。老年 CAP 患者大多有肺功能减退，家属需有预见地做好并发症发生的抢救准备工作。

二、医院获得性肺炎

医院获得性肺炎（hospital acquired pneumonia，HAP）是指在入院前未患有肺炎、也没有处于肺炎感染潜伏期的患者，在住院 48h 后由医院内病原体感染引发的肺炎。其中包括在医院内已经感染、却在出院后 48h 内发生的肺炎。根据肺炎发生时间可分为早发性（入院≥48h 至 4d 内）和迟发性（入院 5d 后）。口咽分泌物误吸是本病主要感染途径，外界病原体也可通过接触传播等形式吸入肺内引起感染，少数患者可因共用医疗器械引起感染。该病主要病原体为细菌（鲍曼不动杆菌最常见，其次为铜绿假单胞菌、肺炎克雷伯菌、金黄色葡萄球菌、大肠埃希菌等），少数为病毒和真菌。患者常出现咳嗽、咳脓痰、发热等症状。平均病死率为 22.3%。

临床表现

1. 肺部症状　常见为咳嗽、咳黏性脓痰，或原有呼吸道症状加重；部分患者咳嗽轻微或无咳嗽，有些只表现为呼吸频率加快或精神不振。查体可听到肺部湿性啰音。使用呼吸机的患者，常表现为气道阻力增加或需要增加吸氧浓度。

2. 全身症状　多见发热，体温超过 38℃，可伴有寒战或畏寒，少数患者体温正常。此外，全身症状还包括乏力、食欲减退、恶心呕吐、腹泻、胸痛、心跳加快等。

鉴别诊断

1. 一般诊断　发热、肺部症状、寒战或畏寒等。

2. 实验室诊断

（1）血常规、血生化检查　是初步鉴别感染以及判断病情轻重最基本的指标，白细胞计数>12×10⁹/L、C 反应蛋白和降钙素原升高，通常提示患者存在细菌感染。

（2）呼吸道分泌物、血液、胸腔积液培养及药敏试验　有助于诊断病原菌的类型及选择敏感药物。

3. 影像学诊断　胸部 X 线检查可用于判断肺部是否发生感染及感染的严重程度；出现新的或持续性浸润病变时，提示肺部存在感染。

药物防治

1. 早发性、轻中度、无多重耐药菌感染危险因素的患者　常见的病原体为肺炎链球菌、肠杆菌、流感嗜血杆菌等，抗感染药物可选用头孢噻肟、头孢曲松、头孢他啶、阿莫西林、哌拉西林、头孢哌酮等，青霉素过敏的患者可选用环丙沙星、左氧氟沙星、莫西沙星等。

2. 晚发性、重症、具有多重耐药菌感染危险因素的患者　常见的病原体为铜绿假单胞菌、鲍曼不动杆菌、耐药肠杆菌科细菌、耐甲氧西林金黄色葡萄球菌等。抗感染治疗应联合用药，可选用左氧氟沙星、环丙沙星或阿米卡星等联合头孢吡肟、头孢他啶、哌拉西林、头孢哌酮、亚胺培南、美罗培南等。耐甲氧西林金黄色葡萄球菌感染时应联合使用利奈唑胺、万古霉素、替考拉宁等。

3. 血流动力学不稳定的重症休克患者　可酌情使用糖皮质激素，原则上不推荐常规使用。

4. 重症无法自主进食或存在呛咳误吸风险者　应选择鼻饲肠内营养；对于脓毒症、感染性休克患者，应给予肠外营养。

5. 重症患者　可酌情使用免疫球蛋白或胸腺肽等免疫调节药物，但不推荐常规使用。重视患者基础疾病治疗，及时纠正高血糖、低蛋白等易患感染的高风险因素。

其他疗法　呼吸支持：维持患者呼吸道通畅，及时进行痰液引流；低氧血症及病情严重的患者及时进行氧疗，保证氧气供应；呼吸频率、节律严重异常的患者，应及时进行机械通气。

三、细菌性肺炎

细菌性肺炎（bacterial pneumonia，BP）是感染性肺炎最常见的类型，由于感染细菌而引起的肺实质性急性炎症，主要包括肺炎链球菌、金黄色葡萄球菌、肺炎克雷伯杆菌、铜绿假单胞菌等致病菌。常见表现为发热、咳嗽、咳痰、呼吸困难等症状。发病率较高，重症患者及特殊人群病死率较高，发病呈上升趋势。任何年龄均可发病，好发于儿童、青壮年、老年人及免疫力低下、体弱多病者。按解剖学可分为大叶性肺炎（或肺泡性肺炎）、小叶性肺炎（或支气管肺炎）、间质性肺炎；按发病地点可分为社区获得性肺炎和医院获得性肺炎；还可按病原体分类，如肺炎链球菌肺炎、葡萄球菌肺炎等。

临床表现

1. 一般起病急，主要表现为发热、咳嗽、咳痰、呼吸浅促或困难，以及其他肺部症状。

2. 不同病原体导致的 BP 痰液性质可存在差异，如铜绿假单胞菌感染可见绿色脓性痰，葡萄球菌、肺炎克雷伯菌和肺炎链球菌感染可见痰中带血或锈色痰。

3. 症状严重的患者可伴随头痛、头晕、浑身无力、肌肉酸痛等全身症状，一部分患者可伴恶心、呕吐、腹痛腹胀、腹泻等胃肠道症状，甚至出现意识障碍、嗜睡、惊厥等神经系统症状。

鉴别诊断

1. 一般诊断　咳嗽、咳痰、伴或不伴胸痛、发热、急性病面容、气促、肺湿性啰音等。

2. 实验室诊断

（1）血常规检查　提示外周血白细胞计数明显升高，中性粒细胞增加，核左移。

（2）血气分析　呼吸衰竭者血氧分压、氧饱和度降低，二氧化碳分压升高。

（3）细菌学检查　痰细菌培养有致病菌生长。采用防污管样本毛刷、支气管肺泡灌洗、支气管刷检、冲洗吸引等介入性检查方法，可以提高病原体的阳性检出率和准确性。

3. 影像学诊断

（1）胸部 X 线片检查　肺纹理增多、增粗，有渗出性改变，严重者可出现片状、斑片状、浸润性阴影或间质性改变。

（2）胸部 CT 检查　早期 CT 检查往往能较胸片更早发现肺部改变，其经验丰富者能发现感染的病原学性质。

药物防治

（1）对症治疗　高热者必要时需给予解热药物辅助治疗，如对乙酰氨基酚等。咳喘给止咳化痰平喘药，正确给氧或雾化吸入。咳嗽痰多给予祛痰药物，如溴己新。体弱者或重症者可给予免疫球蛋白、胸腺肽等免疫调节剂辅助治疗，可能提高治疗效果。

（2）对因治疗

① 大叶性肺炎：青霉素为首选。重者可加用哌拉西林；青霉素过敏者可用红霉素。

② 小叶性肺炎：选用抗菌类药物，如哌拉西林、左氧氟沙星、莫西沙星等。

③ 肺炎链球菌肺炎：青霉素为首选药。若为重症或有并发症者（如休克），可加用氨基糖苷类药物；若为高度耐药菌株，应加用万古霉素、利福平，或头孢曲松、头孢噻肟、喹诺酮类或亚胺培南代替；若对青霉素过敏者，可选用大环内酯类、喹诺酮类、林可霉素等。

④ 葡萄球菌肺炎：可选用苯唑西林或氯唑西林。严重感染者可联合使用利福平或庆大霉素等，若对青霉素过敏者，可选用红霉素、复方磺胺甲噁唑、喹诺酮类药物替代。

⑤ 肺炎克雷伯杆菌肺炎：选用如头孢呋辛、头孢西丁、头孢噻肟、头孢他啶等，病情较重者可联合应用氨基糖苷类如阿米卡星、庆大霉素等。

⑥ 绿脓杆菌肺炎：应用抗假单胞菌 β-内酰胺类药物，包括头孢菌素类，也可用亚胺培南、环丙沙星；若病情严重，可加用氨基糖苷类药。

（3）有条件者可注射肺炎疫苗。

其他疗法　重症患者出现呼吸困难或呼吸衰竭时可给予氧疗或呼吸机辅助通气。

四、病毒性肺炎

病毒性肺炎（viral pneumonia，VP）是指由病毒感染呼吸道及肺部引起的炎症，患者有不同程度的缺氧、感染症状，表现为发热、咳嗽、喘息、气促、肺部湿性啰音等。VP 可通过飞沫、接触等途径传播。该病大多在冬春季节暴发或流行散发，患者和潜伏期患者是主要传染源，大多经空气飞沫、接触等途径传播，无论免疫功能是否正常，人群普遍易感。疾病类型因所感染病毒类型而不同，常见致病病毒有流感病毒、副流感病毒、腺病毒、冠状病毒、鼻病毒、呼吸道合胞病毒、麻疹病毒等。

临床表现　VP 患者的症状差别较大，大部分患者表现轻微，仅少数患者症状较重。

1. **典型症状**　患者的临床表现通常较轻，主要表现有发热、寒战、头痛、全身酸痛、疲劳倦怠等全身症状，同时多有咳嗽、咳白黏痰或略带血丝、咽痛等呼吸道流感症状，部分患者仅表现为胃肠不适。小儿或老年患者容易发展为重症肺炎，表现为呼吸困难、嗜睡、易出汗、精神萎靡、胸痛。

2. **伴随症状**　病情严重者常伴有呼吸幅度浅、频率快，心率加快，嘴唇发绀等。

鉴别诊断

1. **一般诊断**　咳嗽、咳痰、发热、肺部症状等。

2. **实验室诊断**

（1）**血常规检查**　通过白细胞计数可判断炎症的程度。

（2）**特异性血液检查**　监测血清中特异性 IgM 抗体，有助于 VP 的早期诊断。

（3）**病理检查**　痰液涂片细胞学检查显示没有细菌或仅有少量细菌，白细胞增多以单核细胞为主，提示有 VP 的可能。若呼吸道细胞核内有包涵体，提示有病毒感染。

（4）**病毒分离**　可以明确所感染的病毒类型，但操作困难，不易进行。

（5）**聚合酶链反应（PCR）病毒核酸检测**　对变异或少见病毒有确诊价值。

3. **影像学诊断**

（1）**胸部 X 线**　因病原体的不同，X 线表现有所差异。患者多表现为肺部纹理增多、磨玻璃影，小片或广泛浸润、实变。重症患者可有双肺弥漫性浸润，但多没有大叶性实变和胸腔积液。

（2）胸部 CT　表现较为多样，常见沿肺小叶结构分布的磨玻璃影、小结节病灶，或表现为网状、条索状阴影，支气管束、血管束变粗，肺叶、肺段实变，可见淋巴结肿大、少量胸腔积液。

药物防治

1. 西药防治

（1）对症治疗　高热者可进行物理降温或适当使用解热药物；痰液黏稠者可应用氨溴索、乙酰半胱氨酸等化痰药；气喘患者可吸入特布他林、异丙托溴铵等改善气道梗阻；糖皮质激素对于 VP 的疗效目前仍存在争议，可能导致病死率升高、二重感染发生、机械通气或住院时间延长等，不推荐常规使用。

（2）对因治疗　主要为抗病毒药物治疗，但不同类型病毒导致的肺炎所选用的抗病毒药物各有不同。如利巴韦林、阿昔洛韦、更昔洛韦、奥司他韦，耐药率低，对甲型、乙型流感病毒作用良好；阿糖腺苷，常用于治疗免疫缺陷患者继发的疱疹病毒、水痘病毒感染；金刚烷胺，能阻止病毒进入人体、退热，用于治疗流感病毒感染。

（3）接种流感疫苗。

2. 中医药治疗　中医内外结合方案治疗 VP 具有一定的临床疗效和较高的安全性，如口服清肺合剂加止咳散或化痰散，背部外用敷胸散等。

其他疗法　重症患者自身肺功能较差，需要进行呼吸支持，包括常规氧疗和特殊通气支持技术。

五、新型冠状病毒感染

新型冠状病毒感染（corona virus disease 2019，COVID-19）是一种急性感染性疾病，被感染患者起初发热、乏力、干咳，逐渐出现呼吸困难等。新型冠状病毒具备人传染人的能力。正确戴正规防护口罩，使用 75%酒精消毒，全程接种合格疫苗等可有预防作用。多数预后良好，少数病情危重，有基础疾病者甚至可致死亡。

临床表现

1. 以发热、乏力、干咳、咽痛为主要表现。

2. 少数患者伴有鼻塞、流涕和腹泻等症状。

3. 重症患者多在发病 1 周后出现呼吸困难和（或）低氧血症，严重者快速进展为急性呼吸窘迫综合征、脓毒症休克、难以纠正的代谢性酸中毒和凝血功能障碍及多器官功能衰竭。

鉴别诊断

1. 一般诊断　发热、呼吸道症状等。

2. 实验室诊断　PCR 检测新型冠状病毒核酸阳性；病毒基因测序，与已知的新型冠状病毒高度同源；发病早期外周血白细胞总数正常或降低，淋巴细胞计数减少；部分患者肝酶、LDH、肌酶和肌酸激酶等升高，部分危重者可见肌钙蛋白增高；多数患者 C 反应蛋白和血沉升高、降钙素原正常；严重者 D-二聚体升高、外周血淋巴细胞进行性减少。

3. 影像学诊断　早期呈现多发小斑片影及间质改变，以肺外带明显。进而发展为双肺多发磨玻璃影、浸润影，严重者可出现肺实变，胸腔积液少见。

药物防治　目前缺乏针对病原体的有效抗病毒药物，以隔离治疗、对症支持治疗为主。已知的可能具有潜在治疗作用的药物如下。

1. 西药防治

（1）抗病毒治疗　可试用干扰素 α、洛匹那韦、利托那韦、利巴韦林、磷酸氯喹和阿比多尔，利巴韦林建议与干扰素或洛匹那韦/利托那韦联合应用。

（2）抗菌药物治疗　避免盲目或不恰当使用抗菌药物，尤其是联合使用广谱抗菌药物。

（3）支持对症治疗　针对发热等采取对症治疗。对于乏力、体弱及进食少的患者进行支持治疗。对孕产妇患者的治疗应考虑妊娠周数，尽可能选择对胎儿影响较小的药物，以及是否终止妊娠后再进行治疗的问题，并知情告知。

2. 中医药治疗　鉴于本病目前病机不明，根据国家卫健委发布的《新型冠状病毒感染诊疗方案》，各地可根据患者病情、不同体质以及当地气候特点等情况，参照推荐的方案进行辨证论治。

护理防范

1. COVID-19 目前缺乏有效治疗方法。日常生活管理重在预防感染和对确诊及疑似病例分别进行有效隔离。

2. COVID-19 存在家庭聚集现象，有疑似症状则及时至专门门诊就诊，需要在具备有效隔离条件和防护条件的医院隔离治疗。

3. 尽量减少外出，不去人群聚集处，保持合理社交距离，外出戴合格的医用外科口罩或 N95 防护口罩，可随身携带酒精湿巾及手消毒液。不要接触、购买和食用可能染疫食物，尤其避免在未加防护的情况下接触，如已有接触，应立即消毒并做好个人健康监测。居室及工作场所保持清洁、勤开窗通风。打喷嚏或咳嗽时不要用手去捂，要用手肘部或纸巾遮住口、鼻。勤洗手，多饮水，多休息，避免熬夜，坚持适度运动。

六、中东呼吸综合征

中东呼吸综合征（Middle East respiratory syndrome，MERS）为冠状病毒感染引起的呼吸道疾病。最常见的临床表现是发热伴寒战、咳嗽、气短、肌肉酸痛，腹泻、恶心呕吐、腹痛等胃肠道表现也较为常见。既往有基础疾病，如糖尿病、慢性肾脏病、心脏病、高血压等为高危人群。重症病例可引起急性呼吸窘迫综合征或呼吸衰竭。该病病死率高。

临床表现　最常见的临床表现是发热伴寒战、咳嗽、气短、肌肉酸痛，腹泻、恶心呕吐、腹痛等胃肠道表现也较为常见。重症病例出现呼吸衰竭需要给予机械通气和支持治疗，部分病例可能出现器官衰竭，尤其是肾衰竭和感染性休克。

鉴别诊断

1. 一般诊断　发热伴寒战、咳嗽、气短、肌肉酸痛、腹泻、恶心呕吐、腹痛等。

2. 实验室诊断

（1）血常规检查　血小板减少和淋巴细胞减少较常见，但也有淋巴细胞增多。大部分患者中性粒细胞及单核细胞计数正常。

（2）肝功能检查　LDH 及 AST、ALT 会在部分患者中有所升高，其他肝功能检查大多正常。

3. 影像学诊断　通常表现为单侧弥漫性病变或双侧异常，可出现如支气管充气征、空洞形成、磨玻璃影、结节影甚至胸腔积液等。

药物防治　MERS 尚无特效治疗药物。可能有潜在治疗作用的药物有干扰素 β1b、霉酚酸、利巴韦林、奥司他韦等。

其他疗法　当患者出现呼吸衰竭时需要给予机械通气和支持治疗。

护理防范　去过中东地区，一旦出现呼吸道感染症状应及时报告、就医。重症和危重症患者需在监护室给予特殊护理。

七、人感染高致病性禽流感

人感染高致病性禽流感（human infection with the highly pathogenic avian influenza, AI）是指禽流感病毒侵入人体后引起的急性呼吸道传染病。传染源为患禽流感或携带禽流感病毒的禽类（鸡、鸭、鹅等）。主要经呼吸道传播，也可以通过接触已感染的禽类及其排泄物、受病毒污染的环境（如活禽市场）及水源或直接接触病毒株而被感染。人群普遍易感，老年人、儿童、慢性病患者等高危人群中感染后病情更危重。该病一年四季均可发病，冬春季多发。早期使用抗病毒药物是治疗关键，预后与所感染病毒的亚型有关。人禽流感病毒的主要亚型包括 H5N1、H5N6、H7N9、H7N7、H9N2、H10N8、H7N4 等，感染的亚型不同，临床严重程度也不同。

临床表现　AI 患者通常存在潜伏期，感染的亚型不同，潜伏期长短不同。通常起病较急，根据临床症状分为轻症和重症。

1. 人禽流感病毒 H9N2、H7N7 亚型感染者以轻症居多，仅表现为发热伴上呼吸道感染症状。

2. 人禽流感病毒 H5N1、H5N6、H7N9 等亚型轻症感染者较少，大多数为重症患者，病情发展迅速，多在发病 3～7d 就出现重症肺炎，体温大多持续在 39℃以上，出现呼吸困难，可伴有咳血痰，病死率较高。

3. 约半数患者出现肺炎，可伴有胸腔积液；消化道症状可出现恶心、腹痛、腹泻、排稀水样便等。

4. 婴幼儿症状常不典型，可出现高热惊厥、喉气管支气管炎的症状，严重者出现败血症、气道梗阻等并发症，病死率高。

鉴别诊断

1. 一般诊断　高热（体温大多在 39℃以上，热程 1～7d）、咳嗽、咳痰、咽痛、鼻塞、流涕、呼吸困难、头痛、肌肉酸痛和全身不适等；伴有恶心、腹痛、腹泻、排稀水样便等消化道症状。

2. 实验室诊断

（1）血常规、血生化、骨髓细胞学检查等　白细胞计数一般不高，淋巴细胞比例常降低，血小板正常；病情严重者可能出现全血细胞降低。部分患者肝功能可有异常，骨髓细胞增生活跃。

（2）病毒核酸检测、病毒抗原检测　病毒核酸检测和病毒抗原检测通常需要取患者的呼吸道样本（鼻咽拭子、鼻咽分泌物、鼻咽含漱液等）来进行检测。

（3）病毒分离培养鉴定　可以鉴定患者感染的病毒种类。

（4）血清学检测　患病初期和恢复期分别检测患者体内的抗体含量，有回顾性诊断的意义。

3. 影像学诊断　重症患者 X 线胸片可有肺炎表现。

药物防治

1. 西药防治　根据患者情况选择抗流感病毒药物，并尽早使用，可以显著减轻症状，缩短症状持续时间。常用药物如奥司他韦胶/颗粒，成人剂量每次 75mg，口服，每天 2 次；1 岁及以上儿童应根据体重给药。肾功能不全者要根据肾功能调整剂量。一般疗程 5d，重症患者疗程可适当延长。扎那米韦喷雾剂适用于成人及 7 岁以上青少年，每次 10mg，每天 2 次，2 次需间隔 12h，疗程 5d。

2. 中医药治疗　该病的中医治疗暂时缺乏循证医学证据支持。中医治疗应尽早进行，其原则为清热、化湿、解毒、祛邪扶正。建议到正规医疗机构，在医师指导下治疗。

其他疗法

1. 支持治疗包括呼吸功能支持、循环支持等。对出现呼吸功能障碍者给予吸氧及其他相应呼吸支持，发生其他并发症的患者应积极采取相应治疗。

2. 在呼吸功能和循环支持治疗的同时，应当重视其他器官功能状态的监测及治疗；预防并及时治疗各种并发症尤其是医院获得性感染。

护理防范　一经确诊应立即隔离治疗。封锁疫区并捕杀病禽。尽量不与患者或疑似患者接触，若与患者接触，应戴好口罩、手套并穿隔离衣。不在家中饲养禽类，不去活禽市场，避免接触禽类及其排泄物。勤洗手。禽肉要彻底煮熟，不吃生的或半熟的禽肉或蛋类。生、熟砧板应当分开。

八、流行性腮腺炎

流行性腮腺炎（epidemic parotitis，EP）是由腮腺炎病毒引起的具有自限性的呼吸道传染病，主要通过飞沫传播，还可垂直传播（母婴传播）和接触传播。主要表现为腮腺肿大、胀痛，好发于儿童和青少年，冬、春季节高发，应接种疫苗以预防。腮腺炎病毒除可侵犯腮腺外，还可侵犯神经系统和其他腺体组织，引起脑膜炎、脑膜脑炎、睾丸炎、卵巢炎、胰腺炎和心肌炎等。感染后一般可以获得持久性免疫甚至终身免疫，再次感染者罕见。

临床表现

1. 潜伏期有 8～30d，平均为 18d。

2. 大多数患者没有明显的前驱期症状。少数患者可有肌肉酸痛、头痛、食欲缺乏、全身不适、畏寒发热等症状。1～2d 后出现腮腺肿痛，体温达 38～40℃。病程 1～3d 天肿胀达到高峰，4～25d 后逐渐消退。

3. 症状的轻重个体差异较大，一般成人症状比儿童重。

4. 典型症状　腮腺肿大一般从一侧开始，1～4d 后波及另一侧，以耳垂为中心逐渐向前、向后、向下发展，呈现梨形肿胀。肿大的腮腺边缘不清楚，质韧且有弹性，有明显胀痛，局部灼热但不红。因唾液腺管阻塞，吃酸性食物时唾液分泌会增加，但唾液的排出受阻，导致唾液潴留，从而使腮腺胀痛加剧。

5. 伴随症状　在流行期间，人体另外两对唾液分泌腺，颌下腺和舌下腺也可同时或单独受累。发生颌下腺炎时，颈前下颌处明显肿胀，可以摸到椭圆形的颌下腺；发生舌下腺炎时，可有舌下肿胀，有时会出现吞咽困难。

鉴别诊断

1. 一般诊断　发热、腮腺胀痛、颊黏膜充血、全身不适、肌肉酸痛、头痛、食欲缺乏等症状。

2. 实验室诊断

（1）血清、尿中淀粉酶测定　发病早期约 90% 的患者血、尿淀粉酶都升高，升高的程度一般与腮腺肿胀的程度成正比。

（2）免疫学和血清学检测　早期诊断可使用特异性抗体或者单克隆抗体来检测腮腺炎病毒抗原，特异性抗体则一般在病程第 2 周后才能检出。用补体结合实验和血凝抑制试验检测抗体，恢复期抗体效价比急性期增高 4 倍及以上，即可诊断。

（3）腮腺炎病毒的 RNA 检测　应用 PCR 技术检测腮腺炎病毒的

RNA，敏感性和特异性非常高，可从发病 3～8d 内患者的唾液、脑脊液、尿液中取样进行检测。

（4）病毒分离检测　早期从患者的唾液、血、尿、脑脊液等标本中分离出腮腺炎病毒，可以确诊。

药物防治

1. 西药防治

（1）对因治疗　发病早期可试用利巴韦林每天 1g，儿童 15mg/kg，静脉滴注，疗程 5～7d，但效果有待确定。

（2）对症治疗　高热、头痛和腮腺肿痛明显时可以酌情使用解热镇痛药。

（3）预防治疗　接种疫苗。

2. 中医药治疗　中医上称为疒腮，分为风热型和痰毒型，治疗原则为疏风清热、解毒消肿。

其他疗法

1. 平时应注意口腔卫生。

2. 合并胰腺炎的患者应禁食，行静脉营养。

3. 发生高热者行物理降温。

护理防范

1. 本病具有传染性，尤其好发于幼儿，患者及家属应注意隔离，避免传染给他人。隔离至腮腺肿胀消退为止。

2. 可用冷敷来减轻腺体胀痛。保持口腔清洁，多饮水，勤漱口。给予清淡、易消化的半流食或软食。忌酸、辣、硬而干燥的食物，以免引起唾液分泌增加，肿痛加剧。

3. 睾丸炎可用丁字带托起阴囊消肿或阴部间歇冷敷以减轻疼痛。

九、肺炎支原体肺炎

肺炎支原体肺炎（mycoplasmal pneumoniae pneumonia，MP）是由肺炎支原体引起的呼吸道和肺部的急性炎症改变，常同时有咽炎、支气管炎和肺炎。支原体肺炎约占非细菌性肺炎的 1/3 以上或各种原因引起的肺炎的 10%。秋、冬季节发病较多，但季节性差异并不显著。本病主要表现为干咳、发热。通过飞沫和直接接触传播。大多患者预后较好，部分可出现重症肺炎。

临床表现

1. 潜伏期2~3周，起病较缓慢。

2. 症状主要为乏力、咽痛、头痛、咳嗽、发热、食欲缺乏、腹泻、肌痛、耳痛等。

3. 咳嗽多为阵发性刺激性呛咳，咳少量黏液。

4. 发热可持续2~3周，体温恢复正常后可能仍有咳嗽。

5. 偶有胸骨后疼痛。肺外表现更为常见，如皮炎（斑丘疹和多形红斑）等。

6. 体格检查可见咽部充血，儿童偶可并发鼓膜炎或中耳炎，颈淋巴结肿大。胸部体检与肺部病变程度常不相称，可无明显体征。

鉴别诊断

1. 一般诊断　乏力、咽痛、头痛、咳嗽、发热、食欲缺乏、腹泻、肌痛、耳痛等。

2. 实验室诊断

（1）血常规检查　支原体感染的患者可出现白细胞总数正常或略升高，以中性粒细胞升高为主。

（2）冷凝集实验及补体结合试验　起病2周后，约2/3的支原体肺炎患者冷凝集试验阳性。如血清支原体 IgM 抗体浓度≥1∶64，或恢复期抗体浓度有4倍升高，可进一步确诊。由于抗体检查存在滞后性，因此不能单纯以1次抗体阳性作为确诊依据。

（3）肺炎支原体培养　是确定诊断支原体肺炎的金标准，直接检测呼吸道中的支原体抗原，可用于早期快速诊断，但其检出率极低，技术条件要求高，所需时间长。

（4）核酸检测　特异性强、快速、灵敏，可用于早期诊断 MP。

3. 影像学诊断　X 线检查显示肺部多种形态的浸润影，呈节段性分布，以肺下野为多见，有的从肺门附近向外伸展。病变常经3~4周后自行消散。部分患者出现少量胸腔积液。

药物防治

1. 抗生素　早期使用抗生素可减轻症状，缩短病程。大环内酯类、四环素类、喹诺酮抗生素均可选择使用。但因肺炎支原体无细胞壁，青霉素或头孢菌素类等抗生素无效。需注意儿童患者<8岁不宜使用四环素类抗生素，<18岁少年患者不宜使用喹诺酮类抗生素。对于混合其他细菌或病毒感染的患者，应根据社区获得性肺炎指南选择用药。疗程一般2～3周。

2. 糖皮质激素　普通支原体肺炎患者无需使用糖皮质激素，对于起病迅速的患者或难治性支原体肺炎的患者，可考虑使用糖皮质激素治疗，常用药物是甲泼尼龙。

护理防范

需注意患者所使用物品应进行消毒处理。患者症状缓解后1～2周内仍有传染性，应避免接触免疫力低下人群及婴幼儿。

十、肺炎衣原体肺炎

肺炎衣原体肺炎（chlamydia pneumoniae pneumonia，CP）是由肺炎衣原体引起的急性肺部炎症，常累及上下呼吸道，可引起咽炎、喉炎、扁桃体炎、鼻窦炎、支气管炎和肺炎。通常症状较轻，以发热、干咳、咽痛为主要表现。具有传染性，主要通过飞沫进行传播。多数预后较好，少数患者症状较重。常在聚居场所的人群中流行，如学校、家庭，通常感染所有的家庭成员，但3岁以下的儿童患病较少。

临床表现

1. 起病多隐袭，早期表现为上呼吸道感染症状，与支原体肺炎颇为相似。通常症状较轻，发热、寒战、肌痛、干咳、非胸膜炎性胸痛、头痛、不适和乏力。少有咯血。

2. 发生咽喉炎者表现为咽喉痛、声音嘶哑。有些患者可表现为双阶段病程：开始表现为咽炎，经对症处理好转；1～3周后又发生肺炎或支气管炎，咳嗽加重。

3. 感染时可伴有肺外表现，如中耳炎、关节炎、甲状腺炎、脑炎、吉兰-巴雷综合征等。

鉴别诊断

1. 一般诊断　见临床表现。

2. 实验室诊断

（1）血常规检查　外周血中白细胞一般正常或稍高，血沉增快，C反应蛋白升高。

（2）血清学检查　感染肺炎衣原体可以刺激机体产生抗体，通过检测患者体内的抗体水平可以确认是否存在肺炎衣原体的感染。急性期和恢复期的双份血清中，若出现了 IgM 和 IgG 的急剧增加，则可以进行确诊。

（3）血清学检查　包括直接免疫荧光、酶联免疫吸附试验等技术。

（4）核酸检测　通过 PCR 等方法，若可以从口咽拭子、痰液等患者的样本中检测到肺炎衣原体核酸，则对早期快速诊断具有重要的参考意义。

（5）病原体的分离培养　采集患者的痰液、口咽拭子等样本，进行病原体的分离培养和鉴定，是诊断 CP 的金标准。

3. 影像学诊断　胸部 X 线检查：患者常出现一侧肺下部片状或网格状的白色阴影，随病情进展可以出现大片白色阴影，甚至弥漫至双侧。病变可以持续 2～4 周。

药物防治　大多数患者无需治疗即可自行康复。部分需要药物治疗，首选红霉素，亦可选用多西环素或克拉霉素，疗程均为 14～21d。阿奇霉素每天 0.5g，连用 5d。喹诺酮类也可选用。对发热、干咳、头痛等可对症治疗。

十一、肺脓肿

肺脓肿（lung abscess，LA）是肺组织遭受以厌氧菌为主的多种病原菌侵犯，发生炎症、坏死、液化，最终形成局限性脓液积聚的脓腔。患者多表现为高热、咳嗽、咳大量脓臭痰等。LA 通常由口腔污染物误吸入肺所致。以青壮年多见，且男性多于女性。根据患病时间长短，可分为急性 LA（病程在 6 周以内）、慢性 LA（病程超过 6 周）。根据感染途径不同，可分为吸入性 LA（也称原发性肺脓肿，最常见）、继发性 LA、血源性 LA。

临床表现

1. 吸入性 LA　患者多有齿、口、咽喉的感染灶，或手术、醉酒、劳累、受凉和脑血管病等病史。急性起病，畏寒、高热，体温达 39～40℃，伴有咳嗽、咳黏液痰或黏液脓性痰。炎症累及壁层胸膜可引起胸痛，且与呼吸有关。病变范围大时可出现气促。此外还有精神不振、全身乏力、食欲减退等全身中毒症状。

2. 血源性 LA　多先有原发病灶引起的畏寒、高热等全身脓毒症的表现。经数日或数周后才出现咳嗽、咳痰，痰量不多，极少咯血。

3. 慢性 LA　患者常有咳嗽、咳脓痰、反复发热和咯血，持续数周到数月。可有贫血、消瘦等慢性中毒症状。

鉴别诊断

1. 一般诊断　起病较急，多表现为畏寒、高热、咳嗽、咳痰，但咳嗽较轻，痰量较少。

2. 实验室诊断

（1）血常规检查　可初筛患者是否处于炎症状态，且对病情严重程度进行初步评估。急性期白细胞总数可升高，且以中性粒细胞为主，慢性期白细胞可稍升高或正常，但红细胞和血红蛋白可减少。

（2）微生物学检查　有助于作出病原诊断，并帮助开展针对性抗生素治疗。特殊病原体致病的患者，其胸腔积液及血培养可找到特殊病原体（如结核杆菌、寄生虫、支原体等）。

（3）纤维支气管镜检查　有助于明确病因和病原学检查，并可用于治疗（如吸引脓液解除梗阻）。

3. 影像学诊断

（1）胸部 X 线　该检查有利于初步判断肺部病变的类型。早期胸部 X 线表现为大片浓密、边缘模糊的浸润阴影。脓肿形成后，阴影中可见一个或多个空腔，空腔可见"气液平面"。

（2）胸部 CT　该检查对 LA 的诊断价值高，能更准确地定位和发现体积较小的脓肿。主要表现为空洞或伴气液平面的脓腔影。

药物防治

1. 西药防治

（1）吸入性 LA　多合并厌氧菌感染，一般均对青霉素敏感，仅脆弱拟杆菌对青霉素不敏感，但对林可霉素、克林霉素和甲硝唑敏感。可根据病情严重程度决定青霉素剂量，轻度者 120 万～240 万 IU/d，病情严重者可用 1000 万 IU 分次静脉滴注，以提高坏死组织中的药物浓度。体温一般在治疗 3～10d 降至正常，然后可改为肌注。如青霉素疗效不佳，可用克林霉素每天 0.6～1.8g，或甲硝唑每天 0.4g，每天 3 次口服或静脉滴注。也可选用其他抗生素如碳青霉烯类和 β-内酰胺类/β-内酰胺酶抑制药。

（2）血源性 LA　多为葡萄球菌和链球菌感染，可选用耐 β-内酰胺酶的青霉素或头孢菌素。MRSA 感染应选用万古霉素或替考拉宁或利奈唑胺。如为阿米巴原虫感染，则用甲硝唑治疗。如为革兰氏阴性杆菌，则可选用第二代或第三代头孢菌素、喹诺酮类药物，可联用氨基糖苷类抗生素。

（3）抗生素　疗程6～8周，或直至X线胸片示脓腔和炎症消失，仅有少量的残留纤维化。

2. 中医药治疗　本病多由邪热犯肺所致，其治疗的基本原则为清热解毒、化瘀排脓。

其他疗法

1. 脓液引流　这是提高疗效的有效措施。痰黏稠不易咳出者可用祛痰药或雾化吸入生理盐水、祛痰药或支气管扩张药以利痰液引流。身体状况较好者可采取体位引流排痰，引流的体位应使脓肿处于最高位，每天2～3次，每次10～15min。经纤维支气管镜冲洗及吸引也非常有效。

2. 手术治疗　适应证为：LA病程超过3个月，经内科治疗脓腔不缩小，或脓腔过大（5cm以上）估计不易闭合者；大咯血经内科治疗无效或危及生命；伴有支气管胸膜瘘或脓胸经抽吸、引流和冲洗疗效不佳者；支气管阻塞限制了气道引流，如肺癌。对病情重不能耐受手术者，可经胸壁插入导管到脓腔进行引流。术前应评价患者一般情况和肺功能。

护理防范

1. 要重视口腔、上呼吸道慢性感染病灶的治疗。

2. 口腔和胸腹手术前应注意保持口腔清洁，手术中注意清除口腔和上呼吸道血块和分泌物，保持呼吸道引流通畅。

3. 多饮水，进高热量、高蛋白、易消化的食物，忌辛辣、油腻食物。

4. 室内空气清新，环境清洁、通风。充足休息，注意保暖和皮肤清洁，避免受凉。戒烟。

5. 鼓励患者进行有效的咳嗽，经常活动及变换体位，轻拍患者患部背部，每天2～3次，每次10～15min，以利痰液的排出。

十二、免疫低下宿主肺炎

感染是影响免疫低下宿主肺炎（immunocompromised host pnuumonia，ICHP）病程和预后的最重要因素，肺是感染的主要靶器官。虽然ICHP对各类病原微生物感染的易感性均增高，但不同类型免疫损害感染的病原体分布存在显著差异。ICHP肺部感染病原流行病学还受其他多种因素制约，同样是以细胞免疫抑制为主，不同病因或基础疾病及免疫受损的不同病期其病原体分布亦有很大差异。

临床表现　ICHP 有下列特点：①起病大多隐匿，不易察觉。临床一经发现，病情常急剧进展呈暴发性经过，迅速发展至极期，出现呼吸衰竭。②高热很常见，有时患者仍继续接受激素治疗，亦不足以平复。③咳嗽咳痰相对少见，据在接受强化化疗的肿瘤患者并发革兰氏杆菌肺炎的观察，咳嗽症状发生率仅 41%，多属干咳，咳痰及胸痛不常见。④病变大多为双侧性。体征和 X 线上实变征象少见，仅约 50%。⑤即使同属细胞免疫损害，在艾滋病与非艾滋病免疫损害患者的 CP 表现可以有很大差异。⑥真菌性感染的炎症反应通常较细菌性感染为弱，在 ICHP 尤然。

鉴别诊断

1. 一般诊断　肺炎常见肺部症状等。

2. 实验室诊断

（1）微生物学检查　除呼吸道标本（痰液、支气管肺泡灌洗液等）外，尽量收集各种可能有意义的新鲜的肺外标本送检，如体液、分泌物、肿大淋巴结等。

（2）免疫学和基因检测　抗原和基因检测在理论上可提供早期诊断和较高的特异性与敏感性，但目前仅限于少数特殊病原体。

（3）组织学检查　可见组织学上坏死性肺炎见于化脓菌、真菌及巨细胞病毒（CMV）等感染。

3. 影像学诊断　CT 检查对诊断虽非特异性，但仍有帮助。

药物防治

1. 抗微生物治疗　初始经验性治疗需要参考免疫损害类型及其严重程度、免疫受损病程、基础疾病、肺炎发病场所、病情紧迫性、已有初步检查资料（如影像学）和当地抗生素耐药情况综合分析，推测可能的病原体，选择抗微生物治疗。经验性治疗 2~3d 或稍长一些时间，根据治疗反应结合病原学检查结果进行评估，若病原学检查获得特异性结果，则当改为目标治疗。

2. 免疫重建　在 ICHP 中对感染的治疗具有重要意义。目前仅有人重组粒细胞（粒-单核细胞）集落刺激因子，对粒细胞缺乏患者恢复周围血粒细胞数量和控制感染的效果肯定。

其他疗法　ICHP 常易进展到呼吸衰竭，亦可并发心、肝、肾等重要器官功能衰竭。呼吸衰竭可行人工气道机械通气和氧疗，必要时亦可行脏器功能支持或替代治疗。

护理防范　保持室内空气新鲜，经常开窗通风。高热时卧床休息。胸痛明显者应协助患者取患侧卧位。

第三节　支气管-肺真菌病

一、肺念珠菌病

肺念珠菌病（pulmonary candidiasis，PC），亦称念珠菌肺炎，是由念珠菌引起的急性、亚急性或慢性肺部感染。通常也包括支气管念珠菌病，统称支气管 PC。病原体主要是白色念珠菌、光滑念珠菌、克柔念珠菌、近平滑念珠菌等。患者常表现为咳嗽、咳白痰或脓痰，部分患者有咳血、呼吸困难等症状。此病病情危重，病死率较高，严重威胁患者生命，需及时救治。根据临床表现，主要可分为支气管炎型、肺炎型、过敏型 PC。

临床表现

1. 支气管炎型　通常症状较轻，表现为咳嗽、咳白痰或脓痰，口腔、咽部能够观察到散在的点状白膜，双肺听诊可闻及干啰音。

2. 肺炎型　全身症状较严重，除了咳嗽、咳痰外，还可表现为发热、畏寒，症状严重者有呼吸困难、咯血等症状。

3. 过敏型　可有流鼻涕、鼻痒、打喷嚏、呼吸困难等症状，听诊可闻及哮鸣音。

4. 伴随症状　部分 PC 患者伴有鹅口疮、肌肉酸痛、皮疹、休克、神经精神症状。

鉴别诊断

1. 一般诊断　患者免疫力低下的病史，以及咳白痰、咳嗽、呼吸困难，口腔观察到散在的白色点状膜等。

2. 实验室诊断

（1）G 试验　1,3-β-D 葡聚糖是真菌细胞壁的组成成分，通过测定该成分在血清中的含量，可辅助判断机体有无发生真菌感染。

（2）病原学检查　通过多次痰培养或血培养，在显微镜下均发现酵母假菌丝或真菌培养发现念珠菌，是确诊该疾病的重要依据。

（3）组织病理学检查　通过穿刺取得肺部组织，使用特殊染色，可以明确肺部是否发生念珠菌感染。

（4）血生化检查　监测患者肝、肾功能，帮助医生全面了解患者情况。

3. 影像学诊断

（1）胸部 X 线　弥漫性的斑片状阴影，或多个斑片状阴影融合而成的大片状阴影，肺部结节等表现，可辅助诊断 PC，评估疾病严重程度，监测病情变化。

（2）胸部 CT　观察到散发的粟粒样结节影，结节增大等表现，提示肺部可能有念珠菌感染。

药物防治　本病的药物治疗主要以抗真菌药为主，但需注意所有抗真菌药都对肝脏、肾脏及神经系统有一定不良反应，故肝肾功能不全患者慎用，用药期间应严格监测肝肾功能，必要时及时停药。常用药物如下。

1. 两性霉素 B　两性霉素 B 去氧胆酸盐（AmBD）以及三种含脂复合制剂（LFAMB）。AmBD 治疗剂量为每天 0.5～0.7mg/kg，治疗敏感性略差的光滑念珠菌或克柔念珠菌所致者，剂量宜增至每天 1mg/kg，LFAMB 常用剂量为每天 3～5mg/kg。

2. 三唑类　氟康唑首日 800mg（12mg/kg），以后每天 400mg（6mg/kg）；伊曲康唑第 1 天和第 2 天，每天 2 次，每次 200mg 静脉滴注，第 3～14 天每天 1 次，每次 200mg，如口服每天 2 次，每次 200mg；伏立康唑对念珠菌属的抗菌活性高于氟康唑及伊曲康唑，剂量首日 2 次，每次 400mg（6mg/kg），以后每天 2 次，每次 200mg（3mg/kg）。

3. 棘白菌素类　目前仅有静脉制剂，临床不良反应少见。卡泊芬净首日 70mg，以后 50mg/d；米卡芬净 100mg/d；阿尼芬净首日 200mg，以后100mg/d。

4. 氟胞嘧啶　常与两性霉素 B 联合治疗，每天 100～150mg/kg，分 4次口服，静脉滴注分 2～4 次给药。

护理防范

1. 目前尚无用于预防本病的疫苗，日常生活中注意培养良好的生活习惯，积极治疗基础疾病，有利于该病的预防。

2. 既往有吸烟史患者建议戒烟。

3. 老年人、儿童等免疫力低下人群，应补充足量营养，保证营养摄入均衡。每年冬、春季应注意戴好口罩防护，避免去人群密集场所。

4. 不随意使用抗生素。如医生开具抗生素，应严格遵照医嘱使用。

二、肺曲霉病

肺曲霉病（pulmonary aspergillosis，PA）是由曲霉感染所致的肺部疾病，其临床表现复杂，具有多种分型，常见类型有过敏性支气管肺曲霉病（allergic bronchopulmonary aspergillosis，ABPA）、慢性坏死性肺曲霉病（chronic necrotizing pulmonary aspergillosis，CNPA）、侵袭性肺曲霉病（invasive pulmonary aspergillosis，IPA）和慢性肺曲霉病（chronic pulmonary aspergillosis，CPA）。本病大多数为继发感染，如继发于肺结核、肺癌、支气管肺囊肿及结节病等，原发者罕见。

临床表现

1. ABPA　常见于患有支气管哮喘或囊性纤维化的患者，大多发生在30～40岁人群，无明显性别差异，临床表现变异很大。一般表现为控制不佳的哮喘，临床表现为反复发作喘息、咳嗽、咳痰、咯血、发热、头痛、胸痛等。喘息发作时双肺可闻及哮鸣音，局部可闻及湿啰音，晚期多有发绀及杵状指。临床上复发与缓解常交替出现。

2. CNPA　症状常隐匿，包括慢性咳嗽、咳痰、发热及非特异性症状，约15%的患者可有咯血，表现为慢性支气管炎及反复轻度咯血。

3. IPA　典型病例为粒细胞缺乏或接受广谱抗生素、免疫抑制剂和激素过程中出现不能解释的发热，胸部症状以干咳、胸痛最常见。咯血虽不如前两种症状常见，但具有提示性诊断价值。当肺内病变广泛时则出现气急甚至呼吸衰竭，约30%患者可以有肺外器官受累，主要见于血流丰富的器官（心、肝、肾、脑、胃肠等）。

4. CPA　肺曲霉球最常见症状是咯血，发生率50%～90%，咯血量从很少量到大量致死性咯血不等。其他常见症状有慢性咳嗽，偶有体重减轻。除非合并细菌性感染，患者一般无发热。毗邻胸膜的曲霉球可以引起胸膜腔感染。部分患者呈现隐匿性过程，持续多年无症状。

鉴别诊断

1. 一般诊断　不同类型临床表现存在差异，详见临床表现。

2. 实验室诊断

（1）涂片镜检和培养　选取新鲜胸腔积液、支气管肺泡灌洗液或合格痰标本制成浮载片，显微镜下观察菌丝形态（典型形态为 45 分枝的有隔菌丝），同时接种沙堡琼脂培养基，分离和进一步鉴定菌种。

（2）免疫学监测法　推荐酶联免疫吸附测定（enzyme-linked immunosorbent assay，ELISA）检测血清半乳甘露聚糖（galactomannan，GM），对中性粒细胞缺乏宿主的侵袭性曲霉感染，敏感性和特异性均较高，有重要辅助诊断价值。

（3）分子生物学方法　可用于血、支气管肺泡灌洗液、脑脊液和活检组织的检测，血液是首选标本。

（4）组织学检查　经支气管或经皮肺活检标本送检，最有诊断价值的是见到典型曲霉菌丝，通常 HE 染色即可，但在坏死组织中菌丝着色较淡，采用吉姆萨染色更为理想。

3. 影像学诊断　肺部 CT 影像学诊断可有助于诊断，不同类型的 PA 影像学上各有特点。常见如下。

（1）寄生型　肺曲霉球表现为空洞内可移动团块，上缘弧形，并与周围形成空气半月征，邻近胸膜可以增厚，偶尔一些曲霉菌球可以钙化，曲霉菌球的位置随患者体位的改变而改变，呈现易变特征。常为单个，上叶多见，亦可见多发。

（2）过敏型　ABPA 影像学大多出现于病程的某一阶段，并不总是与急性期症状相关联。比较特征性的征象有：同一部位反复出现或游走性片状浸润性阴影，若孢子阻塞支气管可引起短暂性肺段或肺叶不张；Y 型条带状阴影（支气管黏液嵌塞），可以随时间而变化；病变近端囊状圆形透光影（中央型支气管扩张）。

（3）侵袭型

① 急性 IPA 的 CT 上典型表现早期（0～5d）为炎症阴影，周围呈现薄雾状渗出（晕影或称"晕轮征"病灶周围出血所致）；随后（5～10d）炎症病灶出现气腔实变，可见支气管充气征；再后（10～20d）可见病灶呈现半月形透光区（空气半月征肺栓塞和凝固性坏死），进一步可变为完整的坏死空洞。多为单发，亦可多发。病灶大小不分布无特异性。

② 侵袭性曲霉性气管支气管炎：影像学上常无明显改变。

③ CNPA：空洞性病变中见球形块影，类似曲霉球，但不同的是病灶周围肺组织有显著的炎症反应，随着时间推移，则见慢性组织破坏，肺萎缩和纤维化以及单发或多发空洞，酷似慢性纤维空洞性肺结核。

（4）慢性坏死型　CT 表现为单侧或双侧圆形的肺段实变，伴或不伴空洞及相邻的胸膜增厚，可为多发结节密度增高影，也可发展为空腔内曲霉球，伴空腔周围肺组织损害，进展慢（数月或数年）。

药物防治

1. 慢性型　推荐伊曲康唑（200mg，每天 2 次）或者伏立康唑（150～200mg，每天 2 次）或者泊沙康唑（溶液 400mg，每天 2 次，片剂 300mg，每天 2 次），起始疗程 4～6 个月。症状恶化则需更换其他药物，治疗反应较小的患者可延长疗程至 9 个月。对于病情持续进展、治疗失败或不能耐受康唑类口服者可选择静脉抗曲霉治疗。

2. 过敏型　首选口服糖皮质激素治疗。常用两种方案：①泼尼松每天 0.5mg/kg，2 周后改为隔日给药，6～8 周后每 2 周减量 5～10mg，直至停药。②泼尼松每天 0.75mg/kg，6 周，每天 0.5mg/kg，6 周，之后每 6 周减量 5mg。减量应根据症状、X 线改变和总 IgE 水平酌定，要求总 IgE 降低 35% 以上。其后 1 年内必须密切随访，若出现血清总 IgE 升高或胸部 X 线片出现浸润，即使没有症状，均按急性期处理方案予再治疗。

3. 侵袭型　①造血干细胞移植受者及急性髓性白血病或骨髓增生异常综合征患者，预防治疗推荐泊沙康唑，其他可选择的药物包括伊曲康唑、米卡芬净、脂质体两性霉素 B 吸入剂等。②经验性抗真菌治疗推荐选择两性霉素 B 及其脂质体、伊曲康唑、伏立康唑或卡泊芬净。

其他疗法　肺曲霉球咯血频繁或量大时推荐手术切除。若基础疾病不适宜手术或肺功能损害不能胜任手术者可采用支气管动脉栓塞止血。

护理防范

1. 注意养成良好的生活习惯，保持室内干燥，去除容易发霉或者已经发霉的物品。

2. 戒烟。适当锻炼，增强机体免疫力。

3. 患有基础疾病的患者应定期到医院复查，监测疗效和药物不良反应。对疑有曲霉污染的环境中或真菌实验室内应做好防护工作，戴防护口罩以免吸入病菌，造成肺部感染。在粉尘多的地方需戴口罩，及时处理眼和皮肤的外伤，消除或减少各种诱发因素，积极治疗慢性病。

三、肺隐球菌病

肺隐球菌病（pulmonary cryptococcosis，PC）是人感染新型隐球菌或格特隐球菌后导致的一种肺部真菌病，该病具有传染性，多见于艾滋病、器官移植、白血病、肝硬化、糖尿病等免疫功能低下者及需要长期应用激素及免疫抑制剂的人群，男性发病率大于女性。患者临床表现无特异性，症状轻重不一，可无明显症状，或表现为咳嗽、咳痰、发热、胸痛、气促、严重者可出现呼吸衰竭。

临床表现　患者的临床症状主要取决于机体的免疫状态，变化多样，可轻可重。轻者可无明显症状或仅有轻微的咳嗽咳痰、胸闷等非特异性症状，重者可出现高热、气促、低氧血症、呼吸衰竭等表现，且病灶易播散，病死率高。

1. 无症状型　无症状或仅表现为程度较轻的咳嗽、咳痰、胸闷、发热等非特异性表现。

2. 慢性型　常起病隐匿，除咳嗽、咳痰、胸闷、发热等非特异性表现外，还可表现为夜间盗汗、呼吸困难、消瘦、乏力等症状。

3. 急性型　可表现为高热、显著的气促和低氧血症，偶可表现为急性的严重下呼吸道感染，导致急性呼吸衰竭。

鉴别诊断

1. 一般诊断　不同类型表现各异，一般肺部听诊可闻及细湿啰音，其余详见临床表现。

2. 实验室诊断

（1）血常规　大多无明显异常，部分患者淋巴细胞比例可增高，红细胞沉降率可轻度增加，轻至中度贫血。艾滋病患者白细胞计数降低，并可出现不同程度的贫血。

（2）病理检查　经特殊染色发现隐球菌即可确诊，是诊断本病的金标准。

（3）隐球菌抗原检测　常采用乳胶凝集试验法对血清、肺泡灌洗液、胸腔积液进行检测。

3. 影像学诊断

（1）胸部 X 线　免疫功能异常的患者主要表现为间质和肺泡的渗出和实变，如局限小斑片阴影或呈节段、叶形分布的大片状肺实质浸润。免疫功能正常的患者多表现为孤立或多发结节影，病灶多界限分明，无钙化或空洞，内部可见支气管征肺实变、胸腔积液和淋巴结肿大较少见。若病原体通过血行播散，双肺呈弥漫性改变，肺实质呈粟粒状小结节状浸润阴影，也可表现为网状结节影。

（2）胸部 CT　可表现为结节肿块病变、浸润性病变和混合性病变，病灶可单发或多发，以右肺、下叶为主，好发于肺野外带，通常邻近或累及胸膜。"晕轮征"和近端支气管充气征为本病的特征性影像学表现。

药物防治　PC 治疗方案取决于患者的症状、免疫功能状态以及有无合并肺外感染。所有肺（除无症状、非弥漫性病变的免疫正常宿主，且血清隐球菌抗原阴性或低滴度者外）及肺外隐球菌病的患者均建议行腰穿检查以排除伴发中枢神经系统感染。

1. 在免疫正常患者中，无临床症状且感染局限于肺内者，可暂不用药，密切观察病情变化；或服氟康唑每天 200～400mg，3～6 个月。

2. 有轻至中度症状免疫正常或轻到中度症状无肺部弥漫性浸润、无其他系统累及的非严重免疫抑制，感染局限于肺部者，给予氟康唑每天 200～400mg，6～12 个月；或伊曲康唑每天 200～400mg，每天 2 次，或伏立康唑每天 400mg，每天 2 次，6～12 个月。不能口服者，可予两性霉素 B 每天 0.5～1.0mg/kg 静脉滴注（总剂量 1～2g）。

3. 免疫抑制、临床表现危重、合并中枢神经系统感染或有播散性隐球菌感染患者治疗，同隐球菌性脑膜炎的治疗方案，常用两性霉素 B 每天 0.7～1.0mg/kg 联合氟胞嘧啶每天 100mg/kg（口服分 4 次，静脉分 2～3 次），至少 8 周，随后氟康唑每天 200～400mg，或伊曲康唑每天 200～400mg，或伏立康唑每天 400mg，至少 12 周。直到临床症状消失，肺部病灶吸收，脑脊液恢复正常。随访至少 1 年，防止复发。免疫功能不能恢复者需终生用药。

其他疗法　对经药物治疗无效且病灶局限的患者，可选择手术治疗。

护理防范　本病具有传染性，发病时就妥善处理患者的痰液及分泌物。

第四节 间质性肺疾病

一、特发性肺纤维化

特发性肺纤维化（idiopathic pulmonary fibrosis，IPF）是一种慢性、进行性、纤维化性间质性肺疾病，病变局限在肺脏，好发于中老年人群，其肺组织学和（或）胸部高分辨率CT（HRCT）特征性表现为普通型间质性肺炎（usual interstitial pneumonia，UIP）。迄今有关IPF的病因还不清楚。危险因素包括吸烟和环境暴露（如金属粉尘、木尘等），吸烟指数超过20年，患IPF的危险性明显增加。按病程有急性、亚急性和慢性之分，本病多为散发，发病率呈逐渐增长趋势。IPF诊断后的平均生存期仅2.8年，因死亡率高于大多数肿瘤，被称为一种"类肿瘤疾病"。

临床表现

1. 多于50岁以后发病，呈隐匿起病，主要表现为活动性呼吸困难，渐进性加重，常伴干咳。全身症状不明显，可以有不适、乏力和体重减轻等，但很少发热。75%有吸烟史。

2. 约半数患者可见杵状指（趾），90%的患者可在双肺基底部闻及吸气末细小的Velcro啰音。在疾病晚期可出现明显发绀、肺动脉高压和右心功能不全征象。

鉴别诊断

1. 一般诊断 活动性呼吸困难，渐进性加重，干咳，疾病危险因素史等。

2. 实验室诊断

（1）肺功能 主要表现为限制性通气功能障碍、弥散量降低伴低氧血症或Ⅰ型呼吸衰竭。早期静息肺功能可以正常或接近正常，但运动肺功能表现$P_{(A-a)}O_2$增加和氧分压降低。

（2）血液化验 LDH、红细胞沉降率（ESR）、抗核抗体和类风湿因子可以轻度增高，但没有特异性。结缔组织疾病相关自身抗体检查有助于IPF的鉴别。

（3）支气管肺泡灌洗液检查（BALF）、纤维支气管镜活检（TBLB） BALF细胞分析多表现中性粒细胞和（或）嗜酸粒细胞增加，淋巴细胞增加不明显。但 TBLB 取材太小，不可能做出 UIP 的病理诊断。BALF 或 TBLB 对于 IPF 无诊断意义。

（4）外科肺活检　对于 HRCT 呈不典型 UIP 改变、诊断不清楚、没有手术禁忌证的患者应该考虑外科肺活检。IPF 的组织病理类型是 UIP，UIP 的病理诊断标准为：①明显纤维化或结构变形，伴或不伴蜂窝肺，胸膜下、间质分布；②斑片肺实质纤维化；③成纤维细胞灶。

3. 影像学诊断

（1）胸部 X 线　通常显示双肺外带、胸膜下和基底部分布明显的网状或网结节模糊影，伴有蜂窝样变和下叶肺容积减低。

（2）胸部 HRCT　可以显示 UIP 的特征性改变，诊断 UP 的准确性大于 90%，因此 HRCT 已成为诊断 IPF 的重要方法，可以替代外科肺活检。

药物防治　目前还没有循证医学证据证明任何药物治疗 IPF 有效，因此不推荐应用糖皮质激素、糖皮质激素+免疫抑制剂、糖皮质激素+免疫抑制剂+乙酰半胱氨酸、干扰素 γ1b、波生坦以及华法林治疗。乙酰半胱氨酸或吡非尼酮可以在一定程度上减慢肺功能恶化或降低急性加重频率，部分 IPF 患者可以考虑使用。对于 IPF 急性加重目前多采用较大剂量糖皮质激素治疗，但是尚无循证医学证据。此外，患者出现咳嗽、咳痰、焦虑等症状时应给予对症治疗。

其他疗法

1. 吸烟与疾病的发生具有一定的相关性，大多数 IPF 患者是吸烟者，应劝其戒烟。

2. IPF 患者尽可能进行肺康复训练，静息状态下存在明显的低氧血症患者还应该实行长程氧疗，但是一般不推荐使用有创机械通气治疗 IPF 所致的呼吸衰竭。

3. 肺移植是目前 IPF 最有效的治疗方法，合适的患者应该积极推荐肺移植。

护理防范

1. 注意避寒保暖，防止受凉感冒。空气清新，避免吸入过冷、过干、过湿的空气。

2. 避免接触病因明确的异物。

3. 戒烟，戒酒，忌浓茶。控制体重。

4. 进食高蛋白、高维生素、低脂、含钾丰富、少糖的食物。避免生冷、辛辣食物。有水肿的患者忌吃含钠高的食物。

5. 鼓励患者主动咳嗽、咳痰，翻身拍背。参加肺康复锻炼项目如每天散步、踩固定脚踏车等。

二、结节病

结节病（sarcoidosis，SA）是一种原因不明的多系统累及的肉芽肿性疾病，主要侵犯肺和淋巴系统，其次是眼部和皮肤。由于部分病例无症状和可以自然痊愈，所以没有确切的流行病学数据。SA 多发于中青年（＜40 岁），女性发病稍高于男性，且有明显的地区和种族差异。

临床表现

1. SA 为全身性疾病，除心脏外，其他脏器尤其是肺、淋巴结、皮肤等均可受累。

2. 可有发热、不适、厌食、体重减轻、干咳、哮鸣、呼吸困难、斑点或丘疹样皮疹以及关节痛等。此外，眼部多表现为葡萄膜炎；累及结膜、视网膜、泪腺者可引起视力障碍。

3. 当 SA 患者有气管旁淋巴结肿大并伴某些急性周围性关节炎、葡萄膜炎和结节性红斑病变时称急性 SA 或 Laeffgren 综合征；而有前葡萄膜炎伴腮腺炎和面神经麻痹者则被称为 Heerfordt 综合征。

鉴别诊断

1. 一般诊断　SA 表现具有多样性，详见本章临床表现部分内容。

2. 实验室诊断

（1）血液检查　血管紧张素转换酶（ACE）由 SA 肉芽肿的内上皮细胞产生，血清 ACE 水平反映体内肉芽肿负荷，可以辅助判断疾病活动性，因缺乏足够的敏感性和特异性，不能作为诊断指标。其他疾病活动指标包括血清可溶性白介素-2 受体、血钙增高等。

（2）结核菌素试验　部分患者对 100IU 结核菌素的皮肤试验无反应或极弱反应。

（3）SA 抗原试验　以急性结节患者的淋巴结或脾组织制成 1：10 生理盐水混悬液体为抗原。取混悬液 0.1～0.2mL 作皮内注射，10d 后注射处出现紫红色丘疹，4～6 周后扩散到 3～8mm，形成肉芽肿，为阳性反应。

取阳性反应的皮肤作组织诊断，阳性率为 75%～85%。有 2%～5%假阳性反应。

（4）纤维支气管镜活检（TBLB）与支气管肺泡灌洗液检查（BALF）支气管镜下可以见到因隆突下淋巴结肿大所致的气管隆突增宽，气管和支气管黏膜受累所致的黏膜结节。BALF 检查主要显示淋巴细胞增加，CD4/CD8 的比值增加（>3.5）。SA 可以通过支气管黏膜活检、TBLB、经支气管淋巴结针吸（TBNA）和支气管内超声引导（EBUS）活检得到诊断，成为目前肺 SA 的重要确诊手段。

（5）活体组织检查　取皮肤病灶、淋巴结、前斜角肌脂肪垫、肌肉等组织做病理检查可辅助诊断。在不同部位摘取多处组织活检，可提高诊断阳性率。

（6）肺功能试验　80%以上的 I 期 SA 患者的肺功能正常。II 期或III期 SA 的肺功能异常者占 40%～70%，特征性变化是限制性通气功能障碍和弥散量降低及氧合障碍。约 1/3 以上的患者同时有气流受限。

3. 影像学诊断

（1）胸部 X 线　异常的胸部 X 线表现常是 SA 的首要发现，大部分患者伴有胸部 X 线片的改变。

（2）胸部 CT　普通 X 线胸片对 SA 诊断的正确率仅有 50%，甚至有少数胸片正常的人肺活检为 SA。因此，近年来 CT 已广泛应用于 SA 的诊断。尤其是高分辨薄层 CT，为肺间质病变的诊断更为精确，其层厚为 1～2mm。

（3）^{67}Ga 核素显像　肉芽肿活性巨噬细胞摄取 ^{67}Ga 明显增加，肺内 SA 肉芽肿性病变和肺门淋巴结可被 ^{67}Ga 所显示，可协助诊断，但无特异性。

药物防治

1. SA 的自然缓解率在 I 期是 55%～90%，II 期 40%～70%，III 期 10%～20%。因此，无症状和肺功能正常的 I 期 SA 无需治疗；无症状和病情稳定的 II 期和III期，肺功能轻微异常，也不需要治疗。

2. SA 出现明显的肺内或肺外症状，尤其累及心脏、神经系统等，需要使用全身糖皮质激素治疗。常用泼尼松 0.5mg/（kg/d）连续 4 周，随病情好转逐渐减量至维持量，通常 5～10mg。疗程个月 6～24 个月。当糖皮质激素不能耐受或治疗无效，可考虑使用其他免疫抑制剂如甲氨蝶呤、硫唑嘌呤甚至英夫利昔单抗治疗。

护理防范　本病预后与 SA 的病情有关。急性起病者，经治疗或自行缓解，预后较好；而慢性进行性，侵犯多个器官，引起功能损害，肺广泛纤维化，或急性感染等则预后较差。死亡原因常为肺源性心脏病或心肌、脑受侵犯所致。因此对于伴有心、脑疾病患者的护理应更为留意，并做好治疗后的随访。

第五节　胸膜疾病

一、脓胸

脓胸（empyema，EM）是指由于致病菌侵入胸膜腔内，导致其发生化脓性感染，并产生脓性渗出液积聚于胸膜腔内。多数 EM 为肺内感染的并发症，少数因邻近器官感染引起，还有一小部分可因胸部创伤、手术、败血症及脓毒血症引起。EM 临床上通常按病程进展可分为急性和慢性。急性 EM 患者以胸部疼痛、沉重感和高热、气促、乏力等全身症状为主要表现。在急性 EM 发作 6 周之后可转变为慢性 EM，患者多表现为低热、消瘦、贫血、低蛋白血症等慢性全身中毒症状。

临床表现

1. 急性 EM　患者主要表现为胸部疼痛、有沉重感。同时出现高热、全身乏力、呼吸急促、心跳加快、食欲缺乏等全身症状。胸膜腔内积脓过多的患者，会出现胸闷、咳嗽、咳脓痰等症状。

2. 慢性 EM　患者由于长期感染和慢性消耗，常表现为低热、消瘦、乏力、食欲缺乏、贫血、营养不良、低蛋白血症等慢性全身中毒症状，有时还会出现气促、咳嗽、咳脓痰等症状。

3. 伴随症状　部分病情严重的患者，可伴有唇部及指甲呈青紫色、休克等症状。

鉴别诊断

1. 一般诊断　胸部疼痛、有沉重感、高热、全身乏力、呼吸急促；呼吸音减弱或消失；急性 EM 患者叩击胸部，可出现浊音及疼痛感，而慢性

EM 患者则呈实音。

2. 实验室诊断　该病主要以查体、影像学诊断和胸前穿刺来确诊。

3. 影像学诊断

（1）胸部 X 线　可见胸腔积液引起的致密阴影，可发现胸部病变，并初步判断病变类型。

（2）胸部 CT　可清楚地显示胸腔内的病变情况，如积液体积、病变位置、有无肺实质改变以及是否存在脓腔分隔等。

（3）胸部超声　是目前最常用的检查方法，可帮助胸腔穿刺定位和进行实时干预治疗。该检查的优点是能够快速、安全地确定 EM 位置和范围。

4. 特殊诊断　胸腔穿刺为该病确诊的主要方法。可在 X 线定位和 B 超指引下进行胸腔穿刺，将脓液抽出，先观察其外观、性状、质地，有无臭味，再将脓液做涂片镜检可找到致病菌，进行细菌培养后可确定致病菌，即可明确诊断。

药物防治

1. 可根据致病菌对药物的敏感性，全身和局部应用适量抗生素进行治疗，控制感染。使用时应根据患者病情，在医生指导下按需使用，避免抗生素滥用，导致病菌耐药。

2. 一般治疗　对于一般患者，应加强营养，多进食高热量、高蛋白以及高维生素食物，同时注意补充电解质。对于病情危重体质虚弱的患者，可静脉输入血浆及白蛋白等。对于有贫血情况的患者，可少量多次输入新鲜血，以纠正贫血并增加抵抗力。

其他疗法

1. 急性 EM　治疗以控制原发感染和充分引流排脓为主。主要引流方式包括胸腔穿刺抽脓、胸腔闭式引流。

2. 慢性 EM　主要治疗方法为手术治疗，通过消灭致病菌和脓腔，恢复肺通气功能。常用手术有胸膜纤维板剥脱术、胸廓成形术、胸膜肺切除术。

护理防范

1. 患者休息时可采取半坐卧姿势，这样有利于呼吸和引流。

2. 患者可以通过吹气球、深呼吸等方法进行呼吸功能训练，以促使肺充分膨胀，帮助增加肺部通气量。

3. 在病情未完全控制之前，需要进行卧床休息，并避免剧烈活动。待症状完全好转后，可进行适当的室外活动。

4. 多喝水，保持体内水分充足。忌食辛辣油腻食物。保证营养的正常供给，有助于患者病情的恢复。

5. 注意保持皮肤清洁干燥，及时更换衣服、被褥，并注意保持皮肤的清洁、干燥。日常生活中注意安全，避免发生胸部创伤。

6. 妥善固定引流管，避免引流管折叠或受压。

7. 胸廓成形术后让患者取术侧向下卧位，用厚棉垫、胸带等加压包扎，包扎要松紧适度，经常检查、随时调整，在胸廓下垫一硬枕或沙袋（1～3kg）压迫以防止反常呼吸的发生。采用腹式呼吸以减少胸廓活动，避免肺膨胀。

二、气胸

气胸（pneumothorax，PN）是指气体进入胸膜腔，造成的积气状态。因空气进入胸膜腔会使胸膜腔压力增高，进而压迫肺组织，使其塌陷，故又称肺萎陷。常由胸部损伤、肺部疾病、机械通气等诱发。主要表现为胸痛和呼吸困难。男性多于女性，多数预后良好。PN 可分成自发性、外伤性和医源性三类。自发性 PN 又可分成原发性和继发性，前者发生在无基础肺疾病的健康人，后者常发生在有基础肺疾病的患者。外伤性 PN 系胸壁的直接或间接损伤引起，医源性 PN 由诊断和治疗操作所致。

临床表现

1. 典型症状　以一侧 PN 多见，大多数起病急骤，患者突然感到患侧胸痛，呈针刺样或者刀割样，持续时间短暂，然后出现胸闷和呼吸困难，患者不能平卧，需采取健侧卧位缓解。

2. 伴随症状　当气体刺激胸膜时，出现刺激性咳嗽；当 PN 严重引起呼吸和循环障碍时，患者常出现心律失常、呼吸快速、皮肤发紫、疲乏无力等症状；当 PN 合并出血，且出血量多时，可表现为面色苍白、血压下降等休克征象。

鉴别诊断

1. 一般诊断　不同患者的症状各有不同，大部分患者起病急，以胸痛、呼吸困难为主，常伴有咳嗽、胸闷等症状。

2. 影像学诊断

（1）胸部 X 线　是检查 PN 的重要方法，可以显示肺部受压或病变情况以及有无胸膜粘连、胸腔积液等并发症。PN 时，可看到外凸弧形的 PN 线；大量 PN 时，肺组织受压呈圆球形阴影。

（2）胸部 CT　是检查 PN 的重要方法，对小量 PN、局限性 PN 的确诊，以及肺大疱和 PN 的鉴别，PN 量大小的判定，CT 比 X 线更敏感和准确，并且可以看到胸膜腔内的低密度气体影和萎缩的肺组织。

（3）超声检查　通常用于评估遭受持续性躯体创伤的患者，在胸部钝性创伤后 PN 的鉴别方面，超声可能比胸部 X 线片更敏感。胸部超声的一些特征可以用来确认或排除诊断。

药物防治　该病治疗手段包括保守治疗（药物治疗）或手术治疗等，以促进肺复张，消除症状，减少 PN 复发。大多数轻症患者，可以经过保守治疗治愈，少数患者需要手术治疗。

常用药物包括镇静镇痛药如吗啡等，抗生素如头孢曲松、头孢他啶等。

其他疗法

1. 排气治疗　常见排气治疗方式有胸腔穿刺抽气和胸腔闭式引流。

2. 手术治疗　适用于经过内科治疗无效，长期 PN、血 PN、双侧 PN 合并双侧肺大疱或者复发性 PN 的患者。总体上成功率高，复发率低。具体包括两种方法即胸腔镜手术、开胸手术。

3. 其他治疗　化学性胸膜固定术、支气管内封堵术。

护理防范

1. PN 患者应远离吸烟等诱因，积极治疗肺部基础疾病。

2. 患者需要密切监测病情，保持良好的生活习惯，以防止 PN 复发。此外，潜水、乘坐飞机等活动在患者 PN 治愈后方可进行。

3. PN 患者应绝对卧床休息，充分吸氧，尽量少讲话，使肺活动减少，有利于气体吸收和肺的复张。

4. 保持合理的运动方式，可以进行一些冲击性小的运动如散步；避免拎重物等重体力劳动，避免剧烈咳嗽、屏气等大幅度动作；避免跑步、骑车等刺激性运动，避免去高海拔地区。

5. 避免剧烈运动，瘦高体型的男性是高发人群，更需要注意。老年肺气肿、肺结核患者、有胸部基础疾病患者需要多进食粗纤维食物，保持大便通畅，避免过度用力，有咳嗽者需要注意止咳治疗。

第六节 其他呼吸系统疾病

一、慢性阻塞性肺疾病

慢性阻塞性肺疾病（chronic obstructive pulmoriary disease，COPD），简称慢阻肺，是以持续气流受限为特征的可以预防和治疗的疾病，其气流受限多呈进行性发展，与气道和肺组织对香烟烟雾等有害气体或有害颗粒的异常慢性炎症反应有关。常见临床症状有慢性咳嗽、咳痰、气短或呼吸困难、喘息等。发病机制主要为炎症机制、蛋白酶-抗蛋白酶失衡机制、氧化应激机制，以及其他机制（如自主神经功能失调、营养不良、气温变化等）。其危险因素包括遗传因素和环境因素。根据病情严重程度，可分为 A、B、C、D 四级。治疗可分为稳定期治疗和急性加重期治疗。

临床表现

1. 慢性咳嗽　常为最早出现的症状，随病程发展可终身不愈，常晨间咳嗽明显，夜间有阵咳或排痰。当气道严重阻塞时，通常仅有呼吸困难而不表现出咳嗽。

2. 咳痰　一般为白色黏液或浆液性泡沫痰，偶可带血丝，清晨排痰较多。急性发作期痰量增多，可有脓性痰。

3. 气短或呼吸困难　COPD 的主要症状，早期在劳力时出现，后逐渐加重，以致在日常生活甚至休息时也感到气短。但由于个体差异，部分人可耐受。

4. 喘息和胸闷　部分患者特别是重度患者或急性加重时常出现。

5. 其他　疲乏、消瘦、焦虑等常在 COPD 病情严重时出现，但并非COPD 的典型表现。

鉴别诊断

1. 一般诊断　慢性咳嗽、咳痰、气促或呼吸困难；危险因素史（如吸烟、粉尘工作环境等）。视诊胸廓前后径增大，肋间隙增宽，剑突下胸骨下角增宽，称为桶状胸，部分患者呼吸变浅，频率增快，严重者可有缩唇呼吸等。触诊双侧语颤减弱。叩诊肺部过清音，心浊音界缩小，肺下界和肝浊音界下降。听诊双肺呼吸音减弱，呼气延长，部分患者可闻及湿性啰音和（或）干性啰音。

2. 实验室诊断

（1）血气检查 确定发生低氧血症、高碳酸血症及酸碱平衡紊乱，并有助提示当前病情的严重程度。

（2）血常规 COPD 的急性加重常因微生物感染诱发，当合并细菌感染时，血白细胞计数增高，中性粒细胞核左移。

（3）病原学检查 痰细菌培养可能检出病原菌。常见病原菌为肺炎链球菌、流感嗜血杆菌、卡他莫拉菌等。病程较长而且出现肺结构损伤者，易合并铜绿假单胞菌感染。长期吸入糖皮质激素者易合并真菌感染。

3. 影像学诊断

（1）胸部 X 线 COPD 早期胸片可无变化，以后可出现肺纹理增粗、紊乱等非特异性改变，也可出现肺气肿改变。X 线胸片改变对 COPD 诊断意义不大，主要作为确定肺部并发症及与其他肺疾病鉴别之用。

（2）胸部 CT 不应作为 COPD 的常规检查。高分辨率 CT 对有疑问病例的鉴别诊断有一定意义。

4. 其他检查 肺功能检查是判断气流受限的主要客观指标。一秒钟用力呼气容积占用力肺活量百分比（FEV_1/FVC）是评价气流受限的一项敏感指标。一秒钟用力呼气容积占预计值百分比（FEV_1%预计值），是评估 COPD 严重程度的良好指标，其变异性较小，易于操作。吸入支气管扩张药后 $FEV_1/FVC < 70\%$ 者，可确定为不能完全可逆的气流受限。

药物防治

1. 稳定期治疗

（1）支气管扩张药 β_2 受体激动剂，短效制剂如沙丁胺醇气雾剂，每次 $100 \sim 200\mu g$（$1 \sim 2$ 喷），定量吸入，疗效持续 $4 \sim 5h$，每 24h 不超过 $8 \sim 12$ 喷。特布他林气雾剂亦有同样作用。长效 β_2 受体激动剂有沙美特罗、福莫特罗等，每天仅需吸入 2 次。

（2）抗胆碱能药 短效制剂如异丙托溴铵气雾剂，定量吸入，起效较沙丁胺醇慢，持续 $6 \sim 8h$，每次 $40 \sim 80pg$，每天 $3 \sim 4$ 次。长效抗胆碱能药有噻托溴铵，每次吸入 $18\mu g$，每天 1 次。

（3）茶碱类药 茶碱缓释或控释片 0.2g，每 12h 1 次；氨茶碱 0.1g，每天 3 次。

（4）糖皮质激素 对高风险患者，目前常用剂型有沙美特罗加氟替卡松、福莫特罗加布地奈德。

（5）祛痰药　对痰不易咳出者可应用。常用药物有盐酸氨溴索 30mg，每天 3 次；乙酰半胱氨酸 0.2g，每天 3 次；羧甲司坦 0.5g，每天 3 次。

2. 急性加重期治疗　慢阻肺急性加重是指咳嗽、咳痰、呼吸困难比平时加重或痰量增多，或咳黄痰，或者是需要改变用药方案。最多见的急性加重原因是细菌或病毒感染。

（1）支气管扩张药　有严重喘息症状者可给予较大剂量雾化吸入异丙托溴铵和沙丁胺醇治疗。

（2）抗菌药物　门诊可用阿莫西林/克拉维酸、头孢唑肟、头孢呋辛、左氧氟沙星、莫西沙星；较重者可应用第三代头孢菌素，如头孢曲松。如果找到确切的病原菌，应根据药敏试验结果选用抗生素。

（3）糖皮质激素　对需住院治疗的急性加重期患者可考虑口服泼尼松龙 30～40mg/d，也可静脉给予甲泼尼龙 40～80mg，每天 1 次。连续 5～7d。患者出现发热、咳嗽、咳痰等症状时可对症给予治疗。

其他疗法　运动或肺康复训练。接种流感疫苗与肺炎疫苗。如有呼吸衰竭建议长期低流量吸氧，每天超过 15h。

护理防范　呼吸困难伴低氧血症者，低流量持续吸氧 1～2L/min，每天氧疗时间不少于 15h。

二、支气管哮喘

支气管哮喘（bronchial asthma，BA），亦称哮喘，是由多种细胞（如嗜酸粒细胞、肥大细胞、T 淋巴细胞、中性粒细胞、平滑肌细胞、气道上皮细胞等）和细胞组分参与的气道慢性炎症性疾病。主要特征包括气道慢性炎症，气道对多种刺激因素呈现的高反应性，广泛多变的可逆性气流受限以及随病程延长而导致的一系列气道结构的改变，即气道重构。该病可分为运动性 BA、药物性 BA、职业性 BA 和过敏性 BA。治疗上分为急性发作期和非急性发作期（慢性持续期）治疗。该病经过长期规范化治疗和管理，80%以上的患者可以达到 BA 的临床控制。

临床表现

1. 典型症状　一般表现为反复发作的喘息、气急、胸闷或咳嗽等症状；发作严重者可在短时间内出现呼吸困难和低氧血症。可伴有发热、盗汗、咽痛、咽痒、发绀、乏力、下肢水肿等症状。

2. 先兆症状　在发作前常有鼻塞、打喷嚏和眼痒等先兆症状。BA 急性发作时症状因病情轻重而不同。

（1）轻度　步行或上楼时可感气短，可有焦虑，呼吸频率轻度增加，可听到散在哮鸣音。

（2）中度　稍微活动即感气短，讲话常有中断，时有焦虑，呼吸频率增加，可有三凹征（指吸气时胸骨上窝、锁骨上窝、肋间隙出现明显凹陷），听到响亮、弥漫的哮鸣音，心率增快。

（3）重度　休息时感气短，端坐呼吸，只能单字表达，常有焦虑和烦躁，大汗淋漓，呼吸频率＞30 次/min，常有三凹征，听到响亮、弥漫的哮鸣音，心率增快常＞120 次/min。

（4）危重　患者不能讲话，嗜睡或意识模糊，哮鸣音减弱甚至消失，脉率变慢或不规则。

3. 体征　发作时典型的体征是双肺可闻及广泛的哮鸣音，呼气音延长。但非常严重的 BA 发作，哮鸣音反而减弱甚至完全消失，表现为"沉默肺"，是病情危重的表现。非发作期体检可无异常发现，故未闻及哮鸣音，不能排除 BA。

鉴别诊断

1. 一般诊断　详见临床表现。

2. 实验室诊断

（1）肺功能检查　支气管激发试验和支气管扩张试验，有助于确立 BA 的诊断，是客观判断 BA 病情最常用的指标。支气管扩张试验还有助于估计 β_2 受体激动剂的可能疗效，为药物选择提供参考。

（2）呼出气一氧化氮检测　可以作为评估是否启动吸入糖皮质激素治疗的指标，且有助于妊娠期的 BA 管理。

（3）血气分析　其结果尤其是动脉血氧分压、氧饱和度和二氧化碳分压等参数，可估计 BA 急性发作期病情的严重程度。

（4）痰嗜酸粒细胞计数　是评价 BA 气道炎性指标之一，也是评估糖皮质激素治疗反应性的敏感指标。

（5）过敏原检查　找出过敏物质，有助于预防 BA 再次发作。

3. 影像学诊断

（1）胸部 X 线　BA 发作时胸部 X 线可见双肺透亮度增加，呈过度通气状态，缓解期多无明显异常。

（2）胸部 CT　在部分患者可见支气管壁增厚、黏液阻塞。

药物防治

BA 治疗药物分为控制性药物和缓解性药物。前者指需要长期使用的药物，主要用于治疗气道慢性炎症，使 BA 维持临床控制。如吸入型糖皮质激素（ICS，如布地奈德、倍氯米松、氟替卡松、莫米松等）、白三烯受体拮抗剂（如孟鲁司特、扎鲁司特）、长效 β_2 受体激动剂（LABA，一般不单独使用，如沙美特罗、福莫特罗）、缓释茶碱、色甘酸钠、抗 IgE 抗体、联合药物（如 ICS/LABA）。后者指按需使用的药物，通过迅速解除支气管痉挛从而缓解 BA 症状，亦称解痉平喘药。如短效 β_2 受体激动剂（如沙丁胺醇、特布他林）、短效吸入型抗胆碱能药物（如异丙托溴铵）、短效茶碱、全身用糖皮质激素（泼尼松、泼尼松龙等）。在 BA 治疗中作用较弱，可用于伴有变应性鼻炎 BA 患者的治疗，药物的不良反应主要是嗜睡。

（1）急性期治疗

① 轻度：可用沙丁胺醇或间羟舒宁气雾剂做吸入治疗，通常可在数分钟内起作用，也可口服 β_2 受体激动剂。

② 中度：吸入支气管扩张药后，仅部分改善症状，因此往往需要联合使用丙酸倍氯米松或布地奈德气雾剂吸入；中度 BA 急性发作者常有夜间 BA 发作和症状加剧，常常需要使用长效缓释型茶碱等药物，有效防止夜间 BA 发作。

③ 重度：吸入 β_2 受体激动剂和糖皮质激素的效果均不明显，往往需要送医院急诊。

（2）非急性期（慢性持续期）治疗　BA 长期治疗方案分为五级，药物治疗方案如下。

① 第一级：按需使用短效 β_2 受体激动剂（控制性药物）。

② 第二级：在按需使用短效 β_2 受体激动剂的基础上，在低剂量 ICS 和白三烯受体拮抗剂中选其一。

③ 第三级：按需使用短效 β_2 受体激动剂的基础上，在低剂量 ICS+LABA、中/高剂量 ICS、低剂量 ICS+白三烯受体拮抗剂/缓释茶碱中选其一。

④ 第四级：按需使用短效 β_2 受体激动剂的基础上，且在第三级基础上加用中/高剂量 ICS+LABA、白三烯受体拮抗剂和缓释茶碱中的一种

或以上。

⑤ 第五级：按需使用短效 β_2 受体激动剂的基础上，且在第四级基础上加用糖皮质激素（口服最小剂量），或抗 IgE 治疗。

（3）一般治疗　对因治疗，如呼吸道感染，则需抗生素治疗。对症处理，如发生喘息，则需解痉平喘治疗；若呼吸困难，则需保持呼吸道通畅，给予吸氧甚至机械通气治疗。

其他疗法

1. 支气管热成形术　是 BA 的一种非药物治疗方法。该手术虽然不能根治 BA，但是可以明显减少 BA 的急性发作，改善 BA 的控制水平。

2. 免疫疗法　一般需治疗 1～2 年，若治疗反应良好，可坚持 3～5 年。

护理防范

1. 避免过敏原，如食物（如虾、蟹）、猫、狗、螨虫、烟草、粉尘环境等。孕妇禁止吸烟。

2. 患者要学会正确使用吸入装置，家属也应该熟知。

3. 以清淡饮食为主，平时避免冷饮。婴幼儿补充维生素 D 和益生菌。

4. 注意保暖，注意休息，避免受凉。加强体育锻炼，选择适当的体育运动，以增强体质为好，避免剧烈运动，防止受凉感冒加重病情，以免引发 BA。

5. 正确使用峰流速仪，客观判断 BA 病情，长期监测主要适用于预测 BA 急性发作。准确记录 BA 日记。

6. 使用 BA 控制测试进行病情自我评价。

7. 半卧位或坐位，予鼻导管或面罩吸氧，吸氧流量 1～3L/min，吸入氧浓度不超过 40%。发作有定时，应于发病前 2h 服药。

三、支气管扩张

支气管扩张（bronchiectasis，BR）多见于儿童和青年。大多继发于急慢性呼吸道感染和支气管阻塞后，反复发生支气管炎症，致使支气管壁结构破坏，引起支气管异常和持久性扩张。临床表现主要为慢性咳嗽、咳大量脓痰和（或）反复咯血。该病分类方式多样，根据病因可分为先天性和继发性 BR；根据支气管腔扩张形状分类可分为柱形扩张、囊状扩张和不规则扩张；根据病变累及的部位可分为弥漫性和局灶性 BR。

临床表现

1. 典型症状 慢性咳嗽、咳大量脓痰是常见的症状，每天痰量可达数百毫升，有厌氧菌感染时则有臭味，部分患者无症状或仅轻微咳嗽，严重时会有呼吸困难症状。多数患者会有咯血，血量不等，可痰中带血或小量咯血，也可表现为大咯血，部分患者以反复咯血为唯一症状。咯血通常提示感染加重。

2. 伴随症状 反复肺部感染者，常伴有发热、胸痛等症状。气道分泌物增多者可听到呼吸杂音。支气管内小动脉被破坏会发生大咯血。存在广泛 BR 或有潜在的慢性阻塞性肺炎患者会表现为呼吸困难、喘息。重症患者会伴发慢性缺氧、肺源性心脏病甚至右心衰竭，表现为胸闷胸痛、下肢水肿等。长期慢性缺氧患者会有杵状指，即手指或足趾末端呈杵状膨大。其他伴随症状有倦怠无力、胸部不适、体重下降等。

鉴别诊断

1. 一般诊断 详见临床表现。

2. 实验室诊断

（1）血液检查 急性加重或继发感染时，可见白细胞数量、中性粒细胞比例以及 C 反应蛋白升高。

（2）微生物检查 留取痰液检查细菌，明确是哪种细菌感染，指导抗生素用药。

（3）血气分析 判断患者是否因缺氧合并低氧血症和（或）高碳酸血症。

（4）血清学检查 明确患者基础疾病以及免疫状态。患者血清存在类风湿因子、抗核抗体以及抗中性粒细胞胞浆抗体阳性，表明患有自身免疫性疾病，合并免疫功能缺陷者可出现血清免疫球蛋白 IgG/IgA/IgM 缺乏。

3. 影像学诊断

（1）胸部 X 线 囊状 BR 的气道表现为显著的囊腔，腔内可存在气液平面。这一检查对判断有无 BR 缺乏特异性，仅作为辅助检查有无气道结构的改变，病变轻时影像学诊断可正常。

（2）胸部 CT 是诊断 BR 的金标准，清晰可见气道壁增厚、扩张，粗大柱状扩张，可见增粗的 2 个支气管并列；囊性扩张可见成串的囊样病变，囊中可见气液平面；当扫描层面与支气管垂直时，扩张的支气管与旁边的肺动脉组成类似戒指样的改变。

4. 其他检查

（1）纤维支气管镜检查　当扩张仅累及局部且位于段支气管以上时，纤维支气管镜检查能明确扩张部位，并进行局部清洗。对于阻塞引起的局限性 BR，纤维支气管镜可发现阻塞部位，并取出异物。对于需明确是何种病原体感染的患者，可考虑应用纤维支气管镜取呼吸道分泌物，进行病原学检查。

（2）肺功能测定　病变局限者，肺功能一般无明显改变，病变严重者存在阻塞性通气功能障碍。

药物防治

1. 基础疾病治疗　若患者患有先天性低免疫球蛋白血症，应给予补充治疗；若患者因免疫异常而导致肺部炎症长期不愈，应给予糖皮质激素进行抗炎治疗。

2. 控制感染　慢性咳脓痰患者，可长期规律口服阿莫西林或雾化吸入氨基糖苷类药物；患者出现夜间盗汗、低热等症状，且病原学检查明确合并肺结核时，应使用抗结核杆菌药物，如利福平等；合并曲霉菌感染可见支气管管腔有曲霉球，使用伏立康唑治疗。

3. 祛痰　药物如溴己新、盐酸氨溴索可促进痰液排出。

4. 咯血　对于反复咯血患者，咯血量少时，可对症治疗或口服卡巴克洛、云南白药。若出血量中等，可静脉输注垂体后叶素或酚妥拉明，治疗期间保持气道通畅，避免缺氧。若出血量大，经内科治疗无效，可考虑介入治疗或手术治疗。

5. 免疫调节　日常使用增强免疫力的药物可减少急性发作，但不宜长期使用；可考虑应用肺炎球菌疫苗和流感病毒疫苗预防或减少急性发作。

其他疗法
手术治疗：如 BR 为局限性，经内科治疗后仍反复发作者，可考虑外科切除病变肺组织。如大出血是因为支气管动脉增生，经休息和抗生素等保守治疗不能缓解时，可考虑支气管动脉栓塞术治疗或者外科切除扩张出血部位；对于那些采取了所有治疗但仍致残的患者，可考虑肺移植术。

护理防范

1. 体位引流应在饭前进行，每天 1~2 次，每次 15min，引流完毕应漱口。

2. 咯血患者鼓励轻轻咯出，予温凉、易消化的半流质，大咯血时禁食。大咯血患者给予患侧卧位，头偏向一侧，准备好抢救物品如吸引器，观察有无窒息的先兆。保持口腔清洁，勤漱口或刷牙。

3. 痰量增多或颜色改变甚至咯血、剧烈咳嗽并伴有胸痛、呼吸困难、劳累，应及时就医。定期复查肺功能。

四、原发性支气管肺癌

原发性支气管肺癌（primary bronchogenic carcinoma，PBC），简称肺癌，是起源于气管、支气管黏膜或腺体，是最常见的肺部原发性恶性肿瘤。根据组织病理学特点不同，可分为非小细胞肺癌（non-small cell lung carcinoma，NSCLC）和小细胞肺癌（small cell lung carcinoma，SCLC）。其中 NSCLC 主要包括两个亚型，腺癌和鳞癌。常见咳嗽、痰中带血或咯血、喘鸣、胸痛等症状。该病无传染性。早期发现、早期治疗则预后好，晚期则预后差。

临床表现

1. 早期症状　早期最多见的症状为咳嗽，常表现为无痰或少痰的阵发性刺激性干咳。若早期就发生了侵犯邻近器官组织，常表现为胸部不规则隐痛或钝痛，咳嗽时疼痛加重。一些 PBC 早期患者还会出现痰中带血或咯血、呼吸困难、声音嘶哑等症状，需提高警惕。

2. 原发肿瘤局部生长引起的症状　咳嗽，为首发症状者占 PBC 患者约 50%；痰中带血或咯血，是最有提示意义的 PBC 症状，以中央型 PBC 多见；呼吸困难，为首发症状者占 PBC 患者约 10%。

3. 肿瘤侵犯邻近器官组织引起的症状　胸痛，约 25%的患者以此为首发症状。常表现为胸部不规则隐痛或钝痛，咳嗽时疼痛加重。声音嘶哑，有 5%~18%的患者以此为主要症状。胸腔积液，约 10%的患者有不同程度的胸腔积液。上腔静脉阻塞综合征，肿瘤直接侵犯纵隔或转移的肿大淋巴结压迫上腔静脉导致上腔静脉回流受阻。主要表现为上肢、颈面部水肿，胸壁静脉曲张，严重者可因脑水肿出现头痛、嗜睡、视物模糊等症状。

4. 肿瘤远处转移引起的症状　中枢神经系统症状，发生率约 10%，常见颅内压增高症状，如头痛、恶心、呕吐等，少见癫痫发作、偏瘫、失语、昏厥症状，以及站立不稳、走路蹒跚、眼球震颤等共济失调表现。骨系症状，以骨盆、脊柱、肋骨转移较为常见，可引起骨痛和病理性骨折。

5. 肺外症状　PBC 能产生激素、抗原、酶等具有特殊活性的物质，所以 10%~20% 的 PBC 患者可出现一种或多种胸外症状，以 SCLC 患者为主。肥大性骨关节病临床上较为多见，主要表现为杵状指（趾）、骨关节肥大，发生率约占 PBC 患者的 29%，多见于 NSCLC。

6. 其他

（1）心血管系统　在 PBC 确诊前数月，可出现患肢局部红肿、疼痛，静脉条索状、网状或结节状等静脉炎症状及心脏杂音、动脉栓塞等非细菌性心内膜炎症状。

（2）血液系统　出现苍白、无力、皮肤出血点、红细胞数量增高等慢性贫血、紫癜症状。

7. 伴随症状　约 1% 的患者可以伴发皮肤表现，如黑色棘皮症、皮肌炎、硬皮病、皮肤过度角化等。

鉴别诊断

1. 一般诊断　详见临床表现。

2. 实验室诊断

（1）血常规、肝肾功能及其他必要的生化免疫检测、出凝血功能检测等　便于术前、术后对患者的整体状况进行评估。

（2）肿瘤标志物　如癌胚抗原、神经特异性烯醇酶、细胞角蛋白 19 片段抗原、胃泌素释放肽前体、鳞状细胞癌抗原等联合检查，对 PBC 的诊断具有一定的参考价值。

（3）细胞学检查　对内镜检查、细针穿刺、胸腔积液、痰液获得的细胞，进行细胞学检查，可以进行初步诊断。

（4）组织学检查　对肺活体组织进行检查，是确诊 PBC 的金标准。

（5）基因检查　对肿瘤组织进行基因检查，如 EGFR 基因突变、ALK 与 ROS1 基因融合检测等，有利于个体化的靶向治疗。

3. 影像学诊断

（1）胸部 X 线　可了解 PBC 的部位、大小、对邻近部位的侵犯性、伴发的炎性病变等，是早期发现 PBC 的一个重要手段。"S 形倒影"（或称"反 S 征")是诊断 PBC 的典型征象。

（2）胸部 CT 可进一步验证病变所在的部位、范围，也可大致区分良恶性，是目前诊断 PBC 的重要手段。

（3）MRI、B 超、ECT、PET-CT 等 特别适用于判断 PBC 颅脑、淋巴结、骨等组织的转移。

（4）支气管镜 是诊断 PBC 的主要方法之一，可直接观察到支气管内的病变情况，主要适用于中央型 PBC，必要时可行超声引导下的纵隔淋巴结活检，明确病理诊断。

（5）纵隔镜 是目前临床评价 PBC 纵隔淋巴结状态的金标准，主要用于伴有纵隔淋巴结转移，不适合手术治疗，又不能通过其他方法进行病理诊断的病例。

（6）胸腔镜 在胸腔镜下对肺部微小病变、可疑淋巴结、胸膜、心包等组织进行病灶切除送检等，可对 PBC 进行准确诊断和临床分期，适用于经支气管镜检查和经皮肺内病灶穿刺活检无法取得病理标本或合并胸膜病变的诊断。

药物防治 治疗方案主要根据肿瘤的组织学决定。通常 SCLC 发现时已转移，难以通过外科手术根治，主要依赖化疗或放化疗综合治疗。相反，NSCLC 可为局限性，外科手术或放疗可根治，但对化疗的反应较 SCLC 差。

1. 西药防治

（1）NSCLC 治疗

① 播散性病变

a. 化疗：常见的药物有顺铂、卡铂、长春瑞滨、吉西他滨、紫杉醇、多西他赛和培美曲塞等。目前一线化疗推荐治疗方案为含铂两药联合化疗，如紫杉醇+卡铂、多西紫杉醇+顺铂、长春瑞滨+顺铂、吉西他滨+顺铂等；对于非鳞癌患者一线化疗还可选用培美曲塞+顺铂或卡铂。而二线化疗方案多推荐多西他赛或培美曲塞单药治疗。

b. 如果患者的原发瘤阻塞支气管引起阻塞性肺炎、上呼吸道或上腔静脉阻塞等症状，应考虑放疗。也可对无症状的患者给予预防性治疗，防止胸内病变进展。通常 1 个疗程为 2～4 周，剂量 30～40Gy。

c. 靶向治疗：部分药物已经在晚期 NSCLC 治疗中显示出较好的临床疗效，其中包括以表皮生长因子受体为靶点的靶向治疗，代表药物为表皮生长因子受体-酪氨酸激酶抑制剂和单克隆抗体 cetuximab，EGFR-TK，如吉非替尼、厄洛替尼和埃克替尼等可考虑用于化疗失败者或者无法接受化疗的患者。对于 ECFR 基因突变检测阳性的患者，一线治疗也可选择 EGFR-TKI。此外是以肿瘤血管生成为靶点的靶向治疗，其中贝伐单抗联合化疗能明显提高晚期 NSCLC 的化疗效果并延长肿瘤中位进展时间。针对存在棘皮动物微管相关类蛋白 4/间变淋巴瘤激酶融合基因的患者，ALK 抑制剂克唑替尼被推荐用于该类患者的靶向治疗。

d. 转移灶治疗：伴颅脑转移时可考虑放疗。术后或放疗后出现的气管内肿瘤复发，经纤维支气管镜给予激光治疗，可使 80%～90% 的患者缓解。

② 局限性病变

a. 手术：对于可耐受手术的Ⅰa期、Ⅰb期、Ⅱa期和Ⅱb期 NSCLC，首选手术。

b. 根治性放疗：Ⅲ期患者以及拒绝或不能耐受手术的Ⅰ期、Ⅱ期患者均可考虑根治性放疗。已有远处转移、恶性胸腔积液或累及心脏者一般不考虑根治性放疗。

c. 根治性综合治疗：对伴 Horner 综合征的肺上沟瘤可采用放疗和手术联合治疗。对于Ⅲa期患者，N2 期病变可选择手术加术后放化疗，新辅助化疗加手术或新辅助放化疗加手术。对Ⅲb期和肿瘤体积大的Ⅲa期病变，与单纯放疗相比，新辅助化疗（含顺铂的方案 2～3 个周期）加放疗（60Gy）中位生存期可从 10 个月提高至 14 个月，5 年生存率可从 7% 提高至 17%。

（2）SCLC 治疗

① 化疗：许多化疗药物对未经治疗或复发的 SCLC 均有较好的疗效。一线治疗可以应用的化疗药物包括依托泊苷、伊立替康、顺铂、卡铂。常使用的联合方案是依托泊苷加顺铂或卡铂，3 周 1 次，共 4～6 个周期。治疗后进展或无反应的患者应该调换新的化疗药物。复发 SCLC 可以应用的化疗药物包括紫杉醇、多西他赛、托泊替康、伊立替康、异环磷酰胺、环磷酰胺、多柔比星等。

② 放疗：对明确有颅脑转移者应给予全脑高剂量放疗（40Gy）。对完全缓解的患者亦推荐预防性颅脑放射（prophylactic cranial irradiation，PCI），能显著地减少脑转移。有研究表明 PCI 后可发生认知力缺陷，治疗前需将

放疗的利弊告知患者。对有症状、胸部或其他部位病灶进展的患者，可给予全剂量（如胸部肿瘤病灶给予 40Gy）放疗。

③ 综合治疗：大多数局限期的 SCLC 可考虑给予依托泊苷加铂类药物化疗以及同步放疗的综合治疗。尽管会出现放化疗的急慢性毒性，但能降低局部治疗失败率并提高生存期。可选择合适的患者（局限期、行动状态评分 0～1 且基础肺功能良好者），给予全部剂量的放疗并尽可能减少对肺功能的损伤。

④ 生物反应调节剂：为 SCLC 提供了一种新的治疗手段，如小剂量干扰素（2×10^6IU）每周 3 次间歇疗法。转移因子、左旋咪唑、集落刺激因子在 PBC 的治疗中都能增加机体对化疗、放疗的耐受性，提高疗效。

2. 中医药治疗 中医药治疗 PBC 以"扶正为本、祛邪为标、标本兼治"为原则。中医"扶正补虚法"在 PBC 治疗中，可以显著改善患者乏力、疼痛、咳嗽等症状，减少患者恶心、呕吐等消化道症状，患者总体生存质量提高，总体临床疗效突出。

其他疗法

1. 手术治疗 外科手术是 PBC 治疗首选和最主要的方法，适用于所有 PBC 早期、中期及少数晚期 NSCLC 患者。PBC 患者术后 5 年生存率为 30%～44%，手术治疗的死亡率 1%～-2%。早期 PBC 手术治疗通常能达到治愈效果。肺叶切除联合系统淋巴结清扫术是目前 PBC 的标准术式。

2. 介入治疗 是指在影像学设备引导下，利用穿刺针、导管、导丝等器材，将治疗器械引导到病变部位进行治疗。

护理防范

1. 避免接触与 PBC 发病有关的因素，如吸烟和大气污染。

2. 保持呼吸道通畅，术后患者鼓励多做呼吸锻炼，以利于术后患者肺复张。掌握服药注意事项，遵医嘱用药，不可随意增减药量或停药，定期复诊，如出现咳嗽、胸痛加重、大咯血情况时应及时就医。

3. PBC 治疗后需要定期复查。复查以影像学诊断为主，以监测疗效，早期发现肿瘤的复发和转移，复查周期为：在治疗后 2 年内，每 3 个月复查 1 次；2～5 年，每半年复查 1 次；5 年后每年复查 1 次。

五、肺结核

肺结核（pulmonary tuberculosis，PT），旧称"肺痨"，是一种由结核分枝杆菌感染引起的呼吸系统传染病，病灶主要发生于肺组织、气管、支气管和胸膜部位。在我国，PT 属乙类法定报告传染病，发病率和死亡数均排第 2 位，主要通过呼吸道飞沫传播。HIV 感染者、糖尿病患者、老年人等易感。一般预后良好，大多数可治愈。

临床表现

1. PT 的临床表现不尽相同，咳嗽、咳痰≥2 周、痰中带血或咯血等为 PT 可疑症状。

2. 结核分枝杆菌潜伏感染者没有 PT 临床表现。非活动性 PT 也无明显症状，仅在胸部影像学诊断时发现。

3. 活动性 PT 通常会出现咳嗽、咳痰、咯血、盗汗、胸痛、疲乏等症状。少数患者可伴有结核性超敏感症候群，包括结节性红斑、疱疹性结膜炎/角膜炎等。

4. 当合并有肺外结核病时，可出现相应累及脏器的症状，如骨关节结核的畸形和功能障碍；神经系统结核的头痛和脑膜刺激征；消化系统结核的交替性腹泻和局部压痛；泌尿生殖系统结核的无痛性血尿和不孕症等。

鉴别诊断

1. 一般诊断　流行病学史（有无 PT 接触史）；其他详见临床表现。

2. 实验室诊断

（1）细菌学检查　标本为痰、体液（血液、胸腔积液等）、脓液、灌洗液等。痰结核分枝杆菌检查是确诊 PT 的主要方法，也是制定化疗方案和考核治疗效果的主要依据。结核分枝杆菌感染的检查结果为，涂片显微镜检查阳性、分枝杆菌培养阳性，菌种鉴定为结核分枝杆菌复合群。

（2）分子生物学检查　结核分枝杆菌核酸检测为阳性，表明结核分枝杆菌感染。

（3）病理学检查　包括穿刺物涂片检查、活组织病理学诊断。

（4）免疫学检查　结核菌素皮肤试验结果提示中度阳性或强阳性、ν干扰素释放试验阳性、结核分枝杆菌抗体阳性，也可帮助判断是否结核分枝杆菌感染。

3. 影像学诊断

（1）胸部 X 线　是诊断 PT 的常规首选方法，可发现早期轻微的结核病变，确定病变范围、部位、形态、密度等；判断病变性质、有无活动性、有无空洞等。

（2）胸部 CT　对病变细微特征进行评价，减少重叠影像，具易发现隐匿的胸部和气管、支气管内病变等优势，常用于 PT 诊断以及与其他胸部疾病的鉴别诊断，也可用于引导穿刺、引流和介入治疗等。

（3）支气管镜　可直接观察气管和支气管病变，也可以抽吸分泌物、刷检及活检。支气管结核表现为黏膜充血、溃疡、糜烂、组织增生、形成瘢痕和支气管狭窄。

药物防治　药物治疗是 PT 治疗的基石，相比其他类型细菌感染，PT 治疗可能需更长的时间。对于活动性 PT，必须服用抗结核药物至少 6～9 个月。

1. 初治活动性 PT（含涂阳和涂阴）治疗方案　治疗方案分强化和巩固两个阶段。

（1）每天用药方案　强化期为异烟肼、利福平、吡嗪酰胺和乙胺丁醇，顿服，2 个月；巩固期为异烟肼、利福平，顿服，4 个月。简写为2HRZE/4HR。

（2）间歇用药方案　强化期为异烟肼、利福平、吡嗪酰胺和乙胺丁醇，隔日 1 次或每周 3 次，2 个月；巩固期为异烟肼、利福平，隔日 1 次或每周 3 次，4 个月。

2. 复治涂阳 PT 治疗方案　复治涂阳 PT 患者强烈推荐进行药物敏感性试验，敏感者按下列方案治疗，耐药者采用耐药方案治疗。

（1）复治涂阳敏感用药方案　强化期为异烟肼、利福平、吡嗪酰胺、链霉素和乙胺丁醇，每天 1 次，2 个月；巩固期为异烟肼、利福平和乙胺丁醇，每天 1 次，6～10 个月，简写为 2 HRZSE6～10HRE。

（2）间歇用药方案　强化期为异烟肼、利福平、吡嗪酰胺、链霉素和乙胺丁醇，隔日 1 次或每周 3 次，2 个月；巩固期为异烟肼、利福平和乙胺丁醇，隔日 1 次或每周 3 次，6 个月。

3. 耐多药 PT 治疗　WHO 推荐尽可能采用新一代的喹诺酮类药物；不使用交叉耐药的药物，治疗方案至含 4 种二线的敏感药物，至少包括吡嗪酰胺、喹诺酮类、注射用卡那霉素或阿米卡星、乙硫异烟胺或丙硫异烟胺和 PAS 或环丝氨酸；药物剂量依体重决定；加强期应为 9～12 个月，总治疗期为 20 个月或更长，以治疗效果决定。

4. 对症治疗　咯血是 PT 常见症状，多以安慰患者、消除紧张、卧床休息为主，可用氨基己酸、氨甲苯酸、酚磺乙胺、卡巴克洛等止血。大咯血可用垂体后叶素，需注意高血压、冠状动脉粥样硬化性心脏病、心力衰竭患者和孕妇禁用。对支气管动脉破坏造成的大咯血可采用支气管动脉栓塞法。仅用于结核毒性症状严重者。必须确保在有效抗结核药物治疗的情况下使用。使用剂量依病情而定，一般用泼尼松口服每天 20mg，顿服，用 1~2 周，以后每周递减 5mg，用药时间为 4~8 周。

5. 接种卡介苗。

其他疗法　手术治疗是重要手段之一，适用于经合理化学治疗后无效或多重耐药的厚壁空洞、大块干酪灶、结核性脓胸、支气管胸膜瘘、大咯血保守治疗无效者。

六、肺动脉高压

肺动脉高压（pulmonary hypertension，PH）是由多种已知或未知原因引起的肺动脉压异常升高的一种病理生理状态，患者早期诊断困难、治疗棘手、预后恶劣，症状出现后多因难以控制的右心衰竭死亡。患者可表现出活动后气促、疲乏、心绞痛等。发病率女性较男性略高。临床上将 PH 分为几类：动脉性 PH、左心疾病所致 PH、肺部疾病和（或）低氧所致 PH、慢性血栓栓塞性所致和其他肺动脉阻塞性疾病所致 PH、未明和（或）多因素所致 PH。

临床表现

1. 最常见症状为活动后气促，以及乏力、头晕、胸痛、胸闷、心悸、黑矇、晕厥等。

2. 合并严重右心功能不全可出现下肢水肿、腹胀、纳差、腹泻和肝区疼痛等。

3. 肺动脉畸形破裂，或通过体肺循环交通支导致的支气管动脉扩张破裂引起咯血。

4. 具有导致 PH 的基础疾病相关表现，如结缔组织病可出现雷诺现象、关节疼痛、口干、眼干、龋齿、脱发、皮肤硬化。

5. 儿童可能出现发育明显异常或迟缓。

鉴别诊断

1. 一般诊断　可见右心扩大导致的心前区隆起；听诊可有肺动脉瓣第二心音亢进，三尖瓣关闭不全引起三尖瓣区收缩期杂音；右心室肥厚可闻及右心室第四心音奔马律；严重右心功能不全时可出现颈静脉充盈或怒张、肝大、下肢水肿、黄疸和发绀。其他详见临床表现。

2. 实验室诊断

（1）血常规　可了解有无继发性红细胞增多等，有助于诊断 PH 或其并发症。动脉血气分析用于评估缺氧的严重程度。

（2）自身免疫抗体检测　检测抗核抗体，以筛查结缔组织病所致 PH；如果临床上有指征，考虑检测类风湿因子和抗中性粒细胞胞质抗体。

（3）人类免疫缺陷病毒（HIV）血清学检查　筛查 HIV 相关 PH。

（4）肝功能试验　以筛查门脉性 PH。

（5）慢性溶血性贫血（如镰状细胞病）或血吸虫病相关检查。

（6）肺功能测定　用于识别和了解可能参与导致 PH 的基础肺病情况。阻塞性模式提示 COPD，而限制性疾病提示间质性肺疾病、神经肌肉无力或胸壁疾病。

3. 影像学诊断

（1）超声心动图　用于估计肺动脉收缩压以及评估右心室大小、厚度和功能。此外，超声心动图还可评估右心房大小、左心室收缩功能和舒张功能、瓣膜功能，同时检测心包积液和心内分流。

（2）胸片 X 线　PH 患者的典型胸片显示中心肺动脉扩大伴外周血管变细，导致肺野缺血。

（3）胸部 CT　提供关于心脏、血管、肺实质及纵隔病变的情况，主要用于 PH 病因诊断、肺血管介入影像学评估以及评价预后。

（4）心脏 MRI　是目前评价右心大小、形态和功能的金标准，且具有较高的可重复性。

（5）腹部超声　主要用于 PH 病因筛查和病情严重程度评估。

（6）心电图　可为 PH 提供诊断、鉴别诊断和预后判断的重要信息，但不能作为诊断或排除 PH 的依据。

（7）心导管检查　右心导管检查是确诊 PH 的金标准，也是进行鉴别诊断、评估病情和治疗效果的重要手段。

药物防治

1. 初始治疗

（1）利尿药　对于合并右心功能不全或是水肿的 PH 患者，初始治疗应给予利尿药。治疗期间应密切监测血钾，使血钾维持在正常水平。

（2）地高辛　心排血量低于 4L/min 或者心排血指数低于 2.5L 是应用地高辛的绝对指征；另外右心室明显扩张、基础心率大于 100 次/min、心室率偏快的心房颤动等均是应用地高辛的指征。

（3）华法林　可预防肺部小动脉内血栓形成，但抗凝血药在使用期间应注意出血风险。

（4）多巴酚丁胺　是重度右心衰竭和急性右心衰竭患者首选的正性肌力药物。

（5）钙通道阻滞药（CCB）　急性血管反应试验结果阳性是应用钙通道阻滞药的指征。

（6）前列环素类药物　不仅能扩张血管降低肺动脉压，长期应用可逆转肺血管重构。常用药物有依前列醇、伊洛前列素、贝前列素。

（7）内皮素受体拮抗剂　对抗内皮素的缩血管作用，从而降低血管压力。常用药有波生坦、安立生坦。

（8）磷酸二酯酶 5 抑制剂　可延长一氧化氮的血管扩张作用。

（9）鸟苷酸环化酶（GC）激动剂　可溶性鸟苷酸环化酶（sGC）是一氧化氮（NO）受体的刺激因子，有双重作用模式，能增加 sGC 对内源性 NO 的敏感性，还能直接刺激该受体来模拟 NO 的作用。

（10）按时接种流感疫苗和肺炎球菌疫苗。

2. 联合治疗　联合应用不同作用机制的药物，其疗效可能相加，或可能在每种药物剂量都较低时达到同等疗效。联合治疗可最初即联用两种药物，也可采用添加治疗的方式。

其他疗法

1. 手术治疗　PH 患者在进行麻醉、机械通气及重大手术时发生心血管衰竭和死亡的风险较高，因此应避免不必要的手术。若患者有必要行手术，术前应继续 PH 的药物治疗，不要中断。常见手术治疗包括肺或心移植、房间隔球囊造口术。

2. 供氧治疗　位于高海拔的患者或计划航空旅行的患者应继续其常

规 PH 药物治疗。同时，可在医生指导下使用辅助供氧（2~4L/min），以将血氧饱和度维持在＞90%。

护理防范

1. 按医嘱服用药物，未经医生同意不可擅自停用或更换药物。

2. PH 患者大部分会存在一定程度的焦虑和抑郁。

3. 避免妊娠，PH 的女性患者一旦妊娠就会有致命危险。

4. 避免到高原出行，避免乘坐飞机出行。

七、慢性肺源性心脏病

慢性肺源性心脏病（chronic pulmonary heart disease，CPHD）简称慢性肺心病，是由慢性支气管-肺疾病、胸廓疾病或肺血管疾病引起肺循环阻力增加、肺动脉高压，进而引起右心室结构和（或）功能改变。本病发展缓慢，可逐渐出现呼吸困难、心悸、食欲下降、腹胀等症状。CPHD 常反复急性加重，多预后不良。CPHD 患病率存在地区差异，北方地区高于南方地区，农村高于城市。CPHD 患病率随年龄增长而增加，吸烟者比不吸烟者患病率高，男女无明显差异。

临床表现　本病发展缓慢，临床上除原有支气管、肺和胸廓疾病的各种症状和体征外，主要是逐步出现肺、心功能障碍以及其他脏器功能损害的征象。按其功能的代偿期与失代偿期进行分述。

1. 肺、心功能代偿期

（1）症状　咳嗽、咳痰、气促，活动后可有心悸、呼吸困难、乏力和劳动耐力下降。感染可使上述症状加重。少有胸痛或咯血。

（2）体征　可有不同程度的发绀，原发肺脏疾病体征。部分患者因肺气肿使胸腔内压升高，阻碍腔静脉回流，可有颈静脉充盈甚至怒张，或使横膈下降致肝界下移。

2. 肺、心功能失代偿期

（1）呼吸衰竭表现　相较以往，患者呼吸困难加重，夜间加重，常有头痛、失眠、食欲下降，白天嗜睡，由于缺氧和（或）二氧化碳无法通过呼吸有效排出体外，甚至会出现表情淡漠、神志恍惚、谵妄等神经系统症状。呼吸衰竭表现可持续存在，也可在原发疾病加重后出现。

（2）呼吸系统感染表现　原发病多因呼吸系统感染诱发，除上述表现外，还会有咳嗽、咳痰、发热等呼吸系统感染症状。

（3）右心衰竭表现　肺循环压力增高，会因为右心长期负担过重而出现右心衰竭，右心衰竭症状除了胸闷、心悸等症状外，主要表现为全身器官、组织淤血的症状，如食欲缺乏、腹胀、恶心。

鉴别诊断

1. 一般诊断　详见临床表现。

2. 实验室诊断

（1）血常规　存在长期缺氧可引起红细胞、血红蛋白升高；合并感染时白细胞总数、中性粒细胞升高。全血黏度及血浆黏度可增加，红细胞电泳时间常延长。

（2）生化检查　心衰及服用利尿药治疗时，可能存在钾、钠、氯等主要电解质的异常；右心衰引起全身脏器淤血时，可有肝、肾功能异常。

（3）血气分析　CPHD肺功能失代偿期可出现低氧血症甚至呼吸衰竭或合并高碳酸血症。

（4）血清学检查　可有肾功能或肝功能异常，以及血清电解质如钾、钠、氯、钙、镁、磷异常。

3. 影像学诊断

（1）胸部X线　呼吸系统感染时可出现肺部不同程度的阴影；存在严重的肺气肿时，可见肋间隙增宽、肺下界下移、胸廓前后径增大等肺过度充气表现；右心异常可见到肺动脉增宽、右心增大等表现。

（2）心脏彩超　可有右心室流出道增宽、右心室内径增大、右心室室壁增厚等右心负荷过重的表现。

（3）心电图检查　对CPHD的诊断阳性率为60.1%～88.2%。

药物防治

药物治疗原则主要包括：控制呼吸系统感染（抗生素抗感染，化痰促进痰液排出）、扩张支气管改善通气（支气管扩张药舒张支气管，糖皮质激素减轻呼吸道炎症）及减轻心脏负荷，控制心衰（利尿药、血管扩张药减轻心脏负荷，强心药改善心衰症状）等。

1. 抗生素　主要以青霉素类、头孢菌素类、喹诺酮类、大环内酯类为主。

2. 支气管扩张药　临床常用沙丁胺醇、异丙托溴铵雾化吸入。

3. 祛痰药　可用溴己新、盐酸氨溴索等。

4. 利尿药　建议选择作用温和的利尿药联合保钾利尿药，如氢氯噻嗪+螺内酯。原则是小剂量、短疗程使用。不良反应常见低钾低氯性碱中毒；不恰当利尿会出现痰液黏稠不易咳出或血液浓缩。

5. 正性肌力药　洋地黄类正性肌力药物。注意，CPHD 患者对洋地黄类正性肌力药耐受性低，易中毒。

6. 可注射流感疫苗和（或）肺炎链球菌疫苗预防。

其他疗法

1. 氧疗　存在低氧血症的患者，吸氧治疗以纠正缺氧的状况，但患者存在二氧化碳潴留时，吸氧浓度不宜太高，否则引起呼吸抑制。

2. 无创正压通气　通过鼻面罩将呼吸机与患者相连，由呼吸机提供正压支持而完成通气辅助，可以替代部分呼吸动作的做功，缓解呼吸肌疲劳；此外，由于在呼气时对气道内形成一定水平的压力，可开通一些呼气时陷闭的气道，改善肺的通气功能。

3. 气管插管有创正压通气　患者需在重症监护室治疗，由专业的重症医师看护。

护理防范

1. 严格遵医嘱使用药物，尤其是初次使用气道吸入药物必须在医生指导下完成，以确保药物充分进入气道；遵医嘱吸氧或使用无创机械通气等。提高免疫力，锻炼呼吸肌以及防止呼吸系统感染。

2. 很多患有支气管-肺部疾病的患者机体处于消耗状态，可适当进高蛋白饮食。患者一旦出现呼吸困难加重、气促、食欲缺乏、腹胀、下肢水肿甚至意识障碍等症状，建议立即就医。

八、肺栓塞

肺栓塞（pulmonary embolism，PE）是由内源性或外源性栓子阻塞肺动脉或其分支引起肺循环和右心功能障碍的一组疾病或临床综合征的总称，包括肺血栓栓塞症、脂肪栓塞、羊水栓塞、空气栓塞、肿瘤栓塞等。

临床表现

1. 经典的 PE "三联征"为呼吸困难、胸痛和咯血。

2. 呼吸困难　是最常见和重要的症状，发生率为 80%～90%。程度与栓塞的范围相关。栓塞面积小时，可无呼吸困难，但当面积较大时，呼吸困难严重，并伴有濒死感，持续时间长，显著焦虑，是预后不良的征兆。

3. 胸痛　发生率为 70% 左右，包括胸膜性胸痛和心绞痛性胸痛。胸痛多为轻至中度，出现胸膜性胸痛往往同时合并胸腔积液，也提示栓塞部位靠近外周，范围较小。

4. 咯血　比例不到 30%。最多见的原因是出血性肺不张，少数是肺梗死。出血量一般不多。

5. 晕厥　多表现为一过性意识丧失，如果是休克引起的晕厥一般提示预后不良，部分患者可以发生猝死。

6. 病情严重时多为烦躁不安、端坐呼吸，严重者可出现休克、四肢湿冷。呼吸频率多超过 20 次/min，可以出现窦性、室上性、室性心动过速与房颤及其他室性心律失常。

鉴别诊断

1. 一般诊断　详见临床表现。

2. 实验室诊断

（1）血浆 D-二聚体检测　有助于评估病情和诊断。

（2）动脉血气分析　有助于评估病情和诊断。

（3）凝血功能相关检查　有助于评估病情和诊断。

3. 影像学诊断

（1）心电图检查　大部分 PE 患者会出现心电图异常。

（2）胸部 X 线　可显示肺动脉阻塞征、肺动脉高压征、右心扩大征及肺组织继发改变，对鉴别其他肺部疾病有重要帮助。

（3）超声心动图　可以提示 PE，并帮助排除其他心血管疾病。

（4）下肢深静脉超声　下肢是深静脉血栓的多发部位，超声检查可以检查下肢静脉中的血栓，并可排查残留的其他血栓，对肺血栓栓塞症有重要的提示意义。

（5）CT 肺动脉造影　确诊 PE 的有效手段之一，能准确发现肺动脉内的栓子。肾功能不全及对比剂过敏者慎用。

（6）放射性核素肺扫描检查　是 PE 的重要诊断方法，对远端 PE 诊断价值更高，且可以用于肾功能不全和碘对比剂过敏患者。

（7）MRI 检查　包括 MRI 和磁共振肺动脉造影，可以直接显示肺动脉内的栓子和低灌注区，可以确诊 PE。肾功能严重受损、对碘对比剂过敏或妊娠患者适用。

药物防治

1. 抗凝血药物　包括华法林、普通肝素、低分子量肝素、磺达肝癸钠、华法林、达比加群酯、利伐沙班、阿哌沙班、阿加曲班、比伐卢定等。

2. 溶栓药物　常用溶栓药物有尿激酶、链激酶和重组织型纤溶酶原激活剂等。与抗凝血药物相同，溶栓治疗的主要并发症也是出血。

3. 对症治疗　镇咳、止痛、镇静等药物对症处理。

其他疗法

1. 外科血栓清除术　对于有溶栓禁忌或溶栓失败的患者，在血流动力学崩溃前，迅速实施个体化血栓清除术可提高患者存活概率。

2. 经皮导管介入治疗　使用导管等专业医疗器械进行介入治疗，可以去除肺动脉及主动脉分支内的血栓，促进右心室功能恢复，改善症状和存活率。

3. 静脉滤器　静脉滤器植入可以减少 PE 急性期病死率，但会增加静脉血栓形成的复发风险。不建议植入永久性静脉滤器。

护理防范

1. PE 患者溶栓后短期内应卧床休息，以免栓子脱落造成再栓塞。病情允许后要尽快下床活动，促进下肢静脉血回流。饮食以清淡、易消化、富含维生素为宜，少食刺激性食物，保证疾病恢复期的营养。

2. 若患者存在下肢深静脉血栓，溶栓治疗后血栓松动，极易脱落，患者下肢最好不要用力，且家属也不要随意按摩。

3. 要避免腹压增加的因素，如上呼吸道感染要积极治疗，以免咳嗽时腹压增大，造成血栓脱落。

4. 急性 PE 溶栓后患者卧床时间较长，平时要注意患者的皮肤保护，注意床垫硬度，保持皮肤干燥，每2h 翻身 1 次，避免局部皮肤长期受压、破损。

5. 定期随诊，按时遵医嘱服药。

6. 服用抗凝血药的患者要自我观察出血现象，并按照医嘱定期复查抗凝指标。病情有变化时及时就医。必要时应用预防性抗凝血疗法。

九、肺气肿

肺气肿（emphysema，EM）是指终末细支气管远端的气道弹性减退、过度膨胀、充气和肺容积增大或同时伴有气道壁破坏的病理状态。按其发病原因 EM 有如下几种类型：老年性 EM、代偿性 EM、间质性 EM、灶性 EM、旁间隔性 EM 和阻塞性 EM。

临床表现 临床症状轻重视 EM 程度而定。早期可无症状或仅在劳动、运动时感到气短。随着 EM 进展，呼吸困难程度随之加重，以致稍一活动或完全休息时仍感气短。患者感到乏力、体重下降、食欲减退、上腹胀满，伴有咳嗽、咳痰等症状，典型 EM 者胸廓前后径增大，呈桶状胸，呼吸运动减弱，语音震颤减弱，叩诊过清音，心脏浊音界缩小，肝浊音界下移，呼吸音减低，有时可听到干湿啰音，心音低远。

鉴别诊断

1. 一般诊断 EM 患者可多年无症状，症状多在 50 岁后出现。随着病情进展，会出现咳嗽、劳力性呼吸急促等症状，此时需要就诊。

2. 实验室诊断

（1）血液气体分析 如出现明显缺氧、CO_2 滞留时，则动脉血氧分压（PaO_2）降低，二氧化碳分压（$PaCO_2$）升高，并可出现失代偿性呼吸性酸中毒，pH 值降低。

（2）呼吸功能检查 对诊断阻塞性 EM 有重要意义，残气量/肺总量比＞40%。

3. 影像学诊断

（1）心电图检查 一般无异常，有时可呈肢导低电压。

（2）X 线检查 可见胸廓扩张，肋间隙增宽，肋骨平行，膈降低且变平，两肺野透亮度增加。

（3）肺部 CT 检查 可判断 EM 的严重程度，了解小叶中央型和全小叶型等病变，了解 EM 病变分布的均匀程度。

药物防治 EM 病变无法逆转，治疗的目的在于延缓病变的发展，改善呼吸功能，提高患者工作、生活能力。急性期的药物治疗如下。

1. 适当应用支气管扩张药物 如氨茶碱、β_2 受体激动剂。病情需要时，可适当选用糖皮质激素。

2. 根据病原菌或经验应用抗生素 如青霉素类、氨基糖苷类、喹诺酮类及头孢菌素类等。

其他疗法

1. 呼吸功能锻炼 腹式呼吸，缩唇深慢呼气，以加强呼吸肌的活动。

增加膈肌活动能力。

2. 家庭氧疗　每天 12～15h 给氧能延长寿命，若能达到每天 24h 的持续氧疗，效果更好。

3. 物理治疗　视病情制定方案，例如太极拳、呼吸操、定量行走或登梯练习。

十、肺水肿

肺水肿（pulmonary edema，PE）是由于肺血管外液体量过多甚至渗入肺泡，引起生理功能紊乱所致的疾病。临床上常见的 PE 是心源性 PE 和肾性 PE。病理学分间质性和肺泡性两类，可同时并存或以某一类为主。

临床表现　临床表现为呼吸困难、发绀、咳嗽、咳白色或血性泡沫痰（粉红色血性痰）；两肺散在湿啰音，血气分析低氧血症加重，甚至出现二氧化碳潴留和混合性酸中毒。

鉴别诊断

1. 一般诊断　几乎所用 PE 患者的肺部听诊都能发现异常，特别是可闻及湿啰音。早期 PE，其湿啰音位于肺底部。随着 PE 的进展，湿啰音范围扩大。严重 PE 患者，特别是渗透性增加所致者，通常有外围分布的现象，肺部可出现实变，医生叩诊呈浊音，呼吸音传导增强。

2. 实验室诊断

（1）血浆脑利尿钠肽（BNP）检查　BNP 对于心源性 PE 的诊断有一定意义，BNP＜100ng/L 提示心功能不全的可能性不大，BNP＞500ng/L 提示高度可能心功能不全。

（2）肌钙蛋白水平检查　肌钙蛋白水平升高，常提示心肌细胞损伤。

（3）动脉血气分析　氧分压在疾病早期主要表现为低氧，吸氧能使 PaO_2 明显增高。CO_2 分压在疾病早期主要表现为低 CO_2，后期则出现高 CO_2，出现呼吸性酸中毒和代谢性酸中毒。

（4）血清电解质、血清渗透压的检查　可发现相应的信息，如药物中毒。

3. 影像学诊断

（1）X 线检查　肺泡水肿主要表现为腺泡状致密阴影，呈不规则相互融合的模糊阴影，弥漫分布或局限于一侧或一叶，或从肺门两侧向外扩展逐渐变淡成典型的蝴蝶状阴影。有时可伴少量胸腔积液。

（2）肺部超声检查 可发现双侧的、弥漫性的、与呼吸同步的、自发胸膜发出的彗星尾状线，则高度提示心源性 PE。

（3）肺毛细血管楔嵌压检查 可以明确肺毛细血管压增高的 PE。

药物防治 病因治疗对 PE 的预后至关重要，可减轻或纠正肺血管内外液体交换紊乱。利尿药可发挥或减轻 PE 的作用，强心药主要适用于心源性PE（参见心功能不全项下）。

1. 利尿 呋塞米 40～100mg，或布美他尼 1mg，可迅速缓解症状，但不宜用于血容量不足者。

2. 吗啡 适用于心源性 PE，皮下或静脉注射 5～10mg，可减轻焦虑，改善肺循环和体循环，改善通气。但禁用于休克、呼吸抑制和慢性阻塞性肺病合并 PE 者。

3. 降低外周血管阻力 酚妥拉明 0.2～1mg/min 或酚苄明 0.5g～1mg/kg 静脉滴注，对缓解慢性阻塞性肺病颇有效。或静脉滴注硝普钠 15～30μg/min 可扩张小动脉和小静脉。

4. 强心 毛花苷 C 0.4～0.8mg 或毒毛花苷 K 0.25mg 溶于 25%～50%葡萄糖注射液中缓慢静注；也可选用氨力农静滴，适用于快速心房纤颤或扑动诱发的 PE。

5. 氨茶碱 缓慢静脉注射 0.25g 可有效地扩张支气管，改善心肌收缩力，增加肾血容量和排钠。每天极量为 1g。

6. 对症治疗 尚可选用 β_2 受体激动剂特布他林或沙美特罗，有助于预防 PE 或促进 PE 吸收或消散；肾上腺糖皮质激素地塞米松 20～40mg/d 或氢化可的松 400～800mg 静脉注射连续 2～3d，能减轻炎症反应和微血管通透性等。

其他疗法

1. 氧疗 PE 患者吸入较高浓度氧气可改善低氧血症，最好用面罩给氧。湿化器内置 75%～95%乙醇或 10%硅酮有助于消除泡沫。

2. 减少肺循环血量 患者坐位，双腿下垂或四肢轮流扎缚静脉止血带，每 20min 轮番放松一侧肢体 5min。适用于输液超负荷或心源性 PE，禁用于休克和贫血患者。

3. 机械通气 需患者同意和专科医师施行。

护理防范

1. 患者应充分休息，适当减少体力劳动，避免紧张和劳累，病情严重者应卧床休息。

2. 严密监护，检测患者呼吸、心率、血压、心电图及血气的变化。

3. 预后与基础病变、PE 程度、有无并发症及治疗是否得当关系密切，个体差异很大。早期诊疗，在空气清新而无污染的环境生活或工作者预后相对良好。

十一、呼吸衰竭

呼吸衰竭（respiratory failure，RF）简称呼衰，是各种病因引起的肺功能严重损害，因缺氧或 CO_2 潴留，产生一系列生理功能和代谢紊乱的临床综合征。一般分为急性、慢性两型。急性 RF 以成人呼吸窘迫综合征（ARDS）为代表；慢性 RF 多由慢性阻塞性肺病所致。

临床表现 RF 的临床表现除原发疾病症状外，主要是缺氧、CO_2 潴留所致的多脏器功能紊乱：①呼吸困难；②发绀；③精神神经症状；④血液循环系统症状；⑤可有消化道、泌尿道症状。

鉴别诊断

1. 一般诊断　本病主要诊断依据，急性的如溺水、电击、外伤、药物中毒、严重感染、休克；慢性的多继发于慢性呼吸系统疾病，如慢性阻塞性肺疾病等。

2. 实验室诊断

（1）血气分析　静息状态吸空气时 $PaO_2 < 8.0kPa$（60mmHg），$PaCO_2 > 6.7kPa$（50mmHg）为 Ⅱ 型 RF，单纯动脉血氧分压降低则为 Ⅰ 型 RF。

（2）电解质检查　呼吸性酸中毒合并代谢性酸中毒时，常伴有高钾血症；呼吸性酸中毒合并代谢性碱中毒时，常有低钾血症和低氯血症。

（3）痰液检查　痰涂片与细菌培养的检查结果有利于指导用药。

药物防治

1. 积极治疗原发病，合并细菌等感染时应使用敏感抗生素，去除诱发因素。

2. 保持呼吸道通畅和有效通气量，可给予解除支气管痉挛和祛痰药物，如沙丁胺醇、硫酸特布他林解痉，乙酰半胱氨酸、盐酸氨溴索等祛痰。必要时可用肾上腺皮质激素静脉滴注。

其他疗法

1. 建立通气气道　增加通气，改善 CO_2 潴留。

2. 氧疗　有条件者可自备家庭用氧气供给装置（箱）一套，可随时应急。

护理防范

1. 解除支气管痉挛，消除支气管黏膜水肿，减少支气管分泌物，降低气道阻力，减少能量消耗。

2. 增强营养　提高糖类、蛋白及各种维生素的摄入量，必要时可静脉滴注复合氨基酸、血浆、白蛋白。

3. 每天做呼吸体操，增强呼吸肌的活动功能。

十二、肺大疱

肺大疱（bullae，BU）是指由于各种原因导致肺泡腔内压力升高，肺泡壁破裂，互相融合，在肺组织形成的含气囊腔。BU 有先天性和后天性两种。先天性多见于小儿，因先天性支气管发育异常，黏膜皱襞呈瓣膜状，软骨发育不良，引起活瓣作用所致。后天性多见于成人、老年患者，常伴慢性支气管炎和肺气肿。目前绝大多数的 BU 手术均可在电视胸腔镜下完成，2/3 的患者术后症状明显改善。

临床表现　较小的、数目少的单纯 BU 可无任何症状，有时只是在胸部 X 线片或 CT 检查时偶然被发现。有些 BU 可经多年无改变，部分 BU 可逐渐增大。BU 的增大或在其他部位又出现新的 BU，可使肺功能发生障碍并逐渐出现症状。体积大或多发性 BU 可有胸闷、气短等症状。尤其是体积超过一侧胸腔容积 1/2 的巨型 BU，或合并有慢性阻塞性肺病的患者常会有明显胸闷、气短等症状。大疱内感染可引起咳嗽、咳痰、寒战和发热，严重时出现发绀。少数 BU 患者有咯血和胸痛等症状。

鉴别诊断

1. 一般诊断　BU 患者发生自发性气胸或继发感染，常会出现呼吸困难、发热、咳嗽、咳痰等症状，这往往是患者就医的主要原因。

2. 影像学诊断

（1）胸部 X 线检查　是诊断 BU 的最好方法。

（2）CT 检查　可发现胸膜下有普通胸片不易显示的直径在 1cm 以下的 BU。

（3）肺血管造影　可准确表现肺血管受损的程度，以及 BU 周围血管被压挤的情况。

药物防治　BU 是一种不可逆转的肺部病损，目前尚无有效的药物治疗，检查发现的无症状的 BU 一般无需治疗。伴有慢性支气管炎或肺气肿的患者，主要治疗原发病变。继发感染时，应用抗生素治疗。

其他疗法

1. 手术治疗　若因患者 BU 体积大反复自发性气胸，或因 BU 体积巨大占据一侧胸腔的 70%～100%，引起呼吸窘迫、感染、出血者，则手术治疗可能是唯一有效的治疗方法。

2. 近年来内镜、热成型等新型治疗方式在不断探索。

护理防范　避免屏气、剧烈咳嗽、用力搬重物及感冒等，以免发生 BU 破裂。

十三、胸腔积液

胸腔积液（pleural effusion，PE）是以胸膜腔内病理性液体积聚为特征的一种常见临床症候。胸膜腔为脏层和壁层胸膜之间的一个潜在间隙，正常人胸膜腔内有 5～15mL 液体，在呼吸运动时起润滑作用，胸膜腔内每天有 500～1000mL 的液体形成与吸收，任何原因导致胸膜腔内液体产生增多或吸收减少，即可产生 PE。按其发生机制可分为漏出性 PE 和渗出性 PE 两类。

临床表现　根据不同的病因，其典型症状会有所不同。患者可能会出现胸痛、呼吸急促、咳嗽等症状，其症状会根据 PE 量的不同而改变。当积液量少于 0.3～0.5L 时，症状不明显；当胸膜内有大量液体时，患者可表现为心悸、呼吸急促、呼吸困难等症状。

鉴别诊断

1. 一般诊断　当出现胸闷、胸痛、呼吸困难等症状时，应及时就医。医生根据症状、体格检查、影像学诊断及 PE 量等实验室诊断做出诊断。

2. 实验室诊断　可胸腔穿刺抽液进行以下检查。

（1）外观　不同性质和不同病因导致的 PE 外观不同。由心功能不全造成的 PE 常较清亮，呈淡黄色液体；由感染、恶性肿瘤、结核性胸膜炎等原因造成的 PE 常较混浊；血性、脓性、胆固醇、乳糜性等 PE 分别呈红色、黄色、黄白色以及白色。

（2）葡萄糖和 pH 值　测定胸液葡萄糖含量和 pH 值有助于鉴别 PE 的病因。

（3）酶　如 LDH、淀粉酶、腺苷脱氢酶等酶活性的测定，用于区分漏出液和渗出液，或鉴别恶性 PE 和结核性 PE。

（4）胆红素　测定 PE 和血清胆红素的比值（大于 0.6）有助于渗出液的诊断。

（5）病原体　胸液涂片查找细菌及培养，有助于病原诊断。

3. 影像学诊断

（1）胸部 X 线片和胸部 CT　一般积液量在 200mL 左右即可见到肋膈角变钝。包裹性积液局限于一处，不随体位改变而变动。胸部 CT 在显示积液的同时，还能显示肺内、纵隔和胸膜病变的情况，能提示积液的病因。

（2）胸部超声　在胸膜脏层和壁层之间出现可随呼吸而改变的无回声区，是 PE 超声检查特征。胸部超声检查可估计积液量的多少，还可鉴别PE、胸膜增厚、液气胸等。对包囊性积液可提供较准确的定位诊断，有助于胸腔穿刺抽液。

药物防治　PE 的治疗取决于病因及症状。当出现呼吸困难、胸闷、胸痛等症状时，应及早到医院就诊，吸引出过多的 PE 以缓解症状，同时确诊病因并进行治疗。

1. 抗结核治疗　由结核引起的 PE 需要进行正规的抗结核治疗。常见的药物包括利福平、吡嗪酰胺、乙胺丁醇和链霉素等。

2. 抗生素　细菌感染导致的 PE 可以应用抗生素控制感染。

3. 利尿药　由心功能不全导致的 PE 可以应用利尿药来排出体内多余的液体。

4. 糖皮质激素　由结核引起的大量 PE，若患者全身中毒症状较重，可尝试在抗结核的同时，短期加用糖皮质激素进行治疗。

其他疗法　手术治疗：治疗性胸穿抽液和胸膜固定术是治疗恶性 PE 的常用方法。

护理防范　在治疗期间应注意加强呼吸功能锻炼，如爬楼、吹气球，一方面有利于 PE 引流，另一方面可有效促进肺扩张，避免肺萎缩、肺不张。

十四、肺性脑病

肺性脑病（pulmonary encephalopathy，PE）又称肺心脑综合征，是慢性支气管炎并发肺气肿、肺源性心脏病及肺功能衰竭引起的脑组织损害及脑循环障碍。主要依据有慢性肺部疾病伴肺功能衰竭；临床表现有意识障碍、神经精神症状和定位神经体征；血气分析有肺功能不全及高碳酸血症的表现；排除了其他原因引起的神经、精神障碍而诊断。

临床表现　早期可表现为头痛、头昏、记忆力减退、精神不振、工作能力降低等症状。继之可出现不同程度的意识障碍，轻者呈嗜睡、昏睡状态，重则昏迷。主要系缺氧和高碳酸血症引起的二氧化碳麻醉所致。此外还可有颅内压升高、视盘水肿和扑翼样震颤、肌阵挛、全身性强直-阵挛发作等各种运动障碍。精神症状可表现为兴奋、不安、言语增多、幻觉、妄想等。

鉴别诊断

1. 一般诊断　主要依据有慢性肺部疾病伴肺功能衰竭；临床表现有意识障碍、神经精神症状和定位神经体征；血气分析有肺功能不全及高碳酸血症的表现；排除了其他原因引起的神经、精神障碍而诊断。

2. 实验室诊断

（1）血气分析　可见 $PaCO_2$ 增高，二氧化碳结合力增高，标准碳酸氢盐和剩余碱的含量增加及血 pH 值降低。

（2）脑脊液　压力升高，红细胞增加等。

3. 影像学诊断

（1）脑电图检查　呈不同程度弥漫性慢性波性异常，且可有阵发性变化。

（2）胸部 X 线片检查　明确是否存在可导致 PE 的肺部疾病，初步判断原有疾病的种类，便于对病因治疗。

药物防治　PE 主要由缺氧和 CO_2 潴留引起，治疗以纠正缺氧、改善通气功能为主。当患者出现精神症状时，可以使用对呼吸功能影响小的药物进行对症处理，也可以适当使用一些促进脑细胞代谢的药物，维持脑部能量的供应。

其他疗法

1. 吸氧　应该低流量、低浓度吸氧，吸入浓度维持在 24%～32% 的氧气，避免使用高浓度氧气造成疾病恶化。

2. 一般支持疗法　维持机体电解质和酸碱平衡，保证充足的营养和热量供应。

护理防范　保证呼吸通畅：帮助患者拍背，减少气道内痰液黏附，保持患者呼吸道通畅。

十五、尘肺病

尘肺病（pneumoconiosis，PN）是由于在职业活动中长期吸入生产性粉尘（灰尘），并在肺内潴留而引起的以肺组织弥漫性纤维化（瘢痕）为主的全身性疾病。PN 按其吸入粉尘的种类不同，可分为无机 PN 和有机 PN。在生产劳动中吸入无机粉尘所致的 PN，称为无机 PN。PN 大部分为无机 PN。吸入有机粉尘所致的 PN 称为有机 PN，如石棉肺、农民肺等。

临床表现　PN 无特异的临床表现，其临床表现多与合并症有关。

1. 咳嗽　早期 PN 患者咳嗽多不明显，但随着病程的进展，患者多合并慢性支气管炎，晚期患者多合并肺部感染，均可使咳嗽明显加重。咳嗽与季节、气候等有关。

2. 咳痰　一般咳痰量不多，多为灰色稀薄痰。如合并肺内感染及慢性支气管炎，痰量则明显增多，痰呈黄色黏稠状或块状，常不易咳出。

3. 胸痛　PN 患者常感觉胸痛，胸痛和 PN 临床表现多无相关或平行关系。一般为隐痛，也可胀痛、针刺样痛等。

4. 呼吸困难　随肺组织纤维化程度的加重，有效呼吸面积减少，通气/血流比例失调，呼吸困难也逐渐加重。

5. 咯血　较为少见，可由于呼吸道长期慢性炎症引起黏膜血管损伤，痰中带少量血丝；也可能由于大块纤维化病灶的溶解破裂损及血管而使咯血增多。

鉴别诊断

1. 一般诊断　早期患者一般状态尚好，晚期则营养欠佳。晚期患者，特别是并发肺结核或肺部感染时，肺部可听到啰音。有肺气肿、气胸、肺源性心脏病时，可出现相应的体征。有杵状指时，应考虑其他并发病的可能。

2. 实验室诊断

（1）痰液病原学检查　当合并肺结核、肺炎、肺部真菌感染时，痰涂片、痰液培养以及痰液核酸检查有诊断意义。

（2）肺功能检查　可明确肺功能的损害程度。

（3）动脉血气分析　对评估疾病严重性，鉴别是否并发低氧血症具有价值。

3. 影像学诊断　X 线检查：可出现圆形或不规则小阴影，可逐渐由少变多，密集度逐渐增高，继而可聚集形成大阴影，典型者可呈对称性改变。

药物防治　PN 的治疗是脱离粉尘污染环境，治疗和预防各种并发症为主，防止并发症会延缓 PN 的进展。

1. 西药防治　常用药物有克矽平及铝制剂，可延缓 PN 的进展。

2. 中医药治疗　主要有行气活血、清肺润燥，提高机体免疫力、增加肺通气功能和延缓肺纤维化进展的作用。药物有川芎嗪注射液、丹参酮注射液、银杏叶制剂、汉防己甲素和痰热清等。

其他疗法

1. 手术介入治疗　PN 病理为肺组织弥漫性纤维化，肺功能下降，对PN 合并结核球、其他肺组织纤维化轻者，可考虑手术切除。

2. 近年来开展的肺灌洗术，适合于近期大量接触粉尘且尘肺一期以下患者，不适合尘肺二期及有严重合并症患者。

护理防范　PN 确诊之后，就应调离粉尘作业岗位，病情较重者应休息或安排疗养，在冬、春两季要注意防止呼吸道感染。

十六、硅沉着病

硅沉着病（silicosis，SI）又称矽肺，是尘肺中最为常见的一种类型，是由于长期吸入大量游离二氧化硅粉尘所引起，以肺部广泛的结节性纤维化为主的疾病。SI 是尘肺中最常见、进展最快、危害最严重的一种类型。

临床表现　早期可无症状或症状不明显，随着病情的进展可出现多种症状。气促常较早出现，呈进行性加重。早期常感胸闷、胸痛，胸痛较轻微，为胀痛、隐痛或刺痛。胸闷和气促的程度与病变的范围及性质有关。早期由于吸入矽尘可出现刺激性咳嗽，并发感染或吸烟者可有咳痰。少数患者有血痰。Ⅲ期 SI 由于大块纤维化使肺组织收缩，导致支气管移位和叩诊浊音。

鉴别诊断

1. 一般诊断 根据可靠的生产性粉尘接触史、现场劳动卫生学调查资料，以技术质量合格的 X 线后前位胸片表现作为主要依据，参考动态观察资料及尘肺流行病学调查情况，结合临床表现和实验室诊断，排除其他肺部类似疾病后，对照尘肺诊断标准可作出尘肺病的诊断和 X 线分期。

2. 实验室诊断

（1）痰液病原学检查 当合并肺结核、肺炎时，痰涂片、痰液培养以及痰液核酸检查有诊断意义。

（2）动脉血气分析 对评估疾病严重性、鉴别是否并发低氧血症具有价值。

3. 影像学诊断

（1）肺功能检查 单纯性 SI 患者胸部影像呈双肺弥漫高密度小节结影，肺功能通气和弥散功能通常正常；复杂性 SI 患者胸部影像呈双肺团块影，可以出现肺功能通气功能障碍；当合并肺气肿时，肺泡结构破坏，可出现弥散功能下降；当 SI 合并慢阻肺时，往往表现为呼气性通气障碍，伴弥散量下降。

（2）肺部 CT 检查 单纯性 SI 患者胸部 CT 呈双肺弥散分布的高密度小节结影，双上肺为主，伴肺门和纵隔淋巴结蛋壳样钙化；复杂性 SI 患者胸部影像呈双上肺分布为主的纤维化团块影，伴或不伴弥漫分布的高密度小节结影，严重者纤维团块可压迫亚段支气管和肺血管，伴肺动脉增宽，病灶周围可伴牵拉性肺气肿。

药物防治 目前没有肯定有效的延缓 SI 肺纤维化进展的治疗药物，治疗和预防以各种并发症为主，防止并发症会延缓 SI 的进展。

1. 合并慢阻肺的治疗药物

（1）长效抗胆碱吸入药物 如噻托溴铵。

（2）吸入性糖皮质激素和长效 β_2 受体激动剂吸入药物 如噻托溴铵吸入喷雾剂。

（3）茶碱类药物 如氨茶碱。

（4）痰液裂解剂 如乙酰半胱氨酸。

2. 镇咳治疗 可待因、右美沙芬、那可因等。

其他疗法 肺移植：终末期 SI 患者可进行肺移植治疗。

护理防范　凡有活动性肺内外结核，以及各种呼吸道疾病患者，都不宜参加矽尘工作。

十七、睡眠呼吸暂停综合征

睡眠呼吸暂停综合征（sleep apnea syndrome，SAS）是一种病因不明的睡眠呼吸疾病，临床表现有夜间睡眠打鼾伴呼吸暂停和白天嗜睡。由于呼吸暂停引起反复发作的夜间低氧和高碳酸血症，可导致高血压、冠心病、糖尿病和脑血管疾病等并发症及交通事故，甚至出现夜间猝死。因此 SAS 是一种有潜在致死性的睡眠呼吸疾病。

临床表现

1. 打鼾　睡眠中打鼾是由于空气通过口咽部时使软腭振动引起。打鼾意味着气道有部分狭窄和阻塞，打鼾是 SAS 的特征性表现。这种打鼾和单纯打鼾不同，音量大，十分响亮，鼾声不规则，时而间断。

2. 白天嗜睡　SAS 患者表现为白天乏力或嗜睡。

3. 睡眠中发生呼吸暂停　较重的患者常常夜间出现憋气，甚至突然坐起，大汗淋漓，有濒死感。

4. 夜尿增多　夜间由于呼吸暂停导致夜尿增多，个别患者出现遗尿。

5. 头痛　由于缺氧，患者出现晨起头痛。

6. 性格变化和其他系统并发症　包括脾气暴躁，智力和记忆力减退以及性功能障碍等，严重者可引起高血压、冠心病、糖尿病和脑血管疾病。

鉴别诊断

1. 一般诊断　当患者出现睡眠打鼾时需引起警惕，如反复的呼吸暂停，则应尽早就医。呼吸暂停事件以阻塞为主，伴打鼾、睡眠呼吸暂停、白天嗜睡等症状。

2. 实验室诊断

（1）血常规检查　特别需要了解红细胞计数、血细胞比容、红细胞平均体积、红细胞平均血红蛋白浓度的情况。

（2）动脉血气分析　经医生判断必要时可行动脉血气分析。

3. 影像学诊断

（1）X 线头影测量　间接了解气道阻塞部位，但不必要对所有 SAS 患者进行 X 线头影测量。

（2）多导睡眠监测　是诊断 SAS 最重要的方法。某些情况下借助食管压检测，还可与中枢性睡眠呼吸暂停综合征相鉴别。

（3）鼻咽纤维镜检查　偏重于动态诊断。

药物防治　目前尚无疗效确切的药物可以针对性使用，药物治疗主要用于对症治疗或对因治疗。如针对上气道炎症的病因如鼻窦炎、过敏性鼻炎等进行治疗，可使用鼻喷激素等。

其他疗法

1. 非手术治疗

（1）经鼻持续气道正压呼吸（CPAP）　此法是目前治疗中重度 SAS 最有效的治疗方法，大部分患者通过 CPAP 治疗，都可以达到满意的治疗效果。

（2）口腔矫治器　睡眠时佩戴口腔矫治器可以抬高软腭，牵引舌主动或被动向前以及下颌前移，达到扩大口咽及下咽部，是治疗单纯鼾症的主要手段或 SAS 非外科治疗的重要辅助手段之一，但对中重度 SAS 患者无效。

2. 手术治疗　选择何种手术方法要根据气道阻塞部位、严重程度、是否有病态肥胖及全身情况来决定。常用的手术方法有以下几种。

（1）扁桃体、腺样体切除术　这类手术适用于有扁桃体增生的成人患者，或腺样体增生所致的儿童患者。一般术后短期有效，随着青春发育、舌、软腭肌发育后，仍然可复发。

（2）鼻腔手术　由于鼻中隔偏曲、鼻息肉或鼻甲肥大引起鼻气道阻塞者，可行鼻中隔成形术，鼻息肉或鼻甲切除，以减轻症状。

（3）舌成形术　由舌体肥大、巨舌症、舌根后移、舌根扁桃体增大者，可行舌成形术。

（4）腭垂、腭、咽成形术　此手术是切除腭垂过长的软腭后缘和松弛的咽侧壁黏膜，将咽侧壁黏膜向前拉紧缝合，以达到缓解软腭和口咽水平气道阻塞的目的。

（5）正颌外科　正颌外科治疗主用于因颌骨畸形引起的口咽和下咽部气道阻塞的 SAS。

护理防范　睡前禁服镇静催眠药。体位性 OSAHS 患者，可采取侧卧位睡眠。

（蒙　晓　周　涛）

第三章　循环系统疾病

第一节　冠状动脉粥样硬化性心脏病

冠状动脉粥样硬化性心脏病是指由于冠状动脉粥样硬化使管腔狭窄或闭塞导致心肌缺血、缺氧或坏死而引发的心脏病，统称为冠状动脉性心脏病或者冠状动脉疾病，简称冠心病，归属为缺血性心脏病，是动脉粥样硬化导致器官病变的最常见类型。世界卫生组织（WHO）将冠心病分为五大类：无症状心肌缺血（隐匿性冠心病）、心绞痛、心肌梗死、缺血性心力衰竭（缺血性心脏病）和猝死临床类型。临床中常常分为稳定性冠心病和急性冠状动脉综合征（acute coronary syndrome，ACS）。稳定性冠心病，包括隐匿型冠心病、稳定型心绞痛及缺血性心肌病等；ACS 包括 ST 段抬高型心肌梗死、非 ST 段抬高型心肌梗死及不稳定型心绞痛（unstable angina，UA）。后二者又合称为非 ST 段抬高型 ACS（NSTE-ACS）。

一、隐匿型冠心病

隐匿型冠心病（latent coronary heart disease，LCHD）是无临床症状但有心肌缺血客观证据（心电活动、心肌血流灌注及心肌代谢等异常）的冠心病，亦称无症状性心肌缺血（silent myocardial ischemia，SMI）。主要分为两种类型。Ⅰ型：较少见，发生于冠脉狭窄的患者，心肌缺血很严重甚至发生心肌梗死，但是临床上患者无心绞痛症状，可能系患者心绞痛警告系统缺陷。Ⅱ型：较常见，发生于稳定型心绞痛、UA 或血管痉挛性心绞痛的患者，这些患者存在的无症状心肌缺血常在心电监护时被发现。老年人 SMI 的发生率比中青年人高，目前发病机制尚不清楚，部分与高龄、糖尿病等原因损害疼痛警报系统有关。

临床表现　发作的时间节律性有异同：一般 SMI 在上午多发，午夜少发，老年人与中青年人一样，高发时间仍然在 6：00～10：00。

鉴别诊断

1. 一般诊断　SMI 患者无临床症状，部分患者可能为早期冠心病，可能突然转为心绞痛或急性心肌梗死（acute myocardial infarction，AMI）。

2. 实验室诊断　血糖、血脂检查可了解冠心病危险因素。血清心肌损伤标志物可以作为参考；查血常规注意有无贫血；必要时检查甲状腺功能。

3. 影像学诊断

（1）放射性核素心肌灌注显像　负荷成像时心肌灌注减少，静息成像时心肌灌注改善或正常。

（2）超声心动图负荷试验　负荷期间诱导出节段性室壁运动异常。适用于老年人、骨关节病及心肺功能不全等难以进行心电图运动试验的患者。

药物防治

1. 西药防治

（1）β 受体阻滞剂　常用美托洛尔、阿替洛尔及比索洛尔。伴严重心动过缓和高度房室传导阻滞、窦房结功能紊乱、明显支气管痉挛或支气管哮喘患者禁用 β 受体阻滞剂。慢性肺源性心脏病患者可谨慎使用高度选择性 $β_1$ 受体阻滞剂。

（2）钙通道阻滞药　临床常用药物有氨氯地平、长效硝苯地平及地尔硫䓬。常见不良反应有外周水肿、便秘、心悸、面部潮红，其他不良反应还包括头痛、头晕、虚弱无力等。

（3）硝酸酯类药物　硝酸酯类药物连续应用 24h 后可发生耐药，长期使用硝酸酯类药物必须采用偏心给药的方法，保证提供每天 8～12h 的无硝酸酯或低硝酸酯浓度。

（4）联合治疗　当单用 β 受体阻滞剂或钙通道阻滞药不能有效抑制无症状心肌缺血时需要联合药物治疗。理想情况下，最佳联合治疗所用的药物可消除或抑制彼此的不良影响，并防止心肌氧需求增加。可选择的联合治疗方案包括：β 受体阻滞剂联合钙通道阻滞药；β 受体阻滞剂联合长效硝酸盐；钙通道阻滞药联合长效硝酸盐。

（5）其他药物治疗　他汀类药物和抗血小板药物可将血脂控制在满意水平，保护血管内皮功能，稳定动脉粥样斑块并防止 SMI 进一步恶化。

2. 中医药治疗　中医理论中活血化瘀类的药物对于 SMI 的症状控制具有一定的辅助作用。①复方丹参滴丸　吞服或舌下含服。②麝香保心丸。③通心络胶囊。

护理防范

1. 积极有效控制糖尿病、高血压病、高血凝状态及高脂血症。

2. 戒烟酒，低脂低盐饮食。

3. 避免情绪激动、过度劳累，适度锻炼，保持充足睡眠。

4. 身边常备硝酸甘油片，注意开封后保质期不超过 6 个月，需舌下含服，不能口服，否则药效差。每 5min 可重复 1 次，若连续服用 3 片疼痛持续存在，应立即就医。

二、稳定型心绞痛

稳定型心绞痛（stable angina pectoris，SAP）是在冠状动脉固定性严重狭窄基础上，由于心肌负荷的增加引起的心肌急剧的、短暂的缺血缺氧临床综合征，通常为一过性的胸部不适，其特点为短暂的胸骨后压榨性疼痛或憋闷感（心绞痛），可由运动、情绪波动或其他应激诱发，休息或用硝酸酯制剂后疼痛消失。疼痛发作的程度、频率、性质及诱发因素在数周至数月内无明显变化。发病机制主要是冠状动脉存在固定狭窄或部分闭塞的基础上发生需氧量的增加。

临床表现　　心绞痛以发作性胸痛为主要临床表现，疼痛的特点如下。

（1）部位　　心肌缺血引起的胸部不适通常位于胸骨体之后，可波及心前区，有手掌大小范围，甚至横贯前胸，界限不很清楚。常放射至左肩、左臂内侧达无名指和小指，或至颈、咽或下颌部。

（2）性质　　胸痛常为压迫、发闷、紧缩或胸口重感，有时被描述为颈部扼制或胸骨后烧灼感，但不像针刺或刀扎样锐性疼痛。可伴有呼吸困难，也可伴有非特异性症状如乏力或虚弱感、头晕、恶心、坐立不安或濒死感。呼吸困难可能为稳定型心绞痛的唯一临床表现，有时与肺部疾病引起的气短难以鉴别。胸痛发作时，患者往往被迫停止正在进行的活动，直至症状缓解。

（3）持续时间　　通常持续数分钟至 10min 左右，大多数情况下 3～5min，很少超过 30min，若症状仅持续数秒，则很可能与心绞痛无关。

（4）诱因　　与劳累或情绪激动相关是心绞痛的重要特征。当负荷增加如走坡路、逆风行走、饱餐后或天气变冷时，心绞痛常被诱发。疼痛多发生于劳累或激动的当时而不是劳累之后。

鉴别诊断

1. 一般诊断　胸痛发作时常见心率增快、血压升高、表情焦虑、皮肤冷或出汗，有可能出现第三、第四心音和轻度的二尖瓣关闭不全，但均无特异性。

2. 实验室诊断　血糖、血脂检查可了解冠心病危险因素。血清心肌损伤标志物可以作为参考。查血常规注意有无贫血。必要时检查甲状腺功能。开始他汀类药物治疗之前对患者行肝功能检查，提示心肌病的患者行肌酸激酶检查。

3. 影像学诊断

（1）静息心电图　约半数患者在正常范围，也可能有陈旧性心肌梗死的改变或非特异性 ST 段和 T 波异常，有时出现房室或束支传导阻滞或室性、房性期前收缩等心律失常。

（2）动态心电图　可连续记录并自动分析 24h（或更长时间）的心电图（双极胸导联或同步 12 导联），可发现心电图 ST 段、T 波改变（ST-T）和各种心律失常，有助于发现日常活动时心肌缺血的证据和程度。对疑似伴有心律失常的患者建议行动态心电图监测。

（3）负荷心电图　最常用的是运动负荷试验，增加心脏负荷以激发心肌缺血。负荷心电图具有诊断意义的异常变化包括负荷运动过程中心电图 2 个以上导联 J 点后 0.06～0.08s 的 ST 段出现水平或下斜性下移≥0.1mV。运动中出现心绞痛、步态不稳，出现室性心动过速（接连 3 个以上室性期前收缩）或血压下降时，应立即停止运动。

4. 影像学诊断

（1）胸部 X 线检查　胸痛患者应常规行胸部 X 线检查。

（2）静息经胸超声心动图　可帮助了解心脏结构和功能。

（3）超声心动图负荷试验　负荷期间诱导出节段性室壁运动异常。

（4）核素心肌负荷显像　静息时灌注缺损主要见于心肌梗死后瘢痕部位。在冠状动脉供血不足时，明显的灌注缺损仅见于运动后心肌缺血区。当患者无运动能力时，可使用药物负荷（多巴酚丁胺、瑞加德松、三磷酸腺苷）诱发缺血，可取得与运动试验相似的效果。

（5）冠状动脉 CT 血管成像（CTA）　敏感度为 95%～99%。若冠状动脉 CTA 未见狭窄病变，一般可不进行有创性检查。

（6）冠状动脉造影　是预测预后的重要指标，对无创检查提示高危的患者，或无法进行负荷影像学诊断、LVEF＜50%且有典型心绞痛症状的患者，或从事特殊行业（如飞行员）的患者，应行冠状动脉造影。

药物防治

1. 西药防治

（1）缓解症状、改善缺血的药物

① β受体阻滞剂：建议优先使用选择性 $β_1$ 受体阻滞剂。用药后要求静息心率降至 55～60 次/min，严重心绞痛患者如无心动过缓症状，可降至 50 次/min。常用药物包括美托洛尔、比索洛尔、阿替洛尔，宜从小剂量开始（即目标剂量的 1/4），若患者能够耐受，逐渐增加至目标剂量：比索洛尔每次 5～10mg，每天 1 次；美托洛尔片每次 25～100mg，每天 2 次；美托洛尔缓释片每次 47.5～190mg，每天 1 次；阿替洛尔每次 25～50mg，每天 2 次。

② 硝酸酯类药物：舌下含服或喷雾用硝酸甘油仅作为心绞痛急性发作时缓解症状用药，也可在运动前数分钟预防使用。心绞痛发作时，可舌下含服硝酸甘油 0.3～0.6mg，每 5min 含服 1 次直至症状缓解，15min 内含服最大剂量不超过 1.2mg。长效硝酸酯类用于降低心绞痛发作的频率和程度，并可能增加运动耐量，适用于慢性长期治疗。

③ 钙通道阻滞药（CCB）：若 β 受体阻滞剂改善症状不明显或患者不能耐受，建议应用 CCB。血管痉挛性心绞痛患者建议使用 CCB 和硝酸酯类药物，避免使用 β 受体阻滞剂。临床常用药物有硝苯地平控释片，每次 30mg，每天 1 次；氨氯地平，每次 5～10mg，每天 1 次；地尔硫䓬片，每次 30～60mg，每天 3 次；地尔硫䓬缓释片，每次 90mg，每天 1 次。心力衰竭患者应避免使用 CCB，当心力衰竭患者伴有严重的心绞痛，其他药物不能控制而需应用 CCB 时，可选择安全性较好的氨氯地平或非洛地平。

④ 其他药物：曲美他嗪、尼可地尔、伊伐布雷定等。

（2）改善预后的药物

① 抗血小板药物：无 ACS 及经皮冠状动脉介入治疗（PCI）病史者，推荐阿司匹林长期服用（75～100mg，每天 1 次），不能耐受阿司匹林的患者可改用氯吡格雷（每次 75mg）。接受 PCI 治疗的患者，建议给予双联抗血小板药物治疗（DAPT），即阿司匹林基础上合用 P2Y12 受体拮抗剂

6个月。

② 调脂药物：如无禁忌，需依据其血脂基线水平首选起始剂量中等强度的他汀类调脂药物，目标值 LDL-C＜1.8mmol/L。

③ β受体阻滞剂：冠心病患者长期接受β受体阻滞剂治疗能显著降低死亡风险。

④ 血管紧张素转换酶抑制药（angiotensin converting enzyme inhibitors，ACEI）或血管紧张素受体拮抗药（angiotensin receptor blockers，ARB）：ACEI 类药物能降低无心力衰竭的稳定型心绞痛患者的主要终点事件（心血管死亡、心肌梗死、脑卒中等）风险。对合并高血压、LVEF≤40%、糖尿病或慢性肾病的高危患者，只要无禁忌证，均可考虑使用 ACEI 或 ARB。

2. 中医药治疗

（1）复方丹参滴丸　吞服或舌下含服，每次 10 丸，每天 3 次，28d 为 1 个疗程；或遵医嘱。

（2）麝香保心丸　口服，每次 1～2 丸，每天 3 次；或症状发作时服用。

（3）通心络胶囊　口服，每次 2～4 粒，每天 3 次。

（4）速效救心丸　用于气滞血瘀型冠心病，心绞痛。含服，每次 4～6 丸，每天 3 次；急性发作时，每次 10～15 丸。

护理防范

1. 心绞痛发作时立即停止活动，卧床休息，取舒适的体位。不稳定型心绞痛应卧床休息 1～3d，保证睡眠。

2. 进食低热量、低脂、低胆固醇、低盐、高纤维素、易消化饮食，戒烟酒及辛辣食物，避免进食过快过饱，防止便秘。

3. 解除患者紧张不安情绪。避免过度劳累、情绪过分激动、寒冷刺激；保持情绪稳定、心情愉快，改变急躁易怒、争强好胜的性格等。

4. 呼吸困难发绀者予吸入氧气。维持血氧浓度达到90%以上。

5. 用药护理　发作时给予硝酸甘油舌下含服，若服药后 3～5min 仍不能缓解，可再服 1 次。服药后应平卧一段时间。青光眼、低血压患者忌用。

6. 积极控制糖尿病、高血压病、高血凝状态及高脂血症。如疼痛比以往频繁、程度加重、服用硝酸甘油不易缓解、伴出冷汗等，应警惕心肌梗死的发生。

三、缺血性心肌病

缺血性心肌病（ischemic cardiomyopathy，ICM）属于冠心病的一种特殊类型或晚期阶段，是指由于长期心肌缺血导致心肌局限性或弥漫性纤维化，从而产生心脏收缩和（或）舒张功能受损，引起心脏扩大或僵硬、充血性心力衰竭、心律失常等一系列临床表现的综合征，其临床表现与特发性扩张型心肌病相似。ICM 的病理生理机制主要包括微循环障碍、炎症、凋亡与自噬级联反应激活等。

临床表现

1. 充血型 ICM

（1）心绞痛　是缺血性心肌病患者常见的临床症状之一。多有明确的冠心病病史，并且绝大多数有 1 次以上心肌梗死的病史。

（2）心力衰竭　常表现为劳力性呼吸困难，严重时可发展为端坐呼吸和夜间阵发性呼吸困难等左心室功能不全表现，伴有疲乏、虚弱症状。心脏听诊第一心音减弱，可闻及舒张中晚期奔马律。双肺底可闻及散在湿啰音。晚期如果合并有右心室功能衰竭，出现食欲缺乏、周围性水肿和右上腹闷胀感等症状。体检可见颈静脉充盈或怒张、心界扩大、肝大且压痛、肝颈静脉回流征阳性。

（3）心律失常　长期、慢性的心肌缺血导致心肌坏死以及局灶性或弥漫性纤维化直至瘢痕形成，导致心肌电活动障碍，包括冲动的形成、发放及传导均可产生异常。在充血型缺血性心肌病的病程中可以出现各种类型的心律失常，尤以室性期前收缩、心房颤动和束支传导阻滞多见。

（4）心腔血栓　由于心腔的扩大导致心肌收缩力下降，血流速度减慢，血液容易淤滞形成血栓。或房颤时左心耳血栓形成。

2. 限制型 ICM　大多数患者表现类似于扩张型心肌病。多数患者的临床表现以左心室舒张功能异常为主，心肌收缩功能正常或仅轻度异常，类似于限制型心肌病的症状和体征，故被称为限制型 ICM 或者硬心综合征。

鉴别诊断

1. 一般诊断　由于引起心肌缺血的最常见原因为冠心病，既往有心绞痛或心肌梗死病史是重要的诊断线索，但部分患者可表现为无痛性心肌缺血或心肌梗死。

2. 实验室诊断　并发急性心肌梗死时白细胞计数可升高。

3. 影像学诊断

（1）胸部 X 线检查　可有肺淤血、肺间质水肿、肺泡水肿和胸腔积液等，有时可见冠状动脉和主动脉钙化。充血型 ICM 可显示心脏全心扩大或左心室扩大征象，限制型 ICM 心脏多不大，也无心腔扩张。

（2）经胸超声心动图　充血型 ICM 可见心脏普遍性扩大，常以左心室扩大为主，并有舒张末期和收缩末期心室腔内径增大，收缩末期和舒张末期容量增加，左心室射血分数下降，室壁呈多节段性运动减弱、消失或僵硬。有时可见到心腔内附壁血栓形成。限制型 ICM 常表现为舒张受限心室肌呈普遍性轻度收缩力减弱，无室壁瘤局部室壁运动障碍。无二尖瓣反流。

（3）心室核素造影　充血型 ICM 显示心腔扩大、室壁运动障碍及射血分数下降。心肌显像可见多节段心肌放射性核素灌注异常区域。

（4）心导管检查　充血型 ICM 左心室舒张末压、左心房压和肺动脉楔压增高，心室造影可见局部或弥漫性多节段多区域性室壁运动异常，左心室射血分数显著降低，二尖瓣反流等。限制型 ICM 即使在肺水肿消退后，仍表现为左心室舒张末压轻度增高、舒张末期容量增加和左心室射血分数轻度减少。

（5）冠状动脉造影　冠状动脉造影患者常有多支血管病变。

（6）心电图诊断　充血型 ICM 心电图多有异常，可表现为各种类型的心律失常，以窦性心动过速、频发多源性室性期前收缩和心房纤颤及左束支传导阻滞最为常见。同时常有 ST-T 异常和陈旧性心肌梗死的病理性 Q 波。限制型 ICM 可表现为各种心律失常，如窦性心动过速、房早、房颤、室性心律失常及传导阻滞等。

药物防治

1. 西药防治

（1）ACEI 或 ARB　ACEI 或 ARB 类药物可以延缓心肌重构进展，只有没有禁忌证，所有缺血性心肌病患者都应使用 ACEI 或 ARB 类药物。若因肾功能不全或高钾血症以外的原因不耐受 ACEI，应给予 ARB。对于 NYHA 心功能Ⅱ～Ⅲ级、有症状的 HFrEF 患者，若能够耐受 ACEI/ARB，推荐以 ARNI 替代 ACEI/ARB，以进一步减少心衰的发病率及死亡率。

（2）β 受体阻滞剂　常用药物包括美托洛尔、比索洛尔、阿替洛尔。

宜从小剂量开始（即目标剂量的 1/4），若患者能够耐受，逐渐增加至目标剂量。比索洛尔，每次 5～10mg，每天 1 次；美托洛尔普通片，每次 25～100mg，每天 2 次；美托洛尔缓释片，每次 47.5～190mg，每天 1 次；阿替洛尔，每次 25～50mg，每天 2 次。给药剂量应个体化，可根据患者症状、心率及血压随时调整药物剂量，撤药或停药过程应缓慢。

（3）醛固酮受体拮抗剂　临床常用药物为螺内酯 20mg。此类药与 ACEI 或 ARB 类药物、β 受体阻滞剂一起构成心衰治疗的"金三角"。

（4）利尿药　首选袢利尿药，最常用为呋塞米，常用剂量为 20～40mg，静脉注射。噻嗪类利尿药仅适用于有轻度液体潴留、伴有高血压且肾功能正常的心衰患者。托伐普坦对顽固性水肿或低钠血症疗效更显著，推荐用于常规利尿药治疗效果不佳、有低钠血症或有肾功能损害倾向的患者。

（5）他汀类药物　高效他汀类药物（如阿托伐他汀每天 40～80mg 或瑞舒伐他汀每天 20～40mg）应作为确诊冠心病（例如确诊既往心肌梗死、先前进行过血运重建等）的二级预防药物。

（6）阿司匹林　每天 75～325mg，作为确诊冠心病（例如确诊既往心肌梗死、先前进行过血运重建等）的二级预防药物。

2. 中医药治疗　ICM 治疗应根据不同情况辨证施治，根据不同的病因进行相应的治疗。①复方丹参滴丸，吞服或舌下含服。②麝香保心丸。③通心络胶囊。④心宝丸。

护理防范

1. 易消化的流质或半流质、少盐、少食多餐。进食不宜过快、过多，严格控制水和钠的摄入，避免摄入粗糙、辛辣食物。限制液体入量，保持水、电解质平衡。

2. 有明显劳力性呼吸困难患者应卧床休息，间断吸氧，并给予镇静药物。

3. 发作时应立刻休息，较重时可舌下含服硝酸甘油。

4. 严密监测生命体征、心律、凝血功能等。

5. 按时服药。保持稳定情绪。避免过度劳累，不要熬夜。戒烟戒酒。积极控制血糖、血压、血脂。每天坚持 30min 以上有氧运动。控制体重。

四、非 ST 段抬高型急性冠状动脉综合征

不稳定型心绞痛（UA）、非 ST 段抬高型心肌梗死（NSTEMI）和 ST 段抬高型心肌梗死（STEMI）是急性冠脉综合征（ACS）的三种表现。非 ST 段抬高型急性冠状动脉综合征（non ST segment elevation acute coronary syndrome，NSTE-ACS）是在粥样硬化病变的基础上，冠状动脉严重狭窄和（或）易损斑块破裂或糜烂所致的急性血栓形成，伴或不伴血管收缩、微血管栓塞，引起冠状动脉血流减低和心肌缺血。根据心肌损伤生物标志物（主要为心脏肌钙蛋白）测定结果分为 UA 和非 ST 段抬高型心肌梗死。不稳定型心绞痛与 NSTEMI 其发病机制和临床表现相当，但严重程度不同。其区别主要是缺血是否严重到导致心肌损伤，并且可以定量检测到心肌损伤的生物标志物。由于现代肌钙蛋白（cTn）检测的敏感度提高，生物标志物阴性的 ACS（即不稳定型心绞痛）越来越少见。

临床表现

1. 提示 ACS 的胸痛特征　①胸痛为压迫性、紧缩性、烧灼感、刀割样或沉重感；②无法解释的上腹痛或腹胀；③放射至颈部、下颌、肩部、背部、左臂或双上臂；④烧心，胸部不适伴恶心或呕吐；⑤伴持续性气短或呼吸困难；⑥伴无力、眩晕、头晕或意识丧失；⑦伴大汗。

2. 提示非典型心绞痛特征　①胸痛为锐痛，与呼吸或咳嗽有关；②胸痛与转动身体或按压身体局部有关；③持续时间很短（≤15s）；④上腹痛、类似消化道不良症状和孤立性呼吸困难，常见于老年人、女性、糖尿病和慢性肾脏疾病或痴呆症患者。需要注意的是非典型胸痛不能完全除外 ACS。临床缺乏典型胸痛，特别是当心电图正常或临界改变时，常易被忽略和延误治疗，应注意连续观察。服硝酸酯类药物能缓解不是心绞痛的特异表现，因为部分其他原因的急性胸痛应用硝酸酯也有效。

鉴别诊断

1. 一般诊断　往往绝大多数 NSTE-ACS 患者无明显的体征。高危患者心肌缺血引起心功能不全时，可有新出现的肺部啰音或啰音增加、第三心音。体格检查时应注意非心源性胸痛，表现如主动脉夹层、急性肺栓塞、气胸、肺炎、胸膜炎、心包炎、心瓣膜疾病，有焦虑、惊恐，有助于鉴别诊断。

2. 实验室诊断　高敏肌钙蛋白（hs-cTn）检测对于 AMI 有较高的预测价值，可减少"肌钙蛋白盲区"时间，更早地检测 AMI；hs-cTn 应作为心肌细胞损伤的量化指标，其水平越高，心肌梗死的可能性越大。

3. 影像学诊断

（1）胸部 X 线检查　对稳定型心绞痛并无特异的诊断意义，一般情况下都是正常的，但有助于了解其他心肺疾病的情况，如有无心脏增大、充血性心力衰竭等，帮助鉴别诊断。

（2）静息经胸超声心动图　可帮助了解心脏结构和功能。部分患者左心功能正常，但可见局部心室壁活动异常，这种情况提示罹患冠心病的可能性大。经胸超声心动图还有助于排除其他结构性心脏疾病，如瓣膜病、肥厚型心肌病等。

（3）冠状动脉 CT 血管成像　冠状动脉 CT 血管成像（CTA）有较高的阴性预测价值，敏感度为 95%～99%。

（4）冠状动脉造影　当冠心病可能性为低或中危，且 hs-cTn 和（或）心电图不能确定诊断时，可考虑冠状动脉 CT 血管成像以排除 ACS。

（5）心电图诊断　特征性的心电图异常包括 ST 段下移、一过性 ST 段抬高和 T 波改变。

药物防治

1. 西药防治

（1）缓解症状、改善缺血的药物　①硝酸酯类药物；②β 受体阻滞剂；③钙通道阻滞药；④尼可地尔兼有 ATP 依赖的钾通道开放作用及硝酸酯样作用。可用于对硝酸酯类不能耐受的 NSTE-ACS 患者。

（2）改善预后的药物

① 抗血小板药物：所有患者均应口服阿司匹林，首剂负荷量 150～300mg（未服用过阿司匹林的患者），并以每天 75～100mg 的剂量长期服用。阿司匹林不耐受的可以用氯吡格雷或替格瑞洛替代。除非有极高出血风险等禁忌证，在阿司匹林基础上应联合应用 1 种 P2Y12 受体抑制剂，并维持至少 12 个月。P2Y12 受体抑制剂优先选择替格瑞洛（180mg 负荷剂量，每次 90mg，每天 2 次）。

② 抗凝血药物：拟行 PCI 且未接受任何抗凝治疗的患者使用普通肝素 70～100IU/kg（如果联合应用 GPI，则给予 50～70IU/kg）。初始普通肝

素治疗后，PCI 术中可在活化凝血时间（ACT）指导下追加普通肝素（ACT≥225s）。术前用依诺肝素的患者，PCI 时应考虑依诺肝素作为抗凝血药。不建议普通肝素与低分子量肝素交叉使用。除非有房颤、瓣膜病等其他治疗指征，术后应停用抗凝血药物。

③ 他汀类药物。

④ ACEI 或 ARB。

2. 中医药治疗　见稳定型心绞痛。

护理防范

1. 易消化的流质或半流质，急性期过后宜低盐低脂饮食。进食不宜过快、过多，严格控制水和钠的摄入，避免摄入粗糙、辛辣食物。限制液体入量，保持水、电解质平衡。

2. 应卧床休息 1～3d。床旁大便，病情不稳定及高危患者延长卧床时间。

3. 避免过度紧张、焦虑、兴奋、劳累。注意保持大便通畅，便秘者适当通便，切不可过度用力排便，以免诱发心肌缺血、心律失常甚至心脏破裂。不要熬夜。戒烟戒酒。积极控制血糖、血压、血脂。

五、ST 段抬高型心肌梗死

ST 段抬高型心肌梗死（ST segment elevation myocardial infarction, STEMI）是指急性心肌缺血性坏死，大多是在冠脉病变的基础上，发生冠脉血供急剧减少或中断，使相应的心肌严重而持久地急性缺血所致。STEMI 是冠心病的严重类型，为致死致残的主要原因。

临床表现　STEMI 典型的缺血性胸痛为胸骨后或心前区剧烈的压榨性疼痛（通常超过 10min），可向左上臂、下颌、颈部、背或肩部放射；常伴有恶心、呕吐、大汗和呼吸困难等，部分患者可发生晕厥。含服硝酸甘油不能完全缓解。应注意典型缺血性胸痛等相同症状和非特异性症状。

1. 提示 ACS 的胸痛特征　见非 ST 段抬高型急性冠状动脉综合征。

2. 提示非典型心绞痛特征　①胸痛为锐痛，与呼吸或咳嗽有关；②胸痛与转动身体或按压身体局部有关；③持续时间很短（≤15s）；④上腹痛、类似消化道不良症状和孤立性呼吸困难，常见于老年人、女性、糖尿病、慢性肾脏疾病或痴呆症患者。需要注意的是非典型胸痛不能完全除外 ACS。

鉴别诊断

1. 一般诊断 密切观察患者有无皮肤湿冷、面色苍白、烦躁不安、颈静脉怒张等；听诊有无肺部啰音、心律不齐、心脏杂音和奔马律；评估神经系统体征。Killip 分级法评估心功能。此外，冠心病病史（心绞痛、心肌梗死、CABG 或 PCI 治疗史）及危险因素如高血压病、糖尿病、外周动脉疾病、脑血管疾病（缺血性卒中、颅内出血、蛛网膜下腔出血）、高脂血症及吸烟等有助于诊断。

2. 实验室诊断

（1）血常规检查 起病 24～48h 后白细胞升高，中性粒细胞百分比增加，嗜酸粒细胞减少或消失；红细胞沉降率增快；C 反应蛋白增高，均可持续 1～3 周。起病数小时至 2d 内血中游离脂肪酸增高。

（2）血清心肌坏死标记物 STEMI 时肌红蛋白最早升高，但特异性不强；cTnT 和 cTnI 出现稍延迟，但特异性高，症状出现后 6h 内测定为阴性则 6h 后应再复查，其缺点是持续时间可长达 10～14d，对在此期间判断是否有新的梗死不利。

肌红蛋白（Myo）在起病后 2h 内升高，12h 内达高峰；24～48h 内恢复正常。肌钙蛋白 I（cTnI）或肌钙蛋白 T（cTnT）在起病 3～4h 后升高，cTnI 于 11～24h 达高峰，7～10d 降至正常，cTnT 于 24～48h 达高峰，10～14d 降至正常。目前临床更多的使用高敏肌钙蛋白（hs-cTn），对于 AMI 的预测更为敏感。

（3）肌酸激酶同工酶（CK-MB） 起病后 4h 内增高，16～24h 达高峰，3～4d 恢复正常，其增高程度较准确反映梗死范围，高峰出现时间是否提前有助于判断溶栓治疗是否成功。CK-MB 不如 cTnT、cTnI 敏感，但对早期（<4h）AMI 的诊断有较重要价值。

3. 影像学诊断

（1）胸部 X 线检查、超声心动图等 有助于急性胸痛患者的鉴别诊断和危险分层。

（2）心电图诊断 典型的 STEMI 早期心电图表现为 ST 段弓背向上型抬高（呈单向曲线）伴或不伴病理性 Q 波、R 波减低（正后壁心肌梗死时，ST 段变化可以不明显）。超急期心电图可表现为异常高大且两支不对称的

T 波。首次心电图不能明确诊断时，需在 10～30min 后复查。

药物防治

1. 镇静止痛治疗　STEMI 伴剧烈胸痛患者可考虑静脉给予阿片类药物缓解疼痛（如静脉注射吗啡 3mg，必要时间隔 5min 重复 1 次，总量不宜超过 15mg）。但吗啡起效慢，可引起低血压和呼吸抑制，并降低 P2Y12 受体抑制剂（如氯吡格雷和替格瑞洛）的抗血小板作用，实际应用中需注意此问题。

2. 溶栓治疗　目前临床应用的主要溶栓药物包括非特异性纤溶酶原激活剂（尿激酶，UK）和特异性纤溶酶原激活剂（阿替普酶，rt-PA；瑞替普酶，r-PA；替奈普酶，rhTNK-tPA；重组人尿激酶原，Pro-UK）两大类，优先采用特异性纤溶酶原激活剂。

（1）UK　建议仅在无特异性纤溶酶原激活剂时应用。150 万 IU（或 2.2 万 IU/kg）溶于 100mL 生理盐水，30min 内静脉注入。

（2）rt-PA　①全量给药法：先静脉推注 15mg，继而 30min 内静脉滴注 0.75mg/kg（最大剂量不超过 50mg），其后 60min 内再给予 0.5mg/kg（最大剂量不超过 35mg）静脉滴注。总剂量不超过 100mg。②半量给药法：50mg 溶于 50mL 溶剂，首先静脉推注 8mg，其余 42mg 于 90min 内滴注。

（3）r-PA　10mU 溶于 5～10mL 注射用水，缓慢静脉注射（2min 以上），间隔 30min 同等剂量重复给药 1 次使用单独静脉通路，不与其他药物混合给药。

（4）rhTNK-tPA　16mg，注射用水 3mL 稀释后 5～10s 内静脉注射。

（5）Pro-UK　20mg 溶于 10mL 生理盐水，3min 内静脉推注，继以 30mg 溶于 90mL 生理盐水，30min 内静脉滴注完毕。

3. 抗栓治疗

溶栓患者如年龄≤75 岁，在阿司匹林基础上给予氯吡格雷 300mg 负荷量，维持量 75mg，每天 1 次。如年龄＞75 岁，则使用氯吡格雷 75mg，维持量 75mg，每天 1 次。溶栓后 PCI 患者，溶栓 48h 后的 DAPT 方案与直接 PCI 相同。

4. 抗凝治疗

（1）普通肝素　静脉弹丸式注射（60IU/kg，最大剂量 4000IU），随后 12IU/kg 静脉滴注（最大剂量 1000IU/h），持续 24～48h。维持活化的部分凝血活酶时间（APTT）为正常水平的 1.5～2.0 倍（50～70s）。

（2）依诺肝素　年龄＜75 岁的患者，弹丸式静脉推注 30mg，15min 后皮下注射 1mg/kg，继以皮下注射 1 次/12h（前 2 次每次最大剂量不超过 100mg），用药至血运重建治疗或出院前（不超过 8d）；年龄≥75 岁的患者，不进行弹丸式静脉注射，首次皮下注射剂量为 0.75mg/kg（前 2 次每次最大剂量 75mg），后每 12h 皮下注射一次。

5. 缓解症状、改善缺血的药物　①硝酸酯类药物。②β 受体阻滞剂。③钙通道阻滞药。

6. 改善预后的药物　①他汀类药物。②ACEI 或 ARB。

护理防范

1. 疼痛时应绝对卧床休息，保持环境安静，限制探视，减少谈话。保证充足睡眠。进低脂、低胆固醇、易消化饮食，避免饱餐。肥胖者限制热量摄入，控制体重。戒烟戒酒。克服焦虑情绪，保持乐观、平和的心态。

2. 间断或持续吸氧，以增加心肌氧的供应。

3. 止痛治疗时就注意监测有无呼吸抑制、血压下降、脉搏加快等不良反应。

4. 便秘护理　解释床上排便的重要意义，进食清淡、易消化、含纤维素丰富的食物，早晨予蜂蜜 20mL 加适量温开水同饮。勿用力排便。必要时含服硝酸甘油，使用开塞露。

第二节　心律失常

心律失常（arrhythmia，AR）是由于窦房结激动异常或激动产生于窦房结以外，激动的传导缓慢、阻滞或经异常通道传导，即心脏活动的起源和（或）传导障碍导致心脏搏动的频率和（或）节律异常。AR 可单独发病，亦多见于冠心病、高血压性心脏病、瓣膜病、心肌病、心肌炎等，心力衰竭和心梗时发病率更高。

目前有三种分类方法。①按发生部位：分为室上性（包括窦性、房性、房室交界性）和室性心律失常两大类。②按发生机制：分为冲动形成异常和冲动传导异常两大类。③按发生频率：分为快速型与缓慢型失常两大类。目前临床上常以频率进行分类。常见的缓慢型心律失常（心率＜60 次/min）

包括窦性心动过缓、窦性停搏、病态窦房结综合征、窦房传导阻滞（Ⅰ、Ⅱ、Ⅲ度）。

一、窦性心动过速

正常窦性心律的冲动起源于窦房结，呈生理性波动，传统上静息心率的正常范围一般定义为 60～100 次/min，我国男性静息心率的正常范围为 50～95 次/min，女性为 55～95 次/min。心电图显示窦性心律的 P 波在Ⅰ、Ⅱ、aVF 导联直立，aVR 导联倒置；P-R 间期 0.12～0.20s。成人窦性心律的频率超过 100 次/min 为窦性心动过速（sinus tachycardia，ST），是最常见的一种心动过速类型。ST 可见于健康人吸烟、饮茶或咖啡、饮酒、体力活动及情绪激动时。某些病理状态如发热、甲状腺功能亢进症、贫血、休克、心肌缺血、充血性心力衰竭以及应用肾上腺素、阿托品等药物亦可引起 ST。

临床表现　心率大多在 100～150 次/min，偶有高达 200 次/min。刺激迷走神经可使其频率逐渐减慢，停止刺激后又加速至原先水平。临床多表现为心悸，伴或不伴出汗、头昏、眼花、乏力等症状。

鉴别诊断

1. 一般诊断　听诊心率、心律、心音的变化，进行心律失常的初步判断。

2. 实验室诊断　对发热或有其他感染体征的患者检查血常规；疑似甲亢、嗜铬细胞瘤的患者应分别检测甲状腺功能、血或尿游离甲氧基肾上腺素和甲氧基去甲肾上腺素。心肌酶谱检查评估是否存在心梗。血电解质及肾功能评估静脉血电解质平衡以及肾功能情况。

3. 影像学诊断　超声心动图了解有无器质性心脏病以及心脏结构和功能。ST 通过普通心电图即可诊断。

药物防治　ST 的治疗应针对病因和去除诱发因素，如治疗心力衰竭、纠正贫血、控制甲状腺功能亢进等。必要时使用 β 受体阻滞剂或非二氢吡啶类钙通道阻滞药。β 受体阻滞剂仍然控制不佳的伴有心脏收缩功能障碍的 NYHA Ⅱ～Ⅳ级慢性心力衰竭患者，可以考虑使用伊伐布雷定。

护理防范

1. 戒烟酒，避免喝茶和咖啡等。

2. 保证均衡且合理的饮食，超重或肥胖者积极控制体重等。

3. 避免情绪激动、过度劳累，适度锻炼，保持充足睡眠。

4. 平时留心记录症状发作的持续时间、频率和状态，定期复诊。

二、窦性心动过缓

传统上规定窦性心律的频率<60 次/min 时，称为窦性心动过缓（sinus bradycardia，SB）。约 15%正常人静息心率可<60 次/min，尤其是男性。另外，老年人及运动员心率可以相对较缓。窦房结功能障碍、甲状腺功能减退、服用某些药物等亦可引起窦性心动过缓。窦房结病变和急性下壁心肌梗死亦常发生窦性心动过缓。

临床表现　多以心率缓慢所致心、脑、肾等脏器血供不足症状为主。轻者可出现乏力、头晕、记忆力差、反应迟钝等，严重者可有黑矇、晕厥或阿-斯综合征发作。部分严重患者除可引起心悸外，还可加重原有心脏病症状，引起心力衰竭或心绞痛。心排血量过低严重影响肾脏等脏器灌注，还可致少尿等。

鉴别诊断

1. 一般诊断　听诊心率、心律、心音的变化，进行心律失常的初步判断。

2. 实验室诊断　随原发疾病不同而异。

3. 影像学诊断

（1）超声心动图检查　了解有无器质性心脏病以及心脏结构和功能。

（2）心电图检查　是 SB 的主要诊断依据。由于 SB 常呈阵发性发作，通过动态心电图了解患者临床症状与 SB 是否相关。

（3）心脏电生理检查　可检查心脏固有心律、窦房结恢复时间、窦房传导时间等。

药物防治

无症状的 SB 不必治疗，由颅内压增高、药物、胆管阻塞等所致的 SB 应首先治疗病因，结合心率缓慢程度以及是否引起心排血量减少等情况，适当采用提高心率的药物。器质性心脏病（尤其是 AMI）患者，由于心率很慢可使心排血量明显下降而影响心、脑、肾等重要脏器的血液供应，症状明显，此时应使用阿托品（注射或口服），甚至可用异丙肾上腺素静脉滴注，以提高心率。亦可口服氨茶碱。

护理防范

1. 应提防患者因心动过缓发作导致头晕、跌倒，如应用起搏器治疗，患者及家属应了解注意事项。积极防治原发病，及时消除原发病因和诱因。

2. 保证均衡且合理的饮食，超重或肥胖者积极控制体重等。

3. 避免过度兴奋和忧伤、过度劳累，适度锻炼，保持充足睡眠。勿到拥挤的公共场所，以免染上感冒。增强体质、规律运动。

4. 平时留心监测自身心率，如出现昏厥、黑矇等症状应立即就医。

三、窦性心律不齐

窦性心律不齐（sinus arrhythmi，SA）是指窦性心律的起源未变但节律不整，在同一导联上 P-P 间期差异＞0.12s。SA 常与窦性心动过缓同时存在。较常见的一类心律不齐与呼吸周期有关，称呼吸性 SA，多见于青少年，一般无临床意义。药物如洋地黄、吗啡、β 受体阻滞剂可致心律不齐。也可见于有器质性心脏病的患儿。

临床表现　小儿症状较成人为轻，常缺乏主诉，个别年长儿可叙述心悸、胸闷、不适。常于听诊或心电图检查时发现，SA 可与呼吸的周期有关，吸气时加快，呼气时减慢。SA 无临床意义。

鉴别诊断

1. 一般诊断　听诊心率、心律、心音的变化，进行心律失常的初步判断。

2. 实验室诊断　随原发疾病不同而异。

3. 心电图诊断　在同一导联上 P-P 间期差异＞0.12s。

4. 影像学诊断　超声心动图了解有无器质性心脏病以及心脏结构和功能。

药物防治　通常不做特殊处理，严重持续性心律不齐伴有呼吸频率的异常改变时，要注意中枢神经系统的病变。

护理防范

1. 戒烟酒，避免咖啡、茶等饮料。保证均衡且合理的饮食，可多吃水果、蔬菜和低脂乳制品，少吃富含油脂的食物。

2. 避免情绪激动、熬夜、过度劳累，适度锻炼，保持充足睡眠。超重或肥胖者积极控制体重等。

3. 经常体检，及早发现潜在疾病，及时消除诱因和治疗原发病。

四、心房颤动

心房颤动（atrial fibrillation，AF），简称房颤，是指规则有序的心房电活动消失，代之以快速无序的颤动波，是严重的心房电活动紊乱。心房扑动可以认为是在房性心动过速与 AF 之间的中间型。当心房异位起搏点的频率达 250～350 次/min，心房收缩快而协调为心房扑动。若频率 350 次/min 且不规则时，则为 AF。

临床表现

1. 心悸　感到心跳加快，伴有乏力或感劳累。

2. 眩晕　头晕眼花甚至昏倒。

3. 胸部不适　心前区疼痛、压迫感或者不适。

4. 气短　在轻度体力活动或者休息时感觉呼吸困难，有些患者可能没有任何症状。

5. 血栓　AF 时心房丧失收缩功能，血液容易在心房内淤滞而形成血栓，血栓脱落后可随着血液至全身各处，导致脑栓塞（脑卒中）、肢体动脉栓塞（严重者甚至需要截肢）等。

鉴别诊断

1. 一般诊断　脉律不齐、脉搏短绌、颈静脉搏动不规则、第一心音强弱不等、节律绝对不规整等。

2. 实验室诊断　AF 初始评估时应重点关注血清电解质、肝肾功能、全血常规、甲状腺功能等。甲亢是 AF 的重要原因之一。

3. 影像学诊断

（1）超声心动图　经胸超声心动图能帮助评估结构性心脏病、测量左心房大小或体积、评估左心室收缩功能、评估左心耳血栓风险以及挑选有进一步行经食管超声心动图检查指征的患者。当计划早期 AF 复律时，应行经食管超声心动图检查排除心脏内血栓。

（2）胸部 X 线片　用于评估心影大小和形态、心功能及肺部疾病等，有助于发现可能与 AF 相关的器质性心、肺疾病。

（3）心脏 CT 或头颅 MRI　可观察整体心脏结构的相关性，明确心房、心耳的大小、形态，与肺静脉的解剖关系等，对指导 AF 的消融治疗有重要意义。对于存在脑缺血或卒中征象的 AF 患者，应进行脑部 CT 或 MRI 检查。

（4）心电图诊断　①窦性 P 波消失，代之以形态、间距及振幅均绝对不规则的心房颤动 f 波；②心房 f 波频率 350～600 次/min；③心室率绝对不规整（R-R 间期不等）；④QRS 波其形态和振幅与窦性基本相同或呈室内差异性传导图形。

药物防治

1. 预防卒中

（1）非瓣膜性 AF　CHA2DS2-VASc 评分≥2 分的患者需要使用抗凝血药物预防血栓形成，常用药物包括新型口服抗凝血药（如达比加群酯、利伐沙班、阿哌沙班等）以及华法林。新型口服抗凝血药疗效稳定，不需监测凝血指标，同时颅内出血等大出血事件风险较低，应作为非瓣膜性 AF 患者的首选药物。

（2）中度以上二尖瓣狭窄及机械瓣置换术后　应采用华法林抗凝，需定期监测 INR，将值控制在 2.0～3.0。

2. 控制心室率　对于不能恢复窦性心律的 AF 患者，可以应用药物减慢较快的心室率。

（1）β 受体阻滞剂　如阿替洛尔和美托洛尔，经常单独应用。

（2）钙通道阻滞药　如维拉帕米和地尔硫䓬，多用于无器质性心脏病。

（3）洋地黄类　如地高辛，目前医生多用于伴有左心衰时的心室率控制。

3. 恢复窦性心律

（1）电复律　当 AF 持续时间不超过 48h，可在使用抗凝血药的同时进行电复律；超过 48h，需接受 3 周抗凝血药物治疗后再行电复律，或经过经食管超声心动图证实无左心房血栓形成并给予充分抗凝的同时可行电复律。待心律转复后继续抗凝治疗 4 周。

（2）药物复律　胺碘酮与普罗帕酮是目前常用的维持窦性心律药物，普罗帕酮主要用于无器质性心脏病的患者，胺碘酮可用于合并器质性心脏病的患者，不良反应包括低血压、心动过缓以及肝功能异常、甲状腺功能异常、肺纤维化等。

护理防范

1. 心率显著增快及有心力衰竭者要绝对卧床休息。阵发性或心室率不快者，可适当休息。必要时给予镇静药或氧气吸入。室内通风。

2. 心律极不规则的 AF 患者，在用洋地黄过程中，心率突然变为规则，多提示严重洋地黄中毒，应立即描记心电图，并通知医生。

3. 戒烟酒，避免咖啡、茶等饮料。保证均衡且合理的饮食，宜选高热量、高蛋白、易消化，少吃多餐，饮食要规律，不能暴饮暴食，忌高脂、高胆固醇饮食。

4. 如服用华法林，需要定期监测 INR，并且注意避免使用西柚、人参、虫草等影响 INR 波动的食物。注意监测平时有无牙龈、鼻、结膜出血以及皮下瘀斑等症状。

五、房室传导阻滞

房室传导阻滞（atrioventricular block，AB），可发生在房室结、希氏束以及束支等不同的部位。根据阻滞程度的不同，可分为三度。

① 一度 AB　是指从心房到心室的电激动传导速度减慢，心电图表现为 P-R 间期延长超过 0.20s，但是每个心房激动都能传导至心室。

② 二度 AB　又分为Ⅰ型（文氏或称莫氏Ⅰ型）和Ⅱ型（莫氏Ⅱ型）。二度Ⅰ型 AB 是最常见的二度 AB 类型，是指从心房到心室的传导时间逐渐延长，直到有一个心房的激动不能传递到心室。二度Ⅱ型 AB 是指心房的激动突然阻滞不能下传至心室，心电图表现为 QRS 波群有间期性脱漏。

③ 三度 AB　又称完全性 AB，是指全部的心房激动都不能传导至心室，其特征为心房与心室的活动各自独立、互不相干；且心房率快于心室率。

临床表现

1. 一度 AB 的患者通常无症状。

2. 二度Ⅰ型 AB 的患者可以无症状，如有症状多为心悸或是心搏暂停的感觉。

3. 三度 AB 的患者其症状与心室率的快慢和伴随疾病相关，患者可感到疲倦、乏力、头晕、晕厥、心绞痛等，如并发心力衰竭时会有胸闷、气促及活动受限。

鉴别诊断

1. 一般诊断　注意患者心率和血压；进行颈部体格检查，观察颈静脉搏动情况；肺部及心脏听诊。

2. 实验室诊断　血生化检查，主要包括血清钾、血清钙、血 pH 值、血洋地黄水平等，可帮助排查病因。心肌标志物血清肌钙蛋白可能升高。

3. 影像学诊断

（1）超声心动图　适用于严重 AB，尤其考虑植入永久起搏器的患者，通过经胸超声心动图检查，检测有无结构性心脏病，检测左心室射血分数等数值，辅助治疗方案的制定。

（2）胸片检查　用于评估心影大小和形态、心功能及肺部疾病等，排除结构性心脏病，或充血性心力衰竭。

（3）冠脉造影　怀疑心肌缺血，尤其是急性冠状动脉综合征时检查。

（4）心电图诊断

① 一度 AB：P-R 间期大于 200ms。

② 二度 I 型 AB：P-R 间期逐渐延长，直至 P 波不能下传、QRS 波消失。

③ 二度 II 型 AB：P-R 间期固定，P 波突然不能下传，每个 QRS 波前可以有多个 P 波。

④ 三度 AB：P 波与 QRS 波群无关联。

药物防治

一度、二度 I 型 AB 如无症状，无需特殊处理；如果出现症状，应予以治疗，可停止服用 β 受体阻滞剂、非二氢吡啶钙通道阻滞药等。二度 II 型与三度 AB 患者如果无症状或症状较轻，纠治病因后 AB 可得到纠治，若症状严重应植入起搏器治疗。

1. 阿托品　通过减少迷走神经过度兴奋，缓解其所导致的心脏传导阻滞。适用于传导阻滞在房室结的患者，需要较长时间用药。但是二度 I 型传导阻滞患者应该慎用或者禁用。

2. 地高辛特异性 Fab 片段　治疗洋地黄过量导致的 AB。

3. 异丙肾上腺素　用于急需提高心室率的情况，静脉滴注，视心率情况控制药量。

护理防范

1. 养成良好的生活习惯，劳逸结合。戒烟酒、浓茶、咖啡。保持大便通畅。

2. 不要参加足球、篮球等有身体碰撞性的运动。

3. 了解心脏起搏器的相关知识以及正确使用方法。安装起搏器的患者做检查时需注意远离强磁场设备。随身携带医用手链或者证明材料。定期去医院随访，确保仪器工作正常。

4. 饮食少量多餐，多吃富含维生素及蛋白质的食物。

六、期前收缩

期前收缩（extrasystole，EX）亦称早搏，是指异位起搏点发出的过早冲动引起的心脏搏动，为常见的心律失常。可发生在窦性或异位心律的基础上。可偶发或频发，可以不规则或规则地在每一个或每数个正常搏动后发生，形成二联律或联律性过早搏动。按起源部位可分为窦性、房性、房室交界性和室性四种。其中以室性早搏最常见，其次是房性。窦性过早搏动罕见，常发生于冠心病、风湿性心脏病、高血压性心脏病、心肌病等。亦可见于正常人，或见于奎尼丁、普鲁卡因胺、洋地黄或锑剂中毒，血钾过低，心脏手术或心导管检查时对心脏的机械刺激等。

临床表现　由于患者的敏感性不同，可无明显不适或仅感心悸、心前区不适或心脏停搏感。高血压、冠心病、心肌炎、风湿性心脏病病史的询问有助了解原因指导治疗。注意询问近期内有无感冒、发热、腹泻病史有助是否患急性病毒性心肌炎的判断。洋地黄类药物、抗心律失常药物及利尿药的应用有时会诱发 EX 的发生。

鉴别诊断

1. 一般诊断　除原有基础心脏病的阳性体征外，心脏听诊时可发现在规则的心律中出现提早的心跳，其后有一较长的间歇（代偿间歇），提早出现的第一心音增强，第二心音减弱，可伴有该次脉搏的减弱或消失。

2. 实验室诊断　怀疑心肌炎者可行血心肌酶学检查。长期服用利尿药和怀疑洋地黄中毒者应测定血电解质，必要时测定血洋地黄浓度。

3. 影像学诊断

（1）超声心动图检查　可发现心肌病和部分冠心病患者。

（2）心电图诊断　房性 EX 为提早出现的 QRS 波，其前有一异形 P 波，其后有一不完全代偿期，QRS 波形多与正常 QRS 波形一致。结性 EX 提早出现的 QRS 波与正常 QRS 波相一致，其前无 P 波，代偿期完全。室性 EX 提早出现的 QRS 波宽大畸形，代偿期完全。24h 动态心电图可详细记录期前收缩发生的多少、发生的规律、治疗效果等。

药物防治

1. 西药防治　有些患者 EX 可持续多年，但不少患者最终自行消退。对在器质性心脏病基础上出现的 EX 或有自觉症状、心电图上呈多源性者，则应予以抗心律失常药物治疗。根据 EX 的不同类型选用药物有普罗帕酮或普萘洛尔等 β 受体阻滞剂。房性 EX 若用以上药物无效，可改用洋地黄类，室性 EX 必要时可选用利多卡因、美西律和莫雷西嗪等。

2. 中医药治疗

（1）稳心颗粒　可益气养阴、活血化瘀。用于气阴两虚、心脉瘀阻所致的心悸不宁、气短乏力、胸闷胸痛；室性早搏、房性早搏见上述症候者。口服，每次 1 袋，每天 3 次。

（2）参松养心胶囊　用于治疗冠心病室性早搏属气阴两虚、心络瘀阻证，症见心悸不安、气短乏力、动则加剧、胸部闷痛、失眠多梦、盗汗、神倦懒言。口服，每次 2～4 粒，每天 3 次。

护理防范

1. 保持规律的生活及适当的体育锻炼，保持充足睡眠。戒烟及避免大量饮酒。

2. 限制钠盐的摄入，控制血压；增加膳食纤维，减少脂肪摄入；预防心血管疾病；少饮浓茶、咖啡。

3. 保持情绪稳定，一旦发现心悸、漏跳等情况应及时就医。

第三节　感染性心血管疾病

一、感染性心内膜炎

感染性心内膜炎（infective endocarditis，IE）系微生物感染心内膜或邻近的大动脉内膜伴赘生物形成。按病程进展可分为急性、亚急性，并可分为自体瓣膜、人工瓣膜和静脉药瘾者心内膜炎。常见感染部位是心脏瓣膜，也可以发生于腱索、心壁内膜。常见致病菌有金黄色葡萄球菌、溶血性链球菌，因病原菌多具有强烈毒性，故病程短，若不积极治疗，多在 6 周内死亡。亚急性 IE 主要发生于心脏瓣膜病变（尤以二尖瓣狭窄和主动脉瓣关闭不全多见）的患者，其次是先天性心血管畸形如室间隔缺损、动脉导管未闭和法洛四联症等患者。草绿色链球菌从口腔进入血流的机会频繁，黏附性强，因而为亚急性 IE 的最常见致病菌。病程数周或数月，感染迁移少见，中毒症状较轻。

临床表现

1. 感染症状　发热（高龄、抗生素治疗、免疫抑制状态、病原体毒力弱或不典型可无发热）。

2. 心脏体征　新出现的反流性心脏杂音。

3. 栓塞症状　不明来源的栓塞。

4. 不明原因的脓毒症（特别是可导致 IE 的病原体）。

5. 其他　厌食、体重下降、头痛、肌肉疼痛、盗汗、气短、咳嗽及关节疼痛。亚急性心内膜炎还常见贫血以及血管和免疫学异常。

鉴别诊断

1. 一般诊断　查体发热，多伴寒战、食欲减退和消瘦等，听诊有新出现的反流性心脏杂音。

2. 实验室诊断

（1）血常规　为进行性贫血，多为正细胞性贫血与白细胞计数增多、中性粒细胞升高。血沉增快、C 反应蛋白阳性。当合并免疫复合物介导的肾小球肾炎、严重心衰或缺氧造成红细胞计数增多时，血清球蛋白常增多，甚至白蛋白、球蛋白比例倒置。免疫球蛋白升高、γ 球蛋白升高、循环免疫复合物增高及类风湿因子阳性。

（2）尿常规　常见显微镜下血尿和轻度蛋白尿。

（3）血培养　血细菌培养阳性是确诊 IE 的重要依据，凡原因未明的发热持续 1 周以上且原有心脏病者，均应反复多次进行血培养，以提高阳性率，若血培养阳性，尚应做药物敏感试验。

3. 影像学诊断

（1）超声心动图　超声心动图检查能够检出直径大于 2mm 以上的赘生物，因此对诊断 IE 很有帮助，此外在治疗过程中超声心动图还可动态观察赘生物大小、形态、活动和瓣膜功能状态，了解瓣膜损害程度，对决定是否做换瓣手术具有参考价值。该检查还可发现原有的心脏病。

（2）CT 检查　适用于老年人、骨关节病及心肺功能不全等难以进行心电图运动试验的患者。

药物防治

1. 经验治疗方案　自体瓣膜 IE 轻症患者可选用青霉素、阿莫西林或氨苄西林联合庆大霉素。青霉素过敏者可使用头孢曲松。人工瓣膜 IE 未确诊且病情稳定者，建议停止所有抗生素，复查血培养。病原体可能为葡萄球菌属者，宜选用万古霉素+庆大霉素+利福平。万古霉素无效、不耐受或耐药株感染者，可用达托霉素代替。

2. 葡萄球菌心内膜炎　根据是否为甲氧西林耐药株而确定治疗方案。在获知细菌药敏前经验治疗宜首选耐酶青霉素类，如苯唑西林或氯唑西林等联合氨基糖苷类。病原菌药敏试验显示属甲氧西林敏感葡萄球菌（MSS）者，首选苯唑西林，初始治疗不需常规联合庆大霉素。青霉素类抗生素过敏者可选头孢唑林。β-内酰胺类过敏者可选万古霉素联合利福平。耐甲氧西林葡萄球菌（MRS）所致心内膜炎宜选用万古霉素联合利福平。万古霉素治疗无效、不能耐受或耐药葡萄球菌感染者，选用达托霉素。耐甲氧西林金黄色葡萄球菌所致心内膜炎的抗菌治疗方案为万古霉素或达托霉素静滴。

3. 链球菌心内膜炎　敏感株所致者首选青霉素或头孢曲松，或青霉素或头孢曲松联合庆大霉素。相对耐药菌株所致 IE 必须增加青霉素剂量至2400 万 U/d，或头孢曲松联合庆大霉素。耐药株所致 IE 按肠球菌心内膜炎方案治疗，给予万古霉素或替考拉宁联合庆大霉素。

4. 肠球菌心内膜炎　青霉素联合或阿莫西林或氨苄西林，均为24h 内持续或分 6 次静滴，并联合氨基糖苷类抗生素。青霉素类过敏或高度耐药者，可选用万古霉素或替考拉宁联合氨基糖苷类。耐青霉素和万古霉素的肠球菌可选用达托霉素或利奈唑胺。

5. 需氧革兰氏阴性杆菌心内膜炎　应选用哌拉西林联合庆大霉素或妥布霉素，或头孢他啶联合氨基糖苷类。

护理防范

1. 病情重，治疗时间长，应耐心与患者交流、沟通。
2. 远离可诱发感染的环境，注意保暖，预防感冒。保持口腔和皮肤清洁，避免口腔及呼吸道黏膜感染。

3. 注意饮食规律，均衡营养，适度活动，合理休息，以增强机体的抵抗力。予高热量、高蛋白、高维生素、易消化的半流食或软食。注意血钾的调节。戒烟戒酒，避免饮用咖啡、浓茶等刺激性饮料。

4. 每4～6h测量体温1次，观察患者有无指（趾）甲下线状出血、手掌和足底无痛性出血红斑、Osler结节等周围体征。体温≥38℃，应物理降温如冰袋或温水擦浴。血培养宜有寒战或体温正在升高时和应用抗生素之前，可提高血培养阳性率。

5. 注意有无呼吸困难、少尿等心力衰竭表现，有无局部疼痛等栓塞征象。

二、病毒性心肌炎

病毒性心肌炎（viral myocarditis，VM）是病毒感染所导致的心肌弥漫性或局限性的慢性或急性炎症变化，是临床上比较常见的感染性心肌疾病，临床表现轻重不同。对于年轻人来说，病毒性上呼吸道感染引起的心肌炎相对多见，而且比较严重。

临床表现　VM的病变程度不一，症状也相差较大。轻者可以毫无症状，重者可以出现心脏弥漫性扩大、心力衰竭、严重心律失常、晕厥、猝死等。

1. 早期表现　全身酸痛不适、发热、流涕、头痛等，还有许多患者早期仅有低热、明显乏力、不思饮食或伴有轻度腹泻，症状可持续3～5d或更长，易误诊为普通病毒性感冒或流感。

2. 发病7～10d后　可能出现胸闷、心悸、极度乏力、易出汗等症状。此时如果进行心电图检查，可能发现有早搏等心律失常和心肌损害表现，心肌酶水平可能升高。

鉴别诊断

1. 一般诊断　心率增速与体温不相称或心率异常缓慢均为VM的可疑症状。心脏听诊时，心尖区可能有收缩期吹风样杂音或舒张期杂音，杂音响度不超过三级。心尖区第一音可减低或分裂，心音呈胎心样。部分患者可有颈静脉怒张、肺部湿啰音、肝大等心力衰竭征象。

2. 实验室诊断

（1）心脏生物标志物　心肌酶持续升高提示心肌持续坏死。BNP或

NT-proBNP 是心衰最敏感的初始检查,血清心肌肌钙蛋白升高与持续较短时间(小于 1 个月)的心衰症状有关。可溶性 Fas 配体和 IL-10 可能有助于预测急性重度心肌炎(暴发性心肌炎)的结局。

(2)自身抗体　血清抗心脏自身抗体的测定可能有助于诊断。EMB 未发现病毒基因组但检测到血清抗心脏自身抗体时,提示免疫介导的扩张型心肌病或心肌炎,可能预示采用免疫抑制治疗有效。心肌炎治疗试验表明,急性心肌炎患者的 IgG 滴度越高,左心室功能越好。

3. 影像学诊断

(1)超声心动图　可表现为室壁运动异常、左心室增大、左心室收缩功能减低等,也可能表现正常。心脏舒张期直径大小正常或增大,但间隔厚度正常。

(2)心脏 MRI　典型表现为 T1 和 T2 信号强度增加,提示水肿;心肌早期钆强化提示心肌充血,钆延迟强化扫描可见心外膜下或心肌中层片状强化。

(3)心内膜心肌活检　是诊断的金标准,除用于确诊外,还有助于病情和预后的判断。鉴于其为有创检查,主要用于病情重、治疗反应差、原因不明的患者。

(4)心电图诊断　心电图可表现为正常,也可显示非特异性异常,可有心律失常的表现,也可表现出类似于急性单纯性心包炎如心肌心包炎或急性心梗的心电图表现。对于表现疑似心梗但冠脉造影正常的年轻患者,应怀疑心肌炎。

药物防治　VM 目前尚无特异性治疗,治疗以控制病毒感染和心肌炎症以及对症治疗为主。虽然大多数患者经治疗可恢复健康,但也有相当一部分急性 VM 转化为扩张型心肌病,严重者可导致死亡。

1. 抗病毒治疗　主要用于疾病的早期。干扰素的不良反应较少,偶有发热倦怠、感冒样症状,反复使用后症状可以消失。

2. 免疫抑制治疗　通过免疫调节作用减轻心肌细胞损害。不常规使用糖皮质激素,对其他效果治疗效果不佳者,可考虑在发病 10~30d 使用,多用于急性重症患者。

3. 营养心肌　急性心肌炎时应用自由基清除剂,包括静脉或口服维生素 C、辅酶 Q_{10}、复方维生素 B、ATP、肌苷、环磷腺苷、细胞色素 C、磷酸肌酸钠、曲美他嗪等。

4. 对症治疗　当出现心源性休克、心力衰竭、缓慢型心律失常和快速型心律失常时进行相应对症治疗。

护理防范　急性期尽早卧床休息 2 周，严重心律失常或心衰者至少卧床 4 周。注意休息，保证充足的睡眠。限制重体力活动至少 6 个月。避免情绪刺激。避免劳累。保持大便通畅。进易消化和富含维生素与蛋白质的食物，少量多餐，婴儿喂奶时应防止呛咳。

三、感染性心包炎

感染性心包炎（infective Pericarditis，IP）是由病原微生物所引起的心包炎症。细菌性心包炎主要致病菌以往以肺炎球菌、溶血性链球菌较为常见，现多见葡萄球菌及革兰氏阴性杆菌。本病发病率和死亡率均较高。病毒性心包炎较常见的是柯萨奇病毒 A 组和 B 组、埃可病毒、流感病毒和副流感病毒等。

临床表现　伴呼吸、体位改变和活动后加重的胸痛是最典型的症状，也是最早出现的症状。此外，还可有心悸、呼吸困难等心脏疾病的常见症状。如心包积液引起心功能不全，则会出现相应的左心衰、右心衰或全心衰症状。有大量心包积液时，伴有呼吸困难、下肢水肿。若继发感染可伴有发热、乏力等。

鉴别诊断

1. 一般诊断　心脏触诊可触及心尖搏动减弱，心包摩擦感；心脏叩诊可查见心脏浊音或实音，心脏扩大；心脏听诊可闻及心包摩擦音，以胸骨左缘 3～4 肋间、胸骨下端、剑突区较为明显；还可有颈静脉怒张、肝大、腹腔积液和下肢水肿等体征。

2. 实验室诊断　血常规检查有白细胞计数和中性粒细胞计数增加，C反应蛋白增高，红细胞沉降率增快等。

3. 影像学诊断

（1）胸部 X 线片　一般可无异常，但是当心包积液较多时，可显示心影增大。积液量超过 300mL 时心影向两侧增大，心膈角变成锐角。超过1000mL 时心影呈烧瓶状，并随体位而异。心脏搏动减弱或消失。

（2）超声心动图　可确诊是否有心包积液并判断积液量的多少。

（3）心脏 MRI　能清晰显示心包积液的量和位置，还有助于分辨积液的性质，可测量心包的厚度。

（4）心包穿刺　可对穿刺液行常规、生化、细菌培养和查找抗酸杆菌或细胞学检查，可明确病因。

（5）心电图检查　干性心包炎时，各导联（aVR 除外）ST 段抬高，数日后回至等电位线上，T 波平坦或倒置。心包有渗液时 QRS 波群呈低电压。

药物防治　根据不同的感染类型分别使用抗生素治疗、抗病毒治疗、抗真菌治疗、抗结核治疗等。急性心包炎时可以用非甾体抗炎药如阿司匹林、布洛芬、吲哚美辛等缓解疼痛，可用糖皮质激素等抗炎。慢性心包炎应以改善心脏功能为主。

护理防范

1. 呼吸困难明显时，采取半卧位或前倾位，提供可依靠在床上的小桌。卧床休息。避免情绪刺激，急性心包炎患者宜卧床休息直至胸痛消失和发热减退。

2. 进高热量、高蛋白、高维生素、易消化饮食，少食多餐。注意保暖，预防感冒。

3. 下肢水肿患者应抬高腿。

四、梅毒性心血管病

梅毒性心血管病（syphilitic cardiovascular disease，SCD）是梅毒螺旋体侵入人体后于晚期累及心血管系统引起的心血管病变，包括梅毒性主动脉炎、梅毒性主动脉瓣关闭不全、梅毒性主动脉瘤，冠状动脉口狭窄和心肌树胶样肿。本病进展缓慢，常在初次感染的 5～25 年内发病。患者年龄多在 35～50 岁，以男性多见，男、女比例为 4∶1～5∶1。

临床表现　早期一般没有明显不适，故容易被忽视而未能及时接受治疗。

1. 梅毒性主动脉炎　梅毒性主动脉炎可以发生在梅毒的早期，但多见于晚期梅毒。多发生于升主动脉，亦可累及于远端的降主动脉。临床上一般无症状，部分可有胸骨后不适及疼痛，没有特异性体征，诊断很困难，临床表现往往在发病后 10～13 年出现。

2. 梅毒性主动脉瓣关闭不全　为晚期梅毒的表现，多发生在 40～55

岁中年男性。因主动脉瓣反流或合并冠状动脉口狭窄而出现心绞痛，部分患者可出现晕厥；最终可导致心衰、肺水肿而死亡。

3. 梅毒性冠状动脉口狭窄或阻塞　梅毒性主动脉炎常波及冠状动脉口，导致冠状动脉口狭窄或阻塞，引起心绞痛或心肌梗死。一部分患者由于冠脉狭窄进展缓慢，形成侧支循环，因此没有明显的症状。

4. 梅毒性主动脉瘤　为梅毒直接侵犯主动脉的后果，可以呈囊状、梭状或夹层。

5. 心脏树胶样肿及心肌炎　梅毒性心肌炎发病率很低，临床表现及体征均无明显特异性。心脏树胶样肿多为局限性，以室间隔和房间隔处多见，常引起心脏传导阻滞。

鉴别诊断

1. 一般诊断

（1）梅毒性主动脉炎　临床上一般无症状、诊断很困难，10%患者可发生主动脉瘤、主动脉瓣关闭不全、冠状动脉口狭窄等并发症。叩诊时心脏上方浊音界增宽，主动脉瓣区第二心音增强，可能闻及轻度收缩期杂音，但此种杂音的性质无特异性。

（2）梅毒性主动脉瓣关闭不全　心浊音界向左下扩大，胸骨右缘第 2 肋间或胸骨左缘第 3、4 肋间可闻及收缩期吹风样与舒张期吹风样杂音，以胸骨右缘第二肋间最清楚。由于主动脉根部扩张，舒张期吹风样杂音在胸骨左缘第 2 肋间最响，并向心尖部传导。

（3）梅毒性冠状动脉口狭窄或阻塞　部分患者有心绞痛或心肌梗死的症状。一部分患者由于冠脉狭窄进展缓慢，形成侧支循环，因此没有明显的症状。

（4）梅毒性主动脉瘤　不同部位动脉瘤压迫相应的器官和组织产生相应的症状和体征。

（5）心脏树胶样肿及心肌炎　极其罕见，临床表现无特异性，往往在死后才做出诊断。

2. 实验室诊断　皮损部分直接采集标本进行显微镜检查、镀银染色、核酸检测，用于梅毒的早期检测。梅毒的血清学检测包括梅毒非特异性抗体试验和梅毒特异性抗体试验。包括非螺旋体血清试验（非特异性心脂抗体）；梅毒螺旋体试验；密螺旋体 IgG 抗体测定；华氏试验和康氏试验。

3. 影像学诊断

（1）超声心动图检查　可显示不同节段增宽、钙化、动脉瘤（包括主动脉窦瘤）以及主动脉瓣关闭不全，用超声多普勒测出主动脉瓣反流量，检测左心室大小、室壁厚度、左心室收缩末期和舒张末期压力和容量、射血分数等，显示二尖瓣活动异常包括前叶舒张期扑动，显示动脉瘤大小、部位和破裂部位等。

（2）心脏 MRI 检查　能较好显示心脏、血管的病变，作为筛查 SCD 的手段。

（3）冠状动脉造影　有心绞痛而怀疑有冠状动脉口狭窄时，该病冠状动脉狭窄仅限于开口处，而远处冠状动脉无狭窄病变，这点与冠状动脉粥样硬化时不同。

药物防治　SCD 的治疗需要个体化。当没有危及生命的严重并发症时，一旦确诊应立即进行驱梅治疗。常用药物包括青霉素、普鲁卡因青霉素、四环素（若青霉素过敏）等。应避免应用苄星青霉素，防止产生吉海反应和加重心血管病情。

护理防范

1. 遵医嘱坚持服药，定期复诊，保证疗效。告知患者驱梅治疗过程中可能出现发热、胸痛加剧等症状。

2. 饮食应富含多种维生素及蛋白质，少量多餐，特别要减少水的摄入。

3. 尽量白天使用利尿药，以免影响休息，注意用药后的尿量及电解质变化。

4. 治疗期间禁止性行为。

5. 平卧位感觉憋气时应及时坐起。如出现心绞痛、头晕、胸闷、气急等症状时应及时就诊。

第四节　周围血管疾病

一、多发性大动脉炎

多发性大动脉炎（takayasu arteritis，TA）是常见的周围血管病，又称为缩窄性大动脉炎、无脉病。TA 为自身免疫性疾病，与体内产生免疫反应相关。现多分为四型，即Ⅰ型（头臂动脉型）、Ⅱ型（肾主动脉型）、Ⅲ型（混合型）和Ⅳ型（肺动脉型）。本病好发于女性，多见于年轻女性，亚洲人易发。

临床表现　TA起病隐匿，病变部位多见于主动脉弓及其分支，其次为降主动脉、腹主动脉和肾动脉，肺动脉、冠状动脉等也可受累。40岁以下女性，具有下列表现一项以上者，应怀疑本病：①单侧或双侧肢体出现缺血症状，表现动脉搏动减弱或消失，血压降低或测不出。②脑动脉缺血症状，表现为颈动脉搏动减弱或消失，以及颈部血管杂音。③近期出现的高血压或顽固性高血压，伴有上腹部2级以上高调血管杂音。④不明原因低热，闻及背部脊柱两侧或胸骨旁、脐旁等部位或肾区的血管杂音，脉搏有异常改变者。⑤无脉及有眼底病变者。

鉴别诊断

1. 一般诊断　查体发热，多伴寒战、食欲减退和消瘦等，听诊有新出现的反流性心脏杂音。眼底检查可发现眼底改变为TA的一种特异性改变，怀疑此病的患者务必行眼底检查。

2. 实验室诊断

（1）红细胞沉降率（ESR）检查　是反映本病病变活动的一项重要指标，ESR增快多提示疾病活动。

（2）C反应蛋白检查　其临床意义与ESR相同，为本病病变活动的指标之一。

（3）血常规检查　少数患者在疾病活动期白细胞总数增高或血小板数增高。

3. 影像学诊断

（1）超声检查　可探查主动脉及其分支有无狭窄或闭塞，了解肢体血流情况，还可测定病变动脉的远/近端血流及波形，测定肢体动脉压力。

（2）CT血管造影（CTA）检查　CTA检查可以明确主动脉及各分支受累情况，由于肺动脉型和冠状动脉型大动脉炎易被忽略，应注意相应部位的CTA检查。

（3）血管造影　对头臂血管、胸-腹主动脉、肾动脉、肺动脉进行全面检查。明确狭窄部位、程度、侧支情况等。冠状动脉造影可明确冠状动脉狭窄的部位、程度。

（4）PET 检查　可用于 TA 的早期诊断及判断疾病活动性。

药物防治

（1）糖皮质激素　病情活动期使用剂量较大，维持 3～4 周后逐渐减量，应定期随诊根据专科医生的意见来逐步减量，剂量减至每天 5～10mg，应长期维持一段时间。

（2）免疫抑制剂　环磷酰胺、硫唑嘌呤、甲氨蝶呤、霉酚酸酯、来氟米特等。注意定期检测血常规、尿常规、肝功能等，要注意药物不良反应。

（3）改善循环治疗　使用血管扩张药、抗凝血药物支持治疗，能部分改善因血管狭窄较明显患者的一些临床症状，如阿司匹林等。

（4）生物制剂　抗 TNF 药物用于替代环磷酰胺治疗该类患者可能有效，但尚需进一步研究证据来评估英夫利西单抗或依那西普用于该类患者治疗的安全性和有效性。

护理防范

1. 进食低盐、低脂、低糖、低胆固醇饮食。

2. 正确服用抗凝血药、抗血小板药物，定期监测凝血功能，注意有无出血倾向。

二、雷诺综合征

雷诺综合征（Raynaud's syndrome，RS）是一种遇冷或情绪紧张后，以阵发性肢端小动脉强烈收缩引起肢端缺血改变为特征的疾病，又称肢端血管痉挛，有些患者没有任何明确的病因而出现上述症状的称为雷诺病；部分患者是继发于风湿性或者结缔组织疾病，则称为雷诺现象，两者统称为 RS。多发生在 20～40 岁，女性多于男性。呈家族倾向，高冷地区及冬春季节更多见。起病缓慢，开始为冬季发作，时间短，逐渐出现遇冷或情绪激动即可发作。一般多为对称性双手手指发作，足趾亦可发生。

临床表现

1. 典型表现为当受寒冷或情绪变化等刺激时肢端皮肤依次出现苍白、发绀和潮红"三相"，颜色变化或苍白到发绀及发绀到潮红"双相"颜色变化。手指皮肤遇冷后首先发生动脉血管痉挛，皮肤出现苍白；然后动脉痉挛消失、静脉血液淤滞、缺氧、皮肤出现发绀；接着痉挛全部解除，出现反应性的血管扩张充血和皮肤潮红，最后转为正常肤色。

2. 当疾病持续时间较久而且频繁发作时，手指皮肤逐渐变薄、紧缩，然后出现持续的疼痛、手指末梢发黑，甚至溃疡。

鉴别诊断

1. 一般诊断　评估肢端缺血形成的疮面、是否存在硬化性疾病，使用伤口缺血和足部感染 WIFI 评分对肢端缺血进行评估以明确患肢缺血情况、疮面愈合可能性及截肢风险。若缺血时肢端存在硬化，还应检查是否有手指肿胀或手部非凹陷性水肿、皮肤增厚或皮肤色素沉着过度、甲襞毛细血管祥扩张/扭转等表现，以排除系统性硬化病可能。

2. 实验室诊断

（1）冷水刺激试验　即将双手浸入 4℃水中 1min，看是否诱发皮肤变化；或在 20℃室温下测手指皮温后，将手浸入 4℃水中 2min，观察皮温恢复时间，超过 30min 为阳性。冷水刺激实验有助于诊断。

（2）风湿免疫功能指标及生化检查　用于鉴别是原发性的雷诺病还是继发于其他疾病的雷诺现象，及其他特定受累器官的相关信息，如血清肌酐水平提示肾功能不全。

（3）血清学检查　检查患者自身抗体，对预测患者的转归具有较大价值。

3. 影像学诊断　手指动脉造影、指温度恢复时间测定，彩色多普勒超声可直接测定皮肤的温度和肢端局部血流情况。

药物防治

1. 解除痉挛　硝苯地平和妥拉苏林，需要长期服用，可使症状发作次数减少，程度减轻。局部涂擦硝酸甘油软膏也能明显减少 RS 发作次数，使麻木和疼痛等症状显著缓解。

2. 改善循环治疗　前列腺素、己酮可可碱和西洛他唑等，这些药物可以改善微循环灌注，同时有一定程度的解除痉挛和抗血小板聚集的作用，对伴有手指末梢坏疽的患者帮助较大。

护理防范

1. 避免寒冷刺激，冬天保持室内温暖，出门戴好手套；洗衣做家务时用热水；如条件允许，寒冷季节宜到温暖的地区生活。避免由温度较高的地方进入空调房等低温区域；远离冷冻食品；冰凉的门把手可包裹针织套。

发作时可将患手泡于温度 32~40℃的温水中，不宜过热。

2. 患者应对自身病情进行监测。当出现患处溃疡、坏死等现象时，应注意清创、消毒，以免造成感染，并积极就医。控制症状和治疗原发疾病。

三、动脉硬化闭塞症

动脉硬化闭塞症（arteriosclerosis obliterans，AO）是全身动脉硬化病变的重要组成部分，表现为动脉内膜增厚、钙化、继发血栓形成等导致动脉狭窄甚至闭塞的一组慢性缺血性疾病。AO 多发于 40 岁以上人群。男、女均可发病，以男性多见，病变为全身性疾病。肥胖、高血脂、高血压、高血糖以及吸烟等均是 AO 的高危因素。

临床表现　疾病早期患者仅有患肢轻度发凉感、轻度麻木，活动后易感疲乏。病变继续加重，症状也随之加重，出现下肢动脉供血不全的特征性症状——间歇性跛行，小腿的症状比大腿的症状重。若侧支循环不足，可出现静息痛，即在休息时患肢也感到疼痛、麻木和感觉异常。病情再继续加重，即可出现肢端坏疽。在骨盆型 AO 的患者中，除股动脉搏动减弱或消失外，常有下腰部、臀部、大腿和小腿肌肉的间歇性跛行，很少出现肢端营养障碍。

鉴别诊断

1. 一般诊断　狭窄或闭塞段以下的动脉搏动减弱或消失，Buerger 征阳性，足背静脉充盈时间延长。足背静脉充盈时间取决于狭窄的程度及侧支循环的多少。患肢远端皮肤温度降低，肌肉萎缩，汗毛稀疏。动脉狭窄区可闻及血管杂音。

2. 实验室诊断　多数患者血脂增高，糖尿病患者血糖、尿糖增高，血流变学检查多有异常及高凝状态。

3. 影像学诊断

（1）超声多普勒检查　目前为临床首选的检查手段。可测动脉搏动强度及血流速度，显示动脉的病变部位及病变程度，踝肱指数正常值＞1.0，如 1.0＞踝肱指数＞0.5，应视为缺血性疾病；如踝肱指数＜0.5，表示严重缺血。

（2）肢体血流图　电阻抗和光电血流仪显示峰值降低，降支下降速度减慢。前者提示血流量减少，后者说明流出道阻力增加，其改变与病变严重程度成正比。

（3）动脉造影　可确定病变部位和范围及其周围的侧支循环情况。

药物防治　根据动脉硬化的程度、症状及并发病情况可分别应用血管扩张药、降脂药、抗血小板药物、影响动脉壁吸收脂蛋白的药物等。

护理防范

1. 积极控制易患因素，严格监测和控制血压、血糖、血脂。防止受冷、受潮，但不应使用热疗。

2. 加强足部护理，避免皮肤破损和外伤。

3. 服用抗栓药物需多加观察有无出血倾向。

四、血栓闭塞性脉管炎

血栓闭塞性脉管炎（thromboangiitis obliterans，TAO）又称 Buerger 病，是一种非动脉粥样硬化性节段性炎性疾病。TAO 起病隐匿，病情进展缓慢，呈周期性发作，按肢体的缺血程度可分为三期。Ⅰ期局部缺血期：间歇性跛行，足背胫后动脉搏动减弱，游走性血栓性浅静脉炎，功能性因素（痉挛）大于器质性因素（闭塞）。Ⅱ期营养障碍期：静息痛，足背胫后动脉搏动消失，患肢营养障碍，器质性因素为主，肢体依靠侧支循环保持存活。Ⅲ期组织坏死期：缺血性溃疡，坏疽，继发感染症状。

临床表现

1. 疼痛　病变早期由于血管痉挛、血管壁和周围组织神经末梢受到刺激而使患肢（趾、指）出现疼痛等异常感觉。随着病程的发展，下肢疼痛症状逐渐加重，形成静息痛，患者常抱膝而坐，并出现下肢垂于病床边缘的表现。

2. 发凉　皮温降低患肢发凉、怕冷，对外界寒冷敏感是 TAO 常见的早期症状。随着病情的发展，发凉的程度加重，并可出现动脉闭塞远端的肢体皮肤温度降低。

3. 皮肤色泽改变　患肢缺血使皮肤颜色呈苍白色，肢体抬高后更为明显。此外，部分患者受寒冷刺激或情绪波动，可出现雷诺综合征，表现为指（趾）皮肤苍白、青紫、潮红间歇性改变。

4. 肢体营养障碍　常表现为皮肤干燥、脱屑、皲裂；汗毛脱落、出汗减少；指（趾）甲增厚、变形、生长缓慢；肌肉萎缩、肢体变细。严重时可出现溃疡、坏疽。

5. 肢体动脉搏动减弱或消失。

鉴别诊断

1. **一般诊断** 询问患者是否有跛行病史，发作性疼痛、足背动脉搏动减弱或消失等症状，给患者做肢体抬高试验。

2. **实验室诊断** 旨在排除其他可引起闭塞性血管疾病的因素，如糖尿病、易栓症和血管炎，后者包括狼疮、混合性结缔组织病、硬皮病、CREST综合征等。患者应进行血常规、生化检查，C反应蛋白、抗核抗体、类风湿因子、补体、冷球蛋白、抗着丝点抗体等血清学检查以及全套高凝状态筛查。

3. 影像学诊断

（1）超声多普勒检查 主要检测动脉管腔病变及缺血程度。

（2）节段动脉压测定 能测定出病变所在部位，各节段正常动脉压力差在20mmHg以内，若超过30mmHg则提示远端动脉明显狭窄。

（3）动脉造影DSA 可以明确患肢动脉阻塞的部位、程度、范围及侧支循环建立情况。病变位于远端血管，动脉呈节段性狭窄或闭塞，而近端血管未见异常。

（4）CTA 可清晰显示血管走行、形态及管腔粗细，对狭窄部位做出准确判断，敏感性特异性达90%以上，主干可达98%和100%。可以显示血管腔和血管壁的病变，可见没有动脉硬化斑块。

药物防治

1. 西药防治

（1）血管扩张药物 前列环素类似物，如伊洛前列素、前列地尔、贝前列腺素钠。其他血管扩张药物如钙通道阻滞药、α受体阻滞剂和硝酸盐可能对出现血管痉挛的患者有帮助。

（2）抗血小板药物 常用药物有磷酸二酯酶抑制剂如西洛他唑、阿司匹林等。

2. 中医药治疗

（1）**脉络寒凝证** 局部缺血期。可选阳和汤或当归四逆汤。

（2）**脉络血瘀证** 营养障碍期。可选桃红四物汤合四君子汤。

（3）**脉络瘀毒** 坏疽期的静息痛。可选四妙勇安汤或顾步汤。还有出现兼证者，可根据情况加减中药或成药。

护理防范

1. 睡觉或休息时取头高脚低位，告知患者避免长时间维持同一姿势（站或坐）不变，以免影响血液循环。坐时应避免将一腿搁在另一腿膝盖上，以防腘动脉、静脉受压和血流受阻。切勿赤足行走，避免外伤；衣服宜宽大，避免过小、过紧；防寒防潮，注意患肢保暖，但肢体不可热敷、不可揉搓；鞋子必须合适，不穿高跟鞋；穿棉袜子，勤换袜子，预防真菌感染。

2. 指导进行 Buerger 运动　若腿部发生溃疡及坏死时，运动将增加组织耗氧；运动或静脉血栓形成时，运动可致血栓脱落造成栓塞，不宜运动。

五、深静脉血栓形成

深静脉血栓形成（deep venous thrombosis，DVT）是血液在深静脉内不正常凝结引起的静脉回流障碍性疾病，常发生于下肢。血栓脱落可引起肺动脉栓塞（pulmonary embolism，PE），DVT 与 PE 统称为静脉血栓栓塞症（venous thmmboembolism，VTE），是同种疾病在不同阶段的表现形式。DVT 的主要不良后果是 PE 和血栓后综合征（post thmmbotic svndrolne，PTS），可以显著影响患者的生活质量，甚至导致死亡。DVT 的主要原因是静脉壁损伤、血流缓慢和血液高凝状态，多见于大手术或严重创伤后、长期卧床、肢体制动、肿瘤患者。

临床表现

血栓远端肢体或全肢肿胀，皮肤颜色改变，轻度淤血变红，重症可呈青紫色，有些可呈白色，疼痛或压痛，偶有发热；有些患者可以没有局部症状，而以肺栓塞为首发症状。当发病后期血栓机化后，可出现静脉功能不全、浅静脉曲张、色素沉着、溃疡、脚胀等，称为血栓栓塞后综合征。

鉴别诊断

1. 一般诊断　注意患者有无肢体肿胀、压痛、发热、静脉凸起、皮肤色改变等。DVT 查体时可见患肢肿胀，远端浅静脉曲张，小腿静脉或静脉血栓可有小腿肌肉、腘窝腹股沟内侧等处压痛。

2. 实验室诊断

（1）血常规、蛋白电泳　红细胞增多症、血小板升高、巨球蛋白血症等是深静脉血栓的高危因素，血常规、蛋白电泳检查可以帮助诊断是否存在这些情况。

（2）DVT时，血液中D-二聚体的浓度会升高。

3. 影像学诊断

（1）血管超声检查　DVT诊断的首选方法。对近端DVT的诊断阳性率可达95%；而对远端DVT诊断敏感性仅为50%～70%，但特异性可达95%。

（2）CT静脉造影　可同时检查腹部、盆腔和下肢深静脉血栓情况。

药物防治

1. 抗凝治疗　抗凝是DVT的基本治疗。可抑制血栓蔓延、利于血栓自溶和管腔再通，降低PE发生率。抗凝血药物有普通肝素、低分子量肝素、维生素K拮抗剂和新型口服抗凝血药。

（1）普通肝素　使用时必须监测凝血功能，一般静脉持续给药。起始剂量为80～100IU/kg静脉注射，之后以10～20IU/（kg·h）静脉泵入，以后每4～6h根据APTT再做调整，使其延长至正常对照值的1.5～2.0倍。肝素可引起HIT，常于应用肝素5d后出现。在使用的第3～10天复查血小板计数，如血小板计数较应用前下降>30%，或应用肝素5d后血小板计数进行性下降至$8×10^9$/L以下，应高度怀疑，此时可行相关抗体的实验室检测进行确诊，HIT诊断一旦成立，应立即停用。改为非肝素抗凝血药，如阿加曲班、利伐沙班等治疗。

（2）低分子量肝素　出血不良反应少，HIT发生率低于普通肝素，使用时大多数患者无需监测。临床按体重给药，每次100IU/kg，每12h1次，皮下注射。肾功能不全者慎用。

（3）维生素K拮抗剂　治疗初始常与低分子量肝素联合使用，建议剂量为2.5～6.0mg/d，2～3d后开始测定INR，当INR稳定在2.0～3.0并持续24h后停低分子量肝素，继续华法林治疗。

（4）直接Ⅹa因子抑制剂　利伐沙班前3周15mg，每天2次，后维持剂量为20mg，每天1次。

2. 溶栓治疗　尿激酶最常用，一般首剂4000IU/kg，30min内静脉注射，继以60万～120万IU/d，维持72～96h，必要时延长至5～7d。其他溶栓药物还有重组组织型纤溶酶原激活剂、瑞替普酶、替奈普酶等。

护理防范

1. 适当活动下肢，卧床休息时可适当将患肢抬高。

2. 避免剧烈运动和按摩患侧肢体，防止血栓脱落。

3. 日常生活中要辅助使用弹力袜。

4. 避免久坐、久立，尤其是乘坐长途航班时至少每 2h 起身活动 1 次。需穿宽松的衣服。保持大便通畅，排便时不可太过用力。

5. 合理饮食，清淡易消化，多饮水。戒烟限酒。保持健康体重。

6. 积极治疗原发疾病，高危或有病史人群抗凝预防。密切关注患侧皮肤的颜色、温度变化。

六、原发性红斑性肢痛症

原发性红斑性肢痛症（primary erythermalgia，PE）是一种少见的常染色体显性遗传性疼痛异常性疾病。该病以肢端阵发性剧烈灼烧样疼痛以及对温度敏感为主要特征。常累及双侧肢体，很小的温度改变即可诱发疼痛，加重因素包括运动、站立、行走、发热、肢体下垂，降温和抬高肢体常可减轻症状。红斑和充血的机制可能与交感神经系统的兴奋性降低有关。本病多见于 20～40 岁青壮年，男性多于女性，约半数患者有家族史，散发患者可能为新发突变。

临床表现 典型的临床表现为儿童期开始反复出现热刺激或者运动后的对称性肢端红斑、充血和烧灼性疼痛，遇冷后症状可以部分缓解。症状常随年龄增长而加重，持续终生。运动和温热是最常见的诱因。其他诱因包括饮酒、食辛辣食物和情绪激动等。冷却患处可使疼痛部分缓解，很多患者常将双脚浸于冰水中，或使用空调或风扇。由于患者的过度冷却，局部常出现冻伤，甚至继发坏疽、感染，引起截肢。

鉴别诊断

1. 一般诊断 详细询问患者病史。做皮肤临界温度试验：将足或手浸泡在 32～36℃ 水内，若有症状出现或症状加重即为阳性。

2. 实验室诊断 血常规、尿常规、血生化检查，可帮助诊断。

3. 影像学诊断 甲皱微循环检查示毛细血管袢轮廓模糊、扩张，其内压力增高，给予热刺激后更为严重。另可行血管超声检查。

药物防治

（1）阿司匹林 口服 1 次 0.5～1.0g，可预防疼痛发作数天。

（2）血管收缩药 ①麻黄碱，口服每次 25mg，每天 3～4 次。②肾上腺素，发作时喷雾吸入 1：1000 肾上腺素溶液。③马来酸美西麦角，开始口服每天 8mg，以后逐渐减小剂量到每天 2～4mg；每年应间断 1～2 个月，以避免腹膜后纤维化的不良反应。④β 受体阻滞剂，如普萘洛尔，口服每天 10～30mg，每天 3 次。

（3）5%葡萄糖酸钙　本品 20mL 静注，每天 2 次。

（4）普鲁卡因封闭　0.25%～0.5%普鲁卡因做患肢套式封闭，使用 1～3 次后症状可减轻。

护理防范

1. 宜穿多孔凉鞋，足部尽量避免暴露于温热的环境中，重者可搬到气温达不到引起疼痛发作的临界温度以下的地方居住，但不宜用冰块或冰水局部降温的方法来缓解发作。

2. 肢端保温，鞋袜保持干燥。长时间乘车、站立、哨卫、步行时宜定时更换姿势，定期下车活动。急性期卧床休息，抬高患肢。

第五节　心功能不全

一、急性心力衰竭

急性心力衰竭（acute heart failure，AHF）是指急性发作或加重的心肌收缩力明显降低、舒张受限或心脏负荷加重，造成急性心排血量骤降、肺循环压力突然升高、周围循环阻力增加，从而引起肺循环充血而出现急性肺淤血、肺水肿，严重者表现为组织器官灌注不足的心源性休克。

临床表现

1. 肺循环淤血的症状和体征　端坐呼吸、夜间阵发性呼吸困难、咳嗽并咳（粉红色）泡沫痰，肺部湿啰音伴或不伴哮鸣音，P2 亢进，S3 或 S4 奔马律。

2. 体循环淤血的症状和体征　颈静脉充盈、外周水肿、肝淤血（肝大伴压痛）、肝颈静脉回流征阳性、胃肠淤血、腹腔积液。

3. 低灌注的临床表现　低血压（收缩压＜90mmHg）、四肢皮肤湿冷、少尿、意识模糊、头晕。

4. 其他表现　心源性休克和呼吸衰竭。

鉴别诊断

1. 一般诊断　注意患者皮肤颜色，以及有无出血史，是否有缺铁和缺乏维生素的可能，及是否使用过抑制骨髓的药物。女性患者需留意月经史。如皮肤苍白是贫血的典型体征，而黄疸则提示有溶血的可能。

2. 实验室诊断

（1）利尿钠肽　血浆脑利尿钠肽（BNP）或 N 末端钠尿肽前体（NT-proBNP）有助于鉴别心源性和非心源性呼吸困难。所有怀疑 AHF 的呼吸困难患者均应进行检测。

（2）cTnI/T　对 AMI 的诊断有明确意义，也用于对肺血栓栓塞危险分层，可作为 AHF 的常规检测项目。心肌细胞损伤与心功能恶化或加重往往互为因果。血清中 cTn 水平可持续升高，为急性心衰的危险分层提供信息，有助于评估其严重程度和预后。虽然多数肌钙蛋白升高的 AHF 患者没有明显的心肌缺血或急性冠脉事件，但提示存在进行性心肌损伤。

（3）动脉血气分析　血气分析视临床情况而定，不能通过指脉氧仪监测氧合情况，需要明确酸碱状态、CO_2 分压时可进行检测，尤其是伴有急性肺水肿、COPD 者。心源性休克患者应行动脉血气分析。

3. 影像学诊断

（1）超声心动图和肺部超声　血流动力学不稳定的急性心衰患者，立即进行超声心动图检查；对心脏结构和功能不明或临床怀疑既往检查以来可能有变化的患者，推荐在 48h 内进行超声心动图检查。床旁胸部超声检查可发现肺间质水肿的征象。

（2）胸部 X 线　典型表现为肺静脉淤血、胸腔积液、间质性或肺泡性肺水肿，心影增大。

药物防治

1. 利尿药

（1）袢利尿药　推荐静脉给予利尿药而非口服。常用呋塞米静脉注射 20～40mg，亦可应用托拉塞米 10～20mg。如果患者既往已使用袢利尿药治疗，最初静脉剂量应等于或超过长期每天所用剂量。对于严重容量负荷过重的患者，可使用呋塞米 40～160mg 或长期每天所用口服剂量的 2.5 倍（5～40mg/h 输注）或者托拉塞米 20～200mg（5～20mg/h 输注）。

（2）托伐普坦　特别适用于心力衰竭合并低钠血症的患者。起始剂量为每天 7.5～15mg，疗效欠佳者逐渐加量至每天 30mg。

2. 血管扩张药

（1）硝酸酯类药物　适用于急性心衰合并高血压、冠心病、二尖瓣反流的患者。推荐静脉滴注硝酸酯类药物，紧急时亦可选择舌下含服硝酸甘油。硝酸甘油可每 10～15min 喷雾 1 次（400μg），或舌下含服每次 0.3～0.6mg。

（2）硝普钠　适用于严重心衰、后负荷增加以及伴肺淤血或肺水肿的患者，特别是高血压危象、急性主动脉瓣反流、急性二尖瓣反流及急性室间隔缺损合并急性心衰等需快速减轻后负荷的疾病。硝普钠（使用不应超过 72h）停药应逐渐减量，并加用口服血管扩张药，以避免反跳现象。

（3）重组人脑利尿钠肽　该药对急性心衰患者安全，可明显改善患者血流动力学和呼吸困难的相关症状。

（4）乌拉地尔　为 α 受体阻滞剂，可有效降低血管阻力，增加心排血量，可用于高血压合并急性心衰、主动脉夹层合并急性心衰患者。

3. 正性肌力药物

（1）儿茶酚胺类　多巴胺和多巴酚丁胺是目前临床上应用最普遍的儿茶酚胺类正性肌力药物。起始剂量为 2.5μg/（kg·min），如果患者能够耐受且有需要，则可逐渐加量至 20μg/（kg·min）。

（2）磷酸二酯酶抑制剂　主要药物是米力农，负荷剂量 25～75μg/kg（>10min），随后 0.375～0.75μg/（kg·min）静脉滴注。不良反应为低血压和心律失常。对于存在肾功能不全、低血压或心律失常的患者，应用时需要调整剂量

（3）左西孟旦　负荷剂量 6～12μg/kg 静脉推注（>10min），此后继以 0.1μg/（kg·min）静脉滴注，患者用药剂量可根据病情酌情减半或加倍。对于收缩压<100mmHg 的患者，不需负荷剂量，可直接用维持剂量静脉滴注，防止发生低血压。应用时需监测患者血压和心电图，避免血压过低和心律失常的发生。

4. 血管收缩药物　复苏时可予 1mg 静脉注射，效果不佳时可每 3～5min 重复用药，静脉滴注剂量为 0.05～0.5μg/（kg·min）。

5. 洋地黄类药物　主要适应证是房颤伴快速心室率（>110 次/min）的急性心衰。毛花苷 C 0.2～0.4mg 缓慢静脉注射 10min，2～4h 后可再用

0.2mg。AMI 后 24h 内、严重心肌缺血、重症心肌炎伴严重心肌损伤的疾病早期应尽量避免使用。低钾血症和低镁血症易引起洋地黄中毒，应监测血钾、血镁水平。

6. 抗凝治疗　应用低剂量普通肝素或低分子肝素或磺达肝癸钠预防静脉血栓栓塞症。

护理防范

1. 取坐位，双腿下垂，为患者提供依靠物以节省患者体力，并注意防止患者坠床。

2. 患者常因呼吸困难而烦躁不安、焦虑或恐惧，加重心脏负担，向其简要解释检查及治疗目的，严重躁动的患者可遵医嘱予吗啡镇静，观察有无呼吸抑制、心动过缓。

3. 持续高流量吸氧。采用 20%～30% 乙醇湿化吸氧，可使肺泡内泡沫的表面张力降低而破裂，有利于改善通气，吸入时间不宜过长。

4. 高营养、高热量、少盐、易消化、清淡饮食，少量多餐，避免进食产气食物。

5. 迅速建立两条静脉通道，控制输液速度，一般为每分钟 20～30 滴。观察尿量，并严格记录出入量。使用洋地黄制剂时，注意观察患者有无恶心、呕吐、心悸、头痛、黄绿视及视力模糊、心律失常。硝普钠应避光、现配现用。血管扩张剂要注意调节输液速度，监测血压变化，防止低血压。

6. 避免劳累和熬夜，病情控制后可以适当下床活动。戒烟戒酒。注意保暖，避免感冒和感染的发生。保持大便通畅。

7. 指导患者在静脉输液前主动告知护士自己有心脏病史，以便护士输液时控制输液量和速度。

二、慢性心力衰竭

慢性心力衰竭（chronic heart failure，CHF）是指在原有慢性心脏病基础上逐渐出现心衰的症状和体征，是缓慢进展的过程，一般均有代偿性心脏扩大或肥厚及其他心脏代偿机制参与。经过治疗，症状和体征稳定 1 个月以上的称稳定性心衰。根据左心室射血分数（LVEF），分为射血分数降低的心衰（HFrEF）、射血分数保留的心衰（HFpEF）和射血分数中间值的心衰（HFmrEF）。

临床表现

1. 危险因素　识别患者是否有心衰的危险因素，病史中是否存在冠心病、心肌梗死、瓣膜心脏病、高血压、心肌病、2 型糖尿病、心脏毒性药物、放射线暴露史等。

2. 症状　心衰常见的症状为劳力性呼吸困难、夜间阵发性呼吸困难、端坐呼吸、运动耐量降低、疲劳、夜间咳嗽、腹胀、纳差等。病史收集应注意患者原发病的相关症状，如心绞痛、高血压等的相关症状。

3. 体征　心衰主要体征有颈静脉怒张、肺部啰音、第三心音（奔马律）、肝颈静脉回流征阳性、下肢水肿等。

4. 早期表现　原心功能正常或 CHF 稳定期患者出现原因不明的疲乏或运动耐力明显减低，以及心率增加 15～20 次/min，可能是左心功能降低或心衰加重的最早期征兆。心衰患者体重增加可能早于显性水肿出现，观察到患者体重短期内明显增加、尿量减少、入量大于出量提示液体潴留。

鉴别诊断

1. 一般诊断　明确患者存在的心血管疾病及非心血管疾病。评估患者的生命体征和判断液体潴留的严重程度，注意有无近期体重增加、颈静脉充盈、外周水肿、端坐呼吸等。颈静脉压升高和心尖搏动位置改变对诊断心衰更为特异。

2. 实验室诊断

（1）利尿钠肽　血浆脑利尿钠肽（BNP）或 N 末端钠尿肽前体（NT-proBNP）有助于鉴别心源性和非心源性呼吸困难。在 CHF 的临床应用中，BNP/NT-proBNP 用于排除心衰诊断价值更高。排除 CHR 诊断的界值：BNP<35ng/L，NT-proBNP<125ng/L，在此范围内，心衰诊断的可能性非常小。如果高于上述诊断界值，则需进一步检查，结合临床诊断，并且需考虑引起 BNP/NT-proBNP 升高的非心衰因素。

（2）cTnI/T　可用于诊断原发病如急性心肌梗死，也可以对心衰患者作进一步的危险分层。诊断 CHR 时应考虑年龄和肾功能对 NT-proBNP 水平的影响。

（3）心肺运动试验　可以量化心衰患者的运动能力，指导优化运动处方，鉴别诊断原因不明的呼吸困难。心肺运动试验适用于临床症状稳定 2 周以上的 CHR 患者。

（4）6min 步行试验　用于评估患者的运动耐力。6min 步行距离＜150m 为重度心衰，150～450m 为中度心衰，＞450m 为轻度心衰。

3. 影像学诊断

（1）经胸超声心动图　目前临床上唯一可判断舒张功能不全的成像技术。HFpEF 主要的心脏结构异常包括左心房容积指数＞34mL/m^2、左心室质量指数≥115g/m^2（男性）或 95g/m^2（女性）；主要的心脏舒张功能异常指标包括 E/e′＞13、e′平均值（室间隔和游离壁）＜9cm/s。

（2）心脏核磁共振（CMR）　延迟钆增强和 T1 成像是评估心肌纤维化的首选影像检查。

（3）冠状动脉造影　适用于经药物治疗后仍有心绞痛的患者，合并有症状的室性心律失常或有心脏停搏史的患者，有冠心病危险因素、无创检查提示存在心肌缺血的心衰患者。

（4）心脏 CT　适用于低至中度可疑冠心病的心衰患者，以排除冠状动脉狭窄。

（5）核素心室造影及核素心肌灌注和（或）代谢显像　核素心室造影可评估左心室容量和 LVEF。核素心肌灌注和（或）代谢显像可以评估心肌缺血和心肌存活情况。

（6）胸部 X 线　可提供肺淤血/水肿和心脏增大的信息，但 X 线胸片正常不能除外心衰。

药物防治

1. 西药防治

（1）利尿药　CHF 患者多口服最小有效量利尿药长期维持。有明显液体潴留的患者首选袢利尿药，最常用呋塞米。托拉塞米、布美他尼口服生物利用度更高。噻嗪类利尿药仅适用于有轻度液体潴留、伴有高血压且肾功能正常的心衰患者。托伐普坦对顽固性水肿或低钠血症者疗效更显著，推荐用于常规利尿药治疗效果不佳、有低钠血症或有肾功能损害倾向患者。

（2）RAAS 抑制剂　应尽早使用，从小剂量开始，逐渐递增，每隔 2 周剂量倍增 1 次，直至达到最大耐受剂量或目标剂量。ARNI 的代表药物是沙库巴曲缬沙坦钠。

（3）β 受体阻滞剂　病情相对稳定的 HFrEF 患者均应使用 β 受体阻滞剂，除非有禁忌证或不能耐受。琥珀酸美托洛尔初始剂量 11.875～

23.750mg，每天 1 次；目标剂量为 190.0mg，每天 1 次。比索洛尔初始剂量 1.25mg，每天 1 次；目标剂量为 10mg，每天 1 次。卡维地洛初始剂量 3.125mg，每天 2 次；目标剂量为 25～50mg，每天 1 次。

（4）醛固酮受体拮抗剂　螺内酯初始剂量为 10～20mg，每天 1 次，至少观察 2 周后再加量，目标剂量为 20～40mg，每天 1 次。通常将醛固酮受体拮抗剂与袢利尿药合用，避免同时补钾及食用高钾食物（应注意市售的低钠盐中加有氯化钾），除非有低钾血症。

（5）伊伐布雷定　伊伐布雷定的起始剂量为 2.5mg，每天 2 次，治疗 2 周后，根据心率调整剂量，每次剂量增加 2.5mg，使患者的静息心率控制在 60 次/min 左右，不宜低于 55 次/min，最大剂量为 7.5mg，每天 2 次。老年、伴有室内传导障碍的患者起始剂量应小。因食物导致该药吸收延迟约 1h，并使血浆浓度增加 20%～30%，建议早、晚进餐时服用，并避免同时服用西柚汁。还应注意监测有无房颤的发生，伊伐布雷定对房颤时的心室率控制无效，若患者变为持续性房颤后，应停用伊伐布雷定。

（6）洋地黄类药物　地高辛常用剂量 0.125～0.25mg/d，老年、肾功能受损者、低体重患者可给予 0.125mg，每天 1 次或隔日 1 次，应监测地高辛血药浓度，建议维持在 0.5～0.9μg/L。地高辛必须个体化给药。与能抑制窦房结或房室结功能的药物（如胺碘酮、β 受体阻滞剂）联用时需严密监测心率。奎尼丁、维拉帕米、胺碘酮、普罗帕酮、克拉霉素、伊曲康唑、环孢霉素、红霉素等与地高辛联用时，可增加地高辛血药浓度，且增加药物中毒风险，此时地高辛宜减量。由于地高辛的治疗窗窄，有效治疗剂量与中毒剂量接近，使用时应密切观察患者是否有心律失常、胃肠道症状以及神经精神症状等不良反应。

2. 中医药治疗

（1）芪参益气滴丸　口服每次 0.5g，每天 3 次，4 周为 1 个疗程或遵医嘱。

（2）麝香保心丸　口服每次 1～2 丸，每天 3 次。

（3）芪苈强心胶囊　口服，每次 4 粒，每天 3 次。

（4）心宝丸　慢性心功能不全按心功能 1 级、2 级、3 级每次分别服用 120mg、240mg、360mg，每天 3 次，2 个月为 1 个疗程。在心功能正常后改为维持量 60～120mg。

护理防范

1. 根据患者心功能分级决定活动量。严格控制输液速度。

2. 观察水肿的消长情况，每天监测体重，准确记录出入量。吸氧一般为 2～4L/min，肺心病患者为 1～2L/min 持续吸氧。观察体温、咳嗽、咳痰、呼吸音的变化，预防和及时发现肺部感染。常有便秘现象，饮食需增加粗纤维食物，必要时口服缓泻药或开塞露置肛中，保持大便通畅。

3. 进高蛋白、高维生素、少盐、易消化、清淡饮食，少量多餐，限制水、钠摄入。每天食盐摄入量少于 5g。

4. 使用利尿药，观察有无乏力、腹胀、肠鸣音减弱等低钾血症的表现，同进补充含钾丰富的食物。使用洋地黄制剂时，注意观察患者有无恶心、呕吐、心悸、头痛、黄绿视及视力模糊、心律失常。使用血管扩张药，注意有无头痛、面红、心动过速、血压下降等，改变体位时动作不宜过快，以防止发生直立性低血压。硝普钠应避光、现配现用。

5. 卧床休息，避免劳累和熬夜、过度体力活动、情绪激动和精神紧张，戒烟戒酒。

第六节　高血压

高血压（hypertension，HY）是最常见的慢性病，也是心脑血管病最主要的危险因素。在未使用抗高血压药物的情况下，非同日 3 次测量诊室血压，SBP≥140mmHg 和（或）DBP≥90mmHg。SBP≥140mmHg 和 DBP＜90mmHg 为单纯收缩期 HY。患者既往有高血压史，目前正在使用抗高血压药物，血压虽然低于 140/90mmHg，仍应诊断为 HY。

临床表现　HY 患者表现各异，部分 HY 患者并无特异性症状。询问是否有头痛、头晕、恶心、颈项强直以及夜尿多、无力、发作性软瘫等；阵发性头痛、心悸、多汗；打鼾伴有呼吸暂停和胸闷气短等可疑继发性 HY 的症状。

鉴别诊断

1. 一般诊断　测量血压、脉率、BMI、腰围及臀围，听诊注意心脏心音及心率和心律，血管杂音（颈动脉、肾动脉、腹主动脉等），检查四肢动脉搏动和神经系统体征等。

HY 的测量要求受试者安静休息至少 5min 后开始测量，取坐位上臂血压，测量位置应与心脏水平。

2. 实验室诊断　血生化（血钾、血钠、空腹血糖、血脂、血尿酸和肌酐）、外周血常规、尿液分析（尿蛋白、尿糖和尿沉渣镜检）、尿白蛋白，肌酐比值、尿蛋白定量、糖化血红蛋白、口服葡萄糖耐量试验、血高敏 C 反应蛋白等。

3. 影像学诊断

（1）超声心动图　可帮助了解心脏结构和功能，检查有无 HY 性心脏改变。有助于排除其他结构性心脏疾病，如瓣膜病、肥厚型心肌病等。

（2）胸部 X 线　有助于了解其他心肺疾病的情况，如有无心脏增大、充血性心力衰竭等，帮助鉴别诊断。

药物防治　抗高血压药一般患者采用常规剂量；老年人及高龄老年人初始治疗时通常应采用较小的有效治疗剂量。根据需要，可考虑逐渐增加至足剂量。优先使用长效抗高血压药物，以有效控制 24h 血压，更有效预防心脑血管并发症发生。

1. 钙通道阻滞药　包括二氢吡啶类和非二氢吡啶类。二氢吡啶类可与其他抗高血压药联合应用，尤其适用于老年 HY、单纯收缩期 HY、伴稳定型心绞痛、冠状动脉或颈动脉粥样硬化及周围血管病患者。

2. ACEI 及 ARB　尤其适用于伴慢性心力衰竭、心肌梗死后心功能不全、心房颤动预防、糖尿病肾病、非糖尿病肾病、代谢综合征、蛋白尿或微量白蛋白尿患者。ACEI 最常见不良反应为干咳，多见于用药初期，症状较轻者可坚持服药，不能耐受者可改用 ARB。ARB 是继 ACEI 后对 HY 及心血管病等具有良好疗效的作用于 RAAS 的一类抗高血压药物。

3. 利尿药　常用的噻嗪类利尿药主要是氢氯噻嗪和吲达帕胺。小剂量噻嗪类利尿药（如氢氯噻嗪 6.25～25mg）对代谢影响很小，与其他抗高血压药（尤其 ACEI 或 ARB）合用可显著增加后者的降压作用。此类药物尤其适用于老年 HY、单纯收缩期 HY 或伴心力衰竭患者，也是难治性 HY 的基础药物之一。

4. β受体阻滞剂　尤其适用于伴快速型心律失常、冠心病、慢性心力衰竭、交感神经活性增高以及高动力状态的 HY 患者。常见的不良反应有疲乏、肢体冷感、激动不安、胃肠不适等，还可能影响糖、脂代谢。二度或三度房室传导阻滞、哮喘患者禁用。慢性阻塞性肺疾病、运动员、周围血管病或糖耐量异常者慎用。糖脂代谢异常时一般不首选 β 受体阻滞剂，必要时也可慎重选用高选择性 β 受体阻滞剂。

5. α 受体阻滞剂　不作为 HY 治疗的首选药，适用于 HY 伴前列腺增生患者，也用于难治性 HY 患者的治疗。

6. 固定配比复方制剂　通常由不同作用机制的两种或两种以上的抗高血压药组成。与随机组方的降压联合治疗相比，使用方便，可改善治疗的依从性及疗效，是联合治疗的新趋势。包括缬沙坦氨氯地平片、厄贝沙坦氢氯噻嗪片、培哚普利吲达帕胺片等。

7. 联合用药　临床主要推荐应用的优化联合治疗方案是：二氢吡啶类 CCB + ARB；二氢吡啶类 CCB+ACEI；ARB+噻嗪类利尿药；ACEI+噻嗪类利尿药；二氢吡啶类 CCB+噻嗪类利尿药；二氢吡啶类 CCB+β 受体阻滞剂。可以考虑使用的联合治疗方案是：利尿药+β 受体阻滞剂；α 受体阻滞剂+β 受体阻滞剂；二氢吡啶类 CCB+保钾利尿药；噻嗪类利尿药+保钾利尿药。不常规推荐但必要时可慎用的联合治疗方案是：ACEI+β 受体阻滞剂；ARB+β 受体阻滞剂；ACEI+ARB；中枢作用药+β 受体阻滞剂。

护理防范

1. 避免重体力活动，保证足够的睡眠。症状较多或有并发症应卧床休息，避免体力和脑力的过度兴奋。

2. 减少钠盐摄入，每天少于 5g，增加钾摄入，低脂饮食，禁辛辣刺激食物，多吃豆类、牛奶等富含纤维素和蛋白质的食物。戒烟戒酒，避免咖啡、浓茶等刺激性饮料。控制体重。

3. 自觉控制情绪，保持愉悦心态，避免紧张或激动。劳逸结合，睡眠充足。勿长时间待在噪声的环境中。防止便秘。多做有氧运动，运动勿过量或太强太累；夏季避免太阳直晒，冬季保暖；穿着吸汗的衣服；饭后 2h 运动，切勿空腹，以防发生低血糖。

4. 监测血压。服血管扩张药物者，特别是老年人，要防止直立性低血压，改变体位或转头时应缓慢，以防直立性低血压致摔伤。

5. 切勿擅自停药，坚持定期复查。

第七节 其他循环系统疾病

一、先天性心血管病

先天性心血管病（congenital cardiovascular diseases，CCD）指心脏及大血管在胎儿期发育异常引起的、在出生时病变已存在的疾病，简称先心病。房间隔缺损、室间隔缺损、肺动脉瓣狭窄、动脉导管未闭、法洛四联症及心内膜垫缺损等是先心病中最常见的类型。妊娠2～7周是胎儿心脏及相关组织发育的关键时期，在此期间子宫内环境变化可能导致心脏的发育缺陷或者障碍。

临床表现 常见症状有心悸、胸闷、气喘、疲乏、身体肿胀等。

鉴别诊断

1. 一般诊断 查肤色、体温、呼吸、心率等，心脏、肺部听诊。

2. 实验室诊断 血常规、C反应蛋白，疑有感染性心内膜炎的患者进行血培养。

3. 影像学诊断

（1）超声心动图 较安全的早期发现和诊断CCD的有效手段，建议孕妇在孕中期18～22周进行检查，起到早期筛查的目的。

（2）多层CT 复杂型先天性心脏病诊断的常用方法。多层螺旋快速、无创，可全面观察分析人体复杂大血管畸形，呈现出立体、直观、准确的结果。

（3）心导管检查 评估左向右分流量、肺动脉压力、阻力和心排血量。

药物防治 药物治疗只能缓解症状，延缓疾病进展。

护理防范

1. 避免各种致畸环境因素，用药前应咨询妇产科医师，供给孕妇足够、均衡的营养素并保证适度活动等。

2. 大力宣传近亲结婚的危害，提倡优生优育，从妊娠早期起即重视防治可能引起CCD的各种有关因素，合理安排生活，劳逸结合。

3. 孕期尽量少接触射线、电磁辐射等不良环境因素。避免去高海拔地区旅游。避免受凉，预防感冒。

二、心脏神经症

心脏神经症（cardiac neurosis，CN）又称功能性心脏不适、神经血液循环衰弱症或奋力综合征、心血管神经官能症，是神经官能症的一种特殊类型，也是一种极为常见的心血管疾病。以心血管系统功能失常为主要表现，可兼有神经官能症的其他表现。大多发生于青壮年，以 20～40 岁最多，也可见于高中级白领、空巢患病中老年人、心梗卒中后患者甚至是青少年，多见于女性，尤其是围绝经期妇女。主要是由于工作与生活过度紧张、焦虑或与他人尖锐矛盾产生精神创伤，大脑皮质受到强烈刺激而使大脑皮质兴奋与抑制过程产生障碍，导致中枢神经功能失调，自主神经功能紊乱，造成心脏血管功能异常。其症状繁多反复易变，但阳性体征很少，以自主神经功能紊乱为主要表现。一般都是主观感觉，缺乏客观证据。

临床表现　常见的症状是心悸、胸痛、胸闷，胸憋、气短，同时伴有失眠、烦躁、紧张、焦虑、情绪低落、压抑等。

鉴别诊断

1. 一般诊断　体格检查常无特殊发现。多呈焦虑状态或紧张表情，血压可正常或轻度升高。心脏听诊时可有心率增快、心音增强，可伴有心前区Ⅰ～Ⅱ级柔和的收缩期杂音，偶有早搏出现。

2. 实验室诊断　血尿常规、血生化监测、甲状腺功能、心肌酶等，排除内分泌性疾病，如甲状腺功能亢进症、嗜铬细胞瘤以及器质性心脏病。

3. 影像学诊断

（1）超声心动图　可排除心脏、大血管和瓣膜的结构异常。

（2）冠脉 CTA　排除冠心病。

（3）心电图诊断　常表现为窦性心动过速、窦性心律不齐等，部分患者出现 ST 段压低或水平性下移，T 波低平、双向或倒置，多在Ⅱ、Ⅲ、aVF或 V_4～V_6 导联出现，并经常发生变化，普萘洛尔试验阳性、运动试验阳性者亦不少见。β受体阻滞剂大多能使心率减慢，症状减轻或消失，心电图 ST-T 波改变恢复正常，并使运动负荷试验转为阴性。

药物防治　以焦虑为主要表现的可使用阿普唑仑口服治疗；以焦虑和抑郁交替出现的可应用氟哌噻吨和美利曲辛；心率偏快或合并室性早搏或房性早搏的患者可以使用β受体阻滞剂。

护理防范

1. 消除诱因，避免情绪紧张、忧虑、焦虑、烦恼。

2. 避免熬夜、过度劳累和环境嘈杂等不良因素的影响。纠正睡眠，严重失眠者应在医生指导下对症用药。

3. 避免喝浓茶、咖啡、可乐之类的饮品。饮食宜低盐、低脂、少油，勿食辛辣油腻之品，多食新鲜蔬菜和水果，大量饮水。

（宋路瑶　宾建平）

第四章 消化系统疾病

第一节 细菌感染性疾病

一、细菌性痢疾

细菌性痢疾（bacillary dysentery，BD）是由志贺菌引起的常见急性肠道传染病，故又称为志贺菌病。志贺菌属可产生内毒素、细胞毒素、外毒素以及神经毒素，患者会出现腹痛、腹泻、里急后重等症状。部分志贺菌产生的志贺毒素会破坏结肠、直肠、肾小球微血管中的内皮细胞，而引起出血性结肠炎、溶血性尿毒症综合征等继发性病症。主要借染菌的水源、食物和手等经口感染而传播。学龄前儿童和青壮年人群尤为易感。

临床表现

1. 潜伏期可为数小时到1周不等，平均1～4d，通常不会超过7d。

2. 早期症状　患者在患上BD时，可能会在感染的1～3d开始出现症状。常见表现有腹痛、腹泻、发热等。

3. 中期症状　肠道受到炎症病变影响，会累及肠道黏膜肌层、肠腺、毛细血管等组织，部分渗出性组织液以及血液会随着排泄物从体内排出，所以患者粪便样本中会有黏液或血液存在的迹象。

4. 晚期症状　志贺菌通过杀死血管细胞来破坏肠毛细血管后，会附着于循环中的中性粒细胞并侵入不同的细胞类型，尤其是肾小球细胞、中枢神经系统神经元等。最终导致肾衰竭、癫痫发作、败血症等其他继发性病症。

鉴别诊断

1. 一般诊断　体温升高、乏力易倦、精神萎靡、嗜睡、抽搐、呼吸不畅，甚至意识模糊、体重减轻。

2. 实验室诊断

（1）血常规检查　急性菌痢患者通常白细胞总数升高，以中性粒细胞为主；慢性菌痢患者可有红细胞、血红蛋白减少等贫血表现。

（2）粪便常规检查　多为黏液脓血便，显微镜镜检可见白细胞、红细胞、巨噬细胞等。

（3）细菌学检查　粪便培养出志贺杆菌。

（4）特异性核酸检测　可直接检测粪便中的痢疾杆菌核酸。

（5）免疫学检查　检测血清中有无志贺杆菌的特异性抗原。

3. 影像学诊断

（1）乙状结肠镜　急性菌痢患者肠镜检查可见肠黏膜弥漫性充血、水肿、大量渗出液，有浅表溃疡。慢性患者肠黏膜呈颗粒状，可见溃疡或息肉，并可取病变部位分泌物做细菌培养。

（2）X线钡剂　适用于慢性菌痢患者，可见肠道痉挛、动力改变、袋形消失、肠道狭窄、黏膜增厚或呈阶段状。

药物防治

1. 西药防治

（1）抗生素　急性轻者无需使用抗生素治疗，对于症状较重、大便带有脓血及出现中毒性菌痢表现的患者，应及时使用抗生素治疗。抗生素应根据当地流行菌株特点、药敏试验或大便培养的结果进行选择，宜选择易被肠道吸收的口服药，必要时肌内注射或静脉滴注给药，连续用药不得少于 5~7d，以减少恢复期带菌。以下常用药物按病情可单用，也可联合治疗。

① 呋喃唑酮：短期大剂量治疗，成人首次 0.4g，以后每天 2 次，每次 0.3g，共用 2~4d。小儿每天 5~10mg/kg，分 4 次服用。

② 小檗碱：适用于志贺菌属、霍乱弧菌等引起的菌痢和胃肠炎。短期大剂量疗法首次 0.6g，以后每天 3 次，每次 0.3g，直至痊愈。一般用法为每天 3~4 次，每次 0.2~0.3g；小儿每天 10mg/kg，分 3~4 次；首次剂量加倍为佳。

③ 复方磺胺甲噁唑（SMZ-TMP）：成人口服 2 片，每天 2 次；儿童酌减。有严重肝病、肾病、对磺胺过敏及白细胞减少症者忌用。亦可选用复方磺胺脒治疗。

④ 吡哌酸：成人口服 0.5g，每天 2 次，连服 5~7d，或遵医嘱。

⑤ 诺氟沙星（氟哌酸）：成人口服 0.3~0.4g，每天 2 次，疗程 5~7d，或遵医嘱。

⑥ 环丙沙星：成人口服 0.5g，每天 2 次，疗程 5～7d，或遵医嘱。

⑦ 氧氟沙星：成人口服 0.2～0.3g，每天 2 次，疗程 5～7d，或遵医嘱。

⑧ 左氧氟沙星：成人口服 0.2g，每天 2 次，疗程 5～7d，或遵医嘱。

⑨ 依诺沙星（氟啶酸）：成人口服用 0.2g，每天 2 次，疗程 5～7d，或遵医嘱。

⑩ 甲磺酸培氟沙星：成人口服 0.4g，每天 2 次，疗程 5～7d，或遵医嘱。

⑪ 庆大霉素：成人 80mg，口服或肌内注射，每天 2～3 次；儿童每天 3～5mg/kg，分 2 次肌注。

⑫ 阿米卡星(丁胺卡那霉素)：成人每天 15mg/kg，儿童每天 10mg/kg，分 2 次肌注或静滴。

⑬ 妥布霉素：成人每天 160mg，分 2 次肌注或静滴。

⑭ 阿莫西林或阿莫西林/克拉维酸钾：成人口服每天 1～4g，分 3～4 次；小儿每天 50～100mg/kg，分 3～4 次。

⑮ 磷霉素钙：成人口服每天 2～4g，儿童每天 50～100mg/kg，分 3～4 次服用。中度感染可静注或静滴，成人每天 4～12g，重症可用到每天 16g，儿童每天 100～300mg/kg，均分 3～4 次，疗程 5～7d。

⑯ 头孢羟氨苄甲氧苄啶胶囊：口服 2～4 粒，每天 3～4 次。属第一代头孢菌素。

⑰ 头孢呋辛酯（新菌灵）：肌注或静脉注射 0.75～1.5g，每天 3 次。属第二代头孢菌素。

⑱ 头孢哌酮/舒巴坦：静脉注射或滴注，1.5～3g，每 12h 1 次；重症感染可用到每天 6～8g，分 3～4 次；直接静脉注射，最大剂量为每次 2g。属第三代头孢菌素，对革兰氏阴性杆菌作用强。

⑲ 头孢他啶：静脉注射或深部肌内注射，成人每天 1～2g，分 2 次；重症可用 2g，每天 3 次。属第三代头孢菌素，对革兰氏阴性杆菌作用最强。

⑳ 头孢曲松钠：静脉或深部肌内注射每天 1～2g，每天 1 次，一般总剂量不超过每天 4g。属第三代头孢菌素，对革兰氏阴性菌作用强。

㉑ 中毒性菌痢抗菌治疗多采用静脉途径给喹诺酮类，也可采用庆大霉素或阿米卡星与头孢噻肟或头孢曲松等分开静脉滴注（间隔 2～3h），中毒症状好转后，按上述一般急性菌痢治疗，改为口服抗菌药物，总疗程 7～10d。另外应注意高热、惊厥、循环衰竭的急救处理。

㉒ 慢性菌痢的治疗需长期、系统治疗。有时应用 0.5%～1%新霉素（或 0.5%卡那霉素、0.3%盐酸小檗碱）100～200mL 灌肠，每天 1 次，10～15d 为 1 疗程。灌肠液中加上少量肾上腺皮质激素可增加渗透性而提高疗效。若有肠道紊乱现象，可酌情用镇静、解痉或收敛药，给乳酶生或小剂量异丙嗪、复方地芬诺酯，也可以 0.25%普鲁卡因液 100～200mL 保留灌肠，每晚 1 次，疗程 10～14d。

（2）非甾体抗炎药　可以有效缓解病症所引起的腹痛、发热、恶心等不适，使用时需遵循药物使用说明，如布洛芬、对乙酰氨基酚、双氯芬酸等。

（3）水电解质平衡调节药　除了可以补充体内大量流失水分、电解质等物质以外，还能预防水、电解质紊乱等严重继发性病症的发生，如混合糖电解质、复方电解质葡萄糖、乳酸钠林格等。

（4）抗胆碱能药物　对于伴随持续、剧烈的腹部疼痛患者，可以选用抗胆碱能药物进行短效性治疗，以起到缓解症状的效果，如东莨菪碱、阿托品、山莨菪碱等。按说明书或遵医嘱。

2. 中医药治疗

（1）可用炎痢净片、肠炎宁颗粒、炎可宁胶囊。

（2）5%大蒜浸液 100～200mL 灌肠，每天 1 次，10～15d 为 1 个疗程。

（3）可针灸足三里。

护理防范

1. 急性期卧床休息，需消化道隔离至临床症状消失、大便培养连续 2 次阴性。

2. 饮食由少量逐渐增至多量，由稀到稠，宜用清淡的流质或半流质食物，忌肉类浓汁及动物内脏，忌粗纤维、胀气食物，忌生冷、油腻、辛辣刺激食物。

3. 饭前便后洗手，逐渐增加体育活动量，增强免疫力。避免与患者及带菌者密切接触。

二、副溶血性弧菌食物中毒

副溶血性弧菌是常见的食物中毒病原菌，在细菌性食物中毒中占有相当大的比率，食用了被该菌污染的食品或者食用了含有该菌的食品后，副溶血性弧菌食物中毒（vibrio parahaemolyticus food poisoning，VPFP）是临床上出现以胃肠道症状如恶心、呕吐、腹痛、腹泻及水样便等为主要症状的急性或亚急性疾病。该菌引起的食物中毒具有暴发起病（同一时间、同一区域、相同或相似症状、同一污染食物）、潜伏期短（数小时至数天）、有一定季节性（多夏秋季）等细菌性食物中毒的常见特点。

临床表现

1. 潜伏期一般 14～20h，短者为 3～5h，长者可达 40h。

2. 急性起病，主要表现为上腹部阵发性绞痛、腹泻、呕吐，可为洗肉水样便，有时出现脓血便，腹泻每天 5～6 次，体温一般为 37.7～39.5℃。重症者可出现脱水、意识不清、血压下降等。

3. 病程一般为 2～4d，恢复期较短，预后多良好。

鉴别诊断

1. 一般诊断　有进食海产品或被海产品污染的食物史。经过短暂的潜伏期后集体发病。急起腹痛、腹泻、恶心、呕吐及发热。

2. 实验室诊断

（1）血常规　血中白细胞计数及中性粒细胞常增高。

（2）粪常规　粪便呈稀水样便，大便镜检可查到炎性细胞。约 1/3 患者尿中有蛋白。

（3）细菌学检查　细菌培养阳性率以发病第 1～2 天最高，第 5 天多已转阴。将患者呕吐物或排泄物及进食的可疑食物做细菌培养。原始食物中毒标本及腹泻呕吐物标本都能直接用于检测特异性核酸，有利于正确用药和及时抢救。

药物防治

1. 轻症患者一般不需抗菌药物，应用抗菌药物治疗可以明显缩短病程和排菌时间。

2. 重者给予补液对症治疗，避免电解质紊乱及酸中毒，可给予庆大霉素、阿米卡星、诺氟沙星等。腹痛时给解痉止痛药，如阿托品、山莨菪碱。血压下降时，除补充血容量、纠正酸中毒外，尚可加用多巴胺、间羟胺等升压药。大量便血可酌情输血。

3. 重症伴有高热、黏液血便者可用以下抗菌药物（单用或联用，应遵医嘱）。

（1）诺氟沙星（氟哌酸）　成人口服 300～400mg，每天 2 次，疗程 5～7d。

（2）环丙沙星　成人口服 0.5g，每天 2 次，疗程 5～7d。此外，其他喹诺酮类如氧氟沙星（左氧氟沙星）、洛美沙星、培氟沙星、司帕沙星、氟罗沙星等亦可选用，遵医嘱。

（3）阿米卡星（丁胺卡那霉素）　肌内注射或稀释后静脉滴注 0.2g，每 12h 1 次，或每 8h 5mg/kg，或每 12h 7.5mg/kg，疗程 5～7d。

（4）多西环素（强力霉素）　成人口服首日剂量 0.1g，每 12h 1 次，以后 0.1～0.2g，每天 1 次；或 0.05～0.1g，每 12h 1 次，疗程 5～7d。

（5）复方磺胺甲噁唑　成人口服 2 片，每天 2 次，应多饮水。过敏者忌用。

（6）硫酸庆大霉素口服、肌内注射或稀释后静脉滴注 80mg，每天 2～3 次，疗程 5～7d。

护理防范

1. VPFP 患者急性期应给予流质饮食或半流质饮食，但一定要清淡，忌过于油腻，以免引起腹泻加重，另外应适当补充电解质溶液，避免出现脱水及电解质紊乱，诱发酸碱失衡，导致恶性心律失常等严重并发症的发生。

2. 忌吃油炸、油煎食物，以清淡食物为主。可食用富含钾离子的水果、蔬菜，如紫菜、海带、胡萝卜、香菇、香蕉、香瓜、枣子、橙子。避免饮酒，以免用抗菌药物过程中出现双硫仑反应，如脸红、头昏、嗜睡等表现。

3. 加强海产品卫生处理，不生食海产品，生熟食品分开存放，不吃隔餐的剩菜，要吃必须煮熟热透。

三、葡萄球菌食物中毒

葡萄球菌食物中毒（staphylococcal food poisoning，SFP）指食物被金黄色葡萄球菌及其所产生的肠毒素所污染，当进食不洁净、未煮熟的肉类食品以及未经消毒或患有乳腺炎牛的奶制品等而引起的一种以急性胃肠炎为主要症状的疾病。潜伏期短暂，各年龄段均可发病，其发病与否及病情严重程度与摄入食物被细菌和毒素的污染程度、进食量多少以及自身抵抗力均有关系，一般预后良好。该病多发生在每年的 5～10 月份，7～9 月份最易发生。

临床表现

1. 潜伏期短，一般为 2～5h，极少超过 6h。

2. 起病急骤，有恶心、呕吐、中上腹痛和腹泻，以呕吐最为显著。呕吐物可呈胆汁性，或含血及黏液。剧烈吐泻可导致虚脱、肌痉挛及严重失水等现象。体温大多正常或略高。一般在数小时至 1～2d 内迅速恢复。

鉴别诊断

1. 一般诊断　有进食变质食物、未煮熟的肉类和海产品、未经消毒的乳制品等病史，短期内出现集体发病，表现为恶心呕吐、腹泻等症状。

2. 实验室诊断　细菌学检查如食物中毒患者的呕吐物、粪便或剩余食物做细菌分离培养和鉴定。ELISA 法可检测微量肠毒素，快速且敏感。也可用特异性的核酸杂交和 PCR 技术检测葡萄球菌是否为产肠毒素的菌株。

药物防治

1. 轻症患者一般不需要治疗，卧床休息即可自行恢复。

2. 严重者可以用高锰酸钾溶液洗胃（1：5000），再予以蓖麻油 20mL 导泻，从而可协助除去未吸收的肠毒素；给予补液对症治疗，避免电解质紊乱及酸中毒；加用苯唑西林、头孢唑林或喹诺酮类（18 岁以下未成年人、孕妇、哺乳期妇女忌用）中任意 1 种，必要时也可使用万古霉素，其参考用法与用量简介如下。

（1）苯唑西林　皮试阴性后，成人肌内注射或静脉滴注 0.5～1.0g，每 4～6h 1 次；儿童剂量酌减。

（2）头孢唑林钠　成人肌内或静脉注射 0.5～1.0g，每 6～12h 1 次，重症可增至 6g/d，分次给予。

（3）有青霉素或其他药物过敏史者应慎用，或备有抗过敏性休克的紧急抢救措施。喹诺酮类参阅"副溶血性弧菌食物中毒"。

护理防范

1. 保持良好的卫生习惯，注意休息，增强运动。

2. 建议进食营养丰富、容易消化、清淡的食物，宜少油、少糖、少盐；避免进食辛辣及油腻食物。

四、肉毒梭菌食物中毒

肉毒梭菌食物中毒（clostridium botulinum food poisoning，CBFP）是因进食含有肉毒梭菌外毒素的食物而引起的中毒性疾病。临床上以恶心、呕吐及中枢神经系统症状如眼肌及咽肌瘫痪为主要表现。临床分四型，即食入性肉毒中毒、婴儿肉毒中毒、创伤性肉毒中毒、吸入性肉毒中毒，均以神经系统症状为主要表现。夏秋季发病多见，患者无传染性。如抢救不及时，病死率较高。

临床表现

1. 潜伏期 12～36h，最短为 2～6h，长者可达 8～10d。中毒剂量愈大则潜伏期愈短，病情亦愈重。

2. 起病突然，病初可有头痛、头昏、眩晕、乏力、恶心、呕吐；稍后，眼内外肌瘫痪，出现眼部症状，如视力模糊、复视、眼睑下垂、瞳孔散大、对光反射消失。口腔及咽部潮红，伴有咽痛，如咽肌瘫痪，则致呼吸困难。肌力低下主要见于颈部及肢体近端。由于颈肌无力，头向前倾或倾向一侧。腱反射可呈对称性减弱。自主神经末梢先兴奋后抑制，故泪腺、汗腺及涎腺等先分泌增多而后减少。血压先正常而后升高。脉搏先慢后快。常有顽固性便秘、腹胀、尿潴留。

3. 轻者 5～9d 内逐渐恢复，但全身乏力及眼肌瘫痪持续较久。重症患者抢救不及时多数死亡，病死率 30%～60%，死亡原因多为延髓麻痹所致呼吸衰竭、心功能不全及误吸肺炎所致继发性感染。

鉴别诊断

1. 一般诊断　有进食可疑食物，特别是火腿、腊肠、罐头或瓶装食品史，同餐者集体发病。有特殊的神经系统症状与体征，如复视、斜视、眼睑下垂、吞咽困难和呼吸困难等。

2. 实验室诊断　细菌学检查：可用动物实验查患者血清及可疑食物中的肉毒毒素，亦可用可疑食物进行厌氧菌培养，分离病原菌。

药物防治　5%碳酸氢钠或 1：4000 高锰酸钾 1000mL 洗胃；用腹泻药并进行灌肠以清除外毒素；及时给予多价肉毒抗血清，在发病 24h 内缓慢注入 5 万～10 万 IU 1 次，静脉或肌内注射各半量，必要时 6h 后重复 1 次。给药后必须皮试阴性；若为阳性，必须脱敏后再注射治疗。若同食者发生

肉毒中毒症状，或进食疑似有肉毒梭菌外毒素污染的食物，应立即接受多价肉毒梭菌抗毒血清 1000～2000IU，以防发病。

护理防范

1. 患者应严格卧床休息，并予适当镇静药，以避免瘫痪加重。

2. 多价肉毒抗血清，先做血清敏感试验，过敏者先行脱敏处理。

3. 保暖，安静休息，保持呼吸道畅通，包括吸痰、给氧、人工呼吸等。

4. 如需要，可鼻饲或静脉高营养、抗感染等。

5. 出院后 10～15d 内应避免体力劳动。

6. 严格管理和检查食品，禁止食用发酵或腐败的食物。经常食用罐头者，可考虑注射肉毒梭菌类毒素。

五、沙门菌属食物中毒

沙门菌属食物中毒（salmonella group food poisoning，SGFP）是通过食物等途径感染沙门菌属细菌，临床上主要表现为典型的食物中毒症状，如头晕、恶心、呕吐、腹泻、发热等的一种常见的细菌性食物中毒。主要治疗以积极补液防止脱水和抗生素治疗为主。预后尚可，大部分患者经治疗可痊愈，并发症严重患者需要长期持续性治疗。

临床表现

1. 潜伏期最短 2h，长者可达 72h，平均为 12～24h。

2. 主要有三种表现类型：胃肠型、伤寒型、败血症型，以胃肠型最为常见。前驱症状有寒战、头痛、头晕、恶心与痉挛性腹痛，继之出现呕吐、腹泻、全身酸痛或发热。每天腹泻可达 7～8 次，体温在 38～40℃，病程 3～5d，一般 2～3d 腹泻停止，体温恢复正常，一般情况好转。严重者，特别是儿童、老年人和体弱者常因脱水、酸中毒、无尿、心力衰竭等，急救不及时会危及生命。可有低钾血症、低钠血症等相关症状。

鉴别诊断

1. 一般诊断 有进食不洁饮食（尤其是动物源性食物，如肉类、动物内脏、蛋类、乳类及其制品等）史，往往同席多人或集体食堂中多人发病。

2. 实验室诊断

（1）血常规检查 白细胞总数大多正常，有局灶性化脓性病变时明显升高，可达（20～30）×10^9/L。

（2）粪常规　部分粪便有黏液和血，在镜下有的可见中性粒细胞增多，在婴幼儿中较多见。

（3）细菌学检查　胃肠炎时易从呕吐物和粪便中分离出病原菌；胃肠道外感染时，每可从血、骨髓、脓液和其他体液如胸腔积液、脑脊液、关节积液等中检得病原菌。因细菌间歇入血，如反复培养可提高阳性率。

（4）血清凝集试验　用患者的血清与已知菌种制成的菌体抗原作凝集试验，如凝集效价大于 1∶160，或发病 2 周后，凝集效价与发病时相比呈 4 倍以上增高者，均可考虑诊断为本病。

药物防治

1. 单纯胃肠炎型一般不需应用抗生素治疗。因为应用抗菌药物并不能缩短患者的病程，反而促使肠道产生耐药菌株，使排菌时间延长，造成治疗上的困难。

2. 呕吐甚者可给予阿托品皮下注射或口服溴丙胺太林，剧烈呕吐不能进食或腹泻频繁者，应静脉滴注生理盐水或葡萄糖生理盐水。注意电解质补充。宜选喹诺酮类（诺氟沙星、氧氟沙星、环丙沙星等），可选复方磺胺甲噁唑、阿莫西林、磷霉素等，对因治疗。

护理防范

1. 卧床休息，呕吐物严格消毒处理，必要时禁食。

2. 禁止食用病畜、病禽，食品加工应严防污染，食用时要煮熟、煮透，生、熟食物要分开。

六、霍乱与副霍乱

霍乱是因摄入的食物或水受到霍乱弧菌污染而引起的一种急性腹泻性传染病。副霍乱是由霍乱弧菌古典生物型和艾尔托（ElTor）生物型所引起的烈性肠道传染病。两者临床症状基本相同，属甲类传染病，现统称为霍乱与副霍乱（cholera and paracholera，CAP）。在临床上出现剧烈泻吐，严重脱水，致使血浆容量明显减少，体内盐分缺乏，血液浓缩，出现周围循环衰竭。由于剧烈泻吐，可有电解质丢失、缺钾缺钠、肌肉痉挛、酸中毒等，甚至发生休克及急性肾衰竭。

临床表现

1. 发病急、传播快，主要表现为腹泻、排"米泔样"便、呕吐。潜伏期短者数小时，长者 3～5d，一般为 1～2d。

2. 典型临床症状先泻后吐，全身中毒症状不明显，多数患者无发热。也无明显腹痛、里急后重症状，排便次数常不大多（个别患者大便失禁，无法计数），但排泄量大，初为泥浆样或稀水样便，有粪质，而后很快呈米泔样或无色水样、洗肉水样便，无明显粪臭，患者很快出现脱水、电解质紊乱、酸中毒、循环衰竭。

3. 非典型症状患者轻微不适，每天腹泻数次，大便稀薄，有粪质，偶有恶心、呕吐。一般 48h 内腹泻即止。

鉴别诊断

1. 一般诊断　具有典型 CAP 症状的首发病例；CAP 流行期间与 CAP 患者有明确接触史。

2. 实验室诊断

（1）血常规　红细胞计数、血红蛋白、白细胞计数、中性粒细胞及大单核细胞计数增多。血清钾、钠、氯化物和碳酸盐降低，血 pH 下降，BUN 增加。治疗前由于细胞内钾离子外移，血清钾可在正常范围内，当酸中毒纠正后，钾离子移入细胞内而出现低钾血症。

（2）尿检查　少数患者尿中可有蛋白、红细胞、白细胞及管型。

（3）病原学检查　常规镜检可见黏液和少许红细胞、白细胞；涂片染色取粪便或早期培养物涂片作革兰氏染色镜检，可见革兰氏阴性稍弯曲的弧菌；悬滴检查将新鲜粪便作悬滴或暗视野显微镜检，可见运动活泼呈穿梭状的弧菌；制动试验；增菌培养；分离培养；亦有应用霍乱毒素基因的 DNA 探针，做菌落杂交，可迅速鉴定出产毒 O1 群霍乱弧菌。

（4）血清学检查　在发病第 1～3 天及第 10～15 天各取 1 份血清，若第 2 份血清的抗体效价比第 1 份增高 4 倍或 4 倍以上，有诊断参考价值。

3. 影像学诊断　胰性假性 CAP（干性 CAP）腹部影像学，可发现胰腺占位。

药物防治

1. 西药防治

（1）轻症可用口服补液，甘氨酸也可促进水和电解质的吸收，可加入口服补液中，使每 1000mL 溶液含 110mmol 甘氨酸。静脉补液：静脉滴注的量与速度应依失水程度酌定，24h 轻度失水者应以口服补液为主，若有呕吐而无法口服者，应静脉补液每天 3000～4000mL，开始 1～2h 宜快滴；中度失水者补液每天 4000～8000mL，最初 1～2h 应快滴，至血压、脉搏恢复正常后减慢；重度失水需补液每天 8000～12000mL，以两条静脉管道，先以 40～80mL/min，后减至 20～30mL/min，直至休克纠正后减速，脱水纠正后改为口服补液。

儿童轻者补液每天 100～150mL/kg，中重型患儿各为每天 150～200mL/kg 和每天 200～250mL/kg，可用 541 液或林格乳钠液。婴幼儿可适当增加。

补液原则是早期、迅速、足量。老年人、婴幼儿以及心肺功能不全的患者，补液速度不宜过快，边补边观察。

（2）对 CAP 弧菌、EL-Tor CAP 弧菌，宜选用喹诺酮类，但 18 岁以下未成年人、孕妇、哺乳期妇女应避免应用，可选用复方磺胺甲噁唑、多西环素、氨苄西林等。

① 氨苄西林：成人肌内注射每天 2～4g，分 4 次；静脉滴注每天 4～14g，分 2～4 次；口服每天 1～2g，分 4 次。小儿肌内注射每天 50～100mg/kg，分 4 次；静脉给药每天 100～200mg/kg，分 2～4 次，最高剂量为每天 300mg/kg，分 4 次；口服每天 25mg/kg，分 2～4 次。新生儿和肾功能减退者应遵医嘱。

② 复方磺胺甲噁唑：成人口服 2 片，每天 2 次；小儿每天 30mg/kg，分 2 次，对磺胺类过敏者禁用。

③ 多西环素：成人口服 200mg，每天 2 次；小儿每天 6mg/kg，分 2 次。

④ 诺氟沙星成人口服 200～400mg，每天 3 次。或环丙沙星 250～500mg，成人口服，每天 2 次。18 岁以下未成年人、孕妇、哺乳期妇女均应避免应用。

（3）对症治疗　①纠正酸中毒；②纠正低钾血症；③抗休克和治疗心力衰竭；④抗肠毒素治疗可用氯丙嗪 1～2mg/kg，口服或肌注；小檗碱口服，成人 0.3g，每天 3 次；小儿每天 50mg/kg，分 3 次口服。

2. 中医药治疗　可用藿香正气水（丸），每次 2 瓶（6g），每天 2～3 次。

护理防范

1. 隔离治疗，患者用物及排泄物需严格消毒。

2. 卧床休息，重型患者应绝对卧床休息至症状好转。

3. 饮食剧烈泻吐暂停饮食，待呕吐停止、腹泻缓解可给流质饮食，在患者可耐受的情况下缓慢增加饮食。

七、伤寒与副伤寒

伤寒与副伤寒（typhoid and paratyphoid，TAP）可因水源和食物被污染发生暴发流行。本病好发于喜欢生食或半生食海产品的群体、生活于疫情高发区的人群以及与带菌者和患者密切接触者。以夏秋季最多，发病以儿童、青壮年较多。TAP 的致病菌均属沙门菌，不分泌外毒素，依靠内毒素致病。沙门菌经食物或水进入消化道，再进入血液中引起菌血症，同时在胆道大量繁殖，通过胆汁分泌强烈刺激肠道，使肠道致病。

临床表现　临床表现可分为初期、极期、缓解期和恢复期。临床症状轻重主要与感染菌量有关，食物型暴发流行在 48h 内发病，而水源性暴发流行的潜伏期可长达 30d。

1. 初期　相当于病程第 1 周，起病多不太急，在数日内发病，呈梯形上升，于 5～7d 内达 39～40℃。在发热前可畏寒而少寒战、全身不适、乏力、食欲减退、咽痛、咳嗽等，退热时出汗不明显。

2. 极期　相当于病程第 2～3 周，常呈伤寒的典型症状：①高热可持续 10～14d，可呈稽留热型（50%～75%）、弛张热型或不规则热型；②食欲下降、腹胀、腹泻、便秘等消化系统症状明显；③急性热病容，表情淡漠或迟钝，甚至神昏、谵妄、乱语、听力下降等；④常有相对缓脉，可有重脉；⑤病程 5～13d，20%～40%患者在胸腹部及背部皮肤出现淡红色小斑疹（玫瑰疹），直径 2～4mm，压之褪色，分批出现；⑥脾大可扪及，软而有压痛；⑦发病 2～3 周后可出现并发症，如支气管肺炎、心肌炎、肠出血与肠穿孔等。

3. 缓解期　相当于病程 3～4 周，体温波动，开始退热，各种症状开始好转，人体对伤寒杆菌的抵抗力开始增强，脾大开始回缩。但应警惕肠出血和肠穿孔。

4. 恢复期　相当于病程第 4 周末之后。体温恢复正常，约 1 个月恢复健康。

鉴别诊断

1. 一般诊断　询问患者是否食用生食或半生食海产品以及流行病学史，是否生活于疫情高发区的人群以及与带菌者和患者密切接触者。

2. 实验室诊断

（1）血常规　白细胞大多为（3~4）×10^9/L，伴中性粒细胞减少和嗜酸粒细胞消失，后者随病情的好转逐渐回升，嗜酸粒细胞计数对诊断和评估病情均有重要的参考意义。极期嗜酸粒细胞＞2%，绝对计数超过 4×10^9/L者可基本排除伤寒。

（2）尿常规　高热时可有轻度蛋白尿，病程后期阳性率可达 25%。

（3）粪常规　从潜伏期起便可获阳性，第 3~4 周可高达 75%，病后 6周阳性率迅速下降，3%患者排菌可超过 1 年。

（4）血培养　病程早期即可阳性，第 7~10 天阳性率可达 90%，第 3周降为 30%~50%，第 4 周时常阴性。

（5）骨髓培养　第 7~10 天阳性率达 95%。

（6）玫瑰疹的刮取物或活检切片也可获阳性培养。

药物防治　TAP 主要治疗手段为药物治疗，通过口服抗生素来控制 TAP的感染。患者出现肠穿孔、肠出血时，需要及时手术治疗。TAP 短期持续治疗，我国推荐的服药疗程为 2 周。重症初期可静脉给药，病情控制后可改为口服给药。

1. 喹诺酮类　首选，但 18 岁以下未成年人、孕妇、哺乳期妇女应避免使用（或用药期间停止授乳），疗程 14d。

2. 氧氟沙星　成人口服 300mg，每天 2 次；或200mg，每天 2~3 次；如用左氧氟沙星疗效更好。

3. 环丙沙星　成人口服 500mg，每天 2 次，或每 8h 1 次口服；静脉滴注 200~300mg，每天 2 次。

4. 头孢曲松　肌内注射或静脉注射 1g，每天 2 次；儿童用量减半或酌情调整剂量。

5. 头孢噻肟钠　肌内注射或静脉注射 0.5~1g，每天 2~4 次；或酌情调整剂量。

6. 氨苄西林 4~6g，或阿莫西林 6g/d，加丙磺舒 2g/d，每天 2~3 次口服。

7. 对疫情暴发地区或毗邻地区的重点人群进行伤寒菌苗的预防接种。

护理防范

1. TAP 患者需住院隔离治疗，在临床症状消失后，每隔 5～7d 送粪便进行伤寒杆菌培养，连续 2 次阴性才可解除隔离。

2. 发热期应卧床休息，热退后 2～3d 可在床上坐，退热后 1 周才可由轻度活动逐渐过渡至正常活动量。

3. 予高蛋白、高热量、维生素、适量脂肪的低渣或无渣饮食，少量多餐，避免辛辣、过硬的食物。少食过咸的食物。餐前、饭后、睡前漱口。

4. 防止便秘，不可用泻药，可用生理盐水低压灌肠，或开塞露塞肛，多饮水。腹泻患者可腹部冷敷，以减轻腹部充血，避免腹部施压。如有发热，以物理降温为主，不宜用大量退热药以免虚脱。加强锻炼，增强免疫力，避免剧烈运动。

5. 消灭苍蝇、蟑螂，不生吃或半生吃海产品，不喝生水，饭前便后要洗手。

八、幽门螺杆菌感染

幽门螺杆菌感染（helicobacter pylori infection，HpI）是指幽门螺杆菌（Hp）从口腔进入人体后特异地定植于胃上皮，定植后机体难以自发清除，从而造成持久或终生感染。感染 Hp 后大多数患者表现隐匿，无细菌感染的全身症状，也常无胃炎的急性期症状，临床上患者往往以慢性胃炎、消化性溃疡等表现就诊。

临床表现　大多数单纯 HpI 的患者无症状。部分患者可表现出上腹痛、腹胀、恶心、呕吐、嗳气、反酸等消化不良症状。

鉴别诊断

1. 一般诊断　患者有慢性胃炎伴消化不良，胃黏膜萎缩、糜烂等怀疑 HpI 的症状。

2. 实验室诊断

（1）胃镜采样检测　检测是否有 Hp。如果为阳性，即可确诊 Hp 感染阳性。

（2）细菌检查　胃黏膜细菌培养是诊断 Hp 最可靠的方法，可作为验证其他诊断性试验的金标准，同时又能进行药敏试验，指导临床选用药物。

（3）尿素酶检查　可通过检测尿素酶来诊断 Hp 感染。尿素酶分解胃内尿素生成氨和二氧化碳，使尿素浓度降低、氨浓度升高。

（4）免疫学检测　通过测定血清中的 Hp 抗体来检测 Hp 感染，包括补体结合试验、凝集试验、被动血凝测定、免疫印迹技术和 ELISA 等。

（5）PCR 技术　慢性胃炎患者 Hp 的检出率很高，达 50%～80%。慢性活动性胃炎患者 Hp 检出率则更高，达 90%以上。

药物防治

1. 铋剂+两种抗菌药物（三联疗法）

方案 1：枸橼酸铋钾或胶体果胶铋标准剂量+阿莫西林 0.5g+甲硝唑（或替硝唑、奥硝唑）0.4g。

方案 2：铋剂标准剂量+四环素 0.5g+甲硝唑 0.4g。

方案 3：铋剂标准剂量+克拉霉素 0.25g+甲硝唑 0.4g。

三种方案均每天服 2 次，疗程 2 周。

2. 质子泵抑制药（奥美拉唑、兰索拉唑、泮托拉唑、埃索美拉唑、雷贝拉唑）标准剂量+两种抗生素

方案 1：奥美拉唑 20mg+克拉霉素 0.5g+阿莫西林 1g。

方案 2：兰索拉唑 30mg+阿莫西林 1g+甲硝唑 0.4g。

方案 3：泮托拉唑 40mg+克拉霉素 0.25g+甲硝唑 0.4g。

均每天 2 次，疗程 1 周。

3. 新四联疗法　奥美拉唑 20mg+克拉霉素 0.25g+甲硝唑 250mg+阿莫西林 1g，每天服 2 次，连用 7d，Hp 根除率可达 90%以上。

4. 停用非甾体抗炎药物　如水杨酸类、阿司匹林、吲哚美辛、保泰松、利血平和某些对胃肠刺激较强的抗菌药物。

护理防范

1. 养成良好的卫生习惯，用餐时提倡采用分餐制、公筷制，食具要消毒。纠正不良饮食习惯，多食蔬菜和适量水果，保持生活规律，戒烟酒并保持愉快心情。

2. 做到饭前、便后洗手，尽量吃经过高温加热的熟食，不吃或避免食用生冷、辛辣刺激性强或过冷过热的食物，戒烟限酒，不暴饮暴食。

3. 注意口腔卫生，定期更换牙刷、杯具。

九、假膜性结肠炎

假膜性结肠炎（pseudomembranous colitis，PMC）是一种多在应用抗生素后导致正常肠道菌群失调，难辨梭状芽孢杆菌大量繁殖并产生毒素而致病的肠道急性黏膜坏死、纤维蛋白渗出性炎症，以黏膜表面覆有黄白色或黄绿色假膜为特征，以腹泻、腹胀、腹痛、发热并可引起低蛋白血症、中毒性休克甚至死亡为主要表现的肠道传染性疾病。

临床表现 PMC 患者临床上主要表现为腹泻、腹胀及腹痛，有时还会出现脱水、电解质紊乱，以及大量白蛋白丢失甚至死亡，还会并发肠梗阻、肠穿孔等症状。

鉴别诊断

1. 一般诊断 一般发生于肿瘤、慢性消耗性疾病及大手术后应用抗生素的过程中，大多数起病急骤，病情发展迅速。发病时间最早的可在开始用药后几小时，但也可在停药后 3 周左右，约有 20%的患者在停抗生素后 2～10d 内起病。

2. 实验室诊断

（1）血常规 白细胞计数可高达 $20×10^9$ 以上，且以中性粒细胞为主。

（2）粪便检查 或者肠内容物细菌涂片发现明显菌群失调，或者培养出大量真菌、难辨梭状芽孢杆菌（毒素鉴定为致病菌）等。

（3）组织切片 可见肠黏膜炎症细胞浸润、出血和上皮细胞坏死、假膜形成等。

3. 影像学诊断

（1）腹部 X 线 平片可见肠积气但无液平，肠轮廓亦不规则，有时可见广泛而显著的指印征，有时仅局限于一节段。

（2）气钡灌肠双重造影 显示肠黏膜紊乱，边缘呈毛刷状，黏膜表面可见许多圆形或不规则结节状阴影。

（3）CT 扫描 可见肠壁增厚、皱襞增粗。黏膜水肿、充血、白色斑点状假膜，或者许多斑块状、地图状假膜，呈黄色、黄褐色或黄绿色。

药物防治 停用原有在用的广谱抗菌药物，轻症患者多可自愈，症状不缓解者可应用抗生素，如替硝唑、万古霉素或去甲万古霉素等，可同时合用调节肠道微生态的药物如双歧杆菌、酪酸菌、乳酸杆菌等生物制剂，尽量避免应用解痉止痛药。

1. 盐酸万古霉素　成人口服 125～500mg，每 6h 1 次，维持 5～10d，成人剂量不超过 4g/d。小儿 1 次 10mg/kg，每 6h 1 次，维持 5～10d，需要时可重复给药。

2. 盐酸去甲万古霉素　口服治疗 PMC，成人 1 次 0.4g，每 6h 1 次，但剂量不超过每天 4g。

3. 甲硝唑　成人口服 500mg，每天 3～4 次，疗程 7～14d。妊娠初 3 个月内如确有应用指征时可充分权衡利弊后谨慎使用；哺乳期妇女用药期间应中断授乳，并在疗程结束后 24～48h 方可重新授乳。

4. 替硝唑　成人口服 1g，每天 1 次，首次加倍，一般疗程 5～6d，或根据病情决定。

护理防范

1. 合理、均衡地分配各种营养物质，控制总热量，少吃或不吃高脂食物和含纤维多的食物，如肥肉、奶油、韭菜、芹菜等，有促进肠蠕动、刺激肠壁的作用，也会加重腹泻。不宜喝牛奶和豆浆，因会增加肠道产气，加快肠道蠕动，使腹泻症状加重。规律饮食，避免暴饮暴食。忌食辛辣温热食物。多吃易消化的食物，以流质或半流质食物为主，如稀饭等。可以适量饮用含有益生菌的酸奶，帮助恢复正常肠道菌群。

2. 大便后要用温水清洗肛门，注意保护肛周皮肤，保持肛周清洁干燥，以免加重病情。定期复诊行腹部 X 线平片或粪便检查，出现症状时应该及时就医，不要自行选用药物。

十、肠结核

肠结核（intestinal tuberculosis，IT）是结核分枝杆菌引起的肠道慢性特异性感染，常继发于肺结核。IT 90%以上由人型结核分枝杆菌引起，该菌为抗酸菌，很少受胃酸影响，可顺利进入肠道，多在回盲部引起病变。主要通过药物、急症治疗以及手术治疗等方式达到治愈的效果，该病情预后一般较好，不会影响寿命。

临床表现　IT 可能是全身性结核的一部分，因此，患者多呈低热、盗汗、乏力、消瘦、食欲减退等结核病的全身症状，腹部症状则因病变类型有所不同。可有右下腹痛或胀痛，也可见于其他部位，发生肠梗阻时为绞痛；

大便习惯异常，每天数次或数十次，大便呈糊状或水样状，如低热、盗汗、乏力、恶心、腹胀、食欲降低等。

鉴别诊断

1. 一般诊断　腹痛，大便异常，可伴有低热、恶心、腹胀等。

2. 实验室诊断

（1）血沉　增快提示结核病处于活动期。

（2）结核菌素试验　强阳性有助于本病的诊断。

（3）干扰素 γ 释放试验　阳性也有助于本病的诊断。

3. 影像学诊断

（1）X 线检查　腹部 X 线平片发现钙化灶或胸部 X 线片发现结核性肺部病灶。

（2）CT 肠道显像　IT 病变部位通常在回盲部附近，很少累及空肠，节段性改变不如克罗恩病明显，可见腹腔淋巴结中央坏死或钙化等改变。

（3）结肠镜检查　内镜下见回盲部等处黏膜充血、水肿、溃疡形成，大小及形态各异的炎症息肉、肠腔变窄等，病灶处活检发现肉芽肿、干酪坏死或抗酸杆菌时可以确诊。

（4）腹腔镜检查　适用于诊断困难且无腹腔广泛粘连者，活检病变肠段浆膜层的灰白色小结节，有助于诊断。

（5）X 线钡餐造影　可有较为特征性的影像学改变，但肠梗阻时应慎重。对于溃疡型 IT，钡剂于病变肠段呈现激惹征，排空很快，充盈不佳。对于增生型 IT，肠黏膜结节状改变，肠腔变窄，肠段缩短变形，回肠和盲肠的正常角度消失。

药物防治　腹痛可用抗胆碱能药物；摄入不足或腹泻严重者应注意纠正水、电解质与酸碱平衡紊乱；不完全性肠梗阻患者，需进行胃肠减压。抗结核药物，如异烟肼、利福平、吡嗪酰胺、链霉素等，是本病治疗的关键。抗结核治疗的原则是早期、规律、全程、适量、联合，整个治疗方案分强化和巩固两个阶段，具体用药方法如下。

1. 初治 IT 治疗方案　强化期应用异烟肼、利福平、吡嗪酰胺和乙胺丁醇，巩固期应用异烟肼、利福平。

2. 复治 IT 治疗方案　强化期应用异烟肼、利福平、吡嗪酰胺、链霉素和乙胺丁醇，巩固期应用异烟肼、利福平和乙胺丁醇。

3. 耐药结核病　详细了解患者用药史，该地区常用抗结核药物和耐药流行情况，尽量做药敏试验。严格避免只选用一种新药加入原失败方案，治疗方案至少含 4 种二线的敏感药物。药物剂量依体重决定，加强期应为 9～12 个月，总治疗期为 20 个月或更长，以治疗效果决定。监测治疗效果最好以痰培养为准。

4. 接种卡介苗。

护理防范

1. 饮食以少渣、易消化食物为主，避免生冷、多纤维、辛辣刺激性食物。忌吃硬果、果仁等，忌酒。肠道不全梗阻时，应进食流质或半流质食物。肠梗阻明显时应暂禁食。营养失调患者应进食高热量、高蛋白、高维生素的食物。

2. 疼痛较剧烈的患者可卧床休息，减少活动。

3. 全身症状明显者，如低热、盗汗、消瘦、贫血和乏力，应注意腹部保暖，可用热敷，以减弱肠道运动，减少排便次数，并有利于腹痛等症状的减轻。

4. 排便频繁时，因粪便的刺激，可使肛周皮肤损伤引起糜烂及感染，排便后应用温水清洗肛周，保持局部清洁、干燥。

5. 肺结核尽快使痰菌转阴，以免吞入含菌的痰而造成肠感染。教育患者不要吞咽痰液，保持排便通畅。结核药物治疗一定要按时服药，坚持全疗程治疗。避免与痰菌阳性患者共餐，如共餐应用公筷。

十一、肠出血性大肠埃希菌食物中毒

肠出血性大肠埃希菌食物中毒（enterohemorrhagic *E. coli* food poisoning，EHEC）代表菌种 O157，该菌产生的 Vero 毒素（VTX）是致病因素，除可引起腹痛、腹泻、水样便外，部分患者可转为血性腹泻，可并发溶血性尿毒症综合征（HUS）。肠道侵袭性病变主要在结肠部位。粪便初呈水样，继而呈血性，红色，量中等。病程 7～10d。10%患者有低热。腹痛有时较重，可呈痉挛性，甚至误为阑尾炎。部分患者病后 1 周并发 HUS或血栓性血小板减少性紫癜，主要在老人和儿童中。

临床表现

1. 潜伏期 1～14d，常见为 4～8d。典型的表现是急性起病，腹泻，初为水样便，继之为血性便。伴痉挛性腹痛，不发热或低热，可伴恶心、呕吐及上感样症状。无合并症者，7～10d 自然痊愈。

2. 少数患者于病程 1～2 周继发急性 HUS，表现为苍白无力、血尿、少尿、无尿、皮下黏膜出血、黄疸、昏迷、惊厥等。多见于老人、儿童、免疫功能低下者，病死率 10%～50%。

鉴别诊断

1. 一般诊断　病前可有进食冷藏的半成品加工快餐食品史。

2. 实验室诊断　细菌学检查：粪便培养阳性或 EHEC 的志贺样毒素。

3. 影像学诊断

（1）乙状结肠镜检查　见肠黏膜充血、水肿、肠壁张力低下。

（2）钡剂灌肠 X 线检查　可见升结肠及横结肠黏膜水肿。

药物防治

与志贺菌引起的细菌性痢疾及其他大肠埃希菌肠炎相同。轻者具自限性。可根据临床表现用药及对症治疗。具有抗菌药物应用指征时，宜选药物为喹诺酮类、磷霉素等。

护理防范

1. 应严格卧床休息，保暖，安静休息，注意水和电解质的补充。

2. 饭前便后洗手，保护食品水源卫生。加强对冷冻快餐食品的管理，食用前要充分加热。

十二、变形杆菌食物中毒

变形杆菌食物中毒（bacillus proteus food poisoning，BPFP）是由于摄入大量变形杆菌污染的食物所致，属条件致病菌引起食物中毒。大量变形杆菌在人体内生长繁殖，并产生肠毒素，引致食物中毒。该菌对外界适应力强，营养要求低，生长繁殖迅速。夏秋季节发病率较高，临床表现为胃肠型及过敏型。

临床表现

1. 胃肠型　潜伏期 3～20h，起病急骤，主要表现为恶心、呕吐、腹痛、腹泻、头痛、头晕等，腹泻为水样、带黏液恶臭、无脓血，一天数次至十余次。全身中毒症状轻，有 1/3～1/2 患者胃肠道症状之后，发热伴有畏寒，持续数小时后下降。严重者有脱水或休克。

2. 过敏型　潜伏期 0.5～2h，主要表现为皮肤潮红，以面部、颈胸部明显，呈酒醉样面容，伴头痛，偶可出现荨麻疹样皮疹，伴瘙痒。少数病例可同时出现上述两型的临床表现。患者多于 1～2d 内顺利恢复，短者仅数小时，极少数患者达数日。

鉴别诊断

1. 一般诊断　病前可有进食变质、未经加工或冷藏的半成品加工快餐食品史，同餐者集体发病。

2. 实验室诊断

（1）细菌学检查　取可疑食物、呕吐物和粪便做细菌培养，分离出同型变形杆菌。分离出的变形杆菌必须做血凝试验，才能确认。

（2）粪便常规检查　粪便培养，可检得变形杆菌。

（3）血清凝集抗体检查　有助于诊断。

药物防治　BPFP 大多为自限性，不经治疗，1～2d 内能自行恢复。如吐泻严重，可给予补液及解痉剂。胃肠型重症可选用喹诺酮类及磷霉素或头孢唑林治疗，可选用诺氟沙星每天 0.2g，每天 4 次，或用氯霉素每天 0.25～0.5g，每天 4 次。过敏型以抗组胺疗法为主，可选用氯苯那敏 4mg，每天 3 次；或异丙嗪每天 6.25～12.5mg，每天 3 次。严重者可选用氢化可的松或地塞米松静脉给药。儿童剂量酌减。

护理防范

1. 患者应严格卧床休息，注意保暖，注意水和电解质的补充。

2. 严格做好炊具、食具及食物的清洁卫生。禁食变质食物。食物应充分加热（55℃持续 1h 即可将变形杆菌杀灭），烹调后不宜放置过久。凉拌菜必须严格卫生操作。

十三、蜡样芽孢杆菌食物中毒

蜡样芽孢杆菌食物中毒（bacillus cereus food poisoning，BCFP）是由进食含有蜡样芽孢杆菌所产生的肠毒素所致。引起该菌食物中毒的食品主要为含淀粉较多的谷类食物，如酒酿（醪糟）、隔夜剩饭、面包和肉丸等。临床以呕吐、腹泻为主要特征。病情较轻，病程短，一般不超过 12h。

临床表现　潜伏期长短不一，如摄入活菌为主，为食后 6～14h。骤起腹痛、腹泻、水样便，恶心、呕吐较少，少数患者有发热。如摄入细菌毒素为主者，潜伏期较短，1～5h，甚至可短到数十分钟，以呕吐为主，伴有腹痛。少数继以腹泻，无明显发热。多为自限性，持续 4～24h 恢复。多数病情较轻，病程自限，一般仅 1～2d。

鉴别诊断

1. 一般诊断　有进食剩米饭等食品史。

2. 实验室诊断

（1）粪便常规检查　粪便中培养出蜡样芽孢杆菌。

（2）其他辅助检查　应进行肠毒素试验，确定有无致病力。

药物防治

1. BCFP 多为自限性，持续 4～24h 恢复。轻症对症治疗。

2. 重症可选用抗革兰氏阳性细菌有效的药物，如青霉素类、头孢菌素类第一代和第二代以及红霉素等大环内酯类抗菌药物。多数患者可使用口服补液盐，严重者需要静脉补液，常用生理盐水。

（1）阿莫西林　成人口服 0.5g，每 6～8h 1 次，剂量不超过每天 4g，儿童 20～40mg/（kg·d），每 8h 1 次。重症患者可注射给药，遵医嘱用。对青霉素过敏者忌用。

（2）头孢唑林钠　肌内注射或静脉滴注，最大剂量为每天 6g，一般每次 0.5～1g，每 6～12h 1 次。小儿用量 25～50mg/（kg·d），分 3～4 次给药；重症患儿 100mg/（kg·d），分 2～3 次给药，或遵医嘱。

（3）克拉霉素　成人口服每天 250～500mg，每天 2 次；或静脉注射每天 500mg，每天 2 次。

十四、产气荚膜梭菌食物中毒

产气荚膜梭菌食物中毒（clostridium perfringens food poisoning，CPFP），是因摄入产气荚膜梭菌污染的食物而引起的急性胃肠炎。误食该菌及其肠毒素污染的食物（尤其是牛肉、火鸡及肉鸡等）后，经 10～16h 引起严重的腹痛、水样泻、恶心，可有呕吐和发热。

临床表现　最常见的症状是水样腹泻。本病为自限性，病程数小时至 2d。重症患者可有剧烈血便、严重腹痛、脱水和毒血症。

鉴别诊断

1. 一般诊断　病前可有未经加热的冷藏肉食，同餐者集体发病。

2. 实验室诊断　粪便常规检查：粪便中分离到大量的产气荚膜梭状芽

孢杆菌。

药物防治

1. 轻症　对症支持治疗。

2. 重症　可选用敏感的抗革兰氏阳性菌有效药物，如青霉素类、第一代及二代头孢菌素类或大环内酯药物（如阿奇霉素、罗红霉素、克拉霉素）。参阅蜡样芽孢杆菌食物中毒。

第二节　消化性溃疡

一、胃、十二指肠溃疡

胃、十二指肠溃疡（gastric and duodenal ulcer，GADU）是一种极为常见的疾病。它的局部表现是位于胃、十二指肠壁的局限性圆形或椭圆形的缺损。患者有周期性上腹部疼痛、返酸、嗳气等症状。GADU 的腹痛与饮食有明显的相关性，胃溃疡（gastric ulcer，GU）的疼痛多发生于餐后 1h内（称餐后痛）；十二指肠溃疡（duodenal ulcer，DU）腹痛多发生于两餐之间和凌晨 1~2 点（习称为饥饿性疼痛），进食或服用制酸药（如大黄碳酸氢钠、复方氢氧化铝、铝碳酸镁等）后缓解。十二指肠溃疡较胃溃疡多见，据统计，前者约占 70%，后者约占 25%，两者并存的复合性溃疡约占5%。本病易反复发作。

临床表现

1. GU 疼痛位置多位于剑突下或剑突下偏左，DU 疼痛可位于右上腹或脐右侧。疼痛多为钝痛、灼痛或饥饿样痛。部分患者可出现背部、肋缘和胸部放散痛；胃及十二指肠后壁溃疡可出现较重的背部痛。可有腹胀、嗳气、反酸、胃灼热、恶心等；溃疡并发梗阻时可出现频繁恶心、呕吐。节律性疼痛大多持续几周，随着缓解数月，可反复发生。

2. 部分患者可无明显症状，部分以出血、穿孔等并发症为首发表现，或表现为恶心、厌食、纳差、腹胀等消化道非特异性症状。

鉴别诊断

1. 一般诊断　是否有吸烟、酗酒史。腹部查体有无上腹压痛、胃型和胃肠蠕动波、局限性或弥漫性腹膜炎体征。

2. 实验室诊断

（1）Hp 检测　是消化性溃疡的常规检查项目，可确定是否有 Hp 感染。

（2）内镜检查　可直接观察胃、十二指肠黏膜，发现溃疡并对溃疡进行分期；取黏膜活检，进行病理检查和 Hp 检测，确定溃疡的良恶性及 Hp 的感染情况。溃疡出血者还可内镜下进行再出血风险评估和止血治疗。

3. 影像学诊断　龛影为诊断十二指肠球溃疡的直接征象，多见于球部偏基底部。正位，龛影呈圆形或椭圆形，加压时周围有整齐的环状透亮带称"日晕征"。切线位，龛影为突出球内壁轮廓外的乳头状影。

药物防治　目前已知抑制胃酸有好几个环节。抑制胃酸分泌的有 H 受体拮抗药、质子泵抑制药、胃泌素受体阻断药，还有抗酸药、胃黏膜保护药。

1. H_2 受体拮抗药

（1）西咪替丁　用于 GU、DU 或病理性高分泌状态，成人口服 300mg，每天 4 次；或 800mg 睡前 1 次服用，疗程 4～6 周。以后可对症选用胶体果胶铋用药 2～4 周，巩固疗效，防止复发。儿童口服西咪替丁，按体重 1 次口服 5～10mg/kg，分 2～4 次给药，或睡前服。

（2）雷尼替丁　用于 DU 和良性 GU。急性期治疗　成人口服剂量为 150mg，每天 2 次，早、晚饭时服；或 300mg 睡前 1 次服。疗程 4～8 周，如需要可治疗 12 周。大部分患者在 4 周内治愈，少部分患者在 8 周内治愈。临床观察晚 1 次服 300mg，比 1 次服 150mg，每天 2 次的疗效好；DU 患者 1 次 300mg，每天 1 次的治疗方案，用药 4 周的治愈率高于 1 次 150mg，每天 2 次或夜间服 300mg 的方案，且剂量不增加，不引起不良反应发生率增加。长期治疗通常采用夜间顿服，每天 150mg，对于急性 DU 愈合后患者，应进行 1 年以上的维持治疗，以避免溃疡复发。8 岁以上儿童用于消化性溃疡，1 次 2～4mg/kg，每天 2 次，最高剂量为每天 300mg。

（3）法莫替丁　用于活动性 GADU，成人口服 20mg，早、晚各 1 次；或睡前 1 次服用 40mg，疗程 4～6 周。用于 DU 的维持治疗或预防复发，成人每天睡前服用 20mg。

（4）雷尼替丁枸橼酸铋　用于治疗 GADU，且可与抗生素（如阿莫西林、克拉霉素）或甲硝唑、替硝唑、奥硝唑等合用以根除 Hp。成人口服常用量 0.35～0.4g，每天 2 次，疗程不宜超过 6 周。与抗生素合用的剂量和疗程应遵医嘱或咨询临床药师。

2. 质子泵抑制药

（1）奥美拉唑　成人1次20mg，清晨1次服。DU疗程通常为2~4周，GU的疗程为4~8周。对难治性溃疡可1次20mg，每天2次；或1次40mg，每天1次。

（2）兰索拉唑　成人通常1次30mg，每天1次，于清晨口服。治疗DU的疗程为2~4周，GU为4~6周，反流性食管炎为6~10周。合并有Hp感染的DU、GU，可口服本品30mg，每天2次，并与阿莫西林（或克拉霉素）联合甲硝唑（或替硝唑、奥硝唑）标准剂量服用，1~2周为1个疗程。

（3）泮托拉唑　成人每天早餐前服用40mg。GU疗程2~4周，GU疗程4~6周，反流性食管炎疗程4~10周。治疗Hp感染，1次40mg，每天2次，并需要两种抗菌药物（如阿莫西林、克拉霉素、甲硝唑、替硝唑、氧氟沙星、司帕沙星、环丙沙星等），疗程1~2周。

（4）埃索美拉唑　通常成人口服40mg，每天1次，连服4周。维持治疗可改为每天20mg。联合抗生素根除Hp，1次服用本品20mg+阿莫西林1000mg+克拉霉素500mg，每天2次，共7d。

（5）雷贝拉唑钠　成人活动性DU 1次10~20mg，每天早晨服用，连服2~4周；活动性GU每次20mg，每天早晨服，连服4~6周。胃食管反流病，1次20mg，每天早晨服，连服6~10周。

3. 胃泌素受体阻断药

胃泌素受体阻断药丙谷胺制酸作用甚微，已被L-乙酸谷胺（醋谷胺）所取代，后者既可调节神经应激能力和降血氨，又可促进胆汁分泌和胃肠蠕动，有利于胃肠功能恢复正常。

4. 抗酸药

（1）胶体铝镁合剂（氢氧化铝和镁乳合剂）　餐间服用可中和胃酸3~4h，一般采用小剂量给药，15~30mL，每天3次。

（2）硫糖铝　为充分解离以达到最佳疗效，本药必须在餐前1h嚼成糊状再吞服。成人活动性DU、GU每天2次，每次于饭前1h及睡前服用，每天3~4次，用药4~6周。预防DU复发，每次1g，每天2次，饭前1h及睡前服用。儿童用量应酌减量并遵医嘱。

5. 胃黏膜保护药　是指预防和治疗胃黏膜损伤，保护胃黏膜，促进组织修复和溃疡愈合，减少溃疡病复发的药物。

（1）**枸橼酸铋钾**　成人服胃黏膜保护颗粒剂（含铋 0.11g）或胶囊剂 1 粒（含铋 0.11g），每天 4 次，其中前 3 次于餐前 0.5h，第 4 次于晚餐后 2h 服用；亦可改为每次服 0.22g（2 包或 2 粒），每天 2 次。若用于抑制 Hp 感染，宜与阿莫西林、克拉霉素合用，每天 2 次，早、晚各服颗粒剂 2 包或胶囊剂 2 粒，连服 7～14d，或遵医嘱。

（2）**胶体果胶铋**　成人每次服 120～150mg（以含铋量计），每天 4 次，分别于三餐前 1h 及临睡时服用，或遵医嘱，连服 4 周。并发消化道出血者，将胶囊内药物取出，用开水搅匀后服用，将日服剂量 1 次顿服。儿童酌减或遵医嘱。

护理防范

1. 患者应生活规律，避免过度精神紧张及劳累，平时应注意劳逸结合。提倡少吃多餐，切忌暴饮暴食，避免辛辣、浓茶、烈性酒、生冷硬粗及油炸食品等，多吃清淡、柔软、易消化的食物及维生素丰富的水果和蔬菜。有 Hp 感染者使用公筷。

2. 因为 GADU 是慢性病，不是一朝一夕就能治好的，应使患者有长期治疗的耐心和信心，尽量减少会影响疗效的过分紧张或急躁或其他情绪上的波动。

3. 适当参加体育锻炼，增强体质，如症状加重，大便出血（柏油样）或疑有出血（隐血试验阳性）时，应卧床休息。定时排便，避免便秘，以保持胃肠功能的正常。

4. 停用或避免应用某些对胃黏膜刺激较大的药物，包括非甾体抗炎药物（如吲哚美辛、水杨酸类制剂、保泰松等）、红霉素、多西环素等以及某些糖皮质激素等。

5. 减少感染 Hp 的机会，如常用肥皂水洗手，食物煮熟。饮用含有益生菌的食物。减少牛奶的摄入。

二、食管溃疡

食管溃疡（esophageal ulcer，EU）是指由不同病因引起的食管各段黏膜层、黏膜下层甚至肌层破坏而形成的炎性病变。主要症状是胸骨下段后方或高位上腹部疼痛，常发生于进食或饮水时，卧位时加重。疼痛可放射至肩胛间区、左侧胸部，或向上放射至肩部和颈部。咽下困难亦较常见，它是继发性食管痉挛或纤维化导致食管狭窄的结果。EU 的好发年龄多在30～70 岁，约有 2/3 的患者在 50 岁以上，但也可见于儿童。EU 经过积极治疗，可完全治愈。

临床表现 EU 可导致胃灼热、胸骨后疼痛，或高位上腹痛，常发生于进食或饮水时，卧位加重，疼痛可向肩胛区、左侧胸部、肩部和颈部放散。若发生食管痉挛或纤维化致食管狭窄时，可出现饮食性梗阻、呕吐等症状。

鉴别诊断

1. 胃镜检查是发现和诊断 EU 的首选方法，通过组织病理学的检查可以鉴别良恶性溃疡。X 线钡餐检查是发现消化部病变的主要方法之一，是消化道检查的首选方法，通过该检查发现食管龛影就可以诊断溃疡，黏膜破坏也提示可能有溃疡。

2. X 线检查 多发生于食管的下段，也可位于中段，溃疡大小介于数毫米至 3cm 之间，龛影正面观呈椭圆形、圆形，边缘光滑整齐；切线位龛影突向腔外，周围有水肿带，黏膜可达龛影边缘，局部管壁可有不同程度的狭窄。此病应与食管憩室、溃疡型食管癌鉴别，食管憩室是突向腔外的囊袋状钡影，其内黏膜皱襞与食管黏膜皱襞相连；溃疡型食管癌则为腔内的不规则龛影。

药物防治

1. 对食管克罗恩病可给予美沙拉嗪或其他免疫抑制剂治疗，对 EU 给予激素、免疫抑制剂单用或联合治疗，对结核、病毒、真菌感染针对病原学给予相应治疗。胃食管反流病所致 EU 以抑酸、改善胃肠动力为主，药物所致 EU 大多停药后能自行缓解。

2. 酸性环境在 EU 发病中有一定的重要性，故改善黏膜周围酸性环境对治疗 EU 尤为重要。主要药物包括抑制胃酸分泌药（质子泵抑制药、H_2 受体拮抗药等）、抗酸药（铝碳酸镁、氢氧化铝等）、减少酸反流的药物（多潘立酮、莫沙必利、西沙比利等）、食管黏膜保护药（胶体果胶铋、米索前列醇等）。部分患者应用抑制胃酸分泌药后仍有烧心、胸痛等不适，原因可能为嗜酸细胞性食管炎、食管黏膜高敏感性、非酸性物质反流入食管（如胆盐反流）、CYP2C19 基因多态性等，应用食管电阻抗试验、pH 监测、食管动力测定等方法可辅助判断。

3. 临床用药主要选用 H₂ 受体拮抗药和质子泵抑制药。以下药物供参考。

（1）西咪替丁　成人口服 200mg，每天 2~3 次，疗程不超过 2 周；或遵医嘱。

（2）雷尼替丁　成人口服 150mg，每天 2 次，或夜间服 300mg，治疗 8~12 周；或遵医嘱。

（3）法莫替丁　成人口服 10~20mg，每天 2 次，于早晚饭后服用，治疗 4~8 周；或遵医嘱。

（4）奥美拉唑　成人口服 20~60mg，每天 1 次~2 次，晨起顿服或早、晚各服 1 次，治疗 4~10 周；或遵医嘱。

（5）兰索拉唑　成人口服 30mg，每天 1 次，清晨服用，治疗 6~10 周；或遵医嘱。

（6）泮托拉唑　成人口服 40mg，每天 1 次，早餐前服，治疗 4~10 周；或遵医嘱。

（7）雷贝拉唑　成人口服 20mg，每天 1 次，早餐前服用，治疗 6~10 周；或遵医嘱。

（8）埃索美拉唑　成人口服 40mg，每天 1 次，治疗 4 周；或遵医嘱。

护理防范

1. 养成良好的饮食和生活习惯，戒烟、戒酒，避免二手烟吸入，避免辛辣、刺激性食物，避免过饱、进食过快、过烫、大量甜食，忌食生、冷、硬，少量多餐，多吃新鲜果蔬。饱餐后不要立即平卧，睡前避免进食。急性期需进软食；伴有梗阻或者出血者需要禁食。

2. 保持愉悦的心情。避免熬夜。坚持按疗程用药，不可漏服药物，以免影响病情的恢复。

3. 避免腹压增大的运动。

三、复合性溃疡

DU 和 GU 同时存在是复合性溃疡（compound ulcer，CU）。这种溃疡占溃疡病患者的 5%左右。先患 DU 的患者居多，从而导致功能性幽门梗阻，可引起排空延缓，胃扩张而刺激胃泌素分泌，使胃酸分泌增多而幽门功能不良致十二指肠液反流入胃，反复刺激胃而形成 GU。CU 的患者，

GU 的发生先于 DU 的也有但比例很小，CU 男性多于女性。此病出血的发生率较高，但恶变率较低。

临床表现　本病的临床表现不一，部分患者可无症状，或以出血、穿孔等并发症作为首发症状。多数消化性溃疡有以下一些特点。

1. 慢性过程呈反复发作，病史可达几年甚或十几年。

2. 发作呈周期性，与缓解期互相交替。病期长短不一，短的只是几周或几月，长的可几年。发作有季节性，多在秋冬和冬春之交发作，可因精神情绪不良或服 NSAID 诱发。发作时上腹痛呈节律性。

鉴别诊断

1. 一般诊断　同"胃、十二指肠溃疡"。

2. 实验室诊断　同"胃、十二指肠溃疡"。

3. 影像学诊断

（1）X 线钡餐检查　溃疡的 X 线征象有直接和间接两种。龛影是直接征象，对溃疡诊断有确诊价值。良性溃疡凸出于胃、十二指肠钡剂轮廓之外，在其周围常见一光滑环堤，其外围辐射状黏膜皱襞。间接征象包括局部压痛、胃大弯侧痉挛性切痕、十二指肠球部激惹和球部畸形等，间接征象仅提示有溃疡。

（2）胃镜检查　内镜下消化性溃疡多呈圆形或椭圆形，偶也呈线状，边缘光整，底部充满灰黄色或白色渗出物，周围黏膜可有充血、水肿，有时见皱襞向溃疡集中。

药物防治　对胃镜或 X 线检查诊断明确的 DU 或 GU，首先要区分 Hp 阳性还是阴性。如果阳性，则应首先抗 Hp 治疗，必要时在抗 Hp 治疗结束后再给予 2～4 周抑制胃酸分泌治疗。对 Hp 阴性的溃疡包括非甾体抗炎药相关性溃疡，可按过去从前的常规治疗，即服任何一种 H2RA 或 PPI，DU 疗程为 4～6 周，GU 为 6～8 周。也可用黏膜保护药替代抑制胃酸分泌药治疗 GU。

护理防范

1. 生活要有规律，工作宜劳逸结合，要避免过度劳累和精神紧张，保证充足睡眠。

2. 进餐要定时，避免辛辣、过咸、浓茶、咖啡，牛奶、豆浆不宜过饮。吃饭要细嚼慢咽。戒烟戒酒。

3. 避免使用致溃疡药物，如尽量停用非甾体抗炎药、肾上腺皮质激素、促肾上腺皮质激素、利血平等药物。如果患者同时患有必须使用这类药物的疾病，应尽量采用肠溶剂型和小剂量间断用药法。整个用药期间应进行充分的抗酸和保护胃黏膜治疗。抗酸治疗甚至持续到停用肾上腺皮质激素后2～3周。

四、幽门管溃疡

幽门管溃疡（ulcer of pyloric canal，UOPC）是指发生在胃窦与十二指肠之间的、2cm 长的狭窄管状结构内的溃疡，由于内镜下检查幽门管并不呈管状，故又称幽门前区溃疡。UOPC 常缺乏典型溃疡的周期性和节律性疼痛，餐后上腹痛多见。本病的治疗原则为消除病因、解除症状、愈合溃疡、防止复发和避免并发症。UOPC 的发生率占消化性溃疡的 8%～10%。本病男性多见，好发于 50～60 岁。

临床表现 UOPC 常缺乏典型溃疡的周期性和节律性疼痛，餐后上腹痛多见，对抗酸药反应差，容易出现呕吐或幽门梗阻，穿孔或出血等并发症也较多。

鉴别诊断

1. 一般诊断 患者于检查床上躺平，医生按压患者中上腹部，有时可有按压痛。部分患者清晨空腹时检查胃内有振水音。

2. 影像学诊断

（1）胃镜检查 可对胃十二指肠黏膜直接观察、摄影，还可在直视下取活检做病理和 Hp 检测。该检查可为该病提供确诊依据。

（2）X 线钡餐检查 可见钡悬液填充溃疡的凹陷部分形成阴影，边缘整齐。可初步诊断为 UOPC。气钡双重对比造影能更好地显示黏膜象。溃疡的 X 线征象有直接和间接两种，即龛影是直接征象，对溃疡诊断有确诊价值。良性溃疡凸出于胃、十二指肠钡剂轮廓之外，在其周围常见一光滑环堤，其外围辐射状黏膜皱襞。间接征象包括局部压痛、胃大弯侧痉挛性切痕、十二指肠球部激惹和球部畸形等，间接征象仅提示有溃疡。

药物防治 同"胃、十二指肠溃疡"。

护理防范

1. 生活要有规律，工作宜劳逸结合。

2. 原则上需强调进餐要定时，避免辛辣、过咸、过酸、过冷、过甜、过苦、油腻刺激性的食物及浓茶、咖啡等饮料。牛乳和豆浆虽能一时稀释胃酸，但其所含钙和蛋白质会刺激胃酸分泌，故不宜过饮。忌烟熏、腌制食物。

3. 服用非甾体抗炎药者，应尽可能停服；即使患者未服此类药物，亦应告诫其今后慎用。对于 UOPC 患者实施合理的饮食护理，抑制胃酸分泌及促进胃酸中和，使上腹疼痛的临床症状得到明显的缓解，帮助溃疡创面更好愈合，有利于疾病的恢复。

五、球后十二指肠溃疡

球后十二指肠溃疡（postbulbar duodenal ulcer，PDU）一般指位于十二指肠降部近端的溃疡，约占消化性溃疡的 5%。溃疡多在后内侧壁，常呈慢性，并穿透进入胰腺及周围脏器。其夜间腹痛和背部放射性疼痛多见，常并发大量出血。

临床表现

1. 以夜间疼痛和背部放散性疼痛较多见，易并发出血，其出血发生率比一般十二指肠溃疡高 3 倍。溃疡常向胰腺穿透，发生持久性背痛。形成较重的十二指肠周围炎及炎性肿物时可造成胆总管梗阻而引起黄疸。

2. 症状不似十二指肠溃疡典型，如疼痛无明显规律，可为阵发性或持续性，多数较剧烈，甚至呈刀割样；疼痛部位也很不固定。

鉴别诊断　临床影像学诊断即可确诊。

1. X 线钡餐检查　钡餐造影发现溃疡壁龛影是最重要的诊断依据。然而有时看不到龛影，仅仅看到严重痉挛造成的十二指肠第二部的局限性狭窄。其龛影一般较小，常为绿豆或黄豆大，直径很少超过 1cm。十二指肠球部溃疡时龛影的显示受球内钡剂量、体位等的影响。

2. 内镜检查　十二指肠球部溃疡形态学诊断最可靠的方法，它可以对十二指肠球部溃疡的部位、大小、深浅、形态、数目及活动性等作出明确的诊断。

药物防治　与"胃、十二指肠溃疡"相同。

护理防范

1. 患者应生活规律，避免过度精神紧张及劳累，平时应注意劳逸结合。

提倡少吃多餐，切忌暴饮暴食，避免进辛辣、生冷、硬粗、油炸食品及浓茶、烈性酒等。与 Hp 感染者共餐应使用公筷。

2. 适当参加体育锻炼，增强体质，如症状加重，大便出血（柏油样）或疑有出血（隐血试验阳性）时，应卧床休息。定时排便，避免便秘，以保持胃肠功能的正常。

3. 停用或避免应用某些对胃黏膜刺激较大的药物，包括非甾体抗炎药物（如吲哚美辛、水杨酸类制剂、保泰松等）、红霉素、多西环素等以及某些糖皮质激素等。

4. 减少感染 Hp 的机会，如常用肥皂水洗手，食物应煮熟。可用含有益生菌的食物。减少牛奶的摄入。

六、应激性溃疡

应激性溃疡（stress ulcer，SU）系指在严重烧伤、颅脑外伤、脑肿瘤、颅内神经外科手术和其他中枢神经系统疾病及严重的急性或慢性内科疾病等应激的情况下，在胃和十二指肠产生的急性溃疡。

临床表现 SU 无明显的前驱症状，临床上以上腹痛或返酸为主，部分患者会出现呕血和（或）黑粪乃至便血，严重可出现失血性休克。还会伴随不同程度的恶心、呕吐、烧心、腹胀等。

鉴别诊断

1. 一般诊断 出现腹痛、发酸、腹胀等胃肠道不适症状，或并伴有呕血、黑粪、便血等。

2. 实验室诊断

（1）血常规检查 血红蛋白及血小板计数变化，如降低提示患者可能有 SU 伴出血。

（2）胃液检查 血性液或咖啡液、隐血阳性则提示患者可能有 SU 伴出血。

（3）粪便检查 黑粪、隐血阳性则提示患者有 SU 伴出血的可能。

3. 影像学诊断 内镜检查：溃疡多发生于高位胃体，成多发性浅表性不规则的溃疡，直径在 0.5～1.0cm 甚至更大。溃疡愈合后一般不留瘢痕。

药物防治

1. 去除应激因素，纠正供氧不足，维持水、电解质、酸碱平衡，及早给予营养支持等措施。营养支持主要是及早给予肠内营养，在24～48h内，应用配方饮食，从 25mL/h 增至 100mL/h。另外还包括预防性应用抗酸药和抗生素的使用，以及控制感染等措施。

2. 静脉应用止血药如注射用血凝酶、PAMBA、维生素 K_1、垂体后叶素等。另外还可静脉给埃索美拉唑、法莫替丁等抑制胃酸分泌药物。

其他疗法

1. 内镜治疗　胃镜下止血，可采用电凝、激光凝固止血以及胃镜下的局部用药等。

2. 介入治疗　可用选择性动脉血管造影、栓塞，注入血管收缩药如加压素等。

3. 手术治疗　可进行迷走神经切断术加胃切除术（通常切除胃的70%～75%），连同出血性溃疡一并切除。残留在胃底的出血性溃疡予以缝合结扎。在老年、危险性较大的患者，可行迷走神经切断术加幽门成形术，并将出血性溃疡缝合。

4. 局部处理　放置胃管引流及冲洗或胃管内注入制剂如埃索美拉唑等。可行冰生理盐水或碳酸氢钠溶液洗胃至胃液清亮后为止。

护理防范

1. 出血期间禁食。出血停止后先从流质饮食开始，慢慢过渡至半流质、软食，少量多餐，必要时静脉高营养。

2. 妥善固定胃管，及时抽吸胃内容物，维持有效胃肠减压。观察有无腹痛、腹胀，呕吐物的量和性质，以判断是否出血。可食用酸奶、奶酪，但避免食用牛奶，喝牛奶虽暂时缓解疼痛，但随后代谢产生的酸性物质会增加疼痛。

3. 避免进食刺激性的食物。避免吸烟饮酒。

七、溃疡性结肠炎

溃疡性结肠炎（ulcerative colitis，UC）为病因不明的慢性非特异性肠道炎症性疾病，病变主要涉及直肠、结肠黏膜和黏膜下层。临床表现为腹泻、黏液脓血便、腹痛，可有全身临床症状。患者病情轻重不等，多呈反复发作的慢性病程。

临床表现　临床上以反复发作的腹痛、腹泻、黏液脓血便、里急后重为特点，部分患者可伴有发热、体重减轻等全身症状。

鉴别诊断

1. 一般诊断　有持续性或反复发作性黏液血便、左侧和下腹部疼痛伴有不同程度的全身症状，如发热、消瘦及下肢水肿等。可有腹胀、乏力、发热等。肠外症状以关节痛多见，有时也可出现虹膜炎、皮下结节或结节性红斑。

2. 实验室诊断

（1）粪便检查　粪便隐血阳性，多次粪培养阿米巴原虫、血吸虫等阴性。

（2）血常规检查　可伴发低血红蛋白性小细胞性贫血，活动期白细胞总数和中性粒细胞增多，血沉加快，血清蛋白电泳示白蛋白降低，$\alpha1$ 和 $\alpha2$ 球蛋白升高。

3. 影像学诊断

（1）X 线钡剂灌肠　显示黏膜粗乱，或有颗粒变化，多发性浅龛影或小的充盈缺损，肠管缩短，结肠袋消失可呈管状。

（2）结肠镜检查　结肠镜下可见黏膜有多发性浅溃疡、充血、水肿，病变多从直肠开始，且呈弥漫性分布，黏膜粗糙呈细颗粒状，黏膜血管模糊、脆易出血，或附有脓血性分泌物，可见假性息肉，结肠袋变钝或消失。

（3）螺旋 CT 三维成像　可显示炎症性肠疾病引起的肠管变形和炎性息肉。

药物防治

1. 奥沙拉嗪　成人治疗开始时每天 1g，分次服用，可酌情增至每天 3g，分 3～4 次服用。儿童用量为每天 20～40mg/kg。长期维持治疗，成人每天 1g，分 2 次服用；儿童每天 15～30mg/kg。

2. 柳氮磺吡啶　成人初剂量 1～1.5g，每天 3～4 次；维持剂量 0.5g，每天 4 次。儿童初剂量 5～10mg/kg，每天 6 次；维持量 7.5～10mg/kg，每天 4 次。

3. 美沙拉嗪　用于 UC 急性发作，成人口服每天 4g，分 3～4 次服。缓解期每天 1.5g，分 3～4 次服。

4. 双歧杆菌、嗜酸乳杆菌、肠球菌三联活菌制剂　胶囊剂成人服 2～3 粒，1 岁以下儿童服半粒，1～6 岁服 1 粒，6～13 岁服 1～2 粒，均每天 2～

3 次。或片剂成人服 4 片，每天 2 次；重症剂量加倍或遵医嘱；6 个月内婴儿 1 次服 1 片，6 个月～3 岁 1 次服 2 片，3～12 岁 1 次服 3 片，均每天 2～3 次。服用本品期间应停用其他抗菌药物，或至少间隔 4h 服用。

5. 蜡样芽孢杆菌活菌制剂　成人 1 次口服胶囊 2 粒，每天 3 次；儿童剂量减半或遵医嘱。以在饭前 1h 服用为宜，并用温凉开水送服，不应与果汁或含乙醇饮料混合服用。

其他疗法　一般采用全结肠切除加回肠储袋肛管吻合术。适用于并发大出血或肠穿孔的患者、合并中毒性巨结肠经药物治疗无效且伴严重毒血症的患者、并发结肠癌变的患者、慢性持续型患者内科治疗效果不理想而严重影响生活质量或虽用糖皮质激素控制病情但因不良反应太大不能耐受的患者。

护理防范

1. 患者应充分休息，适当减少体力劳动，避免紧张和劳累，病情严重者应卧床休息，以避免出现肠痉挛。

2. 忌生食水果和蔬菜，多食精制食品、多优质蛋白，增加维生素食物摄入，少油少渣、少食多餐、少纤维素，勿食生、冷、油腻的食物。因牛乳过敏或不耐受发病的患者应该注意限制乳制品的摄入。避免辛辣。注意饮食卫生，避免肠道感染性疾病。忌烟酒。

3. 病情发作时，遵医嘱及时补充液体和电解质。

八、反流性食管炎

反流性食管炎（reflux esophagitis，RE）是胃食管反流病的一种类型，指过多的胃、十二指肠内容物反流入食管引起的胃灼热感、反酸、吞咽困难等症状，胃镜下可表现为食管黏膜的糜烂及溃疡。男、女均可发病，中年人居多，临床以嘈杂、泛酸甚至进食不畅等为主要表现。

临床表现　RE 典型症状为反流及烧心，还有吞咽困难及胸痛等非典型症状以及哮喘、咳嗽等食管外症状表现。严重者还会出现出血。初期为慢性少量出血，溃疡会引起大量出血。长期或大量出血，均可导致缺铁性贫血。

鉴别诊断

1. 一般诊断　出现反酸、烧心症状并反复发作，及吞咽困难、出血等症状。

2. 实验室诊断

（1）24h 食管 pH 监测　提供食管是否存在过度酸反流的客观证据。

（2）食管测压　可测定食管下括约肌的压力，显示频繁的一过性食管下括约肌松弛和评价食管体部的功能，可作为辅助性诊断方法。

3. 影像学诊断

（1）胃镜　是诊断 RE 最准确的方法，并能判断 RE 的严重程度和有无并发症，结合活检可与其他原因引起的食管炎和其他食管病变（如食管癌等）作鉴别。

（2）食管 X 线钡餐　该检查对诊断 RE 敏感性不高，对不愿接受或不能耐受胃镜检查者，X 线钡餐有助于排除食管癌等其他食管疾病。

药物防治

1. 西药防治

（1）中和和抑制胃酸药　复方氢氧化铝或铝碳酸镁，以铝碳酸镁效果较好，饭后 1~2h 嚼碎服下 2 片，每天 3 次。H_2 受体拮抗药可选西咪替丁或雷尼替丁、法莫替丁任一种，于晚上睡前或餐间服 1~2 片。

（2）质子泵抑制药　可选用奥美拉唑、兰索拉唑或泮托拉唑、埃索拉唑任一种，每晚睡前或早晨服 1~2 粒，或遵医嘱。

（3）促胃肠动力药　可选用多潘立酮、莫沙必利等任一种。饭前 30min 服 1~2 片，每天 3 次。

（4）黏膜保护药　常用硫糖铝和铋剂，参见"消化性溃疡"。

（5）联合用药　西咪替丁+多潘立酮或雷尼替丁+莫沙必利，低剂量治疗，疗效明显。

2. 中医药治疗　中成药如加味左金丸、舒平胃丸、快胃片、四方胃药片、胃逆康胶囊等临床效果好，均可选用。

其他疗法
抗反流手术是不同术式的胃底折叠术，目的是阻止胃内容反流入食管。对于需要长期使用大剂量质子泵抑制药维持治疗的患者，可以根据患者的意愿来决定抗反流手术。对确诊由反流引起的严重呼吸道疾病的患者、质子泵抑制药疗效欠佳者，可考虑手术治疗。

护理防范

1. 改善自身生活方式，合理调节饮食结构，注意劳逸结合，积极配合治疗，避免诱发因素。少量多餐，低脂饮食。避免食用辛辣酸性食物。进食时需要细嚼慢咽，速度不宜过快。白天进餐后不宜立即卧床，睡前 3～4h 内不宜进食，抬高床头 15～30cm。餐后和反流后饮适量温开水。进食后端坐或慢走 30min。

2. 戒烟酒。避免剧烈运动和肢体前倾动作。注意减少引起腹压增高的因素如肥胖、用力排便、过度弯腰、穿紧衣裤、紧束腰带等。

3. 在医生指导下用药，避免随便服药物产生不良反应。如有胸骨后烧灼感、排黑粪、持续疼痛不缓解等情况，应及时就诊。

九、食管裂孔疝

食管裂孔疝（hiatal hernia of esophagus，HHOE）主要是腹腔内脏器，重点包括胃，经膈肌食管裂孔处进入胸腔所引起相应症状的疾病。主要是因为膈肌裂孔周围韧带结构弹性降低或胃内压力增加，导致膈肌周围食管轴向压力增加所致。

临床表现　典型症状：胃食管反流症状以及疝囊压迫症状，可以出现胃内容物上反、上腹饱胀、吞咽困难、吞咽疼痛、咳嗽等症状。

鉴别诊断

1. 一般诊断　患者出现了反酸、胃部烧灼感或针刺样疼痛、胸痛、进食吞咽困难等症状，并且在很长一段时间内仍没有缓解。

2. 实验室诊断　食管压力测定显示食管下括约肌与膈脚高压带分离，并且 LES 压力明显减低。

3. 影像学诊断

（1）X 线钡餐检查　最为常用，建议患者取左侧卧位，头低，当胃内充满钡剂后，以手压迫腹部，令患者用力屏气，可见裂孔疝指征。

（2）胃镜检查　是评估黏膜病变最直观的检查，其中滑动型食管裂孔疝在内镜下表现为齿状线上移，贲门口扩大松弛，隔上可见疝囊腔。

（3）腹部 CT　可以通过观察食管管壁厚薄以及轮廓的变化、膈膜上方增厚的胃黏膜、软组织与管状食管的分离及突出于腹腔的肠袢来诊断或至少提示食管裂孔疝。

（4）腹部彩超　可显示膈上囊疝、膈上囊疝出现胃黏膜。

（5）上消化道造影　是评估疝大小及确定疝缺损解剖结构、胃的方向、胃食管连接处位置信息的重要诊断方法。

药物防治　主要治疗药物为质子泵抑制药，能够促进受损的食管组织愈合，相对于 H_2 受体拮抗药有良好的治疗效果。常用药物有奥美拉唑、西咪替丁等。

其他疗法

1. 手术治疗　通过调节饮食、生活方式、质子泵抑制药治疗等方式症状缓解不明显的患者，手术治疗是不二选择，主要包括疝修补术和抗反流手术两大术式。

2. 腹腔镜治疗　腹腔镜手术是治疗裂孔疝的首要选择，包括腹腔镜疝囊修补术、腹腔镜胃底折叠术、磁括约肌增强术。

3. 内镜下药物注射法及内镜下黏膜切除术　内镜下药物注射法是在内镜直视下将药物注射于食管下括约肌周围，使局部产生炎症反应、组织纤维化，形成瘢痕，调节食管下括约肌张力，从而起到抗反流的作用。而内镜下黏膜切除术是通过切除胃食管连接处周围黏膜使局部产生瘢痕，从而收紧胃食管连接部形成人造抗反流瓣膜达到抗反流的目的。

护理防范

1. 少量多餐，避免进食高脂、油腻、咖啡、浓茶、大蒜、洋葱等刺激性食物，避免降低食管胃连接部压力，导致胃部烧灼感的产生。

2. 餐后不宜立即卧床，睡眠时取头高足低位，卧位时抬高床头 15～30cm。避免弯腰、穿紧身衣、呕吐等增加腹内压的因素。戒烟，肥胖者减轻体重，积极治疗慢性咳嗽、习惯性便秘、腹腔积液。

十、食管息肉

食管息肉（esophageal polyp，EP）是指起源于食管黏膜层及黏膜下层的息肉样外观的良性肿瘤。一般病史较长，进展缓慢，症状主要取决于息肉的部位和大小，息肉较大时可出现咽下困难和胸骨后疼痛感，少数出现呕血和呼吸困难的症状。当剧烈的咳嗽或呕吐时，部分带蒂的息肉可从食管腔内呕出，此症状是本病的特征。在食管良性肿瘤中居第 2 位，其发生率仅次于食管平滑肌瘤。

临床表现　EP 较少见，临床上多无明显症状。当息肉明显增大堵塞管腔时可出现吞咽困难、胸骨后疼痛，上消化道出血，压迫呼吸道可出现咳嗽、哮喘等。当息肉表面形成溃疡时，可导致呕血或黑粪的发生。部分剧烈咳嗽的患者还可能出现将息肉呕出的情况。

鉴别诊断

1. 一般诊断　长期存在食管炎，出现吞咽困难、呕血、黑粪等体征或呕出肿块、胸骨后疼痛。

2. 影像学诊断

（1）X线钡餐检查　钡剂在息肉表面有分流现象或偏向一侧通过。通过时稍有停顿，一般无梗阻。钡剂常在息肉表面形成透光区，显示充盈缺损并可见黏膜光滑，并且肿物随吞咽或深呼吸上下移动。

（2）胃镜检查　可直接观察息肉的大小、位置、表面是否有出血、溃疡等，同时还可以钳夹组织行组织病理学检查，最终确诊依靠组织病理学检查结果。

药物防治　术后可以给予抗感染治疗，目前常用的药物是头孢菌素类抗生素如头孢曲松等。

其他疗法　切除肿瘤是治疗 EP 最有效的治疗方法，一旦出现息肉溃疡、息肉或恶变时，应及时就医切除治疗。治疗方式包括内镜下治疗及手术治疗。

十一、吻合口溃疡

吻合口溃疡（stomal ulcer，SU）为胃切除术后发生在吻合口及其附近由胃酸和（或）胃蛋白酶所致的溃疡，又称边缘溃疡，溃疡多位于吻合口空肠侧。在所有的复发性溃疡中，约95%以上见于十二指肠溃疡术后，胃溃疡手术后很少发生。多数患者会表现出腹痛、上腹部烧灼感、恶心呕吐等症状。

临床表现　SU 的典型症状为腹痛、上腹部烧灼感、部分患者因吻合口出血可有黑粪。患者可有并发消化道穿孔及相应的急性腹膜炎症状。病程长者，于脐左上方可打及 SU，慢性穿透与邻近器官粘连所形成的边缘不清的炎性包块。

鉴别诊断

1. 一般诊断　食欲缺乏、恶心、呕吐、体重减轻，或肠梗阻、消化道出血或粪隐血阳性，少数患者可发生穿孔。

2. 实验室诊断

（1）血清学检查　血清胃泌素＞500ng/L 则可能为胃泌素瘤、胃窦部 G 细胞增生症或胃窦黏膜残留，需进一步做钙激发试验或促胰液素激发试验。如血清胃泌素＞1000ng/L 则可确诊为胃泌素瘤。

（2）胃液分析　SU 患者的基础胃酸排出量和最大胃酸排出量均明显增高，一般最大胃酸排出量 6mmol/h，若基础胃酸排出量＞15mmol/h，则有利于 SU 的诊断。

3. 影像学诊断

（1）X 线钡餐　造影阳性发现率约 50%。通过检查可以确定是否存在吻合口变形、狭窄、吻合口输出祥畸形，胃排空是否延迟等。如果存在上述现象可以确定疾病。

（2）内镜　是唯一能直接观察 SU 的检查方法，诊断正确率达 90%，也是诊断 SU 的首选方法。

药物防治

1. 西药防治　先行 H_2 受体拮抗药、质子泵抑制药、生长抑素等治疗。经治疗 6～8 周后约 70%可痊愈，但一旦停药复发率可达 80%以上。加用抗幽门螺杆菌抗生素可降低复发率。常见药物有四环素、甲硝唑、铋剂三联抗生素、奥美拉唑、雷尼替丁等。

2. 中医药治疗　中成药如溃得康颗粒、健脾丸、香砂平胃丸、和中理脾丸、良附丸、党参理中丸、香砂养胃颗粒（丸）、越鞠丸、香砂六君丸（汤）、健胃愈疡片（颗粒）、胃药胶囊、快胃片等，遵医嘱或咨询临床药师。

护理防范

1. 慢性病程，反复发作，注意调节自身情绪，保持乐观心态，树立战胜疾病的信心。

2. 遵医嘱正确服药，不随便停药或减量，防止溃疡复发。

3. 吃饭时细嚼慢咽，避免过度劳累、熬夜。进食富含高蛋白、高维生素的清淡、易消化食物，少量多餐。

4. 症状较重者应注意卧床休息，以使疼痛等症状缓解。病情较轻者则应鼓励其适当活动，以分散注意力。戒烟。

5. 注意手术切口周围皮肤的清洁，以避免继发感染。幽门螺杆菌阳性者应及时复诊。

十二、老年消化性溃疡

老年消化性胃溃疡（senile peptic ulcer，SPU）多发生在高位胃体的后壁的小弯，以胃角溃疡发生率最高，胃体部溃疡也明显较中青年增多。SPU临床表现不典型，疼痛无规律，有时甚至无症状而在胃镜或 X 线钡餐检查时才发现，或首发症状为出血、梗阻等。

临床表现　临床症状往往不典型，常缺乏一般消化性溃疡患者上腹部慢性、周期性及规律性疼痛的特点。上腹疼痛程度较轻微，甚至无疼痛感，直至并发出血或穿孔才就诊。高位溃疡疼痛可放射至背部和胸部剑突上方，胸骨后疼痛酷似不典型心绞痛或心肌梗死。邻近贲门的小弯侧溃疡可有咽下困难、吞咽时疼痛的特点，应注意与食管、贲门肿瘤鉴别，有上腹部不适、嗳气、腹胀、呕吐等非特异性症状者，均应做胃肠 X 线钡餐检查及纤维胃镜检查，以免延误诊治。

鉴别诊断

1. **X 线钡餐检查**　钡餐造影发现溃疡壁龛是最重要的诊断依据。然而有时看不到龛影，仅仅看到严重痉挛造成的十二指肠第二部的局限性狭窄。其龛影一般较小，常为绿豆或黄豆大，直径很少超过 1cm。十二指肠球部溃疡时龛影的显示受球内钡剂量、体位等的影响。

2. **内镜检查**　十二指肠球溃疡形态学诊断是最可靠的方法，它可以对十二指肠球部溃疡的部位、大小、深浅、形态、数目及活动性等作出明确的诊断。

药物防治　与"胃、十二指肠溃疡"治疗相同。

护理防范　参见球后十二指肠溃疡。

十三、难治性溃疡

难治性溃疡（refractory ulcer，RU）是指标准计量的质子泵抑制药（PPI）或 H_2 受体拮抗药（H_2RA）正规治疗一定时间（胃溃疡 PPI 8 周、H_2RA 12周，十二指肠溃疡 PPI 6 周、H_2RA 8 周）后经胃镜证实未愈合的溃疡或愈合缓慢、复发频繁的溃疡。常发生于胃、十二指肠，主要是胃肠黏膜发生炎性缺损，不及时治疗、长期存在可能恶变或危及患者生命。

临床表现　RU 典型症状有上腹痛、厌食、嗳气、反酸，经久不愈，可能出现恶心、呕吐、呕血、黑粪、消瘦、乏力、贫血等症状，病情持续发展，可出现消化道出血、消化道穿孔等并发症,少部分胃溃疡患者还可出现恶变。

鉴别诊断

1. 实验室诊断　同"胃、十二指肠溃疡"。

2. 影像学诊断

（1）X 线钡剂造影　主要用于胃镜检查有禁忌或不愿接受胃镜检查者,不能作为确诊的依据。

（2）CT 检查　可以发现穿透性溃疡或穿孔。

药物防治

1. 常用药物分为抑制胃酸分泌和保护胃黏膜两大类。存在幽门螺杆菌感染,必须根除细菌。RU 并发消化道大出血、穿孔,需做手术治疗。药物治疗周期较长,十二指肠溃疡 4～6 周,胃溃疡 6～8 周。

2. 抑制胃酸分泌　常用法莫替丁、雷尼替丁、奥美拉唑、兰索拉唑、雷贝拉唑、泮托拉唑等,可减少胃酸,迅速缓解疼痛。

3. 保护胃黏膜　常用药包括枸橼酸铋钾、铝碳酸镁、硫糖铝等,可中和胃酸,起效较快,缓解疼痛,不作为治疗溃疡的单独用药。

4. 抗感染治疗　有幽门螺杆菌感染的患者,必须使用抗幽门螺杆菌治疗,疗程 10～14d。

其他疗法　如果药物治疗失败,可考虑手术治疗。

护理防范

1. RU 患者饮食应格外注意,需按时就餐,少食多餐,不能暴饮暴食,选择营养丰富、易消化的食物,病情较重的患者以面食为主,戒烟戒酒,少喝浓茶咖啡,避免吃机械性、化学性、刺激性较强的食物。停用损伤胃黏膜的药物或更换其他药物治疗,如非甾体抗炎药、激素类药物等。

2. 平时注意劳逸结合,避免精神压力过大。积极锻炼身体,提高自身免疫力。

十四、Zollinger-Ellison 综合征

本病又称卓-艾综合征（Zollinger-Ellison syndrome, ZES）,系由发生在胰腺的一种胰岛非 B 细胞瘤或胃窦 G 细胞增生所引起的上消化道慢性难治性溃疡。胰腺非 B 细胞瘤分泌大量胃泌素,引起高胃泌素血症、十二指肠溃疡、腹泻的临床综合征,是由于胃酸分泌增加,大量胃酸一下涌入十

二指肠，最终破坏十二指肠黏膜导致。此种溃疡具有难治性特点，药物治疗疗效差，手术治疗后容易复发。

临床表现　消化性溃疡、呕吐、腹泻等。

鉴别诊断

1. 一般诊断　消化性溃疡、呕吐、腹泻等症状。

2. 影像学诊断

（1）X 线检查　可见十二指肠或球后溃疡并伴有大面积水肿性胃和十二指肠皱襞及胃内大量潴留液，基础胃酸分泌率过高（非手术患者＞10mmol/h 或以往做过手术的患者达 5mmol/h 使用最大刺激剂量的组胺，倍他唑或五肽胃泌素后所分泌的胃酸量＞60%的患者。

（2）放射免疫测定胃泌素　所有患者的血清胃泌素含量均高于150pg/mL，如还有相应临床表现和胃酸分泌过多的患者，其血清胃泌素水平显著升高，超过 1000pg/mL 则可确立本病的诊断。

（3）超声内镜　可检出 50%十二指肠胃泌素瘤和 75%～90%的胰腺胃泌素瘤，是最敏感的检查方法。

药物防治

1. 奥美拉唑　最初剂量每天口服 60mg，但 30%患者需要更大的剂量，尤其是有严重的反流性食管炎。除非经手术治疗（可能有 20%非家族性 ZES 综合征患者），否则都需服用奥美拉唑。

2. 生长抑素类似物　也能降低胃酸的产生，可供对奥美拉唑无效的患者使用。

其他疗法　如药物治疗失败，可行全胃切除术，常规补充维生素 B_{12}，并每天补充铁和钙。在有转移的患者中，用链佐星和多柔比星进行针对胰岛细胞肿瘤的化疗，可以缩小肿瘤体积和降低血清胃泌素的浓度，是奥美拉唑或全胃切除术的有效辅助治疗。

第三节　胃部疾病

一、急性单纯性胃炎

急性单纯性胃炎（acute simple gastritis，ASG）是指各种因素引起的急性广泛性或局限性的胃黏膜急性炎症，若合并肠道炎症则称急性胃肠炎。主要症状是上腹不适、疼痛、呕吐、恶心等。通过对症治疗，短期可以治愈，少数留有后遗症。预后多数良好，部分患者因再次接受刺激后复发。

临床表现

1. 一般起病较急，在进食污染食物后数小时至 24h 发病，症状轻重不一，表现为中上腹不适、疼痛以致剧烈的腹部绞痛，厌食、恶心、呕吐，因常伴有肠炎而有腹泻，大便呈水样，严重者可有发热、呕血和（或）便血、脱水、休克和酸中毒等症状。

2. 因饮酒、刺激性食物和药物引起的 ASG 多表现为上腹部胀满不适、疼痛，食欲减退、恶心、呕吐等消化不良症状，症状轻重不一，伴肠炎者可出现发热、中下腹绞痛、腹泻等症状。

鉴别诊断

1. 一般诊断　有感染或进食了被细菌毒素污染的食物史。体检有上腹部或脐周压痛。肠鸣音亢进。患者出现上腹部疼痛、不适、恶心、呕吐、食欲缺乏、腹泻、发热、厌食、乏力、水样便、头晕、出汗、四肢无力、脱水等。

2. 实验室诊断

（1）血常规检查　感染因素引起者末梢血白细胞计数一般轻度增高，中性粒细胞比例增高。

（2）粪便常规检查　伴肠炎者大便常规检查可见少量黏液及红细胞、白细胞，大便培养可检出病原菌。

3. 影像学诊断　内镜检查可见胃黏膜明显充血、水肿，有时见糜烂及出血点，黏膜表面覆盖黏稠的炎性渗出物和黏液。但内镜不作为常规检查。

药物防治

1. 黏膜保护药

（1）硫糖铝　成人饭前 1h 及睡前服用 1g，每天 3～4 次；症状控制后改为每天 2～3 次，均饭前 1h 或睡前服用。

（2）枸橼酸铋钾　成人常用口服。①胃黏膜保护，每天 4 次，1 次颗粒剂 1 包（或胶囊剂 1 粒），前 3 次于餐前 0.5h 服，第 4 次于晚饭后 2h 服用；或每天 2 次，早、晚各服 2 包颗粒剂（或胶囊剂 2 粒），28d 为 1 个疗程。如继续服用应遵医嘱。②与抗生素合用杀灭 Hp，每天 2 次，早、晚各服颗粒剂 2 包（或胶囊剂 2 粒），1 疗程 7～14d，应遵医嘱。

（3）胶体果胶铋　成人常用口服。①消化性溃疡和胃炎，每次 120～150mg（以含铋量计），每天 4 次，分别于三餐前 1h 及睡前 1h 服用，4 周为 1 疗程。②并发消化道出血者，将胶囊内药物倒入少量温开水中，搅匀后服用，将一日剂量 1 次服完。

2. 抗酸药

（1）中和胃酸药　铝碳酸镁（每天 6～8 片）或硫糖铝（每次 0.75g，每天 3 次）等抗酸药或黏膜保护药。

（2）H_2 受体拮抗药　雷尼替丁、枸橼酸铋与阿莫西林及克拉霉素合用可根除 Hp，成人常用量口服，每次 0.35～0.4g，每天 2 次，疗程不宜超过 6 周。西咪替丁每天 1.2g；雷尼替丁每天 300mg，减少胃酸分泌。

（3）质子泵抑制药　参见"消化性溃疡"。

3. 解痉药　可选用阿托品、山莨菪碱、丁溴东莨菪碱、曲美布汀、溴丙胺太林、颠茄及莨菪制剂。

4. 剧烈呕吐时可注射甲氧氯普胺，每次 10mg，每天 2～3 次。

5. 抗感染治疗　由细菌引起尤其伴腹泻者，可选用盐酸小檗碱、呋喃唑酮、磺胺类制剂、诺氟沙星等喹诺酮制剂、庆大霉素等抗菌药物，但需注意药物的不良反应。

其他疗法　一般支持治疗：给予静脉输液补充营养等。呕吐、腹泻导致水、电解质紊乱的可选用平衡盐液或 5%葡萄糖氯化钠溶液。对于有酸中毒者可用 5%碳酸氢钠注射液予以纠正。

护理防范

1. 不吃过冷、过热的食物和饮料，不吃浓茶、咖啡、刺激性调味品、过于粗糙的食物。

2. 注意饮食卫生，不得暴饮暴食、进不洁食物或服刺激性药物。多吃容易消化的食物，并要充分咀嚼。

3. 注意休息，减少活动。禁烟酒，尤其是已有胃病的人，要力戒烟酒。

4. 因其他疾病需要长期服用阿司匹林等非甾体抗炎药物者，可在医生指导下预防性使用抑制胃酸分泌的药物。

二、慢性胃炎

慢性胃炎（chronic gastritis，CG）是一种常见的消化道疾病，是一种由多种不同病因引起的慢性胃黏膜炎症性疾病。部分患者在后期可出现胃黏膜固有层腺体萎缩、化生，继而出现上皮内瘤变，与胃癌发生密切相关。CG 可分为慢性浅表性胃炎（非萎缩性胃炎）和慢性萎缩性胃炎两大类。一般经过积极治疗后，预后良好，但可反复发作。

临床表现　CG 的典型症状是上腹部不适，一般会出现食欲缺乏、泛酸、嗳气等症状，CG 可伴有乏力、精神淡漠、舌炎等，部分患者无明显症状，少数患者会因为慢性萎缩性胃炎出现贫血的症状。

鉴别诊断

1. 一般诊断　上腹部不适、饱胀、钝痛、烧灼痛，也可有食欲缺乏、嗳气、泛酸、恶心等症状。

2. 实验室诊断

（1）血常规　血清胃泌素浓度、血清维生素 B_{12} 浓度、血清壁细胞抗体等。其中血清维生素 B_{12} 浓度、血清壁细胞抗体有助于诊断自身免疫性胃炎。

（2）Hp 检测　常用 ^{13}C 或 ^{14}C 呼气试验，可检测患者有无 Hp。其他侵入性检测方法有快速尿素酶试验、胃黏膜组织切片染色镜检等。

3. 影像学诊断　胃镜检查是胃炎确诊方法，可直接观察到胃黏膜。必要时可通过胃镜取病理活检，进一步检查。浅表性胃炎常以胃窦部最为明显，多为弥漫性胃黏膜表面黏液增多，有灰白色或黄白色渗出物，病变处黏膜红白相间或花斑状，似麻疹样改变，有时有糜烂。慢性萎缩性胃炎的黏膜多呈苍白或灰白色，亦可呈红白相间，白区凹陷，皱襞变细或平坦。由于黏膜变薄可透见呈紫蓝色的黏膜下血管，病变可弥漫或主要在胃窦部，如伴有增生性改变者，黏膜表面颗粒状或结节状。

药物防治

1. 西药防治　临床上比较常用的胃黏膜保护药有硫糖铝、枸橼酸铋钾、碱式碳酸铋（次碳酸铋）、替普瑞酮、麦滋林-S；较新而疗效较好的药物有马来酸伊索拉定、吉法酯、米索前列醇、瑞巴派特、醋酸己酸辛、甘草锌等。用法与用量如下。

（1）硫糖铝　一般饭前 1h 及睡前服用 1g，每天 3~4 次。连续应用不宜超过 8 周。

（2）胶体果胶铋（胶态果胶铋）　与抗生素联用，根除 Hp 并治疗由螺杆菌引起的相关疾病；也可与西咪替丁或奥美拉唑等合用组成四联方案，作为根治 Hp 失败的补救治疗。成人每次 120～150mg（以含铋量计），每天 4 次，分别于三餐前 1h 及临睡前服用，或遵医嘱，疗程一般为 4 周。肠道高位阻塞性疾病、发热和 3 岁以下儿童禁用本品。细菌性肠炎宜先控制感染后再使用本药。

（3）吉法酯　成人治疗性用药口服 2 片（每片 0.4g，内含吉法酯 50mg，铝硅酸镁 50mg），每天 3 次，一般疗程为 1 个月，病情严重需服 2～3 个疗程。对于一般胃不适、胃酸过多、胃痛，应服至症状消失 2～3d 后停药。儿童用量减半，或遵医嘱。

（4）铝碳酸镁　一般口服 1.0g（2 片），每天 3 次，饭后 1h 服用。若需服用四环素，合用时应间隔 2h 以上。

（5）雷尼替丁枸橼酸铋（又名枸橼酸铋雷尼替丁）　与阿莫西林或克拉霉素合用根治 Hp。成人常用量口服 0.35g（胶囊）或 0.4g（片剂），每天 2 次，疗程不宜超过 6 周，与抗生素合用的剂量和疗程应遵医嘱。

2. 中医药治疗　中成药如三九胃泰胶囊（颗粒）、加味保和丸、健脾丸（糖浆）、香砂平胃丸、和中理脾丸、香砂枳术丸、温胃舒胶囊（颗粒）、胃炎宁颗粒、越鞠丸、舒肝平胃丸、香砂养胃丸、六味木香胶囊、健胃愈疡片（颗粒）、九气拈痛丸、养胃舒颗粒等，遵医嘱用药。

护理防范

1. 慎用、忌用对胃黏膜有损伤的药物，如阿司匹林、双氯芬酸钠等。
2. 腹痛较严重的患者，可遵医嘱使用解痉药物，以缓解疼痛。

三、嗜酸细胞性胃肠炎

嗜酸细胞性胃肠炎（eosinophilic gastroenteritis，EGE）是以胃肠道嗜酸粒细胞浸润、胃肠道水肿增厚为特点的一种较少见的消化系统疾病，主要表现为上腹部痉挛性疼痛，伴有恶心、呕吐、发热、腹泻、体重下降和腰背痛等。治疗方法有一般治疗、药物治疗及手术治疗。EGE 若治疗不及时，会导致肠梗阻等。

临床表现　EGE 临床表现多样，缺乏特异性，症状与病变的程度、累及的部位相关。主要临床表现是上腹部痉挛性疼痛，伴有恶心、呕吐、发热、腹泻、体重下降和腰背痛等。严重时可并发肠梗阻、幽门梗阻、贲门弛缓症、腹腔积液、闭经等并发症。

鉴别诊断

1. 一般诊断　出现上腹部痉挛性疼痛，伴恶心、呕吐、发热、腹泻、体重下降、腰背痛等典型的临床症状。

2. 实验室诊断　血常规检查：多数患者外周血嗜酸粒细胞增多，还可有缺铁性贫血、血清白蛋白降低、血 IgE 增高、血沉增快。

3. 影像学诊断

（1）内镜检查　镜下可见黏膜皱襞粗大、充血、水肿、溃疡或结节。

（2）X 线钡剂造影　可见黏膜水肿，皱襞增宽，呈结节样充盈缺损，胃肠壁增厚，肠腔狭窄及梗阻。

（3）CT 检查　可发现胃肠壁增厚，肠系膜淋巴结肿大或腹水。

药物防治

1. 硫糖铝　成人每次口服 1g（片剂 4 片，胶囊剂 4 粒），每天 3～4 次，饭前 1h 及睡前服用。嚼碎后用温开水送服，空腹时较好。

2. 胶体果胶铋　成人每次口服 120～150mg（以含铋量计），每天 4 次，饭前 1h 及睡前服用。

3. 枸橼酸铋钾　成人每次口服颗粒剂（或胶囊剂）1 包（或 1 粒），每天 4 次，餐前 0.5h 及晚餐后 2h 服用。或遵医嘱。

4. 对症选用替普瑞酮、马来酸伊索拉定、吉法酯、米索前列醇、瑞巴派特、醋氢己酸锌、曲昔派特、铝碳酸镁、复方铝酸铋等。其用法与用量按药品说明书或遵医嘱。

护理防范

1. 对于确定或可疑的食物、药物应停止服用。

2. 长期反复发作病史，应给予患者心理支持，多理解、关怀、疏导，使其积极配合治疗。

3. 术后 3d 内需要禁食，而后可以逐渐用流食，随着病情的不断好转，大概 2～3 周后可以根据情况正常饮食。注意吃蛋白质和维生素含量丰富的食物，避免吃辛辣、生冷、刺激、油腻的食物，少吃粗糙和粗纤维多的食物。避免吃易致过敏的食物如海鲜、牛奶等。避免接触过敏原。

四、慢性糜烂性胃炎

慢性糜烂性胃炎（chronic erosive gastritis，CEG）是由于炎症造成的

胃浅表层的细胞损伤，病变较浅，局限于胃黏膜，不穿透黏膜肌层的浅溃疡，愈合后不留任何痕迹，是慢性胃炎的一种表现，临床上较为常见，可急性或慢性发病，可发生于胃窦、胃体或全胃。主要有上腹痛或不适、上腹胀、早饱、嗳气、恶心等消化不良症状。

临床表现

1. 少部分患者无临床不适或者轻微上腹隐痛不适，胃镜体检时可诊断CEG。

2. 大多数临床症状为上腹部疼痛、恶心、返酸、烧心、嗳气、消化不良等，Hp 感染为主要病因。

3. 与自身免疫有关患者，除了上腹部不适、餐后饱胀、恶心等症状外，常合并头晕、乏力、面色苍白等恶性贫血改变。

鉴别诊断

1. 实验室诊断

（1）Hp 检测　检测方法分为侵入性和非侵入性，侵入性的需要通过胃镜取胃黏膜活组织进行检测，主要包括快速尿素酶试验、组织学检查和 Hp 培养；后者主要有 ^{13}C 或 ^{14}C 尿素呼气试验、粪便 Hp 抗原检测及血清学检测。

（2）血常规检查　贫血。

（3）粪便检查　粪便隐血。

2. 影像学诊断

胃镜检查是诊断 CEG 最可靠的方法，胃镜下可见特征性的疣状糜烂，多分布于胃体或胃窦，呈圆形或者椭圆形隆起，直径大小不一，多数小于0.5～1.5cm，其隆起的中央有凹陷、糜烂。色淡红或覆有黄色薄膜，活组织病理学检查见胃黏膜以淋巴细胞浸润为主。

药物防治

1. 抑酸药　雷尼替丁、法莫替丁、奥美拉唑、雷贝拉唑等。

2. 胃黏膜保护药　谷氨酰胺颗粒、瑞巴派特、铝碳酸镁片等。

3. 促进胃动力药物　多潘立酮、盐酸伊托必利等。

4. 抗 Hp 药物　阿莫西林、克拉霉素、呋喃唑酮、替硝唑等。

5. 出现情绪低落、烦躁抑郁、焦虑状态，可以适当加用抗焦虑或者抗抑郁药物，如度洛西汀等。有消化不良的可以口服促进消化药物，如复方消化酶胶囊、米曲菌片等。

其他疗法

1. 内镜下治疗　包括内镜下高频电治疗、内镜下微波治疗、内镜下氩离子凝固术治疗。是目前临床上常用的止血治疗手段。

2. 营养治疗　根据患者营养状况，按 20～30kJ/kg 热量配制营养液，需要输注人血白蛋白及去白悬红治疗。正常进食后可进食清淡、高热量、低蛋白饮食，建议少食多餐。

护理防范

1. 生活要规律，避免过度劳累和精神紧张，应劳逸结合。季节交替时注意胃部保暖。

2. 饮食要规律，定时定量进食，吃饭细嚼慢咽。勿进食过烫、过凉、生硬的食物。戒烟戒酒。

3. 避免摄入对胃黏膜刺激、损伤的药物或饮食。出现应激状态时尽早采取预防措施。

五、胃潴留

胃潴留（gastric retention，GR）又称胃排空延迟，是指胃内容物积贮而未及时排空，凡呕吐出 4～6h 以前摄入的食物或空腹 8h 以上或胃内残留量 >200mL 者，表示有 GR 存在。本病分为器质性与功能性两种，前者包括消化性溃疡所致的幽门梗阻和胃窦部及其邻近器官的原发性或继发性癌瘤压迫、阻塞所致的幽门梗阻。

临床表现　呕吐为本病的主要表现，日夜均可发生，一天数次，呕吐物常为宿食，一般不含胆汁，上腹饱胀和疼痛亦多见，腹痛可为钝痛、绞痛或烧灼痛，呕吐后症状可以暂时获得缓解，急性患者可致脱水和电解质代谢紊乱；慢性患者则可有营养不良和体重减轻，严重或长期呕吐者，因胃酸和钾离子的大量丢失，可引起碱中毒，并致手足抽搐。

鉴别诊断

1. 一般诊断　脱水表现，上腹部膨隆，中上腹压痛并伴振水声，见到胃型，且有自左向右的胃蠕动波增强者，多提示胃出口处阻塞；如只见到胃型而无蠕动波则提示为胃张力缺乏。

2. 实验室诊断

（1）血液检查　可见不同程度的贫血，低蛋白血症，低钾血症，低钙血症，血气分析检查提示酸碱平衡紊乱，部分患者可有 BUN 升高。

（2）胃管吸收　胃管可吸出 4h 前摄入的食物。

3. 影像学诊断

（1）胃肠 X 线检查　提示钡剂在 4h 后仍存留 50%或 6h 后仍未排空。

（2）超声波　胃肠超声波可见上腹或左上腹部可探及囊实性肿块，即胃型，内为无回声区，有漂浮光点及光团，随体位向重力低位移动，下胃管抽吸后，肿块亦随之缩小。

（3）胃镜检查　胃镜下可见大量的滞留物。

药物防治

1. 甲氧氯普胺、多潘立酮　甲氧氯普胺每次 5mg，每天 3 次，餐前 15min 服；必要时肌内注射，每次 10mg。多潘立酮每次 10~20mg，每天 3 次，餐前 15min 服。

2. 西沙比利　每次 5mg，每天 3 次，餐前 15min 服。

3. 枸橼酸莫沙必利　成人口服 1 次 5mg，每天 3 次，饭前服用。

4. 伊托必利　成人口服 1 次 50mg，每天 3 次，饭前服用。可酌情增减或遵医嘱。

5. 红霉素　成人口服 0.125g，每天 3 次；静脉给药 0.25~0.5g 加入 5%葡萄糖注射液中滴注，每天 1 次。

护理防范

1. 进低脂、少渣饮食，补充维生素和微量元素。少食多餐，细嚼慢咽。保证水分的摄入，但尽量少喝碳酸饮料。少吃油炸、腌制食物、生冷食物、刺激性食物。

2. 餐后 2h 内尽量不要平躺，保持身体的直立并适当走动。

3. 禁止吸烟、饮酒，同时避免二手烟的吸入。保持口腔清洁。

4. 糖尿病患者必须控制血糖。

5. 严格遵医嘱服药，切不可自行服药。积极治疗和控制原发病。

6. 保持心情的愉悦，摆脱焦虑、紧张、抑郁等情绪。增强机体抵抗力，避免受凉劳累，减少感染的发生。

六、胃黏膜脱垂

胃黏膜脱垂（prolapse of gastric mucosa，POGM）是由于异常松弛的

胃黏膜逆行突入食管或向前通过幽门管脱入十二指肠壶腹部，临床上以后者多见。本病常见于 30～60 岁人群，男性发病率较高。

临床表现

1. 本病轻型患者无症状或仅有腹胀、嗳气等非特异症状，常在 X 线钡餐检查时发现，较典型的症状见上腹部疼痛，有时餐后加剧，右侧卧位疼痛发作或加重，左侧卧位减轻或缓解。

2. 一旦脱垂的胃黏膜引起幽门痉挛或梗阻，脱垂的胃黏膜发生缺血、糜烂、溃疡，可出现持续上腹疼痛、恶心、呕血或黑粪。

3. 幽门梗阻或脱垂胃黏膜发生嵌顿或绞窄时，出现持续性上腹剧痛，如脱垂的黏膜发生糜烂或溃疡，可发生上消化道出血，多与慢性胃炎、十二指肠炎及功能性消化不良等有关。

鉴别诊断

1. 一般诊断　患者有消瘦，轻度贫血，上腹部可有轻压痛，无反跳痛，当黏膜嵌顿入幽门管时可见胃型或胃蠕动波，在上腹部可触及质软的包块，上腹部可有振水音。

2. 实验室诊断　粪便检查可有粪便隐血试验阳性，可有不同程度贫血。

3. 影像学诊断

（1）X 线钡餐造影　表现多样，有时亦可为阴性，X 线钡餐检查是诊断胃黏膜脱垂的重要依据。

（2）内镜检查　可见到脱入十二指肠的胃皱襞黏膜经幽门管逆蠕动回胃腔，其余无特异性。

药物防治

1. 抗胆碱药物　应用抗胆碱药物减少胃蠕动，可用阿托品、山莨菪碱等。

2. 抗酸药和胃黏膜保护药　应用抗酸药及胃黏膜保护药治疗合并的胃炎及消化性溃疡，如西咪替丁、雷尼替丁、奥美拉唑、硫糖铝等。

护理防范　少量多餐，尽量左侧卧位，避免右侧卧位。

七、胃息肉

胃息肉（gastric polyp，GP）是指胃黏膜局限性良性隆起病变。

临床表现　本病早期或无并发症时，多无症状。出现症状时常表现为上腹隐痛、腹胀、不适，少数可出现恶心、呕吐。合并糜烂或溃疡者可有上消化道出血，多表现为粪隐血试验阳性或黑粪，呕血少见。位于幽门部的带蒂息肉可脱入幽门管或十二指肠而出现幽门梗阻的表现。息肉生长于贲门附近时可有吞咽困难。

鉴别诊断

影像学诊断

（1）内镜检查　内镜下可见息肉呈圆形或椭圆形隆起，少数呈分叶状，有蒂或无蒂，多数直径在 0.5～1.0cm，少数直径大于 2cm。腺瘤性息肉颜色往往较周围黏膜红，而增生性息肉则与周围黏膜相似。内镜直视下活检及组织学检查可明确其性质及类型，同时可进行治疗。

（2）X 线检查　X 线钡餐检查表现为充盈缺损，对诊断 GP 有一定价值，但其发现率低于胃镜，适用于内镜检查有禁忌证者。

药物防治

1. 西药防治　有黏膜糜烂者可试用胃黏膜保护药，如胶体果胶铋、枸橼酸铋钾、铝碳酸镁等。黏膜出血、大便隐血阳性甚至黑粪者应给予止血药，如外用冻干凝血酶（加入牛奶内服）、维生素 K_1 或维生素 K_3；需要注射给药止血时，可给予氨甲环酸、氨甲苯酸加入 5%葡萄糖注射液中缓慢静脉滴注，用法用量应遵医嘱。上腹疼痛、恶心、呕吐者可选用促胃肠动力药甲氧氯普胺、多潘立酮、莫沙必利等。

2. 中医药治疗　黏膜出血、大便隐血阳性甚至黑粪者可口服云南白药治疗。

护理防范　积极治疗胃炎，根除 Hp。坚持每年做 1 次胃镜检查，将息肉切除干净。

八、反应性淋巴滤泡性胃炎

反应性淋巴滤泡性胃炎（reactive lymphofollicular gastritis，RLG）又称胃假性淋巴瘤、灶性淋巴组织增生，是胃黏膜局限性或弥漫性淋巴细胞明显增生的良性疾病。本病病因可能与幽门螺杆菌感染有关。

临床表现　主要表现为上腹部不适、厌食、腹胀、恶心、呕吐、体重减轻、疼痛、呕血及黑粪等。

鉴别诊断

1. 实验室诊断

（1）组织学检查　见黏膜下层淋巴细胞增生，形成淋巴滤泡，可累及胃壁全层，胃固有腺体减少，表面可呈糜烂状。

（2）幽门螺杆菌检查　同胃十二指肠溃疡。

2. 影像学诊断　胃镜检查：直视局限型者，其胃底腺区或移行区皱襞肥厚呈脑回状、结节状，多伴中心溃疡，与恶性淋巴瘤相似；弥漫型者病变主要在胃窦，黏膜糜烂或浅表溃疡，类似于ⅡC型早期胃癌。

药物防治

1. 质子泵抑制药　奥美拉唑每次 20mg，每天清晨服 1 次，疗程 4～8 周，可愈合溃疡及糜烂，但停药后很快复发；若继续服用胃黏膜保护药硫糖铝或胶体果胶铋或雷尼替丁、枸橼酸铋标准剂量 1～2 周，则疗效较满意。

2. 铋剂联用两种抗幽门螺杆菌的药物　如胶体果胶铋标准剂量+阿莫西林 0.5g+甲硝唑 0.4g（或奥硝唑 0.5g），均每天 2 次，疗程 2 周。对阿莫西林过敏者可用四环素类或克拉霉素替代。

3. 质子泵抑制药（PPI）联用两种抗菌药物　如奥美拉唑（兰索拉唑、泮托拉唑、雷贝拉唑、埃索拉唑等）联用其中的两种抗菌药物，均每天 2 次，疗程 1 周。

4. 其他方案　雷尼替丁枸橼酸铋（RBG）0.4g 替代任何一种质子泵抑制药如奥美拉唑等。或 H_2 受体拮抗药西咪替丁（或雷尼替丁、法莫替丁）或 PPI（如奥美拉唑 20mg）+胶体果胶铋 150mg+阿莫西林 0.5g+奥硝唑 0.5 组成四联疗法治疗。

护理防范

1. 忌辛辣刺激性、高脂肪食物，忌食生冷、油腻食物，饮食宜清淡、易消化、富有营养且有足够热量。

2. 避免过度劳累，注意休息，避免受凉感冒，保持良好心情。

九、门静脉高压性胃病

门静脉高压性胃病（portal hypertensive gastropathy，PHG）一般指的是肝硬化或者一些肝脏疾病，包括原发性肝癌、门脉血栓等引起的门静脉压力增高，胃部静脉血回流受阻引起的胃黏膜充血性病变。一般表现为恶心、呕吐甚至上消化道出血、纳差等临床表现。在胃镜下通常会发现除幽门、食管、胃、静脉曲张以外，会表现出一个胃部的弥漫性充血、黏膜水肿等这类临床表现。该疾病一般是可以根除，如果病因不能去除，这种 PHG 会持续出现，造成患者营养下降，甚至会出现急性的上消化道出血，从而危及患者生命。

临床表现　PHG 有轻重之分，轻型患者通常没有明显症状。重型患者表现主要为少量呕血、黑粪、烧心、上腹部隐痛不适，少数出现上消化道大出血。胃镜下表现出广泛黏膜红斑是 PHG 的临床表现，同时还会伴有黏膜发生充血水肿、红斑渗出等症状。

鉴别诊断

1. 一般诊断　患者经常性出现呕血，口中常有不同程度血腥味，且咳嗽偶尔带有血丝。患者大便排出不畅，且肛门时常在排便后感到疼痛，大便明显颜色变深伴有头晕、贫血等症状，可以确定为 PHG。

2. 实验室诊断

（1）血常规检查　由于肝硬化患者多有贫血，多数为正常细胞性或小细胞性贫血，可能出现红细胞生成抑制现象，脾功能亢进时全血细胞减少，并促使出血。出凝血时间延长，凝血酶原时间延长。

（2）粪便常规　样本中红细胞数量明显增多，则可确诊。

3. 影像学诊断　胃镜检查表现广泛黏膜红斑、马赛克征，胃黏膜尤其以胃底部出现红点或多发的重染红点和自发性出血，可以确诊。

药物防治

1. 普萘诺尔　该药物利用内脏小动脉，对其进行刺激使其收缩，使静脉血流减少、静脉压力下降，以达到控制出血、改善胃内部环境及胃黏膜的目的。

2. 卡维地洛　该药物通过高浓度阻断钙离子通道，使得血管扩张作用减弱，减小门静脉压力，起到缓解出血的作用。

3. 三甘氨酰赖氨酸加压素　可明显减少内脏血流量，从而降低门静脉压力。但不良反应可能导致血氧饱和度有所下降。

4. 奥曲肽　该药物可降低肝静脉楔压和胃黏膜血流量，可用于该病出血的治疗。两者间接作用，可以与高血糖素等物质结合，从而从根本上减少血管扩张，减小压力。

其他疗法

1. 门外分流术　通过门静脉分流减小门静脉压力，效果显著。此手术安全有效，可迅速持久止血。值得注意的是术后或有并发症肝性脑病。

2. 氩离子凝固术、硬化剂疗法、冷冻疗法　这是一种内镜衍生的新式治疗方法。利用氩离子凝固术、硬化剂疗法、冷冻疗法可以有效抑制上消化道出血症状，解决了胃黏膜弥漫性出血难以控制的难题，能够较好地治疗疾病。

3. 肝移植术　当疾病严重至无法控制时可考虑肝移植术，以缓解病症、增加患者预期寿命。

4. 经脾动脉栓塞术　可减少脾静脉血流量，改善门静脉血流动力学，使胃黏膜血红蛋白含量减少、氧饱和度轻度升高，从而治疗疾病。

护理防范　监测血压，尽量放低下肢。忌烟。

十、急性胃扩张

急性胃扩张（acute gastric dilatation，AGD）是短期内由于大量气体和液体积聚，胃和十二指肠上段高度扩张而致的一种综合征。虽然是临床上一种较少见的急腹症，但病情发展迅速，扩张的胃几乎可占据整个腹部。通常为某些内外科疾病或麻醉手术引起的急性胃壁肌肉张力降低或麻痹，短期内胃和十二指肠极度膨胀、高度扩张，腔内潴留大量气体和液体不能排出，进而因反复呕吐而出现液体及电解质的丢失，导致严重电解质紊乱以及血容量缩减、周围循环衰竭的一种综合征。

临床表现

1. 饱餐或腹部手术后出现上腹部膨隆、腹痛恶心、腹部疼痛。

2. 出现频繁、不自主、无力的呕吐，呕吐物主要是大量液体，同时也可伴大量气体。呕吐物开始为无色，后伴有胆汁，最后呈黑色或咖啡色，无粪臭。

3. 呕吐后腹胀不见减轻，胃镜可见胃内仍含有大量液体。

鉴别诊断

1. 一般诊断　可见腹部膨隆，有压痛和轻度肌紧张，可闻及胃部振水音，肠鸣音减弱或消失。

2. 实验室诊断

（1）血常规　白细胞总数不高，但胃穿孔后白细胞可明显增多并有核左移。因大量体液丢失致血液浓缩，故血红蛋白、红细胞计数增高。血钾、血钠、血氯降低。

（2）血气分析　可发现严重碱中毒表现，二氧化碳结合力可增高。非蛋白氮升高。

（3）尿常规　尿比重增高，可出现蛋白和管型等。

（4）胃管吸液　插入胃肠减压管吸出大量胃内液体（3～4L）则可确诊。

3. 影像学诊断

（1）腹部 B 超　可见胃高度扩张，胃壁变薄。

（2）腹部 X 线平片　可发现胃显著扩张、积气及气液平面。如果穿孔，X 线可见膈下游离气体。

（3）腹部 CT　可见极度扩大的胃腔及大量胃内容物，胃壁变薄。

药物防治

1. 输液　常用液体有 5%～10%葡萄糖、5%葡萄糖生理盐水、平衡盐、复合氨基酸、脂肪乳、维生素及钾盐等。在禁食患者，输液量一般需 3000～4000mL。具体入液量可根据体重、体液丢失量计算。

2. 抗感染　在合并穿孔时，应给予积极抗感染治疗。常用的有第三代头孢菌素类、喹诺酮类抗生素及甲硝唑等。感染较重时，如凝血功能异常可给予输新鲜血浆，以便加强支持治疗。

其他疗法

1. 禁食、禁水　一经确诊，应予禁食、禁水，以免使胃的扩张加重。

2. 洗胃　可用等渗温盐水洗胃，直至胃内容物清除干净，吸出正常胃液为止。

3. 持续胃肠减压　清除胃内容物后，应继续给予持续胃肠减压，直至恶心、呕吐、腹痛、腹胀症状消失，肠鸣音恢复为止。

4. 体位　病情允许时可采取治疗性体位，即俯卧位或膝胸卧位。在腹胀减轻、肠鸣音恢复后，可进少量流食，如症状无反复，可逐渐增加进食量，并逐步过渡到半流食、普食。

5. 手术治疗　当患者的胃内容物过于黏稠或因肠梗阻导致的胃急性扩张时，医生可采用手术的方式切开患者胃部，清除胃内容物并冲洗。

护理防范

1. 长期疲劳、饥饿后应少量多次进餐，逐步适应，避免暴饮暴食。规律饮食，定时、定量，少吃油炸、腌制、生冷食物，细嚼慢咽，避免过饥或过饱。不吸烟，不饮酒，不吃辛辣刺激食物。补充维生素 C。多饮水。

2. 胃肠减压期间禁食禁水，保持管道固定通畅。

3. 保持大便通畅，避免用力排便，如大便干燥或排便困难，应在医生的指导下使用软化大便的药物。

4. 迷走神经切断及胃部分切除、精神因素、贫血、低蛋白血症、水电解质紊乱等可诱发本症，因此要及时改善患者的营养状态。并发消化道出血者，手术前后应及时纠正贫血。

十一、胃轻瘫综合征

胃轻瘫综合征（gastroparesis syndrome，GS）是指以胃排空延缓为特征的临床症状群，也被称为胃麻痹或胃无力。GS 分为两种，包括原发性胃轻瘫和继发性胃轻瘫。原发性胃轻瘫（特发性胃轻瘫）属功能性疾病。继发性胃轻瘫病因包括糖尿病、腹部手术后、萎缩性胃炎、胃溃疡、系统性硬化、皮肌炎、颅内疾病、甲状腺功能减退症、胃酸缺乏、感染、神经精神系统异常以及药物等。可发生在任何年龄段，男女比例约为 7∶8。病情可能会反复发作，有时候会迁延至 10 年。

临床表现　GS 患者主要临床表现包括餐后饱胀感、恶心、呕吐、早饱、上腹痛、消瘦，没有特异性，容易被人忽视，甚至误诊。严重、长期呕吐者可碱中毒，并可伴有手足抽搐。GS 可出现脱水、电解质紊乱、营养不良等并发症。

鉴别诊断

1. 一般诊断　临床出现恶心、呕吐、消化不良、上腹部疼痛等胃轻瘫综合征。

2. 实验室诊断

（1）呼气试验　$^{13}CO_2$ 呼气试验可取代核素扫描诊断胃轻瘫，而无射线接触。

（2）胃排空功能测定　对于任何原因不明的消化不良患者，应常规进行核素标记的固体和液体胃排空试验。该试验对确诊有重要价值，亦是观察促动力药物疗效的重要客观评价手段。

（3）胃内测压　只有胃排空试验异常时才进行该项检查。GS 患者胃内测压可显示胃运动异常，以餐后胃窦部运动低下为最常见。胃大部切除术后 GS 患者，近端胃静压测量可见基础张力低下。

3. 影像学诊断

（1）超声检查　可用于评估 GS 综合征。其结果与核素闪烁扫描结果存在相关性。

（2）胃电图　通过体表测定慢波胃电活动可初步分析胃的活动状态。有助于鉴别机械性胃流出道梗阻和特发性胃轻瘫。

（3）MRI 检查　行上腹部磁共振，摄入含钆的液体后重复摄片，该方法无创伤，准确性高。

（4）核素扫描　核素扫描胃排空是最简便和最符合生理状态的检查方法。

（5）胃镜检查　无明显异常，该检查可以排除其他器质性疾病，有助于疾病的鉴别。

（6）腹部 X 线或 CT 检查　应无明显异常，该检查的主要作用是排除机械性梗阻，如小肠肿块或肠系膜上动脉综合征所致。

药物防治

1. 西药防治

（1）甲氧氯普胺　具有中枢性和外周性抗多巴胺能特性，促进 GS 的胃排空，剂量较大时常会产生中枢神经不良反应。

（2）多潘立酮　对其耐受性优于甲氧氯普胺，它对多种类型的胃动力障碍性疾病均有效。

（3）止吐药　包括米氮平、异丙嗪等，适用于剧烈呕吐者，可缓解恶心、呕吐。但对治疗胃排空延迟本身无效，但应注意孕妇禁用。

2. 中医药治疗

（1）GS 患者如能服用中药，可按中医脾胃辨证论治原则治疗。中成药如健胃灵、枳实消痞丸、胃肠通、便秘通、木香槟榔丸、越鞠保和冲剂、大承气汤、五苓散、四逆散、六君子汤、半夏泻心汤和小承气汤加减等，经多年临床研究证实有一定的促胃肠动力作用。

（2）采用针灸治疗该疾病。

其他疗法　如果经过长期内科治疗无效时，可考虑外科手术，一般采用胃大部切除术、幽门成形术和胃-空肠吻合术、空肠造口术、经口内镜下幽门肌切开术等。

护理防范

1. 高度重视饮食营养，通过饮食疗法的调整来缓解胃部不适的症状、改善病情。同时注意密切检测血糖水平，以防并发症的发生。

2. 注意休息，劳逸结合。保持乐观、积极向上的生活态度。

第四节 肝、胆、胰、腹膜疾病

一、甲型病毒性肝炎

甲型病毒性肝炎（viral hepatitis A，VHA），简称甲肝，由甲型肝炎病毒（hepatitis A virus，HAV）引起的急性肝脏炎症，主要经粪—口途径传播，好发于儿童及青少年，主要表现为食欲减退、恶心呕吐、乏力、肝大及肝功能异常，病初常有发热，临床经过常呈自限性，绝大多数患者在数周内可恢复正常。

临床表现

1. VHA 患者初期会出现全身疲倦、食欲下降、厌食油腻食物、上腹部饱胀。小便颜色加深，有时伴有发热等症状，严重时巩膜、皮肤发黄，伴有发热、畏寒或昏迷、抽搐的症状。在出现黄疸之前有发热、畏寒的情况。本病治疗不及时可并发为重型肝炎。

2. 查体可发现肝大，有叩击痛和压痛。

鉴别诊断

1. 一般诊断 存在吸食毒品、与甲型肝炎患者共同生活、食用不当食物及用水、无明确不洁饮食史但共同生活者有人确诊 VHA 等危险因素者，出现持续几天的发热、乏力、呕吐、腹胀、食欲缺乏、肝区痛、皮肤黄染等症状。

2. 实验室诊断

（1）肝功能检查 抽取静脉血进行检测，ALT 与 AST 均显著升高，AST/ALT 常小于 1，黄疸型者总胆红素（TBIT）升高。

（2）HAV 抗体检测 抽取静脉血进行检测，若检测出抗-HAV IgM 阳性，可明确诊断为 VHA，且考虑为新近感染。抗-HAV IgG 在发病期间同样可以检出并伴随终身，但连续 2 次血清抗-HAV IgG 4 倍及以上增高也可提示近期感染。

药物防治

1. 西药防治　目前尚无特效药物。一般不主张过多用药,以免增加肝脏的负担,亦不需用抗病毒药物及肾上腺皮质激素。

(1)加强支持疗法　适当补充新鲜血、新鲜血浆、凝血酶原复合物等。

(2)促进肝细胞修复与再生　可用促肝细胞生长素、胰高血糖素-胰岛素(G-I)疗法。

(3)肝性脑病的治疗　减少肠道产氨及其吸收,可口服乳果糖。

(4)脑水肿的治疗　及时、足量使用20%甘露醇,每次1～2g/kg,及50%葡萄糖注射液80mL,静脉推注,每次6h,交替使用。

(5)建议为抗HAV-IgG阴性者接种甲型肝炎疫苗。

2. 中医药治疗　中医辨证为肝胆湿热证,可适当服用保肝药物,以保肝、降酶、退黄等对症支持治疗的中药药物为主,如板蓝根、肝炎灵、强力宁。黄疸较深者可用茵栀黄注射液静脉滴注。重型肝炎应采取综合措施。

护理防范

1. 急性期具有较强的传染性,应做好隔离工作,隔离到病毒消失。

2. 有明显症状时以及有黄疸出现者,应严格卧床休息,恢复期可适当活动。

3. 注意日常作息以及适度运动,同时应避免应用对肝功能有损害的药物。

4. 早睡早起,避免熬夜、劳累。

5. 饮食宜清淡,不可油腻,进食高蛋白、低脂肪、高维生素食物,禁食腥、辛辣之物,禁酒,禁冷饮。多吃蔬菜水果,均衡饮食,进食海鲜时应煮熟,生食蔬菜时应彻底清洗干净。

6. 管理好水源,加强粪便管理,做好个人卫生、食品卫生、食具消毒等工作,防止"病从口入"。

二、乙型病毒性肝炎

乙型病毒性肝炎(viral hepatitis B,VHB),简称乙肝,系由乙肝病毒(hepatitis B virus,HBV)引起,以乏力、食欲减退、恶心、呕吐、厌油、肝大及肝功能异常为主要临床表现。部分病例有发热和黄疸;少数病例病程迁延转为慢性，或发展为肝硬化甚至肝癌；重者病情进展迅猛可发展为重型肝炎；另一些感染者则成为无症状的病毒携带者。

临床表现　早期无明显症状，可出现乏力、食欲减退、厌油、尿黄、肝区不适、腹胀等。多数患者起病较隐匿，症状相对较轻，疾病逐渐进展可出现明显乏力及严重的消化道症状如食欲缺乏、恶心、腹胀、睡眠差等。

鉴别诊断

1. 一般诊断　是否接种过乙肝疫苗，家族及伴侣是否有乙肝病史，是否有乏力、厌油、食欲缺乏、尿黄、腹胀的症状。

2. 实验室诊断

（1）血常规检查　血白细胞总数正常或稍低，分类计数中性粒细胞可减少，淋巴细胞相对增多。

（2）尿检　尿急性黄疸型肝炎患者在黄疸出现前尿胆红素及尿胆原即可阳性。

（3）乙肝两对半定量　乙肝表面抗原在 HBV 感染 2 周后即可表现为阳性，化验乙肝表面抗原阳性提示 HBV 感染。乙型肝炎 E 抗原提示 HBV 复制活跃且有较强的传染性，乙型肝炎 E 抗原消失，乙型肝炎 E 抗体出现称为"血清学转换"，此时 HBV 多处于低复制状态，传染性降低。

（4）肝功能检查　总胆红素升高的主要原因为肝细胞损伤、肝内外胆管阻塞、胆红素代谢异常和溶血，肝衰竭患者总胆红素可＞171μmol/L，或每天上升＞17.1μmol/L。白蛋白反映肝脏合成功能，肝硬化和肝衰竭患者蛋白水平下降。

药物防治

1. 西药防治

（1）抗病毒治疗

① 重组干扰素 α2b：每次 300 万 IU，肌内注射，每天 1 次连用 1 周后改为隔日 1 次，疗程 3～6 个月，HBeAg 及 HBV-DNA 转阴率可达 30%～70%，抑制 HBV 复制效果肯定，但绝大多数仍 HBeAg 持续阳性，可能与 HBV-DNA 整合有关。

② α1 型基因工程干扰素：每次 200 万～600 万 IU，肌内注射，每天 1 次，疗程 2 个月，近期 HBeAg 转阴率 55%。

③ 阿昔洛韦：每天 15mg/kg，分上午、下午稀释后静脉滴注，持续

2h，每天 1 次，连用 30d，然后停 15d 再用 15d，疗程为 60d。

④ 聚肌胞：4mg，肌内注射，每周 2 次，疗程 3～6 个月。

⑤ 苯双酯：用法为 15～25mg，每天 3 次服用，转氨酶正常后减量维持，疗程 6 个月，均有降酶作用。

⑥ 接种乙肝疫苗。

（2）免疫调节药

① 胸腺肽：通过影响 cAMP 而增强 T 细胞活性，用法每天 10～20mg，肌内注射或静脉滴注，疗程 2～3 个月。

② 白介素-2：能刺激免疫效应细胞增殖及诱生干扰素 γ，用法每天 1000～2000IU，肌内注射，每天 1 次，疗程 28～56d，部分患者 HBeAg 转阴。

2. 中医药治疗

（1）水飞蓟宾　由水飞蓟草种子提取的黄体苷，可稳定肝细胞膜，促进肝细胞再生，用法每次 2 片，每天 3 次，疗程 3 个月。

（2）强力宁　用法为 150mg 加入 10%葡萄糖液静脉滴注，每天 1 次，疗程 1～2 个月。

（3）齐墩果酸片　用法为 80mg，每天 3 次服用，疗程 3 个月。

护理防范

1. 做好体液-血液隔离。避免过度劳累，保证睡眠。

2. 急性肝炎及慢性肝炎活动期需住院治疗，卧床休息，合理营养，保证热量、蛋白质、维生素供给，严禁饮酒。恢复期应逐渐增加活动。

3. 慢性肝炎静止期可做力所能及的工作，重型肝炎要绝对卧床，尽量减少饮食中的蛋白质，保证热量、维生素，可输入血白蛋白或新鲜血浆，维持水、电解质平稳。

4. 肝炎或肝硬化患者容易出现皮肤瘙痒，穿着的服装建议选择棉质衣物，可以减少衣物与皮肤摩擦所产生的瘙痒感。

5. 禁止献血及从事饮食幼托等工作。早发现、早诊断、早隔离、早报告、早治疗及早处理。

三、丙型病毒性肝炎

丙型病毒性肝炎（viral hepatitis type C，VHTC），简称丙肝，是一种由丙型肝炎病毒（hepatitis C virus，HCV）感染引起的病毒性肝炎，主要经输血、针刺、吸毒、母婴等途径传播，可分为急性 VHTC 和慢性 VHTC，少数病例可能会发展为肝硬化和肝癌。

临床表现　大部分患者无明显症状和体征，部分患者有乏力、食欲减退、恶心、腹胀和右季肋部不适或疼痛。部分急性丙肝患者可有轻度肝脾大，少数可伴低热或出现黄疸，部分可有关节疼痛等肝外表现。部分慢性丙肝患者有肝病面容、黄疸、肝掌、蜘蛛痣及轻度肝脾大。部分代偿期丙肝肝硬化患者有肝病面容、肝掌、蜘蛛痣、黄疸及腹壁或食管-胃底静脉曲张以及脾大和脾功能亢进。失代偿期丙肝肝硬化患者有腹水、肝性脑病或消化道出血史。

鉴别诊断

1. 一般诊断　曾接受过血液、血液制品或其他人体组织、细胞成分治疗，器官移植，有血液透析史、不安全注射史或其他有创操作史如手术、腔镜、内镜、穿刺、导管、插管、口腔诊疗、针灸、美容、文身、修脚等，有既往有偿供血史，有共用针具注射毒品史，有职业暴露史，有与他人共用牙刷、剃须刀等日常生活接触史，有与 HCV 感染者无保护的性接触史，出生时其母亲为 HCV 感染者。

2. 实验室诊断

（1）生化学检查　急性丙肝患者多有血清 ALT、AST 升高，部分患者有胆红素升高。部分慢性丙肝和丙肝肝硬化患者有 ALT、AST 及胆红素升高。

（2）丙肝病毒 RNA 定量检测　HCV 阳性并抗-HCV 阳性，提示现状感染；HCV 阳性并抗-HCV 阴性，提示急性 HCV 感染早期，或各种原因导致的免疫功能低下的 HCV 感染者；HCV 阴性并抗-HCV 阳性，提示既往感染，或治疗后 HCV 清除；HCV 阴性并抗-HCV 阳性，提示未感染 HCV。

3. 影像学诊断

（1）急性丙肝　腹部超声、CT 或 MRI 可显示肝脾轻度大。

（2）慢性丙肝　腹部超声、CT 或 MRI 可显示肝脏实质不均匀，可见肝脏或脾脏轻度大。天门冬酸氨基转移酶和血小板比率指数（APRI）评分常＜1.5。

（3）丙肝肝硬化　腹部超声、CT 或 MRI 可显示肝脏边缘不光滑甚至呈锯齿状，肝实质不均匀甚至呈结节状，门静脉增宽，脾大。肝脏弹性测定值提示肝硬化。APRI＞2.0。

药物防治

1. 盐酸达拉他韦片　推荐剂量是 60mg，每天 1 次，口服给药，餐前或餐后服药均可。本品必须与其他药物联合，用药方案中其他药物的推荐剂量参考其说明书。

2. 阿舒瑞韦胶囊　推荐剂量是 100mg，每天 2 次，对于基因 1b 型慢性丙肝的治疗，本品应与盐酸达拉他韦片联合给药 24 周。

3. 盐酸达拉他韦片或阿舒瑞韦胶囊-干扰素 α 联合利巴韦林治疗代偿期肝硬化患者方案　PEG-IFN-α 180μg 每周 1 次皮下注射，联合口服利巴韦林 1000mg/d。至 12 周时检测 HCV RNA：①如 HCV RNA 下降幅度<2 个对数级，则考虑停药。②如 HCV RNA 定性检测为阴转，或低于定量法的最低检测界限，继续治疗至 48 周。③如 HCV RNA 未转阴，但下降≥2 个对数级，则继续治疗到 24 周。如 24 周时 HCV RNA 转阴，可继续治疗到 48 周；如果 24 周时仍未转阴，则停药观察。

4. 普通干扰素联合利巴韦林治疗方案　干扰素 α2b/α2a 500mg，隔日 1 次肌内或皮下注射，联合口服利巴韦林每天 1000mg，建议治疗 48 周。或遵医嘱。

5. 不能耐受利巴韦林不良反应者的治疗方案　可单用普通干扰素 α、复合干扰素 α 或盐酸达拉他韦片或阿舒瑞韦胶囊干扰素。

护理防范

1. 有明显症状且出现黄疸者需要卧床休息、减少运动，恢复期时可适当活动。

2. 饮食宜清淡、高蛋白、低脂肪、高维生素，如小米粥、燕麦片等，同时保证能量和水分的摄入。

3. 不可盲目使用保肝药物而加重肝负担，避免饮酒、过劳。

4. 保持个人卫生，不共用生活用品。适当锻炼，规律用药。

5. 发生 HCV 意外暴露后，应立即清洗消毒。

6. 预防医源性传播及破损皮肤黏膜接触传播、性接触、母婴传播。积极治疗和管理感染者。

四、丁型病毒性肝炎

丁型病毒性肝炎（viral hepatitis D，VHD），简称丁肝，是由丁型肝炎病毒（hepatitis D virus，HDV）与 HBV 共同引起的肝脏传染病，发病初期可无明显症状，仅在查体时发现肝功能异常或丁肝病毒抗原、乙肝表面抗原阳性，随着病情的发展可以出现乏力、纳差、黄疸等症状。对于 HDV 感染尚无有效的治疗方法，关键在于预防，HDV 感染多可以通过抗病毒治疗控制病情。HDV 与 HBV 重叠感染后，可促使肝损害加重，并易发展为慢性活动性肝炎、肝硬化和重型肝炎，预后较差。

临床表现　　感染 HDV 后，一般会有 4～20 周的无症状潜伏期。此后的临床症状则取决于原有 HBV 感染的状态，常见症状有乏力、食欲下降、黄疸等。

鉴别诊断

实验室诊断

（1）血清学检查　　血清中 HDV 抗原（HDAg）和 HDV 抗体（抗-HD）可呈阳性。

（2）肝功能检查　　肝功能包括胆红素、麝香草酚浊度试验、AST、ALT、A/G、凝血酶原时间、血清蛋白电泳等明显升高。

（3）肝穿活组织检查　　是诊断各型病毒性肝炎的主要指标，亦是诊断早期肝硬化的确切证据，但因为是创伤性检查，尚不能普及，亦不作为首选。

药物防治

1. 对 HDV 感染尚无有效的治疗方法，关键在于预防。临床以护肝对症治疗为主。

2. 避免使用催眠镇静的药物，选用对肝脏毒性小的药物。避免快速利尿和大量放腹水。防止大量输液。

3. 接种乙肝疫苗。

护理防范

1. 严格筛选献血员，保证血液和血制品质量，避免反复输血或使用血制品。严格执行消毒隔离制度，防止医源性传播。严格注射器、针头和针灸针的消毒。

2. 饮食要软、低脂、低纤维，限制蛋白的摄入。保持大便通畅。

3. 忌烟酒。注意保暖，勿接触呼吸道感染者。

4. 保持情绪愉悦，避免熬夜、劳累，不要过分紧张。

5. 病毒感染期间，患者禁止无保护的性生活。

五、戊型病毒性肝炎

戊型病毒性肝炎（viral hepatitis E，VHE），简称戊肝，是一种由戊型肝炎病毒（HEV）感染引起的病毒性肝炎，是一种自限性传染病，其传播方式、临床表现和预后均与甲型肝炎类似，但小儿戊肝的发病率低，孕妇患戊肝病死率高为本型肝炎的特点。

临床表现　潜伏期 10～60d，平均 40d。一般起病急，黄疸多见。半数有发热，伴有乏力、恶心、呕吐、肝区痛。约 1/3 有关节痛。常见胆汁淤积状，如皮肤瘙痒、大便色变浅较甲型肝炎明显。多数肝大，脾大较少见。大多数患者黄疸于 2 周左右消退，病程 6～8 周，一般不发展为慢性。HBsAg 阳性者重叠感染 HEV，病情加重，易发展为急性重型肝炎。

鉴别诊断

1. 一般诊断　一般起病急，黄疸多见。半数有发热，伴有乏力、恶心、呕吐、肝区痛。

2. 实验室诊断

（1）ELISA　检测血清中抗-HEV IgM，为确诊急性戊型肝炎的指标。

（2）蛋白免疫印迹试验　此法较 ELISA 法灵敏和特异，但操作方法较复杂，检测所需时间较长。

（3）PCR　用以检测戊肝患者血清和粪便中 HEV RNA，本法灵敏度高，特异性强，但在操作过程中易发生实验室污染而出现假阳性。

（4）免疫电镜技术（IEM）和免疫荧光法（IF）　用以检测戊肝患者粪便、胆汁和肝组织中 HEV 颗粒和 HEV 抗原（HEAg）。不宜作为常规检查。

药物防治

1. 西药防治

（1）合理营养为主，选择性使用药物为辅。避免应用损肝药物。如进食少或有呕吐者，应用 10%葡萄糖液 1000～1500mL 加入维生素 C 3g、肝太乐、普通胰岛素，静脉滴注，每天 1 次。也可加入能量合剂及 10%氯化钾。

（2）接种重组戊型肝炎疫苗。

2. 中医药治疗　肝气郁结者用逍遥散；脾虚湿困者用平胃散。

护理防范

1. 隔离急性期肝炎患者至病毒消失。加强粪便管理，管理好水源，做好个人卫生和食品卫生，勤洗手。避免接触急性期肝炎患者。

2. 饮食以易消化的清淡食物为宜。禁油腻、辛辣、酒、冷饮，饮食应含多种维生素、足够的热量及适量的蛋白质。

3. 防止过劳及避免应用损肝药物。

六、庚型病毒性肝炎

庚型病毒性肝炎（viral hepatitis G，VHG）是由于感染庚型肝炎病毒（hepatitis G virus，HGV）引起的，传播途径已被证实为肠外途径（血源性）。易感者包括接受血液透析者以及接触血源的医务人员。此外，静脉注射毒品是另一重要途径。静脉注射毒品的患者中，血清 HGV RNA 检出率达11.6%；妊娠妇女感染了 HGV，母婴传播率最高可达 33%。VHG 的预防重点是把好输血关，早期检测，早期防治。

临床表现　VHG 临床表现与急性肝炎相似；也可在暴发型肝炎中流行。其临床表现缺乏明显特异性，有一般病毒性肝炎的症状和体征，例如纳差、恶心、右上腹部不适、疼痛、黄疸、肝大、肝区压痛等。

鉴别诊断

1. 一般诊断　出现纳差、恶心、右上腹部不适、疼痛、黄疸、肝大、肝区压痛等症状。

2. 实验室诊断

（1）肝功能常规检查。

（2）PCR　人感染 HGV 后约 1 周，血清中可检测到 HGV RNA。RT-PCR 法可作为庚型肝炎病毒感染的早期诊断。

（3）ELISA　一般于感染 3 周才出现抗-HGV 抗体阳性。

药物防治　对症、保肝和降酶药物均有助于轻型 VHG 病情恢复，促进肝脏修复。干扰素治疗慢性 VHG 与乙肝或丙肝病毒合并存在的病例有一定效果。

护理防范

1. 筛选献血员及血液制品，防止、减少输液血制品和新鲜血液污染。

2. 宜吃富含蛋白质、高维生素的食物。忌吃高脂肪、高胆固醇、刺激性食物。不饮酒及含酒精饮料。适当休息，劳逸结合。

七、急性重型肝炎

急性重型肝炎（acute severe hepatitis，ASH）系指因肝细胞功能损害在起病 10d 以内出现肝性脑病，严重凝血机制障碍，具有起病急、预后差、病死率高等特点。

临床表现　主要表现为：病程在 10d 以内，起病急骤伴严重中毒症状，肝脏进行性缩小，伴肝臭和进行性黄疸加深，出血倾向伴凝血酶原时间延长、活动度锐减。短期内出现腹水征。精神神经突然错乱，狂躁后昏迷。肝功能试验及转氨酶明显异常，有时见酶胆分离特征。尿少或无尿。

鉴别诊断

1. 一般诊断　常伴有牙龈出血、鼻出血、皮下瘀点、呕血、便血等出血征象。患者烦躁不安，精神错乱，嗜睡或昏迷。部分患者出现腹胀、腹水、水肿、少尿或无尿。

2. 实验室诊断

（1）血常规检查　白细胞正常或稍增高。

（2）肝功能检查　血清胆红素多在 17.1μmol/L 以上，肝功能损害严重，丙氨酸氨基转移酶初升高、后下降甚至正常；出现明显酶胆分离，凝血酶原活动度逐渐或迅速下降至 30%以下。

（3）血氨检查　部分患者血氨增高，并且血氨是决定肝昏迷程度的直接因素。

（4）血糖检查　血糖降低。

药物防治

1. 补充白蛋白　有利于防治腹水和肝性脑病，维持血容量。新鲜血浆内有大量凝血因子、血小板及免疫活性物质，有利于防治出血及促进肝细胞再生，每天输入新鲜血浆 100～200mL 是支持疗法中最重要的措施。

2. 支链氨基酸　有助于提高支链氨基酸及纠正支链/芳香性氨基酸比例，对改善肝功能及防治肝性脑病有一定效果。

3. 促肝细胞生长因子　用于重肝治疗，可提高成活率，早期疗效优于晚期。可每天 1～2 次静脉滴注。必要时促肝细胞生长素每次 160mg，或加用与促肝细胞生长素作用相似的肝乐宁 80mg 加入 5%葡萄糖注射液 150mL 中静脉滴注，每天 1 次。

4. 前列腺素 E_1 100～200μg 加入葡萄糖液内缓慢静点。可有高热等不良反应。临床观察发现，小牛血去蛋白也有类似疗效，可酌情代替前列腺素 E_1。

5. 免疫调控 胸腺肽每天 10～20mg，大剂量可用至 100mg，有利于纠正重肝患者的免疫功能低下，减少并发症，提高存活率。

上述血液制品、PGE_1 疗法、支链氨基酸治疗为重肝患者基础综合治疗的主要内容，也可联用复方磷脂酰胆碱（易善复、肝得健，胶囊剂，开始时每次 600mg，每天 3 次，每天剂量不超过 1.8g；或注射剂，一般成人和青少年 1 次用必需磷脂 250～500mg，缓慢静脉注射；严重病例每天可缓慢注射必需磷脂 0.5～1g；缓解期改为每天静脉滴注 0.25～0.5g，视病情改善可改为口服用药）及胸腺肽辅助治疗。

6. 抗病毒治疗 因为肝炎引起的 ASH，一定要在初期进行抗病毒治疗，能最大限度地控制病情发展，以及制约因肝炎病毒复制而造成的病情恶化。一般不主张应用干扰素，因重型肝炎在某种意义上是对 HBV 的大量清除反应，所以许多患者重肝时 HBV DNA 即转阴，已无须抗病毒治疗。如有必要情况需用干扰素，应以小剂量干扰素，根据患者的耐受情况逐渐增加剂量。

7. 接种乙肝、甲型肝炎疫苗。

护理防范

1. 保证患者的休息与睡眠。环境通风，空气流通，做好消毒隔离工作。

2. 饮食应以适量蛋白质、糖和丰富的维生素为基本原则。避免食用粗糙、坚硬、油炸和辛辣食物，以免损伤食管黏膜诱发出血，因重症肝炎肝脏功能多严重损伤，清除氨的能力下降，故蛋白质饮食要适当控制，特别是含芳香氨基酸多的鸡肉、猪肉等，以防诱发肝昏迷，出现肝昏迷时，应严禁蛋白质饮食，同时控制钠盐和水的摄入量。少量多餐，以易消化的软食、半流食为主。

3. 卧床休息，可将床头适当抬高，严格禁止饭后散步。避免熬夜。

4. 避免长期饮酒或过度饮酒、与肝炎感染者过度接触、医源性传播、性乱交。对于服用对肝损伤性药物的患者，应根据药物的治疗规范密切监测患者的肝功能。

八、慢性迁延性肝炎

慢性迁延性肝炎（chronic persistent hepatitis，CPH）是指病程超过半年，仍然迁延不愈，症状、体征和肝功能异常较轻，无自身免疫系统及其他系统表现的肝炎。患者经常出现轻度乏力、肝区痛、食欲差、腹胀等，亦可无明显症状。常伴有肝稍大，脾脏有时亦大，但无进行性大。一般无黄疸，转氨酶持续或间歇升高，血浆白蛋白与球蛋白数值基本正常，硫酸锌浊度正常。

临床表现　CPH 患者有轻度食欲缺乏、乏力、便溏、肝区胀痛等，这些症状一般较为轻微，而慢性活动性肝炎的症状较为明显。慢性迁延性肝炎一般状况好，多无黄疸，仅有轻度肝大，也可有脾大，但非进行性，且程度较轻。

鉴别诊断

1. 一般诊断　见临床表现。

2. 实验室诊断

（1）血常规检查　血清白蛋白下降，球蛋白升高。

（2）肝功能检查　轻度 ALT 升高，凝血酶原时间延长，凝血酶原活动度下降。

3. 影像学诊断　做 B 超、CT 检查，以便明确慢性肝炎的程度。

药物防治

1. 西药防治　一般对症用复方磷脂酰胆碱、胸腺五肽或胸腺肽 α1 等，应遵医嘱辅助治疗。

2. 中医药治疗　茵芪肝复颗粒、利肝片等，遵医嘱。

护理防范　必须限酒，最好戒酒。

九、细菌性肝脓肿

细菌性肝脓肿（bacterial liver abscess，BLA）是指化脓性细菌入侵肝脏，引起肝脏感染而形成脓肿。该病可发生于任何年龄阶段的人群，以男性多见。致病菌多为肺炎克雷伯菌、大肠埃希菌、厌氧链球菌、葡萄球菌等。典型症状是寒战、高热、肝区疼痛和肝大。

临床表现

BLA 典型症状是寒战、高热、肝区疼痛和肝大。慢性肝脓肿时，患者食欲缺乏和周身乏力。严重时或并发胆道梗阻者，可出现黄疸。肝右叶脓肿可能会发生急性腹膜炎，少数情况下也可造成上消化道出血。

鉴别诊断

1. 一般诊断　见临床表现。

2. 实验室诊断

（1）血常规　可见白细胞计数和中性粒性细胞增高，可有贫血，血沉加快，可以检查出患者有无感染情况以及感染的程度。

（2）血生化　对肝脏的功能进行初步了解，患者大多可以表现为 γ-谷氨酰转肽酶和碱性磷酸酶增高，少数患者转氨酶、胆红素增高。

（3）细菌学检查　血培养约 50%阳性，应在抗感染治疗前进行。脓液培养 90%阳性，通过对细菌的培养检查，可以针对感染的细菌进行治疗。

3. 影像学诊断

（1）B 型超声波检查　超声可明确其部位和大小，阳性诊断率可达96%以上，为首选的检查方法。可发现肝内单个或多个圆形、椭圆形呈无回声或低回声的占位病变。内部回声常不均匀，边界不规则。

（2）CT 检查　更易显示多发小脓肿，同时确定病变的具体位置以及与周围的邻接关系，对诊断疾病具有重要作用。

（3）MRI 检查　MRI 在存在可疑胆道疾病时帮助较大，协助医生对胆道疾病进行排除。

（4）胸腹部 X 线检查　右叶脓肿可使右膈肌升高，肝阴影增大或有局限性隆起，有时出现右侧反应性胸膜炎或胸腔积液。少数病例可见液平，为产气菌所致。

药物防治　未确定病原菌以前应经验性选用广谱抗生素，通常为第三代头孢菌素类联合应用甲硝唑，或者氨苄西林、氨基糖苷类联合应用甲硝唑，待脓腔脓液或血液细菌培养和药敏试验出结果后，选用敏感抗生素。抗生素应用应大剂量、足疗程。

护理防范

1. 及早重视治疗控制原发病灶。

2. 保证睡眠，避免熬夜，规律生活。

3. 半卧位，观察患者引流管的情况。高热时每天饮水 2000mL 以上。

十、肝阿米巴病

肝阿米巴病（amebic liver abscess，ALA），由于溶组织阿米巴滋养体从肠道病变处经血流进入肝脏，使肝发生坏死而形成，实为阿米巴结肠炎的并发症。以长期发热，右上腹或右下胸痛，全身消耗及肝大压痛、血白细胞增多等为主要临床表现，且易导致胸部并发症。回盲部和升结肠为阿米巴结肠炎的好发部位，该处原虫可随肠系膜上静脉回到肝右叶，加以肝右叶比左叶大，回血也多，脓肿 90% 多在右叶，而且多在顶部。我国发病率较高的地方在南方，一般农村高于城市，其中男性发病率要高于女性，发病年龄在 30～40 岁。肠阿米巴病并发肝脓肿者占 1.8%～20%，最高可达 67%。

临床表现

1. 急性肝炎期　在肠阿米巴过程中，可出现肝区疼痛、肝大、压痛明显，体温升高（体温持续在 38～39℃）、脉速和大量出汗等症状，此时如能及时正确治疗，炎症可得到控制，避免脓肿形成。

2. 肝脓肿期　临床表现取决于脓肿的大小、部位、病程长短及有无并发症等，但大多数患者起病较缓慢，病程较长，此期间主要表现为发热、肝区疼痛、肝大等。

鉴别诊断

1. 一般诊断　患有持续或间歇的发热，食欲不佳，体质虚弱，并有肝大且触痛。

2. 实验室诊断

（1）血常规检查　白细胞总数在早期多数增加[（13～16）×10^9/L]，至后期常降至正常以下，中性粒细胞在 80% 左右，有继发感染时更高，血红蛋白降低，血沉可增快。

（2）粪便及十二指肠液检查　少数患者粪便中可找到溶组织内阿米巴，十二指肠引流液及胆汁液中有时也能找到滋养体。

（3）肝功能检查　ALT 及其他项目多数正常范围，但血清胆碱酯酶活力降低较为突出。

（4）血清学检查　应用阿米巴纯培养抗原做血清学反应，其特异性甚高，如间接血凝试验、间接荧光抗体试验及 ELISA 试验等阳性率可达 95%～100%，因而对阿米巴肝脓肿有较大的辅助诊断价值，阴性者基本可以排除本病。

（5）基因检测　用溶组织内阿米巴分子量为 $30×10^3$ 蛋白编码基因引物，以 PCR 法可从脓液中检测到其基因片段，敏感性和特异性均为 100%。

（6）诊断性肝穿刺　可抽得巧克力样咖啡色无臭、黏稠的脓液，离心沉淀物内可能找到阿米巴滋养体，但因阿米巴多存在于脓腔壁上，阳性率较低，若将脓液按每毫升加入链激酶 10 单位，在 37℃条件下，孵育 30min 后检查，可提高阳性率。

3. 影像学诊断

（1）超声检查　显示肝区液性暗区，同时能了解脓肿的大小、范围、数目，有助于引导穿刺定性诊断与治疗。

（2）X 线检查　右膈肌抬高、运动受限、局部隆起；有时可见胸膜反应或积液，右下肺炎或盘状肺不张等；偶可见平片上显示脓腔内有气液面；肝区不规则透光液气影，则具有特殊征性诊断意义，注入对比剂可显示脓腔大小。

（3）CT 检查　肝脓肿区域呈不均或均匀低密度区，对比剂强化后脓肿周围呈环形密度增高带影，脓腔内可有气液面。囊肿的密度与脓肿相似，但边缘光滑，周边无充血带；肝肿瘤的 CT 值为 35～50Hu，明显高于肝脓肿。

（4）放射性核素扫描　可见肝内有占位性病变，即放射性缺损区，但直径小于 2cm 的脓肿或多发性小脓肿易被漏诊或误诊为转移瘤或囊肿，因此仅对定位诊断有帮助。

药物防治

1. 甲硝唑　为首选药物，成人每次口服 400～800mg，每天 3 次，7～10d 为 1 疗程。病情重者每天 50mg/kg，分 3 次口服，连服 7d。如手术病例不能口服者，以甲硝唑 1.0g 加 5%葡萄糖液，静脉滴注，24h 后重复 1 次，共 10d。

2. 氯喹　成人口服第 1 天、第 2 天每天 0.6g，以后每天服 0.3g，3～4 周为 1 疗程，偶有胃肠道反应、头痛和皮肤瘙痒。

3. 依米丁或去氢依米丁　成人按每天 1mg/kg，每天不超过 0.06g，分

1～2 次做深部肌内注射，连续 6d，总量不超过 10mg/kg。本品毒性大，用药患者必须卧床，并用心脏监护仪。

护理防范

1. 对阿米巴痢疾患者及带囊者应及时彻底治疗、肠道隔离。

2. 提高免疫力。进高蛋白和高热量饮食，供给足够的维生素 C 和 B 族维生素。

十一、肝硬化

肝硬化（hepatic sclerosis，HS）是在肝细胞广泛坏死基础上产生肝脏纤维组织弥漫性增生，形成结节、假小叶，进而使肝脏正常结构和血供遭到破坏。HS 是由于不同的疾病因素长期作用于肝脏而导致的一种慢性、进行性、弥漫性的肝病终末阶段。

临床表现　目前 HS 分为五个时期，包括代偿期和失代偿期。肝 HS 硬化早期表现隐匿，不易察觉，晚期则常出现各种严重症状和相关的并发症表现，如循环障碍、脾大、腹水、黄疸及内分泌功能紊乱等。早期代偿期无症状，或有乏力、食欲减退、腹泻等消化系统症状，以及原发肝病的相应症状。失代偿期，三期有腹水但无出血，可伴有或不伴食管静脉曲张；四期以食管静脉曲张为主，可伴或不伴腹水；五期主要以脓毒血症及肝肾综合征为主。

鉴别诊断

1. 一般诊断　有乏力、食欲减退、腹泻、腹水但无出血，可伴有或不伴食管静脉曲张；以食管静脉曲张为主，可伴或不伴腹水等。

2. 实验室诊断

（1）血常规检查　在脾功能亢进时，全血细胞减少，白细胞减少，常在 $4.0×10^9$/L 以下，血小板多在 $50×10^9$/L 以下，多数病例呈正常细胞性贫血，少数病例可为大细胞性贫血。

（2）尿检查　有黄疸时尿胆红素/尿胆原阳性。

（3）腹水常规检查　腹水为漏出液，相对密度 1.018 以下，李氏反应阴性，细胞数 100/mm^3 以下，蛋白定量少于 25g/L。

3. 影像学诊断

（1）超声波检查　HS 时由于纤维组织增生，超声显示均匀的、弥漫的密集点状回声，晚期回声增强，肝体积可能缩小，如有门静脉高压存在，则门静脉增宽，脾脏增厚。

（2）肝穿刺活组织检查　用此法可以确定诊断，同时可了解 HS 的组织学类型及肝细胞受损和结缔组织形成的程度。

（3）腹腔镜检查　是诊断 HS 的可靠方法之一，可直接观察肝表面，典型者可见肝表面结节状，腹壁静脉曲张及脾大，还可以在直视下行肝穿刺取活组织检查，并可以发现早期病变。

（4）食管 X 线钡餐检查　食管静脉曲张时，曲张静脉高出黏膜，钡剂于黏膜上分布不均匀出现虫蚀样或蚯蚓样充盈缺损，纵行黏膜皱襞增宽，胃底静脉曲张时，钡剂呈菊花样充盈缺损。

（5）食管镜或胃镜检查　可直接观察食管、胃有无静脉曲张，并了解其曲张程度和范围，有助于对上消化道出血的鉴别诊断，通过胃镜检查静脉曲张的正确率较食管 X 线钡餐检查为高。

（6）放射性核素扫描　可见脾脏大小及形态，代偿期可见肝影增大，晚期肝影缩小，脾影增大。

（7）CT　对 HS 诊断价值较小，早期肝大、密度低，晚期肝缩小、密度多增高，伴脾大和腹水。

药物防治

1. 西药防治

（1）抗纤维化药物　如秋水仙碱，成人口服 1mg/d，每周服 5d，主要用于血吸虫病引起的 HS。其作用机制是抑制胶原聚合。

（2）保护肝细胞药物　用于有转氨酶及胆红素升高的 HS 患者。

① 熊去氧胆酸：成人口服 250mg，每天 2 次，连服 1～3 个月。

② 甘草酸二铵：成人常用量为口服 150mg，每天 2～3 次。或静脉滴注 150mg，每天 1 次，用 5%或 10%葡萄糖注射液 250mL 稀释后缓慢滴注。

③ 甘草酸（甘草甜素，甘草皂苷）：有甘草酸二铵的效果，但几乎无皮质激素的不良反应。成人每次口服 0.1～0.2g，每天 3 次；儿童酌减；也可肌内注射或静脉滴注 0.1～0.2g，每天 1～2 次。

④ 还原型谷胱甘肽：0.6～1.2g 加入 5%或 10%葡萄糖注射液 250mL 中稀释溶解后静脉滴注，每天 1 次；或肌内注射每天 0.6g，每天 1 次。均可连用 2～4 周。

（3）B 族维生素　有防止脂肪肝和保护肝脏的作用。可选用酵母片、复合维生素 B 等。口服 2 片，每天 3 次。

（4）维生素 C　有促进代谢和解毒作用。口服 0.2g，每天 3 次。

（5）慢性营养不良者可适当补充维生素 B_{12} 和叶酸。疑有凝血障碍者可注射适量维生素 K_1，或口服维生素 K_3。维生素 E 有抗氧化和保护肝细胞作用，试用于酒精性 HS 的治疗。

（6）接种甲肝、乙肝、流感、肺炎疫苗。

2. 中医药治疗　中成药如舟车丸、肝达康颗粒（片）、肝宁片、护肝片、金水宝胶囊（片）、肝脾康胶囊、中满分消丸、和络舒肝胶囊、中华肝灵胶囊、慢肝养阴胶囊等，用于早期 HS 治疗。

护理防范

1. HS 腹水患者应卧床休息。代偿期可以参加轻工作；失代偿期出现并发症的应卧床休息。避免劳累、熬夜，保证充足睡眠，不能干体力活。

2. 进高维生素、低盐、低脂、易消化的食物，避免生吃海鲜，严禁饮酒，多食蔬菜水果。食管静脉曲张患者禁止食用坚硬粗糙食物。低蛋白血症者应给优质的高蛋白饮食。如出现肝昏迷的患者则应限制蛋白质的摄入。

3. 勿抓挠皮肤，以防破溃感染。穿宽松、棉质的衣服。

4. 控制体重，保持良好的生活习惯、良好的心态，避免精神紧张。

5. 避免接触病菌，经常洗手。

6. 避免使用肝毒性药。失眠患者谨慎使用镇静药物。不得随意停用抗病毒药。

十二、酒精性肝炎

酒精性肝炎（alcoholic hepatitis，AH）是由于长期大量饮酒导致的肝脏疾病。初期通常表现为脂肪肝，进而可发展成酒精性肝炎、肝纤维化和肝硬化。并可并发肝功能衰竭和上消化道出血等。严重酗酒时可诱发广泛肝细胞坏死甚至肝功能衰竭。

临床表现　临床症状为非特异性，可无症状，或有右上腹胀痛、食欲缺乏、乏力、体重减轻、黄疸等；随着病情加重，可有神经精神症状和蜘蛛痣、肝掌等表现。

鉴别诊断

1. 一般诊断　首先检查AH患者一般状态，有无意识模糊或意识丧失，测量血压、脉搏、呼吸等生命体征。视诊患者前胸壁有无蜘蛛痣，腹部皮肤有无静脉曲张、黄疸，或有右上腹胀痛，触诊腹部有无包块，双手有无肝掌等初步判断病情。

2. 实验室诊断

（1）血清 AST、ALT、γ-谷氨酰转肽酶（GGT）、α-氨基丁酸、亮氨酸、总胆红素（TBil）、凝血酶原时间（PT）、平均红细胞容积（MCV）和缺糖转铁蛋白（CDT）等指标升高。禁酒后这些指标可明显下降，通常 4 周内基本恢复正常（但 GGT 恢复至正常较慢）有助于诊断。因此，血清中的这些酶活性变化能反映肝脏的病理状态。

（2）靛氰绿滞留试验　人体静推靛青绿（ICG）后与白蛋白结合而运转，在通过肝脏时，90%以上被肝细胞所摄取，再以原型排至胆汁中，随胆汁排泄。据此，可外源性地给予人工合成色素，测定肝脏清除及排泄能力，作为肝功能试验项目之一。

3. 影像学诊断

（1）超声显像检查　具备以下 3 项腹部超声表现中的 2 项者为弥漫性脂肪肝：肝脏近场回声弥漫性增强，回声强于肾脏；肝脏远场回声逐渐衰减；肝内管道结构显示不清。

（2）CT 检查　弥漫性肝脏密度降低，肝脏与脾脏的 CT 值之比≤1。弥漫性肝脏密度降低，肝/脾 CT 比值≤1.0 但>0.7 者为轻度，肝/脾 CT 比值≤0.7 但>0.5 者为中度，肝/脾 CT 比值≤0.5 者为重度。

药物防治　糖皮质激素可改善重症酒精性肝炎。慎用保肝降酶药物，包括腺苷蛋氨酸、必需磷脂、胰岛素和胰高糖素、还原型谷胱甘肽、牛磺酸、维生素 A、维生素 E、γ-月见草油等。重者仅建议对症试用以下药物。

1. 多烯磷脂酰胆碱胶囊　口服，成人常用量 456mg，每天 3 次；一日服药量小于 1368mg；维持量 228mg，每天 3 次。儿童用量酌减，或遵医嘱。注射剂须遵医嘱。

2. 腺苷蛋氨酸肠溶片（注射液）　成人常用量：初始治疗每天 500～1000mg，肌内或静脉注射，共 2～4 周。维持治疗，口服，每天 1～2g，分次服用。或遵医嘱。

护理防范

1. 切忌采用酒后催吐的方法，防止误吸至肺内，以及胃、食管黏膜撕裂引起急性出血。

2. 进高蛋白、低脂饮食，补充 B 族维生素、维生素 C、维生素 K 及叶酸。

十三、药物性肝损伤

药物性肝损伤（drug-induced liver injury，DILI）是在某种药物使用过程中，因药物的毒性损害或过敏反应所导致的肝脏损伤，亦称药物性肝病、药物性肝炎等，是常见的肝脏疾病之一，发病率仅次于病毒性肝炎、脂肪性肝病（酒精性和非酒精性）。

临床表现　DILI 的临床表现主要是肝细胞损害和肝内胆管胆汁淤积引起的疲乏、食欲缺乏、黄疸等，可伴有发热、皮疹、瘙痒等，停药后上述症状多在短期内消失。严重患者可以出现大片肝坏死，出现黄疸、凝血机制障碍、肝性脑病、肝衰竭等危及生命的并发症。

鉴别诊断

1. 一般诊断　急性药物性肝损伤患者可出现恶心、食欲减退、厌油、黄疸、发热、大便颜色变浅，也可以出现不典型的肝脏外表现，如乏力、发热、瘙痒、皮疹等体征。慢性 DILI 患者可出现腹水、黄疸、肝大、门静脉高压等肝硬化症状。

2. 实验室诊断

（1）血常规　血常规检查嗜酸粒细胞≥6%。

（2）血清 ALT/血清碱性磷酸酶升高倍数比值　肝细胞损伤型≥5；胆汁淤积型≤2；混合型比值介于 2～5。

（3）肝脏穿刺活检　可以评估肝炎的病因、纤维化程度等。

3. 影像学诊断

（1）腹部超声及 CT 检查　判断肝脏是否存在局限性病灶、肝血管病或脂肪肝。

（2）MRI 检查　排查肝脏内是否存在恶性肿瘤。

（3）胰胆管造影　检查是否存在胰、胆恶性肿瘤及胆道病变。

药物防治　转氨酶明显升高的患者可应用保肝降酶药。

1. 联苯双酯　成人一般口服片剂 25～50mg，每天 3 次；或滴丸 15mg，每天 3 次。

2. 其他具有降酶作用的药物　如葡醛内酯（肝泰乐）、双环醇、甘草酸一铵和甘草酸二铵制剂等亦可选用。

3. 辅助性保肝利胆药　可酌情选用必需磷脂、硫普罗宁、熊去氧胆酸、齐墩果酸、双环醇片、苦参素、谷氨酸、复方阿嗪米特、曲匹布通（胆通）、柠檬烯、水飞蓟宾以及鸟氨酸天门冬氨酸。仔细阅读药品说明书，遵医嘱。

4. 有胆汁淤积者可用腺苷蛋氨酸　成人常用量：①初始治疗，每天 0.5～1g，肌内注射或静脉缓慢注射，共 14d；②维持治疗，口服每天 1～2g，分 3 次服用。

5. 乙酰半胱氨酸　初次口服（或灌胃）140mg/kg，以后每 4h 口服 70mg/kg，共 72h；或首次静脉滴注 150mg/kg（加在 5%葡萄糖液 200mL 内静脉滴注 15min），以后静脉滴注 50mg/kg（500mL/4h）；最后 100mg/kg（1000mL/16h）。

6. 还原型谷胱甘肽　可肌内或静脉注射，每天 300～600mg，每天 1～2 次。用于解毒时，重症患者可加倍。疗程为 30d，或酌情增减。

护理防范

1. 对肝病、肾病患者，新生儿和营养障碍者，药物的使用和剂量应慎重考虑。对以往有药物过敏史或过敏体质的患者，用药时特别注意。一旦出现肝功能异常或黄疸，立即终止药物治疗。对有 DILI 病史的患者，应避免再度给予相同或化学结构相类似的药物。

2. 注意增强自身免疫力，规律作息，不饮酒、不熬夜，保持良好的精神状态，避免因精神压力及工作压力而引起的各种疾病。

3. 多食用营养丰富的食物，同时避免大量食用过凉的食物，控制油腻类食物的摄入，以免加重肝脏负担。

十四、肝性脑病

肝性脑病（hepatic encephalopathy，HE）又称肝性昏迷，是指严重肝病引起的、以代谢紊乱为基础的中枢神经系统功能失调的综合征，其主要临床表现是意识障碍、行为失常和昏迷。有急性与慢性脑病之分。临床常分为四期：一期（前驱期）、二期（昏迷前期）、三期（昏睡期）、四期（昏迷期）。

临床表现

1. 急性 HE　常见于急性重症肝炎，有大量肝细胞坏死和急性肝功能衰竭，可有诱因，患者在起病数日内进入昏迷直至死亡，昏迷前可无前驱症状。

2. 慢性 HE　多是门体分流性脑病，由大量门体侧支循环和慢性肝功能衰竭所致，多见于肝硬化患者、门腔分流手术后，以慢性反复性发作木僵与昏迷为突出表现，常有进食大量蛋白食物、上消化道出血、感染、放腹水、大量排利尿等诱因。在肝硬化终末期所见的 HE 进展缓慢、昏迷逐渐加深，最后死亡。

3. 除了患者有性格、行为改变外，尚有肝功能严重受损表现，如明显黄疸、出血倾向、肝臭和扑翼样震颤等；可并发各种感染、肝肾综合征、脑水肿和心、肾、肺等主要脏器损害，导致低血压、少尿、呼吸衰竭、弥散性血管内凝血（DIC）、昏迷等相应的复杂临床表现。

鉴别诊断

1. 一般诊断　患者有性格、行为改变，明显黄疸、出血倾向、扑翼样震颤、精神紊乱、昏睡或昏迷等。

2. 实验室诊断

（1）肝功能、肾功能、电解质检查　明显肝功能损害或严重肝病和（或）广泛门体侧支循环分流。

（2）血氨检查　血氨增高，高于正常人 0.5～2 倍。

3. 影像学诊断

（1）头颅 CT 或 MRI 检查　主要用于排除脑血管意外、颅内血瘤等疾病，同时辅助检查 A 型 HE 患者是否出现脑水肿。

（2）腹部 CT 或 MRI 检查　有助于肝硬化及门静脉-体循环分流诊断。

药物防治

1. 乳果糖　用于 HE，成人口服：最初 1～2d，每天 2～3 次，每次 10～20g，后改为每天 2～3 次，每次 3～5g，以 1 日排便 2～3 次为宜。灌肠：200g 加于一定量的水或氯化钠注射液中，保留或流动灌肠 30～60min，每4～6h 1 次。儿童和婴儿的初始剂量为 1.7～6.7g，分次给予；年龄较大的儿童和青少年 1 日用 27～60g，后调整剂量到每天排 2～3 次软便。

2. 门冬氨酸鸟氨酸　成人常用量：①口服 5g，每天 2～3 次，溶解在水或饮料中，餐前或餐后服用。②静脉滴注，每天 5～40g，视病情轻重调整用量。严重肾功能衰竭者禁用。

3. 谷氨酸钾　用于以血氨增高为主的 HE 以及低钾血症。静脉滴注，成人 1 次 6.3g（用 5%葡萄糖注射液 800mL 稀释）：为维持电解质平衡，常与谷氨酸钠按 1：3 或 1：2 混合应用。肾功能不全者忌用。

4. 精氨酸　用于 HE，适用于忌钠或其他原因引起血氨过高出现精神症状者。静脉滴注 1 次 10～20g（以 5%葡萄糖注射液 500～1000mL 稀释）。肾功能不全者、酸中毒者均禁用。

5. 苯甲酸钠　1 次口服 5g，每天 2 次。苯乙酸也有类似效果。

6. 支链氨基酸　主要用于 HE，也可用于肝功能不全时的营养缺乏症。静脉滴注，1 次 250mL，与等量 10%葡萄糖注射液缓慢静脉滴注。中心静脉滴注，每天 0.68～0.87g/kg，成人剂量相当于每天 500～750mL，与 25%～50%高渗葡萄糖注射液等量混匀后缓慢滴注，1min 不得超过 40 滴。

7. 荷包牡丹碱　GABA 受体拮抗药，又名山乌龟碱、痛可宁。口服，1 次 20～60mg。

8. 氟马西尼　苯二氮受体拮抗药。常用量：静脉注射每次成人 0.5～2mg。小儿 0.01mg/kg，静脉注射最大剂量 1mg。

其他疗法

1. 营养支持治疗　开始数日禁食蛋白质。每天供给热量 5016～6688kJ（1200～1600kcal）和足量维生素，以糖类为主要食物，昏迷不能进食者可经鼻胃管供食。脂肪可延缓胃排空，宜少用。鼻饲液最好用 25%的蔗糖或葡萄糖溶液，每 1mL 产热 4.184kJ，每天可进 3～6g 必需氨基酸。胃不能排空者应停用鼻饲，改用静脉营养或深静脉插管滴注营养。

2. 灌肠或导泻　灌肠液可选用稀醋酸液，或口服（鼻饲）25%硫酸镁30～60mL 导泻。对急性门体分流性脑病昏迷者，用乳果糖200g 加水 500mL灌肠作为首选治疗，临床效果良好。

护理防范

1. 急性期禁止或限制蛋白质摄入，少量多餐。

2. 注意休息，避免剧烈运动及过度劳累。有腹水时协助半卧位，下肢水肿严重时抬高下肢。

3. 慎用镇静药。保持大便通畅，可用生理盐水或弱酸性液体灌肠或导泻，忌用肥皂水。

4. 减少饮食中蛋白质的供给量，摄入低盐、低脂、高碳水化合物、易消化的食物。食管静脉曲张者避免粗糙坚硬、带刺带骨的食物，药研碎服。严禁饮酒。

5. 保持愉悦的心情，避免刺激。做肢体的被动运动，防止血栓及肌肉萎缩。

十五、暴发性肝功能衰竭

暴发性肝功能衰竭（fulminant hepatic failure，FHF）是指突然出现大量肝细胞坏死或肝功能显著异常，并在首发症状出现后 8 周内发生肝性脑病的一种综合征。其临床特点是起病急、病情危重，症状表现多样，肝细胞广泛坏死，目前缺乏有效治疗手段，病死率高。

临床表现

1. 黄疸、发热、食欲极差、顽固性的呃逆、恶心、呕吐及明显的腹胀。有明显的出血倾向，可出现皮下瘀点、瘀斑，往往在注射、穿刺部位更为明显，可有齿龈渗血、鼻出血，严重者有上消化道出血。腹腔积液，一般病程超过 2 周者多有腹腔积液及低白蛋白血症。

2. 肝性脑病的表现及其他神经精神异常，如肌张力增高、锥体束征阳性、髌和（或）踝阵挛、定向力及计算力障碍。还可有心动过速及低血压。

鉴别诊断

1. 一般诊断　患者是否存在皮肤发黄、巩膜发黄、腹部疼痛、恶心、呕吐等症状，还要确定患者精神状态，评估是否存在肝性脑病并确定程度分级，注意是否存在慢性肝病的体征。

2. 实验室诊断

（1）肝功能检查　血清胆红素水平常有明显升高，有的患者可呈迅速上升，ALT 和 AST 明显升高，ALT/AST$<$1，提示肝细胞严重损伤，另外在终末期可出现胆酶分离现象，即随着黄疸的上升 ALT 逐渐降低，若病程超过 2 周，血清白蛋白水平也降低，若持续下降提示肝细胞持续性严重损伤。

（2）凝血酶原时间测定　凝血酶原时间明显延长。

（3）胆碱酯酶测定　严重肝损害时，血清胆碱酯酶明显降低。

（4）胆酶分离现象　胆红素逐渐升高而 ALT 却下降，80%的 ALT 存在于肝细胞浆内，当肝细胞损害时，细胞膜通透性改变，ALT 逸入血液内，早期 ALT 可升高，随病情加重，到一定时期该酶已耗竭，加以其半衰期短，血清中 ALT 下降，提示预后不良。

（5）氨基酸（AA）测定　包括尿氨基酸总量及血清氨酸分析，由于几乎所有 AA 均在肝内代谢，由肝细胞合成人体必需的蛋白质，当严重肝损害时，AA 不能被利用而引起 AA 代谢障碍及平衡失调，首先尿 AA 总量明显增加，血清中芳香族 AA 增高，支/芳比值由正常 3~3.5 下降为<1，提示预后不佳。

（6）血清胆固醇和胆固醇酯测定　患者胆固醇有明显降低，严重者甚至降至检测不到，胆固醇酯往往低于总胆固醇的 40%。

3. 影像学诊断

（1）B 超检查　观察肝脏大小并排除胆管梗阻及胆囊疾病。

（2）脑电图　波形与临床相一致，随病情的加重波幅增高，频率减慢。

（3）CT　可观察肝脏大小变化并可进行前后对比，并可观察脑水肿的情况。

（4）MRI　测定脑内乳酸盐含量，若脑内乳酸盐升高提示预后不良。

（5）肝脏核素扫描　用 ^{99}Tc 标记的半乳糖基二亚乙基三胺五乙酸人血白蛋白注射后进行计算机捕获 γ 照相，观察 ^{99m}Tc-GSA 与肝脏的受体结合情况，有助于判断肝功能的储备情况及判断预后。

药物防治

1. 如有必要，酌情给予新鲜血浆、人血白蛋白，每周应用 2~3 次，效果较好。

2. 可静脉滴注重组促肝细胞生长素，每天 80~120mg。

其他疗法

1. 原位肝移植　是目前治疗 FHF 最为有效的方法。

2. 辅助性原位肝移植。

3. 营养支持治疗　饮食以高碳水化合物、低动物蛋白、低脂肪为宜。每天供给总热量 5~6.7kJ，进液量在 2000mL 左右，临床上多给 10%~20%葡萄糖，同时给肝氨（支链氨基酸）注射液以及 B 族维生素、维生素 C、维生素 K 等。纠正电解质、酸碱失衡。

护理防范

1. 卧床休息，抬高床头 30°。抬高肢端。观察有无阴囊水肿。

2. 积极预防　接种乙肝、甲肝疫苗。

3. 急性期禁食，肝功能恢复期进高热量、高糖、低脂、低蛋白、低盐饮食，补充足量维生素和微量元素，少食多餐，控制饮水量。患者术后第 2 天肠蠕动恢复，嘱其试饮水，根据病情由流质逐渐过渡到普食，每天保持一定热量。

4. 不要太劳累，戒烟戒酒。一定要按照医嘱用药，不要盲目使用药物，也要慎用肝毒性药物，不滥用保健品和中药。

十六、门脉性肝硬化

门脉性肝硬化（portal cirrhosis，PC）为各型肝硬化中最常见者。病毒性肝炎，慢性酒精中毒，营养失调，肠道感染，药物或工业毒物中毒及慢性心功能不全等病因均可引起。本病在欧美因长期酗酒者引起多见（酒精性肝硬化）。在中国及日本，病毒性肝炎则可能是其主要原因（肝炎后肝硬化）。癌变率低。

临床表现　主要临床表现为肝功能减退和门静脉高压，继而引起脾大、腹水、腹壁静脉曲张、食管-胃底静脉曲张破裂、肝昏迷等。

1. 早期（代偿期）　可有食欲缺乏、恶心、腹胀以及消瘦、无力等症状。肝大，较硬。脾也常大。在面部、胸、背、腹、上肢可有蜘蛛痣。

2. 晚期（代偿不全期）　呈肝病面容（颜面消瘦、眼球下凹、面色灰黄），可有轻度黄疸。肝逐渐缩小，脾逐渐增大，或肝硬化肿大而不缩。脾周和腹壁静脉曲张，出现腹水，有时下肢水肿，可有出血倾向和低热。肝脏损害严重者可出现精神或神志异常甚至昏迷。

鉴别诊断

1. 一般诊断　如发现蜘蛛痣、肝较硬或有贫血及白细胞减少者，多为肝硬化。

2. 影像学诊断

（1）X 线食管造影　发现食管静脉曲张，可确诊。

（2）B 超、CT、MRI 诊断　有助于鉴别诊断肝癌、结核性腹膜炎、巨大卵巢囊肿等。

药物防治

1. 西药防治

（1）早期减少活动，晚期卧床休息。一般可服用酵母片、复合维生素 B 片、维生素 C 片等。腹胀可服乳酶生，或肠道微生态调节剂，如双歧杆菌制剂、乳酸菌素、酪酸杆菌制剂等。用药参考见肝硬化。

（2）食欲不好、消化不良者可服胃蛋白酶合剂，每次 10mL，每天 3 次。

（3）有出血倾向者可口服或皮下注射维生素 K。一般情况差者可肌注苯丙酸诺龙，25mg，每周 2 次（亦可口服每次 1 片，每天 3 次）。

2. 中医药治疗　可选用肝达康颗粒（片）、肝宁片、护肝片、金水宝胶囊、肝脾康胶囊、中满分消丸、和络舒肝胶囊、中华肝灵胶囊、慢肝养阴胶囊等，不良反应少，疗效较好。

护理防范

1. 卧床休息。勿抓破皮肤，穿柔软衣服，避免衣服过紧。保持大便通畅，减少肠内毒物的吸收。

2. 戒烟忌酒。用药从简，对肝有损害的药物应慎用或忌用。

3. 以易消化食物为主，食不过饱过量。需进高蛋白饮食，但是有肝性脑病者应低蛋白饮食。以进食后不感到腹胀为宜。

十七、原发性胆汁性肝硬化

原发性胆汁性肝硬化（primary biliary cirrhosis，PBC）又称原发性胆汁性胆管炎，是肝内小胆管慢性进行性非化脓性炎症引起的胆汁淤积性疾病。本病的病因尚不明确，与遗传、环境等因素有密切关系，多见于中年女性。预后差异很大，有症状者平均生存期 10～15 年，出现食管-胃底静脉曲张者，3 年生存期仅为 60%。

临床表现　PBC 主要临床症状是乏力、皮肤瘙痒、皮肤粗糙、色素沉着、出血倾向等，部分患者出现黄疸、眼干、口干、腹水、静脉曲张、出血等。多数患者还会出现甲状腺炎、干燥综合征等并发症。

鉴别诊断

1. 一般诊断　患者出现皮肤瘙痒、乏力、皮肤粗糙、色素沉着等。

2. 实验室诊断

（1）血常规检查　血脂、血清胆酸，结合胆红素，AKP 及 GGT 等微胆管酶明显升高，转氨酶正常或轻中度增高。血中抗线粒体抗体阳性，IgM 升高，凝血酶原时间延长。尿胆红素阳性，尿胆原正常或减少。

（2）肝功能检查　血清胆红素多中度增高，以直接胆红素增高为主，协助诊断本病。

（3）尿检查　尿胆红素阳性，尿胆原正常或减少。

（4）粪检查　粪色变浅，考虑原发性胆汁性胆管炎的可能。

（5）免疫学检查　是原发性胆汁性胆管炎的特异性指标。

（6）组织学检查　在超声检查和 CT 检查的指引下，针刺吸取肝细胞组织，进行组织病理学检查。肝穿刺活检组织学表现可分 0～4 期，有助于明确诊断和病理分期。

3. 影像学诊断　通过超声、CT 检查，排除肝胆系统的肿瘤和结石等疾病。

药物防治

1. 熊去氧胆酸　治疗 PBC 的首选药物。能够增加胆汁酸的分泌，保护胆管细胞和肝细胞。90%的患者在 6～9 个月内得到改善。

2. 脂溶性维生素　缓解皮肤瘙痒、干燥、出血倾向等。

3. 免疫抑制剂　常用药物有硫唑嘌呤、皮质激素、甲氨蝶呤、环孢素等。

护理防范

1. 绝对禁酒（包括啤酒及米酒），少喝各种饮料，可喝热茶。

2. 每天饮食保持恒定，以低盐、低脂肪、少糖、高蛋白为好，不吃辛辣、油腻、油炸、坚硬的食物，勿暴饮暴食，并且要注意饮食卫生，防止腹泻。

3. 尽量不吃有损害肝脏的食物。保持运动的习惯及良好的心态。

十八、继发性胆汁性肝硬化

继发性胆汁性肝硬化（secondary biliary cirrhosis，SBC）又称为阻塞性胆汁性肝硬化，由于肝外胆管长期机械性阻塞所致。是肝外胆管梗阻少见的并发症。其病程较原发性胆汁性肝硬化短，进展快，如治疗不及时患者往往死于肝衰竭或继发性感染。

临床表现　SBC 多见于女性，早期常无自觉症状，但在胆管结石、狭窄或反复手术时，临床有发冷、发抖和高热表现；开始黄疸为间歇，以后转为持续性，常有波动，不易退尽；皮肤暗无光泽；皮肤瘙痒常在黄疸前出现，由于血内类脂浓度增高，沉积于皮肤呈黄疣斑；脂肪不能乳化吸收，出现脂肪泻和脂溶性维生素缺乏的表现；肝大，触诊光滑，偶有结节感；脾大；当胆道下段梗阻时，可扪及肿大的胆囊。

鉴别诊断

1. 实验室诊断　血清碱性磷酸酶、胆红素等均可增高。但各种自身免疫抗体，如线粒体抗体、抗核抗体等一般不被检测到。

2. 影像学诊断　胃肠钡餐检查、B 超检查、经皮穿刺胆道造影、逆行胰胆管造影等检查常可发现原发病灶，可用于诊断。

药物防治　同原发性胆汁性肝硬化。

护理防范

1. 绝对禁酒（包括啤酒及米酒），少喝各种饮料，可喝热茶。

2. 每天饮食保持恒定，以低盐、低脂肪、少糖、高蛋白为好，不吃辛辣、油腻、油炸、坚硬的食物，勿暴饮暴食，并且要注意饮食卫生，防止腹泻。

十九、原发性硬化性胆管炎

原发性硬化性胆管炎（primary sclerosing cholangitis，PSC）是慢性胆汁淤积性疾病，其特征为肝内外胆管进行性炎症和纤维化，进而导致多灶性胆管狭窄。大多数患者最终发展为肝硬化、门静脉高压和肝功能失代偿。目前尚无有效的治疗药物。PSC 多见于年轻男性，而且往往与炎性肠病，尤其是溃疡性结肠炎有关。

临床表现　PSC 起病一般呈隐匿性、进行性的缓慢过程，可有渐进性加重的乏力、瘙痒和梗阻性黄疸。可以出现右上腹疼痛、发热伴寒战，往往提示胆管梗阻继发的细菌性胆管炎。该病后期呈门脉高压、肝衰竭等肝硬化失代偿表现。另外可以出现骨质疏松等脂溶性维生素缺乏的表现。早期患者物理检查往往没有异常发现。后期可以出现黄疸、肝大、脾大和抓痕。

鉴别诊断

1. 一般诊断　PSC 典型症状常以逐渐出现的瘙痒起病，可见皮肤搔抓伤痕。在瘙痒 6 个月至 2 年之后，出现慢性间歇性或进行性阻塞性黄疸。全身表现以乏力、体重下降、嗜睡、间歇性发热较常见。

2. 实验室诊断

（1）生化检查　碱性磷酸酶、谷氨酰转肽酶升高明显，可为正常的 3～4 倍。

（2）免疫检查　多数患者抗结肠抗体、抗中性粒细胞核抗体、抗中性粒细胞胞质抗体阳性，血免疫球蛋白升高，以 IgM 为主。

3. 影像学诊断

（1）内镜逆行胰胆管造影　为 PSC 最有价值的诊断方法，不但可清晰地显示病变的部位、范围、性质，必要时还可进行内镜下治疗。

（2）磁共振胰胆管造影　该检查为非侵袭性的，安全、无创伤、不用对比剂、无经内镜逆行性胰胆管造影后引起败血症等并发症的危险。

（3）腹部 B 超　胆管造影下特征性的胆管改变，并除外继发因素后可以诊断 PSC。经皮肝穿刺活检可以支持诊断，但是通常并不需要。

药物防治

1. 免疫调节治疗

（1）糖皮质激素　利胆、抑制胆管周围炎症的作用，并可抑制纤维化过程，保护肝细胞，减轻炎性坏死，延缓胆管纤维化及肝硬化的进展。常用泼尼松，由于激素的潜在不良反应，一般不主张长期大量应用。

（2）甲氨蝶呤　可以降低转氨酶等生化指标降低，并有肝组织学的改善。

（3）利胆药　促进胆汁分泌，降低胆汁黏稠度，增强胆汁引流，降低胆酸及胆红素浓度，并可改善肝功能，减轻患者瘙痒症状及减少胆管炎的发作。

2. 抗生素　PSC 只在出现继发性胆管炎时，才考虑应用抗生素治疗，宜选用肝脏毒性小且易于从胆道排泄的药物。

其他疗法

1. 胆道引流术　通常采用的胆道引流术包括内引流、外引流及胆管重建术，但复发率高，需再次手术。

2. 结肠切除术　对于合并溃疡性结肠炎的 PSC，主张行结肠切除术或结直肠切除术。

3. 肝移植　肝移植已成为 PSC 的最有效治疗手段。

护理防范

1. 进低脂、低蛋白饮食。遵医嘱用药，注意保持大便通畅，同时注意运动锻炼。

2. 疾病严重阶段如消化道大出血、肝性脑病、急性胆管炎等，不应绝对卧床，可进行少量活动，以促进胃动力，有利于食物蠕动消化。

3. 糖皮质激素治疗的患者注意监测血糖、血钙，同时注意观察大便情况。

二十、肝内胆汁淤积

肝内胆汁淤积（intrahepatic cholestasis，CH）是指由于肝内原因导致胆汁引流障碍，胆汁不能正常地流入十二指肠，从而反流入循环血液，造成一系列病理生理改变。致病因素有肝炎、妊娠、药物、饮酒史、胆系或胰腺的手术史、细菌感染、伴有其他相关疾病如自身免疫性疾病。

临床表现　可出现黄疸、皮肤瘙痒、尿色变深、大便颜色变浅、肝大、脂肪吸收不良的相关症状、肝性骨营养不良、铜代谢异常等。本病多进展缓慢。

鉴别诊断

1. 一般诊断　查患者病史以及体格检查。

2. 实验室诊断　血液检查：血清胆红素异常；多种酶升高，如血清碱性磷酸酶、γ-谷氨酰转肽酶和 5-核苷酸酶等，可提示胆汁淤积程度。

3. 影像学诊断　内镜逆行胰胆管造影（ERCP）、磁共振胆管成像术（MRCP）检查，可明确胰胆管结构，适用于肝外梗阻者的确诊。

药物防治

1. 熊去氧胆酸　适用于胆汁淤积性肝病伴肝内胆汁淤积，成人利胆按体重 8～10mg/（kg·d），分 2～3 次在进餐时服用；或每次 50mg，早、中、晚进餐时分次给予，总量每天 150mg。疗程最短为 6 个月，6 个月后超声波检查胆囊及胆囊造影无改善者可停药。口服避孕药可增加胆汁饱和度。

2. 腺苷蛋氨酸　治疗肝内胆汁淤积，成人常用量，初始治疗，每天

500～1000mg，肌内注射或静脉缓慢注射，共 2 周；维持治疗，口服，每天 500～1000mg，酌情可增至每天 1000～2000mg。

<u>护理防范</u>

1. 积极治疗原发疾病，解除淤胆病因。

2. 以低胆固醇、低脂肪、高蛋白、高碳水化合物、高维生素的饮食为主。

3. 衣着宽松，避免用刺激性肥皂沐浴。

二十一、胆石症

胆石症（gallstones，GA），又称胆结石，是指胆道系统包括胆囊或胆管内发生结石的疾病；胆道感染是属于常见的疾病。按发病部位分为胆囊结石和胆管结石。结石在胆囊内形成后，可刺激胆囊黏膜，不仅可引起胆囊的慢性炎症，而且当结石嵌顿在胆囊颈部或胆囊管后，还可以引起继发感染，导致胆囊的急性炎症。

<u>临床表现</u>　大部分患者无明显症状，通常经查体发现。由于结石会引发炎症，部分患者可出现右上腹隐痛，部分患者可出现急性胆绞痛，常有恶心、呕吐等不适。胆囊结石长期嵌顿或阻塞胆囊管，但未合并感染者，胆囊黏膜吸收胆色素，分泌黏液性物质，导致胆囊积液，积液呈透明无色，称为白胆汁。GA 患者会出现恶心、呕吐、腹胀、腹泻、厌食等症状。

<u>鉴别诊断</u>

1. 一般诊断　典型症状为胆绞痛，右上腹疼痛剧烈，呈阵痛，每次可持续 15～30min。多数患者只表现为上腹部隐痛，同时伴胀满、返酸等症状，易与胃部疾病混淆。

2. 实验室诊断

（1）血常规　当白细胞升高时，可能存在感染。急性胆囊炎常见白细胞增多和核左移。间歇性的胰管梗阻造成血清淀粉酶的增高。胆囊的炎症和水肿可压迫胆总管造成氨基转移酶和碱性磷酸酶的增高。总肝管和胆总管炎症时常伴有胆红素升高。

（2）肝功能检查　胆石梗阻胆管时，胆红素升高。

3. 影像学诊断

（1）B 超　提示胆囊内有强回声团，随体位改变而移动，其后有声影。

（2）X 线检查　10%～15%的胆囊结石含有钙盐，腹部侧位片可与右肾结石区别。

（3）CT 检查　可显示胆管的扩张、结石和肿块。

（4）ERCP 或 PTC　ERCP 更适用于显示较低部位，而 PTC 显示较高部位或近端梗阻。

（5）MRCP、CT 检查　可清晰显示肝内胆管结石分布、胆管系统扩张和肝实质的病变，对肝内胆管结石具有重要的诊断价值。

（6）PTC　该检查为有创检查，当患者存在肝内胆管扩张，但 MRCP 或 CT 检查不能发现病变时，可考虑应用该检查方法。该检查可能并发胆汁漏、出血、胆道感染等并发症。

药物防治

1. 解痉类药物　常使用山莨菪碱。孕妇禁用。

2. 非甾体抗炎药　双氯芬酸、酮洛芬、吲哚美辛等，可缓解胆绞痛，缓解炎症。

3. 利胆及抗感染药物　如去氢胆酸片、熊去氧胆酸片，可促进胆汁排泄、控制炎症。但一般不用于合并胆道梗阻时的治疗，出现轻症急性胆囊炎患者可服用阿莫西林克拉维酸钾联合甲硝唑抗感染治疗。

其他疗法

1. 腹腔镜胆囊切除术　有症状和并发症的胆结石首选腹腔镜胆囊切除治疗，具有恢复快、损伤小、疼痛轻、瘢痕不易发现等优点。

2. 开腹胆囊切除术　结石数量多，结石直径≥2cm；胆囊壁钙化或瓷性胆囊；伴有胆囊息肉＞1cm；胆囊壁增厚＞0.3cm 伴慢性胆囊炎；儿童胆结石选切除术。

3. 经皮肝穿刺胆道引流术　对肝内胆管严重梗阻并发炎症患者，可行此手术，可控制感染。

4. 内镜下十二指肠乳头切开术　适用于下段胆管结石伴有胆总管出口狭窄的患者。

护理防范

1. 饮食上要遵循清淡、高维生素、低脂肪原则，三餐定时定量，加强健身运动，控制体重，培养良好健康的饮食、生活方式。多饮水，避免过多甜食和甜饮料。

2. "T"型管留置期间，避免举重物或过度活动，防止"T"形管脱出。穿宽松柔软的衣服，避免盆浴，淋浴时可用塑料薄膜覆盖置管处，敷料一旦湿透应更换。胆汁量过少可能因"T"形管阻塞或肝功能衰竭所致；量多可能是胆总管下端不够通畅。颜色过淡，过于稀薄，表示肝功能不佳；混浊（感染）或有泥沙样沉淀（结石）均不正常。

3. 保持心情舒畅，适时缓解压力。

二十二、急性胆囊炎

急性胆囊炎（acute cholecystitis，AC）是由于胆囊管阻塞和细菌侵袭而引起的胆囊炎症；约95%的患者合并有胆囊结石，称为结石性胆囊炎；5%的患者未合并胆囊结石，称为非结石性胆囊炎。

临床表现　AC主要症状为右上腹痛、恶心、呕吐与发热。患者常首先出现右上腹痛，向右肩背部放散，疼痛呈持续性，阵发性加剧，可伴随有恶心、呕吐。呕吐物为胃、十二指肠内容物。后期表现发热，多为低热，寒战、高热不常见，早期多无黄疸，当胆管并发炎症或炎症导致肝门淋巴结肿大时，可出现黄疸。

鉴别诊断

1. 一般诊断　局部体征表现为患者右上腹有压痛，约25%的患者可触及肿大胆囊，患者在深吸气或咳嗽时，放于右肋下的手指会触到肿大的胆囊，患者会因疼痛突然终止吸气（墨菲征），右上腹有压痛、肌紧张及反跳痛，当胆囊穿孔后会出现全腹的炎症。全身检查患者可出现巩膜黄染，有体温升高，脉搏、呼吸加快，血压下降等，如出现胆囊穿孔、炎症加重时，可表现感染性休克。

2. 实验室诊断

（1）血常规　白细胞总数及中性粒细胞约80%患者白细胞计数增高，平均在（10～15）×10^9/L，其升高的程度和病变严重程度及有无并发症有关，若白细胞总数在20×10^9/L以上时，应考虑有胆囊坏死或穿孔存在。

（2）血清学检测　血清总胆红素临床上约10%患者有黄疸，但血清总胆红素增高者约25%，单纯急性胆囊炎患者血清总胆红素一般不超过34μmol/L，若超过85.5μmol/L时应考虑有胆总管结石并存；当合并有急性胰腺炎时，血、尿淀粉酶含量亦增高。血清转氨酶40%左右的患者血清转氨酶不正常，但多数在 400U 以下，很少高达急性肝炎时所增高的水平。

3. 影像学诊断

（1）B 型超声　胆囊的长径和宽径可正常或稍大，由于张力增高常呈椭圆形；胆囊壁增厚，轮廓模糊；有时多数呈双环状，其厚度大于 3mm；胆囊内容物透声性降低，出现雾状散在的回声光点；胆囊下缘的增强效应减弱或消失。

（2）X 线检查　近 20% 的急性胆囊结石可以在 X 线平片中显影，化脓性胆囊炎或胆囊积液，也可显示出肿大的胆囊或炎性组织包块阴影。

（3）CT 检查　可显示胆囊壁增厚超过 3mm，若胆囊结石嵌顿于胆囊管导致胆囊显著增大，胆囊浆膜下层周围组织和脂肪因继发性水肿而呈低密度环，胆囊穿孔可见胆囊窝部呈液平脓肿，如胆囊壁或胆囊内显有气泡，提示"气肿性胆囊炎"，这种患者胆囊往往已坏疽，增强扫描时，炎性胆囊壁密度明显增强。

药物防治　若发现患者有感染迹象，需使用抗生素抗感染。常见药物如氨苄西林、甲硝唑、头孢拉定等。

其他疗法

1. 胆囊切除术　首选腹腔镜胆囊切除，也可应用传统的或小切口的胆囊切除。

2. 部分胆囊切除术　如估计分离胆囊床困难或可能出血者，可保留胆囊床部分胆囊壁，用物理或化学方法破坏该处的黏膜，将胆囊其余部分切除。

3. 胆道造口术　对高危患者或局部粘连解剖不清者，可先行造口术减压引流，3 个月后再行胆囊切除。

4. 超声引导下经皮经肝胆囊穿刺引流术　可减低胆囊内压，急性期过后再择期手术。适用于病情危重又不宜手术的化脓性胆囊炎患者。

护理防范

1. 食物以清淡为宜。控制体重。保持大便畅通。

2. 要改变静坐生活方式，多走动，多参加运动。作息规律，不熬夜。

二十三、慢性胆囊炎

慢性胆囊炎（chronic cholecystitis，CC）是由急性或亚急性胆囊炎反复发作，或长期存在的胆囊结石所致胆囊功能异常，约25%的患者存在细菌感染，其发病基础是胆囊管或胆总管梗阻。根据胆囊内是否存在结石，分为结石性胆囊炎与非结石性胆囊炎。非结石性胆囊炎是由细菌、病毒感染或胆盐与胰酶引起的CC。

临床表现　CC患者常表现为上腹部或右肋部隐痛、胀痛或右腹背部不适，程度不一，类似上消化道症状，常误诊为胃病，进食油腻食物时上述症状明显或可诱发，可有或无胆绞痛病史，临床上具有反复发作的特点。部分患者可无任何症状，仅在B超检查时发现，体格检查可发现右上腹胆囊区有轻压痛或不适。

鉴别诊断

1. 一般诊断　CC患者胆囊部位常有轻度压痛，偶尔还可触及肿大的胆囊，少数患者在第8～10胸椎右旁也有压痛，对于初步诊断疾病有帮助。

2. 实验室诊断　只有在CC急性发作时，白细胞、中性粒细胞分类及肝功能才会明显变化，当胆红素、谷氨酰转肽酶或碱性磷酸酶升高时，应警惕胆管结石或Mirizzi征的可能。

3. 影像学诊断

（1）B超检查　最有诊断价值，可显示胆囊大小，囊壁厚度，囊内结石和胆囊收缩情况。

（2）腹部X线平片　可显示阳性结石、胆囊钙化及胆囊膨胀的征象；胆囊造影可显示结石、胆囊大小和形状、胆囊收缩和浓缩等征象。

（3）CT检查　可以良好显示胆囊壁增厚，但不能显示X线检查阴性的结石，对诊断胆囊结石不具有优势。

（4）口服及静脉胆管造影　除可显示结石、胆囊大小、胆囊钙化、胆囊膨胀的征象外，还可观察胆总管形态及胆总管内结石、蛔虫、肿瘤等征象，对本病有诊断价值。

药物防治

1. 西药防治

（1）以保守治疗为主　对于症状轻、不影响正常生活的患者，可选用低脂饮食、抗菌治疗。对于CC发作的患者，如果有发热、胆汁细菌培养阳性者应给予抗生素抗感染治疗，如哌拉西林、甲硝唑等。

（2）解痉、止痛　常用药物有阿托品、哌替啶、山莨菪碱等。

2. 中医药治疗

（1）排石药　合并结石者可服用胆石通利胆排石，熊去氧胆酸有利于胆结石中的胆固醇逐渐溶解。

（2）长期口服利胆药物，如消炎利胆片、熊胆胶囊、利胆素等，腹痛时可用颠茄类解痉药物对症治疗，必要时抗感染治疗。

其他疗法

1. 腹腔镜胆囊切除术　与经典开腹胆囊切除手术同样有效，而且痛苦小、恢复快、住院时间短，适用于大部分患者，已经成为无严重局部合并症胆囊切除的首选术式。合并急性胆囊炎时选开腹手术的概率升高，合并胆囊穿孔、胆囊内瘘及怀疑胆囊癌时不宜采用。

2. 开腹胆囊切除术　这是治疗本病的常用方法。预计腹腔镜胆囊切除不能完成手术，或术前判断不宜采用腹腔镜手术，或腹腔镜胆囊切除术中遭遇不可克服的困难时需采用开腹胆囊切除。

3. 经皮胆镜胆囊切开取石术　顾忌术后可能结石复发，术后长期服用利胆药物和改变饮食习惯，可能对延缓结石复发有帮助。

护理防范

1. 注意休息，劳逸结合，避免精神高度紧张。

2. 宜清淡饮食，低脂、少油饮食，少食多餐，多饮水。保持大便通畅。

3. 控制体重，积极锻炼，禁止节食减肥。

二十四、急性胰腺炎

急性胰腺炎（acute pancreatitis，AP）是多种病因导致胰酶在胰腺内被激活后引起胰腺组织自身消化、水肿、出血甚至坏死的炎症反应。临床以急性上腹痛、恶心、呕吐、发热和血胰酶增高等为特点。病变程度轻重不等，轻者以胰腺水肿为主，临床多见，病情常呈自限性，预后良好，又称为轻症 AP。少数重者的胰腺出血坏死，常继发感染、腹膜炎和休克等，病死率高，称为重症 AP。临床病理常把 AP 分为水肿型和出血坏死型两种。

临床表现　急性水肿型胰腺炎主要症状为腹痛、恶心、呕吐、发热，而出血坏死型胰腺炎可出现休克、高热、黄疸、腹胀以致肠麻痹、腹膜刺激征以及皮下出现瘀斑等。

鉴别诊断

1. 一般诊断　查体有上腹压痛、腹肌紧张甚至反跳痛，重者可有移动性浊音、包块等。

2. 实验室诊断

（1）血常规检查　多有白细胞计数增多及中性粒细胞核左移。

（2）血淀粉酶测定　起病后 6～12h 开始升高，48h 开始下降，持续 3～5d，血清淀粉酶超过正常值 3 倍可确诊为本病。

（3）血清脂肪酶测定　起病后 24～72h 开始上升高，持续 7～10d，对病后就诊较晚的 AP 患者有诊断价值，且特异性也较高。

（4）淀粉酶内生肌酐清除率比值　AP 时可能由于血管活性物质增加，使肾小球的通透性增加，肾对淀粉酶清除增加而对肌酐清除未变。

（5）血清正铁白蛋白　当腹腔内出血时红细胞破坏释放血红素，经脂肪酸和弹力蛋白酶作用能变为正铁血红素，后者与白蛋白结合成正铁血白蛋白，重症胰腺炎起病时常为阳性。

（6）生化检查　暂时性血糖升高，持久的空腹血糖高于 10mmol/L 反映胰腺坏死，提示预后不良。高胆红素血症可见于少数临床患者，多于发病后 4～7d 恢复正常。

3. 影像学诊断

（1）X 线腹部平片检查　"哨兵袢"和"结肠切割征"为胰腺炎的间接指征，弥漫性模糊影，腰大肌边缘不清，提示存在腹腔积液，可发现肠麻痹或麻痹性肠梗阻。

（2）腹部 B 超检查　可见胰大，胰内及胰周围回声异常。

药物防治

1. 镇痛解痉　常用的解痉药有山莨菪碱、阿托品等。

2. 抑制胰腺分泌　质子泵抑制药或 H_2 受体拮抗药。

3. 预防和治疗感染　一般给予能渗透进胰腺组织的广谱抗菌药，如环丙沙星、甲硝唑、青霉素类或头孢菌素类抗生素等。

4. 蛋白酶抑制药　如加贝酯、乌司他丁等。

护理防范

1. 卧床休息，取舒适体位，避免衣服过紧。禁食期间限制饮水。予解痉镇痛药时禁用吗啡，以防 Oddi 括约肌痉挛。

2. 戒烟戒酒，拒绝奶油蛋糕、油炸食品等高脂食物，宜高蛋白质、低脂肪饮食，继发糖尿病患者应进行糖尿病饮食，并监测血糖、尿糖。忌暴饮暴食，适量运动，控制体重。

3. 定期返院复查。凡是再次出现腹部不适、消化不良、停止排便，要及时就医。

二十五、慢性胰腺炎

慢性胰腺炎（chronic pancreatitis，CP）发病率逐年增加，是各种病因引起胰腺组织和功能不可逆改变的慢性炎症性疾病。基本病理特征包括胰腺实质慢性炎症损害和间质纤维化、胰腺实质钙化、胰管扩张及胰管结石等改变。

临床表现　CP 可出现反复发作的上腹痛，胰腺外分泌功能障碍可引起食欲减退、进食后上腹饱胀、胰腺内分泌功能不全等表现。可伴随黄疸发生，也可发生胰腺假性囊肿、上消化道出血、胰腺癌等并发症。

鉴别诊断

1. 一般诊断　腹痛常为持续性钝痛，位于中上腹，可牵涉到背部，坐位或屈膝可缓解或减轻疼痛。部分患者有夜盲、皮肤粗糙、肌无力、手足抽搐等。晚期患者腹部移动性浊音阳性，皮肤、巩膜黄染，部分患者上腹部可触及包块。

2. 实验室诊断

（1）血常规检查　部分患者血红蛋白下降，如急性发作，则白细胞计数升高（$>10×10^9$/L）。

（2）粪常规检查　可见未消化的肌肉纤维和脂肪滴，用苏丹Ⅲ酒精液染色后，粪便中性脂肪被染成红色，呈大小不等的圆形小球。

（3）血液生化检查　急性发作时可显著升高；合并糖尿病时，空腹血糖升高或糖耐量试验异常；如有胆道疾病或胰腺肿大压迫胆总管，则血胆红素、血碱性磷酸酶和 γ-谷氨酰转肽酶升高。

（4）血清淀粉酶测定　血清淀粉酶明显升高（>500U/dL），其后 7d 内逐渐降至正常。

（5）尿淀粉酶测定　明显升高具有诊断意义。血清脂肪酶明显升高（正常值 23～300U/L）是诊断急性胰腺炎较客观的指标。

3. 影像学诊断

（1）B 超检查　胰腺增大或缩小，回声增强，胰管不规则扩张。超声内镜检查能观察到整个胰腺，图像清晰。胰管内超声可更清晰地观察胰腺包括胰管及胰腺实质的变化，不仅能显示胰管扭曲或扩张，而且由于探头的高分辨率和直接插入胰管，使胰实质的细微变化和胰管分支的情形有效显示。

（2）X 线检查　部分患者在腹部平片时可见沿胰腺分布的钙化斑点或结石，是诊断 CP 的重要依据。

（3）MRI 检查　胰腺呈弥漫性或局限性肿大，晚期胰腺体积萎缩。MRI 可发现大于 1cm 的钙化灶，出现假性囊肿则呈清楚的低信号强度。可观察到主胰管不规则扩张、粗细不均匀、扭曲，或呈囊状、串珠状扩张。

药物防治

1. 胰腺外分泌功能不全的治疗药物　目前常用的有复合消化酶、胰酶。疗效不佳时可加抑酸药物。

2. 胰腺内分泌功能不全的治疗药物　对于存在糖尿病的 CP 患者可给予二甲双胍等降糖药，或者接受胰岛素治疗，同时配合胰酶制剂加强脂肪和蛋白质的吸收。

3. 胰性疼痛的治疗药物

（1）镇痛药物　非甾体抗炎药、抗胆碱能药、解痉镇痛治疗。尽量少用麻醉镇静药。

（2）胰酶制剂　可通过降低胰腺内压力缓解疼痛。

（3）质子泵抑制药　如奥美拉唑、兰索拉唑等。

（4）生长抑素类似物　奥曲肽通过抑制胰腺分泌，降低胰管内压。

其他疗法

1. 假性囊肿引流术　胰腺假性囊肿形成或出现脓肿时行假性囊肿引流术。

2. 胰管或胆管取石术　缓解胰管阻塞，胰腺腺肿大压迫胆总管发生阻塞性黄疸时，胰管结石、胰管狭窄伴胰管梗阻时可行此方法。

3. 腹腔神经丛阻滞或腹腔镜下内脏神经切除术　用于止痛药不能缓解的严重腹痛。

4. 胰腺部分切除、次全切除或全切除术　适用于合并胰腺癌者。

护理防范

1. 禁酒，戒烟，避免过量高脂、高蛋白饮食。避免暴饮暴食，忌酸辣，吃五六分饱。预防和治疗胆道疾病。

2. 长期脂肪泻患者应注意补充脂溶性维生素及 B 族维生素、叶酸，适当补充各种微量元素。

二十六、胰腺囊肿

胰腺囊肿（pancreatic cyst，PC）是胰腺和胰周病变的一种疾病，包括真性囊肿、假性囊肿和囊性肿瘤，由胰腺创伤、炎症、肿瘤等引起。患者可有腹痛、消化系统症状、腹部包块等临床表现，因为胰腺实质的病变，可出现胰腺内、外分泌功能不全。

临床表现　大部分 PC 无明显症状。出现症状者多表现为腹痛、消瘦、黄疸以及恶心呕吐、腹部肿块等。

鉴别诊断

1. 一般诊断　有持续上腹痛、恶心呕吐、体重下降和发热等症状。体格检查时，多数患者上腹部有包块可扪及。包块如球状，表面光滑，鲜有结节感，但可有波动感，移动度不大，常有压痛。

2. 实验室诊断

（1）血、粪检查　少数患者血清淀粉酶、血糖增高，大便中有较多脂肪颗粒。

（2）肿瘤标志物　PC 伴有不典型增生、癌变时血清和囊液中肿瘤标志物水平可升高，如黏液性囊肿，囊液中癌胚抗原＞25ng/mL。囊腺瘤癌变时部分患者可出现糖链抗原升高。

3. 影像学诊断

（1）胃肠钡餐检查　十二指肠套增大，胃、十二指肠、横结肠受压移位。

（2）B 超检查　显示圆球形，边缘光滑且清晰的病损区，其间无光点反射的暗区或显示囊肿与消化道间形成的内瘘。

（3）血管造影　可见血管呈鸟笼样受压现象，毛细血管像 PC 周围所表现的均匀一致淡染特征或见囊肿与血管形成的内瘘。

（4）胰腺扫描　^{75}Se-甲硫氨酸胰腺闪烁扫描显示无聚集现象。

（5）CT　可见圆形、椭圆形、边缘清晰的低密度阴影，CT 值接近水的密度。

药物防治　早期的假性囊肿可采用奥曲肽等可抑制胰腺分泌的药物治疗，在药物的作用下使囊肿自行吸收。

其他疗法

1. 急症手术　囊肿破裂、出血、继发感染等危及生命时，行急症外引流手术（切开引流或囊袋缝合术），注意补充水、电解质及全身治疗。待瘘管形成后行再次手术。

2. 择期手术　假性囊肿形成后 2～4 个月，根据病变程度、范围选定手术。

3. 内镜治疗　通过内镜在假性囊肿与胃肠道间造口，并放置支撑架，使囊肿内容物通过支撑架流入胃肠道而达到治疗目的。

护理防范

1. 注意饮食平衡，避免长期大量食用高脂高蛋白的食物，戒烟戒酒。

2. 由于 PC 有逐渐增大或复发的可能，因此要遵循医嘱定期复诊。

3. PC 没有特异性的预防方法，对于非肿瘤性囊肿，需要注意日常生活管理措施，减少胰腺炎的发生。对于肿瘤性囊肿，需要积极治疗原发病，高危人群（有胰腺肿瘤家族史）坚持定期体检。

二十七、急性腹膜炎

急性腹膜炎（acute peritonitis，AP）是常见的外科急腹症，其病理基础是腹膜壁层和（或）脏层因各种原因受到刺激或损害发生急性炎性反应，多由细菌感染，化学刺激或物理损伤所引起。AP 主要分为原发性腹膜炎、继发性腹膜炎，AP 是各种原因引起的腹膜急性炎性反应，可由细菌感染、化学刺激或其他因素所引起，其中绝大多数为继发性腹膜炎。

临床表现　AP 的主要临床表现有腹痛、腹部压痛、腹肌紧张和反跳痛，常伴有恶心、呕吐、腹胀、发热、低血压、速脉、气急、白细胞增多等中毒现象。因本病大多为腹腔内某一疾病的并发症，故起病前后常有原发病症状。

鉴别诊断

1. **一般诊断** 腹胀，腹式呼吸减弱或消失，腹部压痛、腹肌紧张和反跳痛即腹膜刺激征是腹膜炎的典型体征，尤以原发病灶所在部位最为明显。患者可出现发热、脉速、呼吸浅快、大汗、口干等症状。

2. **实验室诊断**

（1）血常规检查 白细胞计数及中性粒细胞比例，提示有无感染以及疾病严重程度。腹膜炎时 C 反应蛋白也会升高。血、尿淀粉酶升高，应考虑急性胰腺炎。

（2）降钙素原检查 可用于鉴别细菌感染与其他微生物感染，在腹膜炎合并细菌感染时会升高。

（3）腹腔穿刺检查 对于诊断困难的 AP，可通过获得腹腔内液体并研究其性状来协助诊断。

3. **影像学诊断**

（1）腹腔镜检查 可兼作诊断与治疗之用，尤其在年轻女性患者，当阑尾炎与附件病变及盆腔炎难以鉴别时价值尤大。

（2）超声检查 可以了解一些器官的状况，可显示腹内液体，在 B 超引导下进行腹腔穿刺，可协助诊断病因。

（3）CT 检查 对腹腔实质性脏器的病变诊断具有意义，可发现多种腹膜炎表现，有助于诊断。

药物防治

1. **抗生素** 宜采用广谱抗生素或使用抗生素联合用药治疗，一般来说第三代头孢菌素可以杀死大肠埃希菌而无耐药性。

2. **补充热量和营养支持** 静脉输入脂肪乳剂及葡萄糖补充热量同时应补充白蛋白、氨基酸、支链氨基酸等，以改善患者的全身情况及增强免疫力。对长期不能进食的患者应考虑深静脉高营养治疗。

3. **镇静、止痛、吸氧** 可酌用哌替啶类止痛药物。诊断不清或要进行观察时，暂不用止痛药，以免掩盖病情。

其他疗法

1. **剖腹探查术** 病因未确定、经非手术治疗 12h 内腹部症状不缓解者，或者出现严重炎症.及全身中毒症状的患者宜进行手术治疗。术后禁食，胃肠减压补液，应用抗生素并保证营养支持，充分引流。

2. 腹腔镜探查术　病情较重或者经非手术治疗病情不缓解且加剧患者可采用腹腔镜探查术。术后禁食，胃肠减压、补液，应用抗生素并保证营养支持，充分引流。

护理防范

1. 一般取前倾 30°～45°的半卧位。禁食、胃肠减压、补液、应用抗生素和营养支持治疗，保证引流管通畅。

2. 进食应少量多餐，注意细嚼慢咽，勿暴饮暴食，避免吃生冷、刺激性食物，饮食要有规律。禁食山楂、柿子、黑枣等。饭后应避免剧烈运动。

3. 避免重体力劳动，保持心情舒畅，腹部不适时尽快复诊。

二十八、肝片吸虫病

肝片吸虫病（fascioliasis hepatica，FH）也叫肝蛭病、掉水腮，是由肝片吸虫寄生在肝管内，导致人精神不振，食欲减退，贫血，消瘦，眼睑、下颌、胸前、腹下水肿为特征的症状。

临床表现　患者表现发热、肝区疼痛、肝大并有压痛、末梢血嗜酸粒细胞明显增多等临床征象。

鉴别诊断

1. 一般诊断　发热、肝区疼痛、肝大并有压痛。

2. 实验室诊断

（1）血常规检查　白细胞和嗜酸粒细胞明显增多，尤以急性期为甚，白细胞通常在（10～43）×10^9/L，嗜酸粒细胞最高可达 0.79，血沉加快，最快达 164mm/h，血红蛋白多为 70～110g/L，亦可更低。

（2）肝功能检查　急性期肝功能能有不同程度异常，ALT、AST 升高；慢性期血清胆红素增高，白蛋白降低，球蛋白可增高至 51～81g/L，白蛋白/球蛋白（A/G）比值倒置，IgG、IgE 和 IgM 升高，而 IgA 正常。

（3）病原学检查　结果阳性是确诊的依据，但急性期的早期往往查不到虫卵，一般要在感染后 2～3 个月方可查到。

（4）腹水检查　腹水为草黄色，细胞数在 1000×10^6/L 以上，主要为嗜酸粒细胞。

3. 影像学诊断

（1）超声波检查　肝脏超声波检查见胆道中肝片吸虫为 0.3～0.5cm 圆

形阴影，似"奥林匹克环"，腹部扣诊时，该阴影能活动。

（2）CT 检查　可出现假性肝脏肿瘤。

（3）胆道造影　胆道造影时不同角度可见虫体阴影不同，侧面观为细长卷曲绳索状，其他角度可见狭长的圆形阴影或假性壁层消失缺损。

药物防治

（1）氯酚　治疗本病常用药物，剂量 40～60mg，每天 3 次口服，隔日给药，10～15d 为 1 个疗程，间隔 5～7d 后再给第 2 个疗程。

（2）吡喹酮　剂量为 60mg/（kg·d），连服 3d，本品的优点是患者耐受性好，疗程短。

（3）三氯苯达唑　剂量为 10mg/kg，顿服。

护理防范

1. 定期驱虫，每年进行 1～2 次。

2. 羊的粪便要堆积发酵后再使用，以杀虫卵。消灭中间宿生椎实螺，并尽量不到沼泽、低洼地区放牧。加强牛、羊等家畜的管理，及时治疗病畜。

3. 保持饲养环境干净，人尽量不要接触野外的河流及水塘，检查身体无伤口再下水。食物要煮熟。

第五节　消化系统其他疾病

一、消化道出血

消化道出血（alimentary tract hemorrhage，ATH）是指食管到肛门之间的消化道发生出血，临床表现为呕血、黑粪或血便，轻者无任何症状，重者伴有贫血及血容量减少，甚至休克，危及生命。

临床表现　轻者无任何表现，出血明显时可见呕血、黑粪、便血。继续加重可伴有贫血、血容量减少甚至休克。

鉴别诊断

1. 一般诊断　部分患者可有腹部轻压痛、腹部听诊肠鸣音亢进。

2. 实验室诊断

（1）血常规检查　凝血时间延长、出血 24h 内网织红细胞计数即可增高，出血停止后逐渐降至正常。

（2）肝肾功能检查　出血数小时血 BUN 可上升，24～48h 达到高峰，3～4d 降至正常。

（3）粪便检查　大便隐血呈阳性。

（4）胃液隐血检查　如出血位于胃及以上部位，一般呈阳性。

3. 影像学诊断

（1）内镜检查　消化道出血定位、定性诊断的首选方法，其诊断正确率达 80%～94%，可解决 90%以上消化道出血的病因诊断。

（2）X 线钡剂检查　仅适用于出血已停止和病情稳定的患者。

（3）放射性核素显像　可发现 0.05～0.12mL/min 活动性出血的部位，常用静脉注射 ^{99m}Tc 标记的自体红细胞后做腹部扫描，对 Merkel 憩室合并出现有较大诊断价值。

（4）吞线试验　适用于上段空肠以上部位的出血。

药物防治

1. 上消化道大出血的止血处理　冰生理盐水使胃降温止血，如去甲肾上腺素 8mg 加入生理盐水（10～14℃）或冰生理盐水 150mL 分次口服，可使出血的小动脉收缩而止血（但不宜用于老年人）。应用抑制胃酸分泌和黏膜保护药（参见消化性溃疡和急慢性胃炎用药）。内镜直视下止血。食管静脉曲张破裂出血非外科治疗，如气囊压迫、给予垂体后叶素（0.2～0.4IU/min）、内镜下硬化剂注射和套扎术、介入治疗等。

2. 下消化道大量出血的处理　基本措施是输血、输液、纠正血容量不足引起的休克。再针对出血定位及病因治疗。如有条件内镜下止血治疗，包括局部喷洒 5%孟氏液、去甲肾上腺素、凝血酶复合物或电凝、激光治疗等。

3. 垂体后叶素　初始静脉注射或滴注 0.2～0.4IU/min，止血后每 12h 减 0.1IU/min；可降低门脉压 8.5%，止血成功率（上消化道出血）50%～70%，但出血复发率高。可与硝酸甘油联合应用。

4. 奥曲肽　主要用于门脉高压引起的食管-胃底静脉曲张破裂出血；应激性和消化性溃疡出血、重症胰腺出血等，每次 0.1～0.2mg，每 8h 1 次，疗程 3～5d 或酌定，严重者静脉给药。

5. 生长抑素　用于急性严重上消化道出血、急性胰腺炎等，静脉给药，首先缓慢静脉注射 250μg（35～5min）为负荷剂量，继以 250μg/h 的速度静脉滴注。1～24h 以内止血后应继续用药 48～72h，以防止再出血，通常的治疗总时间不超过 120h。

6. 血管扩张药　不主张大量出血时用，与血管收缩药合用或止血后预防再出血时应用较好。常用硝苯地平与硝酸盐类（如硝酸甘油），有降门脉高压的作用。

7. 凝血酶　用于消化道出血，10～100IU/mL 的溶液（粉剂加入灭菌的牛奶中）口服或局部灌注止血，效果良好。严禁注射。本品必须直接与创面接触才能起止血作用。如出现过敏症状应立即停药。10℃ 以下贮存，现用现配。

护理防范

1. 急性期患者侧卧，抬高床头，保持呼吸道通畅，呕血时立即将患者头偏向一侧，避免误吸，活动性出血期间禁食。观察有无呕血、黑粪。

2. 饮食应多样化，纠正偏食，从流食开始进饮食。避免霉变、腌制、熏烤、油炸、粗糙、辛辣、高盐食物。

3. 避免大量长期饮酒，戒烟。保持良好心态，保证充足睡眠。

4. 预防、根治 Hp 感染。

二、急性出血性坏死性肠炎

急性出血性坏死性肠炎（acute hemorrhagic necrotizing enteritis，AHNE）是一种危及生命的暴发性疾病，病因不清，其发病与肠道缺血、感染等因素有关，以春秋季节发病为多。病变主要累及小肠，呈节段性，但少数病例可有全部小肠及结肠受累，以出血、坏死为特征。

临床表现　主要临床表现为腹痛、腹胀、呕吐、腹泻、便血，重症可出现败血症和中毒性休克。

鉴别诊断

1. 一般诊断　发病前多有不洁饮食史。体温一般在 38～39℃，少数可达 41～42℃，但发热多于 4～7d 渐退，而持续 2 周以上者少见。表现为腹痛、腹胀、呕吐、腹泻、便血，脐周和上腹部可有明显压痛，早期肠鸣音可亢进，而后可减弱或消失。

2. 实验室诊断

（1）血液检查　周围血白细胞增多，甚至高达 $40×10^9$/L 以上，以中性粒细胞增多为主，常有核左移。红细胞及血红蛋白常降低。

（2）粪便检查　外观呈暗红或鲜红色，或隐血试验强阳性，镜下见大量红细胞，偶见脱落的肠黏膜。有条件时可做粪便产气荚膜杆菌培养和内毒素检测。

3. 影像学诊断

（1）X 线检查　腹部平片可显示肠麻痹或轻至中度肠扩张。

（2）钡剂灌肠检查　可见肠壁增厚，显著水肿，结肠袋消失。在部分病例尚可见到肠壁间有气体，此征象为部分肠壁坏死，结肠细菌侵入所引起；或可见到溃疡或息肉样病变和僵直。部分病例尚可出现肠痉挛、狭窄和肠壁囊样积气。

药物防治

1. 抗休克　迅速补充有效循环血容量。除补充晶体溶液外，应适当输血浆、新鲜全血或人血白蛋白等胶体液。血压不升者可配合血管活性药物治疗，如 α 受体阻滞剂、β 受体激动剂或山莨菪碱等，均可酌情选用。

2. 抗生素　控制肠道内感染可减轻临床症状，常用的抗生素包括氨苄西林、氯霉素、庆大霉素、卡那霉素、舒他西林、头孢他啶或多黏菌素和头孢菌素等，一般选两种联合应用。

3. 肾上腺皮质激素　可减轻中毒症状，抑制过敏反应，对纠正休克也有帮助，但有加重肠出血和促发肠穿孔的危险。一般应用不超过 3～5d，均由静脉滴入。

4. 其他　严重腹痛者可给予哌替啶；高热、烦躁者可给予吸氧、解热药、镇静药或予物理降温。

护理防范

1. 腹痛、便血和发热期应完全卧床休息和禁食，直至呕吐停止、便血减少、腹痛减轻时方可进流质饮食，以后逐渐加量。

2. 避免进食未煮熟或变质的肉类，尤其在高发季节避免进食生肉。避免暴饮暴食。

3. 避免大量进食破坏肠道内蛋白水解酶的食物，如甘薯类食物，尤其是生的海鲜。

4. 对可能未完全熟制的烤肉（如烤羊肉串等），避免同时大量食用此类食物。

5. 保持大便通畅，作息规律，劳逸结合，睡眠充足，提高自身抵抗力。

三、肠梗阻

肠梗阻（intestinal obstruction，IO），是常见的外科急腹症之一。有时急性 IO 诊断困难，病情发展快，常致患者死亡。水、电解质与酸碱平衡失调，以及患者年龄大合并心肺功能不全等，常为死亡原因。

临床表现

1. 粘连性 IO 临床症状为阵发性腹痛，伴恶心、呕吐、腹胀及停止排气排便等。

2. 绞窄性 IO 腹痛为持续性剧烈腹痛，频繁阵发性加剧，无完全休止间歇，呕吐不能使腹痛、腹胀缓解。呕吐出现早而且较频繁。腹胀、体温升高、脉搏加快、血压下降、意识障碍等感染性休克表现，肠鸣音从亢进转为减弱。明显的腹膜刺激征。呕吐物为血性或肛门排出血性液体。腹腔穿刺为血性液体。

鉴别诊断

1. 一般诊断 临床表现为腹痛、腹胀、呕吐、肛门停止排气排便。

（1）视诊 机械性 IO 在病程早期，特别是在绞痛发作时可以见到肠型和蠕动波。肠扭转时腹胀多不对称，麻痹性 IO 患者的腹部呈均匀的膨隆。

（2）触诊 单纯性 IO 患者仅表现为腹部压痛，绞窄性 IO 可有固定性压痛和腹膜刺激征，压痛的包块常为绞窄的肠袢。

（3）叩诊 绞窄性 IO 可有移动性浊音。

（4）听诊 机械性 IO 尤其是绞痛发作时，肠鸣音亢进、有气过水音或金属音；在麻痹性 IO 患者，肠鸣音往往明显减弱或消失。

2. 实验室诊断 粘连性 IO 早期一般无异常发现。应常规检查白细胞计数、血红蛋白、血细胞比容、二氧化碳结合力、尿粪常规及血清钾、钠、氯。绞窄性 IO 出现白细胞计数增多、中性粒细胞核左移，血液浓缩。代谢性酸中毒及水、电解质平衡紊乱。血清肌酸激酶升高。

3. 影像学诊断 X 线立位腹平片检查：粘连性 IO 发生后的 4～6h，

腹部 X 线平片上即可见胀气的肠袢及多数气液平面。如立位腹部 X 线平片表现为一位置固定的咖啡豆样积气影，应警惕有肠绞窄的存在。绞窄性 IO 的立位腹部 X 线平片表现为固定孤立的肠袢，呈咖啡豆状、假肿瘤状及花瓣状，且肠间隙增宽。

药物防治　基础疗法包括禁食及胃肠减压，纠正水、电解质紊乱及酸碱平衡失调，防治感染及毒血症。

其他疗法

1. 肠切除及肠吻合术　如肠管肿瘤、炎症性狭窄等，或局部肠袢已经失活坏死，则应做肠切除+肠吻合术。

2. 短路手术　当引起梗阻的原因既不能简单解除、又不能切除时（晚期肿瘤已浸润固定，或肠粘连成团与周围组织粘连等），则可做梗阻近端与远端肠袢的短路吻合术。

3. 肠造口或肠外置术　当患者情况极严重或局部病变所限，不能耐受和进行复杂手术，可用这类术式解除梗阻。

护理防范

1. 观察患者排便和排气情况，详细记录停止排便、排气的时间，给予灌肠及肛门排气。

2. 卧床休息、禁食、胃肠减压、补液、实行肠外营养。

3. 预防和治疗肠蛔虫病。腹部大手术后及腹膜炎患者应很好地做胃肠减压，手术操作要轻柔，尽力减轻或避免腹腔感染。早期发现和治疗肠道肿瘤。腹部手术后早期活动。饱食后要避免剧烈活动，保持肠道通畅。

4. 饭前、便后洗手，忌进食不洁的食物。应少食粗纤维的食物，避免暴饮暴食。

5. 若出现腹痛、腹胀持续不缓解、肛门停止排气排便，应及时就诊。

四、结肠息肉

结肠息肉（polyp of colon，POC）按病理可分为腺瘤样息肉（包括乳头状腺瘤）、炎性息肉、肠黏膜受长期炎症刺激增生的结果、错构瘤型息肉等疾病。临床上息肉可为单个或多个，以大肠息肉多见且症状较明显。

临床表现　间断性便血或大便表面带血，多为鲜红色，致大出血者不少见；继发炎症感染可伴多量黏液或黏液血便，可有里急后重，便秘或便次增多，长蒂或位置近肛者可有息肉脱出肛门。少数患者可有腹部闷胀不适、隐痛症状。

鉴别诊断

1. 一般诊断　直肠指诊可触及低位息肉。

2. 影像学诊断

（1）肛镜、乙状结肠镜或纤维结肠镜　可直视到息肉。

（2）钡灌肠检查　可显示充盈缺损。

药物防治　一般小量出血，以口服抗生素及止血药或中药口服或灌肠为主。较大量出血除用止血药物和抗生素、输液补充电解质外，应做好术前准备。

其他疗法　单个息肉可行切除加病检同时进行。多发息肉或息肉较大有恶变征可经肛门肛窥、肠镜进行病理活检以除外恶变。低位或长蒂脱出息肉可用肛窥、直乙镜、套扎或经肛门直接切除。广基或多发息肉可经腹、会阴、骶尾部行肠壁肠段部分切除。高位息肉可行纤维结肠镜高频电切。息肉有癌变应按肿瘤行根治性切除术。

护理防范

1. 经常运动，增加运动量可以使肠道蠕动更规则并减少肠胃胀气。控制体重。

2. 忌烟酒、高脂、油腻、生冷、辛辣等刺激性食物。多吃蔬菜、水果，不吃霉变的食物。

3. 养成定期排便的习惯，排便时间不宜过长。积极治疗原有的肠道疾病。做息肉切除后不定期复查。有结肠癌家族史的高危因素，可进行遗传咨询。

五、缺血性结肠炎

缺血性结肠炎（ischemic colitis，IC）是由于结肠血管闭塞性或非闭塞性疾病所致的、以结肠供血不足为主要症状的一组综合征。IC 多由肠系膜上动脉的中结肠动脉、右结肠动脉非闭塞性缺血所致；少数由微小栓子或血栓形成闭塞性缺血所致。本病发病年龄多在 50 岁以上，其中半数患者有高血压病、动脉硬化、冠心病、糖尿病，男性略高于女性。

临床表现　临床分为坏疽型、一过型、狭窄型。没有明显的诱发因素。腹痛、腹泻、便血、恶心、呕吐和发热是最常见的临床表现。腹痛的部位大多与结肠缺血病变部位一致，多为突然发作的剧烈腹痛，呈痉挛性发作，持续数小时或数天，继而出现腹泻，粪便少量带血，严重的患者可出现暗红色或鲜血便，常有恶心、呕吐和腹胀，同时伴有体温升高，血白细胞总数和中性粒细胞升高。

鉴别诊断

1. 一般诊断　直肠指诊常可见指套上有血迹。

2. 实验室诊断

（1）血常规检查　白细胞总数和中性粒细胞计数升高。

（2）组织病理学检查　肉眼见结肠黏膜浅表性坏死和溃疡形成，或黏膜全层坏死。黏膜下有增生的毛细血管、成纤维细胞和巨噬细胞；黏膜下动脉中可有炎症改变和纤维蛋白栓子；黏膜固有层可呈透明样变性；肉芽组织周围可有嗜酸粒细胞和含血红蛋白铁的组织细胞浸润。慢性期表现为病变部位与正常黏膜组织相间的黏膜腺体损伤和腺体再生。

3. 影像学诊断

（1）X线平片　腹部平片可见结肠和小肠扩张，结肠袋紊乱，部分患者可有肠管的痉挛和狭窄。坏疽型IC有时可见结肠穿孔引起的腹腔内游离气体以及由于肠壁进行性缺血、肠壁通透性升高引起的肠壁内气体和门静脉内气体。

（2）钡灌肠造影　可以对病变的程度、病变的范围有比较全面的了解，但有引起结肠穿孔的危险，因此对病情严重伴有大量便血以及怀疑有肠坏死的患者应慎用。

（3）结肠镜检查　出现水肿、黏膜溃疡、肠壁变脆、肠道出现环状结节、阶段性红斑甚至糜烂，则可能是IC。

（4）肠系膜动脉造影　由于大部分缺IC患者的动脉阻塞部位在小动脉，肠系膜动脉造影检查难以发现动脉阻塞的征象。

（5）CT检查　部分患者可见到肠腔扩张，肠壁水肿引起的肠壁变厚等非特异性变化。

药物防治　
早期及时支持治疗，包括禁食、补充血容量、维持水与电解质平衡、维持心排血量。可选用抗生素预防感染。

1. 第三代头孢菌素　可以有效地缓解轻症IC，可以在发病初期、病情相对较轻时起到一定效果，甚至可能治愈疾病。

2. 甲硝唑　对病情较轻的患者有比较好的疗效。

其他疗法　坏疽型 IC 往往需要手术干预才能取得一定的疗效。

结肠切除术：多用于坏疽性 IC 患者，也用于部分情况较为严重的狭窄型 IC 患者。手术主要是针对发生急性血栓的患者，将其腹部切开，将血栓处的结肠切除，起到迅速解除病症、缓解病情的作用。另外大概有 15%～20%的 IC 患者会发生急性血栓。

护理防范

1. 去除诱因，如便秘、感染、心律失常、不合理使用抗高血压药、休克，患有冠心病、高血压、动脉硬化、糖尿病的患者应坚持治疗，多运动，促进血液回流，突发不明原因腹痛、便血应警惕此病发生。

2. 要注意保持肛周皮肤清洁、干燥，及时处理排泄物，用温水清洗肛周，并涂抹鞣酸软膏，养成定时排便的习惯，避免排便久蹲或用力过猛而导致肛周撕裂。

3. 术后 1 个月内禁止剧烈活动，以免影响伤口愈合。

4. 规律生活，适当锻炼。避免烟酒。进低脂、质软、少渣、无刺激性的流质或半流质饮食，少吃多餐，少吃富含纤维食物，忌生冷瓜果、牛奶及海鲜。适当控制体重。

六、胃神经官能症

胃神经官能症（gastroneurosis，GA）系高级神经活动障碍导致自主神经系统功能失常，主要为胃的运动与分泌功能失调，无组织学器质性病理改变，不包括其他系统疾病引起的胃肠道功能紊乱。

临床表现　GA 起病大多缓慢，病程可积年累月，发病呈持续性或反复发作。临床表现以胃部症状为主，患者常有反酸、嗳气、厌食、恶心、呕吐、剑突下灼热感、食后饱胀、上腹不适或疼痛，可同时伴有神经官能症的其他常见症状如倦怠、健忘、头痛、心悸、胸闷、盗汗、遗精和忧虑等。

鉴别诊断

1. 一般诊断　神经性厌食重症状者可见其体重减轻，体温、血压及空腹血糖偏低；后期可针对会出现的各种营养不良的表现如贫血、血白蛋白下降、水肿、维生素 K 缺乏等进行相应的检查。

2. 实验室诊断　对呕吐物的化验可与食物中毒、感染性胃炎等鉴别。

呕吐严重者必须检查电解质，防止低氯性碱中毒的发生。

3. 影像学诊断

（1）胃肠道 X 线检查　显示整个胃肠道的运动加速，结肠袋加深，张力增强，有时因结肠痉挛，降结肠以下呈线样阴影。结肠镜检结肠黏膜无明显异常。

（2）纤维胃镜、上消化道钡餐 X 线检查和胃电图　胃蠕动频率变慢、节律紊乱，甚至发生逆蠕动。

药物防治

1. 镇静药　可给予氯氮䓬、地西泮、氯丙嗪、苯巴比妥、甲丙氨酯或谷维素等。

2. 解痉止痛　抗胆碱能药物可使平滑肌松弛，有解痉止痛作用，如颠茄制剂、阿托品、溴丙胺太林等。

3. 神经性呕吐　可用维生素 B_6。呕吐剧烈时酌情给予氯丙嗪、异丙嗪、多潘立酮等。

4. 肠神经官能症　便秘可予滑润剂如液状石蜡、氧化镁、羟嗪和植物黏液性物质。腹泻可用复方地芬诺酯或 0.25%普鲁卡因灌肠，每天 1 次，也可用洛哌丁胺。

护理防范

1. 尽量少吃刺激性食品，避免过度饮食、高脂饮食、产气的蔬菜及豆类、精加工面粉等，更不能饮酒和吸烟。记录引起不适的食物，避免再次食用。少食多餐。

2. 便秘患者每天至少饮水 1.5～2L，摄入膳食纤维 25～30g。

七、神经性呕吐

神经性呕吐（nervous vomiting, NV），又称心因性呕吐，指一组自发或故意诱发反复呕吐的精神障碍，呕吐物为刚吃进的食物。该病不伴有其他的明显症状，无明显器质性病变为基础，多数无怕胖的心理和减轻体重的愿望，但体重无明显减轻。本病女性比男性多见，通常发生于成年早期和中期。

临床表现　一般在进食后呕吐，无明显恶心及其他不适，以后在类似情况下反复发作。呕吐患者否认自己有怕胖的心理和要求减轻体重的愿望，对自身的健康很关心，常常在呕吐后进食，甚至边吐边吃，呕吐不影响下次进食的食欲。患者因总的进食量不减少，故体重无显著减轻，体重常保持在正常体重的 80%以上。无内分泌紊乱等现象。

鉴别诊断　自发的或故意诱发的反复发生于进食后的呕吐，呕吐物为刚吃进的食物；体重减轻不显著，保持在正常体重值的 80%以上；这种呕吐几乎每天发生，并至少已持续 1 个月；无导致呕吐的神经和躯体疾病。

药物防治　根据呕吐轻重及化验检查水、电解质、酸碱平衡结果，进行对症支持治疗，如予以维生素、能量合剂等；对呕吐症状进行对症处理，小剂量舒必利静脉滴注对呕吐有效，具有抗焦虑作用的药物，如抗抑郁药、抗焦虑药均对缓解症状也有一定帮助。

1. 抗恶心药物　如硫酸阿托品、颠茄、氢溴酸山莨菪碱、丁溴酸东莨菪碱等。轻度患者可服颠茄合剂 10mL，每天 3 次。或口服甲氧氯普胺，成人 5~10mg，每天 3 次。5~14 岁儿童剂量宜减半。

2. 慎用抗抑郁药　如阿米替林，成人口服 25mg，每天 2~3 次；或多塞平，成人口服 25mg，每天 2~3 次。或遵医嘱。

其他疗法　NV 的治疗需要结合心理治疗。通过澄清与 NV 有关的心理社会性因素，帮助患者理解呕吐的心理学意义，进行有针对性的解释、疏导、支持治疗；也可采用认知-行为治疗、厌恶治疗或阳性强化等行为治疗，可减少呕吐行为。

护理防范

1. 要保持平和的心情，避免紧张焦虑，要注意休息，避免熬夜、过度劳累。增强体育锻炼，丰富个人生活。

2. 饮食的时候要定时定量，不要太饱，食物要新鲜卫生，禁忌辛辣肥腻的食物，少量多次进食。

八、神经性嗳气

神经性嗳气（nervous eructation，NE）有反复发作的连续性嗳气，企图通过嗳气来解除患者本人认为是胃肠充气所造成的腹部不适和饱胀。然而，嗳气是由于不自觉地反复吞入大量空气才发生的，与进食无关。此症有癔症色彩，多在别人面前发作。

临床表现　在过去 12 个月内，至少有 12 周时间（不必连续）出现：①客观上观察到吞气；②令人烦恼的反复嗳气；③排除其他疾病。

鉴别诊断 反复发作的连续性嗳气，未有其他疾病症状。

药物防治 一般不主张药物治疗。症状严重时，可试用苯二氮䓬类药物。如地西泮，成人口服 2.5～5mg，每天 3 次；或艾司唑仑，成人口服 1～2mg，每天 3 次；或晚上睡前服 1～2mg。或遵医嘱。

护理防范 避免嚼硬物、口香糖和饮产气饮料，鼓励细嚼慢咽、小口吞咽等，克服不良饮食习惯。进食不宜过快，避免过饱或过饥，不吃刺激性食物，不宜受凉。戒烟戒酒。

九、神经性厌食

神经性厌食（anorexia nervosa，AN）又名精神性厌食症，属精神性的进食障碍、以故意节食致体重减轻为特征的一种进食障碍，属于精神科领域中"与心理因素相关的生理障碍"一类。其主要特征是以强烈害怕体重增加和发胖为特点的对体重和体型的极度关注，盲目追求苗条，体重显著减轻，常有营养不良、代谢和内分泌紊乱，如女性出现闭经。严重患者可因极度营养不良而出现恶病质状态、机体衰竭从而危及生命，5%～15%的患者最后死于心脏并发症、多器官功能衰竭、继发感染、自杀等。

临床表现

1. 心理和行为障碍　主要包括追求病理性苗条和多种认知歪曲症状。

2. 生理障碍　患者长期处于饥饿状态，能量摄入不足而产生营养不良，导致机体出现各种功能障碍，其营养不良导致的躯体并发症累及全身各个系统。

3. 常见症状　畏寒，便秘、胃胀、恶心、呕吐、嗳气等胃肠道症状，疲乏无力、眩晕、晕厥，心慌、心悸、气短、胸痛、头昏眼花，停经（未口服避孕药）、性欲减低、不孕，睡眠质量下降、早醒。

鉴别诊断

1. 体重下降，皮下脂肪消失。血压、体温、脉搏降低，肢端发绀，皮肤、头发干燥，脱发，腹胀、便秘，进食勉强，易发生腹泻，进食量明显小于常人。症状至少已 3 个月。可有间歇发作的暴饮暴食。

2. 节食致体重减轻，至少达到下述标准之一：①比原先体重减轻 25%以上（减 15%以上为可疑病例）；②比标准体重低 25%以上（低 15%以上为可疑）；③Qutelet 体重指数[体重（kg）/身高 ^{2}（m^2）]低于 17.5 可视为符合诊断的体重减轻。身高厘米数减 105，即得正常体重的千克数。

3. 常可有病理性怕胖　异乎寻常地害怕发胖，患者给自己制订一个过低的体重界限，这个界值远远低于其病前医生认为是适度的或健康的体重。

药物防治　急性治疗期主要强调快速而有效地增加体重，而维持治疗期的作用是防止疾病复发。

1. 抗精神病药物　主要用舒必利和氯丙嗪，有助于减轻进食焦虑，降低代谢和增加体重。

2. 抗抑郁药　对于伴抑郁症状者，可用氯米帕明之类的抗抑郁药，既可使抑郁症状改善，又可增加食欲和体重。

其他疗法　行为治疗、认知治疗、心理动力学治疗和家庭治疗，均有一定作用。

护理防范

1. 树立正确的审美观，提高自身精神修养，合理宣泄情绪，多参加社交及文体活动。

2. 每周 1 次监测患者体重。家属应严密监护患者是否存在自伤行为、在进食期间及饭后 1h 内密切监督，避免患者丢弃食物、饭后导吐、导泻等行为发生。

3. 多食新鲜的水果和蔬菜。少吃零食，节制零食和甜食。通过食疗也可以增强食欲，消除厌食。

十、肠性脂质营养不良

肠性脂质营养不良（intestinal lipodystrophy，IL）又名 Whipple 病，系一种病因不明的脂质吸收不良综合征。临床表现皮肤色素沉着、紫癜、脂肪痢、关节炎等症状。

临床表现　皮肤损害为广泛的黑变病，小腿结节、紫癜，腹部可触及柔软、无定形肿块。关节痛、关节炎可绵延数年后而出现胃肠道症状如腹痛、脂肪痢等，面色苍白，消瘦乏力，营养不良性水肿，外周淋巴结肿大，可伴有发热、血沉增快、贫血。

鉴别诊断

1. 一般诊断　患者面色苍白，消瘦乏力，营养不良性水肿，外周淋巴结肿大，可伴有发热。皮肤色素沉着，紫癜，脂肪痢，关节炎等。

2. 实验室诊断

（1）血液检查　血沉增快、贫血。

（2）组织病理　肠壁及淋巴管有致密的饱和糖蛋白、巨噬细胞浸润。过碘酸雪夫染色阳性；电镜检查可在肠系膜淋巴结、周围淋巴结、胃肠黏膜下及肝、脾、胰、心脏等中见杆菌样小体。

药物防治

1. 西药防治　应用四环素族抗生素，控制症状后可间歇使用维持量。病情严重者可酌用类固醇激素。身体衰竭者可给予支持疗法。

2. 中医药治疗　可用人参健脾丸配合治疗，应遵医嘱用药。

护理防范　避免接触感染的患者。纠正不良生活习惯，注意个人卫生。患者需长期接受抗感染治疗，不可擅自停药、换药，且需要定期复查，给予患者心理支持。

十一、癔球症

癔球症（globus hystericus，GH）是主观上有某种说不清楚的东西或团块，在咽底部环状软骨水平处引起胀满、受压或阻塞等不适感。此部位的运动功能异常也被称为环咽部运动障碍。普通人群中的一半间歇性地有此感觉，但以围绝经期女性多见。患者在发病中多有精神因素，性格上有强迫观念。

临床表现　主要临床表现为特殊形式的咽下困难，经常做吞咽动作以求解除症状，有咽部异物感等。喉部持续或间断的无痛性团块、异物感、烧灼感、痒感、紧迫感、黏着感等。感觉出现在两餐之间。没有吞咽困难或吞咽痛。没有胃食管反流导致该症状的证据。没有以组织病理学为基础的食管运动障碍。

鉴别诊断

1. 一般诊断　特殊形式的咽下困难，经常做吞咽动作以求解除症状，有咽部异物感等。

2. 实验室诊断

（1）食管腔内压力测定　是 GH 诊断中必要的检查之一。

（2）食管 pH 监测　是了解 GH 患者是否存在胃食管反流病的金标准。

3. 影像学诊断

（1）X 线检查　咽部及食管吞钡造影是本病的常规检查之一，对发现或排除局部结构或功能的异常有重要价值。

（2）颈部超声　了解是否存在甲状腺病变导致的咽部异物感。

药物防治

1. 西药防治

（1）镇静药、抗抑郁药　对于伴有焦虑、抑郁、惊恐等心理障碍者，可用苯二氮䓬类镇静药或三环类抗抑郁药，如丙米嗪治疗。

（2）促胃动力药、抑酸药　对于伴有胃食管反流的患者，可使用促胃肠动力药如多潘立酮、莫沙必利，以及抑酸药如奥美拉唑、西咪替丁等。

2. 中医药治疗　可用中成药如金嗓散结丸、金嗓利咽丸、健民咽喉片、草珊瑚含片等，以减轻症状。

其他疗法　心理治疗：一般以抗抑郁以及抗焦虑为主，需要仔细检查，医生辅以耐心解释，解除其心理负担，从而达到治疗的目的。

护理防范　加强体育锻炼，增强体质。

十二、弥漫性食管痉挛

弥漫性食管痉挛（diffuse spasm of esophagus，DSOE）是以高压型食管蠕动异常为动力学特征的原发性食管运动障碍，患者主要表现出疼痛和吞咽困难的症状，该病多见于 50 岁以上的中老年人群。DSOE 病因尚不明确，与很多因素有关，如神经病变、精神因素、药物因素等。本病可以通过药物治疗或手术治疗来治愈，多数患者预后良好。

临床表现　DSOE 最常见的症状是疼痛和吞咽困难，部分患者会有食物反流的症状。此外，该病还会导致心律失常、吸入性肺炎、晕厥等疾病。

鉴别诊断

1. 一般诊断　疼痛和吞咽困难，部分患者会有食物反流的症状。

2. 实验室诊断

（1）食管测压检查　若见到食管中下段非推进性和反复发作的高振幅、长时间收缩波形，可以确诊。

（2）食管 24h pH 监测　根据检测患者食管酸碱度值的大小，明确食管痉挛以及胸痛是否是由食管反流引起，可以明确病因。

（3）食管酸灌注试验　可以检测食管对酸刺激反应的诱发试验，通过食管内灌注酸性溶液可以诱发类似食管炎的症状，可用于协助诊断反流性食管炎，并与心绞痛进行鉴别，一般作为辅助检查。

3. 影像学诊断

（1）食管钡餐造影　典型表现为食管呈节段性收缩。一般应做多轴照片观察，左侧位片中可见到食管壁增厚的征象，但其敏感性和特异性不高，约 50%可误诊为贲门失弛缓症或其他疾病。

（2）CT 扫描　可发现食管痉挛有食管壁增厚、光滑、对称、收缩为环食管壁周径，位于食管远端 1/3 处。食管周围脂肪层正常。

（3）食管内镜检查　无临床症状时内镜检查可无阳性发现，黏膜正常，镜体通过无阻力；如患者临床症状明显，则检查时内镜可能无法探入，需用镇静药或在全麻下进行检查。

药物防治

1. 抗胆碱能药物　静脉注射抗胆碱能药物可缓解痉挛症状，但口服几乎毫无疗效。常用的药物有阿托品、东莨菪碱、山莨菪碱等。

2. 钙通道阻滞药　常用的药物有维拉帕米、硝苯地平、地尔硫草等。

3. 亚硝酸盐　舌下含服硝酸甘油或硝酸异山梨酯等。可间断或规则用药，一般餐前应用效果好。

4. 抗焦虑药　有时应用镇静催眠药可以缓解由于食管异常收缩产生的胸痛，但不降低食管压力，对精神紧张引起的食管源性胸痛有明显疗效。

其他疗法

1. 手术治疗　食管肌层切开术，通过将食管肌层切开避免食管痉挛发作，比较适合于用药物治疗无效的患者。

2. 心理治疗　帮助患者认识疾病的良性性质，缓解忧虑情绪，保持乐观心态，在进食过程中患者尽量避免出现激动的情绪。

3. 食管扩张疗法　适合症状严重且括约肌功能异常的患者，可以改善患者的食管通过功能，缓解患者吞咽困难症状，从而缓解食管源性胸痛。

护理防范

1. 饮食以清淡为主，多吃蔬果，合理搭配膳食，注意营养充足。细嚼慢咽，避免食用寒冷食物及刺激性食物，少食多餐，必要时增加饮水量。养成良好的饮食习惯。

2. 避免情绪激动、紧张等诱因。

3. 手术治疗的患者需要禁食 1 周，待食管切口基本恢复后可进流质饮食，逐渐过渡至半流质饮食以及普食，一般术后 2 个月可以恢复正常饮食。术后第 2 天可以进行床上肢体运动，第 3～5 天后可以适当下床运动。

4. 按照医嘱复查，不能私自停药，用药期间若出现不良反应，需要及时告知医生。

十三、上消化道出血

上消化道出血（upper gastrointestinal bleeding，UGB）是指食管、胃、十二指肠、上段空肠（十二指肠悬韧带以下约 50cm 一段）以及胰管和胆道病变引起的出血，其临床表现以呕血和（或）黑粪为主，消化性溃疡是最常见的出血病因。

临床表现　UGB 症状与出血量和出血速度相关，最典型症状是呕血和（或）黑粪。随着失血量增加，还会出现头晕、面色苍白、无力、发冷等症状，甚至可能出现休克，进而危及生命。

鉴别诊断

1. 一般诊断　有呕血和（或）黑粪，若出血量大、速度快，呕出的血液呈紫红色或鲜红色，若血液停留胃肠道内较长时间，多为柏油样便或咖啡样呕吐物。伴发热，一般不超过 38.5℃，可持续 3～5d。

2. 实验室诊断

（1）血常规　红细胞及血红蛋白在急性出血后 3～4h 开始下降，血细胞比容也下降。白细胞、中性粒细胞应激性升高。

（2）粪便隐血试验　当出血量超过 5mL 就可为阳性。

（3）血 BUN　出血后数小时内开始升高，24h 达高峰，大多不超过 14.3mmol/L（40mg/dL），3～4d 后降至正常。

3. 影像学诊断

（1）内镜检查　胃镜直接观察即能确定出血部位，并可根据病灶情况作相应的止血治疗。

（2）血管造影　当内镜检查未能发现病灶、估计有消化道动脉性出血时，可选择血管造影，若见对比剂外溢则是消化道出血的最可靠征象，立即予以经导管栓塞止血。

（3）X 线钡剂造影　适用于胃镜检查禁忌证或不愿进行胃镜检查患者，但在活动性出血期间不宜选择该项检查，否则会因按压腹部而引起再出血或加重出血。

（4）放射性核素扫描　采用核素（例如 ^{99m}Tc）标记患者的红细胞后，再从静脉注入患者体内，当有活动性出血而出血速度能达到 0.1mL/min，核素便可以显示出血部位。

药物防治

1. 法莫替丁注射液　每次20mg用 5% 的葡萄糖250mL稀释静脉滴注，时间维持 30min 以上，或加生理盐水 20mL 静脉缓慢推注（不少于 3min）。每天 2 次（间隔 12h），疗程 5d。一旦病情许可，应迅速将静脉用药改为口服给药。

2. 注射用泮托拉唑钠　用于急性 UGB，静脉滴注。每次 40～80mg，每天 1～2 次。

3. 凝血酶冻干粉　消化道止血用生理盐水或温开水（不超 37℃）溶解成 10～100U/mL 的溶液，口服或局部灌注，也可根据出血部位及程度增减浓度、次数。

4. 注射用生长抑素　用于严重急性 UGB。首先缓慢静脉推注 0.25mg（用 1mL 生理盐水配制）作为负荷量，而后马上进行以 0.25mg/h 的速度持续静脉滴注给药。当两次输液给药间隔大于 3～5min 的情况下，应重新静脉注射本品 0.25mg，以确保给药的连续性。

5. 垂体后叶素　用药剂量一般为 0.2～0.4U/min，持续静脉滴注。使用 12～24h 后，可减半量再用 8～12h。老年人、心脏病、高血压等患者慎用。可同时舌下含硝酸甘油或硝酸异山梨酯。

其他疗法

1. 手术治疗　经颈静脉肝内门体分流术用于食管-胃底静脉曲张导致的大出血（出血量大于全身血量的 30%～50%）。胃大部切除术常用于胃溃疡、十二指肠巨大溃疡导致的大出血。介入治疗常用于胃癌导致的 UGB。是在出血的动脉处注射栓塞剂，把局部动脉堵上从而达到止血目的。

2. 内镜治疗　内镜下如果有活动性出血或暴露血管的溃疡，应及时进行止血。内镜治疗的方法有注射凝血药物、电凝（用器械使局部组织凝固坏死从而止血）、热治疗、止血夹、硬化疗法以及内镜下食管静脉曲张套扎术等。

3. 三腔二囊管球囊压迫　适用于食管-胃底静脉曲张破裂出血。如药物止血效果不佳，可考虑使用。

护理防范

1. 注意调整饮食，戒烟戒酒。饮食选择清淡、细软、易消化的食物，避免辛辣刺激。多吃蔬菜水果，果蔬中含有大量的维生素有助于止血。还应多吃膳食纤维，可促进排便，防止便秘。

2. 劳逸结合，调节情绪。UGB 时，由于大量鲜血流出会使患者精神紧张，容易导致食管狭窄引起呛咳。避免高强度的运动。

3. 积极治疗。如果出现 UGB，应该清除口腔中的血液，尽早到医院进行治疗。出现 UGB 的时候以对症治疗为主，另外需要针对病因进行根治性的治疗。

十四、肠易激综合征

肠易激综合征（irritable bowel syndrome，IBS）是一种持续或间歇发作，以腹痛、腹胀、排便习惯和（或）大便性状改变为特征，而无器质性病变的常见功能性肠病。患者以中青年人为主，男女比例约 1∶2，有家族聚集倾向。按照大便的性状将 IBS 分为腹泻型、便秘型、混合型和不定型四种临床类型。

临床表现　主要临床表现是腹痛、排便习惯和粪便性状的改变。腹泻型 IBS 常排便较急，粪便呈糊状或稀水样，可带有黏液，但无脓血。部分患者腹泻和便秘交替发生。便秘型 IBS 常有排便困难，粪便干结、量少，呈羊粪状或细杆状，表面可附黏液。常伴腹胀、排便不尽感。部分患者有消化不良症状和失眠、焦虑、抑郁、紧张等精神症状。

鉴别诊断

1. 一般诊断　有腹痛、胀气、恶心、呕吐、便秘、腹泻等症状。体格检查时有腹部轻压痛，有时可于腹部触及乙状结肠曲或痛性肠襻。直肠指检可感到肛门痉挛、张力高，可有触痛。部分患者有多汗、脉快、血压高等自主神经失调表现。

2. 实验室诊断　旨在排除器质性病变，多次（至少3次）粪常规培养均阴性，大便隐血试验阴性，大便呈水样便、软便或硬块，可有黏液，无其他异常。血、尿常规正常，血沉正常。

3. 影像学诊断

（1）X 线钡灌肠检查　常无异常发现，少数病例因肠管痉挛出现"线征"，其他非特异性的表现可有结肠袋加深或增多等。

（2）结肠镜检查　结肠黏膜无明显异常，或示肠腔痉挛等激惹现象，黏液增多，黏膜活检无异常。

（3）B超检查　肝、胆、脾、肾、胰等脏器均无异常。

药物防治

1. 匹维溴铵片　成人常用推荐剂量每天 3～4 片，少数情况下，如有必要可增至每天 6 片。

2. 复方谷氨酰胺肠溶胶囊　每天 3 次，每次 2～3 粒。治疗 1 周后症状可能会有明显改善。

3. 蒙脱石散　用于轻度腹泻者。口服。成人每次 3g，每天 3 次。儿童 1 岁以下每天 3g，分 3 次服；1～2 岁每天 3～6g，分 3 次服；2 岁以上每天 6～9g，分 3 次服。

4. 复方地芬诺酯片　用于腹泻症状较重者。口服，成人每次 1～2 片，每天 2～3 次，首剂加倍，饭后服。

5. 乳果糖口服溶液　用于慢性功能性便秘。成人和 14 岁以上的儿童起始量每天 15～30mL，维持量每天 7.5～15mL。6～14 岁的儿童起始量每天 15mL，维持量每天 5～10mL。婴幼儿和 6 岁以下的儿童起始量每天 5～10mL，维持量每天 5mL。

6. 双歧杆菌活菌胶囊　用于纠正肠道菌群失调。餐后口服，成人每次 1～2 粒，早、晚各 1 次。

其他疗法

1. 调整饮食　详细了解患者的饮食习惯及其与症状的关系，避免敏感食物，避免过量的脂肪及刺激性食物如咖啡、浓茶、酒精等，并减少产气食物（如奶制品、豆类等）的摄取。高纤维素食物（如麸糠）可刺激结肠运动，对改善便秘有明显效果。

2. 心理和行为治疗　对患者进行耐心的解释工作，具体包括心理治疗、生物反馈疗法等，对于有失眠、焦虑等症状者，可适当予以镇静药。对腹痛症状重、上述治疗无效且精神症状明显者可试用抗抑郁药。

（吴馥凌　刘文钦）

第五章　内分泌-代谢系统疾病

第一节　糖尿病及并发症

一、糖尿病

糖尿病（diabetes mellitus，DM）是由遗传、免疫、感染及其毒素、自由基、精神等各种致病因子作用于机体，导致胰岛功能减退、胰岛素抵抗等而引发的糖、蛋白质、脂肪、水和电解质等一系列代谢紊乱综合征。临床以高血糖为主要特点。持续高血糖与长期代谢紊乱等可导致全身组织器官，特别是眼、肾、心血管及神经系统的损害及其功能障碍和衰竭。严重者可引起失水、电解质紊乱和酸碱平衡失调等急性并发症，酮症酸中毒和高渗昏迷。典型病例可出现多尿、多饮、多食、消瘦等表现，即三多一少症状。2019 年全世界 DM 患者中国 DM 患者数排第一位，据估计 MD 可使人均期望寿命减少 15 年。

临床表现　作为一种慢性疾病，目前尚不能根治。其典型临床表现如下。

1. 多饮、多尿、多食和消瘦　严重高血糖时出现典型的三多一少症状，多见于 1 型糖尿病。发生酮症或酮症酸中毒时三多一少症状更为明显。

2. 疲乏无力，肥胖　多见于 2 型 DM。2 型 DM 发病前常有肥胖，若得不到及时诊断，体重会逐渐下降。

鉴别诊断　作为多代谢异常综合征的基本病变，除胰岛素抵抗和不同程度的糖调节异常外，DM 患者常伴有血脂异常、高血压、高尿酸血症、肥胖等，加重血管病变的发生和发展。虽然常见其临床表现"三多一少"，但仍有一部分人无任何表现。

经过大量的研究认证，2010 年美国 DM 协会（ADA）指南认为糖化血红蛋白（HbA1c）检查可以作为糖尿病诊断的重要标准之一。正常参考值在 $4.0\% \sim 6.0\%$ 的医院，HbA1c≥6.5%可作为诊断 DM 的参考。

药物防治

1. 西药防治

（1）口服降糖药物　口服降糖药可分为促胰岛素释放（分泌）药、胰岛素增敏药、α-糖苷酶抑制药以及新型的促葡萄糖糖排泄的钠-葡萄糖协同转动蛋白 2（SGLT2）抑制剂。促胰岛素释放（分泌）药包括磺酰脲类、格列奈类和二肽基肽酶Ⅳ（DPP-4）抑制剂；胰岛素增敏药包括双胍类和噻唑烷二酮类（TZD）。在这些口服抗糖尿病药物中，促胰岛素分泌药可引起低血糖反应，被称为口服降糖药；而胰岛素增敏药和 α-糖苷酶抑制药一般不引起低血糖反应，被称为抗高血糖药物。我国常见口服降糖药使用方法和特点见表 5-1。

表 5-1　我国常见口服降糖药使用方法和特点

分类	通用名	每片剂量/mg	每天常用剂量范围/（mg/d）	分服次数/次	低血糖	体重改变	其他安全性问题
双胍类	二甲双胍	250，500，850	500～2000	2～3	无	中性	胃肠道反应，乳酸性酸中毒
	二甲双胍缓释片	500	500～2000	1～2	无	中性	胃肠道反应，乳酸性酸中毒
磺脲类	格列本脲	2.5	2.5～15.0	1～3	有	增加	—
	格列吡嗪	2.5，5.0	2.5～30.0	1～3	有	增加	—
	格列吡嗪缓释片	5	5～20.	1	有	增加	—
	格列齐特	80	80～320	1～2	有	增加	—
	格列齐特缓释片	30	30～120	1	有	增加	—
	格列喹酮	30	30～180	1～3	有	增加	—
	格列美脲	1.2	1～8	1	有	增加	—
	消渴丸（含格列本脲）	0.25（含格列本脲/粒）	5～30 粒（含1.25～7.5mg 格列本脲）	1～3	有	增加	—
格列奈类	瑞格列奈	0.5，1.0，2.0	1～16	2～3	有	增加	—
	那格列奈	120	120～360	2～3	少	增加	—
	米格列奈钙	10	30～60	2～3	有	增加	—

分类	通用名	每片剂量/mg	每天常用剂量范围/（mg/d）	分服次数/次	低血糖	体重改变	其他安全性问题
α-葡萄糖苷酶抑制剂	阿卡波糖	50	100～300	2～3	无	中性	胃肠道反应
	伏格列波糖	0.2	0.2～0.9	2～3	无	中性	胃肠道反应
	米格列醇	50	100～300	2～3	无	中性	—
DDP-4抑制剂	西格列汀	100	100	1	很少	中性	
	沙格列汀	5	5	1	很少	中性	
	维格列汀	50	1000	2	很少	中性	
	利格列汀	5	5	1	很少	中性	
	阿格列汀	25	25	1	很少	中性	
TAD	罗格列酮	4	4～8	1～2	无	增加	
	吡格列酮	15	15～45	1	无	增加	—

（2）胰高血糖素样肽-1受体激动剂　目前在国内上市的该类药物包括艾塞那肽和利拉鲁肽两种。从小剂量开始，逐步增加至有效剂量，可增加患者的用药依从性。

（3）胰岛素及其类似物　胰岛素是DM药物治疗的重要手段之一，根据作用特点的差异，胰岛素又可分为速效胰岛素类似物（门冬胰岛素和赖脯胰岛素）、短效胰岛素（普通胰岛素和中性可溶性胰岛素）、中效胰岛素（低精蛋白锌胰岛素和珠蛋白锌胰岛素）、长效胰岛素（精蛋白锌胰岛素）、胰岛素类似物（甘精胰岛素和地特胰岛素）以及预混的胰岛素。

1型DM患者由于胰岛素的绝对缺乏，必须依赖胰岛素控制高血糖并降低DM并发症的发生风险，且需终身胰岛素替代治疗。2型糖尿病患者在生活方式与口服降糖药物联合治疗的基础上，若血糖仍未达到控制目标（HbA1c＞7.0%），可考虑开始口服降糖药物与胰岛素的联合治疗。

2. 中医药治疗　以地黄、天花粉、葛根、黄芪等为主要成分的中成药或方剂具有滋补肾阴、生津止渴、益气降糖的功效，对糖尿病有辅助治疗作用。

护理防范

1. 严格按DM饮食进餐，膳食中碳水化合物所提供的能量应占总能量的 50%～60%；DM 肾病患者，不建议蛋白质摄入低于每天建议摄入量 [0.8g/（kg·d）]；食物中胆固醇摄入量<300mg/d，不应超过饮食总能量的 30%。补充 B 族维生素、维生素 C、维生素 D 以及多种微量营养素。提高膳食纤维的摄入。禁酒戒烟。每周定期测量体重。

2. 低盐低糖，足量饮用白开水，进餐细嚼慢咽，进餐时先吃蔬菜，最后吃主食。餐后 1h 适当做有氧活动，活动量不宜过大、过长，避免活动时受伤，活动时随身携带甜食及病情卡，以备急需。

3. HbA1c 的定期测定。建议治疗之初每 3 个月检测 1 次，一旦达到治疗目标可每 6 个月检查 1 次。但对于患有贫血和血红蛋白异常疾病的患者，HbA1c 的检测结果是不可靠的，应以空腹或餐后静脉血糖来评价血糖为准。

4. 口服降糖药者应按时按量服药，不可随意增量或减量，观察有无低血糖反应。如果进餐量少应相应减少药物剂量，有可能误餐时提前做好准备。

5. 加强口腔护理，皮下注射时应有计划地改换注射部位，严格无菌操作，防止感染。

6. 准确胰岛素的输入，当患者出现强烈饥饿感，伴软弱无力、恶心、心悸、意识障碍，或于睡眠中突然觉醒伴皮肤潮湿多汗时，均应警惕低血糖的发生。

7. 修剪指趾甲略成弧形，与脚趾等缘。鞋袜应平整、宽松。动态观察足部末梢循环的状况和足部皮肤感觉。

8. 高危人群中开展 DM 筛查。

二、糖尿病心脑血管疾病

糖尿病心脑血管疾病（diabetic cardiovascular and cerebrovascular diseases，DCACD）包括 DM 性心血管疾病和 DM 性脑血管疾病。

1. DM 性心血管疾病　是 DM 引发的心血管系统的微血管和大血管病变，主要包括冠心病、DM 性心血管自主神经病变、DM 性心肌病、DM 下肢动脉病变等。约 1/3 的 DM 患者存在高三酰甘油血症、高胆固醇血症。有些患者虽无高脂血症，但是可以有脂蛋白和载脂蛋白成分比例失调，因此，DM 容易并发动脉粥样硬化。与非 DM 患者相比，DM 患者心血管疾病的发病率、死亡率高，其中心肌梗死的死亡率最高。

2. DM 性脑血管疾病　是 DM 患者易发的脑血管疾病，其临床特点是脑梗死、脑血栓形成等缺血性病变多见，而脑出血较少。

临床表现

1. 高血压　可有头昏、头痛，但有些患者无症状，仅体检发现，但应排除其他原因引起的血压升高，如嗜铬细胞瘤、原发性醛固酮增多症、皮质醇增多症、肾小球肾炎等。

2. 心脏表现　可表现为胸闷、活动后气促、心绞痛，严重者可表现为心力衰竭、心肌梗死、心律失常甚至猝死。心界可扩大，心率增快或固定，心音可低钝。可出现心功能不全的表现：颈静脉充盈，端坐呼吸，唇发绀，肝脾大，下肢水肿。

3. 脑　可有失语、神志改变、肢体瘫痪等定位体征，伴脑萎缩可表现智力下降、记忆力差、反应迟钝等。脑血管病变可表现定位体征及神志改变。

4. 下肢　可有小腿及足部发凉、软弱、困倦，行路不能持久，行走感乏力加重，休息 2～3min 后即消失，之后可出现间歇性跛行。

鉴别诊断

1. 血糖增高、血脂异常、血黏度增高等变化。

2. 脑脊液检查、CT 或高分辨 MRI、脑血流检查（脑超声多普勒、局部脑血流、单光子发射断层扫描）、脑血管造影等有助于明确诊断。

3. 心电图显示　左心室肥厚，ST 段、T 波改变，病理性 Q 波，早搏、传导阻滞。左心功能检测、收缩间期测定时，心脏射血前期（PEP）/左心室射血时间（LVET）比值增大。

4. DM 高血压症　约 50%高血压病患者中存在胰岛素抵抗，胰岛素抵抗、高胰岛素血症和代谢综合征与 2 型 DM 密切相关，甚至认为是其始因。

药物防治
药物治疗主张小剂量单用或联合用药，不宜超常规加量治疗。在控制达标的同时要兼顾靶器官保护和对并发症的治疗作用,避免或减轻、减少不良反应，权衡利弊。

1. 调整血脂水平。

2. 控制血糖水平。

3. 使用血管紧张素转换酶抑制药或血管紧张素 Ⅱ 受体拮抗药, 临床应用参见后述的"糖尿病肾病"。

4. 选择性强的 β 受体阻滞剂。

5. 抗血小板药物和抗凝治疗。

其他疗法

1. 冠状动脉血流重建术等。糖尿病高血压症比较常见。

2. 针灸治疗　取穴以足阳明经穴为主，辅以太阳、少阴经穴。

护理防范

1. 积极控制高血糖，尤其是餐后高血糖。饮食宜低盐、低脂、低糖、低胆固醇、柔软、易咀嚼、易消化。多吃含纤维素的新鲜蔬菜水果。

2. 积极控制心血管病的危险因素，如高血压、高脂血症、高黏滞血症、肥胖。血压控制在 130/80mmHg 以下，血脂及血黏度也应控制在正常范围。

3. 定期检测各项指标，如血糖、血压、血脂、体重指数、心电图等。

4. 调整生活习惯，调整不合理的饮食结构，饮食应科学、合理，适当限制脂肪及钠盐的摄入，以清淡饮食为主。同时多吃新鲜水果蔬菜，戒烟限酒，保持大便通畅。

5. 注意休息，不熬夜，保证充足的睡眠，不做剧烈运动。

三、糖尿病周围神经病变

糖尿病周围神经病变（diabetic peripheral neuropathy，DPN）是指在排除其他原因情况下，DM 患者出现周围神经功能障碍，包括脊神经、脑神经及自主神经病变，其中，以远端周围对称性感觉和运动神经病变或自主神经病变最为常见。

临床表现

1. 典型症状　早期表现为四肢远端的感觉异常、麻木、触觉敏感性下降。感觉缺损通常呈对称性，伴有振动觉、痛觉以及温度觉的减退。典型病例有烧灼样、针刺样疼痛，主要累及下肢，在安静状态下及夜间加重；可有"足底如垫厚纸板"样感觉。进展期患者痛觉逐渐减退，甚至有持续性的感觉缺失。

2. 单纯眼神经病变　可出现眼球活动受限、斜视、复视、患侧眼睑下垂；但对光反射存在。

3. 多发性神经根病变　如肋间神经病变出现类似单纯疱疹样躯干的放电样疼痛；腰丛或股神经受累表现为疼痛、无力、肌萎缩三联征（DM性肌萎缩），该疼痛不能通过休息缓解，且典型者在夜间加重，影响睡眠。多见于老年 2 型 DM 重症。

4. 其他　可有自主神经症状，其特征包括勃起功能障碍；直立性低血压；DM 胃轻瘫、便秘或腹泻；膀胱乏力伴尿潴留，非对称性或对称性尿路感染；心脏自主神经病变；无症状低血糖等。

鉴别诊断

1. 一般诊断　体格检查：踝反射、针刺痛觉、震动觉、压力觉和温度觉。

2. 其他　心率变异性及直立性血压变化测定，24h 动态血压监测明确 DM 心血管自主神经病变；胃电图、^{13}C 呼气试验、胃排空的闪烁扫描明确 DM 胃轻瘫；性激素水平评估排除性腺功能减退；超声检查可判断膀胱容量、残余尿量等确定 DM 神经膀胱。

药物防治

1. DM 性周围神经痛、三叉神经痛　①卡马西平，成人口服每次 0.2g，每天 3 次，可暂时止痛。②缓解慢性神经痛，试用阿米替林每晚 30～50mg 可能有效；或氟奋乃静每次 0.5～2.0mg，每天 2～3 次。③肌醇片，每次 1.0g，每天 2 次。④B 族维生素，如维生素 B_{12} 或甲钴胺、维生素 B_6、维生素 B_1、维生素 B_2、维生素 B_5 等。⑤其他，如索比尼尔、托瑞司他，以及腺苷钴胺、康络素等。

2. 远端周围肌痉挛　可用丙米嗪每晚 50～100mg 治疗痉挛性疼痛，尚可与氟奋乃静合用。

护理防范

1. 控制血糖，将糖化血红蛋白控制在 7% 以内。血压控制在 130/80mmHg 以下。低脂饮食。戒烟限酒。

2. 监测血糖、血压、心率，每天注意观察足部有无不适或其他表现。选择透气性良好、质软的合脚鞋袜；经常检查并取出鞋内异物；每天洗脚，水温不宜过高；可用中性润肤霜均匀涂擦，防止干裂。

3. 诊断后每年至少接受 1 次 DM 周围神经病变评估。病程长或伴随眼底病变、肾病等微血管并发症的高危患者应每 3～6 个月进行复查。

四、糖尿病视网膜病变

糖尿病视网膜病变（diabetic retinopathy，DR）是 DM 微血管病变中最重要的表现之一，是 DM 患者后天失明的主要原因。约 1/4 的 2 型 DM 患者在诊断时就发现早期背景的 DR，以后以约 8% 的速度递增。DR 亦是成人致盲的首要原因，为非 DM 患者致盲的 25 倍左右。而与 2 型 DM 比较，1 型 DR 的发生率更高。大部分 1 型 DM 患者最终都会合并非增殖性糖尿病视网膜病变（NPDR），而少数患者会并发危及视力的增殖性视网膜病变（PDR）或黄斑病变。

临床表现　本症临床表现轻重不一，进展速度也不同，且与是否合并白内障、青光眼或感染等多因素有关。视力的改变为本症的主要表现，并与视网膜病变的程度和部位有关。患者早期阶段没有症状。随着病情的发展，DM 的典型症状包括：飞蚊症（患者眼前会出现黑点，并且随着眼球的转动而飞来飞去，好像飞蚊一般，其形状有圆形、椭圆形、点状、线状等）；视野模糊、复视；视野中有阴影或空白区域；视力下降，甚至失明。视力异常多与视网膜水肿程度有关。视力突然丧失往往意味着有眼底出血。

鉴别诊断

1. 眼科专科诊断　包括：①视力检查、眼压检查，必要时房角镜检查；②散瞳后眼底照相和裂隙灯下眼底检查；③眼底照相，记录 DM 的严重程度；④光学相干断层扫描（OCT 检查）；荧光素眼底血管造影（FFA 检查）。

2. 眼部超声诊断　可评估视网膜在玻璃体积血或玻璃体混浊时的状态，B 超检查可能有助于明确玻璃体视网膜牵拉的程度和严重程度，尤其是对 DM 眼黄斑的牵拉。

药物防治

1. 西药防治　本病的治疗目标是最大限度地延缓和降低 DR 导致的失明或视力损伤。可选用以下药物。

（1）羟苯磺酸钙　为新型血管保护药。临床用于预防和治疗周围循环障碍引起的疾病，如 DR，口服每次 0.5g，每天 3 次，疗程 3～5 个月。

（2）氯贝丁酯　每天 2g，约有 43.5%视力好转，15%胆固醇下降。

2. 中医药治疗　研究显示芪明颗粒、复方丹参滴丸、银杏叶片和复方血栓通胶囊等一些中药对 DR 有辅助治疗作用。

其他疗法 激光疗法,包括全视网膜光凝治疗、黄斑的局部光凝治疗和玻璃体切割治疗。

护理防范

1. 保证充足睡眠,不熬夜,避免眼睛被强光照射刺激。

2. 严格控制血糖、血压和血脂,既可防止视网膜病变的发生,又能延缓视网膜病变的发展。

3. 戒烟限酒,多吃纤维素含量高的食物,可减少对视网膜病变的有害因素。

4. 定期进行眼科检查,视力问题的早期干预可以有效预防严重的视力丧失;接受必要、适当的视网膜光凝和玻璃体手术治疗,可以使 90%的患者避免严重视力下降。

五、糖尿病肾病

糖尿病肾病(diabetic nephropathy,DN)是 DM 患者最重要的合并症之一。约 30%的 1 型 DM 和 20%~50%的 2 型 DM 患者发生糖尿病肾病(DN),我国住院 DM 患者肾病的并发率达 33.6%。DN 目前已成为终末期肾脏病的第二位原因,仅次于各种肾小球肾炎。

DN 分为五期,Ⅰ、Ⅱ期为临床前期,Ⅲ~Ⅴ期为临床诊断期。

Ⅰ期:肾体积增大或肾滤过率(GFR)增高,肾血浆流量(RPF)和肾小球毛细血管灌注压及内压增高;这些变化与高血糖水平一致,肾脏结构和功能无明显改变。

Ⅱ期:运动后微量蛋白尿,肾小球结构有改变,肾小球基底膜和系膜基质增加,GFR>150mL/min,白蛋白排泄率(AER)>30µg/min。

Ⅲ期:持续微量蛋白尿,AER 常为 20~200µg/min(UAE 为 30~300mg/24h);但常规化验蛋白尿多为正常,GFR 大致正常,血压可轻度升高;GBM 增厚和系膜细胞增加较Ⅱ期更甚;肾小球呈结节性和弥漫性病变。若积极干预治疗可阻止或延缓大量蛋白尿的发生。

Ⅳ期:临床蛋白尿,AER>200µg/min,或 UEA>300mg/24h,或尿蛋白>0.5g/24h;血压增高,GFR 开始进行性下降,水肿较重,对利尿药反应差;出现肾小管功能障碍;1 型 DM 患者病史 5~20 年,2 型病史 5 年以上者易发生Ⅳ期 DN；常并发微血管并发症如视网膜病变、外周神经病变等。

Ⅴ期：尿毒症期（ESRD），GFR 进行性下降，持续蛋白尿，低蛋白血症，水肿，高血压，常并发视网膜病变等。

以上微量蛋白尿（MA）是 DA 的最早临床证据及筛选早期 DN 的主要指标，亦是 DM 心血管疾病发生率和病死率显著升高的标志，提示应进行积极干预治疗。

临床表现　典型特征：早期常无明显症状，仅通过 DM 早期筛查发现有微量蛋白尿情况；中晚期患者症状以高血压、水肿（脚、脚踝、手或眼睛肿胀）、泡沫尿为主，检查时可发现大量蛋白尿、肾小球滤过率下降，部分患者可出现贫血现象，如乏力、面色苍白等；DN 常合并其他微血管并发症，如视物模糊（糖尿病视网膜病变），指端或趾端皮肤感觉异常（周围血管并发症）、心悸、心绞痛（心脑血管并发症）等；后期患者发展至终末期肾病（肾衰竭），出现水、电解质、酸碱平衡紊乱及贫血。

鉴别诊断

1. 实验室诊断　血糖检查，包括空腹血糖、餐后血糖、糖化血红蛋白（HbA1c）检查，血糖监测对 DM 的治疗至关重要，可以避免高血糖加重血管闭塞。

2. 病理活检　肾穿刺活检被认为是 DN 诊断的金标准。

3. 影像学诊断　腹部 CT 检查及 B 超检查可了解肾脏体积及腹部相关情况。

4. 其他诊断　24h 尿蛋白检查、尿常规检查、尿白蛋白/Scr 比值（UACR）和 Scr（计算 eGFR）、肝功能、肾功能、血脂、肾小球滤过率、C 反应蛋白等抽血检查，通过各项指标结果能对患者肝肾功能、凝血功能等进行评估，必要时进行肾穿刺活检检查。

药物防治　以下药物可酌情选用以控制高血压。

（1）血管紧张素转换酶抑制药　如卡托普利、依那普利、赖诺普利、福辛普利、贝那普利、西拉普利、培哚普利、雷米普利、群多普利、喹那普利、咪达普利、地拉普利等。

① 贝那普利：成人降压常用量口服每次 10mg，每天 1 次，维持量每天 20～40mg，可分 1～2 次服用。

② 福辛普利：成人降压常用量口服每天 10mg，每天 1 次，剂量调整范围每天 20～40mg，每天 1～2 次；最大剂量每天 80mg。

（2）血管紧张素受体Ⅱ受体拮抗药　已用于临床的本类药物有氯沙坦、缬沙坦、依贝沙坦、坎地沙坦、替米沙坦、依普沙坦、奥美沙坦等，其作用机制相同。

护理防范

1. 每天摄入的总热量应使患者维持或接近理想体重。严格控制蛋白质每天摄入量，不超过总热量的 15%，微量白蛋白尿者应控制在每千克体重 0.8～1.0g，显性蛋白尿者及肾功能损害者应控制在每千克体重 0.6～0.8g。以动物蛋白为主。每天钠盐＜5g。

2. 长期规律的运动。避免去人员流动大或人员密集的场所。

3. 每天注意观察尿量，如果尿量减少提示病情有加重的可能。

4. DN 患者至少每年评估 1 次 GFR 和尿白蛋白。

5. 及早控制高血压、高血糖、高脂血症，可推迟肾病出现，早期肾脏病变也可能逆转。保持良好的生活习惯。

六、糖尿病坏疽

糖尿病坏疽（diabetic gangrene，DG）主要由下肢神经病变和血管病变加局部受压、损伤、感染所致，大多发生于中老年人；男多于女；DM 病程平均约 10 年，坏疽部位以下肢多见，占 92.5%，上肢少见，约占 7.5%；单侧发病约占 80%，双侧同时发病约占 20%；足趾和足底同时坏疽的多见，占 77.5%；足趾和小腿同时坏疽占 5%，仅小腿坏疽占 5%；足趾或手指发病占 12.5%。

临床表现　多发于 50 岁以后，60～70 岁常见。多见于肥胖或成年型而病程长的 DM 患者，平均发病病程约 10 年。多见下肢，上肢少见。80%为单侧发病，20%为双侧同时发生。多数患者坏疽的发生是缓慢的，有严重的神经损害，疼痛可轻可重，局部轻度损伤，发生皮肤局限性小水疱。之后皮下组织变成暗红色或黑色，严重时四肢、手足发生溃烂坏死，干枯变黑，化脓感染等。

鉴别诊断　DM 患者有以下表现者可明确临床诊断。

1. 最初为皮肤瘙痒，干燥、无汗、毳毛少，颜色变黑伴有色素沉着。

肢端凉，或水肿，干燥。

2. 肢端感觉异常，包括刺痛、麻木以及感觉迟钝或丧失，可出现脚踩棉絮感，或间歇跛行，休息痛，常有鸭步行走，下蹲、起立困难。

3. 肢端肌营养不良，萎缩，张力差，易出现韧带损伤、骨质破坏甚至病理性骨折。

4. 可出现跖骨头下陷，跖骨关节弯曲，形成弓形足、锤状趾、鸡爪趾、夏科（Charcod）关节等。

5. 肢端动脉减弱或消失，血管狭窄处可闻血管杂音，深、浅反射迟钝或消失。

6. 肢端皮肤干裂，或形成水疱、血疱、糜烂、溃疡，可出现足的坏疽和坏死。

药物防治　某些生物制剂或生长因子类制剂配合换药，局部用药可治疗难治性溃疡。缺血性病变可使用静脉滴注扩血管和改善血液循环的药物（如山莨菪碱、川芎嗪注射液、丹红注射液、血塞通注射液等）。

护理防范

1. 积极控制 DM　DM 足部坏死的患者因感染消耗大，应适当增加热量 10%～20%，依据患者饮食习惯，使食谱多样化。根据血糖变化调整胰岛素的剂量，将血糖控制在接近正常水平。

2. 改善局部血液循环　保持足部干净、干燥。每天用软皂、39～40℃温水泡脚 20min，洗后用柔软毛巾轻轻擦干足部皮肤。患者鞋袜应宽松、舒适。

3. 皮肤水疱护理　有水疱和足癣患者可用 1∶5000 高锰酸钾液泡脚，每天 3 次，不超过 1 周。保持水疱部清洁，对紧张性水疱避免切开，可在无菌操作下抽取渗液，预防继发感染。

4. 适当足部运动　每天适当做小腿和足部运动 30～60min，如甩腿运动、提脚跟运动、下蹲运动。平卧时应抬高患肢，以利血液回流，可以改善下肢血液循环。

5. 整体预防　调适饮食，控制血糖；适量运动；精神愉悦；生活规律；戒烟戒酒。

七、妊娠期糖尿病

妊娠期糖尿病（gestational diabetes mellitus，GDM）指在妊娠期发现

的糖尿，但不排除在妊娠前原有糖耐量异常而未被确认者，已知糖尿病妊娠者不属此型。多数人分娩后可恢复正常，近30%以下患者于5～10年内可转变为DM。随着胰岛素的应用以及DM血糖水平监测技术的发展，尤其是围生医学的发展，使DM孕妇的死亡率从50%降至0%～1%，其围生儿死亡率从60%降至2%～5%。

临床表现

1. 妊娠期DM通常没有明显的三多一少症状即多饮、多食、多尿、体重下降。

2. 外阴瘙痒，反复假丝酵母菌感染。

3. 妊娠期发现胎儿过大、羊水过多。

4. 凡有DM家族史，孕前体重≥90kg，胎儿出生体重≥4kg，孕妇曾有多囊卵巢综合征、不明原因流产、死胎、巨大儿或畸形儿分娩史，本次妊娠胎儿偏大或羊水过多者，应警惕DM。

鉴别诊断

1. 可有DM家族史；不良分娩史，如不明原因的死胎、死产、新生儿死亡、巨大儿、羊水过多或胎儿畸形。

2. 有多食、多饮、多尿和体重减轻等"三多一少"症状；亦可出现外阴瘙痒及阴道和外阴念珠菌感染等。重症可出现酮症酸中毒、昏迷，甚至危及生命。

3. 孕24～28周的孕妇均应做糖筛查试验。

糖尿病孕妇的胚胎在子宫内发育7周之前可发生畸形（变），故早期检查与诊断很重要。

药物防治 胰岛素疗法：参见糖尿病。

护理防范

1. 监测血糖变化，避免血糖波动过大。使用胰岛素过程中如出身乏力、头晕、心慌等症状，应考虑低血糖，需立即监测血糖，及时补充糖分。

2. 宜高蛋白质、维生素、纤维素的食物，避免高糖、高脂肪，合理安排饮食，少量多餐，每天5～6餐，避免1次摄入过量，早餐占全天总热量的10%，午餐、晚餐各占30%，上午、下午及睡前各占10%。禁用糖果、蜜饯、甜点心、水果罐头、碳酸饮料、动物内脏，少食油炸食物，限制饮酒。

3. 健康咨询与监护 孕前开始服叶酸，停用口服降糖药，胰岛素治疗应个体化，停用他汀类降脂药；戒烟忌酒，全面健康体格检查，包括血压、心电图、肝肾功能、眼底检查等。孕期健康监护，如定期查血糖、血压、血脂、酮体变化；及时调整胰岛素的用法用量。糖化血红蛋白的监测对糖尿病孕妇很重要，既可了解孕前及早期妊娠血糖水平，又可估计畸胎的可能性。取得孕妇或其亲属签字同意，及时而正确做产科处理。产后随访，对症处置。

八、糖尿病合并低血糖

糖尿病合并低血糖（diabetic hypoglycemia，DH）是指因为治疗不当而致的血糖持续性过低的现象。最常见低血糖原因为胰岛素治疗和磺脲类药物，其发生率约占20%，尤其是第一代磺脲类药物氯磺丙脲最易引起低血糖。轻则出现低血糖症状；重则意识障碍发生低血糖性昏迷。如果低血糖持续超过一定时间，则可导致脑组织不可逆损伤，同时影响肝功能，诱发心律失常、心绞痛，或发生急性心肌梗死等。

临床表现　血糖的临床表现受血糖下降的程度、低血糖发生的速度、发作的频率、患者的年龄、有无合并自主神经病变和有无联合应用某些药物（如β受体阻滞剂）等多种因素的影响。

1. 交感神经兴奋的症状和体征　临床上可表现为出汗、心悸、饥饿、焦虑、紧张、面色苍白、肢体震颤和血压轻度升高等。血糖下降速度越快，则交感神经兴奋的症状越明显。

2. 神经性低血糖症状　最初为心智和精神活动轻度受损，表现为注意力不集中、反应迟钝和思维混乱。继之以中枢神经功能抑制为主的一系列神经精神症状，临床可表现为视物模糊、复视、听力减退、嗜睡、意识模糊、行为怪异、运动失调、语言含糊、头痛和木僵等，一些患者可表现为抽搐或癫痫样发作或肢体偏瘫等不典型表现，最后严重时可出现昏迷和呼吸循环衰竭等。

鉴别诊断

1. 实验室诊断

（1）血糖较正常下限为低，非DM者血糖＜2.8mmol/L可诊断低血糖，而DM患者血糖＜3.9mmol/L即可诊断为低血糖。

（2）糖化血红蛋白检测＞7%可能提示低血糖呈急性发作；＜7%可能

有较长时间慢性低血糖经过。

（3）血、尿酮体检查 血中酮体增高，尿中酮体阳性，提示脂肪分解代谢增强，出现饥饿性酮症。

2. 其他辅助诊断

（1）饥饿试验。

（2）药物激发试验。

（3）C 肽抑制试验。

药物防治 DH 的诊断成立后，即应暂时停用胰岛素和降糖药的治疗。

1. 根据病情，对于轻度低血糖可口服果汁或糖水治疗。对于中度低血糖应立即快速静脉输注葡萄糖。重度低血糖亦可用 50%葡萄糖静脉注射。要适当补钾或者给予激化液滴入，尤其是药物或胰岛素性低血糖要注意防止低血糖的复发。

2. 氢化可的松加入 5%葡萄糖氯化钠溶液中静脉滴入。治疗中要注意观察血糖、血钾变化。

3. 对于肝肾功能受损引起的低血糖要积极对肝肾疾病进行治疗，以早期恢复肝肾功能。

护理防范

1. 遵医嘱规范用降糖药，食疗保健和适量适度运动。

2. 当头晕、心悸、出汗、饥饿感等典型症状出现时，可及时饮用果汁、含糖饮料，或吃点面包、饼干、糖果等，症状会逐渐缓解。

3. 对出现昏迷的患者，应避免喂食，防止因喂食不当引起吸入性肺炎或肺不张。

4. 随身携带《糖尿病患者自我介绍卡》，卡中注明本人姓名、年龄、糖尿病分型分期及服用药物情况等，便于急救或医院救治者参考。不自行调整用药品种、剂量和服法，坚持遵医嘱控制血糖水平达标。

第二节 甲状腺疾病

一、甲状腺功能亢进症

甲状腺功能亢进症（hyperthyroidism，HY）简称甲亢，是指甲状腺腺体本身产生甲状腺激素过多而引起的甲状腺毒症。主要特征是因甲状腺分泌增加而导致高代谢，基础代谢增加，交感神经系统兴奋性增加。最常见的临床类型是毒性弥漫性甲状腺肿（Graves 病）。HY 有一定的遗传易感性、器官特异性，免疫功能异常是发生该病的重要原因。随着生活节奏的加快和各种压力的增加，本病发生率呈上升趋势，尤以女青年多见。

临床表现

1. 青年女性多见。主要症状有怕热、多汗、易饥、多食、大便次数增多、体重下降、心悸、易怒等高代谢症状。可伴或不伴有甲状腺肿大、突眼，部分患者可伴有周期性瘫痪或心脏病变。

2. 中老年表现不典型，可能仅有心悸，或食欲缺乏，或体重下降等。

3. 主要体征有皮肤潮湿、突眼、双眼下视露白、甲状腺肿大、心率快、双手平举有细震颤等。

鉴别诊断

1. 实验室诊断　①促甲状腺激素（TSH）水平降低；②甲状腺激素（T3、T4）增高。有以上 2 点即可确诊。

2. 影像学诊断

（1）B 超检查　对诊断甲状腺肿大的程度、血供情况、有无结节或占位病变、有无局部淋巴结肿大等有临床意义。

（2）CT　主要用于甲状腺功能亢进伴有突眼患者眼外肌病变的检查；必要时做甲状腺核素扫描和超声检查。

药物防治

1. 西药防治

（1）甲硫氧嘧啶　开始剂量一般为每天 300mg，视病情轻重介于 150～400mg，分次口服，每天最大量 600mg。病情控制后逐渐减量，维持量每天 50～150mg，视病情调整；小儿开始剂量每天按体重 4mg/kg，分次口服，维持量酌减。

（2）丙硫氧嘧啶　一般开始剂量为每天 300mg，酌情调整范围每天 150～400mg，最大剂量为每天 600mg，分次口服。当病情控制后逐渐减量；维持剂量每天 50～100mg。小儿按每天 4mg/kg 分次口服，酌情调整。

（3）甲巯咪唑　成人口服每天 15～60mg，宜从小剂量试用并调整至满意为止，维持量为 5～15mg，疗程为 12～18 个月。小儿用量每天

0.4mg/kg，均分次口服，维持量减半，按病情决定。

（4）卡比马唑　初始剂量每天30～40mg，最大剂量不超过每天60mg，分3～4次口服，也可1次顿服。

（5）复方碘溶液　①用于单纯性甲状腺肿，0.1～0.5mL，每天1次；如有必要连用2周，间隔30～40d后再用2周。②甲亢手术前口服每天0.1～0.3mL，每天3～4次，连用10～14d，直至进行甲状腺手术。

（6）盐酸普萘洛尔　①成人甲亢患者口服10～20mg，每天3次；②对于甲亢危象者，每次20～80mg，每4～6h 1次。③用于术前准备，每次20～40mg，每6h口服1次，可酌情调整（增加）剂量，直至甲亢症状控制，心率降至正常范围。

2. 中医药治疗　中医治疗依据个人情志不畅、气滞痰阻、肝郁化火等病因，可分为气郁痰阻、痰结血瘀、肝火旺盛、心肝阴虚等证型。针对个体状态进行辨证论治是甲亢治疗的关键。

其他疗法

1. 手术治疗　适用于：①中至重度HY，长期服药无效，停药后复发，或不愿长期服药的患者；②甲状腺巨大或伴有结节，有压迫症状患者；③胸骨后甲状腺肿伴HY者；④结节伴甲状腺肿患者；⑤疑有恶变的HY患者。

2. 同位素^{131}I 治疗　^{131}I主要用于诊断和治疗甲状腺疾病及制备^{131}I标记化合物。经治疗剂量的^{131}I照射后，降低甲状腺功能而有治疗作用。

护理防范

1. HY患者首先应该接受规范治疗，定期复诊。

2. 规律作息，戒酒戒烟。杜绝不良精神刺激，不宜争吵、生气、激动。劳逸结合，及时排解不良情绪。

3. 进高蛋白饮食，多饮水，补充维生素、足够的热量和营养，控制饮食中的含碘量。少食辣椒、咖啡、浓茶等刺激性食物。

4. 规律运动，避免剧烈运动和竞技运动，不宜熬夜，减少用眼，少看电视、手机，戴有色眼镜保护眼睛免受阳光和风的侵袭，使用滴眼剂减轻眼干和眼睛瘙痒。

5. HY未控制者不建议妊娠。

二、甲状腺功能减退症

甲状腺功能减退症（hypothyroidism，HYP）简称"甲减"，是由多种原因导致体内甲状腺激素合成、分泌或生物效应不足所致的全身性低代谢综合征。女性较男性多见，且随年龄增加，其患病率上升，新生儿甲减率约1/4000，青春期甲减发病率降低，以后随年龄增加，患病率上升，65岁以上人群显性甲减患病率为2%～5%。有家族遗传倾向。

临床表现

1. 典型症状　成年型 HYP 最常见，是因为桥本甲状腺炎，又称慢性淋巴细胞性甲状腺炎，是由于自身免疫异常所致，中年女性多见，主要表现为出汗少、怕冷、行动迟缓、便秘、记忆力减退、嗜睡、表情淡漠、声音低沉、沙哑、水肿等。

2. 主要体征　声音嘶哑、反应迟钝、面部表情少、皮肤粗糙、甲状腺肿大、心率慢、四肢非凹陷性水肿。

鉴别诊断

1. 实验室诊断

（1）促甲状腺激素（TSH）水平增高。

（2）甲状腺激素（T3、T4）水平降低。

（3）无上述临床表现，仅有促甲状腺激素水平增高者，可诊断为亚临床 HYP。

（4）病因诊断　可检测相关抗体，如甲状腺球蛋白抗体（AgAb 或 TG）、甲状腺过氧化物酶抗体（TPOAb）。

2. 影像学诊断　甲状腺形态改变可行甲状腺超声或 CT 检查，必要时行细针穿刺病理活检，有助于诊治。

药物防治

1. 甲状腺粉（片）　用于黏液性水肿，地方性及各种原因引起的 HYP，均可作为治疗用药。成人常用量：开始为每天 15～20mg，逐渐增加，维持量一般为每天 40～80mg，少数患者每天 180mg。

2. 左甲状腺素钠（LT4）　用于各种原因引起的甲状腺功能减退症。

（1）口服　成人开始剂量每天 25～50μg，每 2～4 周增加 25μg，直到完全替代剂量，一般为 100～150μg，成人维持量为每天 75～125μg。

（2）静脉注射　适用于黏液性水肿昏迷患者，首次剂量宜较大，200～400μg，以后每天50～100μg，直至患者清醒改为口服。

3. 碘塞罗宁钠（三碘甲状腺原氨酸钠，T3）　用于各种原因引起的HYP。

（1）口服　成人开始每天10～25μg，分2～3次；每1～2周递增10～25μg，直至甲状腺功能恢复正常；维持剂量每天25～50μg。

（2）静脉注射　对黏液性水肿昏迷者，首次剂量40～120μg，以后每6h 5～15μg，直到患者清醒改为口服。

护理防范

1. 定期复查甲状腺功能。

2. 平时注意防治感冒，不宜过多食用高碘食品或含碘药品。

3. 一旦确诊为HYP，常常需要终身服用甲状腺激素替代治疗。

4. 碘缺乏地区，可通过食用加碘食盐等方法纠正碘缺乏，从而降低其发生的风险。

三、甲状腺结节

甲状腺结节（thyroid nodules，TN）是指甲状腺内单发或多发的结节性病变。常见的病变有胶样结节（单纯性结节）、甲状腺囊肿、淋巴细胞性甲状腺炎（亚急性或慢性）、自主性高功能结节、良性甲状腺瘤、恶性甲状腺癌、转移癌等。成年人男性发病率为17%～25%，女性为20%～25%，且随年龄增长呈微小上升趋势。

临床表现

轻者可无症状，TN进展为其他甲状腺疾病的概率只有1%。重症者颈部增粗，可有颈部疼痛、咽喉异物感，或存在紧束感，严重者可压迫气管和食管导致气憋、吞咽困难。当TN发生囊内自发性出血时，疼痛感会更强烈。

鉴别诊断

1. 一般诊断　有些患者的TN可通过触诊检查，检查时，让患者做吞咽动作，医生用手感知团块是否会随甲状腺移动。通常情况下，TN会随着吞咽动作与甲状腺一起移动。

2. 实验室诊断　甲状腺激素及相关抗体的检测。

3. 影像学诊断　超声多普勒检查结节的部位、大小、性质、血流分布；

甲状腺核素扫描检查。

4. 其他诊断 细针穿刺病理活检定性有助于明确诊断。

药物防治 如果结节引起甲状腺功能亢进，一般情况下可用放射性 ^{131}I、复方碘口服液等治疗，或服用抗甲状腺药物来抑制甲状腺激素分泌。具体可参照"甲状腺功能亢进症"。

其他疗法

1. 甲状腺全切术 能彻底切除病灶。术后患者甲状腺功能减退，需长期服用药物进行替代治疗。

2. 甲状腺叶切术（一侧） 对于部分早期的恶性病变及大部分良性病变适用，针对性切除病变组织，保留一侧正常腺体组织，损伤较小。

3. 微波消融术 主要适用于良性结节缩小和消除，不建议恶性结节患者采用。

4. 腔镜甲状腺手术 手术切口可设在口腔前庭、胸前、腋窝、锁骨下方等隐蔽部位，可被衣服遮挡且手术口较小，具有良好的美容效果。但不适用于较大的结节切除，也不建议晚期恶性患者采用。

护理防范

1. 避免因机体生物钟紊乱造成结节进一步增生。

2. 避免情绪过度激动和悲伤，影响甲状腺分泌激素水平。

3. 不熬夜，不长时间用手机，避免过度饮酒、吸烟，保证足够热量和合理的碘摄入，结节伴甲亢患者需限制碘的摄入；适量运动，提高机体抵抗力。

4. 除特殊工种外，避免暴露在放射源和辐射源下。在家庭中尽量少用电磁炉和微波炉。远离信号发射塔周围居住。

第三节 甲状旁腺疾病

一、甲状旁腺功能减退症

甲状旁腺功能减退症（hypoparathyroidism，Hypo-T）简称甲旁减，是指甲状旁腺激素（parathyroid hormone，PTH）分泌减少或效应不足所致的一组临床症候群。可因长期血钙过低伴阵发性加剧而出现临床症状。

临床表现 手足搐搦、口周及肢端麻木、关节疼痛、骨痛、白内障、视盘水肿、颅内压增高等。

鉴别诊断

1. 实验室诊断

（1）血钙 患者均存在低钙血症，血总钙水平≤2.13mmol/L（8.5mg/dL）；有症状者，血总钙多≤1.88mmol/L（7.5mg/dL），血游离钙≤0.95mmol/L（3.8mg/dL）。

（2）血磷 多数患者血磷增高，部分患者正常。

（3）尿钙和尿磷 一般情况下，尿钙减少，尿磷也减少。

2. 影像学诊断 头颅 CT 平扫评估有无颅内钙化及范围。应用裂隙灯检查评估是否并发低钙性白内障。应用腹部超声、必要时泌尿系统 CT 评估肾脏钙化/泌尿系统结石。

药物防治

1. 搐搦发作期处理

（1）即刻用 10%葡萄糖酸钙 10～20mL 缓慢静脉推注，通常症状立即缓解；若症状复发，必要时可重复。

（2）对于症状反复多次出现难以缓解者，可持续静脉滴注钙剂，每天补充 500～1000mg 元素钙。

（3）若发作严重时，可短期内辅以肌注苯巴比妥或苯妥英钠。

（4）若为术后暂时性 PTH，则在数日至 1～2 周内，腺体功能有望恢复，仅需补充钙盐，不宜过早使用维生素 D，以免干扰血钙浓度。

（5）属永久性 PTH 者，应给予维生素 D 剂，提高血钙浓度，防止抽搐发作。

（6）严重低镁血症（低于 0.4mmol/L）患者可出现低钙血症和手足搐搦。因此，在补充钙剂和应用维生素 D 的同时，予以补镁，有助提高疗效。给予 10%硫酸镁 10～20mL 缓慢静脉注射，如血镁仍低，1h 后还可重复注射。除静脉注射外，还可口服氯化镁每天 3g 或静脉滴注 10～14mmol/L，肾排泄镁功能正常的患者尿镁可作为体内镁补充适量的指标。

2. 间歇期处理 ①宜进高钙、低磷饮食，不宜多进乳品、蛋黄及花菜等食品。②口服维生素 D 及其活性代谢产物，如维生素 D₂、骨化二醇或骨化三醇等。骨化三醇首次服 0.25μg，维持每天 0.25～1.0μg。③补充钙剂，如葡萄糖酸钙、乳酸钙、苏糖酸钙、氨基酸螯合钙等及与其他维生素、微量元素的复合制剂，常和维生素 D 同时服用。

护理防范

1. 治疗期间，需监测血钙、血磷和 Scr，在药物剂量调整期间每周至每月检测上述指标，药物剂量稳定后每半年检测上述指标及尿钙和尿 Scr。

2. 患者可出现异位钙化和肾结石，治疗前常需行肾脏超声或 CT 检查以确定是否存有肾结石或钙质沉着症，治疗期间可每 5 年重复 1 次检查，如临床症状出现变化，可将检查提前。

二、甲状旁腺功能亢进症

甲状旁腺功能亢进症（hyperparathyroidism，Hype-T），简称甲旁亢，是一组由甲状旁腺分泌过多 PTH 而导致骨质吸收及高钙血症引起的具有特殊体征和症状的临床综合征，可分为原发性、继发性、三发性和假性四种类型。

临床表现

1. 原发性 Hype-T 由甲状旁腺腺瘤、增生肥大或腺癌所引起的甲状旁腺分泌过多，其病因尚未阐明。本病起病缓慢，以屡发肾结石或以骨痛为主要表现，或以血钙过高而呈神经症状起病者，或以多发性内分泌腺瘤而发病者，也有始终无症状者。

2. 继发性 Hype-T 是由于体内存在刺激甲状旁腺的因素，特别是血钙、血镁过低和血磷过高，腺体受刺激后增生、肥大，分泌过多的 PTH，代偿性维持血钙、血磷正常水平。

3. 三发性 Hype-T 是在继发性甲状旁腺功能亢进的基础上发展起来的。如甲状旁腺对各种刺激因素反应过度，或腺体受到持久刺激不断增生肥大超越了生理需要，腺体中部分增生组织转变为腺瘤，自主性分泌过多的 PTH，并引起明显的纤维骨炎。血钙由正常或稍低进而明显超过正常。

4. 假性 Hype-T 并非甲状旁腺本身病变而引起，而是由某些器官特别是肺、肾、肝和胰等恶性肿瘤引起的血钙过高，伴或不伴骨质破坏。可在短期内体重明显下降，无肾结石史，血钙升高>3.5mmol/L（>14mg/dL）者应警惕恶性肿瘤，而本症血清 PTH 并不增高。

鉴别诊断

1. 一般诊断　见"临床表现"。

2. 实验室诊断　伴高血钙、低血磷、高尿钙、高尿磷者为原发性 Hype-T；低血钙、低尿钙、高血磷者为继发性 Hype-T，如果在此基础上出现高血钙则为三发性 Hype-T；高血钙而全段甲状旁腺激素低，则要高度警惕肿瘤引起的假性 Hype-T，必须进行全身检查确定肿瘤来源。

3. 影像学诊断

（1）颈部 B 型超声检查　在甲状旁腺的常见部位出现占位性改变，该检查具有无创、经济、易重复的特点，是目前首选的影像学诊断方法。

（2）颈部 CT 或 MRI　对于发现纵隔内异位甲状旁腺有较大意义。

（3）^{99m}Tc MIBI 甲状旁腺显像　是敏感性比较高的检查方法，尤其是对发现多发性、异位性或转移性病变有重要意义。

药物防治

1. 原发性 Hype-T

（1）甲状旁腺术后患者伴有明显骨病者，反复出现口唇麻木和手足搐搦。这时宜静脉注射 10%葡萄糖酸钙 10mL，每天 2～3 次，有时每天需要量可多达 100mL，或 30～50mL 溶于 5%葡萄糖注射液 500～1000mL 中静脉滴注。

（2）内科治疗　部分无症状性 Hype-T 患者如血钙水平低于 3mmol/L（12mg/dL）、肾功能正常、年龄在 50 岁以上者，可定期随访内科治疗。

（3）其他　骨病患者于手术后宜进食高蛋白、高钙、含磷饮食，并补充钙盐，每天 3～4g。尿路结石患者应积极排石，必要时手术排石。

2. 继发性 Hype-T

（1）在单纯维生素 D 缺乏或假性甲旁减症时，一般仅需补充适量维生素 D，纠正血钙、血磷异常。

（2）在肾小管病变所致低磷血症和维生素 D 代谢障碍时，宜补充中性磷酸盐，每天 2～4g，并联合应用维生素 D 每天 5 万～40 万 IU；或阿法骨化醇每天 0.25～1μg。

（3）慢性肾功能不全或衰竭时　①口服氢氧化铝或碳酸铝能结合大量无机磷，可有效地减少磷吸收，如骨病轻微者，有时可见效。但应用维生素 D 时应慎用铝盐，以防慢性铝中毒。②口服钙盐或增加透析液含钙量，以补充钙和抑制甲状旁腺分泌。肾性骨营养不良症仅见于所用透析液含钙量<1.4mmol/L（5.6mg/dL）的患者。③维生素 D 初始量宜每天口服 5 万～6 万 IU，3～4 周后可酌情增至每天 40 万 IU。④肾移植者做甲状旁腺全切除，因血钙过高对移植肾和机体不利。

其他疗法

1. 原发性 Hype-T　骨密度降低时的患者应首选手术治疗。对甲状旁腺功能亢进症患者进行初次手术时，手术成功率可达 90%～95%。

2. 三发性 Hype-T　做甲状旁腺探查和次全切除。

3. 假性 Hype-T　早期切除肿瘤或伽马刀治疗，则血钙可以恢复正常。

护理防范

1. 鼓励患者多饮水，促进钙的排泄。手术前患者饮食中钙的摄入量以中等度为合适，低钙饮食可刺激甲状旁腺激素的分泌，手术后可出现低钙血症，应给予高钙饮食。

2. 进食高纤维素饮食，保持排便通畅。必要时可给予缓泻药或灌肠。

3. 适当限制活动，做好生活护理。嘱患者睡硬板床，以免发生病理性骨折。卧床患者要加强翻身，预防压疮。翻身动作要轻柔，防止发生新的骨折。已有骨折者要绝对卧床，抬高患肢，注意骨折部位血液循环情况。

第四节　下丘脑-垂体疾病

一、下丘脑综合征

下丘脑综合征（hypothalamic syndrome，HS）是一组以内分泌代谢障碍为主，并伴有自主神经系统症状和轻微神经、精神症状的综合征。

临床表现　HS 主要临床表现为内分泌代谢功能失调，自主神经功能紊乱，以及睡眠、体温调节和性功能障碍、尿崩症、多食肥胖和厌食消瘦、精神失常、癫痫等症候群。

鉴别诊断

1. 一般诊断　需详问病史，联系下丘脑的生理，结合相关各项检查，综合分析后才能诊断明确。

2. 实验室诊断

（1）下丘脑、垂体及其靶腺激素分泌异常及相应的生化异常。

（2）下丘脑、垂体的储备能力试验异常如 TRH 兴奋试验、GnRH 兴奋试验等。

3. 影像学诊断　X 线头颅平片可示蝶鞍扩大，鞍背、后床突吸收或破坏，鞍区病理性钙化等表现。必要时进一步做蝶鞍薄分层片、脑血管造影、头颅 CT 或头颅磁共振检查，以明确颅内病变部位和性质。

4. 其他诊断

（1）脑脊液检查　除颅内占位病变有颅内压增高、炎症有白细胞增多外，一般多属正常。

（2）脑电图检查　可见 14Hz/s 的单向正相棘波弥漫性异常、阵发性发放、左右交替的高波幅放电。

药物防治

1. 对炎症选择适当的抗生素以控制感染。由药物引起的疾病应立即停用有关药物。精神因素引起者需进行精神治疗。

2. 对尿崩症的治疗　有腺垂体功能减退者，可酌情采用相应的激素补充替代治疗。有溢乳者可用溴隐亭，起始量每天 1.25mg，维持量 5～7.5mg，最大剂量每天 15mg；可分次服用。或甲麦角林，口服每次 4mg，每天 3 次，共 7d。

3. 发热者可用　①氯丙嗪、地西泮或苯巴比妥；②中成药（方剂）如局方至宝散（丹）、安宫牛黄丸（散）等；③物理降温。

其他疗法　对肿瘤可采取手术切除、放疗（含伽马刀）和抗癌药物联合治疗。

二、高泌乳素血症

高泌乳素血症（hyperprolactinemia，HYL），系指血清泌乳素（PRL）水平增高，引起临床上以性腺功能减低和泌乳为主的综合征。

临床表现

1. 典型的表现为育龄女性溢乳、闭经（或少经），以及男女两性的性功能与生殖功能的障碍。即溢乳与性功能减退为其典型特征之一。

2. 骨质疏松　本病使骨密度进行性减少，因而引起痛性骨质疏松，可随 PRL 与性激素水平正常而好转。

3. 垂体大腺瘤引起的症候群。

鉴别诊断

1. 一般诊断　症状与体征常是诊断本症的线索。应了解患者的月经史、生育史、哺乳史与用药情况，以及男性性功能的改变；有无伴有与 PRL 水平增高的相关病症。

2. 实验室诊断　血清 PRL 测定及 PRL 动态试验有助于诊断。

3. 影像学诊断　做 MRI 或 CT 检查，以了解下丘脑或垂体的病变。

4. 其他内分泌功能检查　甲状腺功能测定，促性腺激素、睾酮、生长激素等测定。

药物防治

1. 停用血清泌乳素或拮抗血清泌乳素释放抑制因子（PIF）的药物及其他可能引起本症的药物。如女性患者疑似 PRL 瘤者，禁用雌激素以免 PRL 瘤长大。口服避孕药后的高 PRL 血症如停药后仍然有临床症状，可使用促性腺激素或氯米芬治疗，促使下丘脑-垂体-卵巢轴生理功能完全恢复。

2. 产后引起的泌乳、闭经可应用口服避孕药，按避孕说明用药，但不宜久服；同时配合口服维生素 B_6 每次 100～200mg，每天 3 次。

3. 甲状腺功能减退者需用 L-甲状腺素替代治疗。

4. 异源性 PRL 分泌症应针对原发癌肿治疗。

三、尿崩症

尿崩症（diabetes insipidus，DI）是指血管升压素（又称抗利尿激素）分泌不足所引起的，又称中枢性或垂体性尿崩症；或肾脏对血管升压素反应缺陷（肾性尿崩症），导致肾小管重吸收水功能障碍的一组综合征。

临床表现

1. 典型症状　多尿、烦渴、低比重尿和低渗尿。

2. 可见于任何年龄，通常在儿童期或成年早期发病，男女之比约为 2∶1，一般起病日期明确。如果饮水不受限制，仅影响睡眠，引起体力下降。

3. 遗传性 DI 者常于幼年起病，因渴觉中枢发育不全，可引起严重脱水和高钠血症，可危及生命。肿瘤和颅脑外伤及手术累及渴觉中枢时，除了定位症状外，也可出现高钠血症，可出现谵妄、痉挛、呕吐等。当 DI 合并垂体前叶功能不全时，DI 症状会减轻，糖皮质激素治疗后症状再现或加重。

1. 一般诊断 尿比重<1.006，部分严重脱水时可以达到1.010；渗透压多数<200mOsm/（kg·H_2O）。一般尿量>4L/d，最多有达到18L/d者。血钠增高，最高可达160mmol/L以上。

2. 实验室诊断

（1）禁水-加压素试验 中枢性 DI 患者注射加压素后尿渗透压明显升高，肾性 DI 在禁水后尿液不能浓缩，注射加压素后仍无反应。

（2）血浆精氨酸加压素测定 正常值为2.3～7.4pmol/L。

药物防治

1. 去氨加压素 适用于中枢性尿崩症及颅外伤或手术所致的暂时性 DI。鼻腔给药，成人每天20～40μg，儿童10～20μg，1次或分2～3次用。口服成人每次100～200μg，每天3次；每天总剂量为200μg～1.2mg；儿童1次100μg，每天3次。静脉注射，成人1次1～4μg（0.25～1mL）；儿童1岁以上1次0.4～1μg（0.1～0.25mL），1岁以下1次0.2～0.4μg（0.05～0.1mL）。亦可用于夜间遗尿症（鼻腔给药）、肾尿液浓缩功能试验及治疗性控制出血或手术前预防出血。

2. 赖氨加压素 鼻腔内给药，在一侧或双侧鼻孔内喷1下或1次，剂量和用药间隔需因人而异，每喷1次能释放约2IU。

3. 鞣酸加压素 一次注射0.3mL，可维持2～6d；一次注射1mL，可维持10d左右。

4. 其他口服药 氯磺丙脲，成人口服1次250～500mg，每天1次。

护理防范 急性或症状严重时积极治疗高渗性脑病，正确补充水分，恢复正常血浆渗透压。液体补充的速度以血清钠离子每2h下降1mmol/L为宜。

第五节 其他内分泌-代谢系统疾病

一、乳腺炎

乳腺炎（mastitis，MA）是指伴或不伴微生物感染的乳腺组织炎症，根据病因分为哺乳期 MA 和非哺乳期 MA。MA 可见于任何年龄段的女性，以哺乳期女性为主，极少见于男性。通过早期预防或发现后及时治疗，可避免或减轻病症，一般预后较好。

临床表现 典型症状：①哺乳期 MA 常急性起病，以感染性炎症反应为主，多表现为红、热、肿、痛等；②非哺乳期乳腺炎则为慢性起病，以非感染性炎症反应为主，多表现为乳房有肿块、脓肿，可形成窦道，反复发作，迁延不愈等。

鉴别诊断

1. 一般诊断 对乳房进行检查，是否有红、热、肿、痛、流脓等症状。

2. 实验室诊断 ①血常规：对于炎症急性期的患者监测血常规，注意白细胞总数的分类和变化。②细菌培养：用于指导后期抗生素的使用。

3. 影像学诊断

（1）乳腺超声检查 对有肿块的性质作出判断，是疑似 MA 的患者首选影像学诊断方法。

（2）钼靶 X 线检查 适用于因乳腺肿块、乳头溢液、乳腺皮肤异常、局部疼痛或肿胀就诊的患者，可作为 MA 和乳腺癌的鉴别依据。

（3）乳管镜检查 主要用于乳腺溢液的病因诊断。

药物防治

1. 西药防治

（1）哺乳期 MA 在早期发生病变部位未形成脓肿时，根据细菌培养和药敏试验结果应用抗菌药可获得良好效果。

（2）非哺乳期 MA ①浆细胞性 MA：在病变急性期，应使用广谱抗生素联合甲硝唑控制炎症反应。②肉芽肿性 MA：以类固醇激素治疗为主。

2. 中医药治疗 中医认为，MA 与乳汁淤积、肝胃郁热、感受外邪有关，治疗主要以口服中药与外敷中药为主。将黄金散加热后敷于患处，在温度和药物的双重作用下，乳腺导管和乳腺局部血管扩张、血流加快，可以缓解局部疼痛。蒲公英、野菊花等清热解毒药物可有效缓解病症。

其他疗法 乳管镜冲洗：乳管镜冲洗主要适用于乳头溢液的乳腺导管扩张症，部分浆细胞性 MA 镜下主要表现为单纯性乳管炎，经乳管镜冲洗部分可治愈。平均每周 1 次，治疗 6～8 次。

护理防范 哺乳期 MA 关键在于避免乳汁淤积、防止乳头创伤，并保持清洁。一般停止哺乳，以防乳汁淤积加重炎症。必要时停止喂奶排尽乳汁，创面经清洗后涂抹消炎药膏类药物促进愈合；炎症初期可用 25%硫酸镁冷敷减轻水肿，乳内有炎症则改为热敷，每次 20～30min，每天 3～4 次。

二、乳腺囊性增生

乳腺囊性增生（cystic hyperplasia of breast，CHOB）是以乳腺小叶、小导管及末端导管高度扩张形成的囊肿为主要特征，同时伴有一些其他结构不良病变的疾病。

临床表现　该病属育龄期妇女的常见病，临床表现主要以乳房肿块为特点，肿块可见于单侧或双侧乳房，可单发，亦可多发，其形状不一，表现各异。部分伴有不规律的乳房疼痛，但多不明显。少数患者可有乳头溢液。

鉴别诊断

1. 一般诊断　在月经后 7～10d 做乳房检查。患者先取坐位后取平卧位，按顺序仔细检查乳房各个部位。若遇到体积较大或下垂的乳房，可采用斜卧位，并将上肢高举过头，以便检查乳房的外侧。

2. 实验室诊断

（1）针吸细胞学检查　常能全面反映各肿块的病变情况或性质。

（2）病理活检　为排除恶性病变，必要时可进行病灶穿刺活检。

3. 影像学诊断

（1）钼靶 X 线检查　患者表现为大小不一的囊腔阴影，为蜂巢状。部分互相融合或重叠，囊腔呈圆形，大囊腔为卵圆形，边缘平滑，周围或伴有透亮带。

（2）B 超　增生部位呈不均匀的低回声区和无回声区，提示组织密度较低或为液体。

（3）远红外线检查　远红外线检查适合进行大面积乳房肿块的筛查。

药物防治

1. 西药防治　根据性激素紊乱的病因学理论，可采用抑制雌激素类药物的治疗方案，但也只能缓解或改善症状。

常见的抗雌激素类药物包括己烯雌酚、黄体酮、睾酮、溴隐亭、达那唑、他莫昔芬等。维生素 A、维生素 B_6、维生素 E 也有调节性激素的作用，可作为 CHOB 的辅助用药。

2. 中医药治疗　　中医认为本病属于"乳癖"，其产生原因系郁怒伤肝、思虑伤脾、气滞血淤、痰凝成核而引起肿块。从辨证来看，似以肝郁气滞为多，因此在治疗时以疏肝解郁、活血化瘀、软坚散结以及调经通乳为主。

其他疗法　　手术治疗：常见的术式包括乳房肿块切除术、乳房区段切除术和单纯乳房切除术。

护理防范

1. 学习和掌握乳房自我检查方法，养成每月 1 次的乳房自查习惯。自查最佳时间应选择在月经过后或两次月经中间，此时乳房比较松软、无胀痛，容易发现异常。已绝经的妇女可选择每月固定的时间进行乳房自查，自查中发现异常或与以往不同体征时应及时到医院就诊。

2. 积极参加乳腺癌筛查或每年 1 次乳腺相关体检。

三、低血糖

低血糖（hypoglycemia，HG）是指血浆中葡萄糖水平下降，成人血糖水平降低至＜2.8mmol/L（50mg/dL），糖尿病患者降低至＜4.0mmol/L（72mg/dL），经常会出现心悸、大汗甚至神志改变等不适。疾病类型包括空腹 HG、胰岛细胞瘤、糖尿病性 HG 症、餐后 HG 症。

临床表现　　成人一般常见症状为心悸、出汗、震颤、饥饿，严重者可出现神志改变。新生儿 HG 表现为苍白、气促、发呆、容易哭闹、间歇性抽动、喂养困难等。儿童低血糖 HG 表现同成人类似，但可表现为癫痫大发作。孕妇 HG 表现同成人类似，表现为头晕、心悸、乏力、手抖和出汗。老年人 HG 表现为交感神经兴奋症状（大汗、心悸、恶心、苍白）不明显，但可表现为性格改变、失眠、多梦，甚至可能诱发心肌梗死、脑梗死。

鉴别诊断

1. 一般诊断　　对于糖尿病患者发生 HG，通常通过糖尿病病史和应用降糖药的情况，结合发作时的症状，可做出诊断。

2. 实验室诊断　　检查血糖、胰岛素及 C 肽水平，评估血糖水平及胰岛功能。

3. 影像学诊断　　腹部 CT 及超声检查可排查是否存在胰岛素瘤。

药物防治

1. 西药治疗

（1）对于急性 HG　立即口服 15g 葡萄糖（家中可口服果汁等含糖饮料，含糖量最好大于 15g），如果 15min 症状仍无缓解可重复服糖，仍反复发作应静脉注射葡萄糖。

（2）对于 HG 昏迷　应静脉补充葡萄糖，必要时可加用氢化可的松和胰高血糖素或糖皮质激素。

（3）升糖利尿药　如呋塞米、氢氯噻嗪，可抑制胰岛素释放，升高血糖。合并高血压、水肿患者，可在医生指导下使用。

2. 中医药疗法　HG 在中医属"晕厥""虚风"等范畴，辨证分型较多。常见的升血糖中药为黄芪、党参、熟地黄、丹参、红花、葛根及甘草等。

其他疗法　
手术治疗：胰岛素瘤是器质性 HG 的最常见原因，手术切除肿瘤是本病的根治手段。

护理防范

1. 一般人群 HG　一日 3 餐，规律进食，避免空腹从事跑步、爬楼梯等剧烈运动；体检或产检时，关注空腹低血糖，当血糖＜4mmol/L 时应及时就诊。

2. 糖尿病患者 HG　服用降血糖药或注射胰岛素后一定要及时进食；加强血糖监测，尤其在刚调整降血糖药以后，以便及时了解血糖情况；运动不宜过大，外出随身携带糖果；遵医嘱服药，不要自行加减药量，每次用药前核对药品及剂量，尤其是胰岛素的剂量。

3. 新生儿 HG　顺产产妇在产程少量多次进食易消化的食物，剖宫产产妇可静脉补充葡萄糖。新生儿尽可能在产后 30min 喂奶。重点关注早产儿、低体重儿等 HG 高危新生儿的血糖，不能经胃肠道喂养者可给 10%葡萄糖静脉注射。

四、肥胖症

肥胖症（obesity，OB）是指体内贮积的脂肪量超过理想体重 20%以上，是一种由遗传因素、环境因素等多种原因相互作用而引起的慢性代谢性疾病，其发生机制是因为能量摄入超过能量消耗，导致体内脂肪过度蓄积和体重超常。OB 已成为全球最大的慢性疾病。

临床表现　　OB 是引起多种慢性非传染性疾病的危险因素和病理基础，患者主要表现为体内脂肪过度蓄积和体重超重。

1. 典型症状

（1）轻度单纯性 OB　　患者可无症状，仅表现为体重超重。

（2）中至重度单纯性 OB　　在超重的基础上，还可能会有气急、关节痛、肌肉酸痛、体力活动减少以及焦虑等症状。

（3）严重单纯性肥胖和继发性 OB　　常与血脂异常、脂肪肝、高血压、冠心病、糖耐量异常或糖尿病等同时发生。

2. 伴随症状　　OB 还可伴随或并发高血压、糖尿病、阻塞性睡眠呼吸暂停综合征、胆囊疾病、高尿酸血症、痛风、骨关节病、静脉血栓以及某些肿瘤发病率增高等，出现相关的症状。

鉴别诊断

1. 一般诊断

（1）体重指数（BMI）　　正常 18.5～23.5；超重 24.0～27.9；肥胖 28.0～32.0；非常肥胖≥32.0。

（2）腰围　　男性腰围≥85cm，女性腰围≥80cm 是中心性肥胖（腹型肥胖）。

（3）腰/臀比（WHR）　　男性＞0.9，女性＞0.85 诊断为中心性肥胖（腹型肥胖）。

2. 影像学诊断　　CT 或 MRI 可计算皮下脂肪厚度或内脏脂肪量，是评估体内脂肪分布最准确的方法。

3. 其他诊断　　身体密度测量法、生物电阻抗法、双能 X 线吸收法测定体脂总量等。

药物防治

1. 奥利司他　　使用剂量为餐时或餐后 1h 内服用 0.12g，每天 3 次。若一餐未进食或食物中不含脂肪，则可省略该次用药。

2. 二甲双胍　　是兼有减重作用的降糖药物。对伴有糖尿病和多囊卵巢综合征患者有效。

3. 利拉鲁肽　　起始剂量为每天 0.6mg。至少 1 周后，剂量应增加至 1.2mg。本品可用于与二甲双胍联合治疗而无需改变二甲双胍的剂量。亦可用于与磺脲类药物联合治疗，但应当考虑减少磺脲类药物的剂量以降低OB的风险。

其他疗法

1. 手术治疗　外科手术包括吸脂术、切脂术及各种减少食物吸收的手术，如胃转流术、空肠回肠分流术、垂直袖状胃切除术、胃束带术与胃囊术、Roux-en-Y胃旁术和袖状胃切除等。

2. 迷走神经阻滞术　为国外对肥胖症的一种辅助治疗手段，主要依靠在人体腹部皮下植入一个设备，该设备向腹部迷走神经发送间歇性电脉冲，从而告诉大脑何时胃空或饱满，以减少饥饿感、增加饱腹感。

护理防范　OB的日常生活管理重在健康的生活方式、控制饮食并长期坚持运动。必要时辅以药物、手术治疗。

五、高尿酸血症

高尿酸血症（hyperuricemia，HU）是嘌呤代谢障碍所致的慢性代谢性疾病，临床上分为原发性和继发性两类，高尿酸常伴有肥胖、2型糖尿病、高血压、动脉硬化和冠心病等，临床上称为代谢综合征。

临床表现　HU患者的典型症状为血尿酸波动性或持续性增高，无症状性HU患者仅有血尿酸增高。5%～12%的HU患者最终发展为痛风，出现反复发作的痛风性关节炎、间质性肾炎和痛风石形成，严重者出现关节畸形或尿酸性尿路结石。

鉴别诊断

1. 实验室诊断

（1）血清尿酸测定　检测正常嘌呤饮食状态下非同日两次空腹血尿酸水平，男性＞420μmol/L，女性＞350μmol/L。

（2）尿液尿酸测定。

2. 影像学诊断

（1）X线检查　痛风性关节炎关节显影可发现骨质改变。

（2）关节超声　用于评估软骨和软组织尿酸盐结晶沉积、滑膜炎症、痛风石及侵蚀。

（3）双能（源）CT　检查组织与关节周围尿酸盐结晶，有助于痛风性关节炎诊断和评估。

3. 其他诊断　滑囊液检查：痛风急性期如踝、膝等较大关节肿胀时可抽取滑囊液检查，可确诊痛风性关节炎。

药物防治

1. 增加尿酸排泄的药物

（1）苯溴马隆　可用于轻中度肾功能不全的高尿酸血症患者。Scr 清除率 45～60mL/min 的成人每天 50mg；Scr 清除率＞60mL/min 的成人每天 50～100mg。

（2）丙磺舒、磺吡酮　只能用于肾功能正常者，肝损较多见。

2. 辅助降尿酸药　氯沙坦、非诺贝特。

护理防范

1. 改变生活方式是治疗 HU 的关键，包括健康饮食、戒烟、戒酒、坚持运动和控制体重。饮食应以低嘌呤食物为主，严格控制肉类、海鲜和动物内脏等食物摄入，每天饮水量保证尿量在 1.5L 以上。

2. 当患者尿 pH＜6.0 时，需服用碳酸氢钠碱化尿液，将尿 pH 维持在 6.2～6.8 最为合适，但不宜长期或超剂量服用，否则可能导致代谢性碱中毒。此外，高血压患者谨慎服用碳酸氢钠。

（杨　琴　侯楚祺）

第六章　泌尿生殖与妇科疾病

第一节　泌尿生殖系统疾病

<u>一、急性肾功能衰竭</u>

急性肾功能衰竭（acute renal failure，ARF）是指肾小球滤过率突然或持续下降而引起氮质废物体内潴留，水、电解质和酸碱平衡紊乱的临床综合征。按照病因可分为前肾性氮质血症、后肾性衰竭和肾实质性衰竭。按照尿量多少可分为少尿型和非少尿型。

临床表现

1. 最常见引起 ARF 的为急性肾小管坏死，早期患者常见尿量减少或尿色加深，病程后期肾功能严重受损时会出现各种表现，如乏力、食欲缺乏、恶心、呕吐、瘙痒等。

2. 对于容量过负荷、水肿的患者还可出现气短、活动后呼吸困难。体检的时候可见外周水肿、肺部湿啰音、颈静脉怒张等。

鉴别诊断

1. 一般诊断　询问是否有夜尿史，夜尿多指夜间尿量超过全日尿量的1/2。是否早期出现少尿现象，每天尿量少于 400mL。

2. 实验室诊断　短期内 GFR 下降进行性下降，Scr 和 BUN 迅速明显上升。Scr 较前升高＞50%；肾功能在 48h 内突然减退，Scr 绝对值突然升高＞25mmol/L。

3. 影像学诊断

（1）超声检查　ARF 时表现为肾盂肾盏及输尿管扩张，以及肿瘤、结石等强回声。

（2）胸腹 X 线平片　显示肾、输尿管和膀胱等部位的结石，以及超声难以发现的小结石，是怀疑梗阻性急性肾功能的必需检查。

（3）CT 扫描　肾实质、输尿管等部位阴影区。

（4）肾血管造影　肾动脉/静脉某段显示梗阻部位。

药物防治

1. 保持容量平衡

（1）血容量过多　限盐（每天 1～2g），限水（每天＜500～1000mL），利尿药（通常是袢利尿药+噻嗪类利尿药）。袢利尿药先从常规剂量开始，如利尿效果不佳可在 2h 内增大剂量（呋塞米 200mg 或布美他尼 10mg），或改维持静脉注射（呋塞米每小时 10～40mg，最大剂量≤每小时 160mg）。

（2）血量不足　可在 30min 内快速补充 500～1000mL 晶体（低蛋白质血症可补充 300～500mL 胶体），之后视病情变化可继续给予补液治疗，直至出现明显的利尿反应或容量过多的表现。

（3）急性肺水肿　容量过多导致急性肺水肿时，可静脉注射小剂量吗啡（2.5mg，必要时可重复用药）；静脉注射硝酸酯类（如硝酸异山梨酯 2～10mg/h）；静脉推注呋塞米 40～80mg；血液净化治疗，无高钾血症和严重酸中毒者可予床边超滤，但血液透析（HD）和连续性血液净化（CBP）更为有效。少尿型 ARF 出现肺水肿者应立即行 CBP。

2. 纠正电解质紊乱

（1）低钠血症　限水（每天＜500～1000mL）。

（2）高钾血症　限制钾的摄入（通常每天＜40mmol）；使用排钾利尿药；葡萄糖酸钙（10%葡萄糖酸钙 10mL 在 2～5min 内静脉推注）；碳酸氢钠（50～100mmol）；葡萄糖+胰岛素（50%葡萄糖溶液 50mL+普通胰岛素 10IU）；β_2 受体激动剂（如沙丁胺醇 10～20mg 吸入或 0.5～1mg 静脉推注）；口服聚磺苯乙烯排钾。

（3）高钠血症　缓慢补充低渗液体，肠道功能正常的患者首选经口或鼻胃管补液，不能进食者可以静脉注射低渗盐水或葡萄糖溶液加胰岛素。

（4）低钾血症　尽量避免低血钾。一旦发生则应及时补钾纠正。

（5）磷平衡　严重高分解代谢的患者可发生重度高磷血症，当钙磷乘积＞5.6mol/L（70mg/dL）时可发生钙磷的异常沉积，如果通过饮食限磷和使用磷结合剂不能使血磷下降，建议行血液净化治疗。低磷血症时可补充复方磷酸盐。

（6）低钙血症、高镁血症　ARF 时常见轻度低钙血症，通常无须治疗，以免发生钙磷沉积。高镁血症通常症状轻，因而无需治疗。

3. 维持酸碱平衡　轻度代谢性酸中毒无需特殊处理；如血清 HCO_3 浓

度<15mmol/L，血 pH<7.2，应口服或静脉注射碳酸氢钠纠正酸中毒。HCO_3^- 的补充量应根据估计的 HCO_3^- 缺失量来确定。

4. 血液系统并发症及处理

（1）出血　ARF 患者出血时间延长，同时部分患者行血液净化治疗需要使用抗凝血药。血管升压素、纠正贫血、雌激素等治疗可暂缓出血倾向。

（2）贫血　ARF 患者可合并贫血，多数患者无需特殊治疗，症状严重时可予输注全血或红细胞悬液。

5. 防治感染　ARF 感染的发生率可达 50%～90%，且感染是 ARF 的主要死亡原因。已并发感染者，在等待药敏试验结果之前，一般应使用广谱抗生素作为经验性治疗，并根据病原菌及药敏试验结果及时调整抗生素。

6. 尿毒症处理　有无扑翼样震颤、恶心、呕吐及心包炎的表现，常需要血液净化治疗。

7. 营养支持　ARF 时葡萄糖摄入量为每天 4～5g/kg；脂肪摄入量应降至每天 0.8～1.0g/kg；蛋白质需要量取决于分解代谢程度和血液净化治疗方式，非透析时蛋白质的摄入量应控制在每天 0.6～1.0g/kg，且以高生物价（即富含必需氨基酸）的蛋白质为主。

护理防范

1. 绝对卧床休息，以减轻肾脏负担。

2. 准确记录尿量，监测体重变化。少尿期严格控制入水量，每天进水量应为前一天排出量加 500mL。

3. 避免食用含钾丰富的食物，血钾高于正常时禁食含钾高的食物。

4. 低盐饮食，避免食用含盐量高的食物。限制磷摄入量，如牛奶、乳酪、干豆、坚果和花生酱。

5. 能进食非透析患者的蛋白质摄入量为每天 0.55～0.6g/kg；血液透析患者蛋白质摄入量为每天 1.0～1.2g/kg；腹膜透析患者蛋白质摄入量为每天 1.2～1.3g/kg。

6. 预防感染的措施包括提高对感染的警惕性，加强各种导管和其他有创通路的护理，避免长期卧床、误吸等导致肺部感染。

二、急性肾小管坏死

急性肾小管坏死（acute tubular necrosis，ATN）是肾实质性衰竭最常见的类型，占 ARF 的 75%~80%。本病是由于各种原因引起肾缺血和（或）肾毒性损害导致肾功能急剧、进行性减退而出现的临床综合征。

临床表现 临床表现包括原发性疾病、ARF 引起代谢紊乱和并发症三个方面。病程一般可分为少尿期、多尿期、恢复期三个阶段。

1. 少尿或无尿期 尿量出现骤减，每天尿量维持少于 400mL 为少尿，少于 50mL 者无尿。一般无尿患者较少，持续无尿者预后较差。

2. 多尿期 每天尿量达 2.5L 称多尿，肾小管坏死利尿早期常见尿量逐渐增多，进行性尿量增多是肾功能开始恢复的一个标志。

3. 恢复期 根据病因、病情轻重程度、多尿持续时间、并发症和年龄因素不同，恢复早期差异较大，可无症状。

鉴别诊断

1. 一般诊断 根据典型的病史，如果患者曾有过肾毒性药物的应用史，比如在短期内大量应用庆大霉素、依替米星等抗生素，或者得了横纹肌溶解症，而且已经做了相关检查，排除急进性肾小球肾炎、急性间质性肾炎以及肾后性 ARF，考虑是 ATN。

2. 实验室诊断

（1）血常规检查 了解贫血程度，判断有无腔道出血及溶血性贫血征象，观察红细胞形态有无变形，有无破碎红细胞、有核红细胞、网织红细胞增多和（或）血红蛋白血症等，有无提示溶血性贫血的实验室改变，这些对病因诊断有帮助。

（2）尿液检查 ①尿量改变：少尿期每天尿量在 400mL 以下，非少尿期尿量可正常或增加。②尿常规检查：外观多混浊，尿色深。有时呈酱油色。③尿比重降低且较为固定，多在 1.015 以下。④尿渗透浓度低于 350mOsm/kg，尿与血渗透浓度之比低于 1：1。⑤尿钠含量增高，多在 40~60mmol/L，因肾小管对钠重吸收减少。⑥尿尿素与血尿素比值降低，常低于 10。⑦尿肌酐与血肌酐比值降低，常低于 10。⑧肾衰指数常大于 2，该指数为尿钠浓度与尿肌酐、血肌酐比值之比。⑨滤过钠排泄分数（FeNa）代表肾脏清除钠的能力。

（3）肾小球滤过功能检查　Scr 与血 BUN 浓度及每天上升幅度，以了解功能损害程度以及有无高分解代谢存在。在挤压伤或肌肉损伤时，Scr 上升可与 BUN 上升不平行。

（4）血气分析　主要了解有无酸中毒及程度和性质，以及低氧血症。血 pH、碱储和碳酸氢根常低于正常，提示代谢性酸中毒。动脉血氧分压甚为重要，低于 8.0kPa（60mmHg），尤其经吸氧不能纠正者，应检查肺部，排除肺部炎症及有无成人呼吸窘迫综合征。

（5）血电解质检查　少尿期特别警惕高钾血症、低钙血症、高磷血症和高镁血症；多尿期应注意高钾血症或低钾血症、低钠血症与低氯血症以及低钾低氯性碱中毒等。

（6）肝功能检查　除凝血功能外，了解有无肝细胞坏死和其他功能障碍，包括转氨酶、血胆红素、血白蛋白与球蛋白等。除了肝功能受损程度以外，尚了解有无原发肝功能衰竭引起 ARF。

（7）出血倾向检查　①动态血小板计数有无减少及其程度。对有出血倾向或重危患者应进行有关 DIC 实验室诊断。血小板功能检查了解血小板凝集性增加或降低。②凝血酶原时间正常或延长。③凝血活酶生成或无不良。④血纤维蛋白原减少或升高。⑤血纤维蛋白裂解产物（FDP）有无增加。ATN 少尿期若有出血倾向发生，应怀疑 DIC 发生。

3. 影像学诊断

（1）B 超检查　肾脏并不缩小，反而可能增大或正常。

（2）尿沉渣的光镜与电镜检查　颗粒管型见于肾小管坏死和肾炎。70% 以上的肾小管坏死患者尿中含有褐色素的粗颗粒管型，并可见上皮细胞管型。

药物防治

1. 少尿期的治疗　治疗重点为水、电解质和酸碱平衡，控制氮质潴留，供给适当的营养，防止并发症和治疗原则。补液原则为"量出为入，宁少勿多"。

2. 多尿期的治疗　维持水、电解质和酸碱平衡，控制氮质血症，治疗原发病和防止各种并发症，补液量可逐渐减少，不能起床的患者应防止肺部感染、尿路感染、压疮。

3. 恢复期的治疗　禁止使用肾毒性药物，定期随访肾功能；可酌情选用肾衰宁胶囊。

护理防范

1. 积极补液，防止血容量下降。控制感染、彻底清除创伤坏死组织。密切观察肾功能和尿量，早期解除肾血管痉挛，合理使用氨基糖苷类抗生素和利尿药。

2. 对老年、原有肾脏疾病、糖尿病患者等施行静脉尿路 X 线造影检查，特别是对比剂大剂量应用，尤应慎重。

3. 少尿期严格限制入液量，量入为出，防止水中毒。增强抵抗力，降低机体的分解代谢。在多尿期营养失衡，水、盐、蛋白质失调严重，应给予高糖、高纤维素、高热量的饮食。由于多尿期蛋白质负平衡，机体抵抗力低下，极易发生感染，故应鼓励患者在早期下床活动，加强锻炼，并适量给予肾毒性低的抗生素。

三、慢性肾功能衰竭

慢性肾功能衰竭（chronic renal failure，CRF）又称慢性肾功能不全、慢性肾衰，是由于肾单位受到破坏而减少，致使肾脏排泄调节功能和内分泌代谢功能严重损伤而造成水与电解质、酸碱平衡紊乱，出现一系列症状、体征和并发症。

临床表现

1. 水、电解质、酸碱平衡紊乱　在轻中度的 CRF 患者中，丧失部分功能的肾脏仍然能够完全排出各种外源性摄入和体内产生的物质或废物，当正常的肾功能丧失约 70%时，一般只会出现部分水、电解质、酸碱平衡紊乱，只有当肾功能进一步下降，以及摄入或体内产生过多的水、电解质、酸性或碱性物质才会出现明显的临床表现。

2. 糖、脂肪、酸碱平衡紊乱。

3. 各系统功能障碍　胃肠道症状是最早、最常见的，如出现厌食、呕吐、腹胀、口舌溃疡、口腔有氨臭味、上消化道出血等。

鉴别诊断

1. 一般诊断

（1）检查有无恶心、呕吐、皮肤瘙痒、骨痛、抽搐和出血征象等。如下肢灼痛难忍，需经常移动。

（2）检查呼吸频率、深度，有无氨味，神志状态，贫血程度，有无肌肉抽搐、失水、水肿、口腔黏膜溃疡和心包摩擦音。

（3）检查血压，有无心衰体征。

2. 实验室诊断

（1）尿液检查　晚期肾功能损害明显，出现蛋白尿减少，尿沉渣镜检有不同程度的血尿、管型尿，粗大宽阔的蜡状管型对 CRF 有诊断价值。

（2）血常规检查　因 CRF 患者均有贫血，故对 CRF 有提示作用。

（3）肾功能检查　血 Scr、BUN 上升，尿液浓缩-稀释功能测定提示内生肌酐清除率下降。

（4）血清免疫学检查　包括血清 IgA、IgM、IgG、补体 C3、补体 C4、T 淋巴细胞亚群 CD4/CD8 比值等。

（5）营养不良指示检测　测定血清总蛋白、血清白蛋白、血清转铁蛋白和低分子量蛋白，测定值下降为蛋白质-热量营养不良的指标，血浆白蛋白水平降低是营养不良的晚期指标。

3. 影像学诊断　B 超检查肾皮质厚度<1.5cm，判断 CRF 优于以肾脏大小为标准，如双肾萎缩，支持终末期诊断。

药物防治

1. 早期预防　食物中应增加优质蛋白（富含必需氨基酸如甲硫氨酸、缬氨酸、苯丙氨酸、苏氨酸、色氨酸均为 L 型）的摄入，减少劣质蛋白的摄入；纠正水、电解质、酸碱平衡紊乱；改善脂质代谢紊乱；控制感染，保持大便畅通，清除肠道毒物等。

2. 小儿 CRF　几乎均有酸中毒，症状较轻一般不需处理，除非血清碳酸氢盐低于 20mmol/L，则需用碳酸氢钠加以矫正。肾性骨营养不良者，伴发高磷血症、低钙血症，需低磷饮食，可用磷酸氢钙或抗酸药口服，促进磷从肠道排出。同时，摄入适量的钙质和维生素 D。小儿 CRF 导致贫血者，多数患者的血红蛋白稳定于 60～90g/L，不需输血，如血红蛋白低于 60g/L 则小心输入红细胞 10mL/kg（小量可减少血液循环超负荷的危险）。小儿 CRF 出现高血压者，紧急情况可舌下含服硝苯地平或经静脉注入二氮嗪（5mg/kg，极量 300mg，在 10s 内注入）。严重高血压并发血液循环超负荷时可给呋塞米（2～4mg/kg，速度为 4mg/min）。肾功能不全时必须小心应用硝普钠，因可有硫氰酸盐积聚。

其他疗法　肾脏替代疗法：如血液或腹膜透析、肾脏移植术。

护理防范

1. 注意饮食　限制蛋白质的摄入，以降低 BUN，减轻尿毒症症状，坚持优质低蛋白饮食，低磷、低盐，但要注意保证充足的热量及足够的必需氨基酸。给予足量的糖类和脂肪。限制水、钠摄入。

2. 避免劳累过度及剧烈精神刺激，保持良好的生活习惯，不熬夜，不嗜酒。

3. 预防感染，找出感染源并除去，以免病情恶化。加强口腔、会阴清洁。

4. 血压高、水肿、蛋白尿显著及稍事行动即症状加重者，应卧床休息。病情重、心力衰竭者应绝对卧床。

四、慢性肾小球肾炎

慢性肾小球肾炎（chronic glomerulonephritis，CG）是以蛋白尿、血尿、高血压、水肿为基本临床表现，起病方式各有不同，病情迁移，病变缓慢进展，可有不同程度肾功能减退，最终发展为 CRF 的一组肾小球病。

临床表现

1. CG 可发生于任何年龄段，以青中年为主，男性多见。多起病缓慢、隐袭。

2. 早期患者出现乏力、疲倦、腰部疼痛、纳差，水肿可有可无，一般不严重。

鉴别诊断

1. 一般诊断

（1）起病缓慢，病情迁延，临床表现可轻可重或时轻时重。随着病情发展，可有肾功能减退、贫血、电解质紊乱等情况。

（2）可有水肿、高血压、蛋白尿、血尿及管型尿等表现中的一种（如血尿或蛋白尿）或数种。

（3）病程可有肾炎急性发作，常因感染（如呼吸道感染）诱发，发作时有类似急性肾炎的表现。有时可自动缓解，有些病例出现病情加重。

2. 实验室诊断

（1）尿液检查　尿异常是 CG 的基本标志。蛋白尿是诊断 CG 的主要依据，尿蛋白一般在 1～3g/d，尿沉渣可见颗粒管型和透明管型。血尿一般较轻或完全没有，但在急性发作期，可出现镜下血尿甚至肉眼血尿。

（2）肾功能检查　CG 早期没有肾功能改变，当出现肾功能不全时，主要表现为肾小球滤过率下降，肌酐清除率降低。

（3）由于肾脏代偿功能很强，当肌酐清除率下降至正常值的 50% 以下时，Scr 和 BUN 才会升高，部分患者在 Scr 升高之前可能出现 BUN 升高。

3. 影像学诊断　双侧肾脏超声可掌握肾脏病理状况。

药物防治

1. 西药防治

（1）一般治疗　有明显高血压、水肿者或短期内有肾功能减退者，应卧床休息，并限制食盐的摄入量 2～3g。对尿中丢失蛋白质较多、肾功能尚可者，宜补充生物效价高的动物蛋白，如鸡蛋、牛奶、鱼类和瘦肉等。

（2）激素、免疫抑制剂　可选氢化可的松或甲泼尼龙；若用激素治疗不敏感且肾功能正常时改用环孢素，每天 4～5g/kg，分 2 次服用；肾功能减退时用霉酚酸酯。

（3）控制高血压　常用药物卡托普利每次 12.5～25mg，每天 2～3 次；或盐酸贝那普利片，成人常用 1 次口服每次 10mg，每天 1 次；维持量可达到每天 10～40mg，分 1～2 次口服；肾功能不良或有水钠缺失者开始用每次 5mg，每天 1 次；心力衰竭者起始用每次 5mg，每天 1 次，维持量可用每次 5～10mg，每天 1 次。尚可选用依那普利每次 5～10mg，每天 1 次；或西那普利每次 2.5～5mg，每天 1 次；或培哚普利每次 4mg，每天 1 次；福辛普利每次 10～20mg，每天 1 次。其中贝那普利、福辛普利为尿、胆汁双通道排泄药物，适宜于肾功能不全患者。若未能控制高血压者，加用氨氯地平口服每次 5～10mg，每天 1～2 次。

2. 中医药治疗　CG 大多数是由急性肾炎转变而来，少数患者起病缓慢而无明确的急性肾炎病史，一发现即为慢性。中医上可考虑采用食疗。疗效因病而异，不能一概而论。

护理防范

1. 预防感染　避免劳累，出现感染，尤其是反复呼吸道感染，应及时医治以防病情加重。

2. 应戒烟、戒酒，适当锻炼，可以增强身体的抵抗能力。

3. 低盐、适量蛋白质、高维生素饮食，对有氮质血症的患者，应限制蛋白质的摄入。

4. 避免使用对肾脏有损害的药物，以免加重肾脏功能的恶化。

5. 定期检查，如发现危险因素要及时避免。对于有高血压、糖尿病等慢性疾病的患者，要积极治疗。

五、肾病综合征

肾病综合征（nephrotic syndrome，NS）可由多种病因引起，以肾小球基膜通透性增加为特征，表现为大量蛋白尿、低蛋白血症、高度水肿、高脂血症的一组临床症候群。

临床表现

1. 典型临床表现为大量蛋白尿（≥30～35g/d）、低蛋白血症（血浆蛋白<30g/d）、高度水肿和高脂血症，即"三高一低"。

2. NS 患者经常伴有并发症，如合并感染、高凝状态和静脉血栓形成、急性肾衰竭、骨和钙代谢异常、内分泌代谢异常。

鉴别诊断

1. 一般诊断　观察患者是否出现水肿、四肢乏力等现象。

2. 实验室诊断

（1）尿常规检查　通过尿蛋白定性、尿沉渣镜检，初步判断是否有肾小球病变存在。

（2）24h 尿蛋白定量　超过 3.5g 是诊断的必备条件。

（3）血浆白蛋白测定　低于 3g/dL 是诊断的必备条件。

（4）血脂测定　NS 患者常有脂质代谢紊乱、血脂升高。

（5）肾功能检查　测定 BUN、Scr，了解肾功能损伤程度。

（6）电解质及二氧化碳结合力测定　用来了解是否有电解质紊乱及酸碱平衡失调，以便及时纠正。

（7）血液流变学检查　NS 患者的血液经常处于高凝状态，血液黏稠度增加，此项检查有助于对该疾病的了解。

药物防治

1. 西药防治

（1）对症治疗

① 利尿消肿：常用噻嗪类利尿药，如呋塞米或布美他尼，分次口服或

静脉注射。

② 减少尿蛋白：可用 ACEI 或 ARB。

（2）主要治疗　用于抑制免疫与炎症反应

① 糖皮质激素治疗：常用的制剂有泼尼松龙、甲泼尼龙、氟羟泼尼松龙和地塞米松等。一般对微小病变、原发性肾小球肾病首次剂量为泼尼松龙每天 0.8～1mg/kg，治疗 8 周，有效者应逐渐减量，一般每 1～2 周减原剂量的 10%～20%，剂量递减速度宜慢；维持量低于每天 15mg 为宜。伴有近期 Scr 升高者，应给予甲泼尼松龙静脉滴注，每天 120～240mg，疗程 3～5d；以后酌情减少为每天 40～80mg，并尽早改小剂量，以减少感染等不良反应。

② 细胞毒性药物：环磷酰胺参考量为每天 2～3mg/kg，疗程 8 周，以静脉注射或滴注为主。硫唑嘌呤起始剂量为每天 1～3mg/kg，疗效明显时应将剂量减少至最小维持剂量，如 3 个月内病情无改善应停用。苯丁酸氮芥每天 0.1mg/kg，分 3 次口服，疗程 8 周，累计总量达每天 7～8mg/kg 易发生不良反应。环孢素不宜长期治疗 NS，更不宜作为首选药物治疗。

2. 中医药治疗　杞菊地黄口服液、补肾丸、左归丸、右归丸、龟鹿二胶丸、雷公藤总苷片。

护理防范

1. 水肿、尿蛋白明显的患者宜卧床休息；眼睑、面部水肿者枕头应稍高些；严重水肿者应经常变换体位；胸腔积液者宜半卧位；阴囊水肿者宜用托带将阴囊托起。

2. 高热量、富含维生素的低盐饮食。加强口腔护理，用生理盐水频繁漱口。保持室内空气新鲜，地面用 84 液消毒，每天 1 次，紫外线照射 1h，患者应戴口罩，并减少陪护人员。每天通风 2 次，每次 20～30min。

3. 用强效利尿药时，要观察患者的循环情况及酸碱平衡情况；在用激素时，应注意不良反应，撤药或改变用药方式不能操之过急，不可突然停药。记录 24h 出入量。

4. 明显水肿、高血压、少尿者进低钠饮食；尽可能摄入优质蛋白，高脂血症患者需控制动物脂肪摄入，可多食植物油、鱼油；可选钙、镁、锌、铁等含量丰富的蔬菜、水果、杂粮、海产品等。

六、IgA 肾病

IgA 肾病（IgA nephropathy，IgAN）是以反复发作性肉眼或镜下血尿，肾小球系膜细胞增生，基质增多，伴广泛 IgA 沉积为特点的原发性肾小球疾病。此外，又被称为 IgA-IgG 系膜沉积性肾炎和 IgA 系膜性肾炎等。IgAN 也可解释为肾活检免疫荧光检查肾小球系膜区有大量颗粒状 IgA 沉积为特征的原发性肾小球疾病。

临床表现

1. 典型病例　常在上呼吸道感染后数小时至 2d 内出现肉眼血尿，通常持续数小时至数天，个别可达 1 周，这部分患者占总数的 40%～50%，且儿童占多数。常见表现为无症状血尿和（或）蛋白尿，占总数的 30%～40%。其中 20%～25%病例在病程中可发生 1 次或数次肉眼血尿。

2. 肾病综合征可见于 5%～20%的患者中，以儿童和青年病例为多，常属弥漫性增生型伴或不伴肾小球硬化。此外，有时以系膜 IgA 沉积为主的现象也可以出现在以足突融合为特征的微小病变肾病中。

3. 大约不到 10%的患者可呈 ARF 表现，通常能自行缓解。其中 20%～25%则可能需要透析，多因患有新月体肾炎。在病程活动期有氮质潴留者并不少见，约占 25%。在 30 岁以后起病者中高血压显著增多；起病时即有高血压约占 10%，随病程延长，伴高血压者超过 40%。

鉴别诊断

1. 免疫学检查　50%的患者血清 IgA 水平升高。37%～75%患者测到含有 IgA 的特异性循环免疫复合物。

2. 尿液检查　蛋白尿定量和分型对 IgAN 病情判断、估计预后很重要。蛋白尿<1g/24h 者常为轻微及病灶性系膜增生为主。中至重度蛋白尿多为弥漫性系膜增生，常伴新月体及肾小球硬化。血尿：尿红细胞形态呈多形性，提示血尿来源是肾小球源性。

3. 肾功能检查　Scr 上升到 132.6μmol/L（1.5mg/dL）多为病情进展。肾小球滤过率（GFR）<20mL/min 时，病理改变属Ⅲ级以上。

4. 肾活检　光镜下常见弥漫性系膜增生或局灶节段增生性肾小球肾炎；免疫荧光可见系膜区 IgA 或以 IgA 为主的免疫复合物沉积，这是 IgAN 的诊断标志。

药物防治

（1）对蛋白尿超过 1g/d 者，施以隔日用药的肾上腺皮质激素对蛋白尿的改善有益。对有 IgA 沉积的微小病变肾病则有可能缓解蛋白尿。合并使用环磷酰胺、双嘧达莫和华法林可减轻蛋白尿而对 GFR 无影响；合并使用环孢素也可减少蛋白尿，也降低 Scr 清除率。

（2）严重 IgA 肾病（GFR 每月下降 2～4mL/min）使用大剂量免疫球蛋白静脉滴入期间，可停止 GFR 下降，改善血尿和蛋白尿，但是停药后常复发。

（3）对有高血压和重度蛋白尿的病例，使用 ACEI 可减慢 GFR 下降速率和减少蛋白尿，所以在重症 IgA 肾病中，ACEI 是首选抗高血压药。

护理防范

1. 适当休息，避免剧烈运动，病情稳定时适当锻炼。

2. 增加抗病能力，避免受凉，减少感染的机会，一旦出现各种感染，应及时应用抗生素，以尽早控制感染。

3. 饮食应清淡，宜多吃水果、蔬菜及优质高蛋白食物，禁辛辣、霉制品、腌制品，忌酒。

4. 不可擅自调整药物剂量，定期监测 24h 尿蛋白定量、尿常规、肾功能、血压。

七、肾盂肾炎

肾盂肾炎（pyelonephritis，PY）是指肾盂的炎症，多由细菌感染引起，一般伴有泌尿道感染。根据临床病程和症状可分为急性和慢性。慢性 PY 是导致 CRF 的重要原因。

临床表现

1. 急性PY　可发生于各种年龄，但以育龄期妇女最多见，起病急骤，病情轻重不一，严重者可发展为败血症。主要症状如下。

（1）全身症状　发热、寒战、食欲缺乏、恶心、呕吐，体温多在 38～39℃，也可达 40℃。伴头痛、全身酸痛、热退时大汗等。

（2）腰痛　单侧或双侧腰痛，多为钝痛或酸痛，程度不一，少数有腹部绞痛，沿输尿管向膀胱方向放射，体检时肋脊角有明显压痛，肾叩痛阳性。

（3）膀胱刺激征　尿频、尿急、尿痛等膀胱刺激症状。部分患者尿路症状可不明显，血源性感染者先有发热等全身症状，后有膀胱刺激症状。

2. 慢性 PY　临床表现复杂，容易反复发作，病程隐蔽，有时可表现为无症状性菌尿和（或）间歇性的尿频、尿急、尿痛。可有慢性间质性肾炎的表现，包括尿浓缩功能减退，低渗、低比重尿，夜尿增多及肾小管性酸中毒等。至晚期，可出现肾小球功能损害、氮质血症直至尿毒症。

鉴别诊断

1. 一般诊断　观察患者是否具有全身症状，是否出现腰痛，询问病史，初步判断急性还是慢性。

2. 实验室诊断

（1）尿常规检查　显微镜下每高倍视野下超过 5 个白细胞称为脓尿。部分 PY 患者还可发现管型尿和镜下血尿。

（2）尿细菌检查　清洁中段尿培养菌落计数＞10/mL 有临床意义。

（3）其他检查　尿沉渣抗体包裹细菌检查，阳性时有助于诊断，膀胱炎为阳性，有鉴别诊断价值。

3. 影像学诊断

（1）X 线检查　对慢性或久治不愈患者，视需要分别可做 X 线平片、静脉肾盂造影、逆行肾盂造影、排尿时膀胱输尿管造影，以检查有无梗阻、结石、输尿管狭窄或受压、肾下垂、泌尿系先天性畸形以及膀胱输尿管反流等。此外，还可了解肾盂、肾盏结构及功能，以与肾结核、肾肿瘤等鉴别。肾血管造影可显示慢性 PY 的肾小管有不同程度的扭曲。

（2）超声检查　能筛选泌尿道发育不全、先天性畸形、多囊肾、肾动脉狭窄所致的肾脏大小不匀、结石、肿瘤及前列腺疾病等。

（3）同位素肾图检查　急性 PY 的肾图特点为高峰后移，分泌段出现较正常延缓 0.5～1.0min，排泄段下降缓慢。慢性 PY 分泌段斜率降低，峰顶变钝或增宽而后移，排泄段起始时间延迟，呈抛物线状。

药物防治

（1）预防和治疗全身败血症，病原治疗参考如下。病原为：①大肠埃希菌等肠杆菌，宜选用氨苄西林/舒巴坦、阿莫西林/克拉维酸，可选喹诺酮类（耐药性菌株在 50%以上）、第二代和第三代头孢菌素。②克雷伯菌属，宜选用第二代、第三代头孢菌素，可选喹诺酮类。③腐生葡萄球菌，宜选头孢唑林、头孢拉定，可选头孢呋辛。④肠球菌，可选万古霉素或甲万古霉素，一般宜选用氨苄西林。⑤铜绿假单胞菌，宜选用环丙沙星、哌拉西林加氨基糖苷类。⑥念珠菌属，宜选用氟康唑，可选用两性霉素 B，疗程 7～14d 或遵医嘱，亦可选用复方磺胺甲噁唑、呋喃妥因。

（2）患者宜多饮水以利排尿，降低髓质渗透压，提高机体吞噬细胞的功能，并冲洗掉膀胱内的细菌。可服用碳酸氢钠 1g、每天 3 次碱化尿液，既可减轻对膀胱的刺激症状，又可增强氨基糖苷类抗生素、青霉素、红霉素及磺胺等药物的疗效，但也可使四环素、呋喃妥因和部分喹诺酮类药物的抗菌力下降。

护理防范

1. 多饮水，勤排尿，保持会阴清洁。

2. 有糖尿病、高血压等疾病者，要控制好血糖、血压。

3. 定期复查尿菌是否转阴。经有效抗生素治疗，症状会在短期内明显好转，如无改善或加重者，需考虑到并发症的出现，如肾乳头坏死、肾周围脓肿、并发感染性结石、革兰氏阴性杆菌败血症等，应因症施治。

八、肝肾综合征

肝肾综合征（hepatorenal syndrome，HRS）多见于肝硬化的失代偿期，是肝硬化失代偿期的一种并发症，是在严重肝病时发生的功能性 ARF，病情呈进行性进展。

临床表现　HRS 的临床表现主要有肝脾大、肝区痛、黄疸、肝功能障碍及渐出现的氮质血症、少尿、低血钠、低血钾。临床可分为三期。

1. 氮质血症前期　肝失代偿，BUN、Scr 正常或稍高，钠离子下降，进行性少尿，对利尿药不敏感。

2. 氮质血症期　BUN 显著升高，Scr 中度升高，钠离子进一步下降。

3. 终末期　无尿，血压下降，甚至处于深昏迷状态。

鉴别诊断

1. 一般诊断　询问患者既往有无慢性肾病病史，有无进行肾相关手术。

2. 实验室诊断

（1）尿常规　蛋白阴性或微量，尿沉渣正常或可少量红细胞、白细胞，透明、颗粒管型或胆染的肾小管细胞管型。

（2）尿液检查　尿比重常＞1.020，尿渗透压＞450mmol/L，尿/血渗透压＜1.5，尿钠通常＜10mmol/L。

（3）血生化检查　低钠血症，血氯低，BUN 和 Scr 升高，肝功能检查包括 ALT 升高、白蛋白降低、胆红素升高、胆固醇降低、血氨升高等。

药物防治

1. 西药防治

（1）多巴胺　小剂量应用有扩血管作用。该药常用于患者有肾损害时，但该药的疗效不明显。偶尔＜5%患者可有尿排出增加，试用 12h 后，如果尿液排出无改善则停药。

（2）Ornipressin　HRS 患者接受 Ornipressin 和白蛋白 2 周后，肾功能出现明显改善；或联合使用 Ornipressin 和小剂量多巴胺[$2\sim3\mu g/(kg\cdot min)$]治疗 27d 后，肾功能衰竭可完全逆转至正常。

（3）Terlipressin　应用 Terlipressin 可以升高血压，提高 GFR 和尿量，没有明显不良反应。对 HRS 患者（Ⅰ型）接受 Terlipressin 治疗，根据患者体重和机体耐受程度，剂量由每次 1mg、每天 2 次静脉注射，至每次 2mg、每天 3 次静脉注射，可使患者 Scr 水平恢复至正常范围。

（4）Midodrine 和奥曲肽　长期应用 Midodrine 和奥曲肽能提高肾功能，增加肾血流量、GFR 和尿钠排出，同时血浆肾素活性、血管升压素和胰高血糖素含量下降。

（5）米索前列醇　应用该药可产生利尿、排钠反应和减低 Scr 水平。

（6）内皮素拮抗剂　内皮素是强效内源性血管收缩剂，在 HRS 患者中升高。内皮素的拮抗剂 BQ123 能增加菊粉和对氨基马尿酸的排泄率。

（7）乙酰半胱氨酸　该药能增加 Scr 清除率，提高尿量和尿钠。乙酰半胱氨酸治疗 HRS 患者（Ⅰ型）5d 后，Scr 水平下降，内源性 Scr 清除率增加，尿量和尿钠明显增多，1 个月和 3 个月生存率分别达到 67% 和 58%。

2. 中医药治疗　本病在中医中以调肝、健脾、益肾、祛邪为法，或扶正为主、祛邪为先，或虚实并治。中药制剂丹参注射液静滴可治疗功能性肾衰，降低血 BUN 水平。

护理防范

1. 应绝对卧床休息。严格戒烟戒酒，避免应用不必要且疗效不明确的、对肝脏有损害的药物。

2. 进食易消化、产气少食物，控制蛋白质、钠的摄入，限制液体入量。

3. 慎用大剂量利尿药和大量放腹水。

4. 预防腹腔感染，出现发热、外周血细胞升高等感染症状时应使用抗生素，并足量、足疗程。

5. 预防消化道出血，软食，放慢进食速度，少量多餐。

6. 乙肝患者规范服用抗乙肝病毒药物并定期复查。

九、高尿酸血症肾损害

高尿酸血症肾损害（hyperuricemic nephropathy，HN）是指尿酸盐在血中浓度呈过饱和状态而沉积于肾脏，引起肾结石、梗阻、间质性肾炎、急性或慢性肾衰竭等肾脏疾病。

临床表现　主要表现为慢性间质性肾炎、尿酸性肾结石和急性高尿酸性肾病。临床上可分为肾外表现和肾脏表现两部分。

1. **肾外表现**　主要是关节病变和痛风石形成，常合并高脂血症、高血压、糖尿病、肥胖和心血管病变。30%原发性高尿酸血症患者有肾损害，主要表现为：①慢性痛风性肾病，起病隐匿，病程长达 10～20 年，好发于 40 岁以上男性，男性多发于女性，女性常见于绝经期后。②尿酸性肾结石。③急性高尿酸性肾病。

2. **肾病表现**　凡中年以上的男性患者，小至中等量血尿、高血压、水肿、尿浓缩功能受损，伴发关节炎及尿路结石，为疑似病例。血尿酸升高＞390μmol/L（＞65mg/L），尿中尿酸排量＞4.17mmol/L（＞700mg/d），尿呈酸性（pH＜6.0），尿石分析为尿酸结石，肾活检提示肾小管间质病变。

鉴别诊断

1. **实验室诊断**

（1）尿液检查　有明显肾小管功能紊乱表现时，可见多尿、夜尿、低比重尿或尿渗透压降低。有少量蛋白尿，一般＜1.5～2.0g/24h，呈小分子蛋白尿。尿中嗜酸粒细胞增多，尿细菌培养阳性，可见血尿，尿尿酸显著上升，20%患者 24h 尿尿酸排出量＞19.48μmol/L，尿中有多形结晶即尿酸盐结石。痛风肾病尿液改变主要为轻度蛋白尿和少量红细胞尿。

（2）血液检查　血尿酸明显升高。

（3）肾活检　急性尿酸肾病时，尿酸结晶在肾小管、集合管、肾盂和下尿路急骤沉积，以肾乳头部沉积最多，产生肾内、外梗阻。慢性尿酸性肾病时，尿酸盐结晶和尿酸结晶分别沉积在肾间质和肾小管内，髓质部沉积较多，肾乳头部沉积比皮质高出 8 倍以上。光镜下可见两种尿酸盐结晶：①尿酸结晶为无定形物质，出现在间质和小管管腔。②针形的尿酸单盐-水化合物结晶，出现在肾髓质。

2. 影像学诊断

（1）肾脏影像学诊断　如尿路梗阻造成肾盂积水和输尿管扩张，反流性肾病或梗阻性肾病伴发感染时。

（2）X 线检查　显示骨皮质下囊性变而不伴骨浸润，可见单侧跗骨关节病变。

（3）B 型超声　显示双侧肾脏病变不相等，并有助于结石的定位诊断。

（4）肾图、CT 扫描、核素肾扫描　可出现双侧肾脏大小不等，肾脏外形不规则，肾盏扩张或变钝。

药物防治

1. 一般治疗　调节饮食，限制高嘌呤饮食，控制热量摄入，避免过胖是防止高尿酸血症和痛风的重要环节。已有高尿酸血症者，维持足够的尿量和碱化尿液，有利于尿酸排出。

2. 排尿酸药物　纠正高尿酸血症是本病治疗的关键。患者有 2～3 次痛风发作或有痛风石且肾功能较好的患者，可长期服用依他尼酸药物，如丙磺舒和苯溴马隆等。从小剂量开始逐步增加剂量。

3. 抑制尿酸的形成　口服别嘌醇或非布司他，以小剂量开始，递增至每天 50～300mg，分 2～3 次服用，见效后逐渐减量。尿酸合成抑制剂黄嘌呤氧化酶抑制剂，其剂量应随 GFR 降低而减少。别嘌醇对不同个体的有效剂量范围为每天 100～300mg：对 GFR 为 30mL/min 者合适剂量为 100mg，对 GFR 为 60mL/min 者合适剂量为 200mg，对 GFR 正常者合适剂量为 300mg。

4. 痛风性关节炎　秋水仙碱对痛风性关节炎控制疼痛效果最好，剂量为每次 1mg，每天 2 次。在总量达到 4～8mg 时，减少为每天 0.5mg。

5. 恶性肿瘤和白血病在放疗及化疗时，应充分水化、碱化尿液或使用别嘌醇预防。恶性肿瘤患者接受化疗或放疗前应用别嘌醇可预防高尿酸血症，防止尿酸肾病的发生。

1. 避免剧烈运动或损伤。

2. 限制高嘌呤、软饮料和果糖。禁酒，尤其是啤酒和白酒，可适当喝红酒。控制体重。多饮水（＞2000mL），可饮自来水加热后的开水和矿泉水，不饮纯净水，临睡前可饮水预防尿结石。

十、肾小管性酸中毒

肾小管性酸中毒（renal tubular acidosis，RTA）是由于各种原因导致肾脏酸化功能障碍而产生的一种临床综合征，主要表现是血浆阴离子间隙正常的高氯性代谢酸中毒，而同时 GFR 相对正常。

临床表现

1. Ⅰ型 RTA　除酸中毒外，明显的临床征象有生长发育迟缓、多尿，在隐性遗传的远端 RTA 中还并发有神经性耳聋，耳聋的发病时间从初生儿到年长儿时间不等。

2. Ⅱ型 RTA　除阴离子间隙正常的高氯性代谢性酸中毒外，骨病发生率在 20% 左右，主要为骨软化症或骨质疏松，儿童可有佝偻病。尿路结石及肾脏钙化较少见。由于 RTA 本身疾病的隐匿性，此类患者常因其他合并的症状就诊，如幼儿期发育迟缓、眼部疾病、智力低下等。

3. Ⅲ型（混合型）RTA　混合性 RTA 高血氯性代谢性酸中毒明显，尿中大量丢失碳酸氢根，尿可滴定酸及铵离子排出减少，治疗与Ⅰ型、Ⅱ型相同。

4. Ⅳ型 RTA　患者除有高氯性代谢性酸中毒外，主要临床特点为高钾血症，血钠降低。患者因血容量减少，有些患者可出现直立性低血压。

鉴别诊断

1. 一般诊断　询问病史，是否有多尿、生长迟缓、眼疾等。

2. 实验室诊断

（1）血液生化检查　所有各型患者都有血 pH 值降低。只有不完全性Ⅰ型患者血 pH 值可在正常范围内。Ⅰ型、Ⅱ型血钾降低，Ⅲ型正常，Ⅳ型增高。在严重远端 RTA 时可有继发性血氨增高。

（2）负荷试验　对不完全性Ⅰ型RTA可做氯化铵负荷试验帮助确诊。

3. 影像学诊断

（1）心电图检查　低钾血症者有ST段下移，T波倒置，出现U波。

（2）X线和骨密度检查　有佝偻病或骨软化者可做X线照片和骨密度测量。

药物防治

（1）Ⅰ型RTA　一般补充碱剂以纠正酸中毒。常用枸橼酸钾，也可以用碳酸氢钠，但是钠盐有可能加剧低钾血症。补充钾盐以纠正低钾血症。如氯化钾片剂、氯化钾缓释胶囊、枸橼酸钾等。其次，防治肾结石、肾钙化和骨病。

（2）Ⅱ型RTA　目前推荐使用枸橼酸钠、枸橼酸钾混合物，因为枸橼酸代谢可以产生碳酸氢根，需要注意每天剂量应分多次服用，尽可能保持日夜复合平衡。合用噻嗪类利尿药可以减少碱的用量，但缺点是可能使低钾血症加剧。

（3）Ⅲ型RTA　混合性RTAⅢ型的治疗同近端及远端RTA的治疗。

（4）Ⅳ型RTA　治疗方法和预后取决于潜在的病因，应了解患者的病史，特别是药物史。除此之外，控制血钾至关重要，避免任何潴钾的药物和高钾饮食。补充盐皮质激素，不仅可纠正高氯性代谢性酸中毒，而且可以纠正高钾血症。常用药物为氟氢可的松。呋塞米可增加尿中Na^+、Cl^-、K^+和H^+排泄，故也可用于治疗Ⅳ型RTA患者。与氟氢可的松联合应用可增强疗效。

护理防范

1. RTA患者需卧床休息，并予以高热、高蛋白、多种维生素的清淡饮食。

2. 由于患者抵抗力降低，需注意保暖、避免受凉，避免感染，注意日常环境卫生。

3. 准确记录出入量，做好各项化验检查。

4. 积极治疗原发病和并发症，如发生骨病或钙严重缺乏时可给钙剂和活性维生素D制剂。

十一、间质性肾炎

间质性肾炎（interstitial nephritis，IN）又称肾小管-间质性肾炎，是由不同原因引起的肾间质炎症疾病的总称。临床上分为急性 IN 和慢性 IN。

临床表现

1. **急性 IN** 急性 IN 因其病因不同，临床表现各异，无特异性。主要突出表现为少尿性或非少尿性急性肾功能不全，可伴有疲乏无力、发热及关节痛等非特异性表现。肾小管功能损失可出现低比重及低渗透压尿、肾小管性蛋白尿及水、电解质和酸碱平衡紊乱，部分患者表现为 FS。

2. **慢性 IN** 起病隐匿、慢性或急性，因肾间质慢性炎症改变主要为纤维化组织增生、肾小管萎缩，故常有其共同临床表现。

鉴别诊断

1. **一般诊断** 一般有多尿、烦渴、恶心、夜尿、肉眼血尿、肌无力、软瘫、关节痛等表现。

2. **实验室诊断**

（1）尿液检查 一般为少量小分子蛋白尿，尿蛋白定量多在 0.5～1.5g/24h，极少＞2.0g/24h；尿沉渣检查可有镜下血尿、白细胞及管型尿，偶可见嗜酸粒细胞。

（2）血液检查 部分患者可有低钾血症、低钠血症、低磷血症和高氯性代谢性酸中毒等表现。血尿酸正常或轻度升高。慢性 IN 贫血发生率高且程度较重，常为细胞色素性贫血。急性 IN 患者外周血嗜酸粒细胞比例升高，可伴 IgE 升高，特发性 IN 可有贫血、嗜酸粒细胞增多、血沉快、C 反应蛋白及球蛋白升高。

（3）肾活检病理 对确诊有重要意义。

3. **影像学诊断** 慢性 IN 的 B 超、放射性核素、CT 等影像学诊断通常显示双肾缩小、肾脏轮廓不光整。静脉尿路造影（IVU）可显示止痛药肾病特征性的肾乳头坏死征象。由于对比剂具有肾小管毒性，因此，在肾小管损伤时应慎用。

药物防治

1. **急性 IN 的治疗** 明确病因，停用致病药物非常重要。对药物引起的，常用泼尼松每次 1mg，每天 1 次，2～6 周；最初 2 周无效加用环磷酰胺每次 2mg，每天 1 次，有效者可逐渐减量。疗程一般不应超过 2～4 个月，个别可达 1 年。如 6 周无效则应该停药。严重者可用甲泼尼龙。

2. **慢性 IN 的治疗** 易引起慢性 IN 的药物和病因有药物（如镇痛药、

非甾体抗炎药、顺铂、环孢素、亚硝脲类、锂盐、某些中草药等）、重金属（如铅、镉等）、血管疾病、尿路梗阻、代谢疾病、免疫疾病、肉芽肿病、感染、血液病、地方病、遗传疾病、特发疾病等。应早期诊断、控制和去除病因，适当对症治疗、替代治疗，可使病情稳定或有部分恢复。结节病引起者可用皮质激素，重金属引起者可用螯合剂。

护理防范

1. IN 患者应该多漱口，口唇干燥时可涂护唇油。

2. 指导 IN 患者识别并及时报告体温异常的早期体征和表现。

3. 中老年人如果患有 IN 常常会感到双腿酸软、小便频繁、腰酸背胀、精神不振等，一般是因为肾脏发生了病变。应选用红豆、玉米食用，对肾病有好处。胡椒、花椒、浓茶、浓咖啡等刺激性食物应该禁用。

4. 肾病患者必须要忌盐。尿量少或水肿时，除服药外，可选用一些具有利水作用的食物。如冬瓜止渴、利小便，主治小腹水胀。冬瓜皮煎汤代茶有利水消肿作用。丝瓜有利尿消肿、凉血解毒的作用。

十二、肾结石

肾结石（kidney calculi，KC）是指发生于肾盏、肾盂、肾盂与输尿管连接部的结石。KC 是指一些晶体物质如钙、草酸、尿酸、胱氨酸等和有机质（如基质 A、Tamm-Horsfall 蛋白、酸性黏多糖）等在肾脏的异常积聚。

临床表现

1. 无症状　表面光滑的小结石，能随尿液排出而不引起明显症状，固定在肾盂、下肾盏内又无感染的结石也可以无任何症状。即便较大的鹿角结石，若未引起肾盏、肾盂梗阻或感染，也可长期无明显症状，或仅有轻度肾区不适或酸胀感。

2. 疼痛

（1）胀痛或钝痛　主要是由于较大结石在肾盂或肾盏内压迫、摩擦或引起积水所致。

（2）绞痛　由较小结石在肾盂或输尿管内移动，刺激输尿管引起痉挛所致。疼痛常突然发作，始于背、腰或肋腹部，沿输尿管向下腹部、大腿内侧、外阴部放射，可伴有排尿困难、恶心呕吐、大汗淋漓等。

3. 血尿　常伴随疼痛出现，有时候患者无疼痛感，只有血尿或者血量极微，肉眼看不出来。体检时大多包含尿液检查，并且用显微镜检查尿液离心后的沉渣，如果看到红细胞数目过多就表示有血尿，有时正是肾结石的早期征兆。

4. 排石史　在疼痛和血尿发作时，可有沙粒或小结石随尿排出。结石通过尿道时有尿流堵塞及尿道内刺痛感，结石排出后尿流立即恢复通畅，患者顿感轻松舒适。

5. 感染症状　合并感染时可出现脓尿，急性发作时可有畏寒、发热、腰痛、尿频、尿急、尿痛症状。

6. 肾功能不全　一侧肾结石引起梗阻，可引起该侧肾积水和进行性肾功能减退；双侧肾结石或孤立肾结石引起梗阻，可发展为肾功能不全。

7. 尿闭　双侧肾结石引起两侧尿路梗阻、孤立肾或唯一有功能的肾结石梗阻可发生尿闭，一侧肾结石梗阻，对侧可发生反射性尿闭。

8. 腰部包块　结石梗阻引起严重肾积水时，可在腰部或上腹部扪及包块。

鉴别诊断

1. 一般诊断　肾绞痛发作时，患侧肾区有叩击痛和压痛。无梗阻的病例，体检可无阳性体征或仅有病区轻度叩击痛。

2. 实验室诊断

（1）尿常规检查　可以检测有无尿糖、尿蛋白、红细胞、白细胞、结晶物、细菌等。

（2）血常规检查　若发现白细胞计数过高表示可能有感染，也可抽血检查肾功能和血钙浓度。

3. 影像学诊断

（1）X 线检查　这是诊断尿路结石最重要的方法。包括尿路平片、排泄性尿路造影、逆行肾盂造影、经皮肾穿刺造影等。

（2）B 超检查　可对肾内有无结石及有无其他合并病变作出诊断，确定肾脏有无积水。尤其能发现 X 线透光的结石，还能对结石造成的肾损害和某些结石的病因提供一定的证据。

（3）CT 检查　是目前结石诊断的首选。CT 检查可显示肾脏大小、轮廓、肾结石、肾积水、肾实质病变及肾实质剩余情况，还能鉴别肾囊肿或肾积水；可以辨认尿路以外引起的尿路梗阻病变的原因，如腹膜后肿瘤、盆腔肿瘤等；增强造影可了解肾脏的功能；对因结石引起的，CT 有助于诊断的确立。

（4）MRI 检查　更加准确全面，对诊断尿路扩张很有效，尤其是对肾功能损害、对比剂过敏、禁忌 X 线检查者，也适合于孕妇及儿童。

<u>药物防治</u>

1. 西药防治

（1）肾绞痛可采用解痉药物、止痛药物。

（2）高钙尿症

① 氢氯噻嗪片：口服，每天 25～100mg；注意及时补钾（枸橼酸钾、氯化钾）。

② 磷酸钠纤维树脂：进餐服 2.5～5g。但禁用于原发性甲旁亢、肾性高钙尿；生长期儿童和绝经期后妇女忌用。

③ 正磷酸盐：如中性或碱性可溶性磷酸钠或钾盐，可结合生成磷酸钙盐，降低尿钙浓度和草酸钙饱和度，每天 1.5～2.0g 磷元素，分 3～4 次服用。GFR<30mL/min。

（3）高草酸尿症

① 肠源性高草酸尿：限制草酸和脂肪的摄入，补充枸橼酸钾，可使尿 pH 和枸橼酸明显升高；酌情应用氢氧化镁和氧化镁、考来烯胺等。

② 原发性高草酸尿：Ⅰ型患者偶对维生素 B_6 200mg/d 有效；增加尿量，应用氢氯噻嗪、枸橼酸钾，补充磷（磷酸二氢钙）时有效。

（4）低尿枸橼酸性含钙结石　枸橼酸钾每次 3～6g，每天 3 次。

（5）尿酸结石　应鼓励饮水，限制嘌呤摄入。可服枸橼酸钾溶液每天 30～60mmoL，可联用别嘌醇，控制血尿酸浓度后即改为维持量。

（6）胱氨酸尿和胱氨酸结石　在充分饮水（3L/d 以上）和尿液 pH>7.5 仍无效时，可参考应用青霉胺治疗，每次 1～2g，每天 2～3 次服用。α-巯基丙酰甘氨酸亦有效。

（7）感染性结石　长期、有效控制尿路感染。

2. 中医药治疗　肾结石、输尿管结石和膀胱结石统属中医"石淋"范畴。中医多以清利湿热、通淋排石为治疗大法，常用方为石韦散加味。

<u>其他疗法</u>

1. 碎石疗法　包括体外震碎超声波碎石、经皮肾镜直视下碎石。

2. 手术取石。

3. 溶石疗法　对尿酸结石和胱氨酸结石疗效较好，对含钙结石和感染性结石疗效较差；给药途径有口服、静脉、输尿管插管、开放性肾造口插管和经皮肾镜取石等。

4. 去除肾结石的发病诱因　积极治疗形成结石的原发疾病，治疗肿瘤、控制肾盂感染和解除尿路梗阻等。

5. 饮食

（1）草酸钙结石患者应避免高草酸饮食，限制菠菜、番茄、马铃薯、甜菜、龙须菜、果仁、可可、巧克力等以及含钙较高的食物如牛奶、奶酪等的摄入。

（2）对特发性高钙尿应限制钙摄入。

（3）对非高钙的复发性草酸结石，无须低钙饮食；如因低钙饮食致使尿草酸排泄增加而形成结石者，也不宜采用低钙饮食。

（4）控制钠盐的摄入，钠摄入过多可使尿钙排泄增多。

（5）高尿酸血症和高尿酸尿时应用低嘌呤饮食（减少蛋白质或控制蛋白质的摄入量，即瘦肉、蛋类等不宜多食）。

护理防范

1. 多饮水，至少每天饮水达 2000～3000mL，除白天大量饮水外，睡前也需饮水 500mL，睡眠中起床排尿后再饮水 200mL。

2. 尿酸结石应低嘌呤饮食，膀胱酸结石应低蛋氨酸饮食，对磷酸结石采用低钙、低磷饮食。柠檬汁可预防肾结石。

3. 草酸盐结石的患者应避免进食浓茶、菠菜、芦笋、各种坚果。吸收性高钙尿症患者避免含钙丰富的饮食，如牛奶、豆制品。

十三、前列腺增生症

前列腺增生症（prostatic hyperplasia，PH）是中老年常见病。50 岁以上男性发病率随年龄增长而递增。PH 发病机制尚未清楚，目前一致公认为老龄和有功能的睾丸是 PH 发病的重要因素，二者缺一不可。

临床表现
临床表现为尿频、排尿困难、尿潴留，合并感染时可出现膀胱刺激症状，病情加重时可出现输尿管反流，晚期为肾积水和 CRF 症状。

鉴别诊断

1. 一般诊断　每个 PH 患者均需做直肠指检，指检时多数患者可触到增大的前列腺，表面光滑，质地韧、有弹性，边缘清楚，中间沟变浅或消失，即可做出初步诊断。指检结束时应注意肛门括约肌张力是否正常。

2. 实验室诊断

（1）尿流率检查　可以确定 PH 患者排尿的梗阻程度。

（2）前列腺特异性抗原（PSA）测定　对排除前列腺癌，尤其是前列腺有结节或质地较硬时十分重要。许多因素都可以影响 PSA 的测定值，比如 PH 也可导致 PSA 增高，并非 PSA 升高都是前列腺癌。

3. 影像学诊断

（1）B 超检查　经腹壁超声检查时膀胱需要充盈，扫描可清晰显示前列腺体积大小，增生腺体是否突入膀胱，还可以测定膀胱残余尿量。经直肠超声扫描对前列腺内部结构分辨度更为精确，目前已经普遍采用。

（2）放射性核素肾图　有助于了解上尿路有无梗阻及肾功能损害。

（3）有血尿的患者应行静脉尿路造影和膀胱镜检查，以排除合并有泌尿系统肿瘤的可能。

药物防治

1. 西药防治

（1）α 受体阻滞剂　盐酸特拉唑嗪片，治疗良性 PH。成人用量：初始剂量为睡前服用 1mg，1 周或 2 周后每天剂量可加倍达预期效应。常用维持剂量为每次 2～4mg，每天 1 次。最大剂量 10mg。给药 2 周后症状明显改善。

（2）盐酸阿夫唑嗪　用于 PH。口服普通片每次 2.5mg，每天 3 次；缓释剂每次 5mg，每天 2 次，整片吞服。首次治疗从晚餐前开始。

（3）钾磺酸多沙唑嗪　用于良性 PH。整片吞服（勿咀嚼）控释片，每次 1～2 片（4～8mg），每天 1 次。

（4）盐酸坦洛新　用于良性 PH。成人整粒吞服缓释胶囊，每天 0.2mg，每天 1 次。

（5）5α 还原酶抑制药　非那雄胺，用于良性 PH。推荐口服剂量每次 5mg，每天 1 次。此外还有黄酮哌酯、爱普列特、普适泰、阿魏酰 γ-丁二胺和萘哌地尔。

2. 中医药治疗　可用癃清片、清淋颗粒、前列通片、癃闭舒胶囊、前列舒颗粒、尿塞通颗粒、普乐安片等中成药。

其他疗法

1. 热疗法　如微波、射频等可缓解症状，但不能解除梗阻。

2. 介入疗法　即采用记忆合金网状支架置入。

3. 手术治疗　有开放手术，即耻骨上经膀胱前列腺切除术、耻骨后前列腺切除术、经回音前列腺切除术；还有经尿道前列腺切除术，包括经尿道前列腺电切除术、经尿道前列腺各种激光治疗术。

护理防范

1. 戒烟、忌酒、防止便秘，以免诱发急性尿潴留。

2. 改善肾功能，有尿路感染时使用抗生素。

3. 加强营养，适当活动，提高机体对手术的耐受力。

4. 术后保持导尿管和膀胱造口管引流通畅，根据需要做膀胱冲洗。

5. 50 岁以上男性都应该定期进行前列腺体检。

6. 避免或限制使用抗胆碱和抗组胺药、咖啡因。夜间减少入水量，有尿意时及时小便，避免憋尿。保暖。保持会阴部清洁。避免久坐。

十四、急性附睾炎

急性附睾炎（acute epididymitis，AE）为附睾的非特异性感染，是阴囊内常见的感染性疾病。多由于后尿道炎、前列腺炎及精囊炎沿输精管逆行感染所致，血行感染少见。致病菌以大肠埃希菌和葡萄球菌为多见，常见于中青年，尿道狭窄、尿道内器械使用不当、膀胱及前列腺术后留置导管等常会引起附睾炎的发生。其次为淋巴途径，血行感染最为少见。

临床表现

1. AE 表现为急性发病，患侧阴囊肿胀、疼痛，可放射至腹股沟区、下腹部，行动或站立时疼痛加剧；严重时可伴有全身不适、寒战、发热等。体格检查见患者患侧附睾增大。有时可增大至原体积的数倍，与睾丸界限清楚，压痛明显。炎症若蔓延至睾丸时，则与睾丸界限不清。

2. 排尿改变及尿道分泌物　尿频、尿急、尿痛，排尿时尿道不适或灼热。排尿后和便后常有白色分泌物自尿道口流出，俗称尿道口"滴白"。合并精囊炎时，可有血精。会阴疼痛，下腹隐痛不适，有时腰骶部、耻骨、腹股沟区等也有酸胀感。

3. 性功能减退　可有阳痿、早泄、遗精或射精痛。精神神经症状出现头昏、头胀、乏力、疲怠、失眠、情绪低落、疑虑、焦急等。并发症可有虹膜炎、关节炎、神经炎、肌炎、不育等。

4. 在腹股沟区有压痛，阴囊增大，局部皮肤红肿，如脓肿形成，皮肤呈现干性变薄，易脱落。脓肿亦可自行破溃。

鉴别诊断

1. 一般诊断　见临床表现。

2. 实验室诊断　血常规检查：血白细胞计数增多，核左移。尿培养可有致病菌生长。

3. 影像学诊断　B超检查：可见附睾弥漫均匀性增大，也可局限性增大，其内部回声不均匀，光点增粗，可将附睾与睾丸肿胀及炎症范围显示出来。

药物防治　急性期托起阴囊，局部热敷。脓肿形成时应切开引流，局部灭菌。应用抗生素抗感染，按病原治疗的用药参考如下。

1. 大肠埃希菌感染　宜选呋喃妥因或磷霉素口服，可选静脉注射头孢氨苄、头孢拉定、复方磺胺甲噁唑及喹诺酮类。

2. 大肠埃希菌等肠杆菌科细菌感染　宜选用氨苄西林/舒巴坦、阿莫西林/克拉维酸等静脉注射或滴注给药；可选喹诺酮类口服或注射或第二代、三代头孢菌素静脉给药。

3. 肠球菌感染　宜选头孢唑林、头孢拉定注射给药；可选头孢呋辛静脉滴注。

4. 腐生葡萄球菌感染　宜选头孢唑林、头孢拉定注射给药；可选头孢呋辛静脉滴注。

5. 淋病奈瑟球菌或沙眼衣原体感染　宜选喹诺酮类或头孢曲松（单剂或酌定），必要时联用多西环素（8岁以下儿童忌用）。

6. 铜绿假单胞菌感染　宜选用环丙沙星、哌拉西林+氨基糖苷类；可选用头孢他啶或哌拉西林+氨基糖苷类（阿米卡星或依替米星）。

7. 念珠属感染　宜选用两性霉素B+氟胞嘧啶静脉给药；可选氟康唑、伊曲康唑等口服治疗。

护理防范

1. 注意休息，规律生活。多饮水，戒烟、戒酒，宜低脂、高蛋白饮食。

2. 避免泌尿系感染，彻底治疗尿路感染，必要时可行同侧输精管结扎以防止反复发作。

3. 急性期绝对禁止性生活或体力活动。

4. 保持心情愉悦、大便通畅。

5. 不穿过于紧身的衣服，勤洗澡，勤换内裤，保持尿道周围清洁。

十五、男性生殖腺功能减退症

男性生殖腺功能减退症（male hypogonadism，MH）是由于雄性激素缺乏、减少或其作用不能发挥所导致的性腺功能减退性疾病，结果导致青春发育延迟和生育功能低下。

临床表现

1. 第二性征发育不良，声音高尖，胡须少，喉结小，腋毛和阴毛缺少，类似无睾丸状态，有男性乳房发育；先天性缺陷如兔唇、腭裂、腭弓高、舌系带短、神经性耳聋、色盲、隐睾、第四掌骨短、指骨过长、心血管畸形，睾丸的部位、大小、质地以及血浆睾酮水平、精液常规检查有助于确定睾丸功能不全的诊断与程度。

2. 垂体性性腺功能减弱呈低弱反应，下丘脑性性腺功能呈低弱反应或延迟反应，原发性性腺功能减退呈活跃反应。

鉴别诊断

1. 血中促性腺激素测定　可将性腺功能减退区分为原发性和继发性两大类，前者促性腺激素基值升高，后者减少。

2. LRH 兴奋试验和氯米芬试验　能测定垂体的储备能力。

3. 绒毛膜促性腺激素兴奋试验　正常男性或儿童血浆睾酮至少升高 1 倍，隐睾症注射后血浆睾酮也升高，而无睾症者无上述反应。

药物防治

1. 继发于下丘脑-垂体分泌促性腺激素不足所致男性性腺功能减退症，应用促性腺激素治疗，有助于恢复生精功能，促第二性征发育。

2. 绒促性素　成人常用量肌内注射 1000～4000IU，每周 2～3 次，持续数周至数月，如有效可连续注射。为促进精子生长或生成，治疗持续 6 个月或更长，若精子计数低于 500 万/mL，应合并应用尿促性素 12 个月左右。并可促进男性第二性征发育和女性排卵。

3. 尿促性素与绒促性素合用　治疗男性原发性或继发性促性腺分泌功能低下，刺激生精功能。每周肌内注射 3 次，每次 75IU 或 150IU。

4. 氯米芬　口服每天 50～100mg，3 个月为 1 个疗程。维生素 E、鹿茸精等也可试用。

5. 十一酸睾酮　肌内注射 250mg，每月 1 次。或口服 1 次 40mg，每天 1～3 次；口服后能避开肝脏，通过淋巴系统吸收，不影响肝功能，也可口服起始剂量每天 120～160mg，连服 2～3 周，然后服用维持剂量，每天 40～60mg。

6. 丙酸睾酮　为短效雄激素，肌内注射 25～50mg，每周 2～3 次，局部刺激大，不宜常年应用。

7. 庚酸睾酮　为长效雄激素，肌内注射 250mg，每周 1～2 次。使用 2～3 年后，可得到完全的男性性征发育，以后可减至维持剂量，每次 125～250mg，每 2～3 周肌内注射 1 次。

8. 丙-庚睾酮混合注射液　含丙酸睾酮、庚酸睾酮各 1 支，每 20d 肌内注射 1 次，可较好维持血浆睾酮水平。

9. 皮肤睾酮贴剂　有阴囊皮肤和非阴囊皮肤贴剂两种，用于 13 岁以下，必须遵医嘱用。

护理防范

1. 注意个人卫生，每天清洗阴囊、包皮。保持大便通畅。

2. 治疗精索静脉曲张。性生活不宜过频。

3. 避免接触有害物质和射线。避免长时间穿紧身裤、骑自行车、热水坐浴、可卡因、大麻。温热水坐浴，每天 2 次，水温控制在 40～44℃，每次 30min。

十六、老年人急性肾功能衰竭

老年人急性肾功能衰竭（acute renal failure in the elderly，ARFE）是指各种原因导致的肾功能急骤丧失，其病因可分为肾血流量急剧下降（肾前性）、各种肾疾病（肾实质性）和尿路梗阻（肾后性）。

临床表现

1. 起病急骤，常出现尿量改变及氮质血症，逐渐出现水、电解质和酸碱平衡紊乱及各种并发症，可伴有不同程度的尿毒症。

2. 早期会出现消化系统症状，如食欲减退、恶心呕吐、腹胀、腹泻或上消化道出血等。

3. 严重者会出现高血压、心力衰竭和心律失常，甚至意识模糊、嗜睡或者意识障碍。

鉴别诊断

1. 一般诊断　一般要对 ARFE 患者进行全身体格检查，以便发现潜在的导致急性肾衰的原因，如感染、泌尿系结石等。

2. 实验室诊断

（1）血常规检查　用于了解有无贫血及其程度，结合红细胞形态、网织红细胞等，可辅助急慢性肾衰的鉴别和病因诊断。

（2）尿常规检查　尿诊断指数可用于鉴别肾前性氮质血症与急性肾小管坏死。尿诊断指数中以钠排泄分数最敏感，阳性率高达 98%；尿钠排出量的阳性率亦可高达 90% 以上。

（3）肾功能及生化指标检查　根据血肌酐、血尿氮素、血清钾和血 HCO_3^- 的变化可判断急性肾功能衰竭的程度和鉴别是否存在高分解状态。

（4）肾活检病理检查　对于临床表现符合急性肾小管坏死，但少尿期超过 2 周或急性肾衰病因不明，且肾功能 3～6 周仍不能恢复者，可能存在其他导致急性肾功能衰竭的严重肾实质疾病，均应尽早进行肾活检，以便尽早明确病因诊断。

3. 影像学诊断　做超声检查，以观察是否泌尿系统阻塞。

药物防治

1. 少尿期的治疗　重点在于调节水、电解质和酸碱平衡，控制氮质血症、营养支持、治疗原发病和防治合并症。

① 维持水、钠平衡：应严格计算 24h 液体出入量。补液时遵循量出为入的原则。

② 高钾血症的处理：最为有效的疗法为血液透析或腹膜透析。

③ 纠正代谢性酸中毒：一般患者只要补充足够的热量、饮食得当，代谢性酸中毒并不严重。在高分解状态时代谢性酸中毒较为严重，并可加重高钾血症，需及时治疗。应监测血气分析变化。

④ 积极控制感染和其他合并症：常见并发肺部、尿路和胆道等部位的感染，需根据细菌培养和药敏试验选用无肾毒性的抗生素治疗。对上消化道出血、心律失常等其他合并症予以积极处理。

⑤ 透析疗法：透析疗法是抢救急性肾衰的最有效措施。最早期透析可使患者度过少尿期，降低并发症和病死率。对纠正氮质血症、高钾血症，水中毒所致的肺水肿、脑水肿及高血压，纠正酸中毒和改善症状均有显效。

2. 多尿期治疗　重点仍在于维持水、电解质和酸碱平衡，控制氮质血症、治疗原发病和防治合并症。补充液体量一般控制在少于出量 500～1000mL，并尽可能通过胃肠道补液。有利于缩短多尿期。

3. 恢复期治疗　恢复期治疗一般无需特殊治疗，应避免使用对肾有损伤的药物，每 1～2 个月复查肾功能 1 次，直至肾功能完全恢复。

护理防范

1. 老年人、糖尿病、原有慢性肾脏病等高危人群应日常注意避免服用肾毒性药物（如氨基糖苷类抗生素、两性霉素 B、对比剂，以及中药关木通、马兜铃、防己、厚朴等）。监测肾功能。

2. 听从专业医生指导，保证足够热量摄入。

3. 低盐饮食并减少钾、磷的摄入，控制蛋白质的摄入在 $0.8g/(kg \cdot d)$。

十七、膀胱炎与膀胱过度活动症

膀胱炎（cystitis）可分为急性膀胱炎和频发性膀胱炎。肾盂肾炎常伴发膀胱炎。膀胱过度活动症（overactive bladder）是一种以尿急症状为特征的症候群，常伴有尿频和夜尿症状，可伴或不伴有急迫性尿失禁，其明显影响患者的日常生活和社会活动。

临床表现

1. 急性膀胱炎　一般无明显全身症状，常伴有尿频、尿痛、尿急、排尿不畅、下腹部不适等膀胱刺激症状。

2. 慢性膀胱炎　慢性非特异性膀胱炎需与特异性膀胱炎相鉴别，如结核性膀胱炎、间质性膀胱炎、滴虫性膀胱炎、霉菌性膀胱炎等。

3. 膀胱过度活动症　以尿急、尿频和夜尿为典型症状，可伴或不伴急迫性尿失禁。

鉴别诊断

1. 一般诊断　尿道口附近是否有感染病灶存在，寻找病灶部位，及时彻底治疗。

2. 实验室诊断

（1）急性膀胱炎　症状多较典型，一般诊断并不困难。根据尿频、尿急和尿痛的病史，尿液常规检查可见红细胞、脓细胞，尿细菌培养每毫升尿细菌计数超过 10 万即可明确诊断。

（2）慢性膀胱炎　多继发于泌尿生殖系统的其他疾病，因此，诊断方面除全身一般检查外，最重要的是查明致病菌的种类及药物敏感试验的结果，寻找引起感染持续或复发的原因。

3. 影像学诊断　B 超、腹部 X 线平片、泌尿系统上行或下行造影、CT、膀胱镜检查：看是否有尿路梗阻存在，如结石、肿瘤、膀胱颈狭窄、膀胱颈硬化、前列腺增生、尿道反流等。

药物防治

1. 西药防治

（1）病原用药

① 大肠埃希菌：宜选呋喃妥因、磷霉素；可选头孢氨苄、头孢拉定、复方磺胺甲噁唑、喹诺酮类。

② 腐生葡萄球菌：宜选头孢氨苄、头孢拉定、阿莫西林；可选呋喃妥因、磷霉素。

③ 肠球菌属：宜选呋喃妥因；可选阿莫西林。

（2）膀胱过度活动症患者选用托特罗定、黄酮哌酯、奥昔布宁、非那吡啶，需遵医嘱用药。

2. 中医药治疗　中医药被尝试用于治疗和辅助治疗，其疗效确切，不良反应小，包括中药疗法、针灸疗法、按摩疗法、膀胱冲洗疗法、直肠用药、外治法、熏香疗法等。

护理防范

1. 保持会阴部的清洁卫生，勤换内裤，常清洗，注意性交卫生。女性如厕后从前向后擦拭。避免使用含香精的沐浴露、肥皂、爽身粉。

2. 制定排尿计划表、合适的出行计划，使用护垫，避免尿失禁时的尴尬。每次排尿宜排尽，不让膀胱有残余尿，不憋尿。每次性生活后宜排尿 1 次。

3. 多饮水是治疗膀胱炎的秘诀。避免食用可能会刺激膀胱的食物和饮料。戒烟戒酒，保持健康体重。积极治疗导致膀胱过度活动症的疾病。学习盆底肌收缩训练：有尿意时，可以尝试收缩盆底肌肉，收缩 8～10s，然后放松，重复 8～12s，每天至少进行 3 次训练。

4. 坐浴 5～20min，可帮助缓解疼痛或不适。

十八、前庭大腺炎

前庭大腺炎（bartholinitis，BA）位于两侧小阴唇的下部（平时摸不到），由于其解剖部位的特点，很容易被细菌感染，特别是化脓性球菌及淋球菌。急性感染后可形成前庭大腺脓肿。

临床表现　患者外阴疼痛难忍，行走不便，检查时可见前庭大腺部位小阴唇充血，往往一侧肿大，有压痛，呈浸润块，形成脓肿时有波动感。

鉴别诊断

1. 一般诊断　根据病史及临床所见诊断并不困难。外阴一侧阴道口前庭大腺部位有红、肿、压痛的肿块，与外阴皮肤可有粘连或无粘连；如已有破口，挤压局部可见有分泌物或脓液流出；若为淋病奈瑟菌，脓液稀薄，淡黄色。当脓肿形成时，肿块触之有波动感，脓肿直径可达 5～6cm，患者可出现腹股沟淋巴结肿大、体温升高。

2. 实验室诊断　血常规检查示白细胞计数增加等。

药物防治

1. 保持会阴部及前庭大腺、外阴道等清洁卫生，可用洁尔阴洗液坐浴和涂搽，每天 1～2 次；或 1∶5000 高锰酸钾温开水坐浴后拭干，聚维酮碘涂搽患部，每天 1～2 次。

2. 肌注青霉素钠 80 万～160 万 IU，每天 2～3 次；链霉素 0.5～1g，每天 2～3 次；或口服多西环素每次（8 岁以下忌用）0.1g，每天 2 次，连服 7～10d。

其他疗法　脓肿成熟时可切开引流。应用聚维酮碘消毒，抗感染。

护理防范

1. 患者应充分休息，适当减少体力劳动，避免紧张和劳累，病情严重者应卧床休息，以免出现肠痉挛。

2. 忌生食水果和蔬菜，多食精制食品，多食优质蛋白，增加富含维生素的食物摄入。避免辛辣。注意饮食卫生，避免肠道感染性疾病。忌烟酒。

3. 发病期间禁止性生活。

第二节 常见妇科疾病

一、非特异性外阴炎

非特异性外阴炎（nonspecific vulvitis，NSV）是由一般化脓性细菌引起的外阴皮肤或黏膜所发生的炎症病变，如红、肿、痛、痒、糜烂等。

临床表现

1. 炎症多发生在小阴唇内侧、外侧或大阴唇，急性患者主要表现为外阴充血、水肿、糜烂，患者有灼热感、疼痛、瘙痒、行走困难，严重时可发生湿疹、溃疡及脓疱，有时伴有腹股沟淋巴结肿大。

2. 慢性患者可出现皮肤增厚、粗糙、皲裂，也可伴苔藓化或色素减退。

鉴别诊断

1. 一般诊断　体格检查：外阴是否出现红、热、肿胀、瘙痒难耐、糜烂、溃疡。

2. 实验室诊断　阴道分泌物检查：取外阴、阴道分泌物（棉拭子）做病原学检查、药物敏感试验。

药物防治

（1）保持外部清洁，去除病因　局部每天用 1∶5000 高锰酸钾温开水坐浴后拭干，于患部涂搽四环素软膏或红霉素软膏。

（2）根据药物敏感试验结果选择口服或注射抗生素治疗

① 轻症感染者：局部用药以消毒防腐剂（如聚维酮碘）为主，少数情况下亦可用某些主要供局部应用的抗生素，如莫匹罗星软膏涂擦患部，每天 1～2 次。

② 全身感染征象显著患者：应做病原（棉拭子）镜检或培养（血培养），获知病原菌后进行药敏试验，及时对经验用药调整。有脓肿形成时需及时切开引流。

③ 金黄色葡萄球菌、乙型溶血性链球菌感染：多选用氨苄西林，或大环内酯类（如红霉素、阿奇霉素、罗红霉素或克拉霉素），或头孢唑林、头孢拉定、林可霉素等口服或注射给药。

④ 大肠埃希菌感染：多选用庆大霉素或环丙沙星（司巴沙星）、阿米卡星、哌拉西林、头孢呋辛、氨苄西林/舒巴坦，口服或注射治疗。

⑤ 变形杆菌感染：多选用复方磺胺甲噁唑片口服，每天 1～2 片，每天 2 次。亦可选用庆大霉素、阿米卡星（丁胺卡那霉素）、哌拉西林、氧氟沙星、氨苄西林/舒巴坦。

⑥ 厌氧菌感染者：主要选用甲硝唑（替硝唑、奥硝唑）或克林霉素治疗。

⑦ 瘙痒严重者：可于患部涂搽糖皮质激素软膏，如氟轻松、曲安奈德益康唑软膏、洁尔阴局部外用、涂搽，每天 1～2 次。

其他疗法 物理方法：可用红外线、超短波及微波理疗，遵医嘱治疗。

护理防范

1. 养成健康的生活习惯 充足的睡眠，规律的饮食，多吃水果和蔬菜，适当的锻炼，缓解压力和紧张。

2. 良好的卫生习惯 使用公用设施时多加注意，平时穿宽松棉质内裤，尽量不使用卫生巾和护垫，每天清洗外阴，可选温和的女性护理液进行日常的清洁保养。但尽量少冲洗阴道。

3. 注意避孕，治疗月经不调 人工流产后容易滋生细菌。如果经量过多、经期过长，阴道内的血液是细菌生长的最好温床，所以最好接受调经治疗。

4. 来自外界的感染主要是接触被感染的公共场所的坐便器、浴盆、浴池、座椅、毛巾，使用不洁卫生纸，都可以造成感染。

二、真菌性外阴炎

真菌性外阴炎（fungal vulvitis，FV）又称霉菌性外阴炎，是真菌在女性外阴部生长、繁殖引起的皮肤炎症。

临床表现 临床表现为白带增多，外阴、阴道瘙痒、灼烧感，小便疼痛，外阴周围常发红、水肿。

鉴别诊断

1. 一般诊断 体格检查：外阴皮肤湿润，有抓痕、水肿或糜烂，皮损多见于大阴唇之间及阴蒂部。

2. 实验室诊断

（1）阴道分泌物检查 取阴道分泌物涂片镜检。

（2）霉菌培养　真菌培养检查可明确诊断。

（3）糖尿病患者高糖引起的尿液刺激或继发感染　应查尿糖、血糖、糖耐量试验。

药物防治

1. 保持外阴清洁、卫生。每晚睡前用 1∶5000 高锰酸钾温开水坐浴15min，拭干。患部可涂搽聚维酮碘治疗。或伊曲康唑乳膏（达克宁霜）搽患处，每天 1 次。

2. 必要时可用咪唑类抗真菌药，如伊曲康唑胶囊、氟康唑胶囊口服，每天 1～2 次，每次 1～2 粒。连用 7～14d。

3. 洁尔阴局部外用每天 1～2 次。

护理防范

1. 养成良好的卫生习惯，勤换洗内裤并放于通风处晾晒。

2. 盆具、毛巾个人专用。内裤与袜子不同盆清洗。避免冲洗阴道，避免不必要的抗生素应用。

三、滴虫性阴道炎

滴虫性阴道炎（trichomonas vaginitis，TV）的病原体为毛滴虫，可同时合并细菌或念珠菌感染。

临床表现

1. 阴道分泌物特点　增多、稀薄脓性、黄绿色、泡沫状、有臭味。

2. 外阴瘙痒部位　阴道口和外阴。

3. 若合并尿道感染　出现尿频、尿急、尿痛，有时可见血尿。

4. 不孕　阴道毛滴虫能吞噬精子，阻碍乳酸生成，影响精子在阴道内存活。

鉴别诊断

1. 一般诊断　阴道黏膜充血，散在出血点，"草莓样"宫颈后穹隆多量白带，呈灰黄色、黄白色稀薄液体或黄绿色脓性分泌物，常呈泡沫状。带虫者阴道黏膜无异常改变。

2. 实验室诊断　在玻片上放温生理盐水 1 滴，取白带少许混合后镜检，可见如白细胞大小活动性滴虫。

药物防治

（1）局部用药

① 洁尔阴洗液坐浴或冲洗阴道。

② 0.5%醋酸（或食醋 2 匙加半盆水中）灌洗阴道或坐浴，然后用甲硝唑、替硝唑或奥硝唑 1～2 片送入阴道深处；同时口服每次 1～2 片，每天 3 次，7d 为 1 疗程。注意肝功能和血象。

（2）如为 2 种病原体同时感染，如念珠菌性外阴阴道病和滴虫性阴道炎，可同时使用 2 种抗菌药（氟康唑+替硝唑），或先局部用药治疗念珠菌性外阴阴道病后，再局部用药治疗滴虫性阴道炎。

（3）治疗期间避免性生活。

其他疗法

1. 治疗滴虫性阴道炎最主要的方法还是熏洗疗法，其中中成药三子止痒熏洗方治疗效果理想。药浴熏洗，直达病所。

2. 冲洗方　蛇床子 30g，地肤子 15g，苦参 30g，川椒 9g，白矾 30g，水煎后冲洗阴道，每天 1 次。

3. 蛇床子洗剂　蛇床子 30g，贯众 30g，秦皮 30g，乌梅 10g，明矾 30g，水煎熏洗，每天 1 次。

护理防范

1. 消灭传染源　应该尽可能做好白带毛滴虫检查，争取早发现、早治疗。

2. 患者有生殖道滴虫病时最好不进行性生活，性生活时要使用避孕套。

3. 清洗个人内裤要用单独的盆具。患者的内裤及毛巾需要煮沸消毒。

4. 患者常在月经后复发，因此需要在下次月经干净后再巩固治疗 1 疗程，治疗后患者应在每次月经干净后复查分泌物，连续检查 3 次阴性后方为治愈。性伴侣或症状出现前 4 周内的性伴侣均应进行治疗，在治愈前尽量避免性交。

5. 用药期间及停药 72h 内禁止饮酒。哺乳期服用甲硝唑 12～24h、替硝唑 24h 内避免哺乳。

四、念珠菌性外阴阴道炎

念珠菌性外阴阴道炎（candidal vulvovaginitis，CV）又称为霉菌性阴道炎，80%以上的病原体为白色念珠菌，10%～20%为其他念珠菌属，如热带念珠菌、光滑念珠菌、近平滑念珠菌。孕妇、糖尿病或长期用抗菌药物的患者发病率较高。

临床表现

1. 外阴瘙痒、灼痛、性交痛。
2. 尿频、尿痛，尿痛特点是排尿时尿液刺激水肿的外阴及前庭导致疼痛。
3. 特征分泌物为白色稠厚呈凝乳或豆渣样。
4. 外阴炎呈地图样红斑、水肿、抓痕。
5. 阴道炎可见水肿、红斑、白色膜状物。

鉴别诊断

1. 一般诊断　白带增多，外阴、阴道瘙痒、灼烧感，小便疼痛，外阴周围常发红、水肿，表皮变化多种多样。可发生很浅的水疱丘疹，成群出现。亦可形成湿疹状糜烂，局限于外阴或向周围扩展至会阴、肛门周围及臀皱襞，直至大腿内侧，完全类似急性或亚急性湿疹。阴唇及阴蒂附近黏膜增厚，互相接触的皮肤表面潮红糜烂。个别可引起微小的白色脓疱，严重时发生溃疡、外阴疼痛及局部淋巴结肿大。

2. 实验室诊断

（1）有阴道炎症状或体征的妇女，在阴道分泌物中找到白假丝酵母菌的芽生孢子或假菌丝即可确诊。

（2）pH 测定　具有鉴别意义，pH 4.5 为混合感染，尤其是细菌性阴道病的混合感染。

药物防治

（1）用 4%～5%碳酸氢钠溶液坐浴或冲洗阴道后，用曲古霉素 10 万 IU 或制霉菌素 5 万 IU 或伊曲康唑 100～200mg 阴道栓剂（片剂）塞入阴道深处，必要时可用消毒棉球堵在阴道口防止栓剂或片剂滑出。每天 1 次，5～10d 为 1 疗程。或在外阴及阴道黏膜涂 1%甲紫，每天 1 次，共 3 次。

（2）轻症可用花椒及盐各 1 匙煎水 1000mL 坐浴，早、晚各 1 次，5～7d 为 1 疗程。

（3）治疗期间避免性生活。

护理防范

1. 积极消除诱发病因，如治疗糖尿病，及时停用广谱抗生素。

2. 讲究个人卫生，勤换衣物，内衣裤单独煮沸消毒处理，避免公共场所交叉感染。

3. 阴道霉菌常与其他部位霉菌感染并存或交互感染，如口腔及肠道的霉菌。必要时要在这些部位取材做霉菌镜检或培养。对有典型临床表现或霉菌阳性携带者，应及时治疗。

4. 对于顽固性或经常反复发作的霉菌性阴道炎患者，性交也是导致复发的原因之一。女方有症状者至少有10%的男方患者有霉菌性尿道炎，应同时给予合理治疗以及防交叉感染。

5. 如厕后擦拭的方向应该由前至后，避免将肛门处的念珠菌带至阴道。

五、细菌性阴道病

细菌性阴道病（bacterial vaginosis，BV）是一种由阴道加德纳菌和一些厌氧菌的混合感染，导致阴道内微生物生态平衡失调，引起的阴道分泌物增多，白带有鱼腥臭味，外阴瘙痒灼热的综合征。

临床表现　10%～40%的患者无临床症状，有症状者主要表现为阴道分泌物增多，有鱼腥味，尤其性交后加重，可伴有轻度外阴瘙痒或灼热感。

鉴别诊断

1. 一般诊断　阴道分泌异常，分泌物明显增多，呈稀薄均质状或稀糊状，为灰白色、灰黄色或乳黄色，带有特殊鱼腥臭味。

2. 实验室诊断　阴道分泌物呈牛奶样均质，有臭味。阴道 pH 值＞4.5。胺试验阳性。线索细胞阳性（＞20%）。细菌培养：细菌性阴道炎最常见病原体为阴道加德纳菌、各种厌氧菌和动弯杆菌属。

药物防治

1. 西药防治　对厌氧菌或阴道加德纳菌宜选用甲硝唑、替硝唑或克林霉素治疗。口服宜单次大剂量甲硝唑 2g 或替硝唑 2g；同时塞入阴道深处 2 片（粒）用药效果更好。

2. 中医药治疗

（1）清热利湿止带　中成药：龙胆泻肝丸，遵医嘱使用。

（2）健脾利湿止带　中成药：白带丸，遵医嘱使用。

（3）疏肝清热，健脾利湿　中成药：加味逍遥丸，遵医嘱使用。

其他疗法

1. 外阴熏洗法　苍术、生薏苡仁、苦参各 15g，黄柏 10g，布包水煎，熏洗。

2. 阴道纳药　康妇特栓 1 枚，每晚 1 次置阴道中，10 次为 1 疗程。

护理防范

1. 保持外阴清洁。如厕后应从外阴往肛门方向擦拭。勤换洗内裤。

2. 治疗期间禁止性生活，性伴侣应同时进行针对性治疗。冲洗阴道、盆浴。戒烟。

六、宫颈炎

宫颈炎（cervicitis，CE）是育龄妇女的常见病，有急性和慢性两种。急性 CE 常与急性子宫内膜炎或急性阴道炎同时存在，但以慢性 CE 多见。

临床表现

1. 急性 CE 表现为白带多、色黄。伴下腹及腰骶部坠痛，或有尿频、尿急、尿痛等膀胱刺激征。

2. 慢性 CE 白带呈乳白色黏液状或淡黄色脓性。

3. 重度宫颈糜烂或有宫颈息肉时，可呈血性白带或性交后出血。轻者可无全身症状。当炎症沿子宫骶骨韧带扩散到盆腔时，可有腰骶部疼痛、下腹部坠胀感及痛经等，每于排便、性交时加重。

鉴别诊断

1. 一般诊断

（1）急性 CE 可见宫颈充血、水肿或糜烂，有脓性分泌物自宫颈管排出，触动宫颈时可有疼痛感。

（2）慢性 CE 可见宫颈有不同程度的糜烂、肥大、息肉、腺体囊肿、外翻等表现，或见宫颈口有脓性分泌物，触诊宫颈较硬。如为宫颈糜烂或息肉，可有接触性出血。

（3）宫颈糜烂

① 单纯性：多见于炎症初期，糜烂面积被单层柱状上皮所覆盖，表皮比较平坦光滑。

② 颗粒型：炎症继续存在，使子宫颈上皮过度增生，糜烂面凹凸不平，外观呈颗粒状，为颗粒型糜烂。

③ 乳头型：如果腺上皮及间质增生显著，凹凸不平现象更加明显，呈乳头状，即为乳头型糜烂。

2. 实验室诊断

（1）宫颈刮片示巴氏Ⅱ级。

（2）病情较重者，可做宫颈活检以明确诊断。

（3）宫颈糜烂或息肉与早期宫颈癌较难鉴别，后者组织较硬、脆、易出血，必须依靠做宫颈刮片找癌细胞，必要时做阴道镜检查及宫颈组织活检进行鉴别。

药物防治

1. 西药防治

（1）宫颈糜烂者可用10%～50%硝酸银或10%～20%高锰酸钾冲洗。

（2）抗菌药物的剂量和疗程必须足够。约50%的淋病或淋菌性CE合并沙眼衣原体感染，应同时使用对这两种病原体有效的抗菌药物。

① 淋病奈瑟球菌感染：宜选用头孢曲松、大观霉素（单剂），可选喹诺酮类、多西环素。头孢曲松治疗单纯性淋病用250～500mg，大剂量肌内注射。或大观霉素1次肌内注射2g，对于使用其他抗生素治疗但迁延未愈的患者，可1次用药4g，分注于两侧臀上外侧肌内，或1次肌内注射2g，每天2次。

② 非淋菌性CE病原为沙眼衣原体者：宜选用多西环素、大环内酯类（阿奇霉素），可选喹诺酮类（司帕沙星）。多西环素口服100mg，每天2次，疗程7～10d。或阿奇霉素单剂1g口服，合并淋菌时，可用单剂2g口服。

2. 中医药治疗

（1）湿热下注型　中成药：抗宫炎片，遵医嘱使用。

（2）脾肾两虚　中成药：温经白带丸，遵医嘱使用。

其他疗法

1. 宫颈敷药法

① 蒲公英、地丁、重楼、黄柏各15g，黄连、黄芩、生甘草各10g，冰片0.4g，儿茶1g。研成细末，敷于宫颈患处，隔日1次。适用于急性CE。

② 双料喉风散：先擦去宫颈表面分泌物，再将药粉喷涂于患处，每周

2 次，10 次为 1 疗程。适用于急性 CE 及宫颈糜烂。

③ 养阴生肌散：清洁宫颈，将药粉喷涂于患处，每周 2 次，10 次为 1 疗程，适用于宫颈糜烂。

2. 阴道灌洗法　野菊花、苍术、苦参、艾叶、蛇床子各 15g，百部、黄柏各 10g。浓煎 20mL，进行阴道灌洗，每天 1 次，10 次为 1 疗程。适用于急性 CE。

3. 宫颈电烙术　应用宫颈电烙器破坏宫颈糜烂处的腺体及周围组织，使之坏死脱落，长出新的上皮。

护理防范

1. 妇女必须定期做子宫筛查，以防癌症的发生。

2. 不需过度使用预防或治疗的液体清洗阴道，因为阴道内环境可以自行清除细菌，而一旦人为地使用化学制剂，则容易破坏其内环境，反而会促发感染。

3. 在慢性 CE 治疗后的 2～3d，阴道有较多的血性或者黄水样分泌物排出。因此，白天可用全棉织品卫生垫，并且需勤换。还可用温水清洗外阴，早、晚各 1 次。

4. 最好穿全棉织品的内裤，并要勤换洗，以保持外阴清洁。

5. 禁房事 1～2 个月，因为宫颈治疗后，表面有一层发炎的痂皮要脱落，新的组织再慢慢长出来，在组织修复过程中，如果进行性交，会使宫颈新的创面磨损甚至出血，影响疗效。

七、盆腔炎性疾病

盆腔炎性疾病（pelvic inflammatory disease，PID）是指女性上生殖道的一组感染性疾病，主要包括子宫内膜炎、输卵管炎、输卵管卵巢脓肿、盆腔腹膜炎。炎症可局限于一个部位，也可以同时累及几个部位，以输卵管炎、输卵管卵巢炎最常见。

临床表现

1. 轻者无症状或症状轻微。常见症状为下腹痛、发热、阴道分泌物增多。腹痛为持续性，活动或性交后加重。

2. 病情严重者可有寒战、高热、头痛、食欲缺乏。月经期发病可出现经量增多、经期延长。若有腹膜炎，则出现消化系统症状，如恶心、呕吐、腹胀、腹泻等。

3. 若有脓肿形成，可有下腹部包块及局部压迫刺激症状；包块位于子宫前方可出现膀胱刺激症状，如排尿困难、尿频，若引起膀胱肌炎还可有尿痛等；包块位于子宫后方可有直肠刺激症状；若在腹膜外可致腹泻、里急后重感和排便困难。若有输卵管炎症的症状及体征并同时有右上腹疼痛者，应怀疑有肝周围炎。

鉴别诊断

1. 一般诊断　体格检查：子宫体有明显的压痛及反跳痛，盆腔附件区增厚、压痛，有时有包块。

2. 实验室诊断

（1）病原体检查　取宫颈分泌物或阴道后穹隆穿刺，取盆腔液或脓液做涂片镜检、涂片培养检查病原体。

（2）细菌培养加药敏试验。

3. 影像学诊断

（1）腹腔镜和剖腹探查　在直视下取输卵管伞端或盆腔脓液做涂片检查和病原体检查。

（2）B超检查　输卵管变粗，输卵管积液，伴或不伴盆腔积液、输卵管卵巢肿块。

药物防治

1. 西药防治

（1）可服复合维生素B和维生素C。主要是有效和足量抗生素治疗。复杂患者可进行腹腔镜检查和手术。发热等感染症状明显者应全身应用抗菌药物。由于病原大多数为需氧菌和厌氧菌混合感染，应使用能覆盖常见需氧菌和厌氧菌的抗菌药物。

（2）病原治疗用药原则

① 症状较轻者

a. 氧氟沙星400mg口服，每天2次，或左氧氟沙星500mg口服，每天1次，同时加服甲硝唑400mg，每天2～3次，连用14d。

b. 头孢曲松钠250mg，单次肌注，或头孢西丁钠，单次肌注，同时口服丙磺舒，然后改用多西环素100mg，每天2次，连用14d，可同时口服甲硝唑400mg，每天2次，连用14d；或选用其他第三代头孢菌素与多西环素、甲硝唑合用。

② 症状较重者：头孢西丁钠（或头孢替坦二钠）+多西环素。对输卵管卵巢脓肿的患者，可加用克林霉素或甲硝唑，从而更有效地对抗厌氧菌；克林霉素+庆大霉素；氧氟沙星（或左氧氟沙星）+甲硝唑；氨苄西林/舒巴坦+多西环素。

2. 中医药治疗　主要为活血化瘀、清热解毒药物，如银翘解毒液、安宫牛黄丸或紫血丹等。

其他疗法

1. 支持疗法　卧床休息，半卧位有利于脓液积聚于直肠子宫凹陷而使炎症局限。给予高热量、高蛋白、高维生素流食或半流食，补充液体，注意纠正电解质紊乱及酸碱失衡。

2. 手术治疗　主要用于抗生素控制不满意的盆腔脓肿患者。手术可根据情况选择经腹手术或腹腔镜手术。手术范围应根据病变范围、患者年龄、一般状态等全面考虑。原则以切除病灶为主。

八、异常子宫出血

异常子宫出血（dysfunctional uterine bleeding，DUB）是指内分泌紊乱引起的子宫出血，而不是由炎症或肿瘤引起。月经周期间隔过短或过长、出血量增多等均是 DUB 的现象。

临床表现

1. 无排卵型　闭经一段时间后发生出血，出血亦可无规律性，量的多少与维持及间隔时间均不定，有的表现经量增多、经期延长，大量出血时可造成严重贫血。

2. 排卵型　有规律的月经周期，但周期缩短，或经前数日即有少量出血，经血量可无变化。

鉴别诊断

1. 一般诊断　见临床表现。

2. 实验室诊断

（1）诊断刮宫　用于已婚妇女，可了解宫腔大小、形态、宫壁是否平滑，软硬度是否一致，刮出物性质及量。刮取组织送病理检查可明确诊断。

（2）基础体温测定　无排卵型呈单相型曲线；排卵型呈双相型曲线。

（3）宫颈黏液结晶检查　经前出现羊齿状结晶提示无排卵。

（4）阴道脱落细胞涂片　无排卵型反映有雌激素作用。黄体功能不全时反映孕激素作用不足，缺乏典型的细胞堆集和皱褶。

（5）激素测定　若需确定排卵功能和黄体是否健全，可测孕二醇。

（6）血常规、出凝血时间、血小板计数　可了解贫血程度及排除血液病。

3. 影像学诊断　子宫输卵管造影：可了解宫腔病变，排除器质性病变。

药物防治

1. 西药防治

（1）对于已婚妇女，多采用刮宫治疗。同时应用性激素起到止血的作用，例如雌激素、雄激素、孕激素。

（2）对于青春期异常子宫出血且贫血不严重者（Hb≥80g/L）

① 雌激素：可促进创面恢复，但停药后可引起严重的出血，并且胃肠道反应比较严重。孕激素适用于各类型的出血，能够促进子宫内膜同步性分泌化，以达到止血的目的。

② 药物性刮宫：适用于淋漓出血而无大出血者，通过使用黄体酮使内膜在短期内分泌化并集中撤退。以上服用孕激素者，均需要从撤退性出血第 5 天开始进行调经治疗。

③ 雄激素：作为雌激素、孕激素止血的辅助疗法，目的是抗雌激素，减少盆腔充血和增强子宫肌张力并减少出血量。药物疗法包括止血药、抗纤溶药、用以抵抗纤维蛋白溶解并且抑制纤溶酶原激活因子，达到止血的目的。

④ 前列腺素合成酶抑制剂：可抑制前列腺素的生成，抵制前列腺素促进出血的机制。

⑤ 凝血因子如纤维蛋白原和血小板。

2. 中医药治疗　中医认为本病属于"崩漏"范畴。妇女不在行经期间阴道突然大量出血，或下血淋漓不断者，称为"崩漏"，前者称为"崩中"，后者称为"漏下"。

护理防范　准确记录每次月经的周期频率、经期长度、出血量等。服用激素类药物不能随意漏服或者自行停用。

九、痛经

痛经（dysmenorrhea，Dy）是指妇女在经期前后出现小腹或腰部疼痛，甚至痛及腰骶，症状严重影响日常生活。Dy 分为原发性和继发性两类。原发性 Dy 是指生殖器官无器质性病变的 Dy；继发性 Dy 指由骨盆器质性疾病如子宫内膜异位症、子宫腺肌病等引起的 Dy。

临床表现

1. 原发性 Dy 在青春期多见，常在初潮后 1～2 年内发病，以伴随月经周期规律性发作的小腹疼痛为主要症状。

2. 继发性 Dy 症状同原发性 Dy，由于内膜异位引起的继发性 Dy 常常进行性加重。

3. 腹部绞痛、胀痛、坠痛，疼痛剧烈时可有恶心、呕吐、面色苍白、四肢发冷甚至虚脱。

4. 疼痛多自月经来潮后开始，最早出现在经前 12h，以行经第 1 天疼痛最剧烈，持续 2～3d 后缓解。疼痛常呈痉挛性。一般不伴有腹肌紧张或反跳痛。

鉴别诊断　根据月经期下腹坠痛，妇科检查无阳性体征，临床即可诊断。

药物防治

1. 西药防治

（1）止痛药　可选用复方阿司匹林、氟芬那酸、吲哚美辛等。

（2）镇静药　可选用地西泮、苯巴比妥等。

（3）解痉药　可选用阿托品类（包括莨菪片、颠茄合剂），可口服或注射。

（4）性激素　应遵医嘱慎用。

2. 中医药治疗　针灸疗法：主穴是承浆、大椎、十七椎下、阿是穴；配穴是承山、三焦俞、肾俞、气海俞。主穴每次取 1 组，效果不显时加用或改用配穴。

其他疗法　按摩疗法：先涂擦活血药液（如药油、药酒），后进行按摩。先按摩腰背部，再按摩腹部，后按摩下肢。

护理防范　注意保暖，避免受寒及感冒。保持阴道清洁，注意经期卫生。

十、急性乳腺炎

急性乳腺炎（acute mastitis，AM）是乳腺急性化脓性感染，是乳腺管内和周围结缔组织炎症，多发于产后哺乳期的妇女，尤其是初产妇更为多见。

临床表现

1. 患侧乳房疼痛，炎症部位（多位于乳房的外下象限）红肿、变硬、压痛，以后形成脓肿。脓肿常位于乳晕下、乳管内、乳腺内或乳腺后，肾部脓肿波动不显著。

2. 可有寒战、高热、倦怠及食欲不佳等症状。

3. 常有排乳不畅或乳头皲裂的病史。

4. 发病一般在产后 10d 左右，很少在产后 3 周以上发病。产后 3～5d 如有乳腺胀痛、发热，很可能是乳汁淤积。

鉴别诊断

1. 一般诊断　产后哺乳的女性如出现乳房胀痛以及局部红、肿、热、痛，并可扣及痛性肿块，伴有不同程度的全身炎性毒性表现，不难作出诊断。

2. 实验室诊断　外周血白细胞计数、溢液涂片或肿块针吸细胞学检查。

药物防治

1. 西药防治

（1）早期可采用青霉素 80 万～100 万 IU 加 1%～2%普鲁卡因 10mL 溶于等渗生理盐水 10～20mL 中，在肿块周围封闭注射。

（2）全身应用抗生素，为防治严重感染及败血症，根据细菌培养及药敏试验结果选用抗生素，必要时静脉滴注抗生素。

2. 中医药治疗　蒲公英清热解毒，有消肿散结及催乳的作用，对治疗急性 AM 十分有效，可捣泥外敷，也可煎汁口服，皆有效。

其他疗法

1. 可结合或单用针灸、挑治、刺血、拔罐进行治疗。

2. 局部采用 25%硫酸镁湿热敷、理疗。

护理防范

1. 保持乳头清洁，经常用温肥皂水洗净，如有乳头内陷者更应注意清洁，不要用乙醇擦洗。

2. 养成良好的喂乳习惯。定时哺乳，每次将乳汁吸尽，如吸不尽时要挤出，不让婴儿含乳头睡觉。

3. 如有乳头破损要停止哺乳，用吸乳器吸出乳汁，待伤口愈合后再行哺乳。严禁热敷，可用硫酸镁溶液纱布外敷，还可用如意金黄散外敷。

4. 戴合适的胸罩，避免睡觉时婴儿踢打、侧卧挤压乳房。保证充足睡眠。多饮水。

5. 每天进行数次提拉训练、挤捏乳头训练或吸乳器吸引牵拉。积极治疗其他部位感染。

十一、老年性阴道炎

老年性阴道炎（senile vaginitis，SV）常见于绝经后的老年妇女，因卵巢功能衰退，雌激素水平降低，阴道壁萎缩，黏膜变薄，上皮细胞内糖原含量减少，阴道内 pH 值上升，局部抵抗力降低，致病菌易入侵繁殖引起炎症。

临床表现

1. 阴道分泌物增多及外阴瘙痒、灼热感。

2. 阴道呈老年性改变，上皮萎缩，皱襞消失，上皮变平滑、菲薄。

3. 阴道黏膜充血，有小出血点，有时见浅表溃疡。若溃疡面与对侧粘连，阴道检查时粘连可被分开而引起出血，粘连严重时可造成阴道狭窄甚至闭锁，炎症分泌物引流不畅可形成阴道积脓甚至宫腔积脓，目前这种情况少见。

鉴别诊断

1. 一般诊断

阴道分泌物呈现淡黄色，严重者可见血样脓性白带。外阴有瘙痒或灼热感，上皮萎缩，皱襞消失，上皮变平滑、菲薄。

2. 实验室诊断

（1）应取阴道分泌物检查滴虫及念珠菌，排除特异性阴道炎。

（2）对有血性白带者，应与子宫恶性肿瘤相鉴别。

（3）对阴道壁肉芽组织及溃疡需与阴道癌相鉴别，可行局部组织活检。

药物防治

1. 西药防治

（1）用 5%醋酸（或两匙食醋加入半盆温水中）1000mL 坐浴或冲洗阴道，洗毕将呋喃西林 100mg 及雌二醇 0.5mg 塞入阴道深处，每晚 1 次，7d 为 1 疗程。

（2）雌二醇凝胶　①已绝经的妇女，每天早晨或晚上在手臂、肩部、头颈部、腹部或大腿部及脸部涂抹 2.5g，涂后约 2min 即干，沐浴后使用最好。连用 24d，自第 13 天开始加服黄体酮，每天 100mg，连用 12d，休息 1 周，再重复治疗。②未绝经妇女，于月经周期第 6 天开始，每天涂抹 2.5g 于上述部位皮肤，连用 25d，后 13d 加服黄体酮，每天 100mg。注意：凝胶剂不可口服；忌用于乳房、外阴和阴道黏膜；孕妇及乳腺或生殖系统癌症患者禁用。

（3）治疗期间停用戊巴比妥类、卡马西平、甲丙氨酯、保泰松、利福平，否则会减弱雌激素的活性，降低疗效。

2. 中医药治疗　SV 可分为湿热下注和肝肾阴虚，方药参见滴虫性阴道炎。

护理防范

1. 不宜穿紧身裤和化纤内裤，宜穿透气、干爽的纯棉制品。不要经常使用清洁液清洗阴部，以免局部菌群失调，可选用弱酸性的女性护理液。内裤要经常暴晒或用开水煮，个人的盆具、毛巾应专用。

2. 坚持合理、卫生的性生活，在性生活前将阴道口涂少量油脂，以润滑阴道，减少摩擦。

3. 外阴不适时不宜乱用药物，应遵医嘱用药。

4. 如厕后，应用厕纸由前至后擦拭，避免把直肠的细菌带到阴道。

5. 坚持运动，促进盆底肌血液循环。

十二、外阴营养不良改变

外阴营养不良改变（vulvar dystrophy，VD）也称为外阴白色病变，外阴部皮肤以及黏膜出现不同程度的白变及粗糙、萎缩状态。根据组织病理变化的不同分为萎缩型和增生型营养不良改变。

临床表现

1. 外阴萎缩型营养不良改变　又称为硬化性萎缩型苔藓，多见于中老年妇女。皮损呈象牙白色丘疹，硬而粗糙，融合成各种大小与形状不同的斑块，周围呈紫色，边界清楚；小阴唇、阴蒂萎缩或粘连，有刺痛、瘙痒、灼烧感，这种类型的恶变率小于 5%。

2. 外阴增生型营养不良改变　又称为女阴白斑，是黏膜上皮或表皮的增生性病变，一般认为是癌前病变，多发生于中年及绝经后妇女。

鉴别诊断

1. 一般诊断　一般外阴可有角化增厚、变硬，也可呈现萎缩样变，还可与外阴湿疣、外阴癌并存，所以患者需要阴道镜检及活检其标本，达到诊断目的。

2. 实验室诊断　可做阴道镜检和活检，应遵医嘱实施。

药物防治

1. 西药防治

（1）复方曲安奈德霜　局部外用，一般早、晚各1次，控制瘙痒、灼烧感效果较好，疗程2～4周。同类糖皮质激素软膏有醋酸氟氢可的松软膏、氯倍他索软膏、倍氯他索软膏、哈西奈德软膏等。

（2）0.5%、2.5%氟尿嘧啶软膏　用于外阴白斑、皮肤癌等，局部涂抹于患处，早、晚各1次，有一定的效果。

（3）氮芥软膏　用于未破损的皮肤癌前病变，局部涂抹患处，每天1次。

（4）海普林软膏　有软化和扩张血管作用，可促进局部血液循环。局部患处涂抹，每天1次。

2. 中医药治疗

（1）用温水轻轻擦洗，或中药熏洗。保持患处干爽、透气、清凉。

（2）局部破溃者，可用青黛散外敷，或以冰片0.3g、蛤蚧粉3g，共研细末，撒在溃烂处，可起收敛消肿之作用。

护理防范

1. 如有外阴局部溃烂者，不能用油膏类外用药，应用水剂或粉剂类外用药。

2. 患者应忌食鱼、虾、蟹等发物和辛辣刺激食物。宜进清淡素净食物。

3. 经常保持外阴清洁、干燥，勤换内裤，穿宽松、透气好、纯棉制品的内裤。

4. 治疗期间应避免性生活。外阴可用pH弱酸性的女性护理液清洗。

第三节　常见产科疾病

一、异位妊娠

异位妊娠（ectopic pregnancy，EP），俗称宫外孕，是指受精卵在子宫体腔以外的部位着床和发育，最常见的异位着床部位为输卵管，也有少部分患者出现卵巢、宫颈、腹腔等部位的异位妊娠。EP 引起的大出血是妊娠早期死亡的重要原因。

临床表现

1. 停经　除输卵管间质部妊娠停经时间较长外，多有 6～8 周停经。有 20%～30%患者无明显停经史，常把异位妊娠的不规则阴道流血误认为月经。

2. 腹痛　是输卵管妊娠患者的主要症状，由于胚胎在输卵管内逐渐增大，常表现为一侧下腹部隐痛或酸胀感。

3. 阴道出血　胚胎死亡后，常有不规则阴道出血，色暗红，量少，一般不超过月经量。少数患者阴道流血量较多，类似月经。阴道流血可伴有蜕膜碎片排出。

鉴别诊断

1. 妇科专项检查可见阴道有来自宫腔的少许血液，宫颈举痛，后穹隆饱满、有触痛，子宫稍大、质软、有漂浮感，宫旁可触及不规则包块、触痛明显。

2. B 型超声检查对异位妊娠的诊断尤为常用，阴道 B 超检查较腹部 B 超检查准确性更高。

3. 尿或血的人绒毛促性腺激素测定对早期异位妊娠的诊断至关重要。

药物防治　首选甲氨蝶呤治疗，终止妊娠，治疗期间注意各项指标变化。

其他疗法　输卵管切除术：适用于内出血并发休克且没有生育要求的急症患者。有生育要求的年轻妇女可以行保守性手术。

护理防范

1. 手术患者术后应注意禁止性生活和盆浴 1 个月。保持大便通畅，避免便秘加大腹压。

2. 养成良好卫生习惯，避免感染，避免剧烈运动，注意劳逸结合。

二、妊娠期糖尿病

妊娠期糖尿病（gestational diabetes mellitus，GDM）是指妇女妊娠前糖代谢正常或有潜在糖耐量减退，但妊娠后母体糖代谢异常而首次发生的糖尿病，是妊娠期常见的合并症之一。

临床表现　大部分 GDM 患者常无明显症状，甚至有时空腹血糖也正常。

鉴别诊断

1. 孕妇在首次产前检查时应进行空腹血糖检查，若发现有血糖升高，应警惕 GDM 的可能。

2. 孕前及早孕血糖检查正常者，妊娠 24～48 周常规进行口服 75g 葡萄糖耐量试验（OGTT）。

药物防治

1. 胰岛素是大分子蛋白，不通过胎盘，对饮食治疗不能控制的糖尿病，胰岛素是主要的治疗药物。

2. 口服降糖药在妊娠期应用的安全性、有效性未得到足够证实，目前不推荐使用。

其他疗法

1. 饮食治疗　饮食控制很重要。理想的饮食控制目标是既能保证和提供妊娠期间热量和营养需要，又能避免餐后高血糖或饥饿性酮症出现，保证胎儿正常生长发育。

2. 运动疗法　可减低妊娠期基础胰岛素抵抗，推荐餐后 30min 进行一种低至中等强度的有氧运动。

三、前置胎盘

前置胎盘（placenta praevia，PP）是指妊娠 28 周后，胎盘附着于子宫下段，甚至于胎盘下缘毗邻或覆盖宫颈内口。PP 是妊娠期严重并发症之一，也是妊娠晚期阴道流血最常见的原因，病情严重者可危及母儿生命。

临床表现

1. 妊娠晚期或临产时，孕妇可突发无诱因、无痛性阴道流血。

2. 可能伴有因出血所致的相应症状，如贫血、休克，甚至胎儿窘迫或死亡。

鉴别诊断　超声检查是目前诊断 PP 最有效的方法，可以清楚显示子宫壁、胎先露、胎盘和子宫颈关系，以明确诊断。

药物防治

1. 对于有早产风险的患者可酌情给予宫缩抑制药，防止因宫缩引起的进一步出血，赢得促进胎儿肺成熟的时间。

2. 合理使用抗生素，预防感染，尽量延长孕周。

3. 合理使用促胎肺成熟药物，减少新生儿呼吸窘迫综合征、脑室内出血及新生儿死亡。

其他疗法　终止妊娠：若无阴道流血，在妊娠 34 周前可不住院，但需定期超声检查。若反复出血或流血过多，在评估母儿情况后选择是否终止妊娠。

护理防范　确诊 PP 的孕妇一定要卧床休息，以防活动引起出血。以侧卧为宜，可改善胎盘的血液供给。

四、早产

早产（premature birth，PB）在我国现行标准中是指妊娠达到 28 周但不足 37 周就分娩，是较常见的妊娠并发症。目前全球的早产率呈现逐年上升的趋势，但随着早产儿的治疗和监护手段不断进步，早产儿生存率明显提高、伤残率下降。

临床表现

1. PB 最主要的临床表现是子宫收缩，最初是不规则的宫缩，以后可发展为规律宫缩。

2. 阴道有少量出血或是由于未足月胎膜破裂所致的羊水流出。

3. 轻度腹部绞痛，下腹部有坠胀感或是持续的腰痛。

鉴别诊断

1. 一般诊断　查体时检查子宫的硬度，胎儿的大小以及位置，看羊水是否破裂，子宫颈是否开始扩张。

2. 影像学诊断

（1）阴道超声检查　测量子宫颈的长度，同时超声还可帮助检查胎儿或胎盘情况。

（2）电子胎心监护　观察宫缩的持续时间和间隔时间。

药物防治

1. 先兆早产孕妇，通过适当给予药物控制宫缩，可以延长妊娠时间。

2. 依据病情个体化使用抗生素预防以及控制感染。

3. 妊娠 28～35 周，1 周内可能分娩的孕妇可使用糖皮质激素促胎肺成熟。

其他疗法　有剖宫产指征者，在判断早产儿有存活的可能性下施行剖宫产术结束分娩。

护理防范

1. 注意孕妇的宫缩疼痛，可通过一些舒缓的方式分散注意力。

2. 分娩前，孕妇最好取侧卧位，以增加子宫胎盘血流量，改善胎儿供氧情况。

3. 分娩后孕妇注意休息，避免体力劳动，禁止性生活和盆浴，养成良好的卫生习惯，防止感染。

4. 早产儿注意保暖，保证营养，尽早母乳喂养，使早产儿在短期恢复到正常体重，同时依据生长情况喂食辅食。

五、自然流产

自然流产（spontaneous abortion，SA）是指在妊娠 28 周之前，因自然因素（非医源性）导致在胚胎或胎儿具有生存能力之前终止妊娠，是妊娠早期较为常见的并发症。50%～60%的 SA 与胚胎染色体异常有关。

临床表现

1. 大部分 SA 患者有明确的停经史，但妊娠早期流产导致的阴道流血很难与月经相鉴别。

2. 患者可能出现阴道流血，表现为少量棕色点滴出血，也可为大量阴道出血，同时可能排出胎儿组织。

3. 通常患者会表现为痉挛性疼痛或钝痛，可持续存在，也可间歇发作。

鉴别诊断

1. 实验室诊断　采用人绒毛膜促性腺激素检测试纸条检测尿液，可快速明确是否妊娠。

2. 影像学诊断　超声检查可以测定妊娠囊的位置、形态、胎儿的心跳，以确定胚胎是否发育正常，并可辅助诊断流产类型。

药物防治

1. 黄体功能不足者可给予黄体酮、地屈孕酮治疗。

2. 为控制感染，可给予相应抗生素治疗。

3. 甲状腺功能低下者要及时补充甲状腺素。

其他疗法　一般确诊 SA 后应依据类型选择保守治疗或是终止妊娠，同时考虑是否需要抗感染治疗及其他对症处理。

护理防范

1. 孕前和孕期避免吸烟、饮酒，避免接触有害物质等，有助于降低 SA 的发病风险。

2. 发生流产后 2 周内，禁止在阴道内放置任何物品，包括卫生棉条。

3. SA 后患者月经恢复要做好心理准备，在医生的建议下可尝试受孕。

4. 为预防 SA，夫妻双方可在孕前进行染色体检查及孕前遗传信息咨询。

六、产后抑郁症

产后抑郁症（postpartum depression，PD）又称产后抑郁障碍，是特发于女性产后这一特殊时期的抑郁症。一般在产后 4 周内出现。目前 PD 的病因尚不清楚，研究显示遗传因素、神经生理因素和社会心理因素有着明显的影响。

临床表现

1. 患者最突出的症状是持久的情绪低落，表现为表情抑郁、无精打采、易哭泣。

2. 患者躯体常会感到疲惫感，做任何事都很困难、疲乏无力。

3. 自我评价降低，容易自暴自弃，对生活缺乏信心。

鉴别诊断

1. 爱丁堡产后抑郁量表是应用最广泛的自评量表，用于初级保健筛查。此表包括 10 项内容，可提示有无抑郁障碍，但不能评估病情的严重程度。

2. 其他常用的还有贝克抑郁问卷、汉密顿抑郁量表等。

药物防治

1. 美国食品药品管理局和国家药品监督管理局均未正式批准任何一种药物可以用于哺乳期，原则上要避免在哺乳期用药。若必须在哺乳期用药，应采取最小有效剂量或暂停喂乳。

2. 选择性 5-HT 再摄取抑制药是产后抑郁患者的首选治疗药物，主要有氟西汀、帕罗西汀、舍曲林、氟伏沙明、西酞普兰。应特别注意药物剂量，从低剂量开始，逐渐增加至足量、足疗程。

其他疗法 轻度抑郁发作的患者首选心理治疗，但在心理治疗期间仍需坚持复诊和评估，若经心理治疗症状无改善，则要考虑药物治疗。

护理防范

1. PD 容易反复发作，因此在急性期治疗后，应听从医嘱，坚持服药巩固药效。

2. 对于产后有抑郁情绪的患者，家属应积极安慰，同时多帮忙照顾婴儿，以保证产妇良好的睡眠质量和时间，有助于改善产后抑郁情绪。

七、羊水栓塞

羊水栓塞（amniotic fluid embolism，AFE）是指在分娩过程中羊水及其内容物进入母体血液循环后引起的过敏性反应、肺动脉高压、弥散性血管内凝血、炎症损伤、休克和肾衰竭等一系列病理生理变化过程。目前 AFE 发病原因尚不明确，可能与羊膜腔内压力过高、母胎屏障破坏，胎膜破裂等因素有关。

临床表现

1. 大部分患者会出现呼吸急促、胸痛、憋气、头晕、乏力等前驱症状。

2. 患者还会出现以子宫出血为主的全身出血倾向。同时全身脏器均可受损，除心肺功能衰竭及凝血功能障碍外，中枢神经系统和肾脏是最常见受损的器官。

鉴别诊断

1. 实验室诊断

（1）血液显微镜观察 若见到胎儿或羊水有形成分则支持诊断。

（2）凝血功能检查 可及时发现弥散性血管内凝血（DIC）。

2. 影像学诊断

（1）心电图检查 常提示心率过快。

（2）彩色多普勒超声 常提示右心房、右心室扩大。

（3）胸部 X 线 可见双侧弥漫性点状浸润阴影，沿肺门周围分布，肺部轻度扩大。心影可能会增大。

药物防治

1. 出现过敏性休克应用大剂量糖皮质激素，常选用地塞米松静脉滴注。

2. 依据患者情况以及凝血状态的评估选择性使用肝素治疗。

3. AFE 患者常伴有宫缩乏力，必要时使用子宫收缩药。

4. 应用特异性扩张肺血管平滑肌的药物解除肺动脉高压。

其他疗法

1. 行正压持续给氧　使用面罩给氧或使用人工呼吸机。供氧可减轻肺水肿，改善脑缺氧及其他组织缺氧。

2. 心肺复苏　当孕妇出现 AFE 相关的心脏骤停时，应即刻进行标准的基础生命支持和高级生命支持等心肺复苏。

护理防范　严格意义上 AFE 无法预防，应加强症状的识别能力及检测水平，早发现、早治疗，降低孕产妇的死亡率。对有诱发因素者，严密观察警惕 AFE 的发生，如剖宫产、前置胎盘、胎盘早期剥离和急产等。

八、子宫破裂

子宫破裂（rupture of uterus，ROU）是指在妊娠晚期或分娩过程中，由于瘢痕子宫和梗阻性难产等因素，引起子宫损伤、变薄或宫腔压力增大，导致子宫体部或下段破裂。

临床表现

1. ROU 患者早期表现为下腹部出现环形凹陷、压痛、排尿困难、血尿、听诊胎心率异常等。

2. 进展后期表现为腹部突发撕裂样剧痛、宫缩骤停、阴道异常流血、低血压、晕厥或休克、胎心和胎动消失等。

鉴别诊断

1. 一般诊断

（1）腹部触诊观察是否有明显的环形凹陷，按压是否有压痛或是否可以触摸到胎儿和缩小的宫体。

（2）观察阴道出血、宫口开放情况以及胎儿的位置，并检查是否可以摸到子宫颈的破裂口。

（3）胎儿胎动、胎心的监测，观察胎儿是否出现胎心率异常。

2. 影像学诊断　B 超检查：观察胎儿是否在宫腔内，以及确定腹腔是否有大量游离液。

药物防治　一旦发现先兆子宫破裂，应立即给予镇静药全身麻醉，并应用相关药物控制宫缩。同时应用抗生素预防感染。

其他疗法 手术治疗：确诊后应立即进行抗休克治疗，同时根据产妇和胎儿的状态、子宫破裂的程度、破裂时间以及可能感染的程度决定手术方式，尽早挽救产妇和胎儿的生命。

护理防范

1. 产妇要注意休息和营养摄入，同时多与家人、朋友沟通，避免出现产后抑郁。

2. 注意做好术后伤口的护理，防止伤口感染。

3. 尽量卧床休息，避免大幅度动作使伤口裂开。

九、子痫

子痫（eclampsia，EC）是在 EC 前期基础上发生的不能用其他原因解释的抽搐，是 EC 前期发展至最严重阶段的临床表现。

临床表现

1. 前驱症状较为短暂，表现为高血压、头痛、视力模糊、恶心呕吐、水肿等。

2. EC 抽搐进展迅速，通常表现为全身强直阵挛性抽搐或昏迷。

鉴别诊断

1. 一般诊断 眼底检查：眼底改变是反映 EC-EC 前期病变程度的重要标志。

2. 实验室诊断 常规进行血液和尿液的检查。

3. 影像学诊断 超声检查：可以了解胎儿生长发育情况和孕妇羊水情况。必要时还可行 X 线胸片、头颅 CT 或 MRI 检查。

药物防治

1. 硫酸镁是 EC 治疗的一线药物。EC 患者产后需继续使用 24～48h。

2. 血压过高时进行降压治疗，预防心脑血管意外和胎盘早剥等严重母儿并发症。

3. 当应用硫酸镁无效或有禁忌时，可使用镇静药物控制 EC，如地西泮、冬眠药物等。

护理防范

1. EC 患者发作时，注意打开患者口腔，将压舌板缠上布塞到上下齿间，并使用工具固定舌头，以防唇舌咬伤。

2. 将患者去枕头平卧，头偏向一侧，随时清理口腔内分泌物，保持呼吸通畅。

十、席汉综合征

席汉综合征（Sheehan syndrome，SS）又称产后垂体功能减退症，是由于孕妇在分娩或产后发生大出血，尤其是伴有长时间的失血性休克，造成垂体前叶功能减退的综合征。

临床表现　病情严重程度与垂体坏死的程度密切相关。

1. 早期会出现性腺功能的减退，表现为产后无乳汁、闭经、性欲减退、生殖器或乳房萎缩等。

2. 随后甲状腺功能减退，表现为怕冷、乏力、记忆力减退、食欲不良或反应迟钝等。

3. 最后会出现肾上腺皮质功能减退，表现为虚弱、疲倦、低血糖、抵抗力降低等。

鉴别诊断

1. 一般诊断　体格检查：可见皮肤干燥、体毛脱落稀疏、生殖器官及乳房萎缩等。

2. 实验室诊断　垂体内分泌激素测定，如肾上腺皮质激素、促甲状腺激素、促卵泡激素、促黄体生成激素等多种激素水平明显低于正常范围。

3. 影像学诊断　超声检查：可评估患者生殖器官情况。

药物防治　疾病主要以长期服用激素类药物治疗为主，具体用药方案要依据患者的甲状腺、肾上腺、性腺等功能低下的具体情况而定。

1. 针对性腺功能减退的年轻患者，可使用雌激素、孕激素替代治疗。

2. 针对肾上腺皮质功能减退的患者，可使用糖皮质激素替代治疗。

3. 针对甲状腺功能减退的患者，可使用甲状腺激素替代治疗。

护理防范　患者应避免感染、创伤、精神刺激等应激因素，积极预防垂体危象的发生。

十一、过期妊娠

过期妊娠（postterm pregnancy，PP）是指以最后 1 次正常月经第 1 天开始计算，妊娠达到或超过 42 周尚未分娩。这是一种高危妊娠，围生儿的死亡率明显高于正常妊娠，并且随着妊娠时间延长，死亡率明显升高。

临床表现

1. 由于氧气和营养物质的减少，胎儿可能出现体重下降、胎动次数下降、羊水减少、羊水粪便污染等。

2. 若胎儿仍在宫内继续发育，可能导致产妇在分娩时出现产程异常、会阴裂伤、难产以及产后出血等。

鉴别诊断

1. 一般诊断　核实孕周，以最后 1 次正常月经第 1 天开始计算是否为过期妊娠。

2. 影像学诊断　超声检查：确定孕周，同时还可以观察羊水量、胎动、胎儿肌张力以及呼吸运动等。

药物防治

1. 对于无引产禁忌证的孕妇，可使用前列腺素制剂促进宫颈成熟，软化宫颈，诱发宫缩。

2. 在宫颈成熟后，依情况使用缩宫素引产。

其他疗法
对于确诊 PP 而无胎儿窘迫、无明显头盆不称等禁忌证的孕妇，可考虑引产手术。

护理防范

1. 饮食上孕前均衡饮食，控制体重增加，孕期保持良好饮食习惯，以保证胎儿营养需求。

2. 在妊娠前应注意自己的月经周期，以便计算孕周，临产时尤其要注意孕周时间，超过 42 周还未分娩的要及时就医。

十二、瘢痕子宫

瘢痕子宫（scarred uterus，SU）是指有创手术后在子宫的切口处留下的瘢痕，包括子宫肌瘤挖除术、子宫成形术、剖宫产手术等。SU 对再次妊娠的孕期和分娩及产后等过程有较大影响。

临床表现
SU 本身并不会引起妇女出现有关临床症状，并非一种病理状态。但当妇女发生瘢痕部位妊娠或是并发宫腔粘连、子宫破裂时，讨论具体症状对后续的处理和患者的预后有指导意义。

鉴别诊断

1. 一般诊断　腹部查体时要注意是否隆起、腹壁有无瘢痕、是否可扪及包块、有无压痛及反跳痛等。

2. 影像学诊断　阴道超声检查：可用于观察子宫等盆腔深部器官，同时还可观察子宫表面的术后瘢痕。

护理防范

1. 伴有 SU 的产妇谨慎使用或不用缩宫素加强宫缩，以免引发分娩期并发症。

2. 可通过减少使用剖宫产、严格把握子宫有创手术的适应证来避免 SU 的出现。

十三、胎盘早剥

胎盘早剥（placental abruption，AP）是指妊娠 20 周后或在分娩期时，正常位置的胎盘在胎儿娩出前全部或部分从子宫壁剥离。AP 的发病率呈增加趋势，可能与 AP 高危因素的出现率增加或疾病确定方法的改进有关。

临床表现

1. 大多数 AP 患者典型表现为阴道流血、腹痛、子宫强直性收缩、子宫压痛和胎儿心率的改变。

2. 有些不典型者或 AP 早期，临床症状不明显，仅表现为少量的阴道流血或不规则腹痛。

鉴别诊断

1. 实验室诊断　血常规和凝血功能检查，危重者还需进行 DIC 的检查。

2. 影像学诊断　超声检查：可了解胎盘在子宫壁的部位或是了解 AP 的类型，同时可以观察胎儿的大小及存活情况。

药物防治　为预防产后出血，可以依情况给予对应的子宫收缩药物。监测产妇的生命体征，快速建立静脉通路，积极输血、补充血容量和凝血因子，维持全身血液循环系统稳定。

其他疗法　依据妇儿情况选择合适的方式终止妊娠。

护理防范

1. 孕妇定期产检，日常生活中加强营养，注意卫生，预防感染。

2. 有妊娠期高血压、子痫前期、慢性高血压以及肾脏疾病的孕妇要积极治疗，降低 AP 的发生风险。

十四、胎儿窘迫

胎儿窘迫（fetal distress，FD）是指胎儿在子宫内因缺氧危及其健康和生命的综合症状。FD 的发病原因涉及多方面，包括母体因素、胎儿因素、脐带因素、胎盘因素以及药物因素等。

临床表现

1. 孕妇的体重、宫高、腹围持续不长或是增长很慢。

2. 羊膜镜检查时可见羊水存在胎粪污染。

3. 胎动异常，初期较为频繁，之后逐渐减少。胎心率出现改变。

鉴别诊断

1. 胎盘功能检查　进行血或尿的雌三醇（E3）测定并动态连续观察，若骤减 30%～40%，表示胎盘功能减退。

2. 电子胎心监护　连续观察并记录胎心率的变化。

3. 胎动计数　是孕妇自我评价胎儿宫内状况较为简便经济的有效方法。

其他疗法

1. 急性 FD　立即采取相应措施改善胎儿缺氧，如改变孕妇体位、吸氧、纠正孕妇低血压等，并迅速查找病因，排除脐带脱落、子宫破裂等因素。依据产程进展决定分娩方式。

2. 慢性 FD　要依据孕周、胎儿成熟度以及缺氧程度综合判断，对应处理有关症状。

护理防范

1. 孕妇自身在日常中学会测定胎动次数，按时产检，便于发现异常情况。

2. 孕期注意自我保健，增加营养，劳逸结合，避免不良生活习惯，预防胎盘早剥。

3. 孕妇产前若有高血压、心脏病、肾炎等基础疾病，要遵医嘱尽早治疗。

十五、死胎

死胎（fetal death，FD）是指妊娠 20 周后胎儿在子宫内死亡。FD 的发病原因复杂多样，多由胎盘因素、脐带因素、胎儿因素、孕妇因素以及外界因素等单个或多个因素引起。

临床表现

1. 胎动停止、胎心消失，子宫不继续增大，子宫底及腹围缩小，乳房胀感缩小或消失。

2. 若胎死后在宫腔内长时间停留，母体会感到全身疲乏、食欲缺乏、腹部下坠，尤其产后可能出现大出血或致 DIC。

鉴别诊断

1. 一般诊断　腹部触诊：不能触及有弹性的、坚固的胎体。

2. 影像学诊断

（1）超声检查　胎儿死亡的时间不同，显像不同。这是确诊 FD 的有效方法。

（2）X 线检查　可协助诊断。

其他疗法　确诊 FD 后，通常会进行引产。大部分的胎死腹中都可以经由阴道自然生产，并不需要开刀。如果死胎留在子宫内太久没有处理，会对母体产生不利的影响。

护理防范　FD 取出后，做好相关检查，尽力寻找原因，做好产妇的产后咨询，为后续妊娠提供指导。

十六、稽留流产

稽留流产（missed abortion，MA）又称过期流产，是指胚胎或胎儿死亡后数天或数周仍滞留在宫腔内未能及时自然排出的现象。MA 主要的病因包括胚胎因素、父母因素以及环境因素。

临床表现

1. 孕妇恶心呕吐等早孕反应消失，有先兆流产症状。

2. 阴道出血，为暗红色或血性白带。

3. 孕妇出现阵发性下腹痛或是腰背痛。

鉴别诊断

1. 一般诊断　妇科检查：查看宫颈口是否扩张、羊膜囊是否膨出、有无妊娠物堵塞宫颈口、阴道是否出血等。

2. 实验室诊断　妊娠试验：明确是否妊娠。

3. 影像学诊断　超声检查：可协助确诊，确定胚胎是否存活，胎儿有无心跳。

药物防治

1. MA 的病程较长，且多合并阴道流血，容易继发感染，可给予适当抗生素治疗。

2. 可依据产妇情况适当给予药物进行引产，促使胎儿、胎盘排出。

其他疗法　手术治疗：刮宫术，使死亡的胚胎或胎儿排出子宫。

护理防范　患者术后性生活时，一定时期内要采取避孕措施，避免再次妊娠。如果再次妊娠，注意休息保胎，要注意产检，如果有出血等情况需要及时就诊。

十七、胎位异常

正常情况下，胎体纵轴与母体纵轴平行，胎头在骨盆入口处，并俯屈，颏部贴近胸壁，脊柱略前弯，四肢屈曲交叉于胸腹前，整个胎体呈椭圆形，称为枕前位。胎位异常（abnormal fetal position，AFP）是指在妊娠后期，尤其临近分娩时，仍为异常胎位。

临床表现　AFP 的症状根据胎位的不同会有所不同，常见产程延长，胎头入盆困难，使胎头下降停滞，宫缩乏力。严重者可能发生胎儿窘迫，危及妇儿生命安全。

鉴别诊断　通过腹部及阴道的查体可明确胎位。通过定期超声检查可辅助诊断。

药物防治　发现有 AFP 时，可依据产妇情况，适当给予药物催产，有效的宫缩能使胎头旋转，达到正常胎位。

其他疗法　胎位不正严重威胁母婴安全，在保证手术指征下可进行剖宫产。

护理防范　加强产前检查，若发现胎儿 AFP 时及时纠正。随时做好剖宫产的准备。

十八、胎停

胎停（embryo arrest，EA）即胚胎停育，是指妊娠早期由于某种原因胚胎发育到一个阶段停止继续发育引起胎儿死亡的现象，是妇产科临床上常见的多发病。

临床表现　大多数产妇没有明显的临床症状，少数可表现为乳房胀痛和胃肠不适感减轻，也有些会出现阴道流血。

鉴别诊断　阴道超声：能尽早发现妊娠囊内胎芽或胎儿形态是否不整，是否无胎心搏动或妊娠囊已枯萎。

其他疗法　手术治疗：尽早行刮宫术使胎儿及胚胎组织排出宫腔。

护理防范

1. 选择合适的年龄开始妊娠，且妊娠前后戒烟戒酒，做好产前检查及咨询。

2. 远离不洁性生活，避免生殖系统的感染。

3. 生育年龄的女性应积极做好节育避孕的措施，避免各类流产的发生。

十九、先兆流产

先兆流产（threatened abortion，TA）是指妊娠28周前，出现少量的阴道流血，继而出现阵发性下腹痛或腰痛，无妊娠物排出，经过休息或治疗症状消失，若症状加重，可能发展为流产这一现象。

临床表现

1. 产妇首先出现阴道出血，一般出血量少，常为暗红色，或为血性白带。

2. 随后出现阵发性下腹痛或腰背痛。

鉴别诊断

1. 一般诊断　妇科检查：看宫颈口是否扩张、羊膜囊是否膨出、有无妊娠物堵塞宫颈口，以及子宫大小与停经周数是否相符。

2. 实验室诊断　血、尿的 HCG 测定可快速明确是否妊娠。

3. 影像学诊断　超声可明确妊娠囊的位置、形态及有无胎心搏动，确定胚胎是否存活。

其他疗法　终止妊娠：保胎治疗后若产妇症状未改善或是 B 超检查提示胚胎发育不良，可结合具体情况考虑终止妊娠，尽早使胚胎组织完全排出。

护理防范　孕妇要注意充分休息，减少不必要的刺激，注意健康饮食，积极保胎。

二十、胎儿畸形

胎儿畸形（fetal malformation，FM）是指胚胎或胎儿在子宫内发育时身体某个结构形态异常或是染色体异常。目前认为 FM 主要由于遗传因素和环境因素造成。

临床表现　胎儿出现畸形时母体常无自觉症状。

鉴别诊断

1. 实验室诊断　孕早期通过检测孕妇的人绒毛促性腺激素、甲胎蛋白，不仅可以筛查胎儿染色体是否异常，还可以诊断胎儿是否存在神经管缺陷。

2. 影像学诊断

（1）超声检查　是检查胎儿畸形的主要方法。

（2）MRI 检查　对于胎儿颅脑病变的诊断有意义。

其他疗法　对于无存活可能的先天畸形，一经确诊应行引产术终止妊娠。对于有存活机会且能通过手术矫正的先天畸形，尽可能通过阴道分娩。

二十一、早孕反应

早孕反应（early pregnancy reaction，EPR）是指女性在妊娠早期因体内激素水平的增高而引起的头晕、乏力、食欲缺乏、恶心、晨起呕吐等生理现象。通常在妊娠 3 个月左右逐渐减轻直至消失。

临床表现

1. 恶心、呕吐　任何时间都可以发生，但尤以晨起明显。

2. 食欲缺乏、头晕乏力　孕妇自觉胃口不好、腹胀、消化不良，容易导致血糖降低。

3. 伴随症状　随着孕周增加，子宫逐渐增大，压迫膀胱时会出现尿频。

鉴别诊断 主要是妇科检查，判断就诊者是否妊娠。

药物防治 EPR 是一种正常的生理现象，一般无需治疗。可以通过静脉滴注营养液、补充 B 族维生素及维生素 C 或是用一些止吐药改善 EPR。

第四节 常见性传播疾病

一、淋病

淋病（gonorrhea，GO）是淋病奈瑟菌（简称淋菌）引起的以泌尿生殖系统化脓性感染为主要表现的性传播疾病，可发生于任何年龄，但多发生于性生活活跃的青中年男女。

临床表现

1. 典型特征 GO 常有明显的症状和体征，男性通常以尿道轻度不适起病，数小时后出现尿痛和尿道口有稀薄黏液流出，24h 后病情加重，分泌物变为黄色脓性，尿道口红肿；扩展至后尿道时可出现尿频、尿急等膀胱刺激征，有时可伴发腹股沟淋巴结炎。女性感染淋菌后症状一般轻微，但严重者也会出现尿频、尿痛和尿道口脓性分泌物，挤压尿道旁腺可有脓液渗出。子宫颈和较深部位的生殖器官是最常被感染的部位，其次依次为尿道、直肠、尿道旁腺管和前庭大腺。

2. 潜伏期 GO 主要通过性接触传播，GO 患者是其主要传染源，潜伏期一般为 2~10d，平均 3~5d，潜伏期患者亦具有传染性。

鉴别诊断

1. 一般诊断 具有性接触史、配偶感染史或与 GO 患者共用物品等病史，有尿频、尿痛及尿道脓性分泌物等典型临床表现，并结合实验室结果即可明确诊断。

2. 实验室诊断

（1）留取尿液或尿道分泌物做细菌涂片、培养或核酸扩增试验，病情较重时可出现血常规白细胞及中性粒细胞升高。

（2）本病应与非淋球菌性尿道炎、滴虫性阴道炎和念珠菌性阴道炎等相鉴别，通过微生物检测即可区分。

药物防治

1. 西药防治

（1）成人淋菌性尿道炎、宫颈炎

① 头孢曲松钠：250~1000mg，一次性肌内或静脉注射。

② 大观霉素：2.0g 单剂量肌注，女性 4.0g 肌注。

③ 喹诺酮类药物：如氧氟沙星单次口服 400mg，或环丙沙星 500mg 单次口服。

④ 头孢噻肟：1g 肌内注射。

（2）妊娠期 GO

① 头孢曲松钠：250mg，单次肌内注射。

② 如果对头孢菌素类过敏，可用壮观霉素 4.0g，单次肌内注射。

③ 对可能存在的沙眼衣原体感染可加用阿奇霉素 1.0g，一次性口服。

（3）婴儿及儿童淋球菌感染

① 体重大于 45kg 的儿童：按照成人方案治疗。

② 体重低于 45kg 的儿童：予头孢曲松钠 125mg，一次性肌注或静脉注射，或大观霉素 40mg/kg，一次性肌注。

2. 中医药治疗

（1）处方一　生大黄粉 10g，鱼腥草 60g，黄柏 12g，明矾 5g，乌梅 3g，水煎外洗，每天 2 次，每次 30min。用于治疗急性 GO。

（2）处方二　败酱草 1000g，具有清热解毒消肿的作用。上药加水 2000mL，煎 30min，去渣待凉，分 2 次冲洗阴部，每天 1 剂。

（3）处方三　金银花 20g，蒲公英 20g。水煎后洗阴部，每天数次。

护理防范

1. 避免非婚性行为，提倡安全性行为，推广使用安全套。注意隔离消毒，防止交叉感染。保持会阴区清洁干燥。

2. 做好患者性伴侣的随访工作。在症状发作期间或确诊前 2 个月内与患者有过性接触的所有性伴侣，都应及时进行淋球菌和沙眼衣原体感染的检查和治疗。如果患者最近 1 次性接触是在症状发作前或诊断前 2 个月之前，则其最近 1 个性伴侣应予检查和治疗。未治愈前禁止性行为。

3. 对高危人群定期检查，以发现感染者和患者，消除隐匿的传染源。

4. 执行对孕妇的性病检查和新生儿预防性滴眼制度，防止新生儿淋菌性眼炎。

二、非淋球菌性尿道炎

非淋球菌性尿道炎（non-gonococcal urethritis，NU）是指尿道有炎症病变，但涂片或培养检查无淋球菌证据的一类疾病，是一种通过性交传播的常见性传播疾病。大多数由沙眼衣原体及解脲支原体、人型支原体引起。临床主要表现为尿道有少量分泌物、瘙痒或排尿时有轻微的灼痛感。发病高峰年龄段为23～28岁，其发病率仅次于淋病和尖锐湿疣，且发病率逐年增加。

临床表现　典型特征：主要表现为尿道炎症，如尿道口刺痛，尿频、尿急；尿道外口有透明黏液状分泌物流出，晨起时较为明显。女性患者症状不明显，但若并发输卵管炎及盆腔炎，可导致宫外孕和不孕。潜伏期为10～20d。

鉴别诊断

1. 一般诊断　不洁性交史，尿道口刺痛、尿频、尿急、尿道透明分泌物，实验室病原学检查。

2. 实验室诊断　尿道分泌物涂片中性粒细胞＞5个/高倍视野，淋球菌镜检和培养阴性。抗原快速检测法和聚合酶链反应检测沙眼衣原体。解脲支原体培养。

药物防治

1. 西药防治

（1）全身治疗

① 阿奇霉素：1.0g，一次性顿服；或多西环素口服，每次100mg，每天2次，连服7～10d；或口服红霉素每次0.5g，每天4次，连续7d；或口服氧氟沙星每次0.3g，每天2次，连续7d。

② 妊娠期妇女仅可用红霉素，用法同上。

③ 复发性非淋球菌性尿道炎：甲硝唑2.0g单次口服，加红霉素0.5g口服、每天4次，连续7d。

（2）局部治疗　以杀菌、清洁局部为主，可用洁尔阴或1∶10000高锰酸钾溶液外洗局部，局部红肿明显者可予四环素软膏或红霉素软膏涂抹。

2. 中医药治疗　芪苓解浊颗粒剂，每次6g，每天3次。

三、生殖器疱疹

生殖器疱疹（genital herpes，GH）是由单纯疱疹病毒（herpes simplex virus，HSV）侵犯生殖器部位皮肤和黏膜引起的炎症性疾病，HSV-2 是 GH 的主要病原体（约占 90%）。在西方国家其发病率仅次于淋病和非淋菌性尿道炎。本病发病率约 2.79/10 万，可通过胎盘及产道感染新生儿，导致流产及新生儿死亡。以复发性水疱、糜烂为特点，常经性接触引起，为性传播疾病之一。

临床表现

1. 原发性 GH　患者既往无单纯疱疹病史。男性好发于阴茎头、冠状沟、包皮、阴茎；女性好发于外阴、宫颈、肛周及臀部。皮损为簇集或散在的小水疱，可彼此融合成片，2～4d 后破溃形成糜烂或浅溃疡，后结痂自愈，自觉瘙痒、灼痛。常伴腹股沟淋巴结肿痛以及发热、头痛、乏力等全身症状。

2. 复发性 GH　原发性 GH 皮疹消退后，60%的患者会在 6～12 个月内复发，每年复发 3～4 次。

潜伏期为 3～14d。

鉴别诊断

1. 一般诊断　患者有不安全性接触史，有生殖器部位的簇集小水疱、糜烂、溃疡、灼痛、淋巴结肿大等典型症状。

2. 实验室诊断

（1）自水疱底或者宫颈取材做组织培养分离出 HSV 病毒。

（2）皮损处细胞涂片，做直接免疫荧光检查或 ELISA 检测病毒抗原。

（3）HSV-1 或 HSV-2 特异的抗血清检测抗体。

（4）PCR、原位杂交等检测病毒 DNA。

药物防治

1. 原发性 GH

（1）阿昔洛韦 200mg，口服，每天 5 次，用 7～10d。

（2）阿昔洛韦 400mg，口服，每天 3 次，用 7～10d。

（3）伐昔洛韦 300mg，口服，每天 2 次，用 7～10d。

（4）泛昔洛韦 250mg，口服，每天 3 次，用 7～10d。

如 10d 后皮损未完全愈合，疗程可延长。

2. 复发性 GH　最好在出现前驱症状或损害出现 1d 内开始治疗。

（1）阿昔洛韦 200mg，口服，每天 5 次，用 5d。

（2）伐昔洛韦 300mg，口服，每天 2 次，用 5d。

（3）泛昔洛韦 250mg，口服，每天 3 次，用 5d。

3. 繁复发作患者（1 年复发 6 次以上）

（1）阿昔洛韦 400mg，口服，每天 2 次。

（2）伐昔洛韦 300mg，口服，每天 1 次。

（3）泛昔洛韦 125～250mg，口服，每天 2 次。

以上药物需长期服用，服药期限需视病情而定，一般需连续服用数月至 1 年。

4. 严重 HSV 感染症状严重或皮疹泛发、病毒血症者应住院治疗。阿昔洛韦每次 5mg/kg，静脉注射，每 8h 1 次，用 5～7d 或直至临床症状消失。

5. 对发生于免疫缺陷者的 GH 可按上述方案治疗，必要时可适当延长疗程。妊娠期疱疹可按上述方案 1 或 2 短期服药。

6. 局部治疗　皮损处可外涂 1%～5%阿昔洛韦软膏或凝胶、1%喷昔洛韦软膏或凝胶、3%膦甲酸钠软膏等。若继发细菌感染，应加用抗生素。

护理防范　向患者解释本病的自然病程，强调其复发性和无症状排毒的可能性，无症状期间也可发生 HSV 性传播。告知育龄期患者有关胎儿和新生儿 HSV 感染的危险性。抗病毒治疗可缩短病程，抗病毒抑制疗法可减少或预防复发。取得患者对治疗的积极配合，以减少疾病的继续传播。

第五节　不孕（不育）症

一、女性不孕症

女性无避孕性生活至少 12 个月而未孕称为女性不孕症（female infertility，FI）。不同人种和地区间不孕症发病率差异并不显著，我国不孕症发病率为 7%～10%。不孕症分为原发性和继发性两大类，既往从未有过妊娠史，未避孕而从未妊娠者为原发性不孕；既往有过妊娠史，而后未避孕连续 12 个月未孕者为继发性不孕。导致 FI 的原因很多，大致可分为盆腔因素、排卵障碍及不明原因性不孕。排卵障碍占女性不孕的 25%～35%，本书主要介绍排卵障碍所致的不孕症。

临床表现 排卵障碍性不孕病因较多，主要包括以下几点。

（1）下丘脑病变 如低促性腺激素性无排卵。

（2）垂体病变 如高催乳素血症。

（3）卵巢病变 如多囊卵巢综合征、早发性卵巢功能不全和先天性性腺发育不全等。

（4）其他内分泌疾病 如先天性肾上腺皮质增生症和甲状腺功能异常等。除难以受孕之外，临床表现因导致不孕的原因而各不相同。

鉴别诊断

1. 一般诊断 详细询问患者不孕相关的病史，包括现病史、月经史、婚育史、既往史及其他病史等信息；详细的体格检查，基础体温监测；排除盆腔器质性病变及男方因素。

2. 实验室诊断

（1）激素测定 促卵泡生成素（FSH）、促黄体生成素（LH）、雌二醇（E2）、睾酮（T）、催乳素（PRL）基础水平，黄体期孕酮（P）测定，甲状腺功能 5 项，肾上腺皮质功能测定等。

（2）宫颈黏液结晶检查 根据羊齿植物叶状结晶的出现与否判断有无排卵，月经前仍可见羊齿状结晶表示无排卵。

3. 影像学诊断

（1）超声检查 推荐使用经阴道超声，明确子宫和卵巢大小、位置、形态，有无异常结节或囊/实性包块回声，评估卵巢储备。还可监测优势卵泡发育情况及同期子宫内膜厚度和形态分型。

（2）宫腔镜、腹腔镜检查 适用于体格检查、超声检查和输卵管通畅检查，提示存在宫腔或盆腔异常的患者，可明确病变位置和程度，并进行相应的治疗。

药物防治 女性生育力与年龄密切相关，治疗时需充分考虑患者的卵巢生理年龄，选择合理、安全、高效的个体化方案。

1. 氯米芬 适用于下丘脑-垂体-卵巢轴反馈机制健全、体内有一定雌激素水平者。用法：月经第 3～5 天开始，每天口服 50mg（最大剂量不超过每天 150mg），连用 5d。排卵率可达 70%～80%，每周期的妊娠率 20%～30%。推荐结合阴道超声监测卵泡发育，必要时可联合应用人绝经期促性腺激素（HMG）和人绒毛膜促性腺激素（HCG）诱发排卵。排卵后可进行 12～14d 黄体功能支持，药物选择天然黄体制剂。

2. 曲唑　适应证和用法同氯米芬，剂量一般为每天 2.55mg，诱发排卵及黄体支持方案同前。

3. HMG　周期第 2～3 天开始，每天或隔日肌内注射 75～150IU，直至卵泡成熟。用药期间必须辅以超声监测卵泡发育，可同时进行血清雌激素水平测定，待卵泡发育成熟给予 HCC 促进排卵和黄体形成，排卵后黄体支持方案同前。

4. HCG　4000～10000IU 肌内注射 1 次。也可用于黄体支持。

护理防范

1. 对于肥胖或消瘦、有不良生活习惯或环境接触史的患者，需首先改变生活方式。

2. 帮助其了解排卵规律，调节性交频率和时机以增加受孕机会。勿在性交前、中、后使用阴道润滑剂或进行阴道灌洗。不要在性交后立即如厕，而应该卧床，并抬高臀部，持续 20～30min，以使精子进入宫颈。规律作息，戒烟戒酒。

二、男性不育症

夫妇未采取任何避孕措施，同居生活 1 年以上，由于男方造成女方未妊娠，称为男性不育症（male infertility，MI）。在不育症人群中，因女方不孕因素者占 50%，男方不育因素者占 40%，男女双方均存在不育因素者占 10%。药物可使一些不育症患者获得自然妊娠或可获得足够精子做体外受精（IVF）。

临床表现　不育症无特异性临床表现，主要表现为原发性疾病相关症状。

鉴别诊断

1. 一般诊断　详细询问患者病史，结合患者生殖器官检查及精液分析结果即可诊断。

2. 实验室诊断

（1）精液分析　可见少精、无精、精子活力低等。

（2）性激素 6 项　可见睾酮低、泌乳素高。

（3）尿常规及前列腺按摩液检查　前列腺炎时可见白细胞增高。

3. 影像学诊断　阴囊及睾丸超声、精索静脉超声、经直肠前列腺精囊超声有助于诊断。

药物防治

1. 促性腺激素　包括 HCG 和 HMG，主要适用于低促性腺激素性性腺功能减退，常用剂量为 HCG 2000IU，肌内注射每周 2～3 次，HMG 37.5～75IU，肌内注射每周 2～3 次，疗程一般在 3 个月以上。此外，HCC 和 HMG 也可试用于特发性少精子症和无精子症的治疗。

2. 多巴胺受体激动剂　用于高泌乳素血症所致的男性不育，常用药物为溴隐亭，每天 2.5～7.5mg，口服。卡麦角林疗效与溴隐亭相仿，而服药次数和不良反应较少。

3. 抗雌激素药物　常用药物有他莫昔芬和氯米芬，他莫昔芬常用剂量为每天 10～30mg，口服，氯米芬剂量为每天 50mg，口服，疗程 3～6 个月。

4. 抗氧化治疗　精液中活性氧过多是导致精液质量差的主要机制之一，可服用抗氧化药物改善男性生育力，常用药物有维生素 E、维生素 C、辅酶 Q_{10}、番茄红素等。

5. 抗感染治疗　对于明确存在生殖道感染的男性不育患者，采用敏感抗生素治疗可消除感染，有利于男性生育力的改善。

6. 左旋肉碱　左旋肉碱是参与附睾精子能量代谢的重要物质，常用于少弱精子症的治疗，常用剂量为每天 1～2g，口服。

7. 己酮可可碱　可阻断 cAMP 转化为 AMP，增加糖酵解和 ATP 的产生，有利于改善精子浓度、活力及正常形态百分比，常用剂量为每天 1200mg，口服。

8. 对于抗精子抗体阳性的不育患者，可根据导致抗体产生的机制不同，采用抗炎治疗或小剂量免疫抑制剂治疗，有可能改善精液的质量。

9. 勃起或射精功能障碍所致不育患者，首先予以针对性治疗，疗效欠佳时可选择合适的 ART 治疗先解决生育问题。

护理防范

1. 积极预防各种危害男性生育力的传染病。

2. 从青春期开始做好性教育和卫生教育工作，了解男性生殖器的生理特征和保健措施。接触放射性物质、高温车间、接触毒物较多的人员做好职业防护。避免任何能够使睾丸温度升高的因素，如长时间骑自行车、泡热水澡、穿紧身裤等。

3. 应做好婚前检查工作，早发现发育异常、生殖器官缺陷。

（龙 丽 文 牡 马 利）

第七章　风湿科疾病

结缔组织和关节疾病

一、系统性红斑狼疮

系统性红斑狼疮（systemic lupus erythematosus，SLE）是一种临床表现有多系统损害症状的慢性弥漫性结缔组织病。患者体内会产生大量自身抗体，是免疫系统攻击自身组织，引起全身多脏器和组织受损。具体病因尚不明确，现代研究显示遗传、内分泌、感染、免疫异常和一些环境因素与发病有关。好发于女性。因人种而异，黑人发病率最高。

临床表现

1. 全身症状　当疾病在活动期时，大多数患者会出现全身的炎症症状，如发热、乏力、厌食、体重下降等。

2. 皮肤和黏膜症状　特异性的会出现蝶形红斑、亚急性皮肤红斑狼疮、盘状红斑。非特异性患者可能有光过敏、脱发、皮肤溃疡等。

3. 肌肉和关节症状　关节痛是该病常见的症状，表现为多关节对称性的肿痛、晨僵，其中以指关节、腕关节及膝关节最为多见。同时还会累及肌肉引起肌炎。

4. 浆膜炎症状　因患 SLE 受累时，可引起胸腔积液、心包积液和腹水，达到一定程度后会出现相应的症状。

5. 同时还会引起全身多系统的损伤，如肾脏、神经系统、血液系统、消化系统等。

鉴别诊断

1. 实验室诊断

（1）血液系统异常时血常规检查可有贫血、白细胞计数减少、血小板降低。同时在疾病活动期时，红细胞沉降率增快。

（2）肾脏受累时，尿液分析可显示蛋白尿、血尿、细胞和颗粒管型等。

（3）患者肝功能检查多为轻中度异常，较多是在病程活动时出现，伴有丙氨酸氨基转移酶（ALT）和天门冬酸氨基转移酶（AST）等升高。血清白蛋白异常多提示肾脏功能失代偿。在肾脏功能检查中尿液微量白蛋白定量检测，有助于判断和监测肾脏损害程度及预后。

（4）抗体检测如抗核抗体、抗双链 DNA 抗体、可提取核抗原抗体等有助于提示疾病的病变和诊断。

2. 影像学诊断　胸部 X 线片、CT 和 MRI 检查：主要用于发现疾病对各脏器的损害，如心包积液、肺动脉高压等。

药物防治

1. 非甾体抗炎药　用于短期内有低热、关节炎症、皮疹或是胸膜炎等症状的患者。

2. 糖皮质激素　根据病情选用不同的剂量和剂型。

3. 免疫抑制剂　如口服激素疗效仍不佳时，可加用适宜的免疫抑制剂以获得满意疗效，同时有助于激素的减量。

4. 当病情危重　或大剂量糖皮质激素联合免疫抑制剂仍疗效不佳时，可静脉注射大量免疫球蛋白进行治疗。

护理防范

1. 勿食有增强光敏感作用的食物，忌食蘑菇、香菇、海鲜及辛辣食品，禁饮咖啡，忌冷冻食品和饮料，戒除烟酒。多食新鲜蔬菜和水果。有肾脏损害时予低脂、低盐、优质低蛋白饮食，如牛奶、鸡蛋、瘦肉、鱼类等食物，限水、钠摄入。

2. 保持患者皮肤黏膜完整，避免紫外线直接照射。避免在阳光较强的时间外出，禁日光浴。避免接触刺激性物质。有雷诺现象时冬季避免长时间停留在寒冷空气中，根据气温变化调节手套、袜子的厚薄，保持肢端的温度；避免接触冷水。口腔溃疡者指导患者使用漱口液漱口，每天至少 3 次。

二、风湿热

风湿热（rheumatic fever，RF）是一种与 A 组乙型溶血性链球菌感染有关的反复发作的急性或慢性全身性结缔组织炎症，主要累及心脏、关节、中枢神经系统、皮肤和皮下组织。男、女患病率大致相等，常见于 5~15 岁的儿童和青少年。一般认为 A 组链球菌咽炎是 RF 的主要病因。该病的发生同时存在遗传易感性，同一家族成员的发病率相对较高。

临床表现

1. 多关节炎是常见的初发症状，发生率达 75% 以上，典型的是游走性多关节炎，常对称累及膝、踝、肩、腕、肘、髋等大关节，局部呈红、肿、热、痛的炎症表现，但不化脓。部分患者几个关节同时发病，手、足小关节或脊柱关节等也可累及。

2. 心脏炎在儿童病例中是最重要的表现，占 40%~80%。可表现为心肌炎、心内膜炎、心包炎或全心炎，其中多为心肌和心内膜同时受累，单纯心肌炎或心包炎较少见。患者常有运动后心悸、气短、心前区不适等，严重时可出现充血性心力衰竭。

3. 疾病后期会出现环形红斑，常分布于躯干和四肢近端，如大腿内侧，呈淡红色边缘轻度隆起的环形或半环形红晕，环由小变大，中心肤色正常，皮疹可融合为不规则形，不痛不痒，常于数小时或 1~2d 迅速消失，但消退后又可原位再现，皮疹时隐时现，经历数月。

4. 对于儿童而言，后期还会出现舞蹈症，女性多于男性，表现为面部肌肉和四肢不自主的动作和情绪不稳定，出现挤眉、伸舌、眨眼、摇头、转颈；肢体伸直和屈曲、内收和外展、旋前和旋后等无节律的交替动作。激动或兴奋时加重，睡眠时消失。

鉴别诊断

1. 一般诊断　见临床表现。

2. 实验室诊断

（1）血常规白细胞计数轻度至中度增高，中性粒细胞增多，核左移。常有轻度红细胞计数和血红蛋白含量的降低，呈正细胞正色素性贫血。

（2）患者咽拭子中可培养出 A 组溶血性链球菌，其阳性率为 20%~25%。抗链球菌抗体滴度升高也是新近链球菌感染的可靠指标。

3. 影像学诊断　胸部 X 线可表现为正常或有心影增大。心脏受累可出现心电图异常，如窦性心动过速或过缓、期前收缩、房室传导阻滞、Q-T 间期延长以及 ST-T 的改变。

药物防治　RF 的治疗主要是抗链球菌感染、抗风湿和对症支持治疗。

1. 抗生素治疗　可选用红霉素，对红霉素耐药的可选用其他药物如克拉维酸盐、大环内酯类及头孢菌素类等替代。

2. 抗风湿治疗　水杨酸制剂是急性关节炎的首选药物，对消除关节炎症、风湿热以及恢复血沉具有较好的效果。常用阿司匹林。

3. 舞蹈症的治疗　在抗风湿治疗的基础上，可以加用镇静药如地西泮、巴比妥类药物或氯丙嗪等。

其他疗法　对于严重慢性心脏瓣膜病，有明显血流动力学的改变，同时伴有心肌缺氧、缺血、栓塞等可考虑行瓣膜成形术，以恢复瓣膜的功能，缓解症状。

护理防范

1. RF 为慢性疾病，家属要多给予患者心理支持，关怀、疏导患者，避免让其产生焦虑或是悲观情绪。

2. 对大量出汗的患者，要及时擦干，勤换被褥衣物，常用温水擦浴，保持皮肤干燥。同时注意保暖，避免受凉加重病情。

3. 饮食上以高蛋白、高热量、低脂、易消化的食物为主。有心包积液者要予以低盐饮食。

4. 治疗期间避免剧烈运动，可在医生建议下进行适当有氧运动。

三、成人斯蒂尔病

成人斯蒂尔病（adult onset Still's disease，AOSD）是指系统性起病的幼年型关节炎，但相似的疾病也可发生于成年人。好发于青壮年及免疫力低下的群体，女性略多于男性。病因尚不清楚，一般认为与感染、遗传和免疫异常有关。

临床表现　AOSD 以高热、一过性皮疹、咽痛、关节炎、关节痛、淋巴结肿大、肝脾大等为主要症状表现。

鉴别诊断

1. 一般诊断　见临床表现。

2. 实验室诊断

（1）白细胞计数升高，中性粒细胞左移且嗜酸粒细胞不消失，轻中度贫血。血细胞沉降率明显加快。C 反应蛋白升高，高铁蛋白血症。

（2）血细菌培养阴性，骨髓象常提示感染。

3. 影像学诊断　X 线检查是非特异性的。早期可见软组织肿胀和关节附近骨质疏松反复或持续存在的关节炎则可见关节软骨破坏及骨糜烂。

药物防治

1. 急性发热炎症期　首先使用非甾体抗炎药，一般需用较大剂量，病情缓解后应继续使用 1～3 个月，再逐渐减量。

2. 对单用非甾体抗炎药不起效、症状控制不好、减量即复发或有系统性损害、病情较重者应使用糖皮质激素，常用泼尼松。

其他疗法

少数患者通过血浆净化以及免疫吸附治疗，可清除体内大量产生的细胞因子和异常免疫球蛋白，而起到一定的治疗作用。

护理防范

1. 要防治患者搔抓，预防继发感染，同时协助患者勤更换衣服、床单，减少皮肤脱屑的刺激。

2. 饮食上给予患者高热量、高蛋白、高维生素、易消化的流质或是半流质饮食。鼓励少食多餐，多饮水。

四、多发性肌炎和皮肌炎

多发性肌炎和皮肌炎（polymyositis and dermatomyositis，PM/DM）均属于自身免疫性炎性肌病，是一组具有横纹肌慢性非化脓性炎性病变，或伴有特征性皮肤改变的结缔组织病。可以发生于任何年龄，一般女性患者是男性患者的 2 倍。

临床表现

1. 肌肉病变是本病的重要临床表现之一，典型患者表现为对称性的上肢、下肢近端肌肉逐渐加重的肌无力。

2. 皮肤病变可出现在肌肉病变之前或之后，或与肌肉病变同时出现，皮肤病变常为皮肌炎患者的首发症状。典型的皮疹为眶周和上下眼睑水肿性淡紫色斑和 Gottron 征。

3. 还会出现消化道受累而引起的恶心、呕吐、痉挛性腹痛。心脏受累出现晕厥、心律失常、心衰。肾脏受累出现蛋白尿和红细胞。

鉴别诊断

1. 急性期周围血白细胞增高，血沉增快，1/3 患者类风湿因子和抗核抗体阳性，免疫球蛋白及抗肌球蛋白的抗体增高。

2. 24h 尿肌酸增高，这是肌炎活动期的重要指标。部分患者可有肌红蛋白尿。

3. 肌电图可见自发性纤颤电位和正向尖波，多相波增多，呈肌源性损害表现，神经传导速度正常。

药物防治

1. 类固醇激素是多发性肌炎首选药物。长期类固醇激素治疗应预防其不良反应，给予低糖、低盐和高蛋白饮食，用抗酸药保护胃黏膜，注意补充钾和维生素 D。

2. 当激素治疗不满意时可合用免疫抑制剂，首选甲氨蝶呤，其次为硫唑嘌呤、环磷酰胺、环孢素，用药期间注意白细胞减少和定期进行肝肾功能的检查。

护理防范

饮食上给予患者高蛋白和高维生素饮食，进行适当体育锻炼和理疗，重症者应预防关节挛缩及失用性肌萎缩。一般预后良好，症状可以得到明显改善。

五、风湿性多肌痛

风湿性多肌痛（polymyalgia rheumatica，PMR）是一种以颈、肩和盆骨肌肉对称性疼痛、僵硬，并伴有发热、虚弱无力、体重减轻等全身反应的炎症性风湿性疾病。一般发生于 50 岁以上的人群，并且发病率随着年龄的增长而逐渐升高。女性的发病率是男性的 2～2.5 倍。

临床表现

1. 近端骨关节肌肉疼痛以及晨僵　以对称性的近端关节和肌肉的疼痛酸痛以及晨僵为特征，以肩关节、颈以及骨盆带肌肉最为突出。70%以上的患者肩胛带疼痛最先发生，然后发展到四肢近端、颈、胸、臀等部位，上述症状可以突然起病，也可隐匿起病，持续数周到数月。

2. 全身症状　如全身酸痛、身体不适、乏力、消瘦、失眠、发热，其中发热以低热为主。

3. 伴随症状　部分患者可能会出现腕关节及手指间关节疼痛和水肿，严重者的胸锁关节、肩关节、膝关节和髋关节在短时间内甚至会发生短暂性滑膜炎。

临床诊断

1. 一般诊断　除临床表现外，医生查体还会涉及部分神经相关检查，有助于确定疼痛僵硬的原因及程度。

2. 实验诊断　患者红细胞沉降率和 C 反应蛋白通常会升高。血常规可进一步判断患者是否有贫血。同时通过肌酸激酶和促甲状腺素的检查，排除其他原因所引起的肩部或是其他部位的疼痛无力。

3. 影像学诊断　通过 B 超、MRI 检查可发现肩关节、膝关节或是髋关节处滑膜炎的情况。

药物防治

1. 将小剂量糖皮质激素作为首选药物，如泼尼松。口服 1 周左右，症状能得到迅速改善。

2. 对于初发或较轻病例可试用非甾体抗炎药物。

3. 对于使用糖皮质激素有禁忌证、效果不佳、减量困难、不良反应较严重等，可以联合使用免疫抑制剂如甲氨蝶呤等。

护理防范

1. 可以根据患者的不同情况，制定个性化的体育锻炼计划，增强骨骼和肌肉的运动，有利于维持肌肉的功能和质量，减少跌倒和肌肉萎缩的风险。

2. 饮食上多吃水果蔬菜、谷类、低脂肉类及奶制品类的食物，少盐，防止因糖皮质激素的使用而引起体内过多的液体聚集和高血压的发生。同时注意补充钙剂和维生素 D。

六、硬皮病

硬皮病（scleroderma，SC）是一种以皮肤炎性、变性、增厚和纤维化进而硬化和萎缩为特征的结缔组织病，又称为系统性硬化症。此病可以引起多系统损害。其中系统性硬化除皮肤、滑膜、指（趾）动脉出现退行性病变外，消化道、肺、心脏和肾等内脏器官也可受累。

临床表现　患者主要表现为对称性皮肤硬化。首发症状为雷诺现象，即受寒或紧张后，手指皮肤先苍白后变红、变紫，伴有疼痛、僵硬等。按照累及范围可分为局灶性 SC 和系统性 SC。

1. 局灶性 SC　主要是皮肤病变，一般不损害内脏，主要分为斑状损害、带状损害和点滴状损害。

2. 系统性 SC　好发于女性，皮肤和内脏都有损害。

鉴别诊断

1. 一般诊断　见临床表现。

2. 实验室诊断

（1）血常规　可见患者有营养不良性贫血、血小板增多的表现，部分患者还可能出现白细胞减少等表现。

（2）尿常规　可见患者出现低比重尿、尿 pH 值升高等，部分患者还可见镜下血尿、管型尿、尿蛋白阳性等。

（3）免疫学　可发现约 90% 的 SC 患者 ANA 阳性，多为斑点型或核仁型，抗着丝点抗体多为阳性。抗 Scl-70 抗体为 SSc 特异性抗体，但阳性率低（20%～30%）。

3. 影像学诊断

（1）食管钡餐检查　早期即可发现食管下端 1/2 或 2/3 轻度扩张，蠕动减弱。胸部 X 线检查早期示下肺纹理增厚，典型者肺野下 2/3 有大量线形和细小结节或线形结节样网状阴影，严重时呈蜂窝肺。

（2）双手 X 线　可有不规则的骨侵蚀，关节间隙变窄，少数 SC 患者有末节指骨吸收，常伴有软组织萎缩和皮下钙质沉着。

药物防治

1. 糖皮质激素　主要用于系统性 SC 并发的炎性疾病及间质性肺病等系统受累的炎症期，对早期系统性 SC 的肢端水肿、关节痛、肌痛及心肌损害有效。

2. 可以通过使用免疫抑制剂抑制免疫活性，用于减轻病情程度，延缓症状发展，如环磷酰胺、甲氨蝶呤等。

3. 应用血管扩张药起到降压、扩血管的作用，有利于预防肺部、肾脏的并发症。

其他疗法　当患者病情严重时，如出现手指溃疡、严重坏死，可能需要截肢手术。

护理防范

1. 要定期给患者使用乳液和防晒霜保护皮肤，同时避免洗澡水过热，避免接触碱性强的肥皂和有刺激性的家用化学品。

2. 饮食上避免使用会引起胃灼热的食物，保持饮食健康，进食易消化的食物，按规律饮食。

3. 抬高床头以防止胃酸在患者睡觉时倒流入食管中，以保护胃肠道。

（杨 琴 王 龙）

第八章　骨科疾病

第一节　关节炎

一、骨关节炎

骨关节炎（osteoarthritis，OA）是由多种因素引起关节软骨纤维化、皲裂、溃疡和脱失而导致的以关节疼痛为主要症状的退行性疾病，常累及膝关节、髋关节、脊柱和手等部位；其病理特点为关节软骨变性破坏、软骨下骨硬化或囊性变、关节边缘骨质增生、滑膜炎症、关节囊挛缩、韧带松弛或挛缩等。好发于中老年人，65 岁及以上人群中超过半数罹患 OA。

临床表现

1. 原发性 OA 多见于 50 岁以上患者，女性略多于男性，常为多关节受累，病程发展缓慢。

2. 继发性骨关节可发生于任何年龄段，常局限在单个或少数关节，病程发展较快，预后较差。

3. 尽管原发性关节炎和继发性 OA 存在上述区别，但发展到晚期，两者的临床表现均相同。

4. 最常受累的关节是膝、髋、手指、腰椎和颈椎等关节，常为对称性多关节发病。

鉴别诊断

1. 一般诊断　根据患者的症状、体征、典型 X 线表现等，OA 诊断并不难。国际上一般只把具有临床症状的患者才诊断为 OA，放射学有改变而无症状者，只能称为放射学 OA。不同 OA 有不同的诊断标准。

2. 实验室诊断　实验室诊断对于 OA 的诊断没有临床意义，但对鉴别诊断有价值。因为 OA 患者通常血常规、血沉、C 反应蛋白、类风湿因子、血尿酸、IL-1、IL-6 和 PCT 都在正常范围内，当这些出现异常要考虑感染、痛风、免疫系统疾病的可能。

3. 影像学诊断

（1）X 线片检查　是 OA 首选的检查方法。影像学表现包括受累关节非对称性关节间隙狭窄、软骨下骨硬化或囊性变、关节边缘骨赘形成等。

（2）CT、MRI 检查　对于 OA 患者而言，CT 和 MRI 均不必需，但当合并重度畸形、严重骨缺损时，CT 三维重建对术前评估有一定价值。

药物防治　目前没有任何药物可以使 OA 的病程逆转和停止，但药物对消除症状有明显疗效。

1. 消炎止痛　外用非甾体抗炎药可作为膝关节 OA 疼痛的首选治疗药物。

（1）非甾体抗炎药　是治疗 OA 最常用的药物。有吲哚美辛、双氯芬酸、吡罗昔康、美洛昔康、氯洛昔康、萘丁美酮、塞来昔布、依托考昔等，可根据患者情况进行药物选择，该类药物不能长期用和过量用，具体用法用量请参照药品说明书。

（2）双醋瑞因　需要长期给药的 OA 慢性疼痛患者可以口服双醋瑞因镇痛。长期治疗（不短于 3 个月）：每天 1～2 次，每次 1 粒，餐后服用。

2. 改善病情类药物

（1）硫酸氨基葡萄糖　口服，最好在进餐后服用，1 次 0.25～0.5g，每天 3 次，连续服用 4～12 周，如有必要在医师指导下可延长服药时间。每年重复治疗 2～3 次。

（2）盐酸氨基葡萄糖　口服。1 次 240～480mg，每天 3 次，或遵医嘱。根据患者病情，连续服用 4～12 周，如有必要在医师指导下可延长服药时间。每年重复治疗 2～3 次。

3. 关节内注射药物

（1）透明质酸　轻中度疼痛或经治疗无缓解甚至持续加重的 OA 患者，可以关节腔内注射透明质酸。

（2）激素类药物　重度疼痛或经治疗后疼痛无缓解甚至持续加重的 OA 患者，可以关节腔内注射糖皮质激素以短期缓解疼痛，但不宜多次注射。

其他疗法　手术治疗：在基础治疗及药物治疗效果不佳或病情恶化情况下，可以考虑手术治疗，包括关节镜清理术、截骨术、关节融合术、人工关节置换术等。

护理防范

1. 了解各类药物的作用、剂量、用法、不良反应和注意事项,遵医嘱正确服用,不可擅自改变或终止用药。

2. 控制患病关节的活动量,保护关节,减少关节负重。

3. 做好分期护理,急性期应卧床,早期在关节无负重下抬高患肢,促进血液循环,加速炎症吸收。中后期在治疗同时,逐渐增加关节功能锻炼,预防肌肉萎缩、关节功能障碍等。

4. 保持良好的生活习惯及适当功能锻炼有助于 OA 的预防和治疗。

二、风湿性关节炎

风湿性关节炎(rheumatic arthritis, RA)是一种常见的急性或慢性结缔组织炎症。通常所说的 RA 是风湿热的主要表现之一,临床以关节和肌肉游走性酸楚、红肿、疼痛为特征。与 A 组乙型溶血性链球菌感染有关,寒冷、潮湿等因素可诱发本病。下肢大关节如膝关节、踝关节最常受累。虽然近年来风湿热的发病率已显著下降,但非典型风湿热及慢性 RA 并非少见。

临床表现

1. 关节症状　呈游走性、多发性关节炎。以膝、踝、肘、腕、肩等大关节受累为主,局部可有红、肿、灼热、疼痛和压痛,有时有渗出,但无化脓。关节疼痛很少持续 1 个月以上,通常在 2 周内消退。关节炎发作之后无变形遗留,但常反复发作,可继气候变冷或阴雨而出现或加重,水杨酸制剂对缓解关节症状疗效颇佳。轻症及不典型病例可呈单关节或寡关节、少关节受累,或累及一些不常见的关节如髋关节、指关节、下颌关节、胸锁关节、胸肋间关节,后者常被误认为心脏炎症状。

2. 肌肉疼痛　起病时患者可有肌肉酸痛不适、周身疲乏、食欲缺乏、烦躁等症状。

3. 不规律性发热　风湿出现之前会出现不规则的发热现象,多为轻中度发热,脉搏加快,多汗,与体温不成正比。

4. 皮肤黏膜症状　有皮下结节、环形红斑等,儿童多见,成人少见。

5. 舞蹈症　仅见于儿童,女孩多见。患儿先有情绪不宁、烦躁、易怒等精神症状,继而出现无目的的快速动作,作皱眉、噘嘴等怪相,肢体可出现伸直和屈曲、内收和外展、旋前和旋后的无节律交替动作。疲劳及兴奋时明显，休息及镇静时减轻，睡眠时消失。

6. 心脏症状　由于风湿热活动期以累及关节和心脏为主，因此 RA 患者常有心肌炎、心内膜炎、心包炎等。有心悸、气促、心前区疼痛等症状。

鉴别诊断

1. 一般诊断　主要依据临床表现加实验室诊断和前期链球菌感染的证据诊断。如发病前 1~4 周有溶血性链球菌感染史，急性游走性大关节炎，常伴有风湿热的其他表现如心肌炎、环形红斑、皮下结节等，血清中抗链球菌溶血素 "O" 凝集效价明显升高，咽拭子培养阳性和血白细胞计数增多等。

2. 实验室诊断

（1）血常规　白细胞计数升高，中性粒细胞比例也明显上升，有的出现核左移现象。

（2）血沉和 C 反应蛋白　血沉增快和 C 反应蛋白升高，急性期血沉可达 90mm/h 以上；C 反应蛋白也在 30mg/L 以上。急性期过后（1~2 个月）渐渐恢复正常。

（3）关节液检查　常为渗出液，轻者白细胞计数可接近正常，重者可明显增高，多数为中性粒细胞。细菌培养阴性。

（4）类风湿因子和抗核抗体检查　均为阴性。

（5）咽拭子培养　常呈溶血性链球菌培养阳性。

（6）抗链球菌溶血素 "O"　80%的 RA 患者抗 "O" 增高，可＞500IU。病情恢复后可逐渐下降。

药物防治

1. 西药防治

（1）清除链球菌感染

① 苄星青霉素：首选药物。对初发链球菌感染，体重 27kg 以下者可肌内注射苄星青霉素 60 万 IU，体重在 27kg 以上用 120 万 IU 即可。再发风湿热或风湿性心脏病的继发性预防用药应视病情每 1~3 周肌内注射上述剂量 1 次，至链球菌感染不再反复发作后，改为每 4 周肌内注射 1 次。

② 对青霉素过敏或耐药者，可改用红霉素 0.25g，每天 4 次，或罗红霉素 150mg，每天 2 次，疗程 10d。或用林可霉素、头孢菌素类或喹诺酮

类亦可。

（2）抗风湿治疗　抗风湿疗程，单纯关节炎为6～8周，心脏炎疗程最少12周。如病情迁延，应根据临床表现及实验室诊断结果，延长疗程至病情完全恢复为止。

① 单纯关节受累：首选非甾体抗炎药，常用阿司匹林，开始剂量成人每天3～4g，小儿每天80～100mg/kg，分3～4次口服。亦可用其他非甾体抗炎药，如萘普生、吲哚美辛等。

② 发生心脏炎：一般采用糖皮质激素治疗，常用泼尼松，开始剂量成人每天30～40mg，小儿每天1.0～1.5mg/kg，分3～4次口服，病情缓解后减量至10～15mg，维持治疗。为防止停用激素后出现反跳现象，可于停用激素前2周或更早一些时间加用阿司匹林，待激素停用2～3周后才停用阿司匹林。对病情严重，如有心包炎、心肌炎并急性心力衰竭者可静脉滴注地塞米松5～10mg或氢化可的松每天200mg，至病情改善后，改口服激素治疗。

2. 中医药治疗　RA属于中医的痹证范畴，急性期宜祛风清热化湿，慢性期宜祛风散寒化湿，能对症状的缓解起到辅助作用，应遵医嘱辨证用药。

护理防范

1. 凡注射或口服易过敏药物时，一定要过敏试验后阴性方可用药。如进行复发性预防用药，需严格遵照医嘱，不可擅自改变或终止用药。

2. 注意休息，避免劳累，保暖防潮。加强疼痛护理，保持患者自理能力，定期复查血常规等指标，加强健康指导。

三、类风湿关节炎

类风湿关节炎（rheumatoid arthritis，RA）是一种由全身结缔组织疾病引起的非特异性炎症，发病年龄多在15岁以后，高峰在20～45岁，以女性为多，我国患病率为0.32%～0.36%。虽为全身性疾病，但以关节病变为主，表现为多发性和对称性关节疼痛、肿胀。初为滑膜受累，后波及肌腱、韧带等邻近结缔组织，导致关节纤维性僵直，最后累及关节软骨及软骨下骨，进而发展为骨性强直。

临床表现

1. 典型症状　关节疼痛、肿胀、晨僵、畸形。RA受累关节的症状呈对称性、持续性关节肿胀和疼痛，常伴有晨僵。受累关节以近端指间、掌指、腕、肘和足趾关节最为多见；同时，颈椎、颌、胸锁和肩锁关节也可受累。

2. 全身症状　患者可能出现发热、疲劳无力、食欲减退、体重减轻、手足盗汗、全身不适感等。

3. 本病可并发胸膜炎、心瓣膜炎等疾病。

鉴别诊断

1. 一般诊断　目前诊断标准主要采用美国风湿病学会（ACR）1987年修订的分类标准，以下7项中，符合4项即可确诊RA，但1～4项要求至少持续6周。①关节内或周围晨僵，持续至少1h（≥6周）；②至少同时3个关节软组织肿胀或积液（≥6周）；③腕、掌指、近端指间关节区中，至少1个关节区肿胀（≥6周）；④对称性关节肿（≥6周）；⑤有皮下结节；⑥血清类风湿因子阳性（滴度＞1：32）；⑦X线片有骨质疏松和关节间隙狭窄表现。

2. 实验室诊断

（1）血常规检查　约30%的RA患者合并贫血，多为正细胞正色素性贫血。病情活动期血小板升高。少数情况下有白细胞降低，如Fely综合征。

（2）血沉和C反应蛋白　大多数RA患者在活动期血沉增快及C反应蛋白升高，往往超过正常值3倍以上，病情缓解时可恢复正常或升高2倍以内。

（3）自身抗体检查　包括类风湿因子（RF）、抗环瓜氨酸肽抗体（抗CCP抗体）、抗核周因子抗体、抗角蛋白抗体、抗聚角蛋白微丝蛋白抗体等自身抗体阳性。

3. 影像学诊断

（1）关节X线检查

Ⅰ期：软组织肿胀，可见骨质疏松，但尚无骨质破坏。

Ⅱ期：关节端骨质疏松，偶有关节软骨下囊样破坏或骨侵蚀改变。

Ⅲ期：明显的关节软骨下囊性破坏，关节间隙狭窄，关节半脱位等畸形。

Ⅳ期：除Ⅱ、Ⅲ期改变外，有纤维性或骨性强直。

（2）MRI　能清晰地显示关节内透明软骨、肌腱、韧带、滑膜、骨髓等结构，能早期发现滑膜炎、骨髓水肿、骨侵蚀、血管翳、肌腱炎和断裂、关节腔积液、关节软骨破坏等改变，具有较常规 X 线早期发现病变的优势。

药物防治

1. 非甾体抗炎药　包括吲哚美辛、布洛芬、吡罗昔康、塞来昔布、萘丁美酮、尼美舒利等。对于活动期类风湿关节炎患者能够减轻炎症的症状和体征，改善关节功能，但无法消除产生炎症的原因。各药物具体用法详见说明书。

2. 改善病情抗风湿药（DMARD）　是 RA 治疗的基石，亦是国内外指南共同认可的一线药物。

（1）传统合成 DMARD　患者一经确诊应尽早开始传统合成改善病情抗风湿药治疗。推荐首选甲氨蝶呤单用，存在甲氨蝶呤禁忌时，考虑单用来氟米特或柳氮磺吡啶。经甲氨蝶呤、来氟米特或柳氮磺吡啶等单药规范治疗仍未达标者，建议联合用药。

① 甲氨蝶呤：一般用法 10mg，每周 1 次。

② 来氟米特：建议开始治疗的最初 3d 给予负荷剂量每天 50mg，之后根据病情给予维持剂量每天 10mg 或 20mg。在使用本药治疗期间可继续使用非甾体抗炎药或低剂量糖皮质激素。

③ 柳氮磺吡啶：每次 1g，每天 2 次。临床效果出现在治疗后 1～2 个月，建议与止痛药或非甾体抗炎药一起服用，至少到柳氮磺吡啶的疗效出现为止。

（2）生物制剂及靶向合成 DMARD　单一传统合成 DMARD 治疗未达标时。可使用一种传统合成DMARD联合一种生物制剂DMARD进行治疗；或一种传统合成 DMARD 联合一种靶向合成 DMARD（托法替布）进行治疗。肿瘤坏死因子 α（TNFα）抑制剂是目前证据较为充分、应用较为广泛的治疗 RA 的生物制剂 DMARD。TNFα 抑制剂、托珠单抗和托法替布目前在使用的选择上并无优先顺序。当传统合成 DMARD 联合其中一种治疗未达标后，可在三者间更换另外一种进行治疗。

3. 糖皮质激素　不作为治疗 RA 的首选药物。但在下述 4 种情况可选用激素：①伴随类风湿血管炎包括多发性单神经炎、类风湿肺炎及浆膜炎、虹膜炎等。②过渡治疗，在重症 RA 患者，可用小量激素快速缓解病情，一旦病情控制，应首先减少或缓慢停用激素。③经正规慢作用抗风湿药治疗无效的患者可加用小剂量激素。④局部应用如关节腔内注射可有效缓解关节的炎症。总原则为短期小剂量（每天 10mg 以下）应用。

其他疗法　通过热疗改善关节疼痛和僵硬，使用辅助装置减少关节压力，可使用夹板、手杖或步行器来减轻关节疼痛和改善关节功能。

护理防范

1. RA 的患者要特别注意，应避免受凉，避免潮湿环境下生活，患者居住的房屋应通风、向阳，被褥保持干燥。

2. 注意避免被动吸烟和吸烟，都可加剧关节炎恶化。

3. 了解各类药物的作用、剂量、用法、不良反应和注意事项，遵医嘱正确服用，不可擅自改变或终止用药。

四、痛风性关节炎

痛风性关节炎（gouty arthritis，GA）是血液中尿酸浓度达到饱和，尿酸盐结晶析出，沉积在关节囊、滑囊、软骨、骨质和其他组织中而引起病损及炎性反应，其多有遗传因素，好发于 40 岁以上男性，多见于第一跖趾关节，也可发生于其他较大关节，尤其是踝部与足部关节。

临床表现

1. 典型临床症状表现为夜间突然发作、关节疼痛进行性加剧，在 12h 内达到高峰。

2. GA 首次发作多发生在第一跖趾关节处，其后累及其他关节部位。GA 发作进入间歇期后，多在 1 年内复发，频繁发作，累及关节增多，症状持续时间加长。进入慢性痛风石发病期的主要临床表现包括持续性关节肿痛、压痛、畸形和功能障碍。

鉴别诊断

1. 一般诊断　痛风诊断国内尚无统一标准，但根据典型临床表现、实验室检查和治疗反应不难诊断。慢性 GA 的诊断，需要认真进行鉴别，并应尽可能取得尿酸盐结晶作为依据，此为确诊金标准。

2. 实验室诊断

（1）血常规和血沉检查　急性发作期外周血白细胞计数升高，中性粒细胞升高。肾功能下降者，可有轻至中度贫血。血沉增快，通常小于 60mm/h。

（2）血尿酸检测　正常嘌呤饮食状态下，非同日 2 次空腹血清尿酸水平为男性＞420μmol/L、女性＞360μmol/L，可诊断高尿酸血症，是 GA 诊断的重要指标之一。

（3）关节腔穿刺检查　急性 GA 发作时，肿胀关节腔内可有积液，以注射针抽取滑液检查，具有极其重要的诊断意义。即使在无症状期，亦可在许多关节找到尿酸盐结晶，这是确诊本病的金标准。

（4）痛风石活检　对于形成痛风石患者，还可进行活检或穿刺吸取其内容物，或从皮肤溃疡处采取分泌物涂片查尿酸盐结晶，阳性率极高。

3. **影像学诊断**　X 线检查：可见关节面或骨端皮质有透光性缺损阴影，呈穿凿样、虫蚀样、蜂窝状或囊状，病变周边骨质密度正常或增生，可见清晰硬化带。

药物防治

1. 西药防治

（1）急性发作期　必须采取药物治疗，且最好在发病之初的 24h 内开始，药物选择有非甾体抗炎药、秋水仙碱、糖皮质激素，以上 3 种药物应尽早、足量使用，见效后逐渐减量至停。

① 非甾体抗炎药：是 GA 发作期的首选药物。常用的药物有吲哚美辛、双氯芬酸、吡罗昔康、美洛昔康、氯洛昔康、萘丁美酮、塞来昔布、依托考昔等，具体用法详见说明书。

② 秋水仙碱：是治疗急性发作的传统药物，也是特效药。成人常用量为每 1～2h 服 0.5～1mg，直至关节症状缓解，或出现腹泻或呕吐，达到治疗量一般为 3～5mg，24h 内不宜超过 6mg，停服 72h 后，每天量为 0.5～1.5mg，分次服用，共 7d。

③ 糖皮质激素：可有效治疗急性 GA，口服、肌内注射、静脉注射或关节腔注射均有效，通常用于不能耐受非甾体抗炎药和秋水仙碱或存在肝肾功能不全、消化性溃疡者。

（2）间歇发作期和慢性痛风石病变期　治疗目的是长期有效控制血尿酸水平、防止急性 GA 发作，以及预防痛风石产生、促进痛风石溶解、预防慢性 GA。降尿酸药主要有抑制尿酸生成的药物和促进尿酸排泄的药物。

① 别嘌醇：成人常用量初始剂量 1 次 50mg，每天 1～2 次，每周可递增 50～100mg，至每天 200～300mg，分 2～3 次服。每 2 周测血和尿的

尿酸水平，如已达正常水平，则不再增量，如仍高可再递增。但每天最大量不得大于 600mg。

② 非布司他：起始剂量为 40mg，每天 1 次。如果 2 周后，血尿酸水平仍不低于 6mg/dL（约 360μmol/L），建议剂量增至 80mg，每天 1 次。

③ 苯溴马隆：成人每次 50mg，每天 1 次，早餐后服用，1 周后检查血尿酸浓度；或可在治疗初期每天 100mg，早餐后服用，待血尿酸降至正常范围时改为每天 50mg。

2. 中医药治疗　中医采取辨证论治的方法，对发作期、缓解期的不同证型 GA 采取不同的治疗方法。间歇期重用调补脾肾之品，绝浊毒内生之源，方选四君子汤、六味地黄汤等。急性发作期重用清解之剂。

其他疗法　当患者存在以下情况时需进行手术治疗，如痛风石不断变大，造成患者生活质量下降；痛风结节表皮破溃，迁延不愈；痛风急性发作而药物治疗无效；患者存在关节变形等。

护理防范

1. 遵医嘱正确服用药物，不可擅自改变或终止用药。

2. 护理以促进急性期患者缓解症状、间歇期和慢性期减少发作为主。

3. 注意饮食，忌高胆固醇、高嘌呤的食物，如动物内脏、海鲜等，戒烟酒。

第二节　其他骨科疾病

一、股骨头坏死

股骨头坏死（osteonecrosis of the femoral head，ONFH）是股骨头静脉淤滞、动脉血供受损或中断使骨细胞及骨髓成分部分死亡引起骨组织坏死及随后发生的修复，共同导致股骨头结构改变及塌陷，引起髋关节疼痛及功能障碍的疾病。常见的类型有激素性 ONFH、酒精性 ONFH、外伤性 ONFH。该病多见于 30～50 岁人群，约有半数累及双侧股骨头。

临床表现

1. 早期表现不典型，髋部隐痛、胀痛。

2. 病情进展快，数月即可发生股骨头塌陷，此时疼痛加重，肢体短缩。

3. 病程超过 2 年者，往往关节活动受限明显，行走困难。

4. 偶尔疼痛会放射至膝关节，晚期可继发下腰椎骨关节炎。

鉴别诊断

1. 一般诊断　多以髋部、臀部或腹股沟区疼痛为主，偶尔伴有膝关节疼痛、髋关节内旋活动受限。常有髋部外伤史、皮质类固醇类药物应用史、酗酒史及潜水员等职业史。

2. 影像学诊断

（1）MR 检查　对 ONFH 具有较高的敏感性。表现为 T1WI 局限性软骨下线样低信号或 T2WI "双线征"。

（2）X 线检查　是怀疑 ONFH 时的首选检查手段，髋关节正位和蛙式位是诊断 ONFH 的 X 线基本体位，通常在早期表现为硬化、囊变及"新月征"，坏死区与正常区域之间往往可见硬化征象等；晚期股骨头因塌陷失去原有球面结构，以及呈现退行性关节炎表现。

（3）CT 检查　通常可见股骨头星芒征缺失，负重区骨小梁缺失断裂，骨硬化带包绕囊变区或软骨下骨断裂，坏死骨与修复骨交错存在等征象。

药物防治

1. 西药防治　对早期 ONFH 可选用抗凝血、促纤溶、血管扩张等药物，如低分子量肝素、前列地尔等。应用抑制破骨和增加成骨的药物，如磷酸盐制剂、美多巴等。药物治疗可单独应用，也可配合保髋手术应用。

2. 中医药治疗　中医药治疗 ONFH 强调早诊早治和整体调节，根据中医证候遣方用药。以活血祛瘀为基本防治大法，辅以通络止痛、补肾健骨、健脾利湿等。

其他疗法　ONFH 进展较快，非手术治疗往往效果不佳，多数患者会面临手术治疗。手术治疗主要分为保髋手术和换髋手术（人工髋关节置换术）。

护理防范

1. 治疗期间要尽量卧床休息，行走锻炼时可以使用拐杖、行走辅助器等工具，减轻髋关节处受压。

2. 定期对患处进行按摩，有利于促进局部血液循环，预防肌肉萎缩症状出现。使用抗凝血等药物时，密切观察凝血功能，预防出血。

二、颈椎病

颈椎病（cervical spondylosis，CS）又称颈椎综合征，是颈椎骨关节炎、增生性颈椎炎、颈神经根综合征、颈椎间盘脱出症的总称，是一种以退行性病理改变为基础的疾病。主要由于颈椎长期劳损、骨质增生，或椎间盘脱出、韧带增厚，致使颈椎脊髓、神经根或椎动脉受压，出现一系列功能障碍的临床综合征。

临床表现　临床症状主要有颈背疼痛、上肢无力、手指发麻、下肢乏力、行走困难、头晕、恶心、呕吐甚至视物模糊、心动过速及吞咽困难等。CS的临床症状与病变部位、组织受累程度及个体差异有一定关系。

鉴别诊断

1. 一般诊断　根据临床表现和检查可分为神经根型、脊髓型、交感型、椎动脉型及混合型。

2. 影像学诊断　X线检查：可出现颈椎曲度改变，椎间盘弹性改变，椎体前后接近椎间盘的部位均可产生骨赘及韧带钙化，椎间隙变窄，椎体半脱位及椎间孔变小等影像学表现。

药物防治

1. 西药防治

（1）非甾体抗炎药　主要是针对神经根受到刺激引起的损伤性炎症。常用药物有布洛芬、双氯芬酸钠、吲哚美辛及选择性COX2抑制剂类药物（如塞来昔布、依托考昔）等。

（2）氨基葡萄糖　在临床上用于治疗全身各部位的骨关节炎，软骨保护剂具有一定程度的抗炎抗软骨分解作用。

（3）甲钴铵　对于有麻木、疼痛或其他感觉异常的周围神经损害表现患者可使用，用法每次0.5mg，每天3次。

2. 中医药治疗　根据患者的辨证分型给予中药：风寒型可以给予防风汤；气滞血瘀型可以给予通窍活血汤；经络阻滞型可用半夏白术天麻汤。

其他疗法

1. 头颈牵引　以安全、有效为前提，强调小重量、长时间、缓慢、持续的原则。牵引重量为患者体重的 1/14～1/12。可在牵引下进行颈背部肌肉锻炼。

2. 物理治疗　颈托制动、热疗、电疗等治疗方法，有助于改善症状。

3. 运动疗法　适度运动有利于颈椎康复，但不提倡使颈椎过度活动的高强度运动。

4. 传统医学　可予以适度按摩，但应慎重操作。手法治疗 CS（特别是旋转手法）有造成脊髓损伤的风险，应谨慎应用。

护理防范

1. 积极改变生活方式，增加肩颈锻炼，避免高枕或者无枕。

2. 规律生活作息，对伏案工作、长期低头看手机者应定时提醒休息。

3. 对产生紧张恐惧心理时应及时沟通、关心鼓励。头晕严重患者注意安全，预防跌倒。

三、腰椎间盘突出症

腰椎间盘突出症（lumbar disc herniation，LDH）是指由于各种原因（退变、劳损、损伤等）导致腰椎间盘纤维环部分或全部破裂，髓核组织从破裂口向后突出，刺激或压迫神经根、马尾神经所表现的一种临床综合征，是腰腿痛最常见的原因之一，多发于 20～50 岁人群。椎间盘退行性变是 LDH 的病理基础，积累性损伤是椎间盘退变的主要原因，也是椎间盘突出的诱因。腰椎间盘突出按照突出病理分膨隆型、突出型和脱出游离型，按照突出部位可分为中央型、旁中央型、侧方型和极外侧型。

临床表现　95%以上的 LDH 患者有腰痛和坐骨神经痛。临床常表现为腰痛，下肢放射性疼痛、麻木、无力，可能表现出脊柱侧凸、腰椎活动度减少、肌肉萎缩或肌力下降等。重度 LDH 患者将出现大小便障碍、鞍区感觉异常。

鉴别诊断

1. 一般诊断　腰痛及下肢放射痛，疼痛明显者常有跛行，可出现姿势性侧弯，腰部可有压痛并向下肢放射，有受累神经根支配区的感觉减退、肌力下降、反射减弱或消失，直腿抬高试验、加强试验阳性。诊断需要医生结合患者的典型的临床表现及影像学结果综合分析得出。

2. 影像学诊断　CT 及 MRI 检查：显示椎间盘突出、相应神经根受压。

药物防治

1. 非甾体抗炎药　是治疗腰背痛的一线药物。NSAID 可缓解慢性腰痛并改善功能状态，但对坐骨神经痛的改善效果并不明确，不同种类NSAID 之间效果也未发现明显差异。

2. 阿片类止痛药　在减轻腰痛方面短期有益。在坐骨神经痛患者的症状改善和功能恢复方面，阿片类药物的效果仍不明确，同时应关注药物长期使用的不良反应及药物依赖。

3. 糖皮质激素　全身应用可短期缓解疼痛，但缺乏长期随访的数据；考虑到激素全身使用带来的不良反应，不推荐长期使用。

4. 肌肉松弛药　可用于急性期和亚急性期腰痛患者的药物治疗。但在治疗坐骨神经痛方面，是否选用肌肉松弛药缺乏相关研究。

其他疗法

1. 运动疗法　包括核心肌群肌力训练、方向特异性训练等。应在康复医学专业人员的指导下进行针对性、个体化的运动治疗。运动疗法可在短期内缓解坐骨神经痛，但疼痛减轻幅度较小，长期随访患者在减轻疼痛或残疾方面没有明显获益。

2. 硬膜外注射　硬膜外类固醇激素注射（epidural steroid injection，ESI）可用于 LDH 的诊断和治疗。对根性症状明显的 LDH 患者，ESI 短期内可改善症状，但长期作用并不显著。

3. 腰椎牵引　腰椎牵引是治疗 LDH 的传统手段，但目前牵引治疗对缓解腰背痛和坐骨神经痛的价值缺乏高质量的循证医学证据支持。牵引治疗应在康复科专业医生的指导下进行，避免大重量、长时间牵引。

4. 手法治疗　可改善腰背部疼痛和功能状态。对没有手术指征的轻中度腰骶神经痛患者可改善腰椎间盘突出所致的根性症状，但应注意手法治疗有加重腰椎间盘突出的风险。

5. 热敷、针灸、按摩、中药等　对缓解 LDH 的症状均有一定的效果。

6. 手术治疗　与非手术治疗相比，手术治疗通常能更快及更好地改善症状。手术治疗方式是安全的，并发症的发生率也较低。

护理防范

1. 避免床垫过软，可以卧硬板床减少椎间盘承受的压力。

2. 注意腰间保暖，尽量不要受寒。不要长时间待在空调环境中，戴腰围可加强腰背部的保护。

3. 不要做直腿弯腰又用力的动作，如拖地板，注意劳动姿势，避免长久弯腰和过度负重，以免加速椎间盘的病变。

4. 急性发作期尽量卧床休息，疼痛期缓解后也要注意适当休息，不要过于劳累，以免加重疼痛。

四、腰椎管狭窄症

腰椎管狭窄症（lumbar spinal stenosis，LSS）是指各种原因引起的骨质增生或纤维组织增生肥厚，导致椎管或神经根管的内径较正常狭窄，刺激或压迫由此通过的脊神经根或马尾神经而引起的一系列临床症状。中年以上患者在站立或行走中发生腰及下肢疼痛，腰部过伸使症状加重，并指出椎间盘、关节突和韧带结构退行性肥大性改变是此病特征。LSS 依病因可分为先天性、发育性和继发性椎管狭窄，后者包括退行性、医源性、创伤性和其他椎弓峡部裂并椎体滑脱等所致的椎管狭窄，临床多见的为退行性椎管狭窄。

临床表现

1. 典型特征　间歇性跛行是最典型的临床表现。患者行走后（通常为数百米，严重时可为数十米）出现一侧或双侧腰酸、腰痛、下肢麻木、胀痛、跛行，被迫改变姿势或停止行走，蹲下或坐下休息片刻后，症状即可缓解或消失。患者继续行走，上述症状又会出现。

2. 其他症状　症状重的患者会出现下腰痛及坐骨神经痛，有时伴有感觉异常，部分患者还可伴有马尾综合征相关症状。

鉴别诊断

1. 一般诊断　长期慢性腰臀部不适，间歇性跛行，腰过伸受限，且逐渐加重。

2. 影像学诊断

（1）X 线检查　可见腰椎前凸减小，可合并侧弯或滑脱，椎间隙塌陷，骨赘形成，关节突关节增生、内聚。

（2）CT 检查　能清晰地显示腰椎各横面的骨和软组织结构，尤其是关节突、侧隐窝椎间盘和椎管内外等结构。

（3）MRI 检查　可显示骨性椎管、硬膜囊外脂肪、硬膜囊、脑脊液、脊髓等结构，明确椎间盘有无突出，突出物的大小、位置和方向，甚至纤维环破裂与否，以及与硬膜囊和神经根之间的关系等。

症状明显的患者，可予以非甾体抗炎药、神经营养及促进修复类药物、硬膜外类固醇注射治疗。

1. 非甾体抗炎药 对症治疗，可有效减轻疼痛症状，可选用塞来昔布、布洛芬、双氯芬酸等药。塞来昔布用法：100～200mg，每天 2 次。布洛芬用法：每次 0.3g，每天 2 次。双氯芬酸用法：每天 50～150mg，分 2～3次服用。

2. 营养神经药物 甲钴胺，成人每次 0.5mg，每天 3 次。

其他疗法 LSS 轻型及早期病例以非手术疗法为主，无效者则需行手术椎管减压或加固定融合术。

1. 非手术疗法

（1）传统的非手术疗法 主要包括腹肌锻炼和腰部保护。对症处理有理疗推拿按摩、药物外敷等。

（2）硬膜外封闭术 对一部分患者效果明显，可明显减轻间歇性跛行症状。

2. 手术治疗

（1）手术治疗 主要适用于经非手术治疗无效者；出现明显的神经根症状；对于继发性腰椎椎管狭窄，进行性加重的腰椎滑脱及伴有腰椎侧凸或后凸者，已伴有相应的临床症状和体征。

（2）减压的病例可以采用传统常规治疗方式包括椎板开窗、半椎板切除、全椎板切除等，也可以采用微创技术治疗。对于需要"减压+固定"病例可以采用传统常规治疗方式，也可以采用微创技术治疗。而融合技术可以选用横突间后外侧融合技术、椎板间后侧融合技术、椎间融合技术等。

护理防范

1. 积极锻炼腰部肌肉力量，增加腰椎前韧带、后韧带及侧韧带的力量。
2. 术后注意伤口保持清洁干燥，预防感染，观察伤口愈合情况。

五、骨折

骨折（fracture，FR）是指骨结构的连续性完全或部分断裂。当骨骼承受的力量超过自身能够承受的最大强度时，就会发生骨折。多见于儿童及老年人，中青年人也时有发生。患者常为一个部位骨折，少数为多发性骨折。经及时恰当处理，多数患者能恢复原来的功能，少数患者可遗留有不同程度的后遗症。

临床表现

1. 全身表现

（1）休克　对于多发性骨折、骨盆骨折、股骨骨折、脊柱骨折及严重的开放性骨折，患者常因广泛的软组织损伤、大量出血、剧烈疼痛或并发内脏损伤等引起休克。

（2）发热　骨折处有大量内出血，血肿吸收时体温略有升高，但一般不超过38℃，开放性骨折体温升高时应考虑感染的可能。

2. 局部表现　典型症状一般表现为局部疼痛、肿胀和功能障碍。

3. 骨折的特有体征

（1）畸形　骨折端移位可使患肢外形发生改变，主要表现为缩短、成角、延长。

（2）异常活动　正常情况下肢体不能活动的部位，骨折后出现不正常的活动。

（3）骨擦音或骨擦感　骨折后两骨折端相互摩擦撞击，可产生骨擦音或骨擦感。

鉴别诊断

1. 一般诊断　根据临床表现及影像学诊断即可确诊或排除诊断。

2. 影像学诊断

（1）X线检查　凡疑为骨折者应常规进行X线拍片检查，可显示临床上难以发现的不完全性骨折、深部的骨折、关节内骨折和小的撕脱性骨折等，即使临床上已表现为明显骨折者，X线拍片检查也是必需的。X线摄片应包括正、侧位片，必须包括邻近关节，有时需加摄斜位、切线位或健侧相应部位的X线片。

（2）CT检查　对于骨折不明确且又不能排除者、脊柱骨折有可能压迫脊髓神经根者及复杂骨折者均可行CT检查。三维CT重建可以更直观便捷地进行骨折分型，对治疗方案选择帮助很大，目前临床上常用。

（3）MRI检查　虽然显示骨折线不如CT检查，但对于脊髓神经根及软组织损伤的显示有独特优点，目前已广泛用于脊柱骨折的检查。

药物防治

1. 疼痛剧烈的骨折患者可以给予镇痛药物缓解疼痛，可尝试应用程序性镇痛和镇静方案。①静脉注射阿片类药物（吗啡、芬太尼）。②注射低剂量（0.5mg/kg）氯胺酮。③强力镇痛效果不足时，可使用镇静药物（咪达唑仑、依托咪酯）。④有条件时可考虑使用周围神经阻滞，阻滞前评估肢体的神经和血管状态。

2. 开放性骨折患者可评估是否需要破伤风被动免疫。①常规使用剂量优先选用 250IU 破伤风免疫球蛋白（TIG），无 TIG 时可选用 1500IU 破伤风抗毒素。②处理延迟超过 6h 的创面或可疑严重污染的创面时剂量应加倍，或者在伤后 1 周再追加 1 次被动免疫。③处理超过 24h 的创面时剂量应加倍。

3. 开放性创伤应尽早使用抗菌药物，其中第一、二代头孢菌素作为基础的预防性用药，后期如明确感染，则根据药敏试验结果及时调整用药。

其他疗法　治疗骨折的最终目的是使受伤肢体最大限度恢复功能。因此，在骨折治疗中，复位、固定、功能锻炼这三个基本原则十分重要。

1. 复位　是将骨折后发生移位的骨折断端重新恢复正常或接近原有解剖关系，以重新恢复骨骼的支架作用。复位的方法有闭合复位和手术复位。

2. 固定　骨折复位后，因不稳定，容易发生再移位，因此要采用不同的方法将其固定在满意的位置，使其逐渐愈合。

3. 功能锻炼　通过受伤肢体肌肉收缩，增加骨折周围组织的血液循环，促进骨折愈合，防止肌肉萎缩，通过主动或被动活动未被固定的关节，防止关节粘连、关节囊挛缩等，使受伤肢体的功能尽快恢复到骨折前的正常状态。

护理防范

1. 采用平卧睡姿，肿胀消退较慢的患者可适当抬高患肢。

2. 戴复位固定支具患者注意观察固定末端皮肤颜色、温度和感觉。指导并帮助患者进行康复锻炼。

3. 注意保持固定部位的清洁卫生，卧床患者应定时翻身、进行患处按摩，防止压疮等并发症的发生。

4. 提高安全意识，防止摔倒，避免意外事故。

六、韧带损伤

韧带损伤（ligament injury，LI）是指韧带过度拉伸、撕裂甚至完全断裂，韧带的损伤会造成关节松动或者不稳定。当关节遭受直接撞击、切割或者扭伤，韧带被牵拉而超过其耐受能力时，即会发生LI，一般可分为急性损伤和慢性损伤。

临床表现　LI后一般均有小血管破裂而出血，局部疼痛、肿胀，组织内出血、血肿、关节肿胀、活动障碍、压痛。体检时发现牵拉韧带明显疼痛，如果完全断裂，关节稳定性下降。

鉴别诊断

1. 一般诊断　遭受内翻或外翻暴力时，韧带过度牵拉，导致LI或完全断裂，检查可发现伤处有局限性压痛点，关节内翻或外翻时疼痛加重。结合病史、查体结果及影像学检查可作出诊断。

2. 影像学诊断

（1）X线检查　注意发现因韧带牵拉引起的撕脱骨折，并注意有无胫骨平台骨折。应力X线检查对LI和不稳定的诊断有价值。

（2）MRI检查　注意各层面显示的组织结构完整性，特别是异常信号。

（3）关节镜检查　有助于观察交叉韧带、半月板损伤、侧副韧带深面及关节囊LI、骨软骨骨折。

药物防治

镇痛：常用药物有布洛芬、双氯芬酸钠、吲哚美辛及选择性COX2抑制剂类药物（如塞来昔布、依托考昔），可根据患者情况进行药物选择，具体遵医嘱用药。

其他疗法　手术治疗：关节内LI大部分可选择关节镜微创手术，关节外韧带一般选择切开，但也有部分可进行镜下治疗。

护理防范

1. 康复锻炼应做到个体化，按照循序渐进的原则逐渐加强康复锻炼强度。

2. 定期、规律锻炼，有助于减少LI的风险。日常锻炼计划包括加强四肢、肩部、腰部等肌肉群的锻炼，以确保肌肉力量的整体平衡。

3. 锻炼时，加强关节周围肌肉力量，比如膝关节、踝关节、肩关节等部位的肌肉力量。活动前充分热身。日常运动中，穿戴必要的护具。

七、骨质疏松症

骨质疏松症（osteoporosis，OS）是一种以骨量低、骨组织微结构损坏，导致骨脆性增加、易发生骨折为特征的全身性代谢性骨病。OS 分为原发性和继发性两大类。原发性 OS 又分为绝经后 OS（Ⅰ型）、老年性 OS（Ⅱ型）和特发性 OS（包括青少年型）三种。绝经后 OS 一般发生在妇女绝经后 5~10 年；老年性 OS 一般指老人 70 岁后发生的 OS；特发性 OS 主要发生在青少年，病因尚不明。

临床表现

1. 骨痛及乏力　轻者无症状，较重患者常诉腰痛、乏力或全身骨痛。骨痛通常为弥漫性，无固定部位。乏力常于劳累或活动后加重。

2. 脊柱变形、身材缩短　常见于椎体压缩性骨折，严重可出现驼背等脊柱畸形。

3. 骨折　OS 性骨折又称脆性骨折，通常指在日常生活中受到轻微外力时发生的骨折。多发部位为脊柱、髋部和前臂。脊柱压缩性骨折的突出表现为身材缩短，有时出现突发性腰痛，卧床而取被动体位。

鉴别诊断

1. 一般诊断　常见症状是背痛，多见于胸段和下腰段。临床上，凡存在 OS 家族史、OS 脆性骨折史、消瘦、闭经、绝经、慢性疾病、长期营养不良、长期卧床或长期服用致骨质丢失药物者均要想到本病可能。

2. 实验室诊断　骨转换标志物：骨形成标志物主要有血清碱性磷酸酶、骨钙素、血清 Ⅰ 型原胶原 C 端前肽（P1CP）、血清 Ⅰ 型原胶原 N 端前肽（P1NP）等，骨吸收标志物主要有空腹 2h 尿钙/Scr 比值（UCa/Cr）、血清 Ⅰ 型胶原 C 末端肽交联（CTX）等。原发性 OS 患者的骨转换标志物水平往往正常或轻度升高。

3. 影像学诊断

（1）骨密度测定　对于绝经后女性、年龄≥50 岁的男性基于 DXA 测量的中轴骨（腰椎 1~4、股骨颈或全髋）骨密度或桡骨远端 1/3 骨密度对 OS 的诊断标准是 T 值≤-2.5。儿童、绝经前女性和≤50 岁的男性，其骨密度水平的判断建议用同种族的 Z 值表示，Z 值≤-2.0 为"低于同年龄段预期范围"或低骨量。

（2）X 线检查　骨量丢失 30%以上时 X 线平片才会出现 OS 征象。见最明显的 OS 部位是胸椎和腰椎。椎体的塌陷可表现为鱼尾样双凹形或楔形变，椎体有时甚至完全压扁。

药物防治

1. 西药防治

（1）骨健康基本补充剂　补充钙和维生素 D 为 OS 预防和治疗的基本措施。

① 钙剂：任何类型 OS 均应补充适量钙剂，使元素钙的总摄入量达每天 800~1200mg。常用碳酸钙 D_3 片，每片含碳酸钙 1.5g（相当于钙 600mg）/维生素 D_3 125IU，口服，每次 1 片，每天 1~2 次。

② 维生素 D：推荐成人维生素 D 摄入量为每天 400IU（10μg）；65 岁及以上老年人推荐摄入量为每天 600IU（15μg）；维生素 D 用于 OS 防治时，剂量可为每天 800~1200IU。如维生素 D 滴剂（胶囊型）口服，每次 1 粒，每天 1~2 次。

（2）抗 OS 药物　抗 OS 药物疗程应个体化，所有治疗应至少坚持 1 年，一般为 3~5 年。

① 双磷酸盐类：是目前临床上应用最为广泛的抗 OS 药物。主要包括阿仑膦酸钠、唑来膦酸、利塞膦酸钠等。常用口服制剂阿仑膦酸钠片，每次 70mg，每周 1 次，或每次 10mg，每天 1 次，空腹服用，服药后 30min 保持坐位或站位并避免进食。静脉用药如唑来膦酸静脉注射剂，5mg 静脉滴注，至少 15min 以上，每年 1 次，药物使用前应充分水化。建议双磷酸盐治疗 3~5 年后需考虑药物假期。目前建议口服双磷酸盐治疗 5 年，静脉双磷酸盐治疗 3 年。

② 降钙素类：目前应用于临床的降钙素类制剂有 2 种，即鳗鱼降钙素类似物和鲑鱼降钙素。鲑鱼降钙素注射液，每天 50IU 或隔日 100IU，皮下或肌内注射。降钙素连续使用时间一般不超过 3 个月。

③ 性激素补充治疗：包括雌激素补充疗法和雌、孕激素补充疗法，能减少骨丢失，降低 OS 性椎体、非椎体及髋部骨折的风险，是防治绝经后 OS 的有效措施。

④ 骨形成促进剂：特立帕肽是甲状旁腺激素类似物。特立帕肽疗程不超过 2 年。

⑤ 其他机制类药物：有活性维生素 D 及其类似物、维生素 K_2 类、锶盐等。最常用的是活性维生素 D 及其类似物，更适用于老年人、肾功能减退以及 1α-羟化酶缺乏或减少的患者，具有提高骨密度、减少跌倒、降低

骨折风险的作用。目前有 1α-羟维生素 D（3α-骨化醇）和 1,25-双羟维生素 D（骨化三醇）两种，α-骨化醇适用于肝功能正常的患者。α-骨化醇胶囊，口服每次 0.25～1.00μg，每天 1 次。骨化三醇胶囊，口服每次 0.25μg 或 0.5μg，每天 1 次。

2. 中医药治疗　根据中医药"肾主骨，脾主肌肉"及"气血不通则痛"的理论，治疗 OS 以补肾益精、健脾益气、活血化瘀为基本治法。中药治疗 OS 多以改善症状为主，中成药主要包括骨碎补总黄酮、淫羊藿苷、人工虎骨粉。

护理防范

1. 提高安全意识，防止跌倒，避免意外事故。适当补充钙质，多晒太阳，提高骨骼质量。

2. 锻炼时，加强关节肌肉力量锻炼，比如膝关节、踝关节、肩关节等部位的肌肉力量。

八、肩关节周围炎

肩关节周围炎（scapulohumeral periarthritis，SP），亦称肩周炎，是以肩关节疼痛和活动不便为主要症状的常见病症。本病好发于 40～70 岁人群，女性发病率略高于男性，多见于体力劳动者。肩关节可有广泛压痛，并向颈部及肘部放射，还可出现不同程度的三角肌萎缩。

临床表现

1. 肩部疼痛　起初肩部呈阵发性疼痛，多数为慢性发作，以后疼痛逐渐加剧，钝痛或刀割样痛，且呈持续性，气候变化或劳累后疼痛加重，疼痛可向颈项及上肢（特别是肘部）扩散，当肩部偶然受到碰撞或牵拉时，常可引起撕裂样剧痛，肩痛昼轻夜重为本病一大特点，若因受寒而致痛者，则对气候变化特别敏感。

2. 肩关节活动受限　肩关节向各方向活动均可受限，以外展、上举、内旋、外旋更为明显，随着病情进展，由于长期废用引起关节囊及肩周软组织的粘连，肌力逐渐下降，加上喙肱韧带固定于缩短的内旋位等因素，使肩关节各方向的主动和被动活动均受限，特别是梳头、穿衣、洗脸、叉腰等动作均难以完成，严重时肘关节功能也可受影响，屈肘时手不能摸到同侧肩部，尤其在手臂后伸时不能完成屈肘动作。

3. 怕冷　患者肩怕冷，不少患者终年用棉垫包肩，即使在暑天，肩部也不敢吹风。

4. 压痛　多数患者在肩关节周围可触到明显的压痛点，压痛点多在肱二头肌长头肌腱沟处、肩峰下滑囊、喙突、冈上肌附着点等处。

5. 肌肉痉挛与萎缩　三角肌、冈上肌等肩周围肌肉早期可出现痉挛，晚期可发生失用性肌萎缩，出现肩峰突起、上举不便、后伸不能等典型症状，此时疼痛症状反而减轻。

鉴别诊断

1. 一般诊断　根据临床表现及影像学诊断即可确诊或排除诊断。

2. 影像学诊断

（1）X线检查　该病行 X 线检查主要为排除肩部骨折、脱位，骨性关节炎，肩部肿瘤等疾病。

（2）MRI 检查　肩关节 MRI 检查可以确定肩关节周围结构是否正常，是否存在炎症。冻结肩本身可以有肩袖间隙的纤维化及前下关节的水肿，也可以无明显异常表现。该检查还可以排除肩袖及其他病损，可以作为确定病变部位和鉴别诊断的有效方法。

（3）肩关节造影　可见肩胛下滑囊消失、盂肱关节腔缩小、下隐窝消失等特征性表现。肩关节造影的检查结果具有较强的诊断价值，但由于其是有创检查，一般不作为常规检查。

药物防治

1. 西药防治　非甾体抗炎药常用于急性期疼痛严重的患者，药物有布洛芬、双氯芬酸钠、吲哚美辛及选择性 COX2 抑制剂类药物如塞来昔布、依托考昔等，可根据患者情况进行药物选择，应遵医嘱用药。

2. 中医药治疗

（1）中药内服　该病属中医痹证范畴，自身肝肾亏虚、复感外邪、阻滞筋脉所致。临床上常采用三痹汤、肩痹汤、黄芪桂枝五物汤、羌活胜湿汤等治疗。

（2）中药外用　最常见有药酒、药膏外敷治疗。

其他疗法

1. 针灸治疗　针疗法包括普通针刺、电针、火针、腹针、耳针、浮针等，视情况可单独使用，亦可配合其他治疗方法使用。

2. 推拿疗法　常用推拿手法有一指禅推法、滚法、拔伸法、摇法、按法及活动关节法等。

3. 小针刀疗法　小针刀能够有效松解肩周软组织粘连，可在短时间内减少患者痛苦，恢复关节功能，是治疗 SP 的常用方法。

护理防范

1. 做好日常生活管理，适当进行锻炼（包括做肩关节保健操、自我按摩、关节功能锻炼等）。

2. 注意保暖，休息时可用热水袋（温度不宜过高，宜用毛巾包裹）贴在患肩，覆盖整个肩部。

3. 避免患肢提重物及肩关节长期固定姿势。

4. 遵医嘱服用非甾体抗炎药或外敷药膏、药酒缓解疼痛。

九、滑膜炎

滑膜炎（synovitis，SY）是指滑膜受到刺激产生炎症，造成分泌液失调形成积液的一种关节病变。常见的 SY 有两种：非特异性 SY 和特异性 SY 等。膝关节是全身关节中滑膜最多的关节，故 SY 以膝关节较为多见，表现为关节肿胀、疼痛、关节腔积液、活动受限等。如不及时治疗，会影响关节正常活动，并造成关节的破坏甚至废用。

临床表现

1. 急性 SY　发病关节周围会出现红、灼热、疼痛等症状，且关节活动明显受限，活动时感到疼痛剧烈，伸直或大幅度弯曲时尤甚，检查时压痛点不定。

2. 慢性 SY　关节周围也会出现胀、疼痛，程度轻，做下蹲动作有困难，往往劳累后会加重，休息过后症状会减轻，皮肤温度多为正常。随着病程的发展，滑膜壁会出现增厚现象，关节不稳，影响关节的正常功能，导致正常活动受到限制。

鉴别诊断

1. 一般诊断　关节镜检查，同时进行关节液的细菌培养和滑膜的病理学检查，是确定 SY 性质的最好方法，或称为金标准。

2. 实验室诊断

（1）关节穿刺　用关节穿刺的方法取得关节液，通过关节液的性状帮助判断关节内病变的性质。如果怀疑患者有感染现象，还应留取关节液进行生化以及细菌培养等。根据检验结果判断是否存在感染。

（2）血常规检查　白细胞计数升高提示有炎症存在，以此帮助判断患者病情。

药物防治

1. 西药防治

（1）非甾体抗炎药　萘普生、布洛芬、塞来昔布等，以减少疼痛和炎症。

（2）外用消炎镇痛药　双氯芬乙二胺乳胶剂，可缓解关节的各种程度疼痛。均匀涂抹于患处，但需注意皮肤破损处不能涂抹。

（3）抗生素类药物　一般首选头孢菌素类抗生素。

（4）关节腔注射药物　常用的注射药物包括糖皮质激素、玻璃酸钠等。

（5）外用药　外敷有消瘀止痛、活血通络作用的药膏可缓解症状。

2. 中医药治疗　SY 急性期可内服桃红四物汤加三七粉，以达到活血化瘀生新的目的。SY 慢性期可内服羌活胜湿汤加减，以达到祛风燥湿、强壮肌筋的目的。

其他疗法

1. 固定法　如采用患肢制动的方案，固定时间不宜过长，以免出现严重的肌肉萎缩和关节僵硬，并在医生指导下进行功能锻炼。

2. 手法治疗　通常用于改善关节功能，对 SY 没有直接的治疗作用。

3. 功能锻炼　主要目的是延缓 SY 造成的功能障碍和肌肉萎缩的并发症。

4. 手术治疗　对于保守治疗无效的病例或诊断不清的病例要积极考虑关节镜检查，并做关节镜下滑膜切除术。

护理防范

1. 急性期患者，应注意卧床休息，谨遵医嘱，防止转变为慢性 SY。

2. 对于慢性期患者，其关节内积液较多时，也要卧床休息，减少活动量，这样可以帮助炎症吸收以及肿胀消退。

3. 注意保暖，避免着凉，避免过度劳累。适当锻炼，防止肌肉萎缩和关节僵硬。

十、滑囊炎

滑囊炎（bursitis，BU）是指滑囊的急性或慢性炎症。滑囊是结缔组织中的囊状间隙，是由内皮细胞组成的封闭性囊，内壁为滑膜，有少许滑液。少数与关节相通，位于关节附近的骨突与肌腱或肌肉、皮肤之间。

临床表现

1. 急性 BU　急性 BU 的特征是疼痛、局限性压痛和活动受限。如为浅部滑囊受累（髌前及嘴），局部常红、肿。化学性或细菌性 BU 均有剧烈疼痛，发作可持续数日到数周，且多次复发。

2. 慢性 BU　慢性 BU 是在急性 BU 多次发作或反复受创伤之后发展而成。由于滑膜增生，滑囊壁变厚，滑囊最终发生粘连。因疼痛、肿胀和触痛，可导致肌肉萎缩和活动受限。

鉴别诊断

1. 一般诊断　患者多有慢性损伤史和与疾病相关的职业史，关节附近的骨突处有呈圆形或椭圆形、边缘清楚、大小不等的肿块，急性者疼痛、压痛明显，慢性者则较轻，患肢可有不同程度的活动障碍，浅表性滑囊可测出有波动感，深部滑囊或因囊内压较高时常不易触及波动，穿刺可得黏液或血性黏液，有助于确诊。

2. 影像学诊断

（1）B 超检查　可作为首选检查，对于滑囊大小、可能性质、与周围组织关系具有较好的判断。

（2）MRI 检查　为重要辅助检查，能清楚显示韧带、关节软骨、半月板、关节囊、关节内积液、关节外软组织的损伤和炎症情况。

药物防治

对于疼痛明显患者，可酌情使用消炎镇痛药物，可在医生指导下选择各种类型的非甾体抗炎药如萘普生、布洛芬、塞来昔布等，以减少疼痛和炎症。

其他疗法

对于急性 BU，患病期间应注意减少患病关节的活动，可通过支架、夹板或绑带固定受伤的关节，避免加重病情。患者受伤后 48～72h 或肿胀、疼痛明显的患者可在患处进行冰敷。经穿刺抽出囊内积液，然后注入醋酸泼尼松龙，加压包扎，有时可治愈。对于非手术治疗无效者可考虑做滑囊切除术，但有复发可能。

护理防范

1. 急性期患者应注意不要过度使用邻近的关节,胀痛明显者可进行冰敷以消肿止痛。

2. 慢性期患者应适量运动,以使关节功能逐步得到恢复,防止肌肉萎缩。

十一、肌腱炎

肌腱炎(myotenositis,My)是一种因过度活动或其他原因引起的肌腱或肌腱周围组织的无菌性炎症反应。常与肌腱小撕裂伤同时存在,一般通称为肌腱伤或肌腱病。

临床表现

1. 病变部位疼痛　My 多发生于肩、肘、膝、踝等关节处,多慢性起病,也可在活动后急性起病。常为钝痛、触痛,多为持续疼痛。在反复牵拉患处时疼痛加重,也可以是静息痛。

2. 运动功能障碍　受损部位多伴有麻木、关节僵硬,并且常使关节活动受限;另外,关节僵硬常在晨起时显著且不会随着活动频繁而明显缓解。

3. 炎症反应表现　受累关节周围表现为红、肿、热、痛。

鉴别诊断

1. X 线检查　不能显示肌腱情况,但可以排除骨与关节的疾病。

2. 超声检查　诊断和排除肌腱损伤的最有效方法之一。肌腱增厚、变薄、变性和断裂等结构变化及骨钙化等均可以通过超声检测出来。

3. MRI 检查　重现性比超声检查更好,减少了由于操作者不同而产生的误差,并提供了关节内的更多信息。

药物防治

1. 西药防治

(1)消炎止痛缓解症状　可口服非甾体抗炎药,可在医生指导下选择各种类型的非甾体抗炎药,如萘普生、布洛芬、吲哚美辛、塞来昔布等,以减少疼痛和炎症。

(2)局部注射激素治疗　如局部注射曲安西龙等,有时会同时注入利多卡因,局部封闭治疗可以控制炎症、减轻疼痛。局部注射激素治疗不可多次进行,最多不要超过 3 次,因多次局部注射激素会引起局部软组织变薄弱，增加肌断裂的发生率。

2. 中医药治疗　针灸治疗：My 俗称"脉窝风"，在中医属于"劳损"的范畴。

其他疗法

1. 常规治疗　急性期应使用冰敷，每数小时冰敷患区 20min；抬高并固定患肢；对于上肢的 My，可以使用支具或石膏固定于合适的功能位置，休息是缓解肌肉紧绷的最好方法；其他位置的 My，可以用弹力绷带包扎以减轻水肿。

2. 手术治疗　部分患者，尤其是产生粘连时，若以上治疗方式无效，可考虑手术治疗。手术纵行切开狭窄腱鞘，切除一小条腱鞘，从而根除疼痛来源。

3. 理疗　洗按摩浴可帮助提高体温并促进血液循环。若 My 发生在膝盖部位，可用温湿的毛巾热敷。近年来有采用超声波疗法治疗 My，特别是伴有钙化的 My 的报道，但其疗效仍需要进一步证实。

护理防范

1. 注意休息，减少患肢活动，改变生活习惯和活动方式，以免肌腱再次损伤。

2. 妥善固定肢体、必要时抬高患肢、对患部进行冷敷等可缓解疼痛和肿胀。

3. 根据医生指导积极进行功能炼，循序渐进，持之以恒。锻炼期间患者需注意保护关节功能，避免关节受到反复的冲力或扭力。

十二、脊柱关节病

脊柱关节病（spondyloarthropathies，SpAS）是一组相互关联的、与 HLA-B27 有不同程度关系，通常侵犯脊柱、外周关节、关节周围结构多系统的炎性疾病，包括强直性脊柱炎、反应性关节炎、银屑病关节炎、炎性肠病性关节炎和未分化脊柱关节炎。这些疾病具有许多相似性，包括类风湿因子阴性、没有皮下结节、放射学的骶髂关节炎伴或不伴炎性的外周关节炎、家族聚集性。

临床表现　这是一组有相似特征的疾病，可有中轴关节受累/脊柱炎症、外周关节炎、外周附着点炎、多器官受累等表现。

鉴别诊断

1. 一般诊断　炎性脊柱痛或滑膜炎（非对称性或下肢关节为主）加以下至少 1 项：HLA-B27 阳性家族史、银屑病、炎性肠病、尿道炎、宫颈炎或急性腹泻、交替性臀区痛、肌腱附着点炎、骶髂关节炎。

2. 实验室诊断　强直性脊柱炎患者中 HLA-B27 基因阳性率为 90%～95%。活动期患者可见血沉增快、C 反应蛋白增高、血小板增多及轻度贫血。类风湿因子阴性和免疫球蛋白轻度升高。

3. 影像学诊断　X 线检查：外周关节病变（软组织肿胀、骨质破坏）、肌腱端病变（附着点骨糜烂或骨刺形成）、骶髂关节炎性改变（不同程度的骨质硬化、破坏和融合改变）、脊柱病变（椎小关节融合、韧带钙化、椎体方形变、竹节样脊柱）。

药物防治

1. 非甾体抗炎药　可迅速改善患者腰髋背部疼痛和发僵，减轻关节肿胀和疼痛，增加活动范围。

2. 糖皮质激素　本病伴发的外周关节炎，可行长效糖皮质激素关节腔注射。重复注射应间隔 3～4 周，一般不超过 2～3 次。对其他治疗不能控制的臀部疼痛，在 CT 指导下行糖皮质激素骶髂关节注射，部分患者可改善症状。

3. 柳氮磺吡啶　通常推荐用量为 2.0～3.0g，分 2～3 次口服。本品起效较慢，通常在用药后 4～6 周。为增加患者的耐受性，一般以每天 0.25g、每天 3 次开始，以后每周递增 0.25g，或根据病情或患者对治疗的反应调整剂量和疗程，维持 1 年以上。

4. 甲氨蝶呤　被广泛用于治疗脊柱关节病。通常为 7.5～15mg，个别重症者可酌情增加剂量，口服或注射，每周 1 次。

5. 沙利度胺　初始剂量每天 50mg，每 2 周递增 50mg，至每天 150～200mg 维持，国外有用每天 300mg 维持。该药容易引起困倦，适于晚间服用。

6. 来氟米特　每天 10mg，病情较重者可加至每天 20mg。

7. 依那西普　推荐用法为一次 50mg，皮下注射，每周 1 次，或一次 25mg，皮下注射，每周 2 次。两种用法对强直性脊柱炎的疗效相近。

8. 阿达木单抗　推荐用法为皮下注射 40mg，每 2 周 1 次。

9. 英夫利昔单抗　治疗强直性脊柱炎的推荐用法为 5mg/kg，静脉滴注，首次注射后于第 2 周、第 6 周重复注射相同剂量，此后每隔 6 周注射相同剂量。

护理防范

1. 了解各类药物的作用、剂量、用法、不良反应和注意事项，遵医嘱正确服用，不可擅自改变或终止用药。

2. 控制患病关节的活动量，保护关节，减少关节负重，注意保暖。

3. 做好分期护理，急性期应卧床，早期在关节无负重下抬高患肢，促进血液循环，加速炎症吸收。中后期在治疗同时，逐渐增加关节功能锻炼，预防肌肉萎缩、关节功能障碍等。

十三、强直性脊柱炎

强直性脊柱炎（ankylosing spondylitis，AS）是一种慢性炎症性疾病，主要侵犯骶髂关节、脊柱骨突、脊柱旁软组织及外周关节，并可伴发关节外表现，严重者可发生脊柱畸形和强直。该病进展缓慢，从骶髂关节开始逐渐向上蔓延至脊柱的关节、关节突及附近的韧带，亦可侵犯邻近的大关节，最终造成纤维性或骨性强直和畸形。常见于青年人，男性多见，有明显家族史，有 HLA-B2 基因的个体易于发病。

临床表现

最典型和常见的表现为炎性腰背痛、附着点炎。首发症状常为下腰背痛伴晨僵，也可表现为单侧、双侧或交替性臀部、腹股沟向下肢放射的酸痛等。症状在夜间休息或久坐时较重，活动后可以减轻，对非甾体抗炎药反应良好，一般持续大于 3 个月。晚期可有腰椎各方向活动受限和胸廓活动度减低，随着病情进展，整个脊柱常自下而上发生强直。

鉴别诊断

1. 一般诊断　AS 好发于青壮年，发病年龄通常在 13～31 岁，高峰为 20～30 岁，家族聚集患病情况常见。最常见的和特征性的早期主诉为下腰背晨僵和疼痛。诊断主要基于患者症状、体征、关节外表现和家族史。

2. 实验室诊断　血常规检查示白细胞数可升高，淋巴细胞比例稍增加，少数患者有轻度贫血。血沉和 C 反应蛋白可增高。多数 RF 和抗 O 阴性，而 HLA-B2 阳性。

3. 影像学诊断　X 线检查对 AS 的诊断有极为重要的意义，98%～

100%病例早期即有骶髂关节的 X 线改变，是本病诊断的重要依据。早期 X 线表现为骶髂关节炎，病变一般从骶髂关节的中下部开始，为双侧性。开始多侵犯髂骨侧，进而侵犯骶骨侧。可见斑点状或块状，髂骨侧明显。继而可侵犯整个关节，边缘呈锯齿状，软骨下有骨硬化，骨质增生，关节间隙变窄。最后关节间隙消失，发生骨性强直。

药物防治

1. 西药防治

（1）非甾体抗炎药　如果一种药物治疗 2～4 周疗效不明显，应改用其他不同类别的 NSAID。在用药过程中应监测药物不良反应并及时调整。

（2）柳氮磺吡啶　常用量为每天 2.0g，分 2～3 次口服。本品起效较慢，通常在用药后 4～6 周起效。为了增加患者的耐受性。一般以每次 0.25g、每天 3 次开始，以后每周递增 0.25g，直至每次 1.0g、每天 2 次，也可根据病情或患者对治疗的反应调整剂量和疗程，维持 1～3 年。

（3）生物制剂　包括依那西普、英夫利西单抗和阿达木单抗，价格高昂，有条件者应尽量选择。TNFα 拮抗剂治疗 6～12 周有效者建议可继续使用。

（4）肾上腺皮质激素　一般情况下不用肾上腺皮质激素治疗 AS，但在急性虹膜炎或外周关节炎用 NSAID 治疗无效时，可用于局部注射或口服。

（5）沙利度胺　初始剂量每晚 5mg，每 10～14d 递增 50mg，至每晚 1500～200mg 维持，国外有用每天 300mg 维持。用量不足则疗效不佳，停药后症状易迅速复发。

（6）甲氨蝶呤　对顽固性 AS 有一定疗效。一般一次 10mg，每周 1 次。

2. 中医药治疗　中医认为本病属于肝肾亏损，因此多以养肝、舒筋活血为主治疗。还可试用抗风湿药物如雷公藤等。

其他疗法

手术治疗：严重脊柱驼背、畸形，待病情稳定后可做矫正手术，腰椎畸形者可行脊椎截骨术矫正驼背。对颈 7、胸 1 行截骨术，可矫正颈椎严重畸形。

护理防范

1. 以减轻疼痛、预防畸形、改善功能为主。严格遵医嘱服药，按时治疗。避免风寒湿邪的侵袭，预防感冒及感染。

2. 注意立、坐、卧姿势正确，睡硬板床，枕低枕，避免过度负重和剧烈运动。

十四、银屑病关节炎

银屑病关节炎（psoriatic arthritis，PA）是一种与银屑病相关的炎性关节病，具有银屑病皮疹并导致关节和周围软组织疼痛、肿胀、压痛、僵硬和运动障碍，部分患者可有骶髂关节炎和（或）脊柱炎。病程迁延、易复发，晚期可发生关节强直，导致残疾。约 75%PA 患者皮疹出现在关节炎之前，同时出现者约 15%，皮疹出现在关节炎后者约 10%。该病可发生于任何年龄，高峰年龄为 30～50 岁，无性别差异，但脊柱受累以男性较多。

临床表现

1. 关节表现　PA 关节损害常累及指（趾）间关节、掌指关节、跖趾关节等手足小关节，也可累及腕、踝、肘、膝等四肢大关节，少数可累及骶髂关节及脊柱。临床表现为关节疼痛、红肿、晨僵，进一步可出现不同程度的功能障碍，甚至发生残毁。

2. 皮肤表现　病变好发于头皮及四肢伸侧，尤其肘、膝部位，呈散在或泛发分布，要特别注意隐藏部位的皮损如头发、会阴、臀、脐等；皮损表现为丘疹或斑块，圆形或不规则形，表面有丰富的银白色鳞屑，去除鳞屑后为发亮的薄膜，除去薄膜可见点状出血（Auspitz 征），该特征对银屑病具有诊断意义。

3. 指（趾）甲表现　指（趾）甲改变是 PA 的重要特征，PA 患者中约 80%有指（趾）甲病变，而没有关节炎的银屑病患者仅 20%有指（趾）甲病变。表现为甲床、甲基质病变，前者包括甲分离、甲下角化过度、裂片状出血和油斑改变，甲基质受累的特征性表现有点状凹陷、白甲、甲半月红斑和甲破碎。

鉴别诊断

1. 一般诊断　多数 PA 患者的皮肤病变先于关节病变,约 15%的患者先出现关节炎后出现皮损或者两者同时出现。

2. 实验室诊断　本病无特殊实验室诊断，病情活动时红细胞沉降率加快，C 反应蛋白增高。IgA、IgE 增高，补体水平增高等；滑液呈非特异性反应，白细胞轻度增加，以中性粒细胞为主。骶髂关节和脊柱受累的患者中约半数患者人类白细胞抗原（HLA）-B27 阳性。

3. 影像学诊断　X 线检查：软骨消失、骨质疏松、关节腔狭窄伴不同程度的关节侵蚀和软组织肿胀。

药物防治

1. 西药防治

（1）非甾体抗炎药　是中轴受累患者的一线治疗药物，外周关节受累的患者也可以选择使用。

（2）甲氨蝶呤　7.5～15mg，每周 1 次，口服，特殊情况下采用皮下注射、肌内注射或静脉注射。儿童剂量为 10mg/（m^2·周）。

（3）柳氮磺吡啶　通常第 1 周每天 0.5～1.0g，分 2 次服用，以后每周增加 500mg，直至每天 2.0～3.0g，维持剂量一般为每天 2.0g。

（4）来氟米特　推荐剂量为每天 20mg，4 周内起效。

（5）环孢素　起始剂量为每天 2.5～3.5mg/kg，不超过每天 5mg/kg，分 1～2 次口服，一般于 12 周后评估治疗反应，无效则停止使用，疗程不超过 2 年。

（6）生物制剂　是治疗 PA 的有效手段，能够改善关节炎的预后，极大提高患者的生活质量。如依那西普、英夫利西单抗、阿达木单抗等。

（7）枸橼酸托法替布　推荐剂量为 5mg 或 10mg 每天 2 次；与甲氨蝶呤或其他非生物治疗类风湿关节炎药物联合使用时推荐剂量为 5mg 每天 2 次。

（8）糖皮质激素　对于单关节炎、指（趾）炎和附着点炎，可适当选用关节内或腱鞘注射治疗。一般不推荐长期系统应用。

2. 中医药治疗

（1）银屑病属于中医学的"白疕"范畴，而 PA 多发生于"白疕"之后，可称作"疕痹"。故治疗应以清热解毒、利湿通络为主。

（2）雷公藤多苷、白芍总苷等中药提取物对 PA 有效，但临床疗效证据级别低。雷公藤多苷具有抗炎、调节免疫等作用，治疗 PA 成人用量为每天 60～80mg，分 3～4 次口服。

护理防范

1. 了解各类药物的作用、剂量、用法、不良反应和注意事项，遵医嘱正确服用。

2. 促进炎症的消除，帮助患者恢复关节的活动，促进患者的康复。

3. 皮肤脱屑患者注意保持皮肤清洁卫生，预防感染。

十五、反应性关节炎

反应性关节炎（reactive arthritis，RA）是一种发生于某些特定部位（如肠道和泌尿生殖道）感染之后而出现的关节炎，除关节表现外，反应性关节炎常伴一种或多种关节外表现。本病有 2 种起病形式：性传播型和肠道型。前者主要见 20～40 岁男性，因衣原体或支原体感染泌尿生殖系统后发生。后者男、女发病率基本相等，肠道感染菌多为革兰氏阴性杆菌，包括志贺菌属、沙门菌属、耶尔森菌属及弯曲杆菌属等。

临床表现

1. 典型特征　常累及全身，典型症状包括关节炎、腹泻、结膜炎、泌尿生殖道炎及皮肤黏膜症状。此外，大部分患者都有全身症状，包括发热、体重下降、严重的倦怠无力和大汗。

2. 关节炎特点　典型的关节炎出现在尿道或肠道感染后 1～6 周，呈急性发病。关节炎一般持续 1～3 个月，个别病例可长达半年以上。典型表现为肌腱起止点炎，发生率为 70%，其表现形式常为伴足跟痛的跟骨骨刺或跟腱炎，受累的膝关节常有大量积液，受累的外周关节主要是下肢、呈非对称分布的单关节或寡关节。

鉴别诊断

1. 一般诊断　诊断时需注意寻找泌尿生殖道或肠道前驱感染的证据，同时具备脊柱关节病常见的临床表现，如典型的外周关节炎为以下肢为主的非对称性关节炎，常有肌腱末端炎、炎性下腰痛、阳性家族史以及 HLA-B27 阳性等。

2. 实验室诊断

（1）有尿道炎症状或肠道症状者可作培养，确定诱发疾病的微生物。

（2）血液学检查　急性期可有白细胞增高，红细胞沉降率增快，C 反应蛋白升高。类风湿因子阴性和抗核抗体阴性。HLA-B27 阳性对本病的诊断有辅助价值。

3. 影像学诊断

（1）X 线检查　部分患者检查提示骶髂关节炎性改变、跟骨骨刺等骨性改变，较常见于慢性或复发的病例。

（2）B 超检查　关节炎早期便能发现关节积液或滑膜增生。

药物防治

1. 西药防治

（1）非甾体抗炎药（NSAID）　是早期或晚期患者症状治疗的首选。

（2）糖皮质激素　对 NSAID 不能缓解症状的个别患者可短期使用糖皮质激素。糖皮质激素的关节腔注射，对于单关节炎或寡关节炎、肌腱末端炎有益，对于跟腱不能直接注射的滑囊炎患者应行肌内注射，对于难度大的部位应在超声引导下进行注射。

（3）慢作用抗风湿药　当 NSAID 不能控制关节炎、关节症状持续 3 个月以上或存在关节破坏的证据时，可加用慢作用抗风湿药，应用最广泛的是柳氮磺吡啶。对于重症不缓解的 RA 可试用甲氨蝶呤和硫唑嘌呤等免疫抑制剂。

（4）柳氮磺吡啶　通常第 1 周每天 0.5～1.0g，分 2 次服用，以后每周增加 500mg，直至每天 2.0～3.0g，维持剂量一般为每天 2.0g。

（5）甲氨蝶呤　一次 7.5～15mg，每周 1 次，口服，特殊情况下采用皮下注射、肌内注射或静脉注射。

（6）生物制剂　目前国内上市的肿瘤坏死因子抑制剂有依那西普、英夫利昔单抗、阿达木单抗，但对反应性关节炎尚缺乏有效的数据。

2. 中医药治疗　中医认为，该病发生于皮肤、尿道、结膜、关节等部位，是风、湿、热、毒所致的全身性疾病。

护理防范

1. 了解各类药物的作用、剂量、用法、不良反应和注意事项，遵医嘱正确服用。

2. 急性发作期注意卧床休息，减少关节活动，可贴敷膏药，缓解疼痛，抵御风寒侵袭。

3. 进行功能恢复性锻炼，避免关节周围组织粘连引起关节活动障碍，以恢复关节功能。

4. 疗养过程中应注意保暖防风，对关节疼痛明显的部位采取一定的包裹，使其能防寒、防潮，避免风、寒、湿邪过分侵袭。

十六、肠病性关节炎

肠病性关节炎（enteropathic arthritis，EA）是与炎性肠病相关的一种关节炎，是血清阴性脊柱关节病分类中的一种独立类型。肠病性关节炎仅特指溃疡性结肠炎和克罗恩病所伴发的关节病变。主要表现为外周关节炎和中轴关节病变，不明原因的肠道非感染性炎症，并可伴发关节外或肠道外其他全身症状如皮肤黏膜病变及炎症性眼病等表现。本病可发生在任何年龄，以20～40岁人群和儿童最多见，男、女均可发病，起病缓急不一，病情轻重与病变范围及程度相关。

临床表现

1. **肠道表现**　大部分患者有腹痛、腹泻、血便或便秘的表现，经结肠镜及病理组织检查确诊为溃疡性结肠炎或克罗恩病。

2. **关节表现**　10%～20%的炎性肠病患者有脊柱关节病变，可有症状或无症状，脊柱病变可发生在炎性肠病之前或之后，以肠道症状为首发症状者占约70%，少部分的患者是以腰背痛或下肢膝关节炎、踝关节炎起病，另有约10%的患者是肠道和关节同时发病。

3. **其他病变**　可见杵状指、葡萄膜炎、皮肤病变，这些病变在克罗恩病患者中更多发，原因不明。皮肤病变包括结节红斑、多形性红斑和罕见的脓皮病性坏疽。

鉴别诊断

1. **一般诊断**　炎性肠病性关节炎的诊断不难，临床上，当溃疡性结肠炎和克罗恩病诊断明确，并出现外周关节炎和中轴关节病变，排除其他疾病即可诊断。

2. **实验室诊断**

（1）血液学检查　常见贫血、急性期白细胞计数升高，血沉增快，C反应蛋白升高，血浆球蛋白升高，类风湿因子阴性，抗核抗体阴性。

（2）粪常规检查　可见红细胞、白细胞，隐血阳性。

（3）溃疡性结肠炎患者有半数以上出现抗中性粒细胞胞浆抗体（ANCA），常为核周型ANCA。

（4）伴强直性脊柱炎患者出现 HLA-B27 阳性占50%～70%。溃疡性结肠炎脊柱炎患者的 HLA-Bw62 频率明显增高。

3. 影像学诊断

（1）脊柱和骶髂关节的 X 线或 CT 检查　表现和脊柱关节炎类似。在骶髂关节炎中，多数 EA 患者表现为单侧病变。

（2）肠镜检查　溃疡性结肠炎结肠检查见病变部位肠管弥漫性充血、水肿糜烂、浅小溃疡，附有脓苔，或可见肠管增厚、狭窄、假息肉。

（3）钡餐检查　黏膜粗乱或颗粒样改变；肠管短缩，袋囊消失呈铅管样；肠管边缘呈现毛刺样或锯齿状，肠壁有多发性小充盈缺损。

药物防治

1. 柳氮磺吡啶　每天 3～4g，分次口服，用药间隔应不宜超过 8h 为宜，为防止消化道不耐受，初始以每天 1～2g 的小剂量开始。缓解期建议给予维持剂量以防症状重现，一般每天 2～3 次，每次 1g。

2. 甲氨蝶呤　活动性炎性肠病性关节炎患者经柳氮磺吡啶和非甾体抗炎药治疗无效时，可采用甲氨蝶呤。每周给药 1 次，常用剂量为 7.5～20mg/周。

3. 硫唑嘌呤　主要用于重症顽固病例和维持缓解困难者。

4. 英夫利昔单抗　首次 5mg/kg，然后在首次给药后的第 2 周和第 6 周及以后每隔 8 周各给予 1 次相同剂量。

5. 非甾体抗炎药　可迅速减轻关节肿胀和疼痛及增加活动范围，非甾体抗炎药种类繁多，但对炎性肠病性关节炎的疗效大致相当。

6. 糖皮质激素　口服或关节腔局部应用可减轻外周关节的滑膜炎，但对骶髂关节炎和脊柱炎无效。此类药是治疗炎性肠病性关节炎原发病的主药，适用于暴发型或重型患者，以控制、减轻毒血症。

护理防范

1. 护理应以促进患者关节功能恢复为主。

2. 定期复查 B 超检查有无关节破坏、关节腔积液。

3. 注意休息，勿劳累，注意保暖防风。

十七、莱姆关节炎

莱姆关节炎（Lyme arthritis，LA）是由蜱传播的一种流行病，通常在蜱叮咬后 3～21d 出现症状，发生率 50%～60%。本病多见于儿童，其次为壮年，男性多于女性。

临床表现

1. 皮肤表现　初起为充血点，由中心向四周环形扩大为直径 8～50mm 的红斑，边缘鲜红而中心色淡，扁平或稍隆起，表面光滑，偶有鳞屑，有轻度烧灼和瘙痒感。红斑可发生在任何部位，但以躯干、大腿、腹股沟及腋窝为常见。

2. 关节表现　通常是以皮肤慢性游走性红斑为首发症状，是本病的特征性表现。

3. 其他表现　此外，还可出现心脏损害以及神经症状。

鉴别诊断

1. 一般诊断　LA 临床诊断主要依靠典型的慢性游走性红斑和流行病史。但对那些缺乏皮损而只有神经、心脏或关节病变者诊断较为困难。

2. 实验室诊断　伯氏疏螺旋体为本病病原体，分离培养出现病原体是诊断本病的金标准。血沉增快。血清特异性抗原抗体测定有助于鉴别诊断。

3. 影像学诊断　X 线检查可见受累关节周围软组织肿胀影，少数患者有软骨和骨侵蚀表现；积液期可呈现关节间隙增宽，关节肿胀消退后很少还有 X 线改变。

药物防治

1. 抗菌药物　抗螺旋体的抗菌药物对莱姆病的各种病变均有效，如四环素类、阿莫西林、大环内酯类、头孢菌素类甚至青霉素钠静脉给药。需对疫情评估后遵医嘱用药。

（1）四环素类　多西环素每次 100mg，每天 2 次；四环素每次 0.25～0.5g，每天 4 次，疗程 10～20d。此类药为早期病例的首选药物。孕妇、哺乳期妇女和儿童禁用。

（2）阿莫西林　成人每次 0.5g，每天 4 次，

（3）红霉素　每次 250mg，每天 4 次，疗程 14～21d。

（4）头孢曲松　有神经损害和心脏病患者宜选用，每天 2g，分 2 次给药，疗程 3～4 周。

（5）青霉素　静脉滴注每天 1～2 次，疗程 14～21d。

2. 非甾体抗炎药　常用药物有吲哚美辛、双氯芬酸、吡罗昔康、美洛昔康、氯洛昔康、萘丁美酮、塞来昔布、依托考昔等，可根据患者情况进行药物选择。该类药物不能够长期服用和过量服用。具体用法用量应遵医嘱。

3. 糖皮质激素　适用于莱姆病脑膜炎或心脏炎患者。泼尼松短期治疗，每天 40～60mg，分 2～3 次口服，症状改善后逐渐减量至停药。

护理防范

1. 在发病季节避免在草地上坐卧及晒衣服。

2. 在流行区野外作业时，应扎紧袖口、领口及裤脚口，防止蜱进入人体内叮咬。若发现有蜱叮咬时，及早（24h 内）将其除去，并使用抗生素，可以达到预防目的。

十八、急性化脓性关节炎

急性化脓性关节炎（acute suppurative arthritis，ASA）是指关节部位受化脓性细菌引起的感染。感染途径多数为血源性传播，少数为感染直接蔓延。本病常见于 10 岁左右儿童，常发生在髋关节和膝关节，以单发关节为主。该病的治疗强调早诊断、早治疗，确保关节功能不致发生障碍和丧失。

临床表现

1. 局部急性炎症表现　红肿、疼痛及明显压痛。

2. 急性期全身中毒症状　寒战、高热，小儿患者可有抽搐。

3. 关节屈曲挛缩，主动及被动活动时均疼痛，有保护性肌肉痉挛。

鉴别诊断

1. 一般诊断　关节液培养或涂片检查　可发现大量白细胞、脓细胞和细菌可明确诊断，这是化脓性关节炎诊断的金标准。

2. 实验室诊断

（1）血液学检查　化脓性关节炎血常规白细胞总数升高，中性粒细胞增多。血沉及 C 反应蛋白明显升高，往往超过正常值上限 3 倍以上。

（2）关节穿刺液检查　滑液为浆液性或脓性，多黏稠、混浊，可见镜下脓细胞；关节液涂片镜了解细胞分类情况，白细胞大于 50×10^9/L，中性粒细胞大于 80%高度怀疑；关节液培养阳性，注意需氧菌和厌氧菌双培养。

3. 影像学诊断　X 线检查：在早期由于关节液增加而关节囊肿胀，间隙增宽，骨端逐渐有脱钙现象。如关节面软骨有破坏，则关节间隙变窄。有时可并发骨骺滑脱或病理性脱位。较晚期，关节面软骨下骨呈反应性增生，骨质硬化，密度增加。最后关节软骨完全溶解，关节间隙消失，呈骨性或纤维性强直，或并发病理性脱位。

药物防治　　早期应通过静脉给药以迅速达到有效血药浓度并可维持血药浓度保持高于抗微生物浓度 8 倍以上。一般细菌培养结果需要 3～5d，所以早期应使用两联广谱抗菌药物进行经验性治疗，化脓性关节炎常见的病原菌包括金黄色葡萄球菌、链球菌及流感嗜血杆菌等，因此可选用第二代头孢菌素加用喹诺酮类药物，或第三代头孢菌素或碳青霉烯类抗菌药物。

获得药敏试验结果后，可根据药敏试验结果对抗生素进行调整，选择 2 种以上抗菌药物。局部用药可关节内注射，以青霉素、链霉素、庆大霉素为主，剂量适当减少。

其他疗法　　局部治疗包括关节穿刺、患肢固定及手术切开引流等。

护理防范

1. 患肢应予适当固定或牵引，以减轻疼痛，避免感染扩散，并保持功能位置。

2. 防止挛缩畸形，或纠正已有的畸形，一旦急性炎症消退或伤口愈合，即开始关节的自动及轻度的被动活动，以恢复关节的活动度。

十九、脊柱结核

脊柱结核（spinal tuberculosis，ST）是一种继发性结核病，病原菌主要是牛型分枝杆菌，多数是经血液途径传播感染。原发病灶绝大多数为肺结核，少数为消化道结核。ST 发病率占骨与关节结核的首位，约占 50%，绝大多数发生于椎体。本病以往多见于儿童，近年来青壮年发病居多。ST 中以腰椎结核最多见，胸椎次之。

临床表现

1. 全身症状　　起病缓慢，早期无明显症状，活动期可出现低热、疲乏、盗汗、消瘦、食欲减退及贫血等结核中毒症状，小儿常有性情急躁、夜啼。

2. 局部症状　　病变节段局部的疼痛，并可形成角状后凸畸形，出现姿势异常和功能受限。椎体结核常形成冷脓肿，表现为椎旁脓肿或流注脓肿。坏死物质及脓液进入椎管，可导致脊髓或马尾神经受压，产生神经损害症状，查体会发现感觉减退、肌力下降、生理反射亢进、病理征阳性，在一些压迫较久的患者中，可以出现软瘫。

鉴别诊断

1. 一般诊断　　病变节段的疼痛，可有局部的后凸畸形，有神经损害的患者查体可发现感觉减退、肌力下降、生理反射亢进、病理征阳性。

2. 实验室诊断　多有血沉、C 反应蛋白升高，血清抗结核抗体检测、结核分枝杆菌 DNA 检测、结核菌素试验多为阳性。病理检查可见干酪样坏死、死骨、肉芽组织。

3. 影像学诊断　X 线、CT、MR 检查均有助于诊断，影像学诊断可见到典型的骨质破坏、冷脓肿，边缘型 ST 多有椎间盘受累，合并神经症状的患者多可见到坏死物质或脓液进入椎管。

药物防治　抗结核药物治疗：有效的药物治疗是治愈 ST 的根本措施，使用原则为早期、联合、适量、规律、全程。目前常用的一线抗结核药物为异烟肼、利福平、吡嗪酰胺、链霉素、乙胺丁醇。各种药物成人常用剂量如下。①异烟肼每次 0.3g，每天 1 次顿服。②利福平每次 0.45～0.6g，空腹顿服。③吡嗪酰胺每次 0.25～0.5g，每天 3 次。④链霉素每天 0.75～1.0g，肌内注射。⑤乙胺丁醇 15mg/kg，每天 1 次顿服。

其他疗法　手术治疗：主要由病灶清除和脊柱稳定性重建两部分组成。结核病灶彻底清除是控制感染的关键；脊柱稳定性重建通过植骨结合使用内固定实现。

护理防范

1. 指导患者进行适当活动，避免加重病变部位损害。

2. 需要长期卧床的要防止形成压疮。

3. 服药过程中定期监测肝、肾功能，注意药品不良反应的发生。

二十、髋关节结核

髋关节结核（coxotuberculosis，CO）是一种肺外继发性结核感染疾病。结核分枝菌由原发病灶（肺或消化道）通过血液循环侵入关节组织中，如干端和滑膜，形成静止微小病灶。当机体免疫力降低或疾病致机体抵抗力下降时，病灶内结核杆菌活跃繁殖形成关节结核，是较常见的一种关节感染疾病。在骨与关节结核中约占 15%，发病率仅次于脊柱和膝关节而位居第 3。

临床表现

1. CO 以儿童和青壮年多见，单侧居多。

2. 多起病隐匿，发展缓慢，初期表现不典型，常常延误疾病早期诊断。

3. 病情发展可伴有低热、盗汗、乏力、食欲差、消瘦等全身表现。

4. 病变发展至后期患者疼痛明显，常放射至膝部，髋关节多呈屈曲、内收、内旋畸形。此时往往病程已达数月甚至更长。

鉴别诊断

1. 实验室诊断

（1）血常规检查　淋巴细胞比例升高，血红蛋白减低。血沉及 C 反应蛋白成倍升高。

（2）结核菌素试验　反应越强，说明结核菌感染可能性越大。

（3）结核抗体筛查　其敏感度可达 92.5%，特异性可达 95%。

（4）酶联免疫斑点试验法　定量检测受检者外周血单核细胞对结核杆菌抗原特异性 IFN-γ 释放反应来诊断结核菌感染。

2. 影像学诊断

（1）X 线检查　Phemister 三联征：局部及周围的骨质破坏、关节及周围的骨质疏松、渐进性关节间隙变窄。

（2）CT 检查　有助于评价关节结核骨破坏的程度、死骨形成以及病灶周围寒性脓肿的位置和范围。

（3）MRI 检查　可在炎性浸润段显示出关节局部的异常信号。

药物防治　见脊柱结核。

其他疗法　手术治疗：髋关节手术治疗必须在应用抗结核药物有效和无其他手术禁忌前提下进行。①单纯滑膜结核可关节内注射抗结核药物。若疗效不佳，可做滑膜切除术。②单纯骨结核有腔及死骨时应及早进行病灶清除术。③早期全关节结核应及早施行病灶清除术。④未及时诊治发展至晚期全关节结核，需行关节清理植骨融合术或全髋关节置换术。

护理防范

1. 关节结核患者首要的治疗是关节制动和休息，要求患者多卧床静养，行走需扶双拐。

2. 服药过程中定期监测肝、肾功能，注意药品不良反应的发生。

二十一、膝关节结核

膝关节结核（knee joint tuberculosis，KJT）是一种继发性结核病，临床常见，在全身骨与关节结核中仅次于脊柱结核，居第 2 位，占骨与关节结核的 6%～15%。男性稍多于女性，多为单侧发病，极少有两侧同时发病者。各年龄段均有发病，多见于 10 岁以上儿童及青壮年。该病早期诊断和鉴别诊断较为困难，易漏诊或误诊，病残率高。

临床表现

1. 患者多为儿童及青壮年，一般有结核病史或结核病接触史。少数患者可同时有骨结核或骨外结核病。

2. 多单关节发病，双关节或多关节发病者极少见。

3. KJT 患者全身症状较轻，如若合并有全身其他活动性结核时则症状可加重。全身症状可表现为低热、盗汗、贫血、消瘦、易疲劳、食欲缺乏和血沉加速等。

4. 起病隐匿，发展缓慢，初期表现不典型，如关节肿胀、疼痛、股四头肌萎缩、活动障碍等，没有特征性表现，常常延误疾病早期诊断。

5. 病变发展至后期会出现典型梭形肿胀、膝关节病理性半脱位、冷脓肿破溃、窦道长期不愈，甚至有死骨碎片经窦道口排出，此时往往病程已达数月甚至数年。

鉴别诊断

1. 实验室诊断

（1）参见髋关节结核。

（2）关节镜下活检组织病理学检查　对骨关节结核诊断的阳性率极高，典型组织病理特征为干酪样坏死，上皮样细胞肉芽肿和朗格汉斯细胞。

2. 影像学诊断

（1）X 线检查　患者以单纯性滑膜结核较多，早期以炎症浸润和渗出为主。

（2）CT 检查　可清晰地显示关节面下骨病变范围、边界和内部有无死骨及钙化。

（3）MRI 检查　可以更好地确定骨和软组织病变的范围。

药物防治　见脊柱结核。

其他疗法　手术治疗：①早期全关节结核手术治疗目的是尽可能多地保留关节功能，因此手术应尽早实施。手术同滑膜切除术，术中切除病变滑膜外，尚需彻底清除骨病变和其他结核病变物质，注意尽可能多地保留关节

软骨。②晚期全关节结核手术目的是彻底清除结核病灶，将关节稳定融合在功能位，手术通常采用病灶清除加压融合术。对于晚期病变稳定或已治愈，肌肉条件好的患者可以考虑施行表面人工关节置换术，但手术有招致感染、结核复发、人工关节松动等可能，应慎重对待。

护理防范　参见髋关节结核。

（潘弟仪　谭　睿）

第九章　眼科疾病

第一节　炎症性疾病

一、慢性泪囊炎

慢性泪囊炎（chronic dacryocystitis，CD）多因鼻泪管狭窄或阻塞，泪液滞留于泪囊，伴发细菌感染所致。多见于中老年妇女，可单眼或双眼发病。

临床表现

1. 典型特征　溢泪，内眦部结膜充血，皮肤常有湿疹（皮肤潮红、浸渍、糜烂或粗糙增厚）；以手指挤压泪囊部，有黏液或脓性分泌物自泪小点流出；由于分泌物大量聚积，泪囊逐渐扩张，内眦韧带下方呈囊状隆起。

2. 并发症　角膜损伤或实施内眼手术，可并发细菌性角膜溃疡或化脓性眼内炎。

鉴别诊断

1. 一般诊断　依据患者临床表现，结合泪道冲洗检查发现冲洗液从上、下泪小点反流并伴有黏液性分泌物自泪小点反流者可诊断。

2. 实验室诊断

（1）泪囊分泌物的细菌培养及药物敏感试验　可明确感染的程度和性质。

（2）病理学检查　见慢性发炎的泪囊囊壁纤维化，变厚可达正常者的2～3倍，囊腔极度缩小；但扩大成黏液囊肿时，囊壁极度变薄。黏膜粗糙呈绒状，皱褶增多，肉芽团或息肉可充满囊腔或在泪囊下端引起完全阻塞。黏膜下组织大量炎性细胞（单核细胞、嗜酸粒细胞、浆细胞和上皮样细胞）浸润；病程长者则有成纤维细胞。

3. 影像学诊断　CD形成囊肿时，CT检查表现为圆形或类圆形囊状水样密度影，脓肿的密度略高于水的密度；强化扫描有不同程度的环形强化。CT对于小的钙化与结石也可显示，表现为斑点状的高密度影；另外可发现眶骨的增生、肥厚、破坏等改变。CT 泪囊造影是将对比剂注入泪囊系统，同时进行 CT 扫描显示其内部结构，可发现鼻泪管阻塞、狭窄及扩张的部位及程度。

药物防治

1. 对患病不久鼻泪管未完全堵塞的病例，可点抗生素眼药水，每天 4～6 次，点药之前挤净分泌物，做泪道冲洗，冲洗后注入少量 0.25%氯霉素液加 0.5%可的松 1∶5000 糜蛋白酶，同时治疗鼻腔疾病。

2. 用生理盐水或抗生素稀释冲洗泪道，以清除泪囊分泌物。经药物和冲洗泪道治疗，分泌物消失后，可行泪道探通术。泪囊区直流电药物离子导入，选黄连液。

其他疗法　手术治疗是治疗本病的根本措施，根据病情选择手术方式。

1. 泪道探通联合逆行鼻泪管插管术　适用于泪小点、泪小管正常，无严重鼻腔疾病者。

2. 泪囊鼻腔吻合术　适用于泪小点、泪小管正常，泪囊无过小者。

3. 泪囊摘除术　适用于兼有萎缩性鼻炎、泪囊过小及年老体弱者。

4. 鼻泪管激光重建术　各类型 CD。

护理防范

1. 保持眼部的清洁卫生，不用脏手揉眼，不用脏的手帕或纸巾等擦眼睛。

2. 积极治疗鼻中隔偏曲、鼻甲肥大、慢性鼻炎，及时处理堵在泪管中的泪液，防止本病的发生发展。

3. 在医生指导下用眼药水或眼药膏。如有迎风流泪的现象，应及时复查。

4. 不吃辛辣刺激的食物，清淡饮食。不焦虑，少熬夜，经常运动。

二、急性结膜炎

急性结膜炎（acute conjunctivitis，AC）是由微生物感染或多种因素引起的结膜组织炎症，表现为单眼或双眼异物感、烧灼感、畏光、流泪、分泌物增多等，俗称"红眼病"，发病快，病程一般少于 3 周。AC 为眼科常见疾病，任何人群、年龄段均可感染，尤其好发于儿童和青少年，急性感染性结膜炎可以传染。

临床表现

1. 典型特征 患眼充血，异物感、疼痛、烧灼感、畏光、流泪、分泌物增多。若炎症波及角膜，则会视物模糊。

（1）结膜充血水肿 结膜充血呈鲜红色，以睑部和穹隆部结膜最为显著，严重者可有点片状结膜下出血。

（2）结膜分泌物 细菌性结膜炎为大量黏液脓性分泌物，病毒性结膜炎则为水样分泌物。

（3）乳头增生、滤泡形成 乳头增生系结膜上皮细胞、血管增生及淋巴细胞浸润所致，常见于沙眼；滤泡形成系结膜上皮下淋巴细胞局限性聚集的结果，常见于病毒性结膜炎、包涵体性结膜炎。

（4）假膜 睑结膜表面附着白色纤维素渗出膜。

（5）耳前淋巴结肿大 病毒性结膜炎、包涵体性结膜炎、急性沙眼时可伴有。

（6）角膜损害 病毒性结膜炎常可出现浅层点状角膜炎、上皮下浸润；细菌性角膜炎可伴发边缘性角膜浸润或溃疡。

2. 潜伏期 潜伏期的患者一般没有明显不适感，很难察觉。潜伏期后一旦出现眼部不适需立即就医。

鉴别诊断

1. 一般诊断 根据患者症状、病史及眼部检查结果基本上可以确诊。有条件的情况下可进行分泌物或结膜刮片的细胞学检查、细菌培养等实验室检查以辅助诊断。

2. 实验室诊断

（1）细胞学检查 急性细菌性结膜炎，通过染色可在显微镜下发现大量多形白细胞和细菌；急性病毒性结膜炎，可见大量单核细胞，有假膜形成时，中性粒细胞增加；沙眼衣原体所致结膜炎则可见包涵体。

（2）细菌培养 通过分泌物细菌培养进一步确诊或指导治疗。病毒和沙眼衣原体的培养操作复杂，并非临床的常规检查。

药物防治 治疗上一般为针对致病微生物选择敏感的抗生素或抗病毒药物滴眼剂、眼膏涂眼，必要时辅以全身治疗。

1. 细菌性结膜炎 使用抗生素治疗。多数患者只需使用局部滴眼液即可控制病情，病情严重者要全身使用抗生素。

2. 病毒性结膜炎　流行性结膜炎、流行性出血性结膜炎无特异性药物；单纯疱疹病毒性结膜炎可局部应用抗单纯疱疹病毒的药物如阿昔洛韦、更昔洛韦滴眼剂滴眼。

3. 沙眼及包涵体性结膜炎　急性期口服阿奇霉素，可采用 20mg/kg 阿奇霉素单次给药方式；或口服阿奇霉素（每周 1 次，共 3 周）的方案；眼局部治疗应选择四环素、红霉素、磺胺类眼药。

4. 滴眼剂滴眼　此为最常用的方法。细菌感染引起的用抗菌药物，病毒感染引起的则使用抗病毒药物滴眼，必要时要根据病原体培养和药敏试验结果选择有效的药物。急性期应频繁滴用滴眼剂，每 1~2h 1 次。病情好转后可减少滴眼次数。

5. 眼膏涂眼　眼膏在结膜囊停留的时间较长。由于会造成视力模糊，宜睡前使用，可发挥持续的治疗作用。

6. 全身治疗　严重的结膜炎（淋球菌性结膜炎和衣原体性结膜炎等）除了局部用药外还需全身使用抗生素。

其他疗法　冲洗结膜囊：当结膜囊分泌物较多时，可用无刺激性的冲洗液冲洗，每天 1~2 次，以清除结膜囊内的分泌物。

护理防范

1. 急性期患者需隔离和预防，必须抓住消灭传染源、切断传播途径和提高身体抵抗力三个环节，以免传染，防止流行。

2. 注意个人卫生，勤洗手，防止交叉感染，不要用手揉患病的眼睛。女性在治疗期间避免眼部化妆，尤其是避免化妆品进入患眼。

3. 为减轻急性期症状，可适当冷敷；保持眼部的开放和清洁，不要包扎患眼，防止病情加重。

三、沙眼

沙眼（trachoma，TR）是由沙眼衣原体引起的一种慢性传染性结膜角膜炎，因其在睑结膜表面形成粗糙不平的外观，形似沙粒，故名沙眼。本病病变过程早期结膜有浸润，如乳头、滤泡增生，同时发生角膜血管翳；晚期由于受累的睑结膜发生瘢痕，以致眼睑内翻畸形，加重角膜的损害，可严重影响视力甚至造成失明。

1. 典型特征

（1）急性期　眼红、眼痛、异物感、流泪及脓性分泌物，伴耳前淋巴结肿大、压痛。结膜充血，睑结膜可见乳头、滤泡。

（2）慢性期　发病数周进入慢性期后，症状有所减轻，睑结膜乳头增生，滤泡形成，出现角膜血管翳，可有不同程度的视力下降，睑结膜瘢痕形成后乳头、滤泡等活动性病变消失。

（3）晚期　常因后遗症如睑内翻、倒睫、角膜溃疡及眼球干燥等，症状更为明显，并严重影响视力，甚至失明。

2. 潜伏期　潜伏期5～14d，双眼患病，多发生于儿童或少年期。

鉴别诊断

1. 一般诊断　详细的病史采集和眼部情况及视力的检查可初步诊断。

2. 实验室诊断

（1）病原学检测

① 涂片检测衣原体包涵体：是最常用的筛选方法，可用于高危人群的筛选。

② 细胞培养法：是检测沙眼衣原体的金标准，但费时且要求一定的技术设备条件。

（2）分子生物学技术检测　包括直接免疫荧光试验、核酸探针试验、核酸扩增试验等。

药物防治　沙眼衣原体对四环素族、大环内酯类及喹诺酮类抗菌药物敏感。局部可滴用0.1%利福平或15%磺胺醋酰钠滴眼液，晚上用四环素软膏或红霉素软膏。急性期或严重的TR应全身应用抗生素治疗，可口服多西环素或红霉素。

护理防范　培养良好卫生习惯，不用手揉眼，毛巾、手帕、脸盆、枕头、被套要用开水烫洗或煮沸消毒，勤洗、勤晒。对个人用品定期进行高温消毒。

四、角膜溃疡

角膜溃疡（corneal ulcer，CU）是指致病因子侵袭角膜，因致病因子分泌的毒素或组织释放的酶损害角膜组织而发生炎症、坏死，坏死的组织脱落形成 CU。常因异物等外伤，角膜异物剔除后损伤以及沙眼及其并发症、内翻倒睫刺伤角膜，细菌、病毒或真菌趁机而入，引起感染而发生 CU。此外，如结核引起的变态反应、维生素 A 缺乏、面瘫及眼睑瘢痕致眼睑闭合不良均可引起 CU。

临床表现

1. 典型特征

（1）角膜刺激症状　包括畏光、流泪、眼痛、眼睑痉挛等，症状多随病情的发展呈进行性加重。其中，棘阿米巴 CU 通常有与体征不符的眼部剧烈刺痛或放射痛；蚕食性 CU 较其他类型的患者疼痛更为明显，常发展成不可缓解的疼痛。

（2）眼睛异物感　角膜表面发生不同程度缺损、溃烂，并伴有分泌物附着，失去光滑感。

（3）视力下降　感染性 CU 发病早期即可出现视力下降并逐渐加重，根据病变深度的不同可导致不同深度的角膜瘢痕，造成永久性视力损害。若发生角膜穿孔则导致视力丧失，部分患者继发眼内炎，严重者导致眼球不能保留。免疫性 CU 多为角膜周边部位溃疡，发病初期对视力影响不大，随疾病进展会导致视力下降。

（4）眼部表现　感染性 CU 炎症反应较重，角膜缘及结膜血管充血，严重者导致红肿，可见大量分泌物；当溃疡面积足够大时，揉眼可见角膜灰白色斑块状或片状病灶，角膜穿孔者可有房水流出或眼内容物脱出。免疫性 CU 早期病变局限，炎症反应轻，病情严重时可见角膜缘及结膜充血显著，角膜穿孔可见房水流出或眼内容物脱出。

2. 潜伏期　CU 在临床上有几种不同的类型，细菌性 CU 一般潜伏期短、起病急，如铜绿假单胞菌性 CU 潜伏期很短，一般为 0.5～1d，0.5d 以下及 2d 以上者不多。

鉴别诊断

1. 一般诊断　患者有明显的角膜刺激症状，病情发展较快，既往有外伤、化学性损伤、长期戴角膜接触镜或长期服用激素类药物等诱因，可高度怀疑患有 CU；裂隙灯检查有助于清楚地观察角膜表浅或深部的微小病变，根据典型病变进行诊断。

2. 实验室诊断　角膜刮片可简单、快速筛查病原菌，适用于所有 CU

的患者，通过获取浅表的角膜标本进行涂片及培养可有助于感染性 CU 进行诊断，并进行药敏试验指导临床用药；取角膜组织进行病理学检查可有助于明确诊断。

3. 影像学诊断　光学相干断层扫描成像检查可检查感染浸润的深度；激光共聚焦显微镜检查可动态观察感染病灶病原及相关炎症细胞。

药物防治

1. 细菌性 CU　在细菌培养及药物敏感试验的结果未报告前，选择高效、广谱的抗生素；常用药物有左氧氟沙星、加替沙星、莫西沙星、妥布霉素、头孢他啶滴眼液等。对淋病奈瑟菌性 CU 使用青霉素全身治疗；病情稳定期可低浓度使用糖皮质激素滴眼液；不能局部滴眼液时可考虑结膜下注射用药。

2. 真菌性 CU　常用局部滴眼液有 0.5%伏立康唑滴眼液、5%那他霉素滴眼液或两性霉素 B 滴眼液，频繁滴眼，可联合应用非甾体抗炎药。严重者可联合全身用药，如口服伊曲康唑胶囊、静脉滴注氟康唑氯化钠注射液或伏立康唑氯化钠注射液等。

3. 病毒性 CU　局部使用阿昔洛韦、更昔洛韦滴眼液及凝胶；全身口服或静脉滴注阿昔洛韦。

4. 棘阿米巴 CU　常见局部药物有甲硝唑滴眼液、0.02%～0.04%氯己定和 0.02%聚六亚甲基双胍滴眼液；抗真菌药物如酮康唑、伊曲康唑及那他霉素等。全身药物可使用甲硝唑静脉滴注。

5. 角膜周边部溃疡　浅层溃疡可使用抗生素与低浓度的糖皮质激素滴眼液；若反复发作可使用 1%环孢素滴眼液和非甾体抗炎药物。全身适当辅以钙剂及维生素类药物。

6. 蚕食性 CU　主要应用免疫抑制剂治疗，如糖皮质激素（醋酸泼尼松口服或氢化可的松静脉滴注）、他克莫司滴眼液、环孢素滴眼液、胶原酶抑制剂（3%半胱氨酸滴眼液）、环磷酰胺口服或静脉推注等。其他药物可应用非甾体抗炎药，若合并感染则加用抗菌药物。

护理防范

1. 做好个人卫生，重视眼睛保护，促进伤口修复，防止交叉感染，不揉擦患眼。禁止热敷，避免感染扩散。

2. 患有眼球表面疾病和长期戴角膜接触镜的人群，积极治疗眼部疾病。

3. 急性感染期的患者，可采用冷敷，以减轻红肿热痛的症状。

4. 指导用药的重要性，教会患者点眼药水和涂眼药膏的方法。

5. 避免强光刺激和视疲劳，避免眼部刺激及污染，外出戴防护眼镜。

五、角膜炎

角膜炎（keratitis，KE）是由于角膜的防御能力减弱，外界病原体或自身疾病等因素侵袭角膜组织所引起的炎症反应，如果不及时治疗，可导致视力永久性损害。目前临床上多按致病原因将 KE 分为感染性、免疫性、营养不良性、神经麻痹性和暴露性等分类。感染性 KE 多发生于角膜中央区，而免疫性角膜病易发生于角膜周边部。

临床表现

1. **典型特征** 眼部刺激症状，包括眼痛、怕光、流泪、眼睑痉挛，伴有不同程度的视力下降、视物模糊。感染性 KE 病情严重或非感染性 KE 继发感染时，可发展成化脓性 KE，出现眼睑红肿、脓性分泌物。

（1）细菌性 KE 严重细菌感染，起病急，眼部刺激症状明显，发展迅速，病情多危重。

（2）真菌性 KE 多见于温热潮湿气候，患者多有植物划伤眼睛史或长期使用激素、抗生素的病史，机体免疫力低下。此病起病缓慢，刺激症状较轻，但致盲率高。

（3）病毒性 KE 常见的有单纯疱疹病毒、带状疱疹病毒引起的 KE。初次感染后病毒会潜伏在体内，待机体防御能力下降时再发病。临床特点是反复发作，多次发作使角膜混浊逐渐加重，最终可能致盲。

（4）棘阿米巴 KE 约 90%患者曾使用过角膜接触镜，多为单眼发病，患眼畏光、流泪伴视力减退，眼痛剧烈，病程可能持续数月。

2. **潜伏期** 细菌性 KE 1～2d，病毒性 KE 3～9d，真菌性 KE 3～7d。

鉴别诊断

1. **一般诊断** 依据病史、临床表现、眼部检查和辅助检查可明确诊断。重点在于明确病因，首先应确定是感染性的或非感染性的。

2. **实验室诊断**

（1）角膜病灶刮片检查 包括涂片染色镜检和病原微生物培养及药敏试验，可确定病原菌并指导治疗。

（2）角膜组织活检 病变发展到角膜深层或经药物治疗后，刮片镜检的病原体阳性率降低，可进行角膜病变区组织活检以明确病因。

（3）免疫学检查 怀疑免疫性 KE 者需要进行相应的免疫学检查。

3. 影像学诊断

（1）裂隙灯检查 可清楚地观察眼睑、角膜、结膜、巩膜、虹膜、前房等眼前段组织的病变情况。KE 典型的表现为睫状充血、角膜浸润及角膜溃疡形成。

（2）角膜共焦显微镜 是诊断真菌性 KE 和棘阿米巴 KE 的有效手段。

药物防治

1. 感染性 KE

（1）细菌性 KE 局部使用抗生素是治疗细菌性 KE 最有效的方法，使用剂型包括眼药水、眼膏、凝胶剂、缓释剂。如炎症无法控制，可能会导致角膜溃疡穿孔，应在局部用药的同时全身应用抗生素，必要时可使用结膜下注射药物。根据细菌学检查结果和药物敏感试验及时调整使用的抗生素。常用药物有头孢菌素（如头孢唑林）、妥布霉素等。

（2）真菌性 KE 局部使用抗真菌药物包括多烯类（如 0.25%两性霉素 B 眼药水、5%那他霉素）、咪唑类（如 0.5%咪康唑眼药水）或嘧啶类（如1%氟胞嘧啶眼药水）；严重真菌感染者需联合全身使用抗真菌药物如口服氟康唑、酮康唑、伊曲康唑、伏立康唑等，或静脉滴注咪康唑、氟康唑、伏立康唑等。

（3）单纯疱疹病毒性 KE 主要使用抗病毒药物如更昔洛韦、阿昔洛韦等外用。病情严重、多次复发或角膜移植术后的患者需口服阿昔洛韦、更昔洛韦等抗病毒药物，有时可联合应用糖皮质激素。

（4）棘阿米巴 KE 药物治疗可选用氨基糖苷类、聚双胍类等药物。药物治疗一般疗程较长，若治疗期间中断用药，可能导致病情反复而恶化。

2. 非感染性 KE 非感染性 KE 的治疗取决于症状严重程度、病因。由于角膜划痕导致的轻微不适，可使用人工泪液；如果 KE 导致严重的撕裂和疼痛，可能需要 24h 眼贴和局部眼药。

其他疗法

1. 过敏性 KE 需要脱离过敏原，使用抗过敏药物、抗炎药物治疗。

仅药物治疗效果不佳者需要手术治疗；严重倒睫引起的 KE，可通过手术矫正倒睫。

2. 角膜出现严重混浊、溃疡、穿孔，影响视力，考虑角膜移植。

3. 眼睑缺损、睑外翻、眼睑闭合不全等，角膜失去眼睑保护，暴露在外界环境中，容易干燥、受损，发生暴露性 KE。控制不佳时，应手术修复眼睑疾病。

护理防范

1. 注意安全，避免眼部受伤。积极治疗眼部疾病。

2. 保护眼睛、合理用药、均衡饮食，禁油炸、辛辣食物，戒烟酒。不擅自长期用眼药水。

3. 科学照明，选择光线明亮、柔和、不跳跃、不刺眼的照明工具。常在户外工作、旅游及特殊职业者应戴合适的护目镜，防止眼外伤及紫外线损伤。

六、角膜软化症

角膜软化症（keratomalacia，KER）是以缺乏维生素 A 为主的高度营养不良引起的角膜基质软化和坏死的眼病，也是全身营养不良的局部表现。多见于 3 岁以下儿童，常为双眼受累。早期造成角膜、结膜上皮干燥、变质，晚期出现角膜基质细胞坏死、破溃。

临床表现

1. 症状　早期主要为夜盲，患眼干涩不适，逐渐出现眼痛、畏光流泪、视力下降。

2. 体征　球结膜及角膜表面失去光泽、弹性减退。当眼球转动时，球结膜可折叠成与角膜缘同心的皱纹圈，在睑裂部球结膜上出现典型的基底朝向角膜缘的三角形泡沫状上皮角化斑，称为"Biot 斑"。随着病情发展，角膜知觉减退，上皮脱落，基质迅猛变薄、溶解、坏死，继而形成溃疡。若继发细菌感染，则出现前方积脓；如处理不及时，可迅速恶化而穿孔，甚至出现眼内容物脱出等严重后果。

鉴别诊断

1. 一般诊断　依据发热、慢性腹泻等消耗性疾病或人工喂养不当等维生素 A 缺乏的病史，夜盲、患眼干涩不适，角膜及结膜上皮干燥、变质等典型临床症状和眼部专科检查可初步诊断。

2. 实验室诊断　血清维生素 A 含量低下；尿沉渣检查见角化上皮细胞阳性。

药物防治

1. 为了预防感染，应同时滴用抗生素滴眼液或涂眼膏，也可用维生素 A 油剂滴眼。若出现角膜溃疡及前房积脓时，必须及时散瞳。

2. 在积极治疗内科疾病、改善营养的同时，应迅速补充大量维生素 A 及其他维生素，纠正水及电解质失衡，可口服维生素 AD 丸等。严重病例应每次肌注维生素 A 2 万 IU，连续 7～10d。

其他疗法　若角膜穿孔，可行结膜瓣遮盖术或角膜移植术。如眼内容物有大量脱出、眼球无法保存时，则应行眼球摘除术或眼内容物剜出术。

护理防范

1. 纠正偏食习惯，使婴幼儿得到合理喂养。

2. 积极治疗原发疾病，适当补充足够辅食。补充维生素 A，同时补充 B 族维生素。

3. 如发现患儿不愿睁眼时，应做眼部检查，早期发现、及时治疗，避免恶化。

4. 对于眼部症状严重者，医生检查或用药时应动作轻柔，并防止患儿用手揉擦眼部，以防穿孔。

七、急性虹膜睫状体炎

急性虹膜睫状体炎（acute iridocyclitis，AI）是急性前葡萄膜炎常见类型，是眼科常见病及多发病，好发于青壮年，易反复发作。虹膜、睫状体单独发生炎症的机会很少，最常见的是虹膜、睫状体同时发生炎症。

临床表现　典型特征：起病急，眼部疼痛、眼红、视力下降、畏光、流泪。睫状体充血，瞳孔缩小，角膜后沉着物，房水闪辉，虹膜后粘连。

鉴别诊断

1. 一般诊断　根据眼痛、畏光流泪、视力减退等症状，睫状充血或混合充血、角膜后沉着物、房水闪辉、瞳孔缩小、虹膜后粘连等体征，即可诊断。

2. 实验室诊断　血清学检查可见白细胞计数增高；炎性细胞是反映眼前段炎症的可靠指标。对怀疑病原体感染所致者，应进行相应的病原学检查，眼内液病原体直接涂片可检查相关致病菌；PCR 测定致病原的 DNA 有助于病因学诊断。

3. 影像学诊断　裂隙灯检查：前房可见到大小一致的灰白色尘状颗粒，近虹膜面向上运动，近角膜面则向下运动。

药物防治

1. 散瞳　对急性严重的前葡萄膜炎，可给予阿托品持续散瞳。

2. 糖皮质激素　常用的有醋酸氢化可的松、醋酸氟美松龙、醋酸泼尼松龙和地塞米松磷酸盐悬液或溶液。对严重的 AI，可给予地塞米松磷酸盐溶液每 15min 点眼 1 次，连续 4 次后改为每小时 1 次。

3. 非甾体抗炎药　已经证明，急性前葡萄膜炎，特别是手术后或外伤后所致者，有花生四烯酸代谢产物的参与，因此可给予吲哚美辛、双氯芬酸钠等滴眼液点眼，有助于消除炎症。

4. 病因治疗　积极治疗原发病，由感染因素引起者应抗感染治疗，其他因素所致者应结合相应的病因治疗。

护理防范

1. 积极治疗原发病。自备 1%阿托品眼液，一旦患眼出现红、痛等病情反复的表现时，在到医院就诊前可自行点用 1%阿托品眼液。眼睛疼痛时给予热敷，以湿热敷为最好。

2. 注意眼部卫生。避免强光刺激，光线宜暗，外出应戴墨镜。

3. 按时用药，注意休息，不能用眼过度，保证充分睡眠。

4. 清淡饮食，进易消化的软食或流质食物。戒烟酒。

八、巩膜炎

巩膜炎（scleritis，SC）是一种巩膜炎症性疾病，可见于任何年龄段的人群，女性患病率较高。

临床表现

1. 前 SC　主要表现为巩膜内紫红色充血，同时出现剧烈的疼痛，持续时间较长。

2. 后 SC　患者会出现不同程度的眼痛、视力下降。

鉴别诊断

1. 一般诊断

（1）体格检查　触诊眼睛会有明显的压痛。

（2）裂隙灯下可观察到有无水肿、浅表和深层巩膜血管有无扩张等情况。

2. 影像学诊断　对于后 SC 还可行 B 超检查、CT 扫描等协助诊断。

药物防治　眼部或者全身应用糖皮质激素及非甾体抗炎药。如果效果不好可加用免疫抑制剂。

其他疗法　对于巩膜坏死、穿孔患者可试行异体巩膜移植术。

护理防范　SC 病程较长，要及时注意眼部周围情况，出现不适时及时就医，做好眼部清洁和护理。

九、虹膜睫状体炎

虹膜睫状体炎（iridocyclitis，IR）是一种好发于青壮年的前葡萄膜炎。IR 的致病因素主要包括病原体感染、人体免疫功能紊乱、创伤及理化损伤。

临床表现　疼痛、畏光、流泪及视力减退等是 IR 的主要症状。

鉴别诊断　眼部检查包括眼前段体征的观察、视力以及眼底病变程度的检查。

药物防治

1. 散瞳药　帮助解除睫状肌和瞳孔括约肌的痉挛，缓解症状。

2. 根据患者的具体情况选择药物控制炎症。

十、葡萄膜炎

葡萄膜炎（uveitis，UV）又称色素膜炎，是由感染、免疫或损伤等多种原因引起的眼内葡萄膜的炎症。

临床表现

1. 前 UV　炎症主要波及虹膜、睫状体和脉络膜，是临床最常见的一种类型。急性的常突发，症状（疼痛、畏光、流泪、视力减退）明显。慢性的常发病缓慢，症状不明显。

2. 中 UV　炎症主要波及睫状体扁平部、玻璃体基底部、周边视网膜和脉络膜。轻者可无症状或是眼前黑影、视物模糊。重者可出现视力减退，偶有眼痛。

3. 后 UV　炎症波及眼球后部。有眼前黑影飘动、闪光感、视物变形、暗点、视力减退等症状。

鉴别诊断

1. 眼部检查　包括眼表面症状的观察、眼睛视力等方面和眼底病变的检查。

2. 对怀疑病原体感染所致的 UV 应进行病原学检查。

药物防治

1. 散瞳药　解除睫状体和瞳孔括约肌的痉挛,减轻充血、水肿和疼痛。

2. 根据患者的具体情况选择药物控制炎症或抗病原体治疗。

十一、泪囊炎

泪囊炎（dacryocystitis，DA）是一种眼科常见的疾病,主要是由于泪道堵塞,导致细菌、泪液长时间积存于泪囊内引发的炎症。

临床表现

1. 急性 DA　一般鼻根部泪囊区皮肤会出现红、肿、热、痛的现象,甚至同侧面部肿胀,有时伴有耳前和颌下淋巴结肿大和压痛,眼部流泪,泪小点处可伴有脓性分泌物溢出,当脓肿局限时可以自皮肤面破溃。

2. 慢性 DA　多表现为流泪,挤压患眼泪囊区可看到自泪小点溢出的脓性或浆液性的分泌物。

鉴别诊断

1. 实验室诊断

（1）血常规检查　可明确感染的程度和性质,显示白细胞增高。

（2）泪囊分泌物的细菌培养及药物敏感试验　明确感染的性质和致病菌的种类,并为药物治疗提供重要参考。

2. 影像学诊断

（1）泪囊造影　可观察泪囊的大小和形状,还可见鼻泪管是否有阻塞。

（2）CT 检查　慢性泪囊炎形成囊肿时,表现为圆形或类圆形囊状水样密度影,脓肿的密度略高于水的密度,强化扫描还有不同程度的环形强化。

药物防治　局部滴用各种抗生素眼液,滴药前挤压排空泪囊内分泌物。全

身用磺胺或抗生素，减轻症状，为手术做准备。

其他疗法

1. 泪囊鼻腔吻合术　将局部鼻腔黏膜和泪囊通过手术吻合在一起，建立一个引流泪液的通道。

2. 泪囊摘除手术　适用于萎缩性鼻炎较为严重或是不宜行鼻腔泪囊吻合术者，用于消除病灶，避免对眼组织的损伤。

护理防范　若一眼患病时要及时防止另一只眼感染。

第二节　其他眼科疾病

一、老年性白内障

老年性白内障（senile cataract，SC）即年龄相关性白内障，是指中老年开始发生的晶状体混浊，随着年龄增加，患病率明显增高。多见于 50 岁以上的中老年人，通常双眼先后发病。本病的发生与环境、营养、代谢和遗传等多种因素有关。

临床表现　典型特征：50 岁以上中老年人，病变初起时，出现视力渐进性下降、视物模糊、眼前如有烟雾或纱幕状遮挡等症状，逐渐加重，最终可致失明；还可见复视、眩光和色觉异常。

鉴别诊断

1. 一般诊断　根据 SC 病史、临床表现及临床检查体征可明确诊断。

2. 实验室诊断

（1）眼压检查　排除高眼压引起的视功能损害。

（2）房角检查　应用房角镜、超声生物显微镜进行房角的检查，以了解虹膜角膜角的宽窄和开放程度，主要是在伴有青光眼史的患者中，为手术方式的制定提供依据。

3. 影像学诊断

（1）B 超检查　对于白内障患者是一种常规检查方法，可排除玻璃体积血、视网膜脱离和眼内肿瘤等疾病。在晶状体明显混浊、检眼底检查不能辨明眼底情况时尤为重要。

（2）眼部特殊检查　对手术效果存在疑虑或有特殊要求，怀疑合并其他眼病的患者，要进行相关的检查。包括角膜内皮细胞检查、视网膜视力检查、视野检查、视网膜电流图检查、视觉诱发电位检查、光学相干断层扫描仪检查、眼底检查及眼底血管造影检查。

药物防治　治疗药物包括含硫制剂、抗醌体制剂、醛糖还原酶抑制剂、维生素及能量合剂、天然提取物等，如法可利晴、谷胱甘肽、维生素 C、仙诺林特等。可以进行局部或全身治疗。

其他疗法　目前主要采用白内障超声乳化联合人工晶体植入技术。术后发生后囊膜混浊而严重影响视力时，采用 YAG 激光切开瞳孔区后囊膜，恢复视力。

护理防范

1. 睡眠充足，生活规律，劳逸结合。阅读、写字、看电视时间应控制在 1h 之内。

2. 避免强阳光，戴有色眼镜以防红外线、紫外线照射。出现眼睛疼痛、发红、看灯光有彩色光环等症状，及时至医院检查治疗。

3. 在医生指导下，按时点用治疗白内障的眼药或服用口服药，待时机成熟时可行手术治疗。

4. 清淡饮食，忌辛辣、刺激食品，进食富含蛋白质、维生素、纤维素的食物。

二、青光眼

青光眼（glaucoma，GL）是一组以视盘萎缩及凹陷、视野缺损及视力下降为共同特征的疾病，病理性眼压增高、视神经供血不足是其发病的原发危险因素，视神经对压力损害的耐受性也与 GL 的发生和发展有关。GL是导致人类失明的三大致盲眼病之一，临床上根据病因、房角、眼压描记等情况将 GL 分为原发性、继发性和先天性三大类。继发性 GL 是由于某些眼病或全身疾病干扰了正常的房水循环而引起的，如眼外伤所致的GL、新生血管性 GL、虹膜睫状体炎继发性 GL、糖皮质激素性 GL 等，其致病原因均较为明确。先天性 GL 是由于胚胎发育异常、房角结构先天变异所致。

临床表现　典型特征：眼胀、眼痛、畏光、流泪、头痛、视力锐减等。

1. **急性闭角型 GL**　表现为突然发作的剧烈眼胀、眼痛、畏光、流泪、头痛、视力锐减、眼球坚硬如石、结膜充血，伴有恶心呕吐等全身症状。急性发作后可进入视神经持续损害的慢性期，直至视神经遭到严重破坏，视力降至无光感且无法挽回的绝对期。

2. 慢性闭角型 GL　表现为眼部干涩、疲劳不适、胀痛、视物模糊或视力下降、虹视、头痛、失眠、血压升高，休息后可缓解。早期症状有四种：经常感觉眼睛疲劳不适；眼睛常酸胀，休息之后有所缓解；视物模糊、近视眼或老花眼突然加深；眼睛经常感觉干涩。

3. 原发性开角型 GL　绝大多数患者无明显症状，常常是疾病发展到晚期，视功能严重受损时才发觉，患者眼压虽然升高，前房角始终是开放的。

鉴别诊断

1. 一般诊断

（1）急性闭角型 GL　根据典型病史、症状和眼部体征，诊断多无困难，房角镜检查显示房角关闭是重要诊断依据。

（2）慢性闭角型 GL　经常有眼胀头痛、视疲劳、虹视雾视等症状，尤其在傍晚或暗处、情绪波动时明显。检查眼压中度升高、周边前房浅、房角为中度狭窄，眼底有典型的 GL 性视盘凹陷，伴有不同程度的 GL 性视野缺损。

（3）原发性开角型 GL　早期多无自觉症状，若眼科检查发现眼压增高、视盘损害、视野缺损三项中有两项以上为阳性，房角镜检查显示房角开放，即可初步作出诊断。

2. 实验室诊断　眼压测量：可有病理性眼压升高。正常眼压范围在10～21mmHg。若眼压超过 21mmHg 或双眼压差值＞5mmHg 或 24h 眼压差值超过 8mmHg 则为异常。

3. 影像学诊断

（1）房角镜检查　直接观察房角的开放或关闭，从而区分开角型和闭角型 GL；视野检查是诊治和随访 GL 治疗效果的最重要的检查之一，包括中心视野和周边视野检查；通过检眼镜、裂隙灯前置镜或眼底照相的方法；观察"杯盘比 C/D"的大小、盘沿有无切迹、视盘有无出血、视网膜神经纤维层有无缺损等。

（2）超声生物显微镜。

（3）共焦激光扫描检眼镜。

（4）定量静态视野，图形视觉诱发电位　GL出现典型视野缺损时，视神经纤维的损失可能已达 50%。

药物防治

1. 急性闭角型 GL　急性发作时要局部频滴缩瞳药，同时联合应用 β 受体阻滞剂点眼，口服碳酸酐酶抑制剂等以迅速降低眼压。

2. 慢性闭角型 GL　初期可用缩瞳药或 β 受体阻滞剂局部治疗。

3. 原发性开角型 GL　可先试用药物治疗，局部滴用 1～2 种眼药控制眼压在安全水平，并定期复查。

4. 先天性 GL　青少年型早期可与开角 GL 相同。药物治疗不能控制时，可做小梁切开或小梁切除术。

5. 继发性 GL　治疗原发病，同时进行降眼压治疗。若眼压控制不满意，可针对继发原因做相应的抗 GL 手术治疗。

其他疗法　手术治疗：对于一些用药物无法控制或其他原因所致的患者，可选用手术治疗或激光切除治疗。

护理防范

1. 尽量避免导致眼压升高的因素，戒烟酒。给予患者关怀和疏导。使患者保持心情舒畅。

2. 使用楔形的枕头，使头稍稍抬起，角度大约 20°，可降低睡眠时的眼压。

3. 若视力已经受损，可以使用一些辅助工具来提高视力，如使用大字号的印刷品、改善照明、使用电子助视器等。

4. 糖尿病、高血压患者要积极治疗原发疾病。定期检查眼部。

5. 使用机器工作或进行高速球类运动时戴护目镜，防止眼外伤。

三、老年性黄斑变性

老年性黄斑变性（senile macular degeneration，SMD）又称年龄相关性黄斑变性，是一种随年龄增加而发病率上升并导致患者中心视力下降的疾病。发病年龄一般在 50 岁以上，无性别差异，是发达国家 65 岁以上老年人致盲的首要原因。临床上分为干性（萎缩型）和湿性（渗出型）两类，前者发病相对较多。

临床表现

1. 症状　渐进性视力下降，视物变形及中央视野暗点，如黄斑出血，视力可在短时间内急剧下降。

2. 体征　干性患者双眼常同期发病且同步发展，特点为进行性色素上皮萎缩；湿性患者特点是色素上皮层下有活跃的新生血管，从而引起一系列渗出、出血、瘢痕改变。

鉴别诊断

1. 一般诊断　根据患者年龄及视力下降、视物变形等症状，并通过视力检查、眼底检查、荧光血管造影、吲哚青绿血管造影、光学相干断层扫描、视力中心缺陷测试等可明确诊断。

2. 实验室诊断　视力检查可见不同程度的视力下降；视野检查有绝对性中心暗点。

3. 影像学诊断　光学相干断层扫描（OCT）、荧光素眼底血管造影、吲哚青绿脉络膜造影等眼科专科检查。

药物防治

1. 抗氧化剂　口服维生素 C、维生素 E、锌剂、叶黄素可防止自由基对细胞的损害，保护视细胞，起到视网膜组织营养剂的作用。

2 抗血管内皮生长因子（VEGF）治疗　基于对脉络膜新生血管（CNV）发病机制的认识，VEGF 在 CNV 发生发展中起到了轴心作用。Ranibizumab（Lucentis）是人源化重组抗 VEGF 单克隆抗体片段 Fab 部分，可结合所有检测到的 VEGF 异构体，减少血管的渗透性并抑制 CNV 形成。使用方法为玻璃体内注射。

其他疗法

1. 手术治疗　如视网膜下新生血管膜的切除、黄斑转位术、视网膜移植等。

2. 激光治疗　用激光所产生的热量摧毁黄斑区的异常新生血管。激光光凝仅是为了封闭已经存在的新生血管，并不能阻止新的新生血管的形成，是一种对症治疗。

3. 经瞳温热疗法（TTT）　此法是采用 810nm 波长的近红外激光，在视网膜上的辐射率为 $7.5W/cm^2$，穿透力强而屈光间质吸收少，使靶组织缓慢升温 10℃左右。

4. 光动力疗法（PDT） 是将一种特异的光敏剂注射到患者的血液中，当药物循环到视网膜时，用 689nm 激光照射激发光敏剂，从而破坏异常的新生血管，而对正常的视网膜组织没有损伤。

护理防范

1. 外出使用遮阳帽和遮阳镜，选择低视力专用设备。

2. 养成良好的生活习惯，避免精神紧张或劳累。

3. 均衡饮食，忌辛辣刺激、高脂肪饮食，控制体重、血压、血脂。多食富含维生素 C、维生素 E、锌、叶黄素的食物。

4. 自我测试，定期进行眼科检查。在强光下活动应戴遮光眼镜。日光下戴滤光镜。如一眼已患黄斑变性，应注意监测健眼。

四、缺血性视神经病变

缺血性视神经病变（ischemic optic neuropathy，ION）为供应视神经的动脉血供急性障碍引起视神经缺血、缺氧，造成视神经损害，分为前部 ION 和后部 ION，单眼或双眼发病，双眼发病时间可有间隔。目前临床上将其统称为前部 ION。多见于老年人，超过 60 岁者，女性较男性多见。

临床表现 典型特征：无痛性视力下降，甚至可降至仅有光感，或一过性黑蒙。颞动脉炎所致可伴同侧眼眶及头痛史，按压颞动脉及咀嚼时可有疼痛感。视野检查典型表现为象限盲并延伸一弧形暗点与生理盲点连接，亦有早期仅为中心暗点或弓形暗点后发展成下方半盲。眼底检查可见视盘弥散性或节段性水肿，边界不清，盘周视网膜少量出血，后期视盘色变淡。

鉴别诊断

1. 一般诊断 根据发病特点、显著的症状与体征、明确的全身病史，辅助视野、FFA 检查可诊断。

2. 实验室诊断 红细胞沉降率以及血常规检查：排除其他全身性疾病，如颞动脉炎所致则血沉异常高，必要时行颞动脉组织活检。老年人应重视血液流变学及生化检查。

3. 影像学诊断 眼底荧光血管造影（FFA）早期表现为视盘缺血区无荧光或弱荧光或充盈迟缓，网膜循环正常。如部分缺血区因表层毛细血管代偿性扩张渗漏呈现强荧光，视盘上梗阻缺血区与非缺血区荧光强弱产生不对称性即不均匀现象。视神经萎缩后 FFA 呈现弱荧光或无荧光充盈。

药物防治

1. ION 目前尚无有效治疗，应针对病因治疗。全身或球后、球旁皮质类固醇治疗，可减少缺血所致的水肿，改善血运障碍，阻断恶性循环。口服乙酰唑胺类药以降低眼压，改善视盘血供不平衡。同时可给予神经营养药物如维生素 B_1、维生素 B_{12}、ATP 及辅酶 A 等。右旋糖酐 40、复方丹参、曲克芦丁、川芎嗪等均可适当应用。体外反搏治疗能提高主动脉舒张压，从而增加颈总动脉的血流量。

2. 颞动脉炎　应立即用糖皮质激素，如泼尼松口服每天 80～100mg，或静脉予甲泼尼松 250mg，每 6h 1 次。1 个月后渐减糖皮质激素至症状与体征稳定；适当应用抗生素。

3. 高血压者适当稳妥降压，血压突降会加重眼部病情。

4. 病因治疗　控制高血压、糖尿病等原发病。

5. 糖皮质激素　如泼尼松每天 1mg/kg，共 11d，每 4d 递减 10mg。辅以胃黏膜保护药，适当补充钾、钙。高血压、糖尿病患者慎用。

6. 辅助用药　如血管扩张药、抗凝血药、维生素 C、维生素 E 及 ATP 等。

7. 降低眼压　乙酰唑胺 250mg，每天 3 次，连用 15～20d。

护理防范

1. 积极治疗高血压、高血脂、糖尿病。保持血压平稳正常。

2. 宜进低盐低脂饮食，多食富含钾、钙的食物，忌辛辣刺激性食物。

五、视网膜静脉分支阻塞

视网膜静脉分支阻塞（branch retinal vein obstruction，BRVO）是各种原因引起视网膜静脉分支发生阻塞，以阻塞远端静脉扩张迂曲、血流淤滞、出血和水肿为特征的病变，是最常见的视网膜血管病，也是致盲原因之一。多见于中老年人，一般为单眼发病，年龄多在 50～79 岁。好发于颞上支，其次是颞下支及鼻侧，偶见于双眼。多伴有高血压、动脉硬化、糖尿病等全身性疾病。

临床表现
典型特征：多为突然视力下降或有部分视野缺损，视力减退的状况与受累分支供血的部位有关，若阻塞发生在黄斑分支，患者视力则有不同程度减退，若阻塞部位不发生在黄斑分支，视力多不受影响。视网膜神经纤维层出血沿阻塞的分支静脉分部，出血的范围一般不超过水平线。

阻塞位置发生距视盘越近则阻塞面积越大，静脉血管迂曲扩张，受累网膜水肿，有散在的棉絮斑。

鉴别诊断

1. 一般诊断　根据典型的眼底改变，同时结合 FFA 检查结果及临床表现可以确定诊断。

2. 实验室诊断　血液流变学检查可了解血浆黏度和全血黏度，可进行 β 凝血蛋白和血小板第Ⅳ因子含量测定。

3. 影像学诊断　FFA 见早期受阻的静脉充盈迟缓、迂曲扩张，晚期受累静脉管壁着色；慢性期可见大片毛细血管无灌注区及侧支循环形成并有新生血管，黄斑区可见弥漫性高荧光。

药物防治

查找病因，有心脑血管疾病、高血压、动脉硬化、糖尿病者应针对病因治疗。

1. 黄斑水肿时间在 3 个月以上者，可用曲安奈德玻璃体内注射，促进水肿吸收，提高视力，但不能持久，黄斑水肿可能复发，需要再次注射，也可引起眼压增高。

2. 应用抗 VEGF 药物（贝伐单抗、雷珠单抗）是治疗视网膜静脉阻塞继发黄斑水肿的有效方式，用药过程中病灶稳定，用药后视力迅速提高，但需要多次注射，也会增加白内障等并发症的发生率。

其他疗法

1. 如有玻璃体积血者，治疗 6 个月后仍未能吸收，或已发生牵拉性视网膜脱离时，行玻璃体切割术，术中对病变区或全视网膜行光凝术，以防反复出血。

2. 视网膜动静脉鞘膜切开术　在受压静脉与动脉交叉处切开动静脉鞘膜，以减轻静脉受压，使血流恢复。手术后约 80%患者视力稳定或提高。

3. 激光光凝治疗　如视网膜荧光血管造影显示毛细血管无灌注区，面积超过 7 个视盘直径，可行视网膜光凝术，以防视盘、视网膜、虹膜、房角生成新生血管，预防复发出血、促使渗出，预防牵拉性视网膜脱离及新生血管性青光眼。

护理防范

1. 积极控制血压、血糖、血脂，进低盐、低脂、低糖饮食。坚持有氧锻炼。

2. 血液高凝者，可预防性使用抗凝血药物，如阿司匹林、华法林等。

3. 有高危因素者应避免服用避孕药等雌激素类药物。戒烟。如有眼部不适应及时就医。

六、糖尿病视网膜病变

糖尿病视网膜病变（diabetic retinopathy，DR）为常见的糖尿病慢性并发症之一，指糖尿病导致的视网膜微血管损害所引起的一系列典型病变，是一种影响视力甚至致盲的慢性进行性疾病；本病以预防为主，早期规范治疗可显著改善预后。糖尿病、高血压是 DR 最相关的危险因素。

临床表现　典型特征：患者在 DR 的早期阶段常没有症状。随着病情的发展，DR 症状可能包括飞蚊症（患者眼前会出现黑影飞舞）、视野模糊、复视，视野中有阴影或空白区域，视力下降，甚至失明。

鉴别诊断

1. 一般诊断　有视物模糊、视力下降、失明等症状，结合检眼镜检查或眼底彩色照相检查可确诊。如果眼底有出血点，做眼底荧光血管造影检查，可更清楚地了解 DR 的程度。

2. 实验室诊断　包括空腹血糖、餐后血糖、糖化血红蛋白、凝血功能、D-二聚体、肝功能、肾功能、C 反应蛋白等检查。

3. 影像学诊断

（1）眼科专科检查　视力检查，眼压检查，必要时前房角镜检查；散瞳后眼底照相和裂隙灯下眼底检查；眼底照相，记录糖尿病的严重程度；OCT 检查；FFA 检查。

（2）眼部超声检查　一种非常有价值的诊断工具，可以评估视网膜在玻璃体积血或玻璃体混浊时的状态。

（3）B 超检查　可能有助于明确玻璃体视网膜牵拉的程度，尤其是对糖尿病眼黄斑的牵拉。

药物防治

1. 控制血糖　采用饮食控制或联合降糖药物，长期稳定地控制血糖，能延缓疾病的发展。

2. 导升明　预防用药，每天 500mg，分 1～2 次服用；非增生性 DR，每天 750～1500mg，分 2～3 次服用；增生性 DR，每天 1500～2000mg，

分 3～4 次服用。疗程为 3～6 个月。

3. 其他药物　如口服阿司匹林、肌注普罗碘铵等。

其他疗法

1. 全视网膜光凝治疗（PRP）　眼底激光治疗是目前防止糖尿病患者失明的有效手段。PRP 仍是治疗严重非增殖期以后 DR 的最有效方法。眼底激光治疗后一定要定期复查。

2. 黄斑的局部光凝治疗　这是治疗局灶性黄斑水肿的有效方法，也是抗 VEGF 治疗的补充治疗。

3. 玻璃体切割术治疗　对于进入 DR 晚期患者，可能会发生玻璃体积血以及牵拉性视网膜脱离，此时进行玻璃体切割术仍有希望挽救视力。

护理防范

1. 严格血糖、血脂的控制。不吃油腻食物，多吃维生素含量高的食物。

2. 定期视力、眼压检测。出现视力下降应及时就诊。

3. 保证充足的睡眠，不熬夜。避免眼睛被强光照射，外出戴遮阳帽子、墨镜。

七、高血压性视网膜病变

高血压性视网膜病变（hypertensive retinopathy，HR）是指由高血压引起的视网膜病变。眼底是全身唯一能在直视下看到血管及其有关变化的部位，并在一定程度反映体内其他重要器官的情况。高血压病早期，眼底往往正常，并可维持相当长时间。当血压持续升高时，可引起全身小动脉硬化，发生于视网膜病变者，称为 HR。约 70% 高血压病患者可并发 HR。年龄越大，高血压病程越长，发病率越高。

临床表现　典型特征：一般无明显症状，严重者可有头痛、视物模糊、视物变小或变形。早期不影响视力，后期视力不同程度下降。

鉴别诊断

1. 一般诊断　根据患者高血压病史、血压升高情况及眼底征象，易于诊断。

2. 实验室诊断

（1）恶性 HR　视盘及其周围视网膜明显水肿，边缘模糊。小动脉变细、变直，部分成白线，静脉弯曲扩张。整个视网膜苍白、混浊、水肿、火焰状和大片出血。

（2）慢性 HR　视网膜动脉由初期的痉挛状态变为硬化、狭窄、管壁光反射增强，呈铜丝或银丝状，动脉、静脉交叉压迫现象，随之远端的静脉和毛细血管扩张，视网膜水肿、出血和渗出。

3. 影像学诊断　眼底荧光造影检查可见视盘毛细血管扩张、迂曲，并有微血管瘤形成，晚期有荧光素渗漏，视网膜毛细血管有大量荧光素渗漏，相当于棉絮斑区域的毛细血管闭塞，形成小的无灌注区，其周围的毛细血管扩张，有微血管瘤形成，并有荧光素渗漏。

药物防治　本病以高血压为发病基础，故降低血压为最根本的防治措施。依那普利治疗 26 周后，视网膜动脉壁混浊明显减轻。眼部采取对症治疗，如活血化瘀以促进渗出和出血的吸收，口服维生素 C、维生素 E 和芦丁、钙剂等。

护理防范　积极控制高血压，避免熬夜、受寒等导致血压升高的因素。

八、翼状胬肉

翼状胬肉（pterygium，PT）是睑裂部肥厚的结膜及结膜下的纤维血管组织呈三角形向角膜表面攀爬的慢性进行性眼病，因其形状酷似昆虫的翅膀故名。中老年人多发，尤其是长期从事户外工作者多发，单眼或双眼发病，分为静止期和进行期。

临床表现

1. 多无自觉症状或仅有轻度不适，在胬肉伸展至角膜时，由于牵扯而产生散光；或因胬肉伸入角膜表面生长遮蔽瞳孔而造成视力障碍，非常严重的病例可以不同程度地影响眼球运动。

2. 单侧胬肉多见于鼻侧，双侧者则分别在角膜的鼻、颞两侧。初期时角膜缘发生灰色混浊，球结膜充血、肥厚，以后发展为三角形的血管性组织。

3. 胬肉按其病变进行情况可分为进行期或静止期。进行期胬肉的头部隆起，附近的角膜混浊，在前弹力层及浅基质层有细胞浸润。静止期的胬肉头部平坦，角膜浸润吸收，体部不充血或轻度充血，表面光滑，病变静止。

鉴别诊断

1. 一般诊断　根据临床表现、病史及眼部检查结果基本可确诊。

2. 实验室诊断

（1）结膜刮片　可找到浆细胞和淋巴细胞。

（2）免疫荧光检查　IgE、IgG 增加，另外 PT 必须和假性胬肉相鉴别。假性胬肉一般有化学烧伤或其他眼外伤病时，可发生于眼球的任何部位，没有炎症的表现，颈部可以通过探针。睑裂斑位于睑裂区角膜两侧的球结膜，微隆起于结膜，呈黄白色的三角形外观，与长期户外活动有关，但睑裂斑很少侵入角膜。

3. 影像学诊断　裂隙灯下检查可发现睑裂区有异状的纤维血管组织呈三角形侵入角膜。

药物防治　局部用药治疗：胬肉小但处于进行期时，用糖皮质激素类或非类固醇激素类滴眼液，同时给予抗生素类眼液滴眼，以预防继发感染。为减少外界刺激可戴适当的变色镜。

其他疗法

1. 手术治疗适应证　胬肉接近或侵及瞳孔区，且发展较快。

2. 手术方法　手术应在显微镜下进行。有多种术式，如胬肉切除术、胬肉切除联合游离结膜瓣移植术、胬肉切除联合游离结膜瓣转位术、胬肉切除联合羊膜移植术、联合角膜缘干细胞移植等。

护理防范　尽量避免长期暴露于阳光、烟尘、风沙、干燥等环境。长期户外工作者建议戴防护镜。

九、并发性白内障

并发性白内障（complicated cataract，CC）是由于眼前节和后节的炎症或者退行性病变，使晶状体发生营养或代谢障碍，导致晶状体混浊。常见于葡萄膜炎、严重角膜炎、视网膜色素变性、视网膜脱离、晚期青光眼、眼内肿瘤、视网膜血管性疾病、内眼手术、眼压过低、高度近视等。

临床表现　典型特征：有原发病的改变，多为单眼，也有双眼者。典型的晶状体混浊，多为囊膜下混浊，呈玫瑰花瓣状、网状、点状、条状或弥漫性，常有水疱及水裂，后皮质有彩虹样光泽。眼前节病变引起的晶状体混浊无特征性，由虹膜睫状体炎所致者多由前皮质开始，由青光眼引起者多由前皮质和核开始，由高度近视所致者多为核性白内障。

鉴别诊断

1. **一般诊断**　可根据晶状体混浊的两个特征：其一，早期混浊有彩色反光；其二，混浊与周围皮质界限不清楚。此外，眼部全面检查或根据眼病史，可发现眼部其他异常，如陈旧的葡萄膜炎角膜病变等重要的诊断依据。

2. **实验室诊断**　实验室诊断如虹膜睫状体炎、视网膜色素变性等。

3. **影像学诊断**　影像学诊断包括虹膜角膜角视网膜电图、视觉诱发电位等。

药物防治

1. **预防眼部局部炎症**　主要包括慢性葡萄膜炎，如异色性虹膜睫状体炎和 Still 病（青少年类风湿关节炎）并发的葡萄膜炎等；变性疾病主要包括陈旧性视网膜脱离、视网膜色素变性、高度近视、慢性青光眼等。

2. **预防眼底病等**　预防由于眼内肿瘤、缺血以及眼底血管性疾病引起的白内障。可通过补充叶黄素等预防。

其他疗法

及时治疗原发病。严重影响视力者，在眼部炎症稳定 3 个月后，手术治疗。白内障术后继续控制原发病。根据情况决定是否植入人工晶体。

护理防范

1. 术后不要用力挤眼，尽量多休息，避免剧烈活动，避免弯腰用力；有咳嗽或呕吐者，要服用止咳或止吐药物；术后平卧，尽可能放松头部，避免过多活动头部。

2. 术后 1 个月避免重体力劳动。术后 3 个月内避免剧烈运动，尤其是低头动作。预防感冒、咳嗽、便秘。

十、视神经萎缩

视神经萎缩（optic atrophy，OA）是指由于各种疾病引起的视网膜神经节细胞和其轴突发生病变而引起的视传导障碍，一般发生于视网膜至外侧膝状体之间的神经节细胞及其轴突。

临床表现

由于视神经纤维的变性和消失、视神经传导功能障碍导致的视野变化、视力减退甚至丧失。

鉴别诊断

1. **实验室诊断**

（1）视觉诱发电位检查　结果异常。

（2）部分 OA 的发生与遗传相关，可通过基因水平的检查明确诊断。

2. 影像学诊断　患者头颅或眼部 CT、MRI 检查可见颅内或眶内的占位性病变压迫视神经。

药物防治

1. 神经营养药物如维生素 B_1、维生素 B_{12}、ATP 及辅酶 A 等，应遵医嘱用药。

2. 早期视神经炎症可以酌情使用糖皮质激素。

3. 依据患者情况合理选择适当的血管扩张药物。

其他疗法　手术治疗主要针对病因，如肿瘤压迫或外伤性损伤。

护理防范

1. 患者饮食应营养均衡。适当进行体育锻炼，增强机体免疫力。

2. 遵医嘱定期复查视力视野，同时复查导致视神经萎缩的相关病因。

十一、干眼症

干眼症（dry eye，DE）又称角结膜干燥症，是指多种因素导致的以眼睛干涩为主要症状的眼不适症状及视功能障碍。

临床表现　常见的症状是眼部干涩和异物感。部分患者还会出现眼烧灼感、痒感、畏光、充血、眼痛等症状。

鉴别诊断

1. 泪液分泌试验　正常值为 10～15mm，小于 10mm 为低分泌，小于 5mm 为干眼。

2. 泪膜破裂时间　小于 10s 为泪膜不稳定。

3. 泪液渗透压　DE 患者泪液渗透压较正常人增加 25mOsm/L。如大于 312mOsm/L，可诊断 DE。

4. 泪液溶菌酶含量　含量＜1200μg/mL 则提示 DE。

药物防治

1. 人工泪液　是 DE 的主要治疗药物。

2. 依据患者情况口服一些可以促进患者泪液分泌的药物。

其他疗法　治疗性角膜接触镜可延长泪液在眼表面的停留时间。

护理防范

1. 患者应避免长时间使用电脑，少接触空调及烟尘环境等干眼诱因。

2. 饮食上可增加维生素 A 和必需脂肪酸的摄入，同时多喝水，清淡饮食。

十二、睑腺炎

睑腺炎（hordeolum，HO）又称麦粒肿，俗称针眼，是指睫毛毛囊附近的皮脂腺或睑板腺的急性化脓性炎症，是一种常见的眼科疾病，任何年龄的人均可患病。

临床表现

1. 外 HO　发生在眼睫毛根部附近的眼缘处，表现为红、肿、热、痛，硬结通常可自行破溃。若感染部位靠近外眦，可引起反应性球结膜水肿。

2. 内 HO　发生在眼睑内，同样会表现为红、肿、热、痛，大多数向睑结膜面发展，常形成黄色脓点，并向结膜囊内破溃。

鉴别诊断

1. 一般诊断　通过肉眼或是裂隙灯下观察，可发现眼睑的病变情况。

2. 实验室诊断　如有全身反应，应检查外周血白细胞计数和分类。

药物防治

1. 抗生素滴眼剂　有助于感染的控制。

2. 症状较为严重或发展为眼间蜂窝织炎者，需口服或注射广谱抗生素。

3. 疼痛剧烈时，可酌情使用解热镇痛抗炎药。

其他疗法　当炎症得到控制，可切开排脓，并适当清理坏死或肉芽组织，同时可以根据情况适当考虑放置引流条。在炎症消退后，如果仍旧留有残余的肉芽组织或者硬结，可以再次手术切除。

护理防范

1. 患者平时要注意眼部清洁，避免眼部感染和炎症的发生。

2. 忌食辛辣、油腻的食物。

十三、视网膜脱离

视网膜脱离（retinal detachment，RD）是指视网膜神经上皮与色素上皮的分离。任何年龄段均可发生，高度近视和有 RD 家族史的人是高发人群。

临床表现　眼前漂浮物或飞蚊症。眼前出现如窗帘样的黑影遮挡。当出现毫无征兆脱落时，表现为突然的视野缺损和视力下降。

鉴别诊断

1. 体格检查　主要是视力和视野的检查，帮助诊断病因和视力的损伤情况。

2. 视网膜检查　明确是否有裂孔或已经发生脱离。

其他疗法　通过手术修补裂孔，减少玻璃体对视网膜的牵拉，使脱离的视网膜重新与眼球壁贴附，改善视力。或是在出现孔洞未发展到脱离时，提前进行激光手术、冷冻固定等方式封闭裂孔。

护理防范

1. 对于术后患者，要多注意用眼卫生，防止感染，采取合理体位。

2. 日常生活中，在适当的光线下进行阅读和其他活动。

（马　利　文　牡）

第十章 耳鼻喉科疾病

第一节 炎症性疾病

一、卡他性中耳炎

卡他性中耳炎（catarrhel otitis media，COM）又称非化脓性中耳炎，是指咽鼓管阻塞，通气及引流功能障碍而引起的非化脓性炎症。小儿及成人均可发病，为小儿常见的致聋原因之一。临床上分为急性和慢性两种。

临床表现 急性 COM 患者主要症状为耳闷、耳闭塞感、耳鸣、听力减退，在擤鼻、改变头位或牵拉耳郭时听力有暂时改善。"自听增强"患者有听自己说话声比平时响亮的感觉。慢性 COM 患者主要症状为耳鸣、耳聋。检查鼓膜示增厚或萎缩、有钙质沉着、鼓膜内陷、振动不良。

鉴别诊断

1. 一般诊断 根据病史及专科检查，结合鼓室导抗图和声反射、耳显微镜或内镜检查，鼓膜穿刺或切开术等可以明确诊断。

2. 实验室诊断

（1）鼓气耳镜检查或显微镜检查 鼓气耳镜检查方便易行，它可以改变外耳道的气压，观察鼓膜的活动情况。如发现鼓膜动度减低，同时伴有鼓膜内陷、色泽由正常的灰白色半透明状改变为橘黄色或琥珀色，见到气液平面或气泡即可诊断。

（2）声导抗测试 是反映中耳功能的快速、有效的客观测听方法。

（3）鼻咽部检查 成人患者，用鼻内镜或多功能纤维鼻咽镜直接观察鼻咽部及咽鼓管咽口情况，排除鼻咽部占位性病变。

3. 影像学诊断 颞骨高分辨率薄层 CT：单侧顽固性分泌性中耳炎，经过治疗无效，应警惕黏膜下型鼻咽癌累及咽旁间隙，压迫咽鼓管。

药物防治 头孢呋辛每次 1 片，每天 2 次。可口服泼尼松等糖皮质激素 3d。呋麻滴鼻液滴鼻腔每天 3 次，不超过 1 周。雷诺考特喷鼻腔每天 2 次。

其他疗法　鼓室积液严重者可行鼓膜穿刺抽液。液体较黏稠，鼓膜穿刺不能吸尽时应做鼓膜切开术。病情迁延不愈，估计咽鼓管功能短期内难以恢复正常的，应做鼓膜置管术。通气管留置时间可达半年至1年，直至咽鼓管功能恢复后取出通气管，通气管也可自行排出于外耳道内。

护理防范

1. 病中患者可以经常自行"捏鼻吹张法"，每天至少1次，也可做耳周按摩及导引。

2. 如使用吞咽吹张法或导管吹张法，必须注意以下三点：鼻腔有急性炎症或脓涕多时，忌做；吹张过程中需要耐心细致，动作要轻，遇有鼻中隔偏曲妨碍导管插入时，可改用弯端较长的导管，由对侧鼻腔进行吹张；吹气时捏球送气用力不能过猛，以防吹破鼓膜。

3. 保持耳部清洁。置管术后要避免耳道内进水，以免发生感染。

4. 正确、按时滴耳，滴药时注意药温。合理饮食，避免辛辣、刺激性食物。戒烟酒。规律作息。

二、急性化脓性中耳炎

急性化脓性中耳炎（acute suppurative otitis media，ASOM）是细菌感染引起的中耳黏膜的急性化脓性炎症。本病多见于儿童。临床上以耳痛、耳内流脓、鼓膜充血、穿孔为特点。治疗不当或病情严重者，可遗留鼓膜穿孔、中耳粘连症、鼓室硬化或转变为慢性化脓性中耳炎，甚至引起各种并发症。

临床表现　典型特征：其症状主要是耳痛、听力减退及耳鸣、耳闷胀、流脓。全身症状可有发热、呕吐等，儿童发生全身症状比成人明显。严重的并发症有颅内并发症，如脑膜炎、脑脓肿等。其他并发症有迷路炎、面神经麻痹等。

鉴别诊断

1. 一般诊断　根据病史和典型临床表现，可诊断 ASOM。

2. 实验室诊断

（1）耳镜检查　鼓膜局限性至弥漫性充血、肿胀、标志不清。

（2）穿孔　由小到大，穿孔处有脓液流出。

（3）耳部触诊　乳突区压痛。

（4）听力检查　传导性聋。

（5）血常规检查　白细胞增高，多形核白细胞增加，穿孔后趋于正常。

（6）其他　中耳黏膜充血，血浆、纤维蛋白、红细胞及白细胞渗出，炎性渗出物，形成脓液。

药物防治

（1）应用抗生素（见"卡他性中耳炎"）、抗过敏药物及黏液促排药。鼓膜完整时可应用 2%酚甘油滴耳液消炎止痛。减充血剂滴或喷鼻及鼻咽部，可改善咽鼓管功能。发热者联用非甾体抗炎药，如阿司匹林、吡罗昔康等。

（2）外治法

① 滴鼻法：病初起时以 1%麻黄碱滴鼻，以利咽鼓管引流通畅。

② 清洁法：耳道流脓时，应以 3%过氧化氢溶液或硼酸溶液彻底清洗外耳道脓液，拭干。再施以滴耳或吹耳法。

③ 滴耳法：耳内剧痛、鼓膜未穿孔者，可滴入酚甘油止痛。鼓膜已穿孔溢脓者，以氧氟沙星滴耳液、复方新霉素滴耳液等滴耳，每天3～5 次。

④ 吹耳法：鼓膜穿孔后，溃孔不小于绿豆大者，可吹入粉类药物，每天 1～2 次。

⑤ 外敷法：耳后乳突区压痛甚至红肿者，局部外涂紫金锭或醋调如意金黄散外敷。

其他疗法

经过上述药物治疗后，患者仍继续流脓且发臭，应考虑手术治疗。若耳后已形成脓肿，应先切开引流。

护理防范

1. 锻炼身体，积极预防和治疗上呼吸道感染。

2. 宣传正确的哺乳姿势，哺乳时应将婴儿抱起，使头部竖起；乳汁过多时应适当控制其流出速度。在鼓膜穿孔前，要多饮水、多休息，以清淡食物为主。鼓膜穿孔后如有脓液流出，应保持耳道的清洁干燥，不要随意滴入任何药品。

3. 鼓膜穿孔及鼓室置管者禁止游泳。洗浴时防止污水流入耳内。

4. 睡眠时患耳应在下侧，同时注意不能受到压迫。

5. 保持外耳道干净，但不能重拭重擦。

6. 按时服药及换外用药。换药时嘱患者侧卧或将头倾向一侧肩部，并牵引耳郭，成人向后上方牵引，儿童则向后下方牵引。

三、慢性化脓性中耳炎

慢性化脓性中耳炎（chronic suppurative otitis media，CSOM）是指中耳黏膜、骨膜或深达骨质的慢性化脓性炎症，多数是由急性中耳炎化脓性炎症病程超过 6～8 周时发展而成。常合并有慢性乳突炎。本病在临床上较为常见，主要表现为耳内间断或持续性流脓、鼓膜穿孔、听力下降，严重时可引起颅内、颅外的并发症。

临床表现　典型特征主要包括听力下降、耳鸣、耳内持续性或间断性流脓和眩晕。严重时可引起颅内和颅外的并发症。全身症状有怕冷、发热、乏力、食欲减退。

鉴别诊断

1. 一般诊断　主要检查鼓膜和外耳道的情况，也可以观察部分鼓室的情况，是否有流脓。鼓膜穿孔是最常见的体征。按照现有的分类方法，该病需要与伴胆脂瘤的 CSOM、慢性鼓膜炎、中耳癌、结核性中耳炎等相鉴别。

2. 实验室诊断

（1）听力学检查　了解听力下降的程度。表现为不同程度的传导性、混合性或感音神经性听力下降。

（2）血常规检查　细胞总数及粒细胞增多，红细胞及血红蛋白减少等。

3. 影像学诊断　颞骨高分辨率 CT 扫描可以观察乳突的气化程度、听小骨的状态、中耳的各个部位及病变的范围。

药物防治　留取脓液做细菌培养及药敏试验，选择敏感药物。轻者耳道局部用药，可用 3%过氧化氢溶液或硼酸水清洗，然后用棉签拭净或用吸引器洗净脓液后，根据不同病变情况选择局部用药，通常采用抗生素水溶液或抗生素与糖皮质激素的混合液滴耳。如合并全身症状，需全身应用抗生素。详细参见卡他性中耳炎、急性化脓性中耳炎。

其他疗法　根据不同诊断和病症，对症专科手术治疗，主要包括乳突根治术、听骨链重建术和鼓膜成形术等。

护理防范　保持室内空气流通，保持鼻腔通畅。平时擤鼻时不能用力，不能过度擤鼻，防止擤鼻时细菌从咽鼓管进入鼓室。防止液体侵入中耳，禁止游泳、潜水等。

四、外耳湿疹

外耳湿疹（eczema of external ear，EOEE）是指由多种内外因素引起的变态反应性多形性皮炎，发生于外耳道内、耳郭及耳周围皮肤，可分为急性、亚急性和慢性三类。病因和发病机制尚不清楚，目前认为与变态反应密切相关。主要特征为瘙痒、多形性皮疹、脱屑，易反复发作。组织学上表现为细胞浸润，有浆液渗出。

临床表现　以局部症状为主，全身症状不明显。常见表现为瘙痒、脱屑，可伴有不同程度的分泌物渗出、结痂等。此外，不同类型 EOEE 有不同的症状。

1. 急性湿疹　患处奇痒，多伴烧灼感，挖耳后流出黄色水样分泌物，凝固后形成黄痂。

2. 亚急性湿疹　多由急性湿疹未经治疗、治疗不当或久治不愈迁延所致。局部仍瘙痒，渗液比急性湿疹少，但有结痂和脱屑。

3. 慢性湿疹　急性和亚急性湿疹反复发作或久治不愈，发展成为慢性湿疹，外耳道内剧痒，皮肤增厚，有脱屑。EOEE 可反复发作。

鉴别诊断

1. 耳部有瘙痒感和分泌物时，应及时就诊，根据病史、局部症状及耳部检查可明确诊断。检查见耳郭前后皮肤、耳郭后沟或耳周皮肤有湿疹，湿疹外形可以是很小的斑点状红疹，散在或密集在一起，也可以表现为丘疹、水疱、糜烂、浆液性渗出、黄色结痂等。

2. 耳部检查　对外耳形体及皮肤进行初步判定，借助额镜或电子耳镜检查外耳情况以明确病变范围和程度。

3. 纯音测听检查　对表现出听力下降的患者或由于化脓性中耳炎导致 TE 的患者进行听力检查，可以明确听力下降的程度，并为疾病的鉴别提供依据。

药物防治

1. 西药防治　尽可能筛查病因，去除过敏原。

（1）全身治疗　口服抗过敏药物，如苯海拉明、氯雷他定、地氯雷他定、西替利嗪、特非那定等。如发生继发感染，可加用抗生素。

（2）局部治疗

① 急性湿疹患者：渗液较多者，用炉甘石洗剂清洗渗液和痂皮后，用硼酸溶液或醋酸铝溶液湿敷。干燥后用氧化锌糊剂或硼酸氧化锌糊剂涂搽。局部紫外线照射等物理治疗也可辅助治疗。

② 亚急性湿疹患者：渗液不多时，局部涂搽 2%甲紫溶液，干燥后用氧化锌糊剂或硼酸氧化锌糊剂涂搽。

③ 慢性湿疹：局部干燥者，局部涂搽氧化锌糊剂或硼酸氧化锌糊剂、10%的氧化锌软膏、白降汞软膏、抗生素激素软膏等。干痂较多者先用过氧化氢溶液清洗局部后再用上述膏剂。皮肤增厚者可用 3%的水杨酸软膏。

2. 中医药治疗　EOEE 在中医称为"旋耳疮"，可分为湿热蕴肤、阴虚血燥两大证型。治疗以清热解毒、养血祛风、凉血润燥为主，根据个人不同症状，可选用丸剂、汤剂、外用粉剂等，常用中药包括冰片、硼砂、龙胆、黄连等。

护理防范

1. 积极治疗中耳炎及其他中耳病变，避免炎症迁延累及外耳。如发现耳流黄色液体，及时到医院进行清洗、上药。

2. 发病期间避免抓挠外耳，以防止局部皮肤破损或继发感染。

3. 急性及亚急性期避免接种牛痘疫苗。

五、弥漫性外耳道炎

外耳道炎可以分为两类，一类是局限性外耳道炎，又叫做外耳道疖，另一类就是外耳道皮肤的弥漫性非特异性炎症，又叫做弥漫性外耳道炎（diffuse externa otitis，DEO），外耳道皮肤损伤或者是局部抵抗力下降时容易发病。常见的致病菌为金黄色葡萄球菌、链球菌和铜绿假单胞菌等。DEO可分为急性、慢性两类。

临床表现

1. 典型特征　慢性者耳发痒，渗出物量少，耳鸣及听力减退，耳郭牵引痛及耳屏压痛，外耳道皮肤增厚、皲裂、脱屑，分泌物积存。

2. 分类特征　急性患者轻度表现为轻度耳痛，重者患耳剧痛，咀嚼时加重并可伴耳鸣和听力下降，可流出分泌物。慢性患者耳发痒，渗出物量少，外耳道皮肤增厚、皲裂、脱屑，分泌物积存，甚至可造成外耳道狭窄。

鉴别诊断 应与外耳湿疹或药物性皮炎相鉴别，该病一般无耳痛，有丘疹或水疱，有大量水样分泌物和奇痒。也应与外耳道霉菌病及化脓性中耳炎相鉴别。久治不愈的慢性 DEO 必须考虑耵聍腺瘤，必要时应活检以明确。

急性者有耳牵拉痛及耳屏压痛，外耳道皮肤弥漫性红肿，外耳道壁上可积聚分泌物，外耳道腔变窄，耳周淋巴结肿痛。慢性者检查可见外耳道皮肤慢性充血、增厚，外耳道深部常有上皮脱屑聚集，有时有肉芽生长。病程较长时可以出现外耳道皮肤增厚，引起外耳道狭窄，鼓膜正常。

药物防治 严重者应用抗生素控制感染。服用镇静药、止痛药。局部用1%～3%酚甘油或 10%鱼石脂甘油滴耳，或用上述液纱条敷于患处，每天更换纱条 2 次。慢性者可用抗生素与肾上腺皮质激素类（如泼尼松龙、地塞米松等）合剂、糊剂或霜剂局部涂敷。外耳道脓液及分泌物可用 3%过氧化氢溶液清洗。

其他疗法 早期局部热敷或做超短波透热等理疗；疖肿成熟后及时挑破脓头或切开引流。

护理防范

1. 改变挖耳习惯。避免耳内进水，要防止污水入耳。
2. 积极治疗糖尿病、肾病等引起机体免疫力下降的疾病。
3. 轻轻把脓水拭干，注意室内通风，使患处干爽。
4. 清淡饮食，戒烟戒酒，不要吃辛辣刺激的食物。

六、分泌性中耳炎

分泌性中耳炎（secretory otitis media，SOM）是指以中耳鼓室内形成积液、鼓膜完整及听力下降为主要特征的中耳非化脓性炎性疾病。中耳积液可为浆液性漏出液或渗出液，亦可为黏液。当中耳积液黏稠呈胶状者，称胶耳。按病程可分为急性、亚急性、慢性。

临床表现

1. 典型症状 SOM 的临床表现主要为听力下降，可随体位变化而变化，轻微的耳痛、耳鸣、耳闷胀和闭塞感，摇头可听见水声。
2. 全身症状 耳科检查可见鼓膜内陷，呈琥珀色或色泽发暗，亦可见气液平面或气泡，鼓膜活动度降低。

3. 并发症　SOM 可发展为粘连性中耳炎、鼓室硬化症、胆固醇肉芽肿和后天原发性胆脂瘤等，这些病变如不及时治疗，可引起严重听力减退和一系列并发症。长期鼓室置管可能遗留鼓膜穿孔，等待观察至成年后可考虑鼓膜修补手术。

鉴别诊断

1. 一般诊断　主要是检查鼓膜和外耳道的情况，也可以观察部分鼓室的情况，是否有流脓。鼓膜穿孔是最常见的体征。按照现有的分类方法，该病需要与伴胆脂瘤的慢性化脓性中耳炎、慢性鼓膜炎、中耳癌、结核性中耳炎等相鉴别。

（1）鼓气耳镜检查或显微镜检查　鼓气耳镜检查方便易行，是 SOM 的主要诊断方法，也是社区检查鼓膜的首选方法。

（2）声导抗测试　是反映中耳功能的快速、有效的客观测听方法。

（3）鼓膜穿刺或鼓膜切开术　在耳显微镜或内镜下，于鼓膜前下方进行穿刺或切开，若有浆液样或黏液样液体流出则可证实 SOM 的存在。其为一种有创性诊断方式，不但可以明确诊断，同时可以达到治疗目的。

（4）鼻咽部检查　成人患者可用鼻内镜或多功能纤维鼻咽镜直接观察鼻咽部及咽鼓管咽口情况，可排除鼻咽部占位性病变。

2. 影像学诊断　颞骨高分辨率薄层 CT 可了解中耳情况，将 CT 片调到软组织窗时可观察咽旁间隙有无占位。必要时需进行增强扫描。

药物防治

（1）鼻腔收缩剂　改善咽鼓管通气功能，常用药物为麻黄碱制剂、盐酸羟甲唑啉等药物，一般疗程不超过 1 周，若频繁过量使用易引起药物性鼻炎。麻黄碱类鼻腔收缩剂可升高血压，老年人用药后应观察血压变化。

（2）黏液促排剂　常用药物有盐酸氨溴索等药物。

（3）抗生素　在急性期内，可短期内使用敏感抗生素。

（4）口服糖皮质激素　对于无糖尿病等禁忌证的患者，可使用糖皮质激素类药物如泼尼松等口服，但只可作短期治疗，不宜长期使用。

其他疗法　鼓膜穿刺抽液、鼓膜切开术、激光咽鼓管成形术、球囊扩张咽鼓管成形术，对将要发生粘连性中耳炎及内陷囊袋者，应该尽早进行手术治疗，以防止并发症。

护理防范

1. 保持外耳道清洁，避免外耳道有水或者是异物进入。清淡饮食，多吃水果、蔬菜，规律作息，加强锻炼。

2. 避免不良气体刺激呼吸道，保护和增强上呼吸道黏膜的抵抗力。

3. 婴幼儿喂奶时应注意不要头部太低；鼓膜置管期间应避免耳道进水，以防引发急性化脓性中耳炎。擤鼻涕时勿双手同时捏紧前鼻孔用力擤鼻涕，应该按压一侧鼻孔轻轻清理鼻腔的分泌物。

4. 正确滴药，滴药时注意药温。药液太冷易引起恶心、呕吐。预防并治疗过敏性疾病。

七、急性细菌性鼻窦炎

鼻窦炎是指鼻腔黏膜及至少一个鼻旁窦发生的炎症和感染。为临床常见病，多由病毒引起，病毒和细菌可同时并发，并发细菌感染者称为细菌性鼻窦炎。而根据病程，小于或等于 4 周的为急性细菌性鼻窦炎（acute bacterial sinusitis，ABS）。常见细菌菌群多为肺炎链球菌、非典型流感嗜血杆菌、肺炎双球菌、葡萄球菌、大肠埃希菌及变形杆菌等。

临床表现 急性期表现为鼻塞、脓涕和头痛，全身症状有畏寒、发热、乏力、食欲缺乏，检查鼻黏膜充血、肿胀、鼻腔内大量黏脓涕。全身症状一般不明显。

鉴别诊断

1. 一般诊断 临床工作中常以病程作为上呼吸道感染及 ABS 鉴别诊断的主要依据。ABS 主要依据包括脓涕（黄色或绿色、黏稠）、磨牙疼痛及单侧面颊胀痛、单侧上颌窦压痛，症状缓解后再次加重。次要依据包括上呼吸道感染史、流脓涕史、减充血剂疗效差、前屈位头痛、透视异常。

2. 影像学诊断 放射线成像检查：混浊、鼻窦黏膜增厚、窦腔密度增高或窦内液平等。超声及 CT 检查异常。

药物防治

1. 西药防治

（1）抗生素 初始宜口服阿莫西林，如当地以流感嗜血杆菌、卡他莫拉菌、产 β-内酰胺酶菌株多见时，也可选用阿莫西林克拉维酸口服；其他可选用药物有复方磺胺甲噁唑、第一代头孢菌素（头孢唑林、头孢拉定等）、第二代头孢菌素（头孢呋辛、头孢克洛等）；青霉素过敏患者除有青霉素过敏性休克史者外，确有用药指征时，可慎用头孢菌素。

（2）血管收缩药　羧甲唑林为拟肾上腺素药，有收缩血管作用，可减少血液渗出。常用于过敏等原因所致的急慢性鼻炎或鼻窦炎。滴鼻孔内，每次2～4滴，每天2次。使鼻腔引流，有利于鼻窦的引流。

（3）抗组胺药　如溴苯那敏每次8～12mg，每天2次口服；氯苯那敏每次8～12mg，每天2次口服；苯海拉明每次25～50mg，每天4次口服。不良反应是使黏膜增厚，从而降低鼻黏膜纤毛清除率。

2. 中医药治疗　中医药治疗可选用鼻炎康、藿胆丸、鼻窦炎口服液、通窍鼻炎颗粒等，此外，香菊胶囊、辛芩颗粒、鼻舒适片、鼻炎片等也有一定效果。

护理防范

1. 对于急性鼻炎（感冒）和牙病，应积极治疗。鼻腔有分泌物时不要用力擤鼻，应堵塞一侧鼻孔擤净鼻腔分泌物，再堵塞另一侧鼻孔擤净鼻腔分泌物。

2. 及时、彻底治疗鼻腔的急性炎症和矫正鼻腔解剖畸形，治疗慢性鼻炎和鼻中隔偏曲。妥善治疗变态反应性疾病，改善鼻腔、鼻窦通风引流。

第二节　其他耳鼻喉科疾病

一、耳聋

听觉系统中传音、感音及其听觉传导通路中的听神经和各级中枢发生病变，引起听功能障碍，产生不同程度的听力减退，统称为耳聋（deafness，DE）。根据听力减退的程度不同，可分为重听、听力障碍、听力减退、听力下降等。DE 的病因有先天性和后天性因素，其中化脓性中耳炎是传导性 DE 中最主要的致聋疾病。分泌性中耳炎是儿童听力减退的主要原因。

临床表现

1. 典型特征　听力损失的表现，不同个体、不同年龄之间存在个体差异，主要包括有耳鸣、听觉过敏、DE、幻听及听觉失认。

2. 伴随症状 听力损失严重影响患者人际交往，容易导致患者爱自言自语、唠叨，或者产生孤独和挫败感；严重的耳鸣也会影响睡眠质量，耳鸣和 DE 互为恶性循环；突发 DE 时，患者会有眩晕症状；听力损失也会增加老年人跌倒的风险。

鉴别诊断

1. 一般诊断 应仔细询问病史，检查外耳道及鼓膜，进行音叉检查及纯音听阈测听，以查明 DE 的性质及程度。对儿童及不合作的成人，还可进行主观行为测听和客观测听，如声阻抗测听、听性脑干反应测听及耳蜗电图等。再结合临床表现可进行诊断。

2. 实验室诊断

（1）音叉检查 是鉴别 DE 性质最常用的方法。

（2）主观听力检测 主要包括用于成人的纯音听阈测试和言语测试，用于儿童的小儿行为测试和儿童言语测试。

3. 影像学诊断 功能磁共振成像（fMRI）技术可以观察清醒状态下人脑的活动，能直观反映事件相关脑功能变化，具有较高的空间分辨率，无辐射损害，可用于成人和儿童的感音神经性聋患者。

药物防治

1. 西药防治

（1）重听和突发性 DE 用右旋糖酐 40 大剂量（每天 2000～5000mL）静脉缓慢滴注，疗程 5～15d。

（2）神经性 DE 发病时间不长者口服复合维生素 B 片，每次 1～2 片，每天 3 次；可肌注维生素 B_{12} 50～200μg，每天 1 次。

（3）传导性 DE ①耵聍栓塞患者，先用耵聍液或液状石蜡（食用植物油也可）滴耳数滴，每天 1 次，1～3d 内可使耵聍软化，然后用耳钩钩出或镊子夹出，再用温生理盐水冲洗耳道，洗净后拭干；注意操作中勿损伤鼓膜。②鼓膜内陷患者，行咽鼓管吹气，使空气进入咽鼓管，自觉有鼓胀感，可缓解重听。每天可自行练习数次。

2. 中医药治疗 突发性 DE 用愈风宁心片（胶囊）；神经性 DE 用耳聋左慈丸、耳聋丸、通窍耳聋丸、滋肾宁神丸。

其他疗法

1. 助听器选配及人工中耳植入、人工耳蜗植入 一些因中耳炎、中耳畸形导致的传导性 DE，可根据病因及病变的部位、性质、范围进行相应听力重建手术。

2. 神经性 DE　针灸治疗有显著效果。哑门为主穴之一，穴位配方需临床辨证论治。聋哑症患者听力恢复后需配合语言训练。

护理防范

1. 注意用耳卫生，戒除掏耳的习惯，洗头、洗澡时防止水流入耳内。远离噪声。

2. 未成年人、孕妇、哺乳期妇女慎用或避免使用链霉素、红霉素，以防药物中毒性 DE 发生。

3. 积极防治传染病。防止感染、耳外伤，避免打击头部、掌击耳部。听力筛查，早发现、早治疗。如听力损失进一步加重时，及时复诊。

4. 擤鼻涕时要掌握正确的擤鼻方法，应左、右鼻腔依次擤，切勿将左、右鼻孔同时捏闭擤鼻。

二、鼻出血

鼻出血（epistaxis，EP）是指由鼻腔病变引起，也可由全身疾病所致，偶有因鼻腔邻近病变使出血经鼻腔流出者，是临床常见的症状之一。EP多为单侧，亦可双侧；可间歇反复出血，亦可持续出血；出血量多少不一，轻者仅为涕中带血，重者可引起失血性休克。反复 EP 可导致贫血。多数出血可自行停止。

临床表现　典型特征：出血可发生在鼻腔的任何部位，但以鼻中隔前下区最为多见，有时可见喷射性或搏动性小动脉出血。鼻腔后部出血常迅速流入咽部，从口吐出。局部疾病引起的 EP 多限于一侧鼻腔；而全身疾病引起者可能双侧鼻腔交替或同时出血。

鉴别诊断

1. 一般诊断　详细询问病史及出血情况，确认出血源于鼻腔或相邻组织，排除咯血和呕血。

2. 实验室诊断　根据每次出血情况及发作次数、患者的血压、脉搏、一般情况及实验室诊断来综合判断出血量。对于出血量较大及怀疑为血液病的患者必须进行血常规检查。对应用抗凝血药物及怀疑凝血功能异常的患者，需要检查出凝血功能。

3. 影像学诊断　确定出血部位，结合前鼻镜、鼻内镜或 CT、MRI 检查判断出血部位。

药物防治　引起鼻衄的病因很多，出血的程度亦有不同。鼻衄的治疗及处理除了鼻腔止血，要根据病情采取必要的全身基本和特殊治疗，即止血期间要积极治疗原发病。

其他疗法　根据出血的轻重缓急、出血部位、出血量及病因，选择不同的止血方法，止血方法包括指压法、局部止血药物、烧灼法、前鼻孔填塞术、后鼻孔填塞术和经鼻内镜止血法等。

护理防范

1. 应保持房间的安静、清洁，温度要适宜。室内保持空气清新，适当开窗通风换气，温度宜保持在 18～20℃，室内空气湿度应≥60%。

2. 少量 EP 可通过手指压迫局部的方法止血，大量 EP 不能有效止血时应及时去医院就诊。短时间内减少剧烈活动。

3. 进食易消化的软食，忌辛辣刺激物。保持大便通畅，便秘者可给予缓泻药。

4. 老年性 EP 患者多伴有高血压、冠心病、支气管炎等，应定期防治原发病，必须针对病因进行相应治疗，尤其是高血压病患者，必须尽快将血压控制到正常或接近正常的水平，观察病情变化，并及时到医院就诊。

5. 对于儿童 EP 患者应纠正患儿挖鼻、揉鼻、用力擤鼻等易导致黏膜损伤的不良习惯。

三、唇腭裂

唇腭裂（cleft lip and palate，CLAP）是口腔颌面部最常见的先天性畸形，胎儿第 6～12 周，硬腭、软腭未能正常的发育、融合，以致出生时遗留有长裂隙而形成腭裂。腭裂可以单独发生，也可以与唇裂同时伴发，不仅有软组织的畸形，大部分还有不同程度的骨组织缺损和畸形，其主要通过手术进行治疗。

临床表现

1. 一般症状　腭裂患者不仅有软组织的畸形，大多还伴有不同程度的骨组织缺损和畸形，所以其临床症状不仅包括腭部的解剖、生理功能的异常，还包括由此引起的一系列继发改变如吸吮功能的异常、中耳的病变等，以及由于骨组织缺损而引起其他症状。

2. 典型症状

（1）腭部解剖形态的异常　软硬腭完全或部分由后向前裂开，使腭垂一分为二，伴牙列的异常和上颌骨发育异常。

（2）吸吮功能异常　婴儿无力吸吮，母乳或乳汁容易从鼻腔流出，造成喂养困难。

（3）中耳疾病症状　腭部肌肉功能异常造成耳咽管功能障碍，易出现分泌性中耳炎，造成听力下降，严重时致永久性听力损失。

（4）腭咽闭合功能不全　在语音活动时，由软腭、腭垂、咽侧壁和咽后壁的相互运动，共同关闭鼻咽腔的过程不能完成。

（5）口鼻腔卫生不良　腭裂使口鼻腔相通，鼻内分泌物可很自然地流入口腔，易造成或加重口腔卫生不良，在进食时食物也会发生逆流，严重者甚至可以造成误吸。

（6）牙列错乱　单侧完全性腭裂在临床上最常见，可伴唇裂，牙槽突裂隙的宽窄不一。

（7）颌骨发育不全　可能是由于腭裂本身伴有先天性上颌骨发育不全，也可能是腭部手术对上颌骨造成的影响，手术年龄越小，对上颌骨的影响越大。

鉴别诊断

1. 一般诊断

（1）先天性腭咽闭合不全　先天性腭咽闭合不全是指各种原因引起的，发音时软腭与咽壁不能形成闭合，遗留下不同大小、形状的间隙，口内压力不足时发出的语音就会扭曲、变形甚至辅音脱落，腭裂发音辅音不清楚，由此可鉴别。

（2）体格检查　腭裂患者面部畸形明显，腭隐裂除外，通过检查口唇、牙齿、上腭等改变即可明确诊断。视诊可见腭垂的裂隙，软腭正中呈现膜状或沟状，中线两侧有纵行肌肉隆起，中线上有时可见到小瘘孔。

2. 影像学诊断

（1）产前检查　孕妇需定期产检，超声检查发现胎儿腭部发育异常的情况，再行羊膜穿刺术检测胎儿可能存在的生长缺陷，从而发现胎儿腭裂的情况，部分腭裂患者在分娩之前即可确诊。

（2）颌面 CT 检查　腭裂患者可以做颌面 CT 检查，以及时、准确地对裂隙部位、类型做出诊断。

（3）鼻咽纤维镜　鼻咽纤维镜是目前评价腭咽闭合功能最重要和最常用的工具，可以直接观察腭咽是否完全闭合以及四壁的肌肉活动度。

其他疗法　本病可依据病情进行手术治疗。

护理防范

1. 小儿腭裂手术前应使其习惯于汤匙或滴管进食，以免手术后因不适应而哭闹，影响进食和伤口愈合。

2. 术后 1 周是伤口愈合的关键时期，应特别注意患儿的进食、保暖、伤口清洁，避免哭闹、感冒、发热、腹泻和其他任何对伤口不利的影响。

3. 对于腭裂的婴幼儿最好应该母乳喂养，可以有效地避免硅胶奶嘴带来的不良影响。

四、贝赫切特综合征

贝赫切特综合征（Behcet syndrome，BS），亦称白塞病，是一种反复发作的累及口、眼、生殖器和皮肤为特征的慢性炎症反应疾病，属于系统性免疫疾病血管炎的一种。

临床表现

1. 一般症状　BS 以先后出现多系统多器官病损且反复发作为特征，依照病损出现的概率可分为常见症状和少见症状两大类。前者包括口腔、生殖器、皮肤、眼等症状，后者包括关节、心血管、神经、消化、呼吸、泌尿等系统病变。

2. 典型症状

（1）口腔溃疡、生殖器溃疡、眼炎性病变，出现眼睛红肿、疼痛、畏光或视力下降等。

（2）皮肤病变，表现为面部胸背部或其他部位毛囊炎样皮疹、结节型红斑等。

（3）吞咽困难或吞咽时胸痛，以及反酸、烧心、腹痛、腹泻、血便等消化道症状。

（4）关节炎性病变，主要有膝关节肿胀、疼痛，并反复发作。

（5）其他诸如呼吸系统、泌尿生殖系统、神经系统、心血管系统均可出现不同程度病变。

1. 一般诊断　单纯口腔溃疡：虽然此病可以反复发作，但通常不伴有 BS 的生殖器溃疡、眼炎、皮肤病变等，据此可进一步鉴别。

2. 实验室诊断　疾病活动期可能出现贫血、血沉增快、C 反应蛋白升高等，一些自身抗体，如抗主动脉内皮细胞抗体对疾病诊断有一定提示意义。结核菌素试验约 40%呈现强阳性，HLA-B51 检查有助于判断患者的遗传易感性。

3. 影像学诊断　脑磁共振成像可用于神经白塞诊断和治疗效果评估。胃肠钡剂造影及内镜检查、CT 核磁血管造影、血管超声，有助于诊断肠白塞及血管白塞病变部位及范围。肺部 X 线、CT 等有助于肺部病变诊断。

4. 其他诊断　针刺反应：通过观察针刺皮肤处 24～48h 后的反应判断皮损，可同时进行多部位试验，是判断本病皮损的特异性较强的试验。

1. 糖皮质激素　主张用于病情严重者，如高热、急性发作性的眼部病变、中枢神经系统病变、严重的血管炎和关节病变、胃肠炎等。严重的口腔或生殖器溃疡，病情控制 2 周后逐渐减量，严重的神经和眼部病变者可用甲泼尼龙冲击疗法。

2. 秋水仙碱　可有效治疗和预防红斑结节样皮损及关节炎，减少女性口腔和生殖器溃疡的复发，应注意肝肾损害、粒细胞减少等不良反应。

3. 沙利度胺　对严重的口腔和生殖器溃疡及毛囊炎样皮疹有效，但可引起短暂的红斑、结节发作频率增加。妊娠妇女禁用，因其有引起胎儿畸形及神经轴索变性的不良反应。

4. 吲哚美辛　可有效缓解白塞病关节症状及脓疱性皮肤损害，与糖皮质激素合用可增加疗效。

5. 硫唑嘌呤　可减少眼部损害、口腔及生殖器溃疡和关节损害的发生率及预防复发。

6. 环孢素　可减少眼部疾病的发病频率和严重程度，小剂量环孢素联合糖皮质激素效果更好，且肾脏毒性更小。

7. 英利昔单抗　抗 TNFα，快速有效地治疗对常规治疗效果不佳的白塞病，无明显的不良反应。

8. 依那西普　对白塞病的口腔溃疡、结节和脓疱样皮肤损害及关节炎均有明显改善。

五、声带小结

声带小结（vocal fold nodule，VFN）又称为歌者小结、教师小结、喊叫小结等。典型的 VFN 为双侧声带前、中 1/3 交界处对称性结节状隆起。

临床表现

1. 一般症状　VFN 患者多表现为声音嘶哑，用声多时会感到疲劳，早期症状较轻，呈进行性加重的趋势，由间歇性转为持续性。声音的音频及音调也会产生相应的变化，较为严重的患者还会表现出焦虑、抑郁及表达障碍等症状。

2. 典型症状

（1）主要为声嘶，早期程度较轻，为声音稍粗或基本正常。

（2）VFN 可以阻止声带正常振动，改变患者的音频和音调。各种常见的声音改变包括嘶哑声和粗糙声、气息声、发音震颤、声音粗重刺耳、喘鸣声、发音无力、音域变窄、音量变小等。

鉴别诊断

1. 声带息肉　声带息肉是一种声带常见良性病变，常发生于一侧或双侧声带前中部边缘，为半透明、白色或粉红色肿物，表面光滑。可借助喉镜予以鉴别。

2. 声带囊肿　多见于成年人，病变位于声带任克层内，声带表面找不到囊肿开口。临床多表现为声音嘶哑，可通过频闪喉镜帮助鉴别。

3. 喉白斑　喉白斑在临床上称声带白斑，可表现为咽喉部异物感、声音嘶哑等。

4. 喉乳头状瘤　喉部乳头状瘤是一种比较常见的疾病，如果乳头状瘤比较小往往没有特别明显的症状。如果比较大会出现咽部异物感，甚至出现呼吸困难等症状，一般通过纤维喉镜鉴别。

5. 声带癌　声带癌是喉癌中最常见的类型，多数分化良好，但呈浸润性生长，即使是肿瘤表面形态规则也是如此，需通过喉镜检查。

药物防治

1. 喉片　具有疏风清热、解毒利咽、芳香辟秽的作用，用法用量应遵药物说明书和医嘱。

2. 西咪替丁　此药属于 H_2 受体拮抗药，主要用于治疗胃食管反流，此药与组胺竞争胃壁细胞上 H_2 受体并与之结合，抑制组胺刺激胃壁细胞分泌酸的作用，减少胃酸分泌。用法用量遵药物说明书和医嘱。

护理防范

1. 患者应进行适当的噤声，如从事发声较多的职业则需暂时停止工作。

2. 患者应进行发声训练，学会正确的发声方法。

3. 应注意远离刺激性气体，如二手烟及一些化学制品。

（冯海兴　夏秋香）

第十一章 口腔科疾病

第一节 炎症性疾病

一、口腔感染

口腔感染（oral infection，OI）主要为口腔正常菌群和某些致病菌（如厌氧菌、草绿色链球菌等）的混合感染。包括牙周组织感染如牙周炎、急性根尖周炎（牙周脓肿）、干槽症（拔牙后感染）、急性牙周脓肿等以及口腔黏膜白色念珠菌感染等。

临床表现

1. 牙周炎　牙周袋形成、牙周溢脓、牙齿松动。

2. 急性根尖周炎　早期患牙有轻度疼痛，随炎症加重，患者自觉牙齿伸长，轻叩患牙即疼痛。

3. 干槽症　是拔牙急性感染的一种形式，表现为牙槽窝内空虚，或有腐败变性的血凝块，呈灰白色。颌面部无明显肿胀，张口无明显受限，下颌下可有淋巴结肿大、压痛。

4. 急性牙周脓肿　发病突然，在患牙的唇颊侧或舌腭侧牙龈形成椭圆形或半球状的肿胀突起。牙龈发红、水肿、表面光亮。脓肿的早期，炎症浸润广泛，使组织张力增大，疼痛较剧烈，可有搏动性疼痛，患牙有"浮起感"、叩痛、明显松动。脓肿的后期，脓液局限，脓肿表面较软，扪诊可有波动感，疼痛稍减轻，此时轻压牙龈可有脓液从袋内留出，或脓肿自行从表面破溃，脓肿消退。

5. 口腔黏膜白色念珠菌感染　长期不愈或反复发作的鹅口疮和口角炎，继而在头面部和四肢发生红斑状脱屑皮疹、甲板增厚，也可发生秃发及前额部、鼻部的皮角样损害。

鉴别诊断

1. 一般诊断　检查患牙有无龋坏、深的牙周袋、叩痛及牙齿松动度即可确诊；检查牙槽窝中的血凝块是否有溶解或脱落，是否存在肿块，触痛是否到达牙槽骨。

2. 实验室诊断　取口腔黏膜的假膜、脱落上皮、痂壳等标本，直接镜检。

3. 影像学诊断　进行牙槽的 X 线检查。

药物防治

1. 牙周炎、根尖周炎　宜选阿莫西林、甲硝唑，可选乙酰螺旋霉素、阿奇霉素、罗红霉素、克拉霉素、琥乙红霉素、麦迪霉素、交沙霉素等。急性根尖周炎宜选药同牙周炎，可选药为上述大环内酯类抗生素及克林霉素。

2. 干槽症　局部用 0.5%、1%聚维酮碘溶液直接涂于患处，每天 2～3次。尚可用 1%～3%过氧化氢擦拭患处，直至臭味消失，也可含漱 10mL，每次 1～3min，每天 2 次。

3. 口腔黏膜念珠菌感染　宜选制霉菌素局部应用，含服，1 次 50 万IU，每天 3 次，饭后含服并咽下，连用 14～30d。尚可将 50 万 IU 制霉菌素加入 100mL 鱼肝油涂抹局部，每天 3 次，连用 7～14d。还可含漱，250万 IU 制霉菌素，加甘油 10mL，加蒸馏水至 100mL，制成含漱液，每次10mL，含漱 10min 后吐出，每天 3 次，饭后含漱，连用 7～14d。可选氟康唑，口服，50～100mg，每晚 1 次，首次加倍，连服 2～4 周。

护理防范

1. 早晚刷牙，饭后漱口。

2. 养成良好的饮食习惯和咀嚼习惯，如睡前不吃东西，使用两侧牙齿咀嚼食物，以免偏废，并可使牙齿自然磨刷、养护。

二、颌面部感染

颌面部感染（maxillofacial infection，MI）是一种在病原菌与宿主相互作用下，导致机体产生以防御为主的一系列全身及局部组织反应的疾病。具有红、肿、热、痛和功能障碍等感染的共同特点。

临床表现

1. 局部症状　化脓性炎症急性期的临床表现为红、肿、热、痛和功能障碍五大典型症状。感染细菌不同，脓液颜色、黏稠度及臭味等有不同的特点。炎症慢性期局部形成较硬的炎性浸润块，并出现一定程度功能障碍，如局部形成死骨或有病灶牙未拔除形成慢性瘘管而长期排脓。

2. 全身症状　口腔颌面部炎症的全身反应与机体的抵抗力和致病菌

的数量等有关，病情较重且病程较长者可出现水、电解质平衡失调、贫血、肝肾功能障碍；严重者可出现中毒性休克等。慢性炎症的患者还可有持续低热、全身慢性消耗状态、营养不良、不同程度的贫血等。

3. 并发症　败血症和脓毒血症；化脓性海绵窦血栓性静脉炎；脑膜炎和脑脓肿；化脓性纵隔炎、肺炎、肺脓肿、胸膜炎等。

鉴别诊断

1. 一般诊断　感染区红、肿、热、痛等是炎症初期的主要表现，也是诊断局部感染的基本依据。炎症形成脓肿后，临床上通过波动试验鉴别浅部脓肿，按压脓肿区皮肤常出现迟缓恢复凹陷性水肿。

2. 实验室诊断　位于筋膜下层的脓肿，一般很难查到波动感。为确定有无脓肿或脓肿的部位，可通过穿刺法协助诊断，必要时可借助超声波辅助检查。如怀疑败血症可多次抽血做细菌培养以明确诊断。

药物防治

1. 西药治疗

（1）金葡菌甲氧西林敏感菌属感染　宜选苯唑西林、氯唑西林，可选头孢菌素如头孢氨苄、头孢拉定、头孢唑林、头孢羟氨苄、头孢硫脒、头孢替唑等以及克林霉素、红霉素等。金葡菌甲氧西林耐药菌属宜选万古霉素（去甲万古霉素）、磷霉素。

（2）溶血性链球菌感染　宜选青霉素、氨苄西林、阿莫西林，可选第一代头孢菌素、红霉素。

（3）肠杆菌属细菌感染　宜选第二代或第三代头孢菌素，可选喹诺酮类、氨基糖苷类（联合应用）。

（4）厌氧菌感染　宜选克林霉素、甲硝唑，可选氨苄西林舒巴坦、阿莫西林克拉维酸。

（5）铜绿假单胞菌感染　宜选头孢他啶，可选羧苄西林、呋布西林、替卡西林克拉维酸钾或喹诺酮类、氨基糖苷类（联合应用）。

2. 中医药治疗

（1）金栀洁龈含漱液

（2）牙周宁片　为米糠油中提取的未皂化物。用于牙周病引起的牙龈出血、牙周脓肿等病症。

常用外敷药有金黄散、六合丹，敷于患处皮肤表面，可使炎症消散或局限。

护理防范

1. 该病发展迅速，可出现感染性休克、昏迷、败血症、呼吸道梗阻而危及生命，应留院观察。严密观察患者意识是否清楚，有无烦躁、神志淡漠、嗜睡等。监测生命体征，有无头痛、呕吐、颈项强直。体温过高者嘱多饮水、温水擦浴。保持呼吸道通畅，床边备气管切开包。

2. 常伴有疼痛、张口受限等症状，严重者发生进食和吞咽障碍。应与患者建立良好的护患关系，鼓励患者树立战胜疾病的信心和勇气。

3. 局部炎症的观察及处理，脓肿切开后患者应取半卧位以利引流。

4. 给予高热量、高蛋白、高维生素的流质或半流质饮食。张口受限者采用吸管进食。多进食新鲜水果汁，多饮水。

5. 加强口腔护理，指导正确的漱口。餐后用生理盐水漱口，每 4h 含漱复方硼砂含漱液，每次在口腔内停留 2～3min。

三、牙周炎

牙周炎（periodontitis，PE）是一种慢性破坏性疾病，表现为牙龈、牙周膜、牙骨及牙槽均有改变。

临床表现　患者早期只有继发性牙龈出血或口臭的表现，与牙龈炎症状相似。检查时可见龈缘、龈乳头和附着龈肿胀，质松软，呈深红色或暗红色，探诊易出血。炎症发展会出现下列症状。

1. 牙周袋形成　牙周膜被破坏，牙槽骨逐渐吸收，牙龈与牙根分离，使龈沟加深而形成牙周袋。可用探针测牙周袋深度。

2. 牙周溢脓　牙周袋壁有溃疡及炎症性肉芽组织形成，袋内有脓性分泌物存留，故轻按牙龈，可见溢脓，并常有口臭。

3. 牙齿松动　由于牙周组织被破坏，特别是牙槽骨吸收加重时，支持牙齿力量不足，出现牙齿松动、移位等现象。

鉴别诊断　X 线检查：有牙槽骨的水平型吸收。严重时出现牙齿松动和咬合关系紊乱。

药物防治

1. 西药治疗

（1）抗菌药物治疗

① 硝基咪唑类药物：代表药物是甲硝唑，这是目前治疗厌氧菌感染

的首选药物，对 PE 有很好疗效。这类药常与其他抗生素配伍，如左氧氟沙星、红霉素、螺旋霉素等，疗效更佳。常用药物有甲硝唑、奥硝唑、替硝唑。

② 头孢菌素类药物：常用药物有头孢克洛、头孢氨苄、头孢唑林、头孢拉定、头孢克肟、头孢呋辛、头孢曲松等。

③ 青霉素类药物：常用的药物有青霉素 V 钾片、阿莫西林胶囊。

④ 大环内酯类药物：常见药物有罗红霉素、螺旋霉素、红霉素、阿奇霉素、克拉霉素、罗红霉素、地红霉素、麦迪霉素、交沙霉素等。

⑤ 喹诺酮类药物：常见药物有左氧氟沙星、氧氟沙星、环丙沙星等。

（2）热镇痛药　常用药物有布洛芬、对乙酰氨基酚、萘普生、吡罗昔康、双氯芬酸钠缓释片等。

（3）外用药物

① 漱口剂：浓替硝唑含漱液、复方硼砂含漱液、西吡氯铵含漱液、复方氯己定含漱液。

② 酊剂：蜂胶牙痛酊、牙痛药水。

2. 中医药治疗　中医将牙痛分为四种类型：风火牙痛，肾虚牙痛，胃火牙痛，虚火牙痛。

（1）口服常用药物　滋阴甘露丸、口炎清颗粒、牙痛一粒丸、牛黄解毒丸、黄连上清丸、牛黄上清丸、清火片、丁细牙痛胶囊、牛黄清胃丸、清胃黄连丸、清火凉膈散、白清胃散、补肾固齿丸、复方金银花颗粒、一清片、三黄片等。

（2）外用散剂　止痛冰硼散、立止牙痛散、冰硼散、桂林西瓜霜、齿痛冰硼散。

护理防范

1. 保持口腔清洁　早晚坚持用温水刷牙。餐后用清水漱口，漱口时要借用水的冲力尽量将牙缝中的食物残渣清除。

2. 使用齿间清洁工具　如齿间刷、橡胶/弹性清洁棒、口腔冲洗器、牙线、水牙线等。

3. 按摩牙龈　用拇指和食指顺着一定的方向按摩牙龈，每次10min，可促进牙龈、牙槽和牙髓的血液循环，防止牙床过早萎缩。咀嚼粗糙、富含纤维素的食物会对牙龈组织产生适当的刺激，也能起到良好的按摩作用。

4. 饮食护齿　多进食含有丰富蛋白质、矿物质、维生素的食物，有益坚齿。忌过多食用酸辣食物，以防牙釉质受侵蚀而破坏。

四、根尖周炎

根尖周炎（apical periodontitis，AP）分为急性 AP 及慢性 AP。急性 AP 是一种牙齿根尖部的牙槽骨、牙周膜和牙骨质根尖周围组织的化脓性炎症。慢性 AP 是牙齿根尖、牙周膜的慢性炎症。

临床表现

1. 急性 AP　早期患牙有轻度疼痛，随炎症加重，患者自觉牙齿伸长，轻叩患牙即疼痛。AP 时疼痛为自发性、持续性痛且范围局限，患者能明确指出患牙。如果急性 AP 炎症继续发展，形成急性根尖脓肿，则疼痛加剧，叩痛明显，且有持续性跳痛。脓液扩散至骨膜下，疼痛、肿胀均很明显，脓液一旦穿破骨膜达到黏膜下，疼痛则减轻。

2. 慢性 AP

（1）根尖肉芽肿　一般无自发痛，仅觉咀嚼不适，咬合无力，叩诊时有异样感，患牙可有伸长的感觉，此时牙髓多已坏死，机体抵抗力低时可急性发作。

（2）根尖脓肿　多无自觉症状，在患牙的根尖区黏膜处可有瘘管，瘘管口处常有肉芽组织增生，可有脓液自瘘管排出，因有瘘管引流，不易转为急性炎症。

（3）根尖囊肿　多无自觉症状，牙齿变色，牙片可显示根尖部的囊肿，若囊肿增大，迫使周围骨质吸收，在患牙根尖部黏膜多呈半圆形隆起，有乒乓球感。

鉴别诊断

1. 一般诊断　根据临床表现检查患牙有无龋坏、深的牙周袋、叩痛及牙齿松动度即可确诊。慢性 AP 多无自觉症状，要详细询问病史，根尖周病牙髓多已坏死，牙体变色，叩诊有不适感，牙髓活力试验无反应。

2. 影像学诊断　慢性 AP 确诊，需做 X 线检查。

药物防治　甲醛甲酚（40%甲醛 10mL、甲酚 10mL、95%乙醇 5mL）：用于严重感染或坏疽的根管。以棉签或小棉球蘸药密封于根管或髓腔中。

护理防范

1. 掌握刷牙的方法，不要敷衍了事，每天 3 次，每次 3min。每半年洗 1 次牙。

2. 做根管治疗封药之后要注意，为保证药效，治疗 2h 后才能进食、进水。治疗期间禁辛辣、刺激性食物。

3. 早、晚刷牙，使用牙线剔牙，减少口腔致病微生物含量。

4. 加强锻炼，提高身体的抗病能力。营养搭配，戒烟酒。避免细菌进入口腔的情况。

五、牙髓炎

牙髓炎（pulpitis，PU）是指发生于牙髓组织的炎性病变。牙髓位于牙髓腔和根管中，通过根尖孔与牙槽骨相连。

临床表现

1. 急性 PU

（1）剧烈疼痛　具有典型的临床特点。突发性剧烈疼痛，疼痛有持续和缓解的过程，因此具有阵发性发作或阵发性加重的特点。

（2）夜间痛　患者常常因为牙痛难以入睡。

（3）温度刺激会加剧疼痛　在进食冷、热食物时可激发疼痛或者疼痛更为加剧，往往不敢用凉水刷牙。而在 PU 晚期表现为"热痛冷缓解"的特点，热刺激会产生剧痛，这时患者常常通过含漱冷水来暂时止痛。

（4）疼痛发作时，患者大多不能明确指出患牙所在，疼痛常常放射至患牙同侧的上颌、下颌牙齿或头面部。

2. 慢性 PU

（1）慢性闭锁性 PU　无明显的自发痛或有偶发的钝痛。但是，几乎所有患者都有长期的冷、热刺激痛病史。

（2）慢性溃疡性 PU　多无明显的自发痛，但患者常诉有当食物嵌入患牙洞内即出现剧烈的疼痛。另一典型症状是当冷、热刺激患牙时，会产生剧痛。

（3）慢性增生性 PU　一般无自发痛，有时可有患者诉说进食时患牙疼痛或有进食出血现象，因此，长期不敢用患侧咀嚼食物。

鉴别诊断

1. 一般诊断　利用口镜和探针检查患者疼痛侧上颌、下颌牙齿有无龋齿，是否有深牙周袋，询问及检查是否有过治疗牙齿等。有些轻度 PU 患者叩击有轻度不适，可进行牙髓温度测试，以确定患牙位置。

2. 影像学诊断　可通过拍摄局部 X 线牙片来发现局部难以发现的龋坏、髓石及牙内吸收等牙体组织病，以及牙周组织破坏情况。

药物防治

1. 西药治疗

（1）过氧化氢溶液（1%～3%）　适用于根管冲洗，口炎、牙周炎、冠周炎、PU 和牙龈出血时止血。漱口和冲洗患处均可。

（2）牙髓灭活剂　可选用三氧化二砷；干髓剂可选用三聚甲醛糊剂；根管塑化液可选用酚醛树脂塑化液；根管消毒药可选用木馏油、碘仿糊剂、戊二醛（2.5%）、甲醛甲酚（40%甲醛 10mL、甲酚 10mL、95%乙醇 5mL）、碘酚溶液、丁香油以及碘甘油等。

2. 中医药治疗　如丁细牙痛胶囊、复方牙痛酊、牙痛一粒丸、栀子金花丸等，在口腔感染的各种炎症性牙痛时内服或局部涂敷，均有较好效果。齿痛消炎灵颗粒可疏风清热、凉血止痛，用于脾胃积热之牙龈肿痛及急性根尖周炎、智齿冠周炎、急性牙龈（周）炎、牙骨炎均有效。

护理防范

1. 口腔卫生，每天至少刷牙 2 次，每次至少 3min，掌握正确的刷牙方法。使用牙线。

2. 每天对镜自查，当发现牙齿有透黑或可见明显黑点，应及时至医院检查。

3. 家长应辅助儿童刷牙，随时检查儿童的牙齿。

4. 定期做口腔检查，发现龋坏牙齿及时治疗，避免进展成 PU。

5. 儿童饮食要多样化，适当吃些硬性和韧性的食物，可以促进其颌骨和牙齿的生长发育。

6. 不要让儿童含着糖块睡觉，因为糖在嘴里变酸易于腐蚀牙而患龋病。6～12 岁儿童恒牙萌出后及时做窝沟封闭，即把牙齿的窝沟用一层树脂类材料封闭，避免食物碎屑和细菌等有害物质进入牙体内，从而预防龋病。

7. 对于位置不正的智齿和食物嵌塞的牙齿及时治疗，不合适的义齿和牙套及时处理。

六、口腔念珠菌病

口腔念珠菌病（oral candidiasis，OC）是念珠菌属感染所引起的口腔黏膜疾病。

临床表现　OC 按其主要病变部位可分为念珠菌口炎、念珠菌唇炎、念珠菌口角炎、慢性黏膜皮肤念珠菌病。与白色念珠菌感染有关的口腔疾病还有扁平苔藓、毛舌和正中菱形舌炎。

1. 念珠菌口炎

（1）急性假膜型（雪口病）　新生儿鹅口疮多在生后 2～8d 发生，好发部位为颊、舌、软腭及唇，损害区黏膜充血，有散在的色白如雪的柔软小斑点，如帽针头大小，不久即相互融合为白色或蓝白色丝绒状斑片，并可继续扩大蔓延，严重者波及扁桃体、咽部、牙龈。早期黏膜充血较明显，故呈鲜红色与雪白的对比。

（2）急性红斑型　成人急性念珠菌性口炎可有假膜，并伴有口角炎，但有时主要表现为黏膜充血糜烂及舌背乳头呈团块萎缩，周围舌苔增厚。患者常首先有味觉异常或味觉丧失，口腔干燥，黏膜灼痛。

（3）慢性肥厚型　本型的颊黏膜病损，常对称地位于口角内侧三角区，呈结节状或颗粒状增生，或为固着紧密的白色角质斑块，类似一般黏膜白斑。

（4）慢性萎缩型　本型又称托牙性口炎，损害部位常在上颌义齿腭侧面接触腭、龈黏膜，多见于女性患者。黏膜呈亮红色水肿，或黄白色的条索状或斑点状假膜。在绝大多数患者的斑块或假膜中，可查见白色念珠菌。有念珠菌唇炎或口角炎的患者中 80% 有托牙性口炎。

2. 念珠菌唇炎　本病分为两型。糜烂型者在下唇红唇中长期存在鲜红色的糜烂面，周围有过角化现象，表面脱屑，因此极易与盘状红斑狼疮病损混淆，亦类似光照性唇炎。颗粒型者表现为下唇肿胀，唇红皮肤交界处常有散在突出的小颗粒，类似腺性唇炎。

3. 念珠菌口角炎　本病的特征是常为双侧罹患，口角区的皮肤与黏膜发生皲裂，邻近的皮肤与黏膜充血，皲裂处常有糜烂和渗出物，或结有薄痂，张口时疼痛或溢血。同时可并发舌炎、唇炎、阴囊炎或外阴炎。

4. 慢性黏膜皮肤念珠菌病　这是一组特殊类型的白色念珠菌感染性疾病，病变范围涉及口腔黏膜、皮肤及甲床。多从幼年时发病，病程数年至数十年，常伴有内分泌或免疫功能异常、细胞免疫功能低下。

（1）家庭性慢性黏膜皮肤念珠菌病　本型可见于儿童，也可初发于35岁以后的成人（迟发型），都与铁吸收、代谢异常有关，可能是由于缺铁使白色念珠菌抑制因子减少，造成致病菌繁殖和侵袭。

（2）各类慢性黏膜皮肤念珠菌病　首先表现的症状都是长期不愈或反复发作的鹅口疮和口角炎；继而在头面部和四肢发生红斑状脱屑皮疹、甲板增厚，也可发生秃发及前额部、鼻部的皮角样损害。

鉴别治疗　标本直接镜检：常采取口腔黏膜的假膜、脱落上皮、痂壳等标本进行镜检，如发现假菌丝或芽孢，就可确认为真菌感染，但还必须通过培养，才能确诊为白色念珠菌病。

药物防治

1. 制霉菌素　本药属四烯类抗生素，1mg 相当于 2000IU，宜于低温存放。本药不易被肠道吸收，故多用于治疗皮肤、黏膜以及消化道的白色念珠菌感染。口服不良反应极小，偶尔有引起恶心、腹泻或食欲减退者。疗程 7～10d。

2. 咪康唑　本药尚具有抗革兰氏阳性细菌的作用。散剂可用于口腔黏膜，霜剂适用于舌炎及口角炎。疗程一般为 10d。

3. 克霉唑　口服后吸收迅速，4～5h 血液中即达最高浓度，并可进入黏膜和唾液中。

4. 酮康唑　对于皮肤、消化道等口腔外真菌病也有明显疗效，目前在国外已代替两性霉素 B。本药不可与制酸药或抗胆碱药同服，以免影响吸收。

5. 2%～4%碳酸氢钠溶液　本药是治疗婴幼儿鹅口疮的常用药物。用于哺乳前后洗涤口腔，以消除能分解产酸的残留凝乳或糖类，使口腔成为碱性环境，可阻止白色念珠菌的生长和繁殖。

6. 甲紫水溶液　口腔黏膜以用 1/2000（0.05%）浓度为宜，每天涂搽3 次，以治疗婴幼儿鹅口疮和口角炎。

7. 氯己定　有抗真菌作用，可选用 0.2%溶液或 1%凝胶局部涂布、冲洗或含漱，也可与制霉菌素配伍成软膏或霜剂，其中亦可加入适量曲安奈德，以治疗口角炎、托牙性口炎等。以本药液与碳酸氢钠液交替漱洗，可消除白色念珠菌的协同致病菌——革兰氏阴性菌。

其他疗法　口腔白色念珠菌病的治疗时间应适当延长，一般为 14d，过早停药易致病损复发。而肥厚型（增殖型）的疗程应更长，疗效不显著的白色念珠菌性白斑应考虑手术切除。

护理防范　长期使用抗生素和免疫抑制剂的患者或患慢性消耗性疾病的患者，均应警惕白色念珠菌感染的发生。

七、复发性阿弗他溃疡

复发性阿弗他溃疡（recurrent aphthous ulcer，RAU）又称复发性阿弗他口炎、复发性口腔溃疡等，是口腔黏膜疾病中发病率最高的一种疾病，普通感冒、消化不良、精神紧张、郁闷不乐等情况均能引起该病的发生，好发于唇、颊、舌缘等，在黏膜的任何部位均能出现，但在角化完全的附着龈和硬腭则少见。

临床表现

1. 轻型 RAU　初起病变处敏感或出现针尖样大小或稍大的充血区，短期内即形成直径在 2～4mm、圆形或椭圆形、边界清晰的浅小溃疡。溃疡数目一般为 2～3 个。溃疡形成后有较剧烈的烧灼痛。经 7～10d 溃疡可逐渐自愈，不留瘢痕。

2. 疱疹型 RAU　亦称口炎型口疮。此型除溃疡小、数目多（可达 20～30 个）外，其余与轻型 RAU 表现相似。溃疡散在，分布广泛，黏膜充血明显。有剧烈疼痛及伴有头痛、发热、局部淋巴结肿大等。

3. 重型 RAU　亦称复发性坏死性黏膜腺周围炎或腺周口疮，为各型中最严重的一型。溃疡常单个发生，2 个或 2 个以上者少见。好发于唇内侧及口角区黏膜。病程常在月余以上。愈后遗留瘢痕，严重者可形成组织缺损或畸形。

鉴别诊断　口腔视诊即可；如口腔溃疡病程长或为其他疾病的伴随症状，则还应检查原发疾病。

药物防治

1. 西药防治

（1）局部治疗　主要目的是消炎、止痛，促进溃疡愈合。治疗方法较多，应根据病情选用。

① 含漱剂：0.25%金霉素溶液，1∶5000 氯己定溶液，1∶5000 高锰酸钾溶液，1∶5000 呋喃西林溶液等。0.5%聚维酮碘溶液用于口腔溃疡。含漱，每次 10mL，饭后含漱 1min，每天 3 次。

② 含片：杜米芬含片，溶菌酶含片，氯己定含片。

③ 药膜：其基质中含有抗生素及可的松等药物。贴于溃疡上，促进愈合。

④ 止痛药：有 0.5%～1%普鲁卡因液，0.5%～1%达克罗宁液，0.5%～1%丁卡因液，用时涂于溃疡面上，连续 2 次，用于进食前暂时止痛。

⑤ 烧灼法：方法是先用 2%丁卡因表面麻醉后，隔湿，擦干溃疡面，用一面积小于溃疡面的小棉球蘸上 10%硝酸银液或 50%三氯醋酸酊或碘酚液，放于溃疡面上，至表面发白为度。

⑥ 局部封闭：适用于重型 RAU。以 2.5%醋酸泼尼龙混悬液 0.5～1mL加入 1%普鲁卡因液 1mL 注射于溃疡下部组织内，每周 1～2 次，一共用 2～4 次，有加速溃疡愈合作用。

（2）全身治疗

① 免疫抑制剂：常用药物为泼尼松。为防止感染扩散，应加用抗生素。对严重贝赫切特综合征，给予氢化可的松或地塞米松和四环素，对有胃溃疡、糖尿病、活动期肺结核的患者应禁用或慎用。

② 免疫调节剂和增强剂：左旋咪唑用于需增强细胞免疫作用者；丙种球蛋白适用于体液免疫功能减退者；转移因子适用于细胞免疫功能降低或缺陷者。不宜长期使用。

③ 维生素：维生素类药物可维持正常的代谢功能，促进病损愈合。在溃疡发作时给予维生素 C 每次 0.1～0.2g，每天 3 次，复合维生素 B 每次 1片，每天 3 次。

④ 雌激素：女性发病与月经周期有关者可慎用雌激素，如己烯雌酚等。

⑤ 微量元素：血清锌含量降低者补锌后病情有好转，可用 1%硫酸锌糖浆或硫酸锌片。

2. 中医药治疗　口腔溃疡散，可清热、消肿、止痛，用于火热内蕴所致的口舌生疮、黏膜破溃、红肿灼痛及复发性口疮、急性口炎见上述症候者。用消毒棉签（球）蘸药粉搽敷患处，每天 2～3 次。

护理防范

1. 注意口腔卫生，避免损伤口腔黏膜。

2. 清淡饮食，少吃烧烤，避免辛辣、油腻、腌制性食物和局部刺激。多吃一些富含 B 族维生素的粗粮食品、新鲜蔬菜；必要时可补充 B 族维生素和叶酸制剂。

八、口腔扁平苔藓

口腔扁平苔藓（oral lichen planus，OLP）是一种常见的慢性口腔黏膜皮肤疾病，一般不具有传染性。其发病与精神因素（如疲劳、焦虑、紧张）、免疫因素、内分泌因素、感染因素、微循环障碍因素、微量元素缺乏以及某些全身疾病（糖尿病、感染、高血压、消化道功能紊乱）有关。

临床表现　患者多无自觉症状，常为偶然发现。有些患者遇辛、辣、热、酸、咸味刺激时，局部敏感灼痛。有些患者感黏膜粗糙、木涩感、烧灼感、口干，偶有虫爬感、痒感。

鉴别诊断

1. 一般诊断　该病以中年女性多见，病损大多数左右对称，粟粒大小的白色或灰白色丘疹组成的线条构成网纹状病损，与正常黏膜之间没有清晰的界限。白色线条间及四周可为正常黏膜或有充血、糜烂甚至溃疡。

2. 实验室诊断　组织病理检查：组织活检可明确诊断，有助于检查其他白色病变并排除恶变。

药物防治

1. 西药治疗

（1）乳酸依沙吖啶溶液（0.1%）　治疗各种唇炎、扁平苔藓、盘状红斑狼疮、多形渗出性红斑、药物过敏等唇部有厚痂、糜烂的病损需要湿敷者。①含漱：0.1%依沙吖啶溶液，每次 10mL，每天 3 次，饭后口腔鼓颊含漱 1～3min。②湿敷：0.1%依沙吖啶溶液湿敷于病损处，每次 20～30min，随时添加药液，勿使干燥，每天 1～3 次。③离子导入：0.1%依沙吖啶溶液，正极导入离子，有抗菌消炎作用。

（2）沙利度胺　适用于扁平苔藓、坏死性腺周炎、盘状红斑狼疮、贝赫切特综合征、肉芽肿性唇炎等。口服沙利度胺每次 100mg，每天 1 次，连续服用 2～3 个月；或遵医嘱。本品有致畸作用，孕妇禁用，有生育计划的妇女慎用。

（3）转移因子　适用于扁平苔藓、复发性口腔溃疡、贝赫切特综合征、慢性盘状红斑狼疮、病毒感染、Sjögren 综合征、慢性念珠菌病。皮下注射 1mg，注射于腋窝或腹股沟的皮下，隔 3d 注射 1 次，10 次为 1 个疗程。

（4）聚肌苷酸-胞苷酸（聚肌胞）　适应证同转移因子。肌内注射聚肌胞 2mg，隔日 1 次，10～30 次为 1 个疗程。

（5）盐酸左旋咪唑　适用于复发性口腔溃疡、贝赫切特综合征、扁平苔藓。口服每次 50mg，每天 3 次，每周服 3d 停 4d，2～3 个月为 1 个疗程。

2. 中医药治疗

（1）局部治疗　对于糜烂溃疡型可使用养阴生肌散、西瓜霜、冰硼散等。

（2）全身治疗　以辨证论治为原则，根据不同辨证可以使用六味地黄丸、香砂养胃丸、散结灵等。

（3）口疡灵膜剂　由青黛、硫酸新霉素、地塞米松、维生素 B_{12}、白及胶浆组成。膜厚 0.15～0.2mm。可直接贴于口疮、扁平苔藓糜烂处，每天 3～5 次。

护理防范

1. 保持口腔卫生，消除局部因素的刺激作用。使用牙线，定期做牙周基础治疗。

2. 本病有癌变可能，定期进行口腔随访观察及保健。

九、口腔白斑

口腔白斑（oral leukoplakia, OL）是指仅发生在口腔黏膜上的白色或灰白色角化性病变的斑块状损害，是一种常见的非传染性慢性疾病，口腔各部位黏膜均可发生，但以颊、舌部最多。白斑的色泽除了白色以外，还可表现为红白间杂的损害。患者以中老年男性多见。

临床表现

1. 斑块状　口腔黏膜上出现白色或灰白色的均质型较硬的斑块，质地紧密，损害形态与面积不等，轻度隆起或高低不平。

2. 颗粒状　亦称颗粒-结节状白斑，口角区黏膜多见。损害常如三角形，底边位于口角；损害的色泽为红白间杂，红色区域为萎缩的赤斑；赤斑表面"点缀"着结节样或颗粒状白斑。本型白斑多数可以发现白色念珠菌感染。

3. 皱纸状 多见于口底和舌腹，又称口底白斑、舌下角化病。本病既可同时发生在口底和舌腹，也可单独发生在口底或舌腹或口底舌腹交叉发生。损害面积不等，甚至可累及舌侧牙龈。表面高低起伏如白色皱纸，基底柔软，可见峰状突起。

4. 疣状 损害隆起，表面高低不平，伴有乳头状或毛刺状突起，触诊微硬。除位于牙龈或上腭外，基底无明显硬节，损害区粗糙感明显，通常因溃疡形成而发生疼痛。

鉴别诊断

1. 一般诊断 自体荧光检查：使用特定仪器对准病损拍照，看是否出现荧光缺失，辅助判断是否有病损癌变倾向。

2. 实验室诊断

（1）脱落细胞检查 可辅助判断口腔黏膜白斑症的癌变情况。在显微镜下观察，癌变者可见到早期病变的细胞。

（2）甲苯胺蓝染色法 将患处皮肤擦干，然后涂抹 1%甲苯胺蓝液，20s 后用 1%醋酸洗去，深蓝色的着色部位即为癌变部位，此处可作为组织活检的部位。

（3）组织病理学检查 用一个小的旋转刷从病变表面取细胞。这是一种非侵入性检查，但准确性不高。还有一种是切片活检，在显微镜下观察，可辅助诊断白斑，判断病变类型及是否发生恶化。

药物防治

1. 维 A 酸 局部外用霜剂或凝胶：先擦干局部病损，并隔离唾液，将0.1%～0.3%维 A 酸凝胶或乳膏（霜剂）涂于病损表面，每天 1 次。

2. 口服维生素 A 初服时可能发生头痛、头晕，可酌减剂量，通常在几天后即可适应。冠心病、肝肾功能异常与高血脂者忌用。

3. 鱼肝油 可长期使用鱼肝油涂擦白斑，每天 2～3 次，1～2 个月为一个疗程，但不能用力过重。也可内服鱼肝油。在保守治疗期间应密切随访。

护理防范

1. 心情放松，精神愉快，避免精神创伤、过度劳累、过度思虑，消除恐惧心理，配合局部及全身治疗。

2. 在医生指导下用药，切勿盲目滥用，监督患者遵医嘱用药。局部用药后，观察病变部位是否变薄、变软、病变面积是否缩小，切口有无疼痛、红肿、流脓等表现。

3. 禁烟戒酒，改掉嚼槟榔等不良习惯。避免继续危害人体免疫功能或对皮肤产生损伤性刺激。

4. 保持口腔清洁，常用淡盐水漱口。食用易消化、少刺激、营养丰富，且含锌、维生素 A、维生素 E 的食物，少吃辣椒、生蒜、生硬、粗糙、刺激性食物，避免刺激或损伤口腔白斑区，减少口腔白斑癌变的机会。有癌变倾向者每 3～6 个月复查。

5. 及时去除牙齿残根、不良义齿等，积极矫正拥挤不齐的牙齿。

十、龋病

龋病（dental caries，DC）俗称虫牙、蛀牙，是一种在细菌感染等因素作用下导致的牙体硬组织进行性破坏，是口腔的常见病，也是人类最普遍的疾病之一。

临床表现　临床上可见龋齿有色、形、质的变化，以质变为主，色、形变化是质变的结果。临床上常根据龋坏程度分为浅、中、深三个阶段。

（1）浅龋　亦称釉质龋，龋坏局限于釉质。初期于平滑面表现为脱矿所致的白垩色斑块，以后因着色而呈黄褐色，窝沟处则呈浸墨状弥散，一般无明显龋洞，仅探诊时有粗糙感，后期可出现局限于釉质的浅洞，无自觉症状，探诊也无反应。

（2）中龋　龋坏已达牙本质浅层，临床检查有明显龋洞，可有探痛，对外界刺激（如冷、热、甜、酸和食物嵌入等）可出现疼痛反应，当刺激源去除后疼痛立即消失，无自发性痛。

（3）深龋　龋坏已达牙本质深层，一般表现为大而深的龋洞，或入口小而深层有较为广泛的破坏，对外界刺激反应较中龋为重，但刺激源去除后仍可立即止痛，无自发性痛。

鉴别诊断

1. 一般诊断　观察牙齿有无颜色改变及有无空洞形成，当牙齿有龋洞出现时可探测龋洞大小、深度及有无穿髓现象。当牙齿对酸、甜、冷、热刺激有疼痛感时，牙髓活力温度测试可确定牙髓状态。

2. 影像学诊断　　影像学诊断：当牙齿的龋洞不易被视诊或探诊发现时，可借助 X 线确定龋洞深度及其与牙髓腔的关系。也可采用光导纤维术照射牙齿，以检查邻面是否有龋洞。

药物防治

1. 硝酸银　　主要制剂有 10%硝酸银和氨硝酸银。

2. 麝丁液（麝香草酚 1g，丁香油加至 50mL）　　可用于牙周炎及龋洞等。用药液浸泡的线条送入牙周袋、龋洞内。消毒防腐作用较强，镇痛作用也较好。

3. 氟化钠甘油糊（又称氟膏）　　内含氟化钠 75g，甘油加至 100g，充分研磨混合均匀。用于定期涂搽牙面，可防 SI。也可用于牙颈部过敏时的脱敏。

护理防范

1. 保持口腔清洁，去除牙菌斑。选用含氟牙膏早、晚刷牙，刷牙时间不少于 3min。注意 4 岁前不用含氟牙膏，4~8 岁可以选择一些含氟较低的牙膏。

2. 养成饭后漱口的好习惯，用牙线清理牙齿邻面。

3. 少吃酸性、含糖分、过于坚硬、刺激的食物，临睡前不吃零食。

4. 儿童进行窝沟封闭半年后进行复查，观察封闭剂保留情况，如脱落应重做封闭。

5. 常参加体育锻炼。定期检查口腔，12 岁以上应每年检查 1 次。

6. 平时饮食应多摄入富含钙、无机盐等的食物，尽可能食用高纤维粗糙食物。

十一、牙石

牙石（dental calculus，DC）又称牙结石，是沉积在牙齿或修复体表面上已钙化或正在钙化的菌斑及软垢，DC 表面覆盖大量菌斑，形成后刷牙不易将其除去，只能通过牙科的专业设备才能除去。

临床表现

1. 龈上 DC　　分布在牙龈以上的牙面，呈黄白色至深色。一般体积较大，在唾液腺导管开口相对应的牙面上沉积较多，如上颌第一磨牙颊面和下颌前牙的舌面。

2. 龈下 DC　分布在牙龈缘以下的根面，肉眼看不到，需用探针或 X 线才能检查到，呈褐色或黑色，较龈上 DC 体积大且更坚硬牢固。龈下 DC 可见于大多数牙周袋内，在牙龈炎以下分布较均匀，但以邻面和舌面、腭面分布较多。

鉴别诊断

1. 一般诊断

（1）视诊　观察牙齿表面是否有牙菌斑和牙结石及牙龈的颜色状态。帮助判断牙结石的程度及是否存在牙龈炎。

（2）探诊　用探针检查牙龈以下是否存在 DC，帮助选择治疗方法。

2. 影像学诊断　X 线检查观察是否有龈下 DC 存在。

药物防治　DC 通过牙科的专业设备才能除去，基本不用药物治疗。

其他疗法　超声波洁牙及手术器械洁治。

护理防范　对不易去除的食物残渣、软垢及菌斑，可用牙线或刷牙。早、晚刷牙及饭后、睡前漱口是防治 DC 形成的最重要措施。

第二节　其他口腔科疾病

一、牙本质过敏症

牙本质过敏症（dentine hypersensitiveness，DH）又称牙本质过敏或牙敏感症，是指暴露的牙本质部分受到机械、化学或温度等刺激时所产生的一种特殊的酸痛症状。DH 不是一种独立的疾病，而是多种牙体疾病共有的一种症状。

临床表现　主要表现为刺激痛，吃冷、热、酸、甜食物和刷牙均能引起酸痛，尤其对机械刺激最敏感。刺激除去后，酸痛立即消失。

根据机械探测或冷刺激可将疼痛程度即牙敏感指数分为四度：0 度为无痛；1 度为轻微痛；2 度为可忍受的痛；3 度为难以忍受的痛。

鉴别诊断

1. 探诊　用探针探查牙本质暴露区可找到敏感点，敏感点多位于牙合面釉牙本质交界处和牙颈部釉牙骨质交界处。

2. 温度试验　通过牙科椅的三用气枪将室温的空气吹向敏感牙面，判断牙的敏感程度。

主观评价：用患者的主观评价方法来判断牙的敏感程度，包括疼痛三级评判法和数字化疼痛评判法。

药物防治

1. 氟化物　有多种形式的氟化物可用来处理 DH。氟离子能减少牙本质小管的直径，从而减少液压传导。0.76%单氟磷酸钠凝胶（pH 6）可保持有效氟浓度，为当前氟化物中效果最好者；也可用 75%氟化钠甘油反复涂擦敏感区 1～2min。

2. 氯化锶　放入牙膏内使用，方便安全。10%氯化锶牙膏在国外应用较广泛。局部涂擦用 75%氯化锶甘油或 25%氯化锶液。

3. 氨硝酸银　隔湿，拭干过敏区，涂氨硝酸银液，再用丁香油还原，至呈黑色为止。应用时，要注意口腔软组织的保护，勿使灼伤。

4. 碘化银　涂 3%碘酊 0.5min 后，再以 10%～30%硝酸银液涂擦，可见灰白色沉淀附着于过敏区；0.5min 后，如法再涂擦 1～2 次即可奏效。

5. 其他药物　4%硫酸镁液、5%硝酸钾液、30%草酸钾液皆可用于 DH的治疗。

其他疗法

1. 咀嚼茶叶可以治疗牙齿感觉过敏症。

2. 2%氟化钠液电离子透入法

（1）用直流电疗器　正极握于患者手中，负极以氟化钠液润湿，接触过敏区，电流强度为 0.5～1mA，通电时间 10min。

（2）电解牙刷导入药物离子　在牙刷柄末端安装一节干电池（1.5V），刷柄为阳极（手握刷柄），刷端为阴极，供透入药物用。用这种牙刷每天刷牙 2～3 次，每次 3～5min 即可。

护理防范
为防止牙本质过敏，平时用两侧牙齿来咀嚼食物，以避免一侧牙齿过度磨耗，少吃硬质食品。纠正夜间磨牙的习惯。

二、口腔单纯性疱疹

口腔单纯性疱疹（oral herpes simplex，OHS）是由单纯疱疹病毒引起的皮肤和黏膜疾病，口腔、皮肤、眼、会阴、神经系统等是易受单纯疱疹病毒侵犯的部位。

临床表现

1. **疱疹性口炎** 本病多为初发，亦称原发型疱疹性口炎。多见于婴儿或儿童，以 6 个月到 2 岁最易发生。单纯疱疹进入人体后，有 10d 左右的潜伏期，患儿有躁动不安、发热、头痛、咽痛、啼哭拒食等症状。2～3d 后体温逐渐下降，可在口腔黏膜任何部位出现病损，如唇、颊、舌以及角化良好的硬腭。

2. **复发性疱疹性口炎** 表现为在唇红黏膜与皮肤交界处有灼痛感、肿胀、发痒，继之红斑发疱，数目多，呈粟粒样大小，常成簇。本病有自限性，从发病到愈合约 10d。

鉴别诊断

1. **一般诊断** 原发性感染全身反应重，口腔黏膜的任何部位和口唇周围可出现成簇的小水疱，随后口腔黏膜出现糜烂或浅溃疡，口周皮肤形成结痂。复发性感染以成人多见，全身反应轻。口角、唇缘及皮肤出现典型的成簇小水疱。

2. **实验室诊断**

（1）病毒分离和鉴别 取临床标本水疱液、唾液或病损表面刮取物接种于敏感细胞株进行分离培养。

（2）直接检测病毒 取疱疹液在电子显微镜下直接检测病毒颗粒；免疫荧光法或免疫酶技术检查检测特异性单纯性疱疹病毒抗原；原位核酸杂交或 PCR 方法检测病损组织中的单纯疱疹病毒 DNA。

（3）血清学检查 酶联免疫吸附试验（ELISA）和间接免疫荧光试验、中和试验（NT）等检测单纯性疱疹特异性抗体。

药物防治

1. 西药防治

（1）局部治疗

① 局部擦药：5%金霉素甘油糊剂，新霉素或杆菌肽或硼酸软膏，1%甲紫液，0.1%碘苷眼药水等。

② 湿敷：0.1%乳酸依沙吖啶液，0.01%硫酸锌溶液。

③ 漱口：若疼痛重，可用 1%～2%普鲁卡因或 0.5%～1%达克罗宁液含漱，以减轻疼痛。

（2）全身治疗

① 支持疗法：给予高能量、易消化、富于营养的流食或软食。口服多

种维生素类药物。必要时可由静脉输入 5%～10%葡萄糖液。

② 病重者可选用左旋咪唑、聚肌胞、干扰素等药物，遵医嘱使用。

2. 中医药治疗

（1）方剂　加味银翘散、加味导赤白虎汤。

（2）中成药　抗病毒颗粒、板蓝根颗粒等。

护理防范　此病有传染性，家属应做好对患者的消毒隔离。本病患者应避免接触其他儿童。

三、鹅口疮

鹅口疮（thrush，TH）是由白色念珠菌感染引起的口腔黏膜真菌感染。好发于颊、舌、软腭及口唇部黏膜，白色斑块状酷似鹅口，常表现为颊黏膜或者口腔内存在白色膜状物。

临床表现

1. 口腔黏膜出现乳白色、微高起斑膜，周围无炎症反应，形似奶块，无痛，擦去斑膜后可见下方不出血的红色创面，斑膜面积大小不等，可出现在舌、颊、腭或唇内黏膜上。

2. 好发于颊、舌、软腭及口唇部的黏膜，白色的斑块不易用棉棒或湿纱布擦掉。

3. 在感染轻微时白斑不易发现，也没有明显痛感或仅在进食时有痛苦表情。严重时患儿会因疼痛而烦躁不安、胃口不佳、啼哭、哺乳困难，有时伴有轻度发热。

4. 通常患者还会表现为口干、口腔灼烧不适的感觉。

5. 感染严重者有可能会造成进食困难。

鉴别诊断

1. 一般诊断

（1）奶瓣　口腔滞留奶块及性状虽然与 TH 相似，但用温开水或棉签轻轻擦拭即可自动去除；而 TH 的白屑不易擦去，若用力擦去，其下面的黏膜潮红、粗糙。

（2）马牙　马牙多出现在口腔上腭中线两侧和齿龈边缘，是由上皮细胞堆积而成的，是正常的生理现象，生出数月后逐渐脱落，无需处理；TH 上的白斑无法自动消除。

（3）球菌性口炎　常由金黄色葡萄球菌感染引起，可表现为口腔黏膜充血，在局部形成糜烂和溃疡，假膜的特点是较厚而微突出黏膜表面。一般可以通过细菌培养来鉴别两种疾病。

2. 实验室诊断

（1）直接涂片镜检　镜检可见假菌丝及孢子。镜检阳性有诊断意义。

（2）真菌培养　将以上标本接种于常用的真菌培养基，多在 3～4d 内出现乳白色光滑的菌落，如该菌落数超过 50% 即有诊断意义。

药物防治

1. TH 的局部用药

（1）制霉菌素　可将外用制霉菌素片 500000IU 溶于 500mL 生理盐水中漱口，或局部用制霉菌素混悬液或制霉菌素锭剂。

（2）碳酸氢钠　可给予 1%～4% 碳酸氢钠溶液漱口，该溶液呈弱碱性，可改变口腔酸碱度，消除残留的凝乳或糖类，而使口腔环境保持或变为碱性，以抑制霉菌生长。

（3）0.05% 甲紫水溶液　治疗 TH 时只在患处涂药，如将溶液咽下可致食管炎、喉头炎。

（4）唑类抗真菌药　局部用克霉唑锭剂及咪康唑、克霉唑、氟康唑、伊曲康唑、泊沙康唑等含漱液。

2. TH 的系统用药

（1）三唑类和咪唑类抗真菌药物　咪唑类常见的有克霉唑、酮康唑、咪康唑、联苯苄唑。三唑类常见的有氟康唑、伊曲康唑、泊沙康唑、伏立康唑。三唑类抗真菌药生物利用度高、作用强，不良反应尤其是肝脏毒性相对较小。对氟康唑难以控制者推荐伊曲康唑或泊沙康唑，对其他药物治疗无效的病例推荐使用伏立康唑。

（2）多烯类抗真菌药物　如制霉菌素或两性霉素 B。目前制霉菌素常作为局部用药，而两性霉素 B 因毒性较大，临床可使用其脂质体制剂以降低不良反应，推荐其用于难治性病例。

（3）棘白菌素类抗真菌药物　如卡泊芬净、米卡芬净、阿尼芬净等，对于顽固或复发性病例，可选择静脉使用棘白菌素类抗真菌药物。

护理防范

1. 口腔护理　在 TH 的管理中占重要地位，尤其使用激素类药物行雾化治疗的患儿。建议在雾化治疗后进行漱口和口腔清理，并长期坚持。

2. 消化系统护理　TH 并发肠道菌群失调，导致患儿出现腹泻、腹胀、呕吐、食欲下降等症状，辅助益生菌调理肠道菌群，加强肛周护理，避免感染。

四、阻生牙

阻生牙（impacted tooth，IT）是指由于邻牙、骨或软组织的阻碍而只能部分萌出或完全不能萌出的牙。IT 的预后与年龄、部位等有关，根据具体情况进行针对性治疗后，可改善症状。

临床表现

1. 一般症状　IT 牙冠周围的牙龈常常会发炎、疼痛，严重时脸颊肿胀、张口困难，甚至全身发热，颌下淋巴结肿大。IT 常会引起邻牙龋坏、松动、牙槽骨吸收等症状。

2. 典型症状

（1）IT 引发急性冠周炎的患者可出现颊部肿痛，夜晚疼痛感更加明显。

（2）因局部无法清洁，积攒食物残渣，带来口腔异味。

（3）炎症发展，累及咬肌和翼内肌，出现下颌角区肿胀，伴有不同程度的张口受限甚至不能开口。

（4）阻生智齿位置靠后，若发生冠周炎，炎症波及咽喉时患者会感到吞咽时疼痛，影响饮食。

鉴别诊断

1. 一般诊断

（1）上颌阻生尖牙　上颌阻生尖牙是除了下颌第三磨牙外最常见的阻生齿，女性发病率是男性的 2 倍。

（2）额外牙　上颌前部是额外牙的好发部位。额外牙又叫多生牙。全口牙齿除了 20 个乳牙和 32 个恒牙外，多生的牙齿叫做额外牙。

（3）曲面断层检查　可以对全牙列进行检查，不但可以确认是否存在阻生牙，还可以评估阻生牙与邻近组织的关系。

2. 影像学诊断

（1）根尖片 X 线检查　大多数情况下可以确认是否存在 IT。

（2）牙科专用 CT 检查　牙科专用 CT 检查是检查 IT 最理想的手段，

除了能确诊阻生牙以外，还可以精确定位阻生牙与邻近组织的关系，有效评估拔牙难度和风险，帮助医生制定最佳的拔牙方案。

药物防治

1. 口服甲硝唑与头孢菌素类抗生素　需根据局部炎症及全身反应程度和有无其他并发症来进行选择用药。

2. 可以用生理盐水、3%过氧化氢溶液等冲洗牙齿周围，直到冲干净为止，然后擦干局部，涂抹碘甘油消炎。

（吴江杰　李国熊）

第十二章 皮肤科疾病

第一节 炎症性疾病

一、体癣

体癣（tinea corporis，TC）发生于光滑皮肤（除手足癣、花斑癣、叠瓦癣外）的除手、足、会阴和股部以外的浅部真菌病。股癣则发生于股部、臀部、会阴部及肛门周围。常因接触患者和患癣宠物等发病。潮湿、多汗、衣着过紧、肥胖、长期应用皮质激素、糖尿病、慢性消耗性疾病等易患本病。以红色毛癣菌最多见。

临床表现 初起为红色丘疹、丘疱疹，继之形成鳞屑，边缘逐渐扩展、中心渐消退而成环状、半环状或多环状，边缘部有红色丘疹或红疱疹，伴有鳞屑；中心部炎症轻，伴脱屑及色素沉着。环形损害有时单发，有时则可见多环形损害，可重叠，也可散在，伴有不同程度瘙痒。病程缓慢，往往夏季发作或加重，冬季减轻或消退。

鉴别诊断

1. 一般诊断 本病由浅表部真菌感染引起。TC 是除手、足、毛发、甲板以及阴股部以外的皮肤出现红斑、丘疹、水疱、脱屑。股癣主要是股部、臀部、会阴部及肛门周围有对称或单侧发生的、界线清楚的环形炎性皮损。边缘有播散性的丘疹、水疱、鳞屑。

2. 实验室诊断 病灶边缘刮取皮屑直接镜检，查到真菌菌丝或孢子。组织病理常用 PAS 染色，表皮角质层可找到菌丝和孢子。

药物防治

1. 西药防治

（1）盐酸氯康唑霜 外涂患处，每天 2～3 次。连用 7～10d。或遵医嘱。

（2）噻康唑霜 外涂患处，一般早、晚各涂 1 次，连用 7～10d。

（3）硫康唑霜 外涂患处，早、晚各 1 次；轻症 1 周内治愈。重症治愈后继续治疗 2~3 周，预防复发。

（4）特比萘芬　250mg，口服，每天 1 次，疗程 4~6 周；外涂患部时用乳膏剂，每天 1~2 次，直至痊愈。

（5）伊曲康唑　200mg，口服，每天 1 次，疗程 1~2 周。

（6）氟康唑胶囊　用于重症感染，对深部真菌病亦有效，口服，每天 1 次，每次 50~100mg，疗程 1~4 周。警惕肝损害，遵医嘱用。

（7）曲安奈德益康唑霜剂　内含硝酸益康唑 1%、曲安奈德 0.1%，涂患处，早、晚各 1 次。

（8）咪康唑软膏　涂患处，每天 1~2 次。

2. 中医药治疗　土槿皮 30g、百部 30g、蛇床子 15g、50%酒精 240mL，浸泡 3d，或羊蹄根（土大黄）60g、50%酒精 240mL，浸泡 3d，过滤取液外擦，每天 1~2 次。

护理防范

1. 不共用浴盆、毛巾，保持皮肤清洁、干燥、透气。平时穿着不宜过紧、过厚。

2. 及时治疗手足癣和其他癣病、患癣的宠物。防止直接接触传染。

3. 对慢性泛发性成人 TC，应进行全身系统检查，以排除免疫和内分泌系统疾病。

二、头癣

头癣（tinea capitis，TC）是皮肤癣菌引起的头发和头皮的浅部真菌感染。根据病原菌和临床特征，分为黄癣、白癣、黑点癣和脓癣。黄癣由许兰毛癣菌引起。TC 主要由直接或间接接触患者、患病禽畜或病原菌污染物而传染。

临床表现　主要发生于儿童。TC 一般至青春期可自愈，不留瘢痕。主要表现为脱发、头皮出现鳞屑、断发等，具有传染性。但其中黄癣不易自愈，常迁延至成年。

1. 黄癣　病变大小不等，为散在的灰白色鳞屑斑，局部毛发折断，有的毛发根部有灰白色套状物，称为发鞘。碟形黄癣痂、萎缩性瘢痕、永久性秃发是黄癣三大临床特征。

2. 白癣　最初表现为毛囊性丘疹，上覆白色鳞屑。逐渐扩大，形成灰白色鳞屑斑片，呈圆形或椭圆形，界限清楚，无明显炎症，偶尔有轻微瘙痒感。真菌孢子寄生，病损区毛发根部围绕有一特征性鳞屑状鞘状物，不易去除，称为菌鞘。病发干枯、易折断。灰白色鳞屑斑、菌鞘、断发是白癣三大临床特征。

3. 黑点癣　患处病发刚出头皮即折断，残根留在毛囊内，呈黑点状，镜下见病发内呈链状排列的关节孢子。愈后遗留点片状瘢痕、秃发。

4. 脓癣　在感染后 1～2 周局部肿胀、化脓，典型损害为化脓性毛囊炎，呈群集性毛囊性小脓疱，有的形成痈。破溃后有多个蜂窝状排脓小孔，触摸有波动感，或形成瘢痕及永久性脱发。皮损内毛发松动、折断、易拔除，皮损边缘陡直。真菌菌丝和孢子可在毛干外及痂壳内。

鉴别诊断

1. 一般诊断　多有明显的接触传染史。TC 主要表现为头皮鳞屑增加、断发、瘙痒。黄癣典型皮损为盘状黄豆大小的黄癣痂，有数根毛发贯通，鼠臭味。除去黄痂，其下为鲜红、湿润糜烂面或浅溃疡。

2. 实验室诊断

（1）真菌检查　取病发、痂皮、鳞屑做真菌检查。黄癣可见发内出现菌丝，白癣可见围绕毛发排列的孢子，黑点癣可见发内密集的孢子。

（2）滤过紫外线灯（Wood 灯）检查　黄癣的病发显示暗绿色荧光。白癣病发有亮绿色荧光。黑点癣病发无荧光。

药物防治

（1）抗真菌药物治疗

① 灰黄霉素：成人每天 0.6～0.8g，儿童每天每天 15～20mg/kg，分 3 次饭后服用，疗程 3～4 周，服药期间多食油脂性食物，以促进药物吸收。

② 伊曲康唑：成人每天 0.2g，儿童每天 0.1g，每周 1 次，服用 4～6 周。

③ 酮康唑：儿童每天 5mg/kg，1 次顿服。

④ 特比萘芬：每天 0.25g，儿童每天 0.125g，服用 4～8 周。

⑤ 脓癣急性期酌情服用小剂量皮质类固醇。

（2）可交替用 2%聚维酮碘、5%～10%硫黄软膏、3%克霉素霜，连续用 1 个月，不间断。TC 软膏（或瘌痢头软膏）早、晚各涂患部 1 次，直至痊愈。脓癣和脓液较多时，0.1%依沙吖啶、1∶4000 高锰酸钾液或 0.1%

呋喃西林湿敷，或外用抗生素软膏如环丙沙星软膏等。

护理防范

1. 注意隔离，衣帽用具加热消毒；尽可能剪短头发或剃头，每晚用温水肥皂洗头并吹干。早期发现、诊断和治疗。

2. 患者衣服及理发用具要消毒。

三、手癣

手癣（tinea manum，TM）和足癣是皮肤癣侵犯掌跖、指（趾）而引起的浅部真菌感染性皮肤病。TM 常因搔抓足癣、体癣、股癣传染，矿工、鞋匠以及手工操作机会较多的工种易患此病。足癣多由公用足盆、浴盆、毛巾、拖鞋等相互传染，尤以穿着不透气的皮鞋、球鞋、塑料鞋、长筒靴者容易发病。病原菌在我国主要是红色毛癣菌、须癣毛癣菌、絮状表皮癣菌等。

临床表现　TM 多见于中老年人，男性多于女性，多为单侧，久之可发展为双侧。足癣多发于中青年人，儿童少见，男性多于女性。常见类型有水疱型、糜烂型和鳞屑角化型。

1. 水疱型　表现为手或足群集或散发性水疱，伴瘙痒，水疱可相互融合成环状，皮肤逐渐增厚，自觉瘙痒。

2. 糜烂型　好发于第 3、4 或 4、5 趾间，浸渍、少量鳞屑、糜烂和渗出，有臭味，瘙痒。多汗症或穿不透气鞋的人较多见。

3. 鳞屑角化型　掌或跖皮肤角化，局限性嗜红色鳞屑样斑片、表面角化、粗糙干燥、容易皲裂。

鉴别诊断

1. 一般诊断　依据临床表现和真菌学检查，以鉴别其疾病。

2. 实验室诊断　真菌学检查：取鳞屑或疱壁直接镜检，可查见菌丝或关节孢子，角化型查菌阳性率低。

药物防治

（1）对汗疱型或有轻度浸渍、糜烂、有少量分泌物者，早晚用 1：6000 或 1：4000 高锰酸钾溶液或 3%醋酸铅溶液浸泡或湿敷，每次 20～30min。擦干后用以下药外涂：5%鱼石脂、3%水杨酸、10%硫黄软膏、2%克霉唑霜、特比奈芬霜、联苯苄唑霜。

（2）对渗液较多的糜烂型、有继发细菌感染者，可酌加 0.2%依沙吖啶。

（3）对鳞屑角化型，10%～30%冰醋酸浸泡双足，每次 20～30min。角化明显减轻后，用作用较弱的软膏外涂，如复方苯甲酸软膏、10%～20%尿素软膏。

① 盐酸氯康唑霜、硝酸咪康唑霜、噻康唑霜、硫康唑霜：外涂，每天 1～2 次，7～10d 为 1 疗程，临床治愈后可再用 7～10d，以防复发。

② 阿莫罗芬霜剂：有 0.125%、0.25%、0.5%三种规格，涂患部每天 1 次，连续 1～6 周。

③ 脚癣粉：内含水杨酸 50g，硼酸 10g，氧化锌 20g，滑石粉加至 100g。脚洗净擦干后外用。

④ 足光粉：内含水杨酸、苯甲酸、硼酸、苦参干膏。可抗真菌、止痒、敛汗。主治各型手足癣。用前将 1 袋（16g）加入沸水 500～750mL 中搅匀成混悬液，当温度降至手足癣的皮肤可耐受时浸泡，开始计时 20～30min，必要时再加温浸泡。

⑤ 伊曲康唑、特比奈芬、氟康唑：口服，是症状较重者用药。

护理防范　应保持皮肤干燥、清洁、透气。避免长时间穿不透气的鞋袜，勤换、洗袜子。患足（手）用过的袜子、手套应洗净、暴晒和消毒处理。

四、花斑癣

花斑癣（tinea versicolor，TV）俗称汗斑，是糠秕马拉色菌所致的一种慢性浅表性真菌病，与多汗、炎热、潮湿、卫生条件差等因素有关，也与脂溢性皮炎、糠秕孢子菌毛囊炎、遗传过敏性皮炎有关。身体虚弱、营养不良、糖尿病及妊娠都可诱发。

临床表现　以青壮年较多见，在颈、胸部、背部、上臂、腋下等处呈现。初起损害为围绕毛孔的圆形点状斑疹，皮损为绿豆至指甲大小的斑疹，边缘清楚、灰黄色、棕色、褐色或淡白色斑疹，数目逐渐增多，可相互融合，表面微发亮，表面附有少量极易剥离的糠秕样鳞屑。

鉴别诊断

1. 一般诊断　好发于胸背部，夏天加重。损害特征为散在或融合的色素减退或色素沉着斑，上有糠秕状的脱屑。

2. 实验室诊断　鳞屑镜检查可见短棒状较粗的菌丝或成堆的圆形、卵圆形孢子。

药物防治

1. 西药防治

（1）曲安奈德益康唑霜剂　内含硝酸益康唑 1%，曲安奈德 0.1%。每天早、晚各 1 次，将本品轻轻涂抹于患处或遵医嘱。

（2）2%酮康唑洗剂　外用，连续使用 7～10d。

（3）2%二硫化硒洗剂　外用，7～19d。

（4）1%联苯苄唑乳膏/凝胶、2%咪康唑乳膏、2%酮康唑乳膏、2%益康唑乳膏　外用。

（5）伊曲康唑、酮康唑、氟康唑　口服用药。

2. 中医药治疗　雄黄解毒散 30g，加入百部酒 120g，摇匀外擦；或土槿皮 10g、丁香 10g 加于 50%～70%酒精 100mL 中浸 1 周后外擦。

五、甲癣

由皮肤癣菌、酵母菌以及真菌（霉菌）引起的甲板或甲下组织感染称甲真菌病。甲癣（tinea unguium，TU）指皮肤癣菌引起的甲病，俗称"灰指甲"。TU 常来源于手足癣，单独甲感染者常与甲板外伤有关。免疫功能低下、雷诺病、糖尿病、银屑病、细菌感染等情况下容易发生本病。

临床表现　多见于成年人，尤其老年人。好发于趾甲，尤其是拇趾甲。常伴发手足癣或体股癣。

鉴别诊断

1. 一般诊断　常从甲板两侧或末端开始，使甲板变形变色，甲下有角蛋白和碎屑沉积使甲板增厚，往往先累及一个甲，其他邻近甲可正常。

2. 实验室诊断

（1）真菌学检查　进行甲屑的真菌菌检和培养，阳性即可诊断。

（2）组织病理学　角质增厚、疏松，角质细胞呈网篮状排列，并有不同程度的破坏。可见裂隙、空腔。

药物防治

1. 西药防治

（1）局部治疗　外涂 5%阿莫罗芬指甲油、8%环己吡酮氨乙醇指甲涂剂、30%冰醋酸、乳酸碘酊液（10%碘酊和乳酸各 50%混匀）或复方水杨酸软膏。坚持 6～12 个月。40%尿素软膏使甲软化后刮去病甲，再用抗真菌药物。

（2）系统治疗

① 特比奈芬：口服每天 250mg，指甲真菌病需 6 周，趾甲真菌病需 12 周。或采用隔日疗法，第 1 周每天 250mg，第 2 周始隔日服药，每次 250mg，指甲真菌病需 3 个月，趾甲真菌病需 6 个月。

② 伊曲康唑：口服 200mg，每天 2 次，连服 7d 为 1 个疗程。指甲真菌病可用 2～3 个疗程，趾甲真菌病可用 3～4 个疗程。

③ 氟康唑：每周口服 1 次，每次 150mg。指甲真菌病需 3～4 个月，趾甲真菌病需 6 个月以上。

④ 灰黄霉素：成人常用量口服 500mg，每 12h 1 次。疗程较长，应随时注意对神经系统、消化系统的不良反应，尤其是要防止肝肾损害。

⑤ 癣药玉红膏：解毒杀虫，止痒祛风。主治手气、脚气及灰指甲。外用，涂 1～2mm 厚敷于病甲（刮薄后涂效果更好）上，每天 1～2 次。

⑥ 将病甲用热水泡软，用刀片刮薄，或贴紫角拔膏，1 周后刮薄指（趾）甲，涂聚维酮碘或 5%碘酊。或涂复方苯甲酸软膏后包扎，数日后刮薄指（趾）甲，再涂聚维酮碘或 5%碘酊，交替使用，直至痊愈。

2. 中医药治疗　中药脱甲：可用紫色拔膏棍加热软化，贴敷患甲，保持 7～10d 取下，用钝刀削刮已软化角质，然后继续贴敷，如此反复至新甲长出。或将病甲浸入中药药醋中 20～30min（浸后勿洗去药醋）。

其他疗法　受累甲角化过度明显，厚度超过 3mm，外科手术拔除病甲。

六、毛囊炎

毛囊炎（folliculitis，FO）为单个毛囊发生的急性、亚急性或慢性化脓性炎症。葡萄球菌感染是常见病因，其他细菌也可致病。常在免疫功能低下、卫生差、搔抓、摩擦、糖尿病、瘙痒性皮肤病等基础下发病；经常接触焦油类物质或长期应用皮质激素、焦油类、免疫抑制剂等药物可诱发。

临床表现　FO 多见于成人，好发于头皮、项部、臀部。临床典型症状为粟粒大毛囊性红色丘疹，周围有红晕，不相融合，逐渐形成丘脓疱疹，中心常有毛发贯穿，周围有明显红晕。疱壁薄，破后排出少量脓性分泌物，自觉疼痛或微痒，继而结痂痊愈，一般不留瘢痕。局部淋巴结肿大。反复发作者为慢性 FO。发生于头皮的 FO，愈后留下点状瘢痕和永久性脱发者，称为脱发性 FO。发生于颈项部的 FO，形成瘢痕疙瘩样增生者，称颈项部瘢痕疙瘩性 FO。

鉴别诊断

1. 一般诊断　出现红色充实性丘疹、脓疱疮，四周红晕有炎症。

2. 实验室诊断　细菌培养：可培养出金黄色葡萄球菌。真菌镜检：细菌培养有助于明确诊断。脓液直接涂片加革兰氏染色可查见病原微生物，顽固病例需做细菌培养和药敏试验。急性期伴病变范围广泛时可见血白细胞总数增高，中性粒细胞比例＞80%。

药物防治

1. 西药防治

（1）莫匹罗星软膏　外涂，每天 3 次，5d 为 1 个疗程。必要时可重复 1 个疗程。患者可用敷料包扎或覆盖。

（2）喷昔洛韦乳膏　适用于病毒感染性 FO，外涂患处，每天 4～5 次，应尽早治疗。

（3）2.5%碘酊、5%白降汞、10%鱼石脂软膏或 1%新霉素软膏外用。

2. 中医药治疗　中医认为本病系湿热内蕴，外受热毒，郁于肌肤而致，或因素体虚弱，腠理不固，外受热毒而致。

其他疗法　紫外线或超短波照射患处。对迁延不愈者可用多价菌苗注射。也可给予免疫增强剂治疗。

七、疖与疖病

疖（furuncle）为葡萄球菌引起的急性化脓性深毛囊炎和毛囊周围炎。多发、复发性疖称为疖病（furunculosis，FU），常迁延难愈。病原菌主要为金黄色葡萄球菌、白色葡萄球菌。潮湿高温、卫生条件差、免疫力低下时容易发病。

临床表现　好发于颜面、颈及臀部，临床特点为毛囊性丘疹、结节、红肿热痛，可形成脓肿。初起为毛囊性红色丘疹，逐渐形成硬结，表面紧张，局部红肿热痛，触之坚硬，数日后结节化脓变软，顶端发生脓疱，形成脓栓，破后有脓液流出，经1~2周形成瘢痕而愈。可有淋巴结肿大。发生于鼻部和唇部（周围）的疖，症状严重，可伴有发热、畏寒、头痛、全身不适等，易引起海绵窦静脉炎及脑脓肿，切勿挤压。

鉴别诊断

1. 一般诊断　根据毛囊性炎性结节，后化脓坏死、形成脓栓及局部疼痛等症状可诊断。

2. 实验室诊断　血常规检查示白细胞总数及中性白细胞可升高。皮损处分泌物染色和细菌培养。免疫缺陷病应检测免疫球蛋白。

药物防治

1. 西药防治

（1）磺胺类、青霉素或对致病菌敏感的抗生素，如红霉素软膏、四环素软膏、氧氟沙星软膏等对病性较重或发热者可用。

（2）多价葡萄球菌　肌内注射。

（3）丙种球蛋白　静脉滴注，遵医嘱用药。

（4）10%~15%鱼石脂、疥疮软膏或纯鱼石脂贴敷。

（5）莫匹罗星软膏　外涂，每天3次，5d为1个疗程。

（6）过氧苯甲酰软膏剂（0.25%，5%，10%）　夏季可用于防治疖、痱子等，用于皮脂腺分泌过多而引起的痤疮。涂患处，每天2~3次。

2. 中医药治疗　对初起时拔毒消炎，可用黑布化毒膏，脓已出净可改用化毒散膏。较小的疖肿可用市售独角莲膏药或拔毒膏药，也可用黑色拔膏棍热贴，或用如意金黄散醋调外敷。

其他疗法　早期可用热敷、超短波、红外线、音频电、氦氖激光治疗。对多发FU，可用紫外线（次红斑量）照射。晚期已化脓破溃的疖，切开引流。

八、单纯疱疹

单纯疱疹（herpes simplex，HS）是由单纯疱疹病毒（HSV）感染所致的急性疱疹性皮肤病。HSV可分为1型和2型。1型感染引起颜面、口唇、咽扁桃体、眼部等非生殖器部位的单纯疱疹；2型主要感染生殖器部位的皮肤黏膜及新生儿，即生殖器疱疹。HSV主要通过直接接触，亦可通过唾液污染的餐具间接接触，经皮肤黏膜破损处感染而发病。生殖器疱疹可以是性传播疾病的一种，其发病率逐年增高，并与宫颈癌的发生关系密切。新生儿可以经产道感染，其死亡率很高。

临床表现 皮损好发于皮肤黏膜交界处，如口周、口角、鼻、眼、面颊部及外阴部位等，偶见手指等直接接触部位。局部先出现灼热、疼痛、全身不适、肌痛、局部淋巴结肿大，继后出现水肿性红斑，其上群集有针头大小的水疱，易形成糜烂，数日后干燥结痂，1～2周痊愈，易反复发生。分型：①原发性单纯疱疹，首次接触 HSV 发生感染者，如疱疹性齿龈口腔炎、新生儿单纯疱疹等；②复发性单纯疱疹，原发感染消退后，患者受到某些因素激发，如发热、月经、疲劳等，可以复发。

鉴别诊断

1. 一般诊断 根据病史、临床表现，见局限性群集性小水疱，且有烧灼及痒感，多见发热、疲劳等诱因，好侵犯皮肤黏膜交界处，多发于颜面及生殖器，病程较短，易复发。人是 HSV 唯一的自然宿主。

2. 实验室诊断 病毒培养分离为本病诊断的金标准。皮损刮片用单克隆抗体进行直接免疫荧光检查病毒抗原，有助于临床诊断和病毒分型。血清抗体测定 IgM 对近期感染的临床诊断有帮助。

药物防治

1. 西药防治

（1）全身治疗 及早足量使用抗病毒药物，可控制症状、缩短病程并控制复发。严重的 HSV 感染，特别是全身播散性感染者应用干扰素 α、白介素-2、转移因子、胸腺肽、卡介苗多糖核酸等。禁用皮质类固醇以免扩散。

（2）局部治疗 复方锌铜溶液或 3%硼酸溶液湿敷，有感染者可用 0.1%依沙吖啶溶液湿敷。生殖器疱疹可用 1∶5000 高锰酸钾溶液清洗。外用 0.1%碘苷溶液或 0.5%酞丁胺搽剂或干扰素 α2b 凝胶、1%喷昔洛韦霜剂等。口腔损害用 1%～2%过氧化氢溶液、生理盐水、金银花、菊花溶液漱口。眼部损害用 0.1%～0.5%碘苷溶液、3%阿昔洛韦、三氟胸苷眼药水点眼。

（3）原发性 HS

① 阿昔洛韦：200mg，每天 5 次，7～10d，或 400mg，每天 3 次，7～10d。严重播散性感染者，每天 5～10mg/kg，每 8h 一次静脉滴注，5～7d。

② 万乃洛韦：300mg，每天 2 次，7～10d。

③ 泛昔洛韦：250mg，每天 3 次，5～10d。

（4）复发性 HS

① 阿昔洛韦：400mg，每天 2 次。

② 万乃洛韦：300mg，每天 1 次。

③ 泛昔洛韦：125～250mg，每天 2 次。

④ 喷昔洛韦乳膏：抑制 HSV 1 型和 2 型感染有效，外涂患处，每天 4～5 次，应尽早治疗；7d 为 1 个疗程。

⑤ 酞丁安搽剂：外涂患部，每天 3～5 次，7d 为 1 个疗程，疗效较好。

⑥ 阿昔洛韦（无环鸟苷）霜剂：涂于患部，每天 3～4 次，7d 为 1 个疗程。

⑦ 重症患者可口服抗病毒药，如上述喷昔洛韦、阿昔洛韦等，通常每 4h 口服 1 次治疗剂量；7d 为 1 个疗程。

2. 中医药治疗　用枇杷清肺饮、龙胆泻肝汤或解毒清热汤加减。

其他疗法　对顽固易复发的严重者可做紫外线照射，疼痛者可用音频电治疗。可选用 HSV 疫苗进行预防接种。

护理防范

1. 避免诱发因素，生活规律，坚持锻炼，提高机体免疫力，预防感冒。

2. 接触患者时应采取适当防护措施，避免重复、交叉感染。

3. 严禁口对口喂饲婴儿。

4. 一旦出现疱疹皮损，应避免性生活。

九、带状疱疹

带状疱疹（herpes zoster，HZ）是由水痘-带状疱疹病毒引起的沿身体一侧周围神经分布的簇集疱疹和以神经痛为特征的一种皮肤病，呈带状分布。对该病毒无免疫的人群被感染后，发生水痘或呈隐性感染而成为带病毒者。

临床表现

1. 典型特征　以春秋季多见，多见于老年人。典型皮疹出现前，局部常有轻度瘙痒、低热、不适、乏力、皮肤刺痛或感觉过敏、显著的神经痛等前驱症状。可发于身体任何部位的一侧，呈带状分布的红斑、丘疹，在此基础上出现簇状小水疱，严重者有血疱、疱壁紧张，内容清亮透明，疱周绕以红晕，疱间不相融合，水疱破溃糜烂，数日后干燥结痂，2~3周痊愈。局部有不同程度的阵发性或持续性疼痛，可伴有灼热、麻木和瘙痒等感觉，年龄越大疼痛越剧烈。部分患者可有后遗神经痛。多数患者伴有局部淋巴结肿大疼痛。

2. 特殊表现

（1）眼HZ　系病毒侵犯三叉神经眼支，多见于老年人，疼痛剧烈，可累及角膜形成溃疡性角膜炎。

（2）耳HZ　系病毒侵犯面神经及听神经所致，表现为外耳道或鼓膜疱疹。膝状神经节受累同时侵犯面神经的运动和感觉神经纤维时，可出现面瘫、耳痛及外耳道疱疹三联征。

（3）HZ后遗神经痛　常伴有神经痛，在发疹前、发疹时以及皮损痊愈后均可发生，但多在皮损完全消退后或者1个月以上。

鉴别诊断

1. 一般诊断　根据簇集性水疱，尤其远离口腔和生殖器的水疱，沿单侧神经呈带状分布，伴有明显神经痛等特点，在疱疹未出现前表现为顿挫性HZ时，神经痛常易与其他疾病引起的疼痛相混淆。有时局部淋巴结肿大和皮肤感觉异常等早期表现，可为诊断提供线索。

2. 实验室诊断　从水疱液中分离病毒或检测VZV、HSV抗原或DNA，是鉴别诊断唯一可靠的方法。

药物防治

1. 西药防治

（1）抗病毒药

① 阿昔洛韦片：800mg口服，每天5次，7d为一个疗程，可连用2~3个疗程。

② 伐昔洛韦片：口服，每次300mg，每天2次。饭前空腹服用。成年HZ患者推荐连服7~10d，且在症状出现后3d内服用。

③ 阿昔洛韦霜剂：可涂搽患处，每天4~5次。

④ 阿糖腺苷：每天15mg/kg，静脉滴注每天1次，连续10d。

⑤ 泼尼松：每天30~40mg，疗程7~14d，与抗病毒药联合使用。

⑥ 聚肌胞注射液：肌内注射2~4mg，隔日1次；静脉滴注100mg，

每周 2 次，可连用 3 周。

⑦ 复方锌铜溶液、3%硼酸溶液：局部湿敷。外用 3%～5%阿昔洛韦霜、1%喷昔洛韦霜、干扰素 α2b 涂布剂、0.5%酞丁胺搽剂。

⑧ 喷昔洛韦软膏：外用，涂于患部，每 2h 1 次，连续 4d。

（2）止痛药　去痛片、芬必得、吲哚美辛，口服。严重后遗神经痛可给阿米替林睡前 12.5mg 口服，每 2～5d 递增 12.5mg。比较严重的神经痛亦可用神经阻滞疗法，即用硬膜外先注入 1%利多卡因 3～5mL，然后再注入吗啡复合液 10～15mL（含吗啡 1～5mg），每天 1 次。

（3）免疫增强剂　干扰素（IFNα、IFNγ）、人重组干扰素 α2b，对免疫功能低下的老年患者酌情选用。

（4）营养神经药物

① 维生素 B_1：10mg 口服，每天 3 次。

② 维生素 B_{12}：0.15mg 肌内注射，每天 1 次。

2. 中医药治疗　中医认为本病多因为素志不遂，肝郁气滞，郁久化热，或因饮食不节，脾失健运，湿热搏结，兼感毒邪而发病。可用龙胆泻肝汤加减、除湿胃苓汤加减、活血散瘀汤加减。急性期可用龙胆泻肝丸加板蓝根冲剂，亦可用除湿丸加舒肝丸；后遗神经痛时可用健脾舒肝丸加活血消炎丸。

其他疗法　紫外线局部照射、音频电疗法、氦氖激光照射、针刺疗法。

护理防范

1. 保持患部干燥、清洁，保护疱壁，避免继发感染。禁辛辣，做好防晒。衣服要宽大柔软，以避免摩擦引起疼痛。

2. 因疼痛明显，易烦躁、易怒、失眠，向患者解释相关知识，使其了解预后和发展过程，配合治疗。

十、稻农皮炎

稻农皮炎（ricefarmer dermatitis，RD）是指农民在水稻播种、收割过程中所发生的一种皮炎。指（趾）间隙及指（趾）侧皮肤浸渍、肿胀、发白、起皱，皮肤擦破露出红色基底，有少许渗液，易继发感染。种稻过程中长时间的浸水是发病的主要因素，水温高、田水呈碱性及劳动生产过程中机械性摩擦等刺激是辅助和促进因素。以浸渍糜烂型稻田皮炎多见。也可引起血吸虫尾蚴皮炎。

<u>临床表现</u>

1. 尾蚴皮炎　俗称"鸭怪""鸭屎疯"等，一般在下水田后数分钟即可发生水浸的局部瘙痒，随后出现粟粒大红斑、丘疹、水疱，周围有明显浸润及红晕，搔抓后可出现风团等损害。皮损顶端可见瘀点，为尾蚴钻入痕迹。皮疹散在可密集成片。数日消退，少数有继发感染。

2. 浸渍糜烂型皮炎　俗称"烂手""烂脚丫"，下水数日即可发病，初为指（趾）缝或指（趾）皮肤浸软、肿胀、发白、起皱、潮红、糜烂，掌趾可有点状表皮剥脱。易继发细菌感染。易发生指甲损伤、甲沟炎等。皮损多位于足部、小腿、手部，与皮肤长期浸水、机械性摩擦、水温高、水呈碱性等因素有关。城市水产品市场中的鱼贩也可患本病。

<u>鉴别诊断</u>　与早稻拔秧、插秧、晚稻的耘耥等种稻过程中长时间的浸水，接触含有尾蚴的田水等有关。接触数分钟后即有瘙痒感，继之出现粟粒大红斑、丘疹、疱疹，周围有明显浸润及红晕，搔抓后可出现风团，瘙痒剧烈，皮损顶端可见瘀点，为尾蚴钻入痕迹。皮疹散在或密集成片。以小腿、前臂远端及手足背部多见。

<u>药物防治</u>

1. 西药防治

（1）消灭血吸虫尾蚴中间宿主钉螺（"椎实螺"）　在稻田水深 5～10cm 时，每亩用硫酸铜 500～1500g；或用 6%吸湿性六六六粉与细砂黄土按 1：10 混匀，均匀撒入稻田，每亩 7.5～10kg；或于播种、插秧前投入草灰（每亩 50kg 以上）作为底肥；或作业前 6～12h 撒入茶饼（20kg/亩）；或人工捕捞等。加强粪便管理，沼气池熟化后才施肥。改进劳动条件，如塑料膜育秧、个人防护（薄膜肢套）、涂用防护药膏（松香 25.0g，凡士林加至 100.0g）等。

（2）尾蚴皮炎　口服抗组胺药，如苯海拉明、氯苯那敏、赛庚啶、异丙嗪、氯雷他定、特非那定、西替利嗪均可选用。外涂止痒药，或新马齿苋洗净捣烂，局部涂敷。也可用鱼腥草捣烂，局部外敷。

（3）浸渍糜烂型皮炎　糜烂部位涂 2%甲紫溶液或鞣酸软膏，继发感染者用 0.1%～0.5%高锰酸钾溶液冲洗感染创面。

2. 中医药治疗

（1）土花椒 6g（或茶叶、甘草）加食盐少许，煎汤，洗患处，每天 2 次。

（2）马齿苋、蒲公英捣烂，敷患处。

（3）明矾、石榴皮、黄柏、地榆、蛇床子煎水或研为细末配油膏或洗剂外用。

护理防范

1. 加强个人防护，如下水田时塑料套服、外用塑料套膜等防止尾蚴钻入皮肤；也可在下水田前涂皮肤防护剂，如 15%邻苯二甲酸二丁酯（DBP）软膏或乳剂。收工后用 12.5%明矾、食盐水浸泡片刻，让其自然干燥。

2. 灭螺和灭尾蚴结合农业上施用化肥及农药进行。

十一、脓疱病

脓疱病（impetigo，IM）是由金黄色葡萄球菌或溶血性链球菌引起的化脓性皮肤病。IM 初始表现为红斑，逐渐变淡或形成脓液、渗出，皮损处有个脓疱，俗称黄水疮。通过身体接触或共用毛巾、被子、衣服及其他物品而感染，传染性极高。夏末秋初汗多闷热季常见，小儿多见，且有并发急性肾炎的可能。

临床表现　　好发于面部，尤其是口鼻周围，有时可见躯干和四肢。最初为少数散在红斑点或丘疹，皮疹初起为水疱，周围有红晕，自觉瘙痒，有的会出现烦躁不安，不久疱液呈脓性，继之结成黄色痂，痂下为糜烂面。重症者可伴邻近淋巴结肿大，可有发热、畏寒等全身症状。注意与脓疱性湿疹鉴别，后者为多形性皮疹（斑、丘疹、水疱、糜烂、结痂等），呈弥漫性潮红，剧痒，经过延缓，易反复。

1. 大疱性脓疱疮　　好发于面部、四肢等暴露部位，初起为散在水疱，1～2d 后水疱迅速增大，疱液由清亮变混浊，脓液沉积于疱底部，呈半月形积脓现象。疱壁薄而松弛、糜烂、黄色脓痂。自觉瘙痒。

2. 非大疱性脓疱疮　　好发于颜面、口周、鼻孔周围、耳郭及四肢暴露部位，红斑基础上发生薄壁水疱，转脓疱，周围明显红晕。常并发淋巴结炎，发热，甚至出现败血症或急性肾小球肾炎。

鉴别诊断

1. 一般诊断

（1）大疱性脓疱疮　为表浅的薄壁大疱，破损后形成鲜红色糜烂面，干燥后形成薄痂，痂脱后遗留褐色色素沉着。

（2）非大疱性脓疱疮　疱壁较厚，边缘有显著红晕，干燥后形成污黄色厚痂，痂不断向四周扩张。

2. 实验室诊断　白细胞计数及中性粒细胞数可增高，皮损泛发者血沉、黏蛋白可增高；由链球菌引起者抗"O"增高；血浆 C 反应蛋白升高；脱氧核糖核酸酶抗体和透明质酸酶抗体检测阳性。脓液细菌培养为金黄色葡萄球菌或溶血性链球菌。偶有尿蛋白轻度升高。

药物防治

1. 西药防治

（1）局部治疗

① 1：5000 高锰酸钾液、3%硼酸溶液或 1：2000 小檗碱溶液清洗去痂后，涂以抗菌药膏，如复方依沙吖啶软膏、2%氧化氨基汞软膏，四环素或红霉素或诺氟沙星软膏、盐酸小檗碱软膏等。

② 莫匹罗星软膏、夫西地酸乳膏、复方多黏菌素 B 软膏：局部外用。

（2）全身治疗　病程迁延或伴有发热、淋巴结炎以及全身泛发皮损者可口服对病原菌有效的抗菌药物，宜选苯唑西林、氯唑西林、阿莫西林等；可选第一代头孢菌素、克林霉素、红霉素、复方磺胺甲噁唑等治疗。

2. 中医药治疗

（1）红斑脓疱期可用复方马齿苋洗剂（马齿苋、黄柏、蒲公英）清洗后，外涂药膏。或外用甘草油调祛湿散、化毒散，创面完全干燥后可用黄连膏或化毒散外涂。

（2）用中药如黄水疮药、一扫光等；亦可用马齿苋、蒲公英或野菊花煎水洗后，将黄柏粉或二妙散等用植物油调敷。

护理防范

1. 注意皮肤卫生，修剪指甲，除去污垢，勤洗手、洗澡、换衣服。

2. 对细小的皮肤破损，要及时保护和治疗。积极治疗原发瘙痒性皮肤病。

十二、接触性皮炎与湿疹

接触性皮炎（contact dermatitis，CD）是接触外界刺激物质或变应原在皮肤黏膜接触部位发生的炎症性反应。湿疹（eczema，EC）是由多种内外因素引起的具有明显变态反应性的炎症性皮肤病。

临床表现

1. 急性症状　接触性皮炎在接触部位出现境界清楚的红斑、丘疹、丘疱疹，重症时红斑肿胀明显，出现水疱或大疱，甚至坏死。局部瘙痒或灼热。

2. 亚急性症状　红肿炎症减轻，皮损呈暗红色，仅少数水疱、糜烂，渗出减少，可有丘疹、少量丘疱疹以及鳞屑，瘙痒和病情逐渐好转。

3. 慢性症状　皮损境界明显，炎症不显著，局部表现为暗红色浸润肥厚或苔藓样斑，色素异常和鳞屑、抓痕、血痂等。部分皮损上仍可出现新的丘疹或水疱，抓后有少量渗液。

鉴别诊断

1. 一般诊断　发病前均有接触史，在接触部位或身体暴露部位突然发生。接触性皮炎皮损红肿，皮疹多为单一形态，当病因去除后皮炎迅速消退，若再接触又复发等。湿疹特点为急性期皮损呈多形性皮疹，开始为弥漫性潮红，以后发展为丘疹、水疱、糜烂、渗出、结痂，对称分布，反复发作，时轻时重，无一定规律性，自觉剧烈瘙痒。

2. 实验室诊断　皮肤斑贴试验阳性。

药物防治

1. 西药防治

（1）抗组胺药物

① 氯苯那敏：每次 4mg，每天 3 次，儿童每天 0.35mg/kg。

② 赛庚啶：每次 2mg，每天 3 次。

③ 苯海拉明：每次 25mg，每天 3 次。

④ 特非那定：每次 60mg，每天 2 次。

⑤ 西替利嗪：每次 10mg，每天 1 次。

（2）非特异性脱敏治疗

① 10%葡萄糖酸钙 10mL、10%硫代硫酸钠 10mL：静脉注射。

② 0.25%普鲁卡因 20mL 加维生素 C 1～2g：静脉注射，每天 1 次。

（3）糖皮质激素

① 泼尼松：每天 20～30mg，口服。见效后酌情减量直至停用。

② 氢化可的松、地塞米松：静脉滴注，遵医嘱使用。

（4）免疫调节剂　卡提素、胸腺肽、转移因子、左旋咪唑，遵医嘱使用。

（5）抗生素　红霉素、环丙沙星口服，青霉素肌内注射。

（6）外用疗法

① 哈西奈德涂膜：每天 2～3 次，涂患处。

② 复方卤米松霜：每天 2 次，外用并轻轻揉擦。

③ 复方吲哚美辛酊：将药液滴于患处，以手指涂搽按摩 2min，可以棉球浸取药液涂于患处，并稍加按摩即可。

④ 复方硫酸铜液或 3%硼酸溶液：湿敷。

⑤ 尚有曲安奈德霜、复方曲安奈德霜、氢化可的松霜、氯倍他索（水剂、冷霜剂、油膏）等均可选用。

2. 中医药治疗

（1）接触性皮炎　用龙胆泻肝汤加减。

（2）湿疹　用龙胆泻肝汤、萆薢渗湿汤加减，方用除湿胃苓汤加减、消风散或四物消风散加减。

其他疗法

1. 液氮冷冻治疗或放射性同位素（^{32}P 或 ^{90}Sr）敷贴疗法等　可用于病期较久和顽固的慢性局限性湿疹。

2. 针刺疗法　湿疹可针刺曲池、足三里、血海、委中等穴。

3. 耳针　可取肺、肾上腺、神门、内分泌等穴。

护理防范

1. 积极寻找病因，避免接触过敏原和刺激物，避免过度或过频洗浴。

2. 保护皮肤屏障，应用营养保护性药物，避免一切可能加重的因素。避免搔抓、过度洗涤或乱用药物。

十三、婴儿湿疹

婴儿湿疹（infantum eczema，IE）是指发生于婴儿期的具有湿疹损害特点的一种常见皮肤病。包括婴儿接触性皮炎、脂溢性和擦烂性 IE、婴儿异位性皮炎。中医称之为奶癣。

临床表现　多见于 3～6 个月的婴儿，常于生后 3 个月内发病。好发于头面部，尤其是头顶部和两颊部，常呈对称性，延及躯干、四肢亦可发疹，剧痒。皮损呈多形性，易于反复。多伴有胃肠道功能障碍，如腹泻、便秘、吐奶。

鉴别诊断

1. 一般诊断　3～6 个月的婴儿，好发于头面部、头顶部和两颊部，潮红后疹性，呈片状红斑，有多数如针尖至粟粒大小丘疹，或上覆鳞屑，多局限两颊部；渗出糜烂性，水疱、糜烂、渗出、痂皮，时轻时重。常表现患儿哭闹不安，睡眠不宁，易醒。

2. 实验室诊断　血常规检查示嗜酸粒细胞可能增加。

药物防治

1. 西药防治

(1) 清洁去痂

① 莫匹罗星软膏：每天 1 次，可先用花生油去痂，再涂药膏。

② 硼酸液：湿敷，有渗出时用，然后涂以复方依沙吖啶软膏（可用 15%氧化锌软膏加 1%小檗碱或呋喃西林调匀代替）。

③ 氟轻松软膏：无渗出者可涂患处，或曲安奈德益康唑软膏、哈西奈德软膏、卤米松软膏等，涂患处治疗。

(2) 内服抗组胺药物

① 苯海拉明、异丙嗪：1mg/kg，每天 1 次。

② 氯苯那敏、赛庚啶、布可立嗪：遵医嘱用药。

(3) 调整消化功能　辅助消化功能酶（胰酶、胃酶）；驱除肠寄生虫；排除过敏原。

2. 中医药治疗　服小儿香橘丹。急性期可用蛇床子研细末加凡士林调成膏状外敷，或大青叶煮水滤渣湿敷。

护理防范

1. 避免毛织品衣服直接接触患儿皮肤。患病期间暂停预防接种，避免接触病毒感染患者。调整饮食，按时哺乳，不要过饱。限制糖类，保持消化功能良好。乳母饮食禁辛辣食物。

2. 对牛奶或其他蛋白质食品宜煮沸稍久，以减少抗原性。

十四、疣

疣（verruca，VE）是由人乳头瘤病毒（human papilloma virus，HPV）感染所引起的皮肤表面赘生物，包括寻常疣、扁平疣、跖疣及尖锐湿疣等。经直接接触传染。免疫缺陷、免疫功能低下、外伤是发生感染的重要原因。种类不同，病变特点各异。

临床表现

1. 寻常疣（瘊子）　俗称"刺瘊""瘊子"等。　好发于儿童和青少年的面部、手背、手指、足缘、甲周。形态大小不一，初起为针头至绿豆大的半球状角化丘疹，色灰黄或污褐色，表面粗糙、坚硬，表面可呈棘刺样、菜花状，基底及周围无炎症，逐渐增大或融合，长期不变或因自身接种数目逐渐增多。

2. 扁平疣　又称青年扁平疣，常对称性发于手背、前臂、颜面等处，为米粒到黄豆大小淡褐色或正常皮色圆形、椭圆形或不规则形扁平丘疹，表面光滑，质硬，数目较多，散在或多数密集，亦可融合成小片状，可沿抓痕呈条状排列。

3. 跖疣　为发生于足跖部的寻常疣，多见于跖外伤、摩擦、多汗、受压部位，初起为细小发亮的丘疹，逐渐增大，由于压迫形成淡黄色或黄褐色角质斑块，中央微凹，边缘为稍高的角质环，表面粗糙。

4. 尖锐湿疣　又名性病疣，损害初起为柔软红色小丘疹，逐渐增大增多，常出现于温暖潮湿的黏膜和皮肤交界处，男患者好发于包皮内侧、龟头、冠状沟、阴茎、尿道口或肛门附近，女患者常见阴阜、大小阴唇、阴道、阴道口、会阴、宫颈、腹股沟等部位，受阴道分泌物刺激大，且有臭味。

鉴别诊断　根据各种疣的临床表现、好发部位、发展情况，逐渐增大的丘疹，大多为圆形，表面粗糙呈刺状。对尖锐湿疣，应结合皮肤组织病理检查。

药物防治

1. 西药防治

（1）寻常疣、扁平疣和跖疣

① 维 A 酸：治疗扁平疣。口服每次 10mg，每天 2～3 次。

② 0.1%维 A 酸冷霜或软膏：治疗扁平疣，涂患处，每天 2 次。

③ 酞丁安搽剂：对尖锐湿疣也有一定的治疗作用，涂于患处，每天 3 次。

④ 氟尿嘧啶软膏：用于寻常疣、扁平疣，局部外用，每天 1～2 次。不可用于黏膜。

⑤ 0.7%斑蝥素加等量火棉胶：隔日外涂 1 次，适用于甲周疣。

⑥ 20%～40%碘苷霜：外用，适用于甲周疣。

（2）尖锐湿疣　以局部治疗为主。

① 5%的氟尿嘧啶溶液或注射液或 50%三氯醋酸溶液等：于患处外用。尽量少接触正常皮肤和黏膜。每天 2 次，连续 3d。然后停药观察 4d 为 1 个疗程。若疣体未消退，可同法重复治疗，最多不超过 3 个疗程。

② 氨基转移酶毒素：临床用于治疗外生殖器或肛门周围的尖锐湿疣。外用 0.5%的酊剂、软膏剂涂患处，每天 2 次，连用 3d；然后停药观察 4d 为 1 个疗程。若疣体未见消退，可同法重复治疗，最多不超过 3 个疗程。

③ 咪喹莫特：涂药前先将患处洗净、擦干，然后用棉签将本品均匀涂一层于疣体，保留 6～8h 后用清水将药物洗掉。睡前涂抹，隔日 1 次，8～12 周为 1 疗程，最多不超过 16 周。

（3）水杨酸、普鲁卡因、干扰素、转移因子、胸腺肽等　全身或疣体注射。

（4）维生素 D_3　皮损内注射对多发性疣具有一定疗效。

2. 中医药治疗　可用 10%～20%足叶草酯酊或 0.5%足叶草素酊，或 0.5%鬼臼毒素软膏，于患处外用。

其他疗法　寻常疣、跖疣可用二氧化碳激光、高频电、液氮冷冻。甲周疣用浅层 X 线、^{90}Sr、超短波局部照射治疗。个别巨大疣体行手术切除治疗。

护理防范

1. 清洗、日晒生活用品。避免不洁性交。

2. 注意避免搔抓、摩擦疣体，以防自身接触感染。

十五、脂溢性皮炎

脂溢性皮炎（seborrheic dermatitis，SD）又称脂溢性湿疹，是皮脂溢出基础上的一种慢性丘疹鳞屑性皮炎。损害为鲜红色或黄红色斑片，为油腻性鳞屑或痂皮，常分布于皮脂腺较多部位，伴有不同程度瘙痒。发病机制可能与免疫、遗传、性激素平衡失调、卵圆形糠秕孢子菌、痤疮丙酸杆菌有关；局部刺激、精神因素、冠心病、高血压、心衰、B族维生素缺乏、胃肠道障碍、嗜烟酒等可加重病情。以成人和新生儿多见。泛发而顽固的脂溢性皮炎可以是 HIV 感染重要的皮肤症状。

临床表现 SD 好发于皮脂溢出区，如头皮、颜面、鼻唇沟、眉、眼睑、背、腋部、脐、会阴等部位，也可泛发全身。皮损初为毛囊性小丘疹，逐渐融合成大小不等的黄红色斑片，上覆油腻性鳞屑或痂皮，严重者可有糜烂、渗出、厚痂；伴有不同程度瘙痒。发生在躯干部的皮损呈环状。成人为慢性病程，时轻时重。容易反复发作。婴儿常发生在出生后 2～10 周，头皮覆盖油腻的黄褐色鳞屑痂，基底潮红。眉弓、鼻唇沟和耳后等部位也可能受累。

鉴别诊断 好发于青壮年、婴幼儿，慢性病程，反复发作，皮损主要分布在面部、头皮等皮脂丰富部位，皮疹为毛囊周围的红色丘疹，暗红斑，被覆油腻鳞屑或痂，自觉不同程度瘙痒。

药物防治

1. 西药防治

（1）全身治疗　内服维生素 B_2、维生素 B_6、复合维生素 B、维胺酯胶囊和锌制剂。炎症明显、范围较大时酌情用小剂量泼尼松每晨顿服，或四环素、罗红霉素。雷公藤多苷联合小剂量糖皮质激素，效果佳。瘙痒可用抗组胺药或其他止痒剂。

（2）局部治疗　以减少皮脂、角质剥脱、消炎、止痒为主。

① 1%煤焦油洗剂、2%酮康唑复方洗剂或含有二硫化硒、硫甲皂、间苯二酚、水杨酸、咪唑类等制剂洗头，每周 1～2 次。

② 50%乙醇和 35%水中加入 15%丙二醇外搽，或用水氯酊，每天 1 次。

③ 0.025%～0.05%维胺酯霜对慢性肥厚者适用，有助于红斑、鳞屑、瘙痒的改善。

④ 氢化可的松霜或酮康唑洗发香波等，遵医嘱用药。

⑤ 复方硫黄洗剂外涂搽患处，每天 2～3 次。

⑥ 二硫化硒混悬液用于头皮脂溢性皮炎，搽患部，每天 1 次，或遵医嘱。

⑦ 渗出糜烂时可选用 3%硼酸溶液，遵医嘱用药。

⑧ 伊曲康唑每次 0.1g，每天 1 次，连服 2～3 周。泛发性损害可选抗真菌药，如益康唑、克霉唑、咪康唑、奥西康唑、异康唑或环吡酮胺的洗发剂和霜剂及特比萘芬（1%）制剂。

2. 中医药治疗

（1）热重于湿型　治法宜清热利湿，佐以凉血。方用荆防牛蒡子汤或龙胆泻肝汤或栀子金花汤加减。

（2）湿重于热型　治法宜健脾利湿，佐以清热。方用除湿胃苓散加减，也可用除湿丸或二妙丸。

护理防范

1. 保持心态平稳、生活规律、睡眠充足，避免过度精神紧张，避免外界环境刺激。

2. 选用中性清洁剂，少用热水及碱性大的肥皂洗头，避免搔抓。

3. 忌饮酒，不吃辛辣、油腻、刺激性大、多糖食物。

十六、荨麻疹

荨麻疹（urticaria，UR）是一种皮肤血管反应性瘙痒性皮肤病，以一过性风团为主要表现，骤然发生，迅速消退，瘙痒剧烈，愈后不留任何痕迹，严重者可出现过敏性休克和喉部水肿。病程迁延数日至数月。约 3/4 的患者找不到原因。

临床表现　典型表现是迅速出现的风团，局部常发痒或有麻刺感。常见类型包括以下几种。

1. 急性 UR　常突然发生，出现大小不等、形状不一的红色或苍白色风团，部位不定。瘙痒剧烈、灼热感。严重者可出现过敏性休克，风团持续数分钟至数小时消退，消退后不留痕迹，瘙痒消失，反复多次发作。皮肤划痕症可呈阳性。

2. 慢性 UR　发病约占 UR 的 2/3，风团反复发作，时多时少，时轻时重，迁延 6 周以上，长者可至数年。

3. 血管性水肿　又称巨大 UR，好发于皮下组织疏松部位或黏膜的局限性水肿，如口唇、舌、眼睑、耳垂、外阴（包皮最为常见）、喉部、手、足等。突然出现局限性肿胀、紧张发亮，边缘不清，压之无凹陷。持续数小时至 2～3d 消退，常在同一部位反复发生。发生于喉部者，可引起呼吸困难、窒息。

鉴别诊断

1. 一般诊断　引起 UR 的原因多，必须详细询问病史、做体格检查以及有关的实验室诊断。血管性水肿为突然发生的大片暂时性无凹陷性肿胀，在数小时至 2～3d 消退，常累及眼睑、唇、舌、外生殖器、手、足等部位。

2. 实验室诊断　急性 UR 血常规检查有嗜酸粒细胞增高，若有严重金黄色葡萄球菌感染时，白细胞总数增高或细胞计数正常而中性粒细胞百分比增多。慢性 UR 组织病理系单纯局限性水肿，乳头及真皮上层有浆液性渗出，乳头水肿，血管周围有少量淋巴细胞浸润，但浸润亦可致密并混杂有嗜酸粒细胞。

药物防治

1. 西药防治　去除病因，抗组胺药是主要治疗药物，必要时用皮质激素治疗。

（1）急性 UR

① 10%葡萄糖酸钙 10mL 加维生素 C 1g 静脉注射，用于皮损广泛者。

② 0.1%肾上腺素 0.3～0.5mL 皮下注射，用于低血压。

③ 呼吸困难者应吸氧治疗。

（2）慢性 UR　根据发病规律提前给药，待风团控制一段时间后（1 个月左右）撤药。可用盐酸安他唑啉，口服每次 100mg，每天 3～4 次；儿童每次半片，每天 2～3 次；幼儿每次半片，每天 1 次。或遵医嘱。

（3）脱敏疗法　对吸入性抗原如花粉、尘螨、真菌等经过敏原检测阳性者，可针对性地进行脱敏治疗，从小量渐增至正常耐受量。

（4）对症止痒

① 可用 2%苯酚、1%麝香草酚、1%～2%薄荷脑、3%水杨酸等。外涂患处。

② 复方吲哚美辛酊：用于丘疹性 UR，将药液滴于患处，以手指涂搽按摩 2min 左右。

③ 益肤酰胺（益肤净）霜：每天 3 次，外涂患处。

2. 中医药治疗

（1）百部酒精、千里光或楮桃叶　煎水外洗。

（2）乌蛇止痒丸　口服，每次 2.5g，每天 3 次。

护理防范　避免接触致敏物，保持室内清洁，去除螨虫。慢性 UR 根据发病规律提前给药。修剪指甲，避免搔抓。

十七、药疹

药疹（drug eruption，DE）也称药物性皮炎，是药物通过口服、注射、栓剂、灌注或通过皮肤、黏膜吸收而进入体内，引起皮肤黏膜急性炎症反应。好发于过敏体质者、体质虚弱者、使用大量药物者及光线诱导者。

临床表现　瘙痒是最常见和最明显的自觉症状。有明确用药史。呈急性发病，药疹皮损表现不一。

鉴别诊断

1. 一般诊断　发病前有用药史。发病突然及既往药物过敏史可怀疑 DE 并推断可疑致病药物。皮疹对称分布、颜色鲜红，病情进展快，瘙痒是最常见和最明显的自觉症状，全身症状有恶寒、头痛、恶心、乏力。重症 DE 有明显疼痛和触痛。

2. 实验室诊断

（1）血常规检查　嗜酸粒细胞常增加，白细胞可增高，有时亦出现白细胞、红细胞、血小板减少。肝、肾功能异常。

（2）尿常规检查　可出现蛋白尿、血尿。

（3）斑贴试验　阳性。

3. 影像学诊断　心电图检查异常。

药物防治

1. 停用一切可疑药物，包括中药禁用或慎用同类药物或化学结构相似的药物。

2. 支持疗法　静脉注射高渗葡萄糖液及大量维生素 C（每天 0.5～1.0g）。

3. 应用抗过敏药　如苯海拉明、异丙嗪、氯苯那敏、西替利嗪、氯雷他定、特非那定、阿司咪唑、赛庚啶等。也可应用糖皮质激素类药。

4. 氢化可的松　每天 300～400mg 或地塞米松 7.5～15mg，加维生素 C 2～3g，加入 5%～10%葡萄糖液 1000～2000mL，静脉滴注。

5. 泼尼松口服，每次 5～10mg，每天 3～4 次；或氢化可的松静脉滴注，每天 100～200mg。病情重者待好转后应逐渐减量。

6. 口腔黏膜损害　可涂布 2%冰片、10%青黛甘油。2%碳酸氢钠溶液或 3%硼酸水漱口。

7. 局部用药　可参照"湿疹"。

护理防范　对青霉素、血清制品、普鲁卡因等易致敏药，应先做过敏试验。

十八、淤滞性皮炎

淤滞性皮炎（stasis dermatitis，SD）又名淤积性湿疹、静脉曲张性湿疹，是继发于下肢静脉高压的一种湿疹，常伴有静脉曲张和深静脉血栓性静脉炎。多见于中老年人，可以继发皮肤硬化及溃疡。多与长期从事站立、重体力劳动、多次妊娠、盆腔肿瘤压迫造成下肢静脉曲张有关。

临床表现　除由深静脉血栓引起者呈急性发作外，起病缓慢，小腿远端出现褐色色素沉着及点状红斑、丘疹、丘疱疹、渗出、糜烂、结痂等湿疹表现，日久则皮肤粗糙、脱屑、皲裂、硬化，边界较清楚，自觉瘙痒。反复发作或加重，常因外伤和感染而发生经久不愈的溃疡。

鉴别诊断

1.一般诊断　根据临床表现，发病于足踝部、下肢，皮损为暗紫色或红色斑片、苔藓化，因搔抓出现丘疹、丘疱疹以及渗出、结痂，慢性经过常合并下肢静脉曲张。

2. 实验室诊断　血常规检查有助于鉴别皮肤感染等。

3. 影像学诊断　静脉超声检查可发现静脉功能不全及静脉血栓等。

药物防治

1. 西药防治

（1）氟轻松软膏　外涂患部，每天 1～2 次。其他药物如复方卤米松霜、曲安奈德霜、复方曲安奈德霜、氢化可的松霜、氯倍他索外用制剂等均有效。

（2）0.1%～0.5%依沙吖啶　分泌物多时湿敷，待分泌物减少后再外用药物。

（3）局部有感染应当及早用抗生素，如青霉素、头孢菌素或喹诺酮类。若有溃疡伴感染可用莫匹罗星软膏或外科换药。

2. 中医药治疗　清利湿热、益气活血、舒筋通络。可内服中成药活血消炎丸、连翘败毒丸、大黄䗪虫丸、除湿丸。

其他疗法　有临床指征和条件具备时，可行血管外科治疗。

护理防范

1. 预防并积极治疗静脉曲张，轻者使用弹力绷带和弹力袜。

2. 避免站立和行走时间过久或重体力劳动，经常抬高患肢，减轻静脉淤血。

3. 避免用手搔抓，避免外伤。

十九、糠秕孢子菌毛囊炎

糠秕孢子菌毛囊炎（pityrosporum folliculitis，PF）是由圆形和（或）卵圆形糠秕孢子菌引起的毛囊炎性损害。炎热、潮湿、多汗、皮脂腺分泌旺盛、卫生习惯不良、糖尿病、应用皮质激素或抗生素可诱发。青壮年多见。好发于脂溢部位，能侵犯皮肤表面和毛囊漏斗顶端，亦侵犯毛囊深部，多见夏秋季。

临床表现　多见于面部、背、肩、胸部，少数见于前臂、小腿、面部的粟粒大暗红色丘疹或毛囊性红色圆顶丘疹，直径 2～4mm，间有脓疱，形态和大小较一致，密集或散在分布，数目很多，伴有痒感、灼热和刺痛感。

鉴别诊断

1. 一般诊断　男性多见，好发于皮脂腺丰富的部位，皮疹形态相对单一。主要表现为红色毛囊性较粗大的圆顶状丘疹，有少许脓疱，自觉有轻度痒感或不适感。

2. 实验室诊断　直接镜检：取皮疹毛囊角栓加 15%氢氧化钾液直接镜检，见短粗菌丝或成堆的圆形或卵圆形厚壁孢子；真菌镜检可见糠秕孢子菌的菌丝和孢子。

药物防治

1. 局部治疗　2%酮康唑洗剂洗澡，每天 1 次，在患部擦至发泡后，先停留 5min，再用清水冲干净。也可用联苯苄唑酊或霜外用治疗。

2. 全身治疗　伊曲康唑，每次 0.2g，口服，每天 1 次，连服 7d。

护理防范

1. 去除诱因，避免搔抓。

2. 保持皮肤清洁，勤洗澡、勤换内衣。不饮酒，少吃辛辣刺激性食物。

二十、大疱性类天疱疮

大疱性类天疱疮（bullous pemphigoid，BP）是一种皮肤自身免疫性表皮下大疱病，免疫病理发现由于抗基底膜带有 IgG 和 C3 抗体沉积于表皮基底膜，导致基底膜透明板损伤而形成水疱。

临床表现　多见于 60 岁以上的老年人，皮损全身对称分布，在颈、腋窝、腹股沟、四肢屈侧、腰腹等处多见，紧张透明的樱桃大至核桃大。水疱常发生在正常皮肤或红斑基础上，疱壁厚、不易破裂，疱液清，尼氏征阴性，少数可有黏膜损害，主要为口腔黏膜。有瘙痒及烧灼感。水疱破裂后糜烂面容易愈合，脱痂后常有色素沉着。早期损害瘙痒明显，糜烂后有疼痛。有时水疱发生前几个月瘙痒是唯一症状。

鉴别诊断

1. 一般诊断　好发于老年人，红斑或正常皮肤上有张力性大疱，疱壁紧张、不易破裂，尼氏征阴性。黏膜损害少而轻微。

2. 实验室诊断　免疫病理学检查：在大疱边缘皮肤的真皮与表皮交界处，可见微小水疱存在。表皮基底膜带有 IgG 和 C3 线状沉积。血清中有抗基底膜带自身抗体。血清 IgE 升高。血嗜酸粒细胞增高，血沉增快，血清白蛋白下降。

药物防治

（1）肾上腺皮质激素　泼尼松每天 40～80mg，或等量的其他肾上腺皮质激素。

（2）免疫抑制剂

① 硫唑嘌呤：每天 100～150mg。

② 氨甲蝶呤：25～50mg，静脉，每周 1 次。

（3）其他

① 磺胺吡啶：每天 3.0～6.0g。

② 氨苯砜：每天 50～150mg。

③ 四环素：每次 500mg，每天 3 次，联合尼克胺每次 500mg，每天 3 次。

其他疗法　血浆交换或静脉免疫球蛋白治疗。

护理防范　积极治疗，防止继发感染。避免用手搔抓，保持皮肤及床单干净、清洁。

二十一、干性湿疹

干性湿疹（xerotic eczema，XE）也称缺脂性湿疹，是以皮脂减少、皮脂干燥、干裂和细小脱屑为特点的皮肤病。表皮角质层含水量降低是本病发病的基础。以年老、营养不良、疾病（癌症、肝胆疾病、HIV 感染）、洗浴次数过多、使用强碱性肥皂或洗面奶、洗浴水温过高、接触某些化学物品有关。多见于冬季、空气干燥时。

临床表现　常见于老年人四肢，尤其是小腿伸侧，出现皮损大小不等的淡红斑片，干燥、脱屑、细小裂纹，伴有瘙痒。秋冬季多见，春夏季好转甚至痊愈。

鉴别诊断　四肢伸侧皮损呈大小不等的淡红色斑片，表面干燥、脱屑，手指背亦可出现干燥性裂纹。自觉瘙痒，尤以夜晚为著。

药物防治　1%达克罗宁乳膏或 10%尿素乳膏，外用。凡士林或羊毛脂、维生素 E 霜、矿物油为基质的润肤剂外用。

护理防范

1. 避免热水烫洗、碱性清洁剂和搓澡等刺激。沐浴后马上使用润肤剂。
2. 增加空气湿度，改善患者营养状况。针对病因进行治疗。

二十二、虫咬皮炎

虫咬皮炎（lichenurticatus，LI）又称丘疹性皮炎、婴儿苔藓或小儿丘疹性皮炎，是婴幼儿常见的过敏性皮肤病，人体皮肤被虫类叮咬。临床特点为散在性，性质稍坚硬，顶端有小疱的丘疹。周缘有纺锤形红晕，自觉瘙痒。

临床表现　好发于婴幼儿，以躯干、四肢多见。有蚊、跳蚤、螨虫、白蛉、蚋、臭虫、虱、毛虫等虫类咬蜇史。典型皮损为绿豆或稍大淡红色丘疹，性质坚硬，顶端常有疱，搔破结痂，周围有纺锤形红晕，搔抓后呈现风团，有痒感、以夜间尤甚，疼痛。风团消退后仍恢复原形。单个损害的皮疹一般 7～10d 消失，留有浅褐色色素沉着。

鉴别诊断　多见于夏秋季节，好发于暴露部位，皮损为丘疹、风团或瘀点，亦可出现红斑、丘疱疹或水疱，皮损中央常有刺吮点，散在分布或数个成群。自觉奇痒甚至灼痛，一般无全身不适，严重者可有恶寒发热、头痛、胸闷等全身中毒症状。

药物防治

1. 西药防治

（1）内服　抗组胺药如苯海拉明、异丙嗪、特非那定、氯雷他定、氯苯那敏、西替利嗪等均可选用。葡萄糖酸钙静脉注射。维生素 C 或维生素 B_{12} 与抗组胺类药联合治疗。

（2）外用　炉甘石洗剂局部涂用，或清凉油、风油精；亦可用新鲜鱼腥草、马齿苋洗净沥干，捣烂外敷。

2. 中医药治疗　以祛风清热为主，应用四物汤或五苓散煎服，每天 1 剂。

护理防范

1. 做好个人防护，避免虫类叮咬及接触毒毛。不要暴露于蚊虫较多的环境。

2. 保持居住环境清洁，杜绝引起本病的昆虫滋生，扫除卵、茧，捕捉幼虫，诱杀成虫。

3. 饮食忌辛辣刺激、酒类、海鲜类产品。外用药期间慎用化妆品，避免刺激皮肤。

第二节　其他皮肤科疾病

一、日光皮炎

日光皮炎（solar dermatitis，SD）又称日晒伤，是皮肤长时间经日光强烈照射后引起的一种急性光毒性反应。其作用光谱主要是波长为 290～320nm 的中波紫外线（UVB）。反应的强弱与照射时间、角度、范围、肤色、环境和地理海拔高度不同而有差异。紫外线、电离辐射、热辐射、沥青及煤焦油产物等均可引发本病。本病在光照强烈和炎热季节多见。

临床表现

日照后 30min 至十余小时后，在面、颈、手臂、胸前 V 区等光暴露部位发生皮肤潮红、肿胀，自觉灼热、刺痛，出现边界清楚的水肿性红斑，严重者可伴水疱和大疱，严重时可伴有发热、心悸、恶心、呕吐等全身症状。

鉴别诊断　有强烈日光暴晒史。日晒后，面、颈、手臂、胸前 V 区等暴露部潮红、肿胀，自觉灼痛，严重者发生水疱甚至糜烂。随后红斑颜色变暗、脱屑，留有色素沉着或减退。

药物防治　局部治疗以消炎、护肤为原则。轻者局部外用炉甘石洗剂，稍重者行冷敷、糖皮质激素霜或 2.5%吲哚美辛。全身治疗可口服抗组胺药、消炎止痛药，严重者可用皮质激素治疗。

护理防范　避免阳光暴晒（直射），外用遮光剂及涂搽防晒霜。适当进行户外活动，以增强皮肤对日光的耐受性。

二、痱

痱（miliaria，MI）是高温潮湿环境中，出汗过多，蒸发不畅，堵塞汗孔，汗液潴留导致汗管破裂，汗液渗入周围组织引起刺激产生的浅表性炎症反应。临床有白痱、红痱、脓痱、深痱等。以排汗功能尚未健全的婴幼儿、幼童及体胖多汗的成人或长期卧床患者等汗液排泄不畅、汗液阻塞而发病。另见维生素 A 缺乏者。

临床表现

1. 白痱（晶形粟粒疹）　常见受摩擦部位。皮损密集分布，发亮，针头大小白色密集薄壁的浅表性水疱，疱液清，无红晕，多在 1～2d 内吸收，有轻度脱屑。

2. 红痱（红色粟粒疹）　潮湿闷热的夏季最常见。汗管堵塞，汗液在表皮螺旋形的汗管处溢出。急性发病，成批出现。

3. 脓痱　痱子顶端有无菌性或非致病性球菌小脓疱，自觉刺痒感，可伴微热或高热。以四肢屈侧及阴部等皱褶处较多见。

4. 深痱（痱毒）　好发于躯干、颈部，汗管堵塞于真皮上层，皮损为密集的非炎症性小水疱，直径 1～3mm，刺破水疱有透明液体流出。无红斑与瘙痒。

鉴别诊断　夏季或高温、温热环境多发；皮损为小丘疹或小丘疱疹，好发于汗液溢出区。

药物防治

（1）炉甘石洗剂　含炉甘石 15%、氧化锌 5%，或炉甘石、氧化锌各 8%；加甘油 2mL，氢氧化钙溶液加到 100mL。有收敛及轻度防腐作用，用于痱子，急性、亚急性皮炎，湿疹及止痒。用前摇匀，外用局部患处涂搽，每天 1～2 次。

（2）痱子粉　治疗痱子及急性皮炎、湿疹。每天沐浴后擦干水渍，然后将痱子粉轻轻涂抹于体表患部。

护理防范

1. 保持室内通风、凉爽，以减少出汗和利于汗液蒸发。保持皮肤清洁干燥，衣着宽松透气，经常洗澡，但忌热水洗擦。

2. 勤换洗衣服，尤其内衣裤。痱子发生后，避免搔抓，防止继发感染。

三、冻疮

冻疮（pernio，PE）是寒冷和潮湿引起的末梢部位组织的局限性淤血性红斑疾病，多发生于肢体末梢部位。自主神经功能紊乱、肢体血液循环不良、手足多汗、缺乏运动、营养不良、贫血、一些慢性疾病等均为冻疮的诱因。好发于气温-10℃以下或 0℃左右的潮湿、多雾地区和阴湿、冷湿地区。春季可自愈，冬季复发。

临床表现　

典型皮损为局限性指盖或蚕豆大小、暗紫红色、隆起水肿性斑块或硬结。发生在手足、面颊、耳郭等处，皮温低，境界不清，压之褪色，去压后恢复较慢。严重者肿胀明显，可发生水疱、溃疡，遇热后瘙痒。

药物防治

1. 西药防治

① 烟酸：口服，每次 50～100mg，每天 3 次。

② 桂利嗪：口服，每次 25mg，每天 3 次。

③ 硝苯地平：口服，每次 20mg，每天 3 次，对严重复发性冻疮有效，手足损害连用 8d。

④ 维生素 E：口服，每次 0.1～0.2g，每天 3 次。

⑤ 冻疮膏：外涂于冻疮皮肤表面，每天 1 次。皮肤已破溃的冻疮患部

勿用，但可涂在已破溃的患部周围。

⑥ 2%～5%樟脑软膏：涂于未破溃的冻疮患部，每天 1 次。

⑦ 红霉素、四环素等软膏：破溃时可外用。

2. 中医药治疗

（1）全身治疗

① 治法：温经散寒、活血通络。方用当归四逆汤或阳和汤。

② 全身治疗：可口服血管扩张药物。局部外用活血化瘀、舒筋活络、扩张血管的中成药。使用防治冻疮的中西药制剂。

（2）局部治疗

① 未破者：可用茄子秆、辣椒秆或祁艾、冬瓜皮、桂皮各 10g 水煎热泡，每天 1～2 次，每次 30min。也可用 1%辣椒酊、冻疮膏涂于未破溃的冻疮患部，每天 1 次。

② 已破者：可用中药紫色疽疮膏、化毒散软膏，涂患处治疗。

其他疗法

1. 紫外线红斑量照射　每周 2～3 次，于冬季开始时在皮损处照射疗效较好。

2. 氦氖激光局部照射　每周 2～3 次，每次 5～15min。

3. 音频电疗　每天 1 次，10 次为 1 疗程，于每年复发前治疗。

护理防范　受冻后不宜立即用热水浸泡或取火烘烤。伴有其他相关性疾病时应积极治疗。

四、鸡眼

鸡眼（clavus，CL）是足部皮肤局限性圆锥形鸡眼状角质增生物。由于长期受挤压和摩擦，穿鞋窄小或足骨畸形，经常行走或站立而逐渐形成。好发于足跖，偶见于手部。

临床表现　CL 多见于足跖中部、小趾外侧、趾内侧及趾背等易受摩擦、挤压处。典型损害为境界清楚的绿豆至蚕豆大黄色圆锥形角质栓，表面光滑，其尖端嵌入皮内。与皮面平行或稍隆起。行走时疼痛或压痛明显。趾间的 CL 受汗浸渍呈灰白色，又称软 CL。

鉴别诊断　易发生在成人受压的掌跖部，皮损为角质增生性损害，受压处有半透明环状角质斑伴压痛。

药物防治

1. 西药防治

① 10%水杨酸冰醋酸糊剂：外用。

② 30%水杨酸火棉胶：外用。

2. 中医药治疗

（1）金毛狗脊30g、地肤子30g，煎水泡脚，每次热泡30min，每天1次，10d为1疗程。

（2）鸡眼膏 含水杨酸150g、磺胺嘧啶50g、乳酸50g、冰片10g、朱砂25g、淀粉115g，研匀，加乙醇调成糊状。患部用药。

其他疗法 CO_2 激光烧灼治疗；液氮冷冻患处治疗；手术切除治疗。

护理防范 穿宽松合脚的鞋靴，不宜穿过紧或过硬的鞋，鞋内应衬厚软鞋垫。矫正足畸形。

五、手足皲裂

手足皲裂（rhagadia manus and pedalis，RMAP）是指手足部皮肤因各种原因所致的干燥和深浅不一的裂纹，可有痛感。掌跖皮质角质层较厚，无皮脂腺，冬季汗液分泌少，容易干燥皲裂。

药物防治

1. 西药防治

（1）尿素乳膏 能促进角质与水结合，使皮肤软化，防止RMAP。每天涂搽数次。

（2）复方水杨酸软膏或复方苯甲酸软膏 用于皮肤真菌病、RMAP等。外搽患处，每天1~2次。

（3）硅霜 防治皮肤皲裂，搽患处，每天1~2次。

（4）维生素E霜、10%鱼肝油软膏 用药前以温水泡足，效果更好。

（5）皲裂处亦可用橡皮膏或肤疾宁硬膏贴敷或0.2%雌激素软膏、0.1%维A酸软膏。

2. 中医药治疗 三油合剂（蛋黄油、大枫子油、甘草油等量混匀）涂擦。裂深者可用黑色拔膏棍加温热贴。

护理防范

1. 改善生活、工作环境，冬季应注意保暖。经常用护肤油、霜、软膏外搽手足部容易皲裂的皮肤。

2. 减少物理性、化学性刺激，如有接触应戴手套保护。

3. 积极治疗原发病。

六、玫瑰糠疹

玫瑰糠疹（pityriasis rosea，PR）是一种病因不明的急性炎症性、病程呈自限性的皮肤病。以青壮年多见，且春秋季节发病率高。

临床表现　先在躯干或四肢某部出现一钱币大小、圆形或椭圆形、玫瑰色斑片，上覆糠秕样鳞屑，称母斑或先驱斑，亦有称之为"铜钱癣"。1～2周后，躯干及四肢近端陆续出现与母斑相似的较小红斑，对称分布，呈玫瑰红色，圆形或椭圆形，直径比母斑小，附着少许细小的糠状鳞屑，还可出现紫癜、风团、水疱，皮损长轴与皮纹走向一致。瘙痒程度不等。一般4～6周可痊愈，很少复发。

鉴别诊断

1. 一般诊断　好发于躯干和四肢近端，常有一母斑，皮损为圆形或椭圆形的玫瑰色斑疹，表面覆有少许糠秕状鳞屑，自觉瘙痒。皮损中央趋向消退时呈黄褐色。

2. 实验室诊断　组织病理为非特异性炎症，表现为表皮局灶性角化不全及棘层轻度肥厚，有细胞内水肿及海绵形成或有小水疱出现；真皮上部水肿，毛细血管扩张并有密集的淋巴细胞浸润。

药物防治

1. 西药防治

（1）可内服抗组胺药、维生素C、维生素 B_{12}、葡萄糖酸钙及硫代硫酸钠。

（2）甲氧沙林　可用于 PR 的治疗。外用搽剂（0.2%），或 0.1%溶液、0.2%溶液、0.4%溶液，搽涂患处，每天 1～2 次。

（3）可用炉甘石洗剂、5%硫黄洗剂或硫黄乳剂樟脑霜。

（4）5%黑豆馏油皮质类固醇乳剂　对于久治不愈者可酌用。

（5）泼尼松　每天 20～30mg，皮损伴有紫癜、瘙痒显著或皮损泛发者可短期应用，后逐渐减量。

2. 中医药治疗　复方青黛胶囊（丸、片）口服，每次 4 粒，每天 3 次，可清热凉血、解毒消斑。

其他疗法

1. 红斑量紫外线照射　用于急性炎症消退或顽固性者。

2. 皮下输氧亦有一定疗效，用量每次 100~500mL，每周 2~4 次，6~15 次为 1 疗程。

3. 针刺　取穴合谷、曲池、足三里、肩井、三阴交，强刺激留针 10min，每天 1 次。10~15 次为 1 疗程。亦可应用耳针，取穴肺、心、皮质下治疗。

护理防范

1. PR 为自限性疾病，应避免各种刺激和潮湿。急性期勿用热水及肥皂洗浴。

2. 治疗期间不宜吃酸橙、无花果、香菜、芥菜、胡萝卜、芹菜等含呋喃香豆素类的食物，以免增加光毒性。

七、光线性角化病

光线性角化病（solar keratosis，SK）又称日光性角化病或老年性角化病，是常发生于皮肤白皙的中老年人暴露部位的皮肤癌前病变，可发展成鳞癌。由长期日光照射、光线累积损伤皮肤和缺乏预防措施所致。电离辐射、热辐射、沥青和煤焦油产物均可诱发本病。

临床表现　好发于暴露部位，如面部、下唇、耳、手背、前臂、颈部、头发秃发处等。皮损为红色到淡褐色或灰白色圆形、不规则形角化性丘疹，境界清楚，上覆黏着性干燥鳞屑，不易剥离，周围有红晕，边界不清，大小不等。表面也可呈现硬性疣状增殖。不经治疗约 20%患者可发展为鳞状细胞癌。

鉴别诊断

1. 一般诊断　皮损部位多有明显日光损伤，表现为干燥、皱缩、萎缩和毛细血管扩张，皮损为红色到淡褐色或灰白色的圆形或不规则形角化性丘疹，大小不等。

2. 实验室诊断　组织病理示表皮细胞排列紊乱，有异形性，基底膜带完整。真皮浅层常有嗜碱粒细胞及淋巴细胞浸润。

药物防治

1. 氟尿嘧啶软膏　患处局部涂抹，每天 1~2 次。

2. 1%维 A 酸霜　局部外用。

3. 阿维 A 酸　口服，遵医嘱用药。

其他疗法　孤立性损害可应用液氮或 CO_2 冷冻或局麻下进行刮除和电干燥法治疗。

护理防范　防止日光长时间暴晒。发现有恶变时应及早彻底切除。

八、银屑病

银屑病（psoriasis，PS）是一种以红色丘疹或斑块上覆盖多层银白色鳞屑为特征的慢性炎性皮肤病。发病与感染、遗传、免疫、代谢、内分泌、精神创伤等因素有关。多在冬季加重。常严重困扰患者正常生活。

临床表现　PS 好发于头皮、四肢伸侧和背部，也可泛发全身，可出现高热、脓疱、红皮病样改变以及全身大小关节病变。分四种类型，寻常型初期典型皮损为红色丘疹或斑疹，边界清楚，上面覆有银白色鳞屑，刮除鳞屑后露出发亮的红色薄膜即薄膜现象，刮除薄膜可见点状出血，又称为 Auspitz 征。症状冬重夏轻者多见，严重者全身皮肤呈弥漫性红斑、水肿、脱屑、炎症浸润明显，大量糠状脱屑，即为红皮病型 PS。关节病型 PS 主要累及韧带、肌腱、筋膜和关节，部分患者可伴有关节红、肿、疼痛、晨僵、活动受限及畸形，以小关节多见。临床特征为突发高热、全身不适、关节肿胀，随后全身皮肤红斑、水肿，少数患者可在红斑基础上出现密集的针尖至粟粒大的脓疱，称脓疱型 PS。

鉴别诊断

1. 一般诊断　基本皮损为鳞屑性红斑，并具有厚积性鳞屑、薄膜现象和点状出血等特征，具有复发性，多发生在青壮年，多数患者冬重夏轻。

2. 实验室诊断

（1）寻常型 PS　可见表皮角化不全，角质层内可有微脓肿，棘层肥厚，上突延长。真皮乳头呈棒状，内有扩张的毛细血管。脓疱型 PS 的组织病理示棘层上部出现海绵状脓疱，疱内主要为中性粒细胞。

（2）红皮病型　可有白细胞增加及核左移、电解质紊乱、低蛋白血症、脱水，偶有肝功能异常。

（3）血常规检查　贫血、血沉加快、血清补体及 C 反应蛋白增加。

3. 影像学诊断　X 线检查显示关节病型 PS 晚期受累关节边缘有肥大

性改变或骨质增生破坏。

药物防治

外用角质剥脱剂、维 A 酸制剂、皮质激素制剂等。严重者可口服维 A 酸类药、抗肿瘤药、免疫抑制剂等。以下药物供临床选用时参考。

（1）阿维 A 酯　临床用于严重的顽固型 PS、局部及全身脓疱病、先天性鱼鳞癣和毛囊角化病。口服，开始每天 0.75～1mg/kg，分 2～3 次，疗程 2～4 周，最大用量小于每天 75mg；维持量每天 0.5mg/kg。6～8 周可获得明显疗效。若与地蒽酚、外用皮质激素、光化疗、紫外线疗法综合使用，可获取最佳疗效。

（2）地茵酚软膏　用于治疗寻常型 PS、斑秃等。涂患处，每天 1 次。

（3）他卡西醇软膏　外用于寻常型 PS。涂患处，每天 2 次。有效后可减为每天 1 次。

（4）甲氧沙林　与黑光或长波紫外线合用于白癜风、PS、蕈样肉芽肿及玫瑰糠疹。成人白癜风或 PS 在接受长波紫外线（或日光）照射前 2～4h 服 20～50mg，每周 2～3 次（至少间隔 48h）。照射前涂布外用洗剂。

（5）煤焦油软膏　用于 PS、慢性湿疹、神经性皮炎、扁平苔藓等，外涂患处，每天 1～2 次。

（6）复方曲安奈德霜　外用治疗牛皮癣、神经性皮炎、湿疹等，涂患处，每天 1～2 次。

（7）醋酸氟轻松软膏　涂敷于患处治疗湿疹、牛皮癣、皮肤瘙痒症等，每天 3～4 次。起效快，止痒作用较好。

（8）倍氯米松软膏　作用强于醋酸氟轻松软膏，且只需每天 1～2 次。

其他疗法

1. 沐浴疗法　如硫黄浴、糠浴、焦油浴和中药浴。可去除鳞屑，改善血液循环。

2. UVB 照射　对浅表型 PS 效果最好。

3. 光化学治疗　即补骨脂素长波紫外线疗法（PUVA），方法是口服 8-甲氧补骨脂素（8-MOP）或 3-甲氧补骨脂素（3-MOP）或外用补骨脂素酊，2h 后照射 UVA。

4. 理疗　有规律主动或被动活动受累关节，可防止或减轻肌肉萎缩。

护理防范

1. 避免刺激，忌搔抓及热水烫洗。戒烟、戒酒，坚持正规治疗。

2. 增强体质，避免上呼吸道感染。生活规律，避免劳累和紧张，心情愉快，避免皮肤损伤。不盲目追求根治和速效方法，选用安全、有效的方法控制症状，减少复发。

3. 由于病情常反复发作，应采取正确的心理疏导，积极鼓励患者树立战胜疾病的信心。

4. 重症 PS 应多进食富含蛋白质、碳水化合物和维生素的食物，宜每天更换无菌床单。

九、神经性皮炎

神经性皮炎（neurodermatitis，NE）又称慢性单纯性苔藓，是一种慢性瘙痒性皮肤病，以阵发性剧痒和皮肤苔藓样变为特征。与精神因素、内分泌功能失调、胃肠功能障碍、局部摩擦刺激有关。

临床表现　多见于中青年。好发于脖子、手腕、手臂、手肘、四肢伸侧、外阴、尾骶部、肛周。初为瘙痒，搔抓后皮肤出现较深沟纹和隆起的典型苔藓样变。典型皮损为正常肤色或淡红色、褐黄色扁平丘疹，丘疹大小、形状不等，圆形、类圆形或不规则形，表面光滑，或有色素沉着、覆有少量鳞屑。阵发剧烈瘙痒，严重时影响睡眠。根据皮损的分布，有局限性 NE 和播散性 NE 之分。病程缓慢，反复发作，多迁延或经久不愈。发生在头部的神经性皮炎可呈结节性损害。

鉴别诊断

1. 一般诊断　好发于颈项、四肢伸侧、尾骶部、腘窝、外阴，呈苔藓样变，剧烈瘙痒，慢性病程，反复发作。

2. 实验室诊断　皮损处病理活检等。

药物防治

1. 西药防治

（1）有神经衰弱症状及瘙痒剧烈者，可对症用抗组胺类药、镇静药。封闭疗法：苯海拉明 25mg，0.5%普鲁卡因溶液加至 25mL 或 2%利多卡因加至 5mL，皮损处皮下浸润注射，隔日 1 次。可用地塞米松或泼尼松，并加入适量盐酸普鲁卡因，做局部皮损区下封闭。泛发性 NE，用 0.25%普鲁卡因注射液 100mL 加维生素 C 0.5～1.0g 静脉滴注，每天 1 次，10～15d 为 1 个疗程。

（2）外用止痒药、焦油类或皮质激素制剂，以下药物及其用法用量供参考。

① 煤焦油软膏：煤焦油 5g、氧化锌 5g、淀粉 25g，单软膏加至 100g，外用涂搽患处，每天 1～2 次。

② 黑豆馏油：2%～10%糊剂、5%硬膏、10%软膏，有止痒、溶解角质等作用，外用涂搽或贴敷，每天 1～2 次，或遵医嘱。

2. 中医药治疗

（1）可采用针刺、艾灸、熏烟疗法、烘药、埋线法、穴位注射以及耳针等方法治疗。

（2）湿毒清胶囊，遵医嘱用药。

（3）乌蛇止痒丸，遵医嘱用药。

其他疗法 浅层 X 线照射，^{32}P、^{30}Sr 敷贴，液氮冷冻，超短波，梅花针局部弹刺疗法，磁疗，蜡疗，矿泉治疗等。

护理防范

1. 生活规律，劳逸结合，心情开朗，消除精神紧张或抑郁。

2. 避免搔抓、摩擦、烫洗。避免辛辣、刺激性强的饮食。保持大便通畅，积极治疗胃肠道病变。

十、皮肤瘙痒

皮肤瘙痒（pruritus，PR）是一种仅有皮肤瘙痒，而无明显原发性皮肤损害的皮肤病。病因复杂，内在因素多认为与某些疾病有关，如肝肾疾病、感染性疾病、内分泌和代谢性疾病等，也与妊娠、药物或食物、环境、生活习惯、皮肤情况以及神经、精神因素有关。外在因素与外来刺激有关，如冬季寒冷皮肤干燥、夏季炎热皮肤出汗、贴身穿着化纤或毛织品、使用碱性过强的肥皂清洁皮肤。

临床表现 瘙痒呈阵发性，尤以夜间为重。瘙痒的时间和程度不一。无原发疹，可伴有条状表皮抓痕、血痂、色素沉着、湿疹化、苔藓化，甚至破损，或可继发感染，还可伴有刺痛、烧灼、蚁行感。老年人因皮脂腺功能减退，皮肤萎缩、干燥、粗糙、易瘙痒，称为老年瘙痒症。泛发全身的瘙痒，称为全身性瘙痒。局限于肛门、外生殖器和小腿等部位的瘙痒，称为局限性瘙痒。

鉴别诊断

1. 一般诊断　根据初发时仅有瘙痒而无原发皮损，同时又排除湿疹、神经性皮炎、虱病、疥疮等疾病。表现为皮肤干燥、表皮脱落、脱屑，病程较久者出现色素沉着、苔藓化或湿疹样变以及龟裂。

2. 实验室诊断　全身性瘙痒症：可行相应内科检查，如血常规、尿常规、血糖监测、腹部 B 超、胸部 X 线片等，怀疑血液系统疾病时可做骨穿。局限性瘙痒症：根据部位可行相应检查，如肛周的念珠菌检查、外阴念珠菌检查、头皮部位糠秕孢子菌检查等。

药物防治

1. 西药防治

（1）全身治疗

① 抗组胺药、镇静药：如氯苯那敏、苯海拉明、赛庚啶、西替利嗪、阿司咪唑、特非那定、氯雷他定等。全身瘙痒症可用盐酸普鲁卡因静脉封闭。对围绝经期或老年瘙痒症、男性患者可酌情选用。

② 丙酸睾酮：50mg 肌注，每周 2～3 次。

③ 苯丙酸诺龙：25～50mg 肌注，每周 2～3 次。

④ 己烯雌酚：女性口服，每次 1mg，每天 1 次。

⑤ 维生素 A：每天 5 万 IU，内服或注射，对皮肤干燥者有效。

（2）局部治疗

① 氟轻松软膏：涂搽皮肤瘙痒处，每天 1～2 次。

② 黑豆馏油软膏：涂搽皮肤瘙痒处，每天 2～3 次。

③ 糠馏油软膏：涂搽皮肤瘙痒处，每天 2～3 次。

2. 中医药治疗　内服药以养血、祛风、安神为治则。

（1）湿毒清胶囊　养血润肤，祛风止痒。

（2）乌蛇止痒丸　养血祛风，燥湿止痒。

（3）消风止痒颗粒　清热除湿，消风止痒。

其他疗法

1. 全身性瘙痒可行紫外线照射、皮下输氧、淀粉浴、糠浴或矿泉浴等。局限性瘙痒经多方治疗无效时，可考虑用同位素 ^{32}P、^{90}Sr 或浅层 X 线放射治疗。

2. 0.25%普鲁卡因穴位封闭，或与维生素 B_{12}、维生素 B_1 混合进行穴位封闭，或用皮质类固醇加利多卡因混合进行穴位封闭。

护理防范

1. 避免搔抓、摩擦及烫洗等刺激，减少使用清洁剂的次数，浴后及时涂润肤剂。

2. 保持室内温度和湿度的稳定。

3. 治疗原发病，停用或酌情减量引起瘙痒的药物，必要时改用具有同样治疗作用的其他药物替代。停食引起瘙痒的食物。

十一、寻常性痒疹

寻常性痒疹（prurigo vulgaris，PV）是一组伴剧烈瘙痒的风团丘疹性皮肤病。与变态反应、遗传、精神因素、慢性病灶、贫血、妊娠、白血病、昆虫叮咬、气候变化、卫生条件差、营养不良等有关，好发于成人女性。

临床表现　常见于四肢伸侧、胸背、腰围，也可见于面部、头皮。皮肤损害为米粒至绿豆大小风团样丘疹、丘疱疹，风团很快消失，形成坚实的小丘疹，少数可形成水疱，个别有坏死性大疱。引起剧烈瘙痒，因搔抓常见抓痕、血痂、皮质苔藓化、色素沉着，可伴有淋巴结肿大等。病程缓慢，持续时间长。

鉴别诊断　皮损为米粒到绿豆大小风团性丘疹或丘疱疹，常自行消退，但常反复发作，好发于四肢伸侧、胸背、腰、面部，自觉阵发性剧痒。

药物防治

1. 西药防治

（1）抗组胺药　如氯苯那敏、苯海拉明、西替利嗪、去氯羟嗪、美喹他嗪、阿伐斯汀、氮斯汀、氯马斯汀、咪唑斯汀、氯雷他定、特非那定、非索非定、赛庚啶、曲普利定等。钙剂、维生素 C 及硫代硫酸钠静脉注射。

（2）镇静催眠药　如地西泮、艾司唑仑等。

（3）皮损泛发、瘙痒剧烈者可应用普鲁卡因静脉封闭，或利多卡因和普鲁卡因联合肌内注射。

（4）外用止痒药和皮质激素制剂　如复方醋酸地塞米松软膏、氟轻松软膏、倍氯米松软膏、复方曲安奈德软膏、哈西奈德软膏、卤米松霜剂等。

2. 中医药治疗 治则为清热解毒，疏风止痒。方药有荆防方加减。湿重时加薏苡仁及车前草、车前子。单方成药可服化毒丸。

其他疗法 窄谱中波紫外线照射，还有淀粉浴、硫黄浴、糠浴、焦油浴等治疗。

护理防范

1. 去除病因，治疗原发疾病，早诊断、早治疗。注意休息，避免紧张、劳累。

2. 改善卫生条件，居室宜保持干燥、空气流畅。避免虫类叮咬，忌搔抓、烫洗、搓澡。避免食用辛辣和刺激性强的食物，多食蔬菜、水果。

十二、过敏性紫癜

过敏性紫癜（anaphylactoid purpura，AP）是一种侵犯皮肤和毛细血管及细小血管的过敏性血管炎，以皮肤紫癜、关节痛、腹痛、肾损害为特征。

临床表现 好发于免疫力低下者，以学龄儿童居多。皮损出现前有低热、头痛、关节症状和腹痛等前驱症状。多见于小腿伸侧，广泛发作可累及四肢及躯干。继而散在瘀点、斑丘疹状出血性紫癜，部分皮疹可融合，2～3周后，皮疹由暗红色变为黄褐色而渐消退，新皮疹成批发生。可为自觉症状，伴有腹痛、便血、恶心、呕吐等胃肠道症状。关节肿胀、酸痛，累及膝、踝、肘、腕和指等关节。

鉴别诊断

1. 一般诊断 见临床表现。根据是否存在关节痛、腹痛和肾损害来进行亚型的诊断。

2. 实验室诊断

（1）血清中 IgA 抗体增高。白细胞数轻度或中度升高，嗜酸粒细胞及中性粒细胞增多。血沉常增快。肾损害时，尿液可检测出细胞、蛋白、颗粒管型。严重者血中 BUN 和 Scr 增高。毛细血管脆性试验阳性。

（2）组织病理 见真皮浅层的毛细血管内皮细胞肿胀，管腔闭塞，血管壁出现纤维蛋白沉积、变性和坏死。血管及其周围有中性粒细胞浸润。

药物防治

（1）抗组胺药 氯苯那敏、赛庚啶、西替利嗪、氯雷他啶、特非那定等。

（2）非甾体抗炎药　对乙酰氨基酚、萘普生、布洛芬等，可有效缓解关节痛或腹痛。

（3）肾上腺皮质激素　若有肾脏病变，泼尼松每天 0.5mg/kg，分 3 次口服。

（4）免疫抑制剂　顽固的慢性肾型紫癜，环磷酰胺每天 2mg/kg，或硫唑嘌呤每天 2mg/kg。

（5）抗血小板凝集药　阿司匹林，每天 1 次口服。或双嘧达莫分次服用。

（6）抗凝治疗　肝素、尿激酶，遵医嘱使用。

（7）大剂量丙种球蛋白冲击治疗。

（8）维生素 C 片　口服，每次 100～200mg，每天 3 次。

（9）芦丁片　口服，每次 1～2 次，每天 3 次。

（10）卡巴克洛　口服，每次 2.5～5mg，每天 3 次，或肌内注射，每次 5～10mg，每天 2～3 次。

（11）卡络磺钠　25～100mg，加入输液中滴注；或静脉注射，每次 25～50mg，每天 1 次。

其他疗法　胃肠道症状明显者用西咪替丁、云南白药。如并发肠套叠或肠穿孔应外科手术。肾衰或尿毒症者行血液或腹膜透析。

护理防范

1. 积极寻找并去除诱发因素，针对病因治疗。

2. 坚持锻炼身体，生活有规律，避免感染过敏原。注意休息，急性期尤应卧床休息。

3. 保持皮肤清洁，避免摩擦、抓伤皮损。

十三、白癜风

白癜风（vitiligo，VI）是一种常见的后天性局限性或泛发性皮肤色素脱失性皮肤病，本病的病因尚不明了，可能病因有遗传、神经精神因素、黑色素细胞自身破坏、自身免疫因素等。

临床表现　任何年龄均可发病，常见指背、腕、前臂、颜面、颈部、生殖器周围。表现为皮损大小不等的局限性色素脱失斑，即白斑。大小和形状不一，多对称分布，也可沿神经单侧分布，呈节段性或带状。境界多明显，白斑内毛发可变白，无自觉症状。慢性病程，皮疹缓慢扩大、增多或静止不变，也可自行好转或痊愈。

鉴别诊断

1. 一般诊断　好发于暴露和皱褶部位，皮损为色素脱失斑，大小、形态不一，与正常皮肤之间的边界清楚，周围常有着色深的边缘，白斑上的毛发可变白或无变化。

2. 实验室诊断　血液及皮肤中铜或铜蓝蛋白水平降低，导致酪氨酸酶活性降低。病理组织示表皮黑色素细胞及黑色素颗粒明显减少，基底层几乎完全缺乏多巴染色阳性的黑色素细胞。皮损边缘色素沉着处的黑色素细胞常较大，有长的树枝状突起。

药物防治

1. 西药防治

（1）全身治疗

① 含铜的药物：0.5%硫酸铜溶液，口服，成人每次10滴，每天3次（儿童酌减）。

② 免疫调节剂：左旋咪唑，口服，成人每2周连服3d，每天150mg，分3次服，连续5～6周，儿童酌减。或肌注卡介苗、口服牛胎盘等。

（2）局部治疗

① 30%补骨脂酊、氮芥酒精、纯石炭酸、25%～50%三氯醋酸、斑蝥酊，此法只适用小片皮损，涂后皮损处可出现大疱。1%曲安西龙混悬液皮损内注射。0.2%倍他米松加入40%二甲基亚砜外涂。复方焦性没食子酸酊或用2万分之一芥子气软膏外用。新鲜菟丝草，频搽患部，一天多次，或配为25%酒精外搽，涂后照紫外线。

② 脱色疗法：适用皮损面积大、超过体表面积一半以上者，可用3%～20%氢醌单苯甲醚霜外涂。

③ 0.2%甲氧沙林搽剂：外用涂布于白癜风患处，1～2min干后再涂1次，2h后紫外线照射，其后用肥皂水清洗皮肤并覆盖遮光膜。

2. 中医药治疗　内服治法宜养血疏风、中和气血。①白驳丸加减。②白癜风丸。③白灵片。

580　　全科医生临床诊疗与处方速查

其他疗法

1. 全层皮肤移植 VI 皮损区，愈后行 PUVA 治疗。

2. 黑色素细胞自身移植术。

3. 针刺治疗　用梅花针叩打局部。

4. 物理疗法　对小片皮损可用长波紫外线照射或用 Bucky 境界线照射治疗。

护理防范

1. 经常锻炼身体，生活有规律，避免精神创伤及劳累，避免外伤、暴晒，及时治疗其他皮肤病。

2. 保护皮肤，寻找诱因，避免复发。减少污染食品的摄入，多食富含酪氨酸及矿物质的食物，忌食过酸、辛辣食物。

3. 注意劳动防护。注意房屋装修造成的污染。保持愉快的心情。

十四、雄激素性脱发

雄激素性脱发（androgenetic alopecia，AA）又称早秃、脂溢性脱发，为成年男性的一种渐进性脱发。为常染色体显性遗传伴有可变的外显率，常有家族史，其发生可能与遗传、雄激素有关。

临床表现　多先从前额两侧发际开始，也有从头顶部开始脱发者，逐渐向头顶延伸，发缓慢变细、变软、稀疏、脱落，最终头顶部头发大部或完全脱光，而枕部、颞部头发仍正常，呈马蹄形外观。脱发处皮肤光滑，毛孔缩小或遗留少许细软毳毛。脱发的速度、范围和严重程度受遗传和个体影响。一般 30 岁左右发展最快。可伴有皮脂溢出或脂溢性皮炎，无自觉症状，偶有轻度痒感，不影响健康。

药物防治

1. 全身治疗

（1）5α 还原酶抑制药

① 非那雄胺：口服，每次 1mg，每天 1 次，疗程 1 年。不良反应有乳房增大和压痛。偶见性功能障碍。偶有皮疹、口唇肿胀等过敏反应。可有中度至重度抑郁症临床表现。

② 锯棕榈：每天 2～4 粒，餐后服。

（2）雄激素受体蛋白阻断剂

① 西咪替丁：每次 300mg，每天 5 次，连服 5 个月或更久。不良反应为男性乳房发育、阳痿、性欲降低。

② 螺内酯：口服，每天 50～200mg。

③ 环丙氯地孕酮：100mg 环丙氯地孕酮和 30μg 乙炔雄二醇合用，每天 1 次，男性、女性患者均适用。

（3）抗雄激素类药

① 地塞米松：每天 0.25～0.75mg。

② 氟他胺：口服，每次 250mg，每天 3 次，或与口服避孕药合用。

③ 索高诺酮、左旋甲基炔诺孕酮、炔诺孕酮、炔诺酮、肟炔诺酯、双酯炔诺醇、醋炔诺酮：均可使用，应遵医嘱用药。

2. 局部治疗

（1）米诺地尔　2%、5%的溶液外用。可导致女性严重的脸部和四肢多毛症。

（2）二氮嗪　3%二氮嗪外用患处。

（3）酮康唑香波洗剂　洗头，每 2～3d 1 次。

（4）诺特隆乙酸酯、11α-羟孕酮　局部外用，效果较好。

其他疗法　毛发移植术、头皮缩减术、头皮扩张术，视病情应用。

护理防范

1. 勿搔抓头皮、过度烫洗，可每 1～2d 清洗 1 次，水温不宜过高。戴假发，或梳理成适当的发型。

2. 多吃蔬菜、水果，注意劳逸结合。

十五、蜂蜇伤

蜂蜇伤（bee sting，BS）是被蜂尾蜇伤，毒液注入人体，或伴刺留皮内所致。局部出现红肿、刺痛，甚至有头晕、恶心等的中毒性疾病。

临床表现　有野蜂（毒蜂）或蜜蜂蜇史。局部红肿，可有水疱。剧烈疼痛，继而瘙痒。严重的在数分钟内出现恶心、呕吐、头晕、头痛、过敏性休克、昏迷、心脏麻痹、呼吸麻痹甚至死亡。在叮蜇后 7～10d 可能发生以发热、荨麻疹、关节痛为特征的类似血清病的迟发型过敏反应。

鉴别诊断　有 BS 史，暴露部位皮损为瘀点、丘疱疹或风团，局部潮红、肿胀、疼痛及被蜇处检测到毒刺等。

药物防治

1. 西药防治

（1）盐酸依米丁　患处近心端迅速注射，遵医嘱用药。

（2）2%利多卡因　局部注射，遵医嘱用药。

（3）泼尼松　口服，每天 40mg，连用 2～3d。

（4）0.1%肾上腺素　对有严重全身反应者 0.3～0.5mL 皮下注射。

（5）氢化可的松或地塞米松　静脉注射，遵医嘱用药。

（6）普鲁卡因　必要时可行局部封闭，遵医嘱用药。

（7）10%氨水、肥皂水　外擦。

2. 中医药治疗

（1）局部外用明矾水，或二味拔毒散（雄黄、枯矾各等份）研成细末，用茶水调敷。

（2）鲜马齿苋或鲜鱼腥草洗净沥干，捣烂涂敷受损皮肤。

（3）野菊花、马齿苋、夏枯草等，捣烂，外敷。

（4）玉露散、季德胜蛇药、南通蛇药片等，凉开水调，外涂。

其他疗法

1. 捆扎　在蜇伤处近心端进行环形捆扎，每 15min 松开 1min，且捆扎总时长不超过 2h。

2. 挑刺　仔细检查被蜇处是否有残留的毒刺或毒腺，如有可用针挑出或用卡刮出。

3. 局部冲洗伤口　蜜蜂蜇伤，用肥皂水清洗。马蜂蜇伤，用食醋清洗并湿敷。

4. 如果意识丧失且呼吸、心跳停止，应立即行心肺复苏术急救。

护理防范

1. 在野外工作时，应掌握蜂的生活习性，避免在蜂巢附近活动。

2. 应注意防范，戴面罩、手套保护自己，勿追捕蜂，以防被刺。

3. 搞好环境卫生，清除杂草。

4. 在野外避免使用香味浓郁的化妆品。

5. 如有折断蜂刺，应拔除。

十六、太田痣

太田痣（nevus of Ota，NOO）又称眼上腭部褐青色痣。是波及巩膜及同侧面部三叉神经支配的皮肤的蓝褐色斑状损害。提示黑色素细胞可能来自周围神经组织。皮损多分布在三叉神经第一、二支区域。50%是先天的，另一发病高峰为青春期。

临床表现 主要分布于颜面一侧的上下眼睑、颧部、前额、鼻翼、鼻根、颞侧的黄褐色、褐青色、蓝灰色斑点及斑片。好发于中青年女性，发病因素为长期无保护日晒。

鉴别诊断

1. 一般诊断 根据色素斑的颜色、累及眼等临床表现，可作诊断。但需与临床其他疾病相鉴别。如黄褐斑、咖啡斑、鲜红斑痣、蓝痣、蒙古斑。

2. 实验室诊断 眼压力检查升高。

其他疗法

1. 化妆遮盖。

2. 可用黑色素递减技术、激光治疗。

护理防范

1. 影响容貌，导致情绪和精神上的痛苦，应做好心理辅导。

2. 不吃色素含量过高的食物，如咖啡、面酱等。不吃生冷刺激性的食物。

3. 注意伤口的卫生，避免感染。

十七、间擦疹

间擦疹（intertrigo，IN）是发生在皮肤皱褶部位的以红斑、糜烂为特征的急性炎症性皮肤病。由于皮肤皱褶处温暖、潮湿、摩擦和微生物感染而发生。好发于湿热季节、地区或环境。婴儿、肥胖成人和生活不能自理的人发病率高。

临床表现 好发部位为腹肌沟、阴囊与大腿接触处及颈部、腋窝、臂沟、乳房下、腹部、会阴、肛周等皱褶处。皮损初期为境界清楚的红色、暗红色斑，继之充血、浸渍、糜烂、渗液。继发感染时有脓性分泌物。可伴有臭味，亦可继发念珠菌感染。自觉瘙痒、烧灼感。

鉴别诊断

1. 一般诊断　根据皮损好发于皮肤皱褶部位、皮肤呈潮红肿胀或暗红色斑，继之浸渍糜烂、渗液，边界清楚，继发感染时有脓性分泌物。

2. 实验室诊断　镜检和培养：可证实有无细菌、白色念珠菌或皮肤癣菌的感染。

药物防治

1. 西药防治

（1）复方硫酸铝溶液　每天3～4次湿敷渗出性病损处。

（2）炉甘石洗剂　外涂患处。

（3）40%氧化锌油或糊剂　少许渗出时外涂患处。

（4）3%硼酸溶液、0.1%依沙吖啶溶液　渗出较多时局部湿敷，每天1次。

（5）呋喃西林、康复新液、生理盐水　用上述液把6～8层的无菌纱布沾湿，然后冷敷在皮疹部位。

（6）1∶5000高锰酸钾溶液或3%硼酸溶液清洁局部后扑粉，或用2%硼酸溶液湿敷。

（7）克霉唑软膏、苯甲酸软膏、环吡酮胺软膏、联苯唑软膏、咪康唑霜、莫匹罗星软膏、特比萘芬霜、酮康唑霜　对有真菌感染者，局部外用。

2. 中医药治疗　新生儿皮肤褶烂可用鞣酸100g、甘油200g、焦亚硫酸钠2g、蒸馏水20mL、单软膏678g，经加热、搅匀配制成鞣酸软膏1000g，外涂治疗。

护理防范

1. 避免长期处于潮湿环境，尽量不使皱襞面相互接触，病变处保持干燥、透气、清洁，减少出汗。

2. 常洗澡，浴后扑粉，保持皮肤皱褶部位清洁干燥。

3. 衣服需要轻质、宽大并有吸湿性，避免穿毛料、尼龙及合成纤维衣服。

4. 大小便失禁病例，可用有保护作用的软膏、洗剂、粉剂或霜剂。

十八、蜈蚣咬伤、蝎蜇伤

蜈蚣俗称"百足虫"，两前足各具有一对附肢，亦称毒爪，当毒爪刺入皮肤时即放出毒汁，毒汁可引起皮肤损伤和全身中毒症状。蝎有一个长腹尾部，最后一节为毒刺，在受到攻击或自卫时蜇人，其毒液具有血液毒和神经毒两种毒素。

临床表现

有蜇咬史。蜈蚣咬伤局部先出现两个瘀点，周围红肿，有剧痒、疼痛；蝎蜇伤有剧痛。蜈蚣咬伤可有淋巴管炎、淋巴结炎，严重者有浑身麻木、头痛、恶心、呕吐、心悸甚至谵语、抽搐等症状，危及生命。蝎蜇伤可有烧灼感，继而刺蜇处出现潮红、肿胀，并可出现瘀点、瘀斑、恶心、呕吐、流涎、肌肉疼痛、嗜睡、抽搐等；神经毒素使在叮咬处产生麻木、喉头水肿，分泌大量汗液与唾液，发绀、作呕、舌头感觉异常，严重者肌肉痉挛、肺水肿、无尿。小儿偶有因呼吸麻痹、心肌麻痹而死亡者。

鉴别诊断

有蜈蚣咬伤、蝎蜇伤史。蜈蚣咬伤局部先出现两个瘀点，继之周围皮肤红肿，有灼热、剧痛和刺痒感，常伴发红丝走窜，自觉疼痛彻骨和瘙痒。常在夜间手足暴露部发生蝎蜇伤，局部红肿、疼痛，蜇伤部位出现瘀斑、水疱、红丝走窜甚至局部坏死。

药物防治

1. 西药防治

（1）2‰～5‰氨水　涂搽受损皮肤。

（2）1%盐酸依米丁水溶液　3mL患处附近近心端皮下注射。

（3）上海蛇药或南京蛇药片　适于有全身症状者服用。

（4）季德胜蛇药片　溶于水，局部涂搽，每天3～4次。

（5）注射特异性的抗蝎毒血清、阿托品。

2. 中医药治疗

（1）二味拔毒散（雄黄、枯黄各等份，研成细末）用茶水调敷，每天1次。

（2）局部红肿、疼痛严重者宜清热解毒，可用五味消毒饮加减；眩晕、浑身麻木、抽搐者宜清热解毒、祛风镇痉，可用葛根汤加减；神志不清、谵语者宜凉血清热、解毒开窍，可用犀角地黄汤加减。

其他疗法

1. 立即用肥皂水充分洗涤。蝎蜇后应立即用止血带结扎被蜇肢体近心端，用冰块敷局部被蜇处，但冰袋不能直接接触皮肤；或用吸引器吸出毒液。

2. 蝎蜇伤可拔火罐或用口吸出毒液（口内无破损者）。若有尾针残留，用镊子夹住靠近皮肤部位的尾针，将其去除。

护理防范

1. 野外工作时，掌握蜈蚣、蝎的生活习性，注意防范。野外郊游或露营时选择相对安全的环境。

2. 对潮湿地方可撒些生石灰。在潮湿地方工作时要加强个人防护，穿长袖衣、长裤，戴手套、帽子、披肩。

十九、汗疱症

汗疱症（dyshidrotic eczema，DE）又称出汗不良。是发生于掌跖、指（趾）屈侧皮肤的慢性复发性水疱性湿疹。遗传、局部刺激、过敏、精神因素、癣菌感染及镍、铬等金属等与本病有关。

临床表现　常发于手掌、指（趾）屈侧和侧面，皮损为粟粒至绿豆大小的水疱，无炎症反应，常成批出现，可有痒感或烧灼感。水疱内含澄清浆液，一般不自行破裂，2～3周水疱消退后脱屑，新生红色上皮，薄而嫩，此时常感疼痛。病程慢性，常伴有手足多汗。易复发，好发于春末夏初季节。

鉴别诊断　自觉瘙痒或烧灼感，呈慢性复发性，手掌及指侧缘可见对称性簇集针尖大小清亮水疱或大疱而无红斑。水疱不破溃，数日后脱屑痊愈。

药物防治

1. 西药防治

（1）泼尼松　每次20mg，口服，每天2次，短时间用药。

（2）出水疱时外用皮质激素　如氟轻松软膏、复方卤米松霜、曲安奈德霜、复方曲安奈德霜、氢化可的松霜、曲安奈德益康唑软膏以及氯倍他索（冷霜剂、油膏剂）。

（3）1%酚炉甘石洗剂　外搽，适用于早期干燥止痒。

（4）10%醋酸铝液1∶40或1∶10000重铬酸钾液　湿敷，大疱可选用。

（5）2%～5%水杨酸软膏、尿囊素软膏　局部反复脱皮、干燥疼痛者外用。

2. 中医药治疗　内服药宜健脾利湿，方用健脾除湿汤或除湿丸。外用苍肤水或干葛水等外洗。

护理防范 避免局部刺激和过敏，去除病因，减少手足出汗。皮肤脱屑时外用润肤剂。

二十、胼胝

胼胝（callus，CA）是掌跖长期受压和摩擦而发生的局限扁平角质增生性斑块，为机体的保护性反应。与足畸形、异常步态、穿不合脚的鞋以及某些职业有关。

临床表现 损害为局限性黄色扁平角质增生性斑块，质硬，皮纹清晰，边界不清，中央厚，边缘薄，触之较硬。好发于掌跖、易受压及摩擦部位，常对称性。无自觉症状，局部感觉迟钝，严重时可有压痛。遗传性疼痛性CA 是一种罕见的常染色体显性遗传病，发生在 3～15 岁的青少年，随年龄增大而出现增厚的角质斑块，伴疼痛。

鉴别诊断

1. 一般诊断 好发于掌跖部位，皮损为角质增生性损害，色黄，触之坚硬，境界不清，疼痛不明显。

2. 实验室诊断 组织病理示角化过度，粒层增厚，真皮乳头变平，真皮轻度炎症反应。

药物防治

1. 鸡眼膏、30%～40%水杨酸软膏 热水浸泡变软后用修脚小刀削除掉老化的皮肤角化层，然后外用角质剥脱剂。

2. 维 A 酸霜 外用。

护理防范 去除压迫和摩擦因素。穿合适鞋子，垫以软质鞋垫。

二十一、多形性红斑

多形性红斑（erythema multiforme，EM）又名渗出性多形红斑，是一种原因不明的急性炎症性皮肤病。临床特点为多形性皮疹，常伴黏膜损害，重症型有严重黏膜、内脏损害，对称性好发于手足背、前臂及小腿等部位。与细菌、病毒、原虫、支原体、真菌、自身免疫性疾病、某些药物、食物、寒冷、日光等有关，多见于青年女性、春秋季节。

临床表现 EM 皮疹多形，有红斑、丘疹、风团、水疱、大疱和紫癜。红斑大小如扁豆或指盖，颜色鲜红，中心暗红或紫红，可相互融合。

有些红斑中心可消退形成环状，或出现重叠水疱，形如虹膜，称彩虹状红斑。皮损好发于颜面、颈部、指缘、手掌、前臂、足背、前背伸侧、口腔、会阴部、黏膜等。前驱症状有头痛、微发热、四肢倦怠、食欲缺乏、关节和肌肉酸痛、扁桃体炎及呼吸道感染等症状。局部有烧灼感及痒感。

鉴别诊断

1. 一般诊断　自觉有痒感，皮疹多形，有典型的靶形损害，典型病变为皮疹中央形成水疱，周围绕以暗红色晕，有如虹膜样外观。好发于四肢末端，对称分布，有黏膜损害，重症者有发热等全身症状。

2. 实验室诊断

（1）血液检查　白细胞轻度增多，多数病例嗜酸粒细胞增加，血沉加快，也可出现蛋白尿。

（2）组织病理检查　表皮可有坏死、大疱形成，真皮浅层水肿，毛细血管扩张充血，管壁有纤维蛋白样变性，周围有淋巴细胞、嗜酸粒细胞和中性粒细胞浸润。

药物防治

1. 西药防治

（1）内服抗组胺药　可选用氯苯那敏，每次 4~8mg，每天 3 次。苯海拉明每次 50mg，每天 2~3 次。西替利嗪每次 10mg，每天 1 次。氯雷他定每次 5mg，每天 1 次。赛庚啶每次 1~4mg，每天 2~3 次。

（2）硫代硫酸钠（0.64g 加注射用水 10mL）　静脉注射，每天 1 次。

（3）炉甘石洗剂　搽患处，每天 3 次，用前需摇匀。

（4）0.05%氯己定液　肛门、尿道口、外生殖器部位清洁。口腔病变时用含漱液。

2. 中医药治疗　对水疱糜烂渗出者用 3%硼酸水、复方硫酸铜溶液或黄柏地榆水湿敷；复方代马妥油膏或 5%紫草、10%生地榆油膏。有口腔黏膜损害时，可用白菊花、金银花泡水含漱，每天多次。

护理防范

1. 追寻病因，停用致敏药物。

2. 清除病灶，如治疗龋齿、慢性扁桃体炎等。

3. 保持清洁，有感染时及时应用抗生素。

二十二、结节性红斑

结节性红斑（erythema nodosum，EN）是一种常见的由血管炎所引起的结节性皮肤病。常见于小腿伸侧的红色或紫红色疼痛性结节，病程有局限性，易于复发。与感染、血液病、恶性肿瘤、药物有关。

临床表现　见于小腿伸侧，红色或紫红色疼痛性炎性结节，有局限性，易于复发。发病前有感染史或服药史，分急性、慢性两种。

1. 急性结节型红斑　较常见，多发生于女性。常见于胫前、大腿、上臂伸侧及颈部。初起低热、全身不适，伴轻微肌痛及关节痛，皮损突然发生，为双侧对称的皮下结节，蚕豆至核桃大小不等，自觉疼痛或压痛，中等硬度。

2. 慢性结节型红斑　常发生于老年妇女。皮损为单侧，若为双侧，则不对称，关节痛不伴有其他全身症状，结节不痛，且比急性 EN 软，形成带有皮下结节的中心消退的环状红斑。

鉴别诊断

1. 一般诊断　结节好发于小腿，有压痛，表面皮肤潮红，轻隆起，不破溃。发病前有感染史或服药史。结合皮肤组织病理学检查表现为皮下脂肪小叶间隔性脂膜炎即可确诊。

2. 实验室诊断　血沉加快，ASO 滴度及血清丙种球蛋白增高。伴有结核时，结核菌素试验常为强阳性。主要病理改变发生于皮下脂肪小叶间隔。在早期急性炎症反应阶段，主要为中性粒细胞浸润，伴有少量淋巴细胞、嗜酸粒细胞和少量红细胞外渗。

3. 影像学诊断　原发病为肺结核时，X 线发现双肺门淋巴结肿大。

药物防治

（1）口服

① 阿司匹林：每次 75～150mg，口服，每天 1 次。

② 吲哚美辛：每次 25mg，口服，适用于疼痛明显者。

③ 羟氯喹：每次 200mg，每天 2 次，病情顽固者可用。

（2）外用

① 氟轻松软膏：皮肤完整、未破溃的红斑可于患处涂搽，每天 1 次，连用 7～10d。

② 10%樟脑软膏外敷包扎或75%酒精局部湿敷。

③ 卤米松乳膏：外涂治疗。

其他疗法 可用紫外线、蜡疗、透热或音频电疗治疗。

护理防范 急性期需卧床休息，抬高患肢，尽量减少活动。避免受寒及劳累。

二十三、结节性痒疹

结节性痒疹（prurigo nodularis，PN）又称结节性苔藓，是一种以剧痒的结节为特征的慢性瘙痒性皮肤病。发病机制未明。多与遗传物质、精神刺激、昆虫叮咬、搔抓、摩擦、内分泌障碍、胃肠功能紊乱及内分泌障碍等有关。

临床表现 成人多见，好发于四肢伸侧、手足背部、腰围、臀部，多见小腿伸侧。初起为风团样丘疹，逐渐形成褐色半球状结节，豌豆至蚕豆大。表面明显角化呈疣状或有裂纹，坚实。数目不一，散在分布。瘙痒剧烈，皮肤可见表皮剥脱、抓痕、血痂、苔藓化和湿疹化。病程漫长，持续多年不愈。

鉴别诊断

1. 一般诊断 好发于四肢伸侧，手足背，尤以小腿伸侧显著，多有昆虫叮咬史。皮损最早表现淡红色丘疹，为散在豌豆大小半球状坚实结节，表面粗糙，角化增厚，呈红褐色分布，也可呈线性排列。瘙痒剧烈，病程慢性。

2. 实验室诊断 表皮明显角化过度，棘层肥厚，表皮突增宽且不规则下延。真皮浅层血管周围淋巴细胞、组织细胞浸润。

药物防治

1. 西药防治

（1）口服抗组胺药、镇静催眠药和抗焦虑药 如氯雷他定、西替利嗪、苯海拉明、异丙嗪。

（2）沙利度胺 初始剂量为每天100mg，逐渐递减到所需最低剂量。将UVB照射和沙利度胺联合使用，较单独使用效果好。

（3）环孢素 3~4.5mg/（kg·d），对难治性病例有效。

（4）倍氯米松软膏、曲安西龙二甲基亚砜溶液、肤疾宁 外用。

（5）维生素 D_3 乳膏、卡泊三醇软膏或他克莫司软膏　每天2次，外用，并可减少肾上腺皮质激素的使用。

2. 中医药治疗　独角莲膏药贴敷。雄黄解毒散30g加入百部酒100mL外擦。黑色拔膏棍加温热贴结节处。

其他疗法

1. 物理疗法　可用液氮、二氧化碳冷冻治疗，电凝、激光疗法。

2. 放射疗法　浅层X线照射，放射性 ^{32}P、^{90}Sr 敷贴。

3. 针刺疗法　直接针刺结节中央。

护理防范

1. 避免接触致敏物质，如花粉、药物、食品。不要搔抓发痒的皮肤，避免用热水及刺激性清洁剂洗浴。

2. 保持室内清洁，防止虫咬，除螨虫。

3. 清淡饮食，不食用辛辣、油腻的食物。

4. 严格按医嘱用药，不滥用刺激强烈的外用药物。

二十四、色素性紫癜性皮肤病

这是红细胞外渗到皮下，破裂后含铁血黄素沉积表现出的一组疾病。包括进行性色素性紫癜性皮肤病（pigmented purpuric dermatosis，PPD）、毛细血管扩张性环状紫癜、色素性紫癜性苔藓皮炎三种类型。最常见诱因是药物，如阿司匹林等。诱因还包括静脉高压、毛细血管脆性增加、运动、重力作用、化学物质摄入、接触燃料、局部感染、衣服过敏、摄入酒精等。其特点为多发于双下肢的紫癜，继而由含铁血黄素沉着形成色素沉着斑。好发于小腿，以瘀点和色素沉着为主的慢性皮肤病。

临床表现

1. 进行性色素性紫癜性皮炎　包括瘙痒性紫癜和湿疹样紫癜两种亚型。以成年男性多见，好发于小腿伸侧、踝和足背部，亦可累及大腿。常对称分布。与家族遗传、长期站立、静脉曲张、药物等因素有关。病程慢性，持续数年有时可自愈。

2. 色素性紫癜性苔藓样皮炎　以中年男性胫前区多见，对称发生于小腿，躯干下部及上肢也可累及。与胆固醇代谢障碍、肝功能异常、毛细血管脆性改变有关。自觉瘙痒，病程慢性，少数可自愈。

3. 毛细血管扩张性环状紫癜　多见于成人胫前区、股部、臀部、躯干，极少累及上肢。与某些感染或中毒因素有关。

鉴别诊断

1. 一般诊断　局限于下肢的对称性紫癜、鳞屑性红斑、毛细血管扩张或苔藓样丘疹不伴下肢水肿、溃疡等，皮疹为针尖到米粒大小的出血点，密集成片。进行性色素性紫癜性皮炎呈辣椒粉样斑点，好发于小腿伸侧，压之不褪色。

2. 实验室诊断

（1）赫斯试验　评估毛细血管脆性。

（2）病理组织检查　早期真皮上部和真皮乳头内毛细血管内皮细胞肿胀、管腔变窄，毛细血管周围有大量淋巴细胞、组织细胞浸润，偶有少量中性粒细胞浸润，有红细胞外溢或含铁血黄素沉积。

药物防治

1. 西药防治　维生素 C、维生素 E、维生素 K、芦丁、卡巴克洛口服。局部外用皮质类固醇软膏或霜剂。

2. 中医药治疗

（1）进行性色素性紫癜性皮炎　可用具有活血化瘀功效的药物如丹参片、当归丸治疗。

（2）色素性紫癜性苔藓样皮炎　单方成药选服大黄䗪虫丸、除湿丸、活血消炎丸等。局部治疗用：云苓粉 10g、寒水石粉 10g、冰片粉 3g 混匀，用云皮鲜芦荟蘸药外擦，每天 1～2 次。苍耳秧、楮桃叶各 150g，煎水洗浴。

护理防范　注意休息。抬高患肢，避免长时间站立和行走。可穿弹力袜。

二十五、毛囊周角化病

毛囊周角化病（perifollicular keratosis，PK）又称毛发苔藓、毛发角化病，是一种慢性毛囊角化性皮肤病。可能与常染色体显性遗传有关。PK 在青春期皮肤损害较明显。多见于青年及皮肤干燥者。维生素 A 代谢障碍及日光照射是重要的致病因素。

临床表现　发病年龄 6～20 岁，好发于面部、头皮、四肢、胸背、腋下、

腹、腹股沟、臀沟、外阴等皮脂溢出部位。躯干部损害以中线和腹部为多，四肢以屈侧为多。为针头大的毛囊性暗红色坚硬丘疹，其顶部覆以油腻性痂皮或糠状鳞屑，如将痂剥除，丘疹中央可见漏斗型小凹窝。初起丘疹呈皮肤色，渐增大融合成不规则疣状斑块，色棕黄、污黑或暗褐。位于腋下、腹股沟和臀沟等皱褶部位损害处多汗、乳头瘤样、脓性分泌物、恶臭。掌跖呈点状角化。甲板变薄、脆裂、变色。还可侵犯黏膜、肺。冬重夏轻，无自觉症状。一般无脱发。

鉴别诊断

1. 一般诊断　根据褐色油腻性结痂性毛囊性丘疹，好发于皮脂腺丰富部位，阳性家族史，日晒后皮损加重和典型的组织病理。

2. 实验室诊断　组织病理为角化不良。特点有：出现圆体、谷粒；基层上方发生棘层松解，形成裂隙或陷窝；有绒毛不规则地向上突入陷窝；表皮可见乳头瘤样增生、棘层增厚、角化过度及毛囊口角栓，真皮内有慢性炎症浸润。

3. 影像学诊断　X线检查见肺结节状阴影和弥漫性肺纤维化。

药物防治

1. 西药防治

（1）全身治疗

① 维生素A：每天10万～20万IU，至少服用2个月，症状好转则逐渐减量至停药，治疗过程中要注意维生素A过量，尤其是儿童。

② 阿维A酸：每次0.6mg/（kg·d），长期使用，使用过程中应注意检测肝功能。

③ 异阿维A酸：每次0.5～1.0mg/（kg·d），长期使用，可致皮肤干燥、脱屑、血脂升高，注意血液学、肝肾功能变化。

（2）局部治疗

① 10%尿素霜、α-羟酸霜剂、0.05%维A酸软膏：外涂治疗。

② 阿维A酸、异阿维A酸有致畸作用，应注意避孕。皮质激素有光敏现象，可试服氯喹。对增殖性有恶臭脓痂的皮疹，应予抗生素治疗。皮损可外用角质溶解剂，如维A酸软膏、硫黄水杨酸软膏、氟尿嘧啶软膏。

2. 中医药治疗　宜健脾除湿润肤，可用健脾除湿汤、二妙丸、除湿胃苓汤加减。

其他疗法　激光、冷冻、X 线照射或外科手术切除治疗。

护理防范

　　1. 避免烈日暴晒、高温环境下工作。避免热水、清洁剂和搓澡等刺激。经常外用润肤剂。

　　2. 禁止近亲结婚。清淡饮食，注意饮食规律。

二十六、雀斑

　　雀斑（freckles，FR）为常见于颜面、颈部、手背部的淡褐色点状沉着斑。为常染色体显性遗传，暴晒或紫外线照射可诱发和加重。女性多于男性，在儿童期即可发病。

临床表现　皮损常对称分布于暴露部位，如面部、手背、前臂伸侧，特别是鼻部和两颊，为边界清楚的 3～5mm 的淡褐色至深褐色斑点，圆形或不规则形，多数密集，可散在分布，斑点间不相互融合，数目不定，夏重冬轻，无自觉症状。有家族史，雀斑的儿童常伴有色素痣。

鉴别诊断

　　1. 一般诊断　皮损为针头至米粒大、圆形或不规则形淡褐色至深褐色斑点，对称分布，无自觉症状。常见于面部等暴露部位。常首发于 5 岁左右的儿童，随年龄增长，数目增多，青春期最明显。

　　2. 实验室诊断　组织病理示表皮基底层黑色素细胞胞体较大，树枝状突起明显，但黑色素细胞数目不增多，基底细胞内黑色素颗粒数量增多。

药物防治

　　1. 西药防治　可用脱色剂加 3%过氧化氢溶液、5%～10%氢醌霜、10%白降汞、0.025%维 A 酸霜，每天 1～2 次涂抹患处。也可用 2%～3%氢醌霜加 0.05%维生素 A 酸软膏。

　　2. 中医药治疗　可服用六味地黄丸，逍遥丸，遵医嘱用药。

其他疗法　现代 Q 开关激光是目前治疗 FR 的最好方法。数目少者可用新型激光、液氮冷冻喷雾、CO_2 激光治疗，但需谨慎。

护理防范　避免或减少烈日暴晒。外出时涂搽遮光剂、防晒霜。

二十七、黄褐斑

　　黄褐斑（melasma，ME）又名肝斑。是发生于面部的黄褐色斑片，为一种常见的色素沉着性皮肤病。多发于中年妇女。常由内分泌障碍、口服避孕药、慢性疾病、劳累、化妆品、日晒、药物、遗传等引起。

临床表现 好发于妊娠期、产后、口服避孕药的妇女，常对称分布于颜面、额、两颊、鼻梁两侧、唇周围、颏部皮肤，呈淡褐色、黄褐色或淡黑色斑片，指盖至钱币大小或小儿掌大小，形状、大小不规则，境界明显或模糊不清，可融合成大片，表面光滑，无鳞屑，无自觉症状。日晒后加重。

鉴别诊断

1. 一般诊断 颜面部出现形状不规则、边界清楚的淡褐色、黄褐色斑，妇女多发，对称分布于面部两侧颧部，亦可见额、眉、颊、鼻、上唇部位，无自觉症状。

2. 实验室诊断 组织病理示表皮基底黑色素增多，黑色素细胞不增加，真皮上层可见较多的嗜黑色素细胞及游离的色素颗粒，可见围管性少量淋巴细胞浸润。

药物防治

1. 西药防治

（1）维生素 C 和维生素 E 遵医嘱口服用药治疗。

（2）3%氢醌霜、20%壬二酸霜、0.025%维 A 酸霜、5%熊果苷霜等 外用。

2. 中医药治疗 肝肾阴虚者可服用六味地黄丸、滋补肝肾丸；气血不调和者可服用逍遥丸、舒肝丸、白凤丸。血瘀者用桃红四物汤及通窍活血汤加减。

其他疗法

1. 面膜疗法 包括单纯面膜剂、面膜膏按摩法和倒模面膜法。

2. 光子嫩肤术、应用 Q 开关激光治疗。

3. 果酸治疗 20%～70%甘醇酸，一般 2～4 周治疗 1 次，治疗间隙需注意避光和防晒。

护理防范 特别注意防止日晒，外用遮光剂，少用化妆品。去除病因，积极治疗内分泌功能障碍、肝病等原发病。加强营养，注意休息，避免熬夜和精神紧张。

二十八、酒渣鼻

酒渣鼻（rosacea，RO）又称玫瑰痤疮，是一种发生于颜面部的弥漫性潮红和毛细血管扩张、丘疹、脓疱和水肿反复发作的炎性疾病。多见于中年人，病程长，不易治愈。本病发病原因尚不清楚。在皮脂溢出基础上，由于高血压和心理、遗传、精神、饮酒、辣椒、浓茶、咖啡、激动、冷热刺激、胃肠功能紊乱、内分泌失调、病灶感染等多种内、外因素作用，引起面部血管运动神经功能失调，逐渐导致毛细血管长期扩张。

临床表现　RO 病情进展分为三期。

1. 红斑期　面中部，特别是鼻、颊、眉间及额部出现红斑，在进食刺激食物、外界温度突然改变、精神兴奋时更明显，自觉灼热。红斑初为暂时性，对称分布；反复发作后，逐渐形成持久性红斑和毛细血管扩张、皮脂溢出。

2. 丘疹脓疱期　在红斑基础上出现散在的红色丘疹、小脓疱甚至结节，鼻部、面颊部毛囊口扩大，时轻时重。

3. 鼻赘期　多发生在 40 岁以上男性，鼻部皮脂腺增大，鼻端肥大，结缔组织增生，形成多个暗红色或紫红色分叶状大小不等结节（鼻赘），表面凹凸不平，皮脂腺分泌旺盛，毛细血管扩张显著，毛囊口明显扩大，病程慢性进展。

鉴别诊断

1. 一般诊断　发生在面中部的充血性红斑、毛细血管扩张，病程慢性，无明显自觉症状，中年发病，复发性丘疹和脓疱。

2. 实验室诊断　组织病理：毛细血管扩张，皮脂腺增生，肥大期真皮结缔组织增生与皮脂腺增大。肉芽肿损害中可见非干酪样上皮细胞样肉芽肿。

药物防治

（1）全身治疗

① 四环素：每次 0.25g，每天 4 次，炎症明显或丘疹脓疱皮损较多者可选用。

② 甲硝唑：每次 0.2g，每天 3 次，连服 2 周后改为每天 2 次，共用 1 个月。

③ 替硝唑：每次 0.5g 每天 2 次，首次 2g，7d 为 1 疗程。

④ 异维 A 酸：0.5mg/（kg·d），为标准剂量。0.1～0.2mg/（kg·d）或 2.5～5.0mg/d，治疗 6 个月。通常用于抗生素不敏感的病例。本药可致

畸胎，孕妇和哺乳期妇女禁用。

⑤ 氯喹、烟酸、维生素 B_1、维生素 B_6：遵医嘱口服。

⑥ 磷酸氯喹：每次 0.25g，每天 2 次，连服 2~4 周，以后为每次 0.125g，每天 2~3 次，共服 1~2 个月。

⑦ 己烯雌酚：每天 1mg，连服 2 周，适用于绝经期。

⑧ 氢氧化铝、碳酸氢钠：适合于胃酸增多时使用。

（2）局部治疗　初期可选用 5%~10%硫黄洗剂、5%~10%复方硫黄洗剂、1%甲硝唑霜、1%复方甲硝唑霜、5%过氧苯甲酰乳剂等。丘疹脓疱期可用硫黄鱼石脂软膏、间苯二酚霜或 1%复方甲硝唑霜。鼻赘期可用康瑞宝、肤原、美德喜、海普林、贝复曼霜等外用。

① 新霉素二甲基亚砜液：外涂患处，每天 3 次。

② 肤螨灵霜：用于螨虫感染酒渣鼻，外用涂患处，每天 1~3 次。

③ 润肤皮肤膏：外搽，每天 2~3 次。

④ 复方硫黄洗剂：消炎、抗菌、抑制皮脂溢出，涂患处，每天 2~3 次。

其他疗法　鼻赘期可用高频电做破坏治疗，也可冷冻、激光治疗。　丘疹脓疱期可紫外线照射。　鼻赘可采用外科手术治疗，也可 ^{90}Sr、β 射线敷贴治疗。

护理防范

1. 生活规律，注意纠正胃肠功能，调整内分泌，避免长时间日光照射。

2. 保持情绪平稳，保持衣着与环境温度相适应，少用刺激皮肤的化妆品。

3. 勿暴饮暴食，避免辛辣和过热食品的刺激，不饮酒，保持大便通畅。

4. 室内通风，清洁干净，消灭螨虫。

二十九、斑秃

斑秃（alopecia areata，AA）也称圆形脱发，是一种突然发生的局限性斑状脱发。脱发处无炎症，亦无任何自觉症状。广义的 AA 指发生在任何长毛部位的局限性脱毛。病因可能与精神、内分泌、遗传、自身免疫性疾病有关。

临床表现　AA 多系突然成片脱落，呈圆形或椭圆形的脱发斑，在 AA 边缘常可见"感叹号"样毛发,皮肤正常,无自觉症状,常为无意中或被他人发现。边界清楚,大小不等,数目不一,脱发区可逐渐扩大、增多或融合。头发全部脱落时称全秃。全身所有毛发均脱落,称为普秃。病程可持续数月至数年,大多数患者可自愈。

鉴别诊断

1. 一般诊断 皮损为局限性大小不等的圆形或椭圆形斑状秃发,单片或多片;病变处头皮外观正常,无炎症,也无自觉症状,少数患者可出现瘙痒、触痛等感觉异常;恢复期脱发区出现纤细淡色毳毛,可随长随脱,痊愈时发渐变粗变黑;病程较慢,可自行缓解和复发。

2. 实验室诊断 组织病理示毛球周围、血管周围和外毛根鞘的细胞浸润主要为T细胞和巨噬细胞。可见毛囊萎缩、色素异常及毛基质变性。

药物防治

1. 西药防治

(1)全身治疗

① 胱氨酸:每次50mg,每天2~3次。

② 泼尼松:每天20~40mg,分次口服,1~2个月后根据病情减量。小剂量(每天10mg)维持6个月或联用其他药物(如米诺地尔)。地塞米松、甲泼尼龙或得保松也可根据情况选用。

③ 环孢素:每天6mg/kg口服,2~4周见效,停药可复发,注意高血压、肾毒性。

④ 胸腺肽:每次50mg,肌内注射,隔天1次,持续1个月。

⑤ 曲安西龙混悬液(2.5~10mg/mL):皮下注射0.1mL,每周1次,10次为1疗程。

⑥ 2%~5%米诺地尔:每天2次,疗程4个月。

⑦ 维生素E:每次50~75mg。

⑧ 阿托品:每次0.1mg,局部皮内注射,每周1~2次,8~10次为1疗程。

(2)局部治疗

① 0.5%~1%蒽林霜:外用,开始每天30min,以后逐渐延长作用时间,3个月内有毛发再生。5%蒽林霜(夜间)和5%米诺地尔(白天)交替使用对大多顽固性病例有协同作用。

② 0.05%地塞米松、50%二甲基亚砜溶液：外用。

2. 中医药治疗

（1）全身治疗　治宜滋补肝肾、养血祛风。可服用神应养真丹、七宝美髯丹、健身宁和养血生发胶囊等。

（2）局部治疗　辣椒酊、生姜酊、芥子酊、斑蝥酊等外用。

其他疗法　冷冻、激光、光化学疗法、血卟啉和 UVA、紫外线照射、按摩、蜡疗等，均有一定疗效。

护理防范

1. 注意生活规律，精神放松，心态平衡，保证睡眠。以针对病因治疗为主。

2. 秃发范围广、全秃、普秃者戴假发可以减轻心理负担。

三十、老年性紫癜

老年性紫癜（senile purpura，SP），又称日光性紫癜、光化性紫癜，是由于老年人皮肤和皮下组织内血管脆性增加导致的、无自觉症状的、慢性复发性皮肤病的一种紫癜。因皮肤衰老、长期日光照射、皮质激素和轻微外伤所致。

临床表现　老年性紫癜好发于暴露及易受外伤的手臂、前臂伸侧、前额、前胸 V 字区、小腿等部位。表现为轻微外伤、压迫和自然发生的线状或几何图形样暗紫色瘀点或瘀斑，大小不一，形态不规则，边界清，可伴表皮破损，皮损区无肿胀、皮温升高、疼痛等炎症反应，数周后自然消退，留有色素沉着，无自觉症状，数周后变为铁锈色斑而渐消退，但极易复发。

鉴别诊断

1. 一般诊断　老年性紫癜主要发生在易受外伤的暴露部位，如前臂伸侧、手背、前额、前胸 V 字区。压脉带实验阳性。

2. 实验室诊断　老年性紫癜时表皮和真皮萎缩，真皮上部弹性纤维变性，小静脉破裂处见红细胞外溢，毛细血管正常，无炎症反应。

药物防治

1. 维 A 酸氢醌霜　用于治疗皮肤色素沉着，外涂搽患处，每天 1~2 次，效果较好。

2. 也可用多磺酸黏多糖外涂。

3. 维生素 E、维生素 C、烟酸、芦丁及蛋白同化激素可改善营养。

其他疗法　CO_2 激光或液氮冷冻去除。

护理防范

1. 保护肢体，防止外伤。避免强烈日光照射，外出活动应遮阳、涂防晒霜。

2. 静脉穿刺后延长局部压迫时间。平时注意局部皮肤慎用激素类药物。

3. 加强营养并积极治疗慢性疾病。

（夏秋香　赖月花　吴馥凌）

第十三章 血液系统疾病

第一节 贫血

贫血（anemia，AN）是指人体外周血中红细胞减少，当低于正常范围的下限时则不能对组织器官充分供氧，这将引起一系列症状，导致进一步的器官病变。目前临床上常按 AN 发病的机制和病因分为三大类：红细胞生成减少、红细胞破坏增多和失血。

1. 红细胞生成减少　饮食中缺乏或消化道吸收不良引起铁，维生素 B_{12} 和叶酸缺乏；骨髓抑制以及其他慢性炎症或疾病也会造成红细胞生成减少。

2. 红细胞破坏增多　主要是溶血性 AN，包括遗传性（地中海 AN）和后天性的溶血性 AN（自身免疫性 AN）等。

3. 失血　分为急性或慢性失血。

临床表现

1. 神经系统　头昏、耳鸣、头痛、失眠、多梦、记忆减退、注意力不集中等，乃是 AN 缺氧导致神经组织损害所致常见的症状。小儿 AN 时可哭闹不安、躁动甚至影响智力发育。

2. 皮肤黏膜　苍白是 AN 时皮肤、黏膜的主要表现。粗糙、缺少光泽甚至形成溃疡是 AN 时皮肤、黏膜的另一类表现。溶血性贫血，特别是血管外溶血性贫血，可引起皮肤、黏膜黄染。

3. 呼吸循环系统　AN 时红细胞内合成较多的 2,3-二磷酸甘油酸（2,3-DPG），以降低血红蛋白对氧的亲和力，使氧解离曲线右移，组织获得更多的氧。气急或呼吸困难大都是由于呼吸中枢低氧或高碳酸血症所致。

4. 消化系统　AN 时消化腺分泌减少甚至腺体萎缩，进而导致消化功能减低、消化不良，出现腹部胀满、食欲减低、大便规律和性状的改变等。长期慢性溶血可合并胆道结石和脾大。缺铁性贫血可有吞咽异物感或异嗜症。巨幼细胞贫血或恶性贫血可引起舌炎、舌萎缩、牛肉舌、镜面舌等。

5. 泌尿生殖内分泌系统　血管外溶血出现无胆红素的高尿胆原尿；血

管内溶血出现血红蛋白尿和含铁血黄素尿，重者甚至可发生游离血红蛋白堵塞肾小管，进而引起少尿、无尿、急性肾衰竭。

鉴别诊断

1. 一般诊断　注意患者皮肤颜色，以及有无出血史，是否有缺铁和缺乏维生素的可能，及是否使用过抑制骨髓的药物。女性患者需留意月经史。皮肤苍白是 AN 的典型体征，而黄疸则提示有溶血的可能。

2. 实验室诊断　血常规、尿常规，外周血涂片、骨髓细胞涂片，以及针对不同发病机制的相应生化检查。

3. 影像学诊断　针对不同病因进行相应的检查。

药物防治

1. 西药防治　AN 病因不同，治疗原则不同。应根据不同的病因进行相应治疗。

（1）补充缺乏因子　缺铁性贫血、维生素 B_{12} 或叶酸缺乏导致的巨幼细胞贫血在补充相应造血元素后，可迅速改善病情。

（2）治疗性铁剂　口服铁剂中无机铁以硫酸亚铁为代表。有机铁包括右旋糖酐铁、葡萄糖酸亚铁、山梨醇铁、富马酸亚铁、琥珀酸亚铁和多糖铁复合物等。

（3）造血生长因子　红细胞生成素可治疗肾性贫血，雄激素对慢性再生障碍性贫血有效。

（4）免疫抑制剂　发病机制与免疫相关的 AN，可以使用糖皮质激素、抗胸腺细胞球蛋白或抗淋巴细胞球蛋白、环孢素、环磷酰胺、霉酚酸酯等。

（5）单克隆抗体　抗人 CD20 单克隆抗体可用于自身免疫性溶血性贫血的二线治疗。抗人补体蛋白 C5 单克隆抗体显著提高经典型阵发性血红蛋白尿患者的疗效。

（6）浓缩红细胞　极重度 AN 者首选输注浓缩红细胞，待 Hb 达到70g/L、症状改善后，可改为口服铁剂或静脉铁剂治疗，治疗至 Hb 恢复正常后，应继续口服铁剂 3～6 个月或至产后 3 个月。

2. 中医药治疗

（1）益气维血胶囊（颗粒、片）　补血益气。

（2）益中生血胶囊（片）　健脾和胃，益气生血。

（3）复方皂矾丸　温肾健髓，益气养阴，生血止血。用于再生障碍性贫血，口服。

（4）生血宁片　主要成分为蚕沙提取物。益气补血。用于缺铁性贫血属气血两虚证者。

护理防范

1. 合理膳食，可参照中国居民平衡膳食宝塔，改善食物的加工方法。

2. 注意避免高脂肪食物、豆浆、碱性食物、茶、咖啡、含鞣酸较多的蔬菜和水果、桃仁、杏仁、海带、胡萝卜等，以去除减少或抑制铁吸收的因素。

3. 避免化学物质和药物的长期大量接触，如苯、除草剂、杀虫剂、长期染发等；高能射线如 γ 射线、X 线的接触；生物因素如 EB 病毒、微小病毒 B19、巨细胞病毒、HIV 病毒感染。

4. 注意休息，避免剧烈活动。不建议献血。育龄期妇女应防治月经过多。做好肿瘤疾病和慢性出血性疾病的人群防治。

第二节　白细胞减少症和粒细胞缺乏症

若血液中白细胞计数持续低于 $4×10^9/L$ 而中性粒细胞百分数正常或稍低时，称为白细胞减少症（leucocytopenia，LE）；白细胞数低于 $2×10^9/L$ 而中性粒细胞极度缺乏或完全消失才称为粒细胞缺乏症（agranulocytosis，AG），这时中性粒细胞绝对值多已降至 $0.5×10^9/L$ 以下。

临床表现

1. **典型症状**　粒细胞缺乏症患者常有一定的药物或化学物质接触史。化疗引起的骨髓抑制多在用药后 5～40d 出现，1 周左右达到高峰，具有一定的预见性。其他药物导致的粒细胞缺乏症起病较急，再次用药时可再次起病。

2. **全身症状**　患者可有高热、寒战、头痛、恶心、乏力、食欲减退、肌肉或关节疼痛等症状，因其临床表现不具有特异性，故仅凭症状很难与感染性疾病相鉴别。

3. **感染症状**　常见于肺部、肛周、咽峡、阴道等处，可见急性咽喉炎、黏膜坏死性溃疡，颌下及颈部急性淋巴结炎，病情进展较快，可波及全身，严重的肺部感染、败血症、脓毒血症是导致死亡的主要原因。

4. 伴随症状 见于药物过敏时，可伴有一定的皮肤表现，如皮疹、皮肤瘙痒、黄疸、狼疮综合征等。

鉴别诊断

1. 一般诊断 检查是否有淋巴结肿大、脾大、胸骨压痛及感染病灶。胸骨压痛者应警惕白血病、骨髓转移瘤等疾病。

2. 实验室诊断

（1）血常规检查 白细胞减少，中性粒细胞减少，淋巴细胞百分率相对升高。

（2）肾上腺素试验 用以了解粒细胞分布情况，从而判断是否为假性粒细胞减少。

（3）氢化可的松试验 可测定骨髓粒细胞贮备功能。

（4）中性粒细胞特异性抗体测定 了解中性粒细胞的免疫状态，判断是否存在抗粒细胞自身抗体。

（5）骨涂片、骨髓活检 骨髓象的差异可为诊断病因提供一定的依据。

3. 影像学诊断 X线、CT、B超等影像学诊断可帮助发现原发病病灶及感染病灶。需要注意的是，粒细胞缺乏严重时感染部位不能形成有效的炎症反应，影像学诊断常无炎性浸润阴影或不明显。

药物防治

1. 低危患者 预计粒缺在7d内消失，没有并发症或并发症较轻者为低危患者。口服经验性治疗药物常用环丙沙星联合阿莫西林克拉维酸，其他药物包括左氧氟沙星、莫西沙星、克林霉素等，无需经验性抗真菌治疗。

2. 高危患者 必须立即住院治疗，抗菌药物应覆盖铜绿假单胞菌和其他革兰氏阴性菌，初期选药时应参考体外药敏试验。推荐单用抗假单胞菌β-内酰胺类药物如头孢吡肟或碳青霉烯类药物如美罗培南、亚胺培南-西司他丁或哌拉西林-他唑巴坦治疗。合并导管相关感染、肺炎、皮肤和软组织感染或血流动力学不稳时，应联合抗革兰氏阳性菌药物共同治疗。应警惕真菌感染，必要时可进行预防性或经验性抗真菌治疗。

3. 促粒细胞生成药物 常见的有重组人粒单系集落刺激因子（rhGM-CSF）、重组人粒系集落刺激因子（rhG-CSF）等。一般用至粒细胞

高于 1.0×10^9/L 时即可停药。常见的不良反应有发热、骨骼肌肉酸痛、皮疹、Scr 暂时性升高等。

4. 免疫抑制剂　适用于自身免疫性粒细胞减少和免疫机制所致的粒细胞缺乏症，如糖皮质激素、环磷酰胺。

5. 免疫球蛋白　静脉注射免疫球蛋白有助于增强免疫功能，也有利于控制重度感染。

护理防范

1. 对密切接触放射线和苯的作业人员应加强劳动保护，定期检查，早诊断早预防。

2. 注意休息，作息规律，保证睡眠，保持住所环境安静，提高自身抵抗力。

3. 以高热量、高维生素、易消化饮食为主，保证营养合理搭配，适量补充高纤维食物，以防便秘引发肛裂或痔疮。

4. 减少出入公共场所，注意保暖和个人卫生，避免外伤，防止交叉感染。

5. 患者餐后要漱口、刷牙，用消毒药水清洁口腔，保持会阴和肛周清洁、干燥，注射部位要严格用碘酒、酒精消毒，严防感染。

第三节　骨髓增生异常综合征

骨髓增生异常综合征（myelodysplastic syndrome，MS）是一组起源于造血干细胞的肿瘤性疾病，主要特征是骨造血功能异常、血细胞发育异常，表现为难治性的血细胞减少、造血功能衰竭，并且高风险向急性白血病转化，曾被称为白血病前期。任何年龄的男女都可能发病，但是多发生于中老年，40 岁以下的人群患病少见，男女比例约为 1.2∶1。

临床表现　主要表现为不同程度的贫血症状。部分患者还可出现感染、出血症状等，可能会伴发脾大。典型症状 MS 本身没有特征性的症状，当患者察觉到症状时，往往已经出现贫血、感染及出血等并发症，出现了相应的症状表现。约 60% 的患者有中性粒细胞减少和功能低下，容易发生感染，40%～60% 的患者有血小板减少，可有出血症状。

鉴别诊断

1. 一般诊断　检查是否有淋巴结肿大、脾大、胸骨压痛及感染病灶。

胸骨压痛者应警惕白血病、骨髓转移瘤等疾病。

2. 实验室诊断

（1）血常规及涂片　红细胞、白细胞、血小板中的一种或多种减少，多数还可以发现血细胞形态发育异常。

（2）骨穿刺涂片　骨髓增生活跃或明显活跃，少部分增生减低，可以发现病态造血病理检查状况。

3. 病理诊断　骨髓病理活检：可以提供骨髓内细胞的增生程度、原始细胞情况、骨髓纤维化等重要信息。

药物防治

1. 免疫调节剂　来那度胺或沙利度胺。长期应用常出现神经毒性等不良反应。

2. 免疫抑制剂　抗胸腺细胞球蛋白（ATG）或环孢素。可用于部分较低危患者。

3. 去甲基化药物　阿扎胞苷（AZA）和吉西他滨。可用于较高危患者，能够减少输血量，提高生活质量，并能延迟向急性白血病转化。

护理防范

1. 注意休息，早睡早起，作息规律，保证睡眠，保持住所环境安静，提高自身抵抗力。避免参加剧烈运动，防止摔倒、磕碰等，以免引起颅内及内脏出血等严重后果。

2. 以清淡、易消化饮食为主，保证营养合理搭配，适量补充高纤维食物。不吃剩饭剩菜，不吃生冷凉菜，水果也不能食用过多。大便要保持通畅，以防便秘引发肛裂或痔疮。

3. 减少出入公共场所，注意保暖和个人卫生，避免外伤，防止交叉感染。避免毒物、放射线的接触等。

4. 患者餐后要漱口、刷牙，用消毒药水清洁口腔，保持会阴、肛周清洁、干燥，注射部位要严格用碘酒、酒精消毒，严防感染。

第四节　浆细胞病

浆细胞病（plasma cell dyscrasias，PCD），亦称浆细胞疾病、异常蛋白血症，是指单株（单克隆）浆细胞过度增殖并产生大量异常抗体的一组疾病。浆细胞源于白细胞中的一种淋巴细胞，并能正常地产生抗体以帮助机体防御感染。分恶性与性质未明两类。

1. 恶性　多发性骨髓瘤，典型病例有 IgG 型、IgA 型、IgD 型、IgE 型、游离轻链型；不典型病例如孤立性骨骼浆细胞瘤、骨髓外浆细胞瘤、浆细胞白血病、不分泌型瓦尔登斯特伦巨球蛋白血症、重链病、淀粉样变性。

2. 性质未明　良性单克隆 γ 种球蛋白病；并发于其他恶性疾病，尤其是肠道癌、胆道癌、乳腺癌、肾癌；并发于慢性感染，如骨髓炎、结核、类风湿关节炎。

临床表现　临床表现多种多样，对于多发性骨髓瘤来说，有贫血、骨骼疼痛、肾功能损害以及高钙血症等临床表现。其他还有一些淀粉样的变性，临床表现会有心脏、肾脏的受累。淀粉样变性沉积到肾脏表现为尿中泡沫增多、镜下血尿，沉积到心脏会引起室间隔和心内膜的增厚，造成充血性心力衰竭。

鉴别诊断

1. 一般诊断　是否有发热表现。

2. 实验室诊断　血常规、活体组织的病理学检查与骨髓液涂片的血液学检查是诊断的主要依据。血清中 Ig 的测定对诊断具有特异性，常用的检查方法有血清蛋白电泳与免疫电泳。

药物防治　苯丙酸氮芥、氮甲、环磷酰胺、泼尼松、丙卡巴肼、多柔比星、卡莫司汀等均有一定疗效，联合用药的效果比较好，现已证明对多发性骨髓瘤与巨球蛋白血症的患者确能延长生存期。对已有骨骼侵犯的患者，局部放射治疗能减轻疼痛、缓解症状。

其他疗法　血浆置换能暂时使血浆中异常蛋白的浓度明显降低，使有关症状于短期内减轻或消失。

护理防范

1. 注意休息，早睡早起，规律作息，保证睡眠，提高自身抵抗力。

2. 以营养丰富、高热量、高蛋白、富含维生素、易消化的饮食为主，少食多餐。肾功能不全者予低钠、低蛋白饮食。高尿酸血症及高钙血症时，鼓励患者多饮水，每天尿量保持在 2000mL 以上。

3. 骨痛者适量予镇痛药，但要注意防止成瘾性。

4. 早诊断早治疗。减少出入公共场所，注意保暖和个人卫生，避免外伤、受凉，防止交叉感染。

第五节　骨髓增生性疾病

一、真性红细胞增多症

真性红细胞增多症（polycythemia vera，PV）是一种造血干细胞的克隆性慢性骨髓增殖性疾病。骨髓组织在特殊情况下可出现异常增殖，一般把克隆性红细胞异常增殖为主的骨髓性肿瘤称之为 PV，简称真红。该病是一种慢性病，主要体现为外周血液中红细胞数量增多，血液黏稠度增高，患者常伴有白细胞、血小板计数升高，肝脾大，或可出现出血、血栓等并发症，部分可进展为急性白血病或发生骨髓纤维化。出血和血栓是 PV 的两个主要临床表现，少数患者可进展为急性白血病。该病发病率与年龄成正比，发病高峰集中在 60 岁左右，40 岁以下患者仅占 5%，男性略多于女性。

临床表现　该病起病隐匿，初期易被忽略，有时可因体检发现。

1. 神经系统表现　包括头痛、眩晕、眼花、耳鸣、健忘、疲乏、无力等症状。

2. 多血质表现　面部、鼻、耳、唇、手掌红紫，视网膜和口腔黏膜可见充血。

3. 血栓形成、栓塞和出血　血小板增多，血液黏稠度增高，血流速度减慢，血栓形成和梗死风险增高，这种情况常见于脑、周围血管、四肢、肠系膜等。出血仅见于少数患者，出血与血管充血、内膜损伤以及血小板因子减少有关，出血症状以牙龈出血、皮肤瘀斑、创伤或手术后止血困难多见。

4. 皮肤瘙痒　将近 40% 的患者会出现皮肤瘙痒，推测该症状与嗜碱粒细胞增多有关。

5. 肝脾大　40%～50% 患者存在肝大，70%～90% 患者存在脾大。

6. 消化道症状　患者可有门静脉高压、食管静脉曲张、胃十二指肠溃烂等，该类症状可能与组胺刺激胃腺壁细胞有关。

鉴别诊断

1. 一般诊断　是否有发热表现。

2. 实验室诊断

（1）血常规检查　Hb 男性＞165g/L、女性＞160g/L，或 HCT 男性＞49%、女性＞48%可作为确诊依据。同时，白细胞、血小板计数也可有一定程度的升高。

（2）骨穿刺涂片和外周血涂片分类计数显示骨髓增生明显活跃，红系显著，粒系、巨核细胞系均有增生，脂肪组织减少，铁染色显示贮存铁减少；骨髓活检示三系高度增生伴多形性巨核细胞。

（3）基因检测示多数患者存在 JAK2V617F 和 JAK2 第 12 外显子基因突变。

（4）生化检查　血尿酸增加，血清维生素 B_{12} 浓度及维生素 B_{12} 结合力增加，血清铁降低。

（5）行骨髓细胞体外培养以确认是否有内源性红细胞集落形成。

3. 影像学诊断　可行肝脏、脾脏超声或 CT 检查等，辅助诊断。

药物防治

1. 血栓预防　栓塞是导致真红患者死亡的主要原因，因此预防血栓形成应贯穿治疗始终。用药首选阿司匹林，不耐受患者可选用双嘧达莫口服。

2. 化疗药物

① 羟基脲：是真红患者降细胞治疗的一线用药之一，该药疗效较好。该药配合放血疗法可以降低栓塞的风险，不良反应主要有发热、肺炎、皮肤黏膜损害等，40 岁以下的年轻人应谨慎选用，70 岁以上的老年人可配合间断口服白消安。

② 烷化剂：见效快，有效率可达 80%～85%。美法仑作用较快，白消安及苯丁酸氮芥多用于缓解期，苯丁酸氮芥不良反应少。但是，烷化剂也有引起白血病的危险，可间断服用。

③ 三尖杉酯碱：该药连续或间歇用至血细胞比容及血红蛋白降到正常，达到缓解时间平均为 60d，但对白血病的远期影响尚不确切。

3. 干扰素α　干扰素α治疗为任何年龄患者降细胞治疗的一线药物之一，干扰素有抑制细胞增殖的作用，90%患者可见症状缓解。此外，该疗法还可改善皮肤瘙痒及脾大，其对血小板数量也有一定的控制。

4. JAK2 抑制剂　芦可替尼主要用于羟基脲疗效不佳或不耐受的真红患者。该药的不良反应为血小板及中性粒细胞减少，但不影响继续治疗。

护理防范

1. 每天检查皮肤，如皮肤有破损及时用聚维酮碘消毒，还应保持伤口清洁干燥，不要用手揉擦眼球。

2. 进低盐、低脂、清淡饮食，注意营养搭配合理，还应少吃嘌呤含量高的食物，如海鲜、动物内脏等。注意多喝水，以保证尿量、预防高尿酸血症。保持良好作息，保持住所环境安静。

3. 热水洗澡会加重皮肤瘙痒，患者应合理控制水温或减少洗澡次数。

4. 该病需长期服药，停药会造成病情反复，患者切勿擅自停药。

二、原发性血小板增多症

原发性血小板增多症（primary thrombocytosis，PT）是一种以骨髓巨核细胞持续增生和血小板增多且功能异常为特征的慢性骨髓增生性疾病，为造血多能干细胞克隆性增殖性疾病。临床主要表现为出血、血栓形成以及脾脏明显增大。PT 主要发生于中年人群，诊断时一般年龄为 50～60 岁，年轻患者也不少见。

临床表现

本病起病缓慢隐匿，约 20% 患者，尤其年轻患者，发病时无症状，偶尔因血小板增多及脾大需做进一步检查而确诊。出血为自发性，可反复发作，间歇期较长，以消化道出血常见，也可有牙龈出血、鼻出血、血尿、呼吸道出血、皮肤及黏膜瘀斑。患者表现为腹痛、手发麻、发热、肿胀、指坏死等。脑血管微血栓可致短暂性脑缺血发作，下肢静脉血栓脱落时可并发致死性肺梗死。多为中度脾大，巨脾少见。约半数患者有轻度肝大，一般无淋巴结大。

鉴别诊断

1. 一般诊断　询问患者既往病史。

2. 实验室诊断

（1）生化检查　血尿酸、LDH、血清酸性磷酸酶均增高，中性粒细胞碱性磷酸酶活性也增高。部分患者因血小板破坏，大量钾离子释放到血中，引起假性高钾血症。

（2）血常规检查　血小板多在（1000～3000）×10^9/L，外周血涂片可见血小板聚集成堆，大小不一，可见巨型血小板，偶见巨核细胞碎片。同时可见白细胞增多，常在（10～30）×10^9/L。部分有嗜酸粒细胞和嗜碱粒细胞增高，可有中幼、晚幼粒细胞。中性粒细胞碱性磷酸酶活性增高。少数患者伴红细胞增多。

（3）骨髓象　各系细胞均明显增生，以巨核细胞增生为主，原始及幼巨核细胞均增多，并有大量血小板形成。骨髓活检有时见轻至中度纤维组织增多。

（4）血小板及凝血功能试验　多数患者血小板黏附率降低，ADP诱发的血小板聚集功能异常，血小板因子有效性降低，凝血检查一般正常，少数患者呈高凝状态。出血时间、凝血酶原消耗试验及血块回缩等可不正常。

（5）染色体检查　检查结果不一。染色体可出现异常核型，异常多为C组染色体的增多或缺失，另检查可有Ph染色体、超二倍体、二倍体和G组染色体变化等。

药物防治

1. 骨髓抑制药　应用白消安、美法仑等烷化剂，但由于这些药有继发肿瘤的可能性，近年来已较少应用，现仅作为老年患者的二线药物选择。

2. 羟基脲　羟基脲作为降细胞治疗一线药物，8周内80%患者的血小板计数可降至500×10^9/L以下，然后给予适当的维持剂量治疗。若复发，可重新使用血常规监测：治疗的前2个月每周1次，以后每月1次，血象稳定后每3个月1次。对羟基脲耐药或不耐受的患者，可换用干扰素或阿那格雷等二线药物。

3. 干扰素α　该药为年龄<40岁患者的首选治疗药物，对常规化疗耐药者也有效，部分患者在使用干扰素后可出现甲状腺功能减低、精神抑郁等症状，因此在使用干扰素前应进行甲状腺功能检查，仔细询问患者是否有精神病史。治疗过程中应进行血常规监测。

4. 阿那格雷　治疗有效率达到94%，对其他治疗产生耐受的患者也有效，是降细胞治疗的二线药物。

5. 阿司匹林　当血小板数过高，并有可能或已经发生血栓时，可口服小剂量阿司匹林。但在病程中，若患者血小板>100×10^9/L，服用阿司匹林可增加出血风险，应慎用。血小板>1500×10^9/L的患者不推荐服用。对阿司匹林不耐受的患者可换用氯吡格雷。

护理防范

1. 注意饮食卫生，避免坚硬、生冷及其他会造成黏膜损伤的食物。多进食富含优质蛋白、低嘌呤的食物，少吃辛辣刺激或油腻的食物，多饮水，保持大便通畅。

2. 在无血栓或出血表现时，可适度运动，每次不超过 45min，每周 1～3 次。避免碰磕及跌打损伤。

3. 注意保暖，避免感冒。保持口腔清洁干净，进食前后宜用漱口水进行漱口，平时刷牙时应采用软毛刷。戒烟，控制血压、血糖。作息规律，保证睡眠。

4. 羟基脲要进行血常规检测；干扰素关注甲状腺功能检查及精神症状；阿那格雷会出现头痛、体液潴留、直立性低血压、心悸、心动过速、心力衰竭等。

三、原发性骨髓纤维化症

原发性骨髓纤维化症（primary myelofibrosis，PM）是一种造血干细胞克隆性增殖所致的骨髓增殖性肿瘤，表现为不同程度的血细胞减少或增多，外周血出现幼红细胞、幼粒细胞、泪滴形红细胞，骨髓纤维化和髓外造血，常导致肝脾大。增生的血细胞异常释放血小板衍生生长因子及转化生长因子（TGF-β）等，刺激骨髓内成纤维细胞分裂和增殖及胶原合成增多，并在骨髓基质中过度积聚，形成骨髓纤维化。

临床表现　中位发病年龄为 60 岁，起病隐匿，偶然发现脾大而就诊。常见症状包括贫血和脾大压迫引起的各种症状如乏力、食欲减退、左上腹疼痛。代谢增高所致的低热、盗汗、体重下降等。少数有骨骼疼痛和出血。严重贫血和出血为本症的晚期表现。少数病例可因高尿酸血症并发痛风及肾结石。90%的患者存在不同程度的脾大，巨脾是本病的特征性表现，质硬、表面光滑、无触痛。肝大占 50%～80%，因肝及门静脉血栓形成，可致门静脉高压症。

鉴别诊断

1. 一般诊断　询问患者既往病史。

2. 实验室诊断

（1）全血细胞计数与外周血涂片检查　外周血可见泪滴样红细胞。有时还可以见到血小板和巨核细胞碎片。

（2）骨髓穿刺和活检　50%的患者可以出现骨髓穿刺干抽。确诊必须进行骨髓活检。活检标本显示骨髓增生活跃，巨核细胞增多。具有诊断意义的还有网状纤维增多。网硬蛋白分布不均。巨核细胞可以呈丛分布也可能出现发育不良。骨髓血窦扩张，常有血管内造血。肝活检标本通常显示正常组织学或微小的门静脉纤维化。此外，50%~60%的患者可以出现染色体异常。染色体核型异常提示预后不良。

3. 影像学诊断　骨骼 X 线检查显示不均一的骨密度增高。X 线片上显示密度不等。超声或 CT 扫描显示肝大、脾大。

药物防治

1. 红细胞和血小板　贫血和低血小板需要输红细胞和血小板，长期红细胞输注应注意铁负荷过重，配合铁螯合剂治疗。

2. 纠正血细胞减少、缩小脾脏相抑制髓外造血　可使用司坦唑醇、促红细胞生成素、沙利度胺、来那度胺、阿那格雷、羟基脲、美法仑、活性维生素 D_3 等。

护理防范

1. 作息规律，保证睡眠，不过度劳累、养成良好的生活习惯，注意个人卫生。避免剧烈运动。

2. 多摄入高纤维素、新鲜的蔬菜和水果，营养均衡。不吃刺激性、粗、生、硬的食物。

第六节　脾功能亢进

脾功能亢进（hypersplenism，HY）是一种临床综合征，主要表现为脾大和血细胞减少。引起脾大的原因有多种，如传染性单核细胞增多症、亚急性感染性心内膜炎、粟粒型肺结核、布鲁菌病、血吸虫病、黑热病及疟疾等。临床表现为脾大、血细胞减少，可出现贫血、感染和出血倾向。脾切除后血象正常或接近正常，症状缓解。HY 有原发与继发之分。原发性 HY 病因未明，有些学者认为与先天性疾病有关。继发性 HY 的病因较多，与多系统疾病均相关。

临床表现　患者主要表现为脾大，外周血细胞减少，出现贫血、免疫力受

损、出血等症状。

鉴别诊断

1. 一般诊断　肋下可触及增大的脾脏，左侧肋缘上叩浊。超过肋下3cm为轻度大，3cm至脐水平为中度大，超过脐水平为重度大。

2. 实验室诊断

（1）血常规检查　早期以白细胞及血小板减少为主，后期可出现三系减少，但细胞形态多为正常。

（2）骨髓检查　当某系血细胞减少时，骨髓象有相应系列的细胞增生，可出现成熟障碍。

3. 影像学诊断

（1）超声检查　肥胖患者，脾大在肋弓下未能触及患者应进行B超检查，协助判断脾脏大小、厚度、性质及与邻近器官的关系。脾脏长径大于10cm、厚度大于3.5cm、面积大于$25cm^2$可认为是脾大。

（2）CT检查　可帮助测定脾脏大小，发现脾脏深部病变。CT下脾脏厚度超过4.5cm，脾脏下缘超过肝脏下缘，脾直径大于5个肋单元，可认为脾大。

（3）MRI检查　对探查门静脉及脾静脉有一定意义。

（4）放射性核素检测　适用于测定脾脏容量、红细胞寿命，通过脾显像确定脾脏大小、位置、病变的性质及有无副脾等。

药物防治

1. 贫血　可使用促红细胞生成素皮下注射，必要时可静脉输注红细胞。

2. 感染　应及时予抗生素治疗，遵医嘱用药。

3. 出血　可考虑肾上腺素治疗、止血治疗、输注血小板治疗。

护理防范

1. 食物应以少渣柔软食物为主。就餐时宜细嚼慢咽，少食多餐，避免过饱。

2. 注意观察个人的生命体征变化，及早发现出血倾向。应避免剧烈活动，防止受到撞击。

3. 避免咳嗽、便秘等导致负压升高的诱因，如有伤口出血不止请及时就医。

4. 注意休息，保证充足的睡眠，避免劳累，适当锻炼，提高自身抵抗力。

5. 饮食均衡，保证蛋白质、维生素的供给，忌辛辣生冷。

第七节　紫癜性疾病

一、过敏性紫癜

过敏性紫癜（anaphylactoid purpura，AP）又称 IgA 血管炎或亨舒综合征，是一种常见的血管变态反应性疾病。机体对某些致敏物质产生变态反应，导致毛细血管脆性及通透性增加，引起皮肤、关节、肠道和肾脏小血管的炎症和出血。主要表现为紫癜、腹痛、关节痛和肾损害，但血小板不减少。本病是儿童时期最常见的一种血管炎，多发于学龄期儿童，常见发病年龄为 7～14 岁，1 周岁以内婴儿少见。主要发生于秋、冬、春季，夏季极少发生。

临床表现

1. 皮肤　大多数以皮肤紫癜为首发症状。皮损表现为针头至黄豆大小瘀点、瘀斑或荨麻疹样皮疹或粉红色斑丘疹，压之不褪色，即为紫癜。皮损对称分布，成批出现，容易复发。仅有皮肤损害者也称单纯性紫癜。

2. 消化系统　约 2/3 病例出现消化道症状。一般出现在皮疹发生 1 周以内。常见腹痛，多表现为阵发性脐周痛、绞痛。可有压痛，少见反跳痛。同时伴有呕吐。约半数患儿大便隐血阳性，部分可有血便，甚则呕血。伴有腹痛、腹泻、便血，甚至胃肠道出血者也称为胃肠型紫癜。

3. 肾脏损伤　多数于紫癜后 2～4 周出现肉眼血尿或显微镜下血尿及蛋白尿，或管型尿。病情轻重不等，重症可出现肾功能衰竭和高血压。半数以上患儿的肾脏损害可以临床自行痊愈。伴血尿、蛋白尿，肾损害者也称为肾型紫癜。

4. 关节　大多数患儿仅表现为关节及关节周围肿胀、疼痛、触痛或关节炎，可同时伴有活动受限。膝关节、踝关节等大关节最常受累，腕关节、肘关节及手指也有波及。伴有关节肿胀、疼痛甚至关节积液者称为关节型紫癜。

5. 中枢神经系统　症状少见，表现有昏迷、蛛网膜下腔出血、视神经炎及吉兰-巴雷综合征。

鉴别诊断

1. 一般诊断 既往是否患有 AP 以及 AP 的家族史；近期的患病史、服药史、疫苗接种史；是否存在可疑的诱因如饮食、蚊虫叮咬、个人的精神状态等；观察皮疹的形态和分布情况，判断有无水肿，是否存在关节、消化道和肾脏的症状。

2. 实验室诊断

（1）血常规检查 AP 表现为白细胞正常或增加，中性粒细胞增高，血小板计数正常。

（2）出凝血时间 出血时间、凝血时间及血块收缩时间等均正常。

（3）尿常规 镜下血尿和蛋白尿是肾脏损害最常见的表现。尿常规需要取清洁新鲜尿液，同时避免尿液污染和放置时间过长。

（4）免疫学检查 抗核抗体及类风湿因子常阴性。约半数患儿急性期血清 IgA、IgM 升高。

（5）其他 C 反应蛋白增高及抗链球菌溶血素可呈阳性，咽培养可见 β 型溶血性链球菌。

3. 影像学诊断

（1）超声检查 对 AP 消化道损伤的早期诊断和鉴别诊断起重要作用，腹部超声是排除肠套叠的首选检查。

（2）X 线及 CT AP 侵犯胃肠道时，腹部 X 线和 CT 可有明显的特征性改变。CT 检查多在腹部 X 线及 B 超检查有疑问时使用。

（3）内镜检查 AP 患者胃肠黏膜呈紫癜样改变、糜烂和溃疡，消化道内镜能直接观察紫癜患者消化道的改变，严重腹痛或胃肠道大出血时可考虑内镜检查。

药物防治

1. 非甾体抗炎药 常用药物包括对乙酰氨基酚、布洛芬等。

2. 糖皮质激素 具有较强的抗炎和调节免疫的功能，适用于严重关节脚痛、腹痛和肾病综合征型肾炎的患者。症状得到有效控制后必须缓慢减量，通常需要 4～8 周，以防减量过快而诱发疾病发作。常用药物包括泼尼松、甲泼尼龙、地塞米松等。

3. 免疫抑制剂 糖皮质激素治疗效果不佳和治疗依从性差的患者，可加用或改用免疫抑制剂。常用的免疫抑制剂包括吗替麦考酚、环磷酰胺、硫唑嘌呤、环孢素、他克莫司等。用药期间需密切监测肝肾功能，防止肝肾损害。

4. 抗过敏药物　能有效缓解皮疹和水肿的症状。常用的抗过敏药物包括维生素 C 注射液、葡萄糖酸钙注射液、氯雷他定、孟鲁司特钠等。

5. 丙种球蛋白　仅用于严重 AP 常规皮质激素治疗无效的患者，可以明显改善坏死性紫癜、严重肠道症状（包括腹痛、肠出血、肠梗阻）、脑血管炎（包括抽搐、颅内出血）的症状。治疗期间应密切检测肾功能。

6. 抗凝血药　阿司匹林和双嘧达莫可有效阻止血小板聚集和血栓形成。如果血液伴有明显高凝状态，可给予低分子量肝素治疗，用药期间必须密切检测凝血功能。

护理防范

1. AP 急性发作时应绝对卧床休息，禁止任何体力活动，待紫癜和腹痛消失后方下床活动；稳定期仍要注意保暖和休息，适当参加运动，避免剧烈活动，运动强度和时间采用循序渐进的原则。

2. 清淡饮食，适当补充富含维生素 C 的水果蔬菜，紫癜消退 2 个月内禁止接触和食用海鲜、牛奶、鸡蛋等可能致敏的动物蛋白，禁食辛辣刺激食物。

3. 充分休息，保持皮肤清洁，勤换干净内衣，不可用肥皂等刺激性清洗剂擦洗皮肤，及时修剪指甲。

4. 抬高紫癜和水肿部位，保持皮肤清洁，避免摩擦、碰伤、抓伤；如有破溃及时处理，防止出血和感染。每天进行皮肤检查，出现不明原因的皮疹和水肿时应警惕疾病的复发。若再次出现皮肤紫癜、关节痛和腹痛的症状，应及时前往医院就诊。

5. 紫癜等症状消失的 3~6 个月内，尽可能不要接种疫苗，如需接种狂犬病疫苗则需遵医嘱。

6. 尽早筛查过敏因素，远离过敏原。积极治疗口腔、耳鼻喉感染。避免长期处于疲劳状态、情绪波动及精神刺激、蚊虫叮咬。

二、特发性血小板减少性紫癜

特发性血小板减少性紫癜（idiopathic thrombocytopenic purpura, ITP），

又称免疫性血小板减少性紫癜，是一种原因不明的获得性出血性疾病，以血小板减少、骨髓巨核细胞正常或增多以及缺乏等任何原因为特征。ITP在育龄期女性发病率高于男性。成人典型病例一般隐匿起病，病前无明显的病毒感染或其他疾病史，病程多为慢性过程。儿童 ITP 一般为自限性，约 80%的患儿在 6 个月内自发缓解。ITP 的确切病因尚未明确，该病主要发病机制是由于患者对自身抗原的免疫失耐受，导致免疫介导的血小板破坏增多和免疫介导的巨核细胞产生血小板不足。

临床表现　　一般起病隐袭，表现为散在的皮肤出血点及其他较轻的出血症状，如鼻衄、牙龈出血等。起病急，突然发生广泛而严重的皮肤黏膜紫癜，甚至大片瘀斑。皮肤瘀点多为全身性，以下肢为多，分布均匀。黏膜出血多见于鼻腔、齿龈，口腔可有血疱。

鉴别诊断

1. 一般诊断　　检查出血点的位置及其他一般检查项目。

2. 实验室诊断

（1）血常规检查　　急性起病患者血小板计数常低于 $20 \times 10^9/L$。慢性患者血小板计数大多在（$20 \sim 80$）$\times 10^9/L$。

（2）出凝血及血小板功能检查　　患者凝血功能显示基本正常，可有出血时间延长，束臂试验阳性，血小板功能通常呈正常状态。

（3）骨髓涂片检查　　ITP 患者的典型表现为巨核细胞增多或正常，有成熟障碍，且血小板减少。若患者骨髓涂片显示巨核细胞有减少，则应更换部位取骨髓重新复查并行骨髓活检。若确为巨核细胞减少，则不可贸然诊断为 ITP，应定期复查。

（4）血清学检查　　患者血浆血小板生成素水平会呈正常或轻度升高状态。多数患者抗血小板自身抗体呈阳性。同时应完善自身免疫病，甲状腺功能，幽门螺杆菌抗体等检测，以明确可能存在的继发因素。伴自身免疫性溶血性贫血患者 Coombs 试验可呈阳性。

（5）HIV 和 HCV 检测　　对考虑 ITP 的成人患者均应进行 HIV 和 HCV 检查，HIV 及 HCV 感染引起的血小板减少在临床上有时很难与原发性 ITP 患者相鉴别。

（6）免疫球蛋白定量　　多测定血清 IgG、IgA、IgM 水平。低水平的免疫球蛋白常提示变异型免疫缺陷病或选择性 IgA 缺陷症。

药物防治

1. **ITP 的初始治疗** 糖皮质激素。重度患者可使用大剂量丙种球蛋白。

2. **ITP 的二线治疗**

（1）促血小板生成药物 如艾曲泊帕、罗米司亭、重组人血小板生成素等。此类药物起效快（1～2周），耐受性好，不良反应轻。主要用于糖皮质激素治疗无效或难治性 ITP 患者，有一定骨髓纤维化和血栓形成的危险。

（2）利妥昔单抗 使用标准剂量治疗，有效率可达约 60%，患者起效时间可从 1～2 周到 6～8 周。

（3）联合化疗药物 包括联合环磷酰胺、长春新碱、泼尼松、硫唑嘌呤或依托泊苷等，遵医嘱用药。

护理防范

1. 患者应卧床休息，防止滑倒、碰撞。患者应进食软食，禁食过硬、带刺的食物，以防止消化道损伤出血，同时需加强营养，摄入高蛋白、高热量、富含维生素的软食。

2. 保持口腔、外阴消洁，进食后漱口，先用软毛牙刷。便后清洗外阴。

3. 行脾切除手术的患者，注意术后每 5 年重复接种肺炎双球菌疫苗，每年接种流感疫苗，以减少感染的机会。

4. 颅内出血应卧床休息，情绪不要过于激动，保持大便通畅，大便避免过于用力。呼吸道咯血量大者取侧卧位，保持呼吸道通畅。消化道少量出血者，可进食温凉的流质饮食。少量血尿者可多饮水。

5. 治疗期间避免从事危险性及操作性工作，使用加重出血及禁忌的药物。定期监测血常规、肝肾功能、血糖、血压，出现异常及时就医。

三、血栓性血小板减少性紫癜

血栓性血小板减少性紫癜（thrombotic thrombocytopenic purpura，TTP）是以一种微血管内广泛血小板血栓形成为特征的血栓性微血管病，临床较为罕见。临床以血小板减少、微血管病性溶血性贫血、神经精神系统症状、发热和肾损伤为主要特征，具体表现为出血（以皮肤黏膜和视网膜出血为主）、神经精神症状（头痛、意识障碍、视力障碍等）、发热贫血、肾损伤（如蛋白尿、血尿）等。TTP 起病急骤，预后差，不及时治疗死亡率可达 90%，血浆置换为首选治疗，血浆置换治疗后存活率达 85%～90%。该病可分为遗传性 TTP 及获得性 TTP。

临床表现　　TTP 起病急骤，进展迅速，患者以出血和神经精神症状为最常见表现；出血以皮肤黏膜和视网膜出血为主，神经精神症状可表现为头痛、意识混乱、淡漠等，严重者有生命危险。

鉴别诊断

1. 一般诊断　　检查出血点的位置及其他一般检查项目。

2. 实验室诊断

（1）血常规检查及涂片　　血小板计数显著降低。血红蛋白减少提示贫血，TTP 患者多有中至重度的贫血。同时伴有白细胞升高、网织红细胞计数增高；外周血涂片可见异形红细胞及碎片（＞1%）。

（2）生化检查　　检测心脏、肝、胆、肾功能有无影响。BUN 及 Scr 不同程度升高提示肾功能受损。间接胆红素升高，血清结合珠蛋白下降，血清乳酸脱氢明显升高，尿胆原阳性等提示肝胆功能受损。肌钙蛋白 T 水平升高者见于心肌受损。

（3）出凝血时间　　TTP 患者活化部分凝血活酶时间、血浆凝血酶原时间及纤维蛋白原检测多正常，偶有纤维蛋白降解产物轻度升高。

（4）骨髓检查　　本病患者骨髓表现为代偿性增生，红系前体细胞和巨核细胞增多。骨髓偶尔会出现巨幼样改变。

3. 影像学诊断　　一般以颅脑 CT、颅脑 MRI 为主，对头部检出病灶有所帮助。腹部超声可见脾大。

药物防治

1. 糖皮质激素　　发作期患者辅助使用甲泼尼龙或地塞米松，后过渡至泼尼松，病情缓解后减量至停用。

2. 免疫抑制剂　　复发和难治性（或高滴度抑制物）特发性 TTP 患者可加用抗 CD20 单克隆抗体。发作伴抑制物的特发性 TTP 患者，也可加用长春新碱或其他免疫抑制剂，减少自身抗体产生。

3. 其他　　免疫球蛋白适用于血浆置换无效或多次复发的病例。病情稳定后可选用双嘧达莫或阿司匹林，对减少复发有一定作用。

其他疗法　　血浆置换为 TTP 治疗首选，其存活率达 85%～90%。

护理防范

1. 急性发作期应卧床休息；出血倾向严重者或已有内脏出血及合并高

热的患者，应绝对卧床休息。

2. 选择高蛋白、高维生素、高热量、易消化的食物，细嚼慢咽。忌食坚硬、高脂、刺激性的食物。忌暴饮暴食，不饮酒。不进食隔夜、变质食物。每餐前后及睡前用盐水漱口。

3. 保证充足睡眠，避免过度劳累。注意保暖，避免受凉，去人多的地方应戴口罩，减少探视，预防感冒。

4. 血小板恢复正常之前尽量不要做剧烈活动，一旦发生磕碰、刺伤应立即给予压迫止血、冰袋冰敷，严重时尽快就医。监测精神反常行为，如有头痛、意识混乱、皮肤黏膜出血等，应及时就医。

5. 严格遵医嘱用药，定期复查血常规，定时复诊。

第八节　血友病

血友病（hemophilia，HE）是一组 X 染色体连锁的隐性遗传性凝血功能障碍的出血性疾病，是由于体内凝血因子Ⅷ（FⅧ）基因或凝血因子Ⅸ（FⅨ）基因缺陷，导致 FⅧ或 FⅨ缺乏，凝血酶生成障碍，凝血时间延长，而使患者终身凝血功能异常，终身具有轻微创伤后出血倾向，重症患者没有明显外伤也可发生"自发性"出血。根据患者缺乏凝血因子的类型，可以分为两类：①血友病 A（血友病甲），即因子Ⅷ促凝成分缺乏症，也称AGH 缺乏症，是一种性连锁隐性遗传病，女性传递，男性发病；②血友病 B（血友病乙），即因子Ⅸ缺乏症，又称 PTC 缺乏症、凝血活酶成分缺乏症，亦为性连锁隐性遗传，其发病数量较血友病 A 少。

临床表现

1. 出血及出血相关症状　包括出血部位的疼痛、活动障碍、功能障碍等。

2. 出血所致损伤相关症状　反复的出血引起的累积损伤，如反复关节肌肉出血引起的关节病变、关节残疾或假肿瘤。

3. 治疗相关症状　血友病患者接受不安全治疗或因自身基因等因素在接受治疗后产生的并发症。如血源传播性病毒感染（乙肝、丙肝及 HIV 感染等）、凝血因子Ⅷ及 Ⅹ 抑制物。

鉴别诊断

1. 一般诊断　检查出血的位置及其他一般检查项目。

2. 实验室诊断 凝血筛查（PT 及 APTT 等）、血常规、凝血因子（包括 FⅧ及 FⅨ等）活性测定、vWF：Ag、凝血因子抑制物检测、狼疮抗凝因子、基因检查。典型的血友病患者实验室诊断表现为 APTT 延长，FⅧC 或 FⅨC 降低，vWF：Ag 正常，血小板数目正常。

药物防治

1. 替代疗法 目前血友病的治疗仍以替代疗法为主，即补充缺失的凝血因子，它是防治血友病出血最重要的措施。血友病 A 的替代治疗首选基因重组 FⅧ制剂（rFⅧ）或者病毒灭活的血源性 FⅧ制剂（PdFⅧ），仅在无上述条件时可选用冷沉淀或新鲜冰冻血浆（FFP）等。血友病 B 的替代治疗首选基因重组 FⅨ制剂或者病毒灭活的血源性凝血酶原复合物，在无上述条件时可选用新鲜冰冻血浆（FFP）等。

2. 其他药物治疗

（1）1-去氨基-8-D-精氨酸加压素 适于轻型血友病 A 患者、女性血友病 A 携带者及 1 型 WD 患者，对重型患者及血友病 B 患者无效。

（2）纤溶抑制剂 常用的有氨甲环酸及氨基己酸。这种药物作为血友病关节出血的常规预防是无效的，但是可以作为血友病的辅助治疗，连续使用 5～10d 可以有效地治疗黏膜出血（如鼻出血、口腔出血），在拔牙后使用可以减少凝血因子的使用量。但是有血尿时应当避免使用，以免泌尿道阻塞。

其他疗法

急性关节出血的辅助措施 RICE 法，"R"患侧关节休息>12～24h，功能位制动。"I"每次冰敷 10～15min，每 2h 1 次。"C"弹性绷带加压包扎出血关节。"E"抬高患肢超过心脏的位置。鼻衄时取坐位或半坐位，安抚镇静，前额部或颈部冷敷。血尿时饮水利尿。

护理防范

1. 应当鼓励进行常规锻炼，以提高肌肉强度，保护关节和增强舒适度。

2. 患者在参加体育活动之前应向医生咨询讨论活动的适合性和活动之前的保护及预防措施。应当避免身体接触性体育活动，不建议参加高碰撞运动如篮球、橄榄球、拳击和摔跤等。鼓励进行游泳和戴上一定的防护器具骑自行车。

3. 提高免疫力，吃高钙、高胶原蛋白的食物，避免吃容易致过敏以及扩张血管的食物。

4. 静脉穿刺时，局部按压止血 5min 以上；允许皮下注射，按压止血 15~20min 或以上；禁止肌内注射、静脉切开、动脉穿刺；避免出血关节或血肿的穿刺抽吸；避免在因子治疗前进行任何有创检查操作；避免使用影响血小板功能的药物如阿司匹林等。

5. 血友病携带者在生育前可以进行遗传咨询，以探讨通过产前诊断方式避免新的血友病患儿出生。

第九节　弥散性血管内凝血

弥散性血管内凝血（disseminated intravascular coagulation，DIC）不是一种独立的疾病，而是许多疾病在进展过程中产生凝血功能障碍的最终共同途径，是一种临床病理综合征。由于血液内凝血机制被弥散性激活，促发小血管内广泛纤维蛋白沉着，导致组织和器官损伤；另外，由于凝血因子的消耗引起全身性出血倾向。两种矛盾的表现在 DIC 疾病发展过程中同时存在，并构成特有临床表现。DIC 病死率高达 31%~80%。

临床表现

1. 出血　是 DIC 最主要的表现，

2. 休克　休克和低血压是 DIC 又一主要表现，

3. 微血栓形成　多发性微血栓形成必然是 DIC 最早期的表现之一，但可能较隐匿，不易识别。

鉴别诊断

1. 一般诊断　检查出血的部位以及血压等一般项目检查。

2. 实验室诊断

（1）血常规　血小板计数降低是 DIC 最常见且重要的实验室异常。

（2）血管内皮细胞　包括血浆内皮素 1（ET-1）测定、血管性血友病抗原测定、血浆凝血酶调节蛋白（TM）活性测定等。其中 ET-1 是血管内皮细胞损伤的分子标志物之一，其参与 DIC 发病和发展过程，并可能与预后有关。TM 在弥散性血管内凝血好转时迅速下降，有助于疗效判断。

（3）出凝血指标　APTT、PT 分别反映内源性、外源性凝血过程的改变，两者同时延长诊断意义更大。D-二聚体敏感性及特异性均较高，是诊断疾病有价值的指标之一。

（4）抗凝物质检测　血浆抗凝血酶（AT）活性测定、血浆蛋白 C 和蛋白 S 测定、血浆凝血酶抗凝血酶复合物（TAT）测定等，其中 TAT 间接提示凝血酶的生成，是 DIC 早期敏感指标之一。

药物防治

1. 抗凝血药物　常用药物有普通肝素、低分子量肝素等。

（1）普通肝素　急性 DIC 每天 10000～30000IU，一般每天 12500IU 左右，每 6h 用量不超过 5000IU，静脉点滴，根据病情可连续使用 3～5d。

（2）低分子量肝素　常用剂量为 75～150 IU/（kg·d），1 次或分 2 次皮下注射，连用 3～5d。

2. 血小板及凝血因子制剂　适用于有明显血小板或凝血因子减少证据，且已进行病因及抗凝治疗，病情未能得到良好控制，有明显出血表现。包括输注新鲜冷冻血浆等血液制品、血小板液、纤维蛋白原制剂等。

3. 纤溶抑制药物　仅适用于 DIC 的基础病因或诱发因素已经去除或控制，继发性纤溶亢进成为继发性出血唯一或主要原因的患者。常用抗纤溶药物包括 6-氢基己酸、氨甲苯酸、氨甲环酸等。

4. 糖皮质激素　不作常规应用，但基础疾病皮质激素治疗者、感染-中毒休克合并 DIC 已经有效抗感染治疗者、并发肾上腺皮质功能不全者等可予以考虑。

护理防范

1. 应密切观察患者皮肤黏膜是否有瘀斑，有无便血、泌尿道出血等。胃肠道出血应禁食，给予静脉输液。在使用肝素抗凝血过程中，应尽量减少肌内注射及各种穿刺，以免引起局部血肿。准确记录出血量。

2. 因疾病较重，患者需长时间卧床，家属应定时帮患者按摩皮肤受压处，防止压疮的发生。

3. 积极治疗原发病，改善微循环。

（周　涛　宋路瑶　丁钰琪）

第十四章　婴幼儿疾病

第一节　新生儿疾病

一、新生儿破伤风

新生儿破伤风（neonatal tetanus，NT），是指新生儿出生后处理脐带消毒不严密，以致破伤风梭菌侵入脐部，产生痉挛毒素而引起以牙关紧闭和全身肌肉强直性痉挛为特征的急性严重感染性疾病。

临床表现

1. 典型特征　早期症状为哭闹、口张不大、吸奶困难，如用压舌板压舌时，用力愈大，张口愈困难，称为压舌板试验阳性，有助于 NT 的早期诊断。随后出现牙关紧闭、角弓反张，反射亢进等症状。痉挛发作时患儿神志清楚为本病的特点，任何轻微刺激都可诱发痉挛发作。

2. 潜伏期　通常为 3~14d，常于生后 4~7d 发病，故本病又有"七日风"的俗称。潜伏期越短，病情越重，病死率也越高，预后越差。

鉴别诊断

1. 一般诊断　病史加新生儿出生后典型发作表现，一般容易诊断。早期无典型表现时，压舌板试验阳性也可确诊。

2. 实验室诊断　脐部分泌物培养可检测出破伤风梭菌，但仅部分患儿阳性。血象示白细胞计数及中性粒细胞计数升高。

3. 影像学诊断　胸部 X 线片检查可明确有无继发肺部感染。

药物防治

1. 抗毒素　只能中和游离破伤风毒素，对已与神经节苷脂结合的毒素无效，因此愈早用愈好。破伤风抗毒素用前需做皮肤过敏试验，破伤风抗毒素 1 万~2 万 IU 肌注或静脉滴注，3000IU 脐周注射，或破伤风免疫球蛋白 500IU 肌注。

2. 解痉药　控制痉挛是治疗成功的关键。

（1）地西泮　首选，每次 0.3~0.5mg/kg，缓慢静脉注射，5min 内即可达有效浓度，但半衰期短，不适合做维持治疗，每次 4～8h。

（2）苯巴比妥钠　首次负荷量为 15～20mg/kg，缓慢静注维持量为每天 5mg/kg，每次间隔 4～8h，可与地西泮交替使用。

（3）10%水合氯醛　剂量每次 0.5mL/kg，胃管注入或灌肠，常作为发作时临时用药。

3. 抗生素　青霉素每天 20 万 IU/kg，或头孢菌素、甲硝唑，静脉滴注，7～10d，可杀灭破伤风梭菌。

护理防范

1. 将新生儿置于安静、避光的环境，尽量减少刺激以减少痉挛发作。及时清除痰液，保持呼吸道通畅。痉挛期应暂禁食，通过静脉供给营养，痉挛减轻后再用胃管喂养。

2. 脐部用 3%过氧化氢清洗，再涂抹碘酒、酒精以消灭残余破伤风梭菌。脐部严重感染或脐周脓肿应清创引流。接触伤口的敷料应焚烧处理。

3. 对个体、家庭、社区广泛进行破伤风预防知识的卫生宣传教育。严格执行新法接生，新生儿出生后，脐带必须严格消毒。

4. 接生时消毒不严者，需在 24h 内将患儿脐带远端剪去一段，并重新结扎，消毒脐蒂处，同时肌注破伤风抗毒素或破伤风免疫球蛋白。

二、新生儿败血症

新生儿败血症（neonatal septicemi，NS）是新生儿时期一种严重的全身性感染性疾病。它是指病原体侵入新生儿血液中并且生长、繁殖、产生毒素而引起全身性炎症反应的综合征。常见病原体为细菌，但也可为真菌、病毒或原虫等其他病原体。

临床表现　NS 的早期症状与体征常不典型。一般表现为反应差，少吃或不吃、不哭、嗜睡、发热或体温不升、体重不增等。出现以下表现时应高度怀疑败血症：黄疸、肝脾大、出血倾向、休克、呼吸窘迫、呼吸暂停、呕吐、腹胀、中毒性肠麻痹或合并脑膜炎、坏死性小肠结肠炎、化脓性关节炎和骨髓炎等。

鉴别诊断

1. 一般诊断　根据病史中有高危因素、临床症状体征、周围血象改变、C 反应蛋白增高等可考虑本病诊断，确诊有赖于病原菌或病原菌抗原的检出。

2. 实验室诊断

（1）外周血象　白细胞总数升高或降低，中性粒细胞中杆状核细胞比例增加，出现中毒颗粒或空泡；血小板计数下降，C 反应蛋白测定偏高。

（2）病原学检查　血培养、脑脊液培养、尿培养、其他分泌物培养。因新生儿抵抗力低下以及培养技术等原因，培养阴性结果也不能除外败血症；阳性仅证实有细菌定植但不能确定败血症的诊断。

（3）病原菌抗原检查　采用对流免疫电泳、酶联免疫吸附试验等方法用于血、脑脊液和尿中致病菌抗原检测。

药物防治　抗生素治疗：依据细菌培养结果和药物敏感试验选用敏感抗生素。用药原则是早用药，合理用药，联合用药，静脉给药，疗程足。注意药物不良反应。

其他疗法

1. 处理严重并发症　监测生命体征，纠正酸中毒和低氧血症，及时纠正休克，积极减轻脑水肿。

2. 免疫疗法　静脉注射免疫球蛋白；重症患者可行交换输血，中性粒细胞明显减少者及血小板减低者可成分输血。

3. 支持疗法　注意保温，供给足够热量和液体。维持电解质正常。

护理防范

1. 保护性隔离，避免交叉感染。维持体温稳定，监测体温，体温过高可使用调节室温、多喂水、打开包被等物理降温，不宜用药物、乙醇擦浴、冰盐水灌肠等刺激性强的降温方法。出现体温不升应予保暖。

2. 保证营养供给，喂养时要细心、少量、多次哺乳，吸吮无力者可鼻饲或静脉营养，保证充足的热量供应。每天测体重，为病情转归提供依据。

3. 保证抗生素有效进入体内，用氨基糖苷类药物，注意药物的不良反应，监测患儿的听力及复查尿常规。

4. 清除局部感染灶，如脐炎、脓疱疮、皮肤破损等，促进皮肤灶早日痊愈，防止感染蔓延扩散。

5. 密切观察病情变化，加强巡视。如出现面色发灰、哭声低弱、尖叫、呕吐频繁应警惕脑膜炎发生，并配合医生做好抢救准备。

6. 做好家长心理护理，减轻恐惧及焦虑，讲解与败血症相关的护理知识、抗生素治疗病程较长的原因，取得家长合作。

三、新生儿硬肿病

新生儿寒冷损伤综合征因多有皮肤硬肿又称为新生儿硬肿病（sclerema neonatorum，SN），其由于寒冷或多种疾病所致，以低体温和皮肤硬肿为主要临床表现。重症可并发多器官功能衰竭。

临床表现　多发生与寒冷季节或重症感染时，常于出生1周内发病，低体温及皮肤硬肿是本病的主要特点，一般表现全身冰凉、反应低下、嗜睡、吸乳差或拒乳、哭声低或者不哭、活动减少。新生儿低体温指体温在35℃以下。部分患儿可以出现皮肤硬肿，始于下肢、臀部，面颊，上肢严重时遍及全身。重症可并发休克、DIC、急性肾衰、肺出血等多器官功能衰竭。

鉴别诊断

1. 一般诊断

（1）在寒冷季节，有环境温度过低或保温不足的病史，同时要考虑患有可诱发本病的疾病。

（2）体格检查　患儿体温过低，肛温低于35℃，皮肤硬肿。

2. 实验室诊断　根据病情需要，检测血气分析、血常规、电解质、肾功能、血糖、心电图、微循环。

药物防治

1. 控制感染　感染可能是低温的诱因，也可能是一种并发症。当孩子出现感染时适当使用广谱抗生素，根据血培养及药敏试验应用抗生素，常见的选择有头孢菌素类和青霉素类抗生素，尿量减少时应慎用抗生素，避免对孩子肾脏产生不良作用。

2. 纠正器官功能紊乱　对于患儿出现肺出血、循环障碍、肾衰竭等情况，需要及时进行相应治疗，常见药物如下。

（1）多巴胺　出现血压降低伴有心率减慢时应首选多巴胺静脉滴注，增强心肌收缩力和改善肾灌注。

（2）肝素　主要用于改善微循环障碍，防止出现血液凝固，发生DIC。

（3）呋塞米　需注意时间间隔，避免药物过量，且长期使用利尿药可导致孩子身体内电解质紊乱。

（4）葡萄糖酸钙　当发生因急性肾衰竭导致的高血钾症状可使用葡萄

糖酸钙。

其他疗法

1. 复温　逐渐复温，体温愈低，复温愈应谨慎。复温原则是循序渐进，逐步复温。复温过快可造成休克、抽搐或呼吸暂停。慢复温适用于轻度低体温儿。重度低体温者，慢复温常无效。目前多主张外加温，进行主动复温，以减少低温对机体的损害。

2. 热量与液体补充　供给充足的热量有助于复温和维持正常体温。能量的供应于复温开始时即应给予，热量的供给从每天 50kcal/kg 开始，逐渐增加至每天 100～120kcal/kg。喂养困难者可予以部分或完全静脉营养。

护理防范

1. 注重围生期保健。宣传预防新生儿寒冷的知识。避免早产、产伤和窒息等，及时治疗诱发寒冷损伤的各种因素。

2. 密切观察体温等病情变化及硬肿范围，加强消毒管理，保持患儿皮肤完整性，预防感染。

3. 新生儿应特别注意保暖，生后应立即擦干皮肤并用被褥包裹新生儿，婴儿房内的温度不低于 24℃，让宝宝待在温暖的环境中。尽早哺乳，保证充足的热量供应。

四、新生儿窒息

新生儿窒息（asphyxia neonatorum，AN）是指由于产前、产时或产后的各种病因，使胎儿缺氧而发生宫内窘迫或娩出过程中发生呼吸、循环障碍，导致出生后不能进行正常的自主呼吸或未能建立规律呼吸。

临床表现

1. 胎儿娩出后，皮肤青紫或苍白，口唇暗紫。

2. 哭声弱或无哭声。呼吸微弱或无呼吸。

3. 对外界刺激反应低下或无反应。

鉴别诊断

1. 实验室诊断

（1）血气分析　是最主要的实验室诊断，通过测定脐动脉血气，有助于判断病情程度。

（2）血清电解质测定　检测动脉血气、血糖、电解质、血 BUN 和 Scr

等生化指标。根据病情需要还可选择性测血糖、血钠、血钾、血钙等。

2. 影像学诊断

（1）X 线检查　胸部 X 线可表现为边缘不清、大小不等的斑状阴影，有时可见部分或全部肺不张、灶性肺气肿、类似肺炎改变及胸腔可见积液等。

（2）头颅 B 超或 CT 检查　能发现颅内出血的部位和范围。

其他疗法　ABCDE 复苏方案：清理呼吸道。建立呼吸，增加通气。维持正常循环，保证足够心排血量。药物治疗。评价。

护理防范

1. 保持呼吸道通畅　使患儿头偏向一侧，尤其在喂奶后，防止吃奶呛咳，预防再次窒息以及肺炎发生的可能。

2. 继续保暖　加强新生儿保暖工作，避免因窒息后呼吸、循环较差所带来的影响。

3. 恢复期治疗　接受规范的康复训练，遵医嘱，有不适症状及时就医。

第二节　其他婴幼儿疾病

一、佝偻病

佝偻病（rickets，RI）即营养性维生素 D 缺乏性 RI，是由于儿童体内维生素 D 不足，引起钙、磷代谢紊乱，产生的一种以骨骼病变为特征的全身慢性营养性疾病。

RI 的主要特征是生长的长骨干骺端软骨板和骨组织钙化不全，维生素 D 不足使成骨钙化不全。这一疾病的高危人群是 2 岁以内（尤其是 3～18 个月）小儿，可以通过摄入充足的维生素 D 得以预防。

临床表现　多见于婴幼儿，特别是 3～18 月龄。主要表现为生长最快部位的骨骼改变，并可影响肌肉发育及神经兴奋性的改变，年龄不同，临床表现不同。RI 的骨骼改变常在维生素 D 缺乏数月后出现。

鉴别诊断　确诊依据维生素 D 缺乏的病因、临床表现、血生化及骨骼 X 线检查，仅靠临床表现即下诊断的准确率较低，骨骼改变可靠，血清 25-OH-D_3 水平为最可靠的诊断标准。

药物防治　目的在于控制活动期，防止骨骼畸形。治疗的原则应根据需要口服补充钙和维生素 D，口服维生素 D 一般剂量为每天 2000～4000IU，1 月后改预防量每天 400IU。大剂量治疗应有严格的适应证。当重症佝偻病有并发症或无法口服者可大剂量肌内注射维生素 D 每次 20 万～30 万 IU，3 个月后改预防量。治疗 1 个月后应复查，如临床表现、血生化与骨骼 X 线改变无恢复征象，应与 RI 鉴别。

其他疗法

1. 日光照射　维生素 D 缺乏性 RI 是自限性疾病，如果婴幼儿有足够时间户外活动，可以自愈。有研究证实日光照射和生理剂量的维生素 D 可治疗 RI，因此，现认为确保儿童每天获得维生素 D400IU 是预防和治疗的关键。

2. 骨骼畸形可采取主动和被动运动的方法矫正。如遗留胸廓畸形，可俯卧位抬头展胸运动；下肢畸形可实行肌肉按摩，"O" 型腿按摩外侧肌，"X" 型腿按摩内侧肌，以增加肌张力，矫正畸形。对外科手术矫治者，指导家长正确使用矫形器具。

护理防范

1. 提倡母乳喂养，按时添加辅食，给予富含维生素 D、钙、磷和蛋白质的食物。

2. 遵医嘱给予维生素 D 制剂，应注意该药的过量中毒表现，如过量立即停药。

3. 衣着柔软、宽松、床铺松软。避免过早、过久站、坐、走等，预防骨骼畸形。严重 RI 易发生骨折，应避免用力及强力牵拉。

二、婴儿手足搐搦症

婴儿手足搐搦症（infantile tetany，IT）又称维生素 D 缺乏性手足搐搦症。绝大多数见于婴儿期，6 个月内较多见。主要由于维生素 D 缺乏、甲状旁腺代偿功能不足或其他多种因素的影响，致血中游离钙降低，使神经兴奋性增高，引起局部或全身肌肉抽搐。目前因预防维生素 D 缺乏工作的普遍开展，维生素 D 缺乏性手足搐搦症已较少发生。

临床表现

1. 惊厥　为婴儿期最常见的症状。常突然发生，四肢抽动，两眼上翻，面肌颤动，神志不清，持续时间短者数秒，长者达数十分钟。每天发作数次至数十次不等，间歇期意识清晰，活动如常。

2. 手足搐搦　幼儿和较大儿童多见。发作时神志清、手足强直痉挛、腕部屈曲、手指伸直、拇指内收掌心、足部踝关节伸直、足趾同时向下弯曲。

3. 喉痉挛　多见于婴儿期。由于喉部肌肉痉挛而出现呼吸困难，重者可致窒息死亡，应予重视。

鉴别诊断

1. 一般诊断　突发无热惊厥，且反复发作，间歇期意识清晰且无神经系统体征，同时有维生素 D 缺乏史或佝偻病体征，诊断一般不难。

2. 实验室诊断　查总血钙常低于 1.75mmol/L，或离子钙低于 1.0mmol/L。

药物防治

1. 迅速控制惊厥或喉痉挛　可用 10%水合氯醛，每次 40～50mg/kg，保留灌肠；或地西泮每次 0.1～0.3mg/kg 肌内或缓慢静脉注射。

2. 钙剂治疗　尽快给予 10%葡萄糖酸钙 5～10mL 加入 10%葡萄糖液 5～20mL 中，缓慢静脉注射或滴注，迅速提高血钙浓度，惊厥停止后口服钙剂，不可皮下或肌内注射钙剂以免造成局部坏死。

3. 维生素 D 治疗　急诊情况控制后，按维生素 D 缺乏性佝偻病给予维生素 D 治疗。

其他疗法　氧气吸入：惊厥期应立即吸氧，喉痉挛者需立即将舌头拉出口外，并进行口对口呼吸或加压给氧，必要时做气管插管以保证呼吸道通畅。

护理防范

1. 控制惊厥、喉痉挛，遵医嘱使用镇静药、钙剂。静脉注射钙剂时需要缓慢静注（10min 以上）或滴注，避免血钙骤升，发生呕吐甚至心跳骤停；避免药液外渗，以免造成局部坏死。

2. 密切观察惊厥、喉痉挛的发作情况，做好气管插管或气管切开的术前准备，呼吸困难应及时吸氧。喉痉挛时将舌拉出口外，头偏向一侧，清除口鼻分泌物，保持呼吸道通畅，避免吸入窒息。对出牙患儿应放置牙垫避免舌被咬伤。

3. 提倡母乳合理喂养，按时添加辅食，给予富含维生素 D、钙、磷和蛋白质的食物。遵医嘱给予维生素 D 制剂，注意过量中毒表现，如过量立即停药。

4. 加强对惊厥、喉痉挛发作的护理知识宣教。患儿衣着应柔软、宽松、舒适，适当进行户外活动，多晒太阳。

三、婴幼儿营养不良

婴幼儿营养不良（infant malnutrition，IM）是指摄食不足或食物不能充分吸收利用，以致能量缺乏，不能维持正常代谢，迫使肌体消耗，出现体重减轻或不增，生长发育停滞，肌肉萎缩的病症，又称蛋白能量不足性营养不良，多见于3岁以下的婴幼儿。

临床表现

1. 体重不增是营养不良的早期表现。随营养失调日久加重，体重逐渐下降，患儿主要表现为消瘦，皮下脂肪逐渐减少以致消失，皮肤干燥、苍白、逐渐失去弹性。营养不良初期，身高并无影响，但随着病情加重，骨骼生长减慢，身高亦低于正常。

2. 常见的并发症有营养性贫血，以小细胞低色素性贫血最为常见。营养不良可并发自发性低血糖，患儿可突然表现为面色灰白、神志不清、脉搏减慢、呼吸暂停、体温不升，但一般无抽搐，若不及时诊治，可致死亡。

鉴别诊断

1. 血清白蛋白浓度降低是最重要的改变，但其半衰期较长（19～21d）故不够灵敏。视黄醇结合蛋白（半衰期10h）、前白蛋白（半衰期1.9d）、甲状腺结合前白蛋白和转铁蛋白（半衰期3d）等代谢周期较短的血浆蛋白质具有早期诊断价值。

2. 确诊后还需详细询问病史和进一步检查，以确定病因。诊断营养不良的基本测量指标为身长和体重。

药物防治

1. 可给予B族维生素和胃蛋白酶、胰酶等以助消化。

2. 对食欲差的患儿可给予胰岛素注射，降低血糖，增加饥饿感以提高食欲，通常每天1次皮下注射胰岛素2～8IU，注射前先服用葡萄糖20～30g，每1～2周为1疗程。

3. 锌制剂可提高味觉敏感度，有增加食欲的作用。每天可口服元素锌0.5～1.0mg/kg。

其他疗法　调整饮食：营养不良患儿的消化道因长期摄入过少，已适应低营养的摄入，过快增加摄食量易出现消化不良、腹泻，故饮食调整的量和内容应根据实际的消化能力和病情逐步完成，不能操之过急。轻度营养不良可从每天250～330kJ/kg（60～80kcal/kg）开始，中至重度可参考原来的饮食情况，从每天165～230kJ/kg（40～55kcal/kg）开始，逐步少量增加，若消化吸收能力较好，可逐渐加到每天500～727kJ/kg（120～170keal/kg），并按实际体重计算热量需要。

护理防范

1. 合理喂养　大力提倡母乳喂养，对母乳不足或不宜母乳喂养者应及时给予指导，采用混合喂养或人工喂养并及时添加辅助食品；纠正偏食、挑食、吃零食的不良习惯，小学生早餐要吃饱，午餐应保证供给足够的能量和蛋白质。

2. 合理安排生活作息制度　坚持户外活动，保证充足睡眠，纠正不良的卫生习惯。

3. 防治传染病和先天畸形　按时进行预防接种；对患有唇裂、腭裂及幽门狭窄等先天畸形者应及时手术治疗。

4. 推广应用生长发育监测图　定期测量体重，并将体重值标在生长发育监测图上，如发现体重增长缓慢或不增，应尽快查明原因，及时予以纠正。

四、缺铁性贫血

缺铁性贫血又称营养性小细胞贫血（nutritional microcytic anemia, NMA），它在婴幼儿时期发病率最高。其发生的根本病因是体内铁缺乏，导致血红蛋白合成减少而发生的一种小细胞低色素性贫血。

临床表现

1. 一般表现　易疲乏，不爱活动，食欲减退。皮肤及黏膜苍白，最为明显的是唇、口腔黏膜及甲床，可诉头晕、耳鸣等。易发生感染及反甲。

2. 造血器官的表现　由于髓外造血，常出现肝、脾轻度大。年龄越小，病程越久，肝脾大越明显。

3. 神经精神变化　出现精神萎靡或烦躁不安，注意力不集中，记忆力减退。

4. 消化系统症状　出现食欲减退，少数有异食癖，可有呕吐、腹泻等。

鉴别诊断

1. 血常规检查　红细胞及血红蛋白均降低，特别是血红蛋白。周围血象中很少见到有核红细胞。网织红细胞正常或轻度减少。

2. 铁代谢检查　血清铁蛋白降低。婴幼儿时期红细胞游离原卟啉增加，血清铁降低，转铁蛋白饱和度降低及总铁结合力升高。

3. 骨髓象　骨髓呈增生活跃，红细胞增生旺盛。以中幼红细胞及晚幼红细胞增生为主，特别是中幼红细胞增加得更为明显。骨髓铁染色显示铁粒幼细胞及含铁血黄素减少。

药物防治

铁剂是治疗缺铁性贫血的特效药。常用的口服铁剂有硫酸亚铁（含元素铁 20%）、富马酸亚铁（含元素铁 33%）、葡萄糖酸亚铁、琥珀酸亚铁等。口服铁剂的剂量为元素铁每天 4～6mg/kg，分 3 次口服，一次用量不应超过元素铁 1.5～2mg/kg；以两餐之间口服为宜。

其他疗法

1. 去因治疗　饮食不当者必须纠正不合理的饮食，合理喂养。有偏食习惯的患儿应纠正，如有慢性缺血性疾病，应及时治疗。

2. 输血　适用于重度贫血或合并严重感染或心力衰竭或急需外科手术者，血红蛋白在 30g/L 以下。血红蛋白在 30～60g/L 者，每次可输注浓缩红细胞 4～6mL/kg。

护理防范

1. 做好卫生宣教工作，做好婴儿喂养指导。母乳中铁吸收较好，最好使用母乳喂养。如不能用母乳喂养时，可采用强化铁配方奶喂养。

2. 婴幼儿食品（谷类制品、牛奶制品等）应加入适量铁剂以强化。做好健康检查工作，定期进行贫血普查，做到早发现、早治疗。对于早产儿，尤其是非常低体重的早产儿宜自 2 个月左右予以铁剂预防。

3. 按医嘱应用铁剂的注意事项：应从小剂量开始，逐渐增加至全量，并在两餐之间服用，减少对胃的刺激；可与稀盐酸和维生素 C、果糖等同服促进铁吸收；忌与影响铁吸收的食品如牛乳、钙片等同服；服用铁剂后应漱口或用吸管服用，以防牙齿染黑；肌内注射应深部注射，避免铁剂渗入皮下引起硬结及局部组织坏死。

五、巨幼细胞贫血

巨幼细胞贫血（nutritional megaloblastic anemia，NMA）又名营养性大细胞性贫血，多见于婴幼儿，尤其是 2 岁以内。主要因缺乏维生素 B_{12} 或叶酸所致。主要临床特点为贫血及神经精神症状，红细胞的胞体变大，骨髓中出现巨幼红细胞，用维生素 B_{12} 或叶酸治疗有效。

临床表现

1. 一般表现　多呈虚胖体型或轻度水肿，毛发纤细、稀疏、发黄，严重者见皮肤出血点或瘀斑。

2. 贫血表现　轻度或中度贫血占大多数，皮肤蜡黄，疲乏无力，口唇、指甲苍白，因贫血而引起骨髓外造血反应，故常伴有肝、脾、淋巴结肿大，偶有轻度黄疸。

3. 精神神经症状　可出现烦躁不安、易怒、表情呆滞、嗜睡、对周围反应迟钝、少哭不笑、智力发育和动作发育落后甚至倒退，重症病例可出现肢体、头、舌甚至全身不规则震颤、肌张力增强，腱反射亢进，踝阵挛阳性，浅反射消失，甚至出现抽搐。

4. 消化系统症状　常出现较早，有食欲缺乏、舌炎、恶心呕吐、腹泻等。

鉴别诊断

根据贫血的临床表现、血象和骨髓象改变，可诊断巨幼细胞贫血，如精神神经症状明显可考虑维生素 B_{12} 缺乏。有条件者可行血清叶酸或维生素 B_{12} 测定，对指导治疗有重要意义。

1. 外周血象　呈大细胞正色素性贫血，MCV＞94fL，MCH＞32pg。血涂片可见红细胞大小不等，以大细胞为多，易见嗜多色性及嗜碱性点彩红细胞。

2. 骨髓象　骨髓增生明显活跃，以红细胞系增生为主，粒、红比例正常或倒置。红细胞系、粒细胞系体积均大，核染色质疏松，胞核发育落后于胞浆，早幼红细胞可早期出现血红蛋白，显示浆老核幼。

3. 血生化检查　血清维生素 B_{12} 含量测定，正常值为 200～800pg/mL，如小于 100pg/mL 提示维生素 B_{12} 缺乏。血清叶酸含量测定，正常值为 5～6ng/mL，小于＜3ng/mL 提示叶酸缺乏。

药物防治

1. 有精神神经症状者，应以维生素 B_{12} 治疗为主，如单用叶酸反而有加重症状可能，主要应用维生素 B_{12} 100μg/次，每周肌注 2～3 次，连续 3～4 周，直至临床症状好转，网织红细胞正常、已能配合添加辅食为止。

2. 当有神经系统受累时，可予每天 1mg，连续肌注 2 周以上；由于维生素 B_{12} 吸收缺陷者，每月肌注 1mg，长期应用。

3. 对叶酸缺乏者。口服叶酸每次 5mg，每天 3 次，连用数周后，直至临床症状好转、血象恢复正常。维生素 C 能促进叶酸的利用，可同时口服，以提高疗效。因使用抗叶酸代谢药物所致者，可用亚叶酸钙治疗，先天性叶酸吸收障碍者，口服叶酸剂量应增至每天 15～50mg 才有效。治疗初期应预防性补钾。

护理防范

1. 改善哺乳期母亲的营养，婴儿及时添加富含维生素 B_{12} 和叶酸的辅食，注意饮食均衡，纠正偏食。

2. 及时治疗影响维生素 B_{12} 和叶酸吸收、代谢障碍疾病，注意合理应用抗叶酸代谢药物，密切观察用药反应。

3. 向家长进行相关护理知识的宣传和指导，多关心与爱护患儿。

六、小儿轮状病毒腹泻

小儿轮状病毒腹泻（rotavirus diarrhea in children，RDIC）是由轮状病毒所致的急性消化道传染病。病原体主要通过粪—口传播，它是秋冬季婴幼儿腹泻最常见的疾病，故又名秋季腹泻。

临床表现

潜伏期通常为 1～3d。多发生在 6～24 个月的婴幼儿，起病急，常伴发热与上呼吸道感染症状，病初 1～2d 常发生呕吐，随后出现腹泻，大便次数多，量多，水分多，黄色水样或蛋花样便，带少量黏液，无腥臭味，常并发脱水、酸中毒及电解质紊乱。轮状病毒感染引起的腹泻病程较短，一般 3～8d，多数具有自限性。

鉴别诊断

1. 血常规检查　白细胞总数多数正常，少数略为增多，细胞分类中可有淋巴细胞增加。

2. 粪便中病毒、病毒抗原检测　粪便检查外观为黄色水样稀便，无黏液脓血，镜检多无异常。

（1）电子显微镜检测 通过检测粪便中的病毒典型形态观察，作出特异性诊断，其阳性率可达 90%。

（2）病毒特异性抗原检测 许多免疫学方法可用于检测轮状病毒特异性抗原。如酶免疫测定（EIA）、补体结合试验（CF）、免疫荧光（IF）方法等。

（3）粪便中病毒核酸检测 可应用聚丙烯酰胺凝胶电泳法、核酸杂交法及 PCR 方法。其中核酸杂交法特异性较高，PCR 法敏感性较高，多用于分子流行病学的研究。

药物防治

1. 西药防治 目前无特效药物治疗。以饮食疗法和液体疗法等对症治疗为主。对于腹泻者，可口服补液盐溶液（ORS）配方纠正和防止脱水。临床治疗主要为维持水、电解质及酸碱平衡，口服肠黏膜保护剂及微生态制剂等。

2. 中医药治疗 可用葛根黄芩黄连汤加减，方中葛根升阳除湿、生津止渴，黄芩、黄连清泄里热止痢，甘草和中，车前子、薏苡仁、茯苓利湿止泻，木香、厚朴行气除满，神曲消食除满、下气导滞，藿香化湿止呕，以上各药相辅相成，达到清热利湿、安肠止泻之功效。

护理防范

1. 提倡母乳喂养，注意饮食卫生，勤洗手。在流行季节更加注意预防。

2. 及时纠正腹泻引起的水、电解质紊乱，注意观察患儿体温、大便情况和精神状态。

3. 向家长进行相关护理知识的宣传和指导，多关心与爱护患儿。

七、小儿支气管肺炎

小儿支气管肺炎（bronchopneumonia in children，BIC）是儿童尤其是婴幼儿常见的感染性疾病，2 岁以内儿童多发，是累及支气管壁及肺泡的炎症，支气管肺炎又称小叶性肺炎，是小儿时期最常见的肺炎，肺炎多发生于冬春寒冷季节及气候骤变时，但夏季也有发生。

临床表现

2 岁以下的婴幼儿多见，起病多数较急，发病数日前先有上呼吸道感染，一般肺炎主要临床表现为发热、咳嗽、气促，肺部固定性的中细湿啰音，典型的临床表现如下。

1. 发热　热型不定，多为不规则热，亦可为弛张热或稽留热，注意新生儿、重度营养不良患儿体温可不升或低于正常。

2. 咳嗽　咳嗽及咽部痰声一般在早期就很明显。早期为刺激性干咳，极期咳嗽可减少，恢复期咳嗽增多、有痰。

3. 气促　多发生于发热、咳嗽之后，呼吸浅表，呼吸频率加快。

4. 全身症状　精神不振、食欲减退、烦躁不安。

鉴别诊断

1. 实验室诊断

（1）外周血白细胞计数和分类计数　对判断细菌或病毒有一定价值。细菌性肺炎白细胞计数升高，中性粒细胞增多，并有核左移现象，胞浆可有中毒颗粒。病毒性肺炎的白细胞计数大多正常或偏低，亦有少数升高者，时有淋巴细胞增高或出现变异型淋巴细胞。

（2）C反应蛋白（CRP）　细菌感染时血清CRP值多上升，非细菌感染时则上升不明显。

（3）前降钙素原（PCT）　细菌感染时可升高，抗菌药物治疗有效时，可迅速下降。但对于肺炎患儿，不能单独或联合应用这些指标来预测细菌或病毒感染，需结合临床病史及其他实验室诊断综合判断。

（4）细菌学检查

① 细菌培养和涂片：采取气管吸取物、肺泡灌洗液、胸腔积液、脓液和血标本做细菌培养和鉴定，同时进行药物敏感试验对明确致病菌和指导治疗有意义。亦可做涂片染色镜检，进行初筛试验。

② 其他检查：已用于临床的有对流免疫电泳法测定肺炎链球菌荚膜多糖抗原水平，葡萄球菌磷壁酸抗体，试管凝集试验对军团菌诊断目前是首选方法。

（5）病毒学检查

① 病毒分离：感染肺组织、支气管肺泡灌洗液、鼻咽部分泌物进行病毒分离是病毒病原学诊断的可靠方法。

② 血清学试验：于急性期和恢复期（14d后）采取双份血清测定特异性免疫球蛋白G（IgG）抗体水平。

（6）其他病原学检查　肺炎支原体和衣原体检查对诊断有一定帮助。

2. 影像学诊断　X线检查：早期见肺纹理增粗，透亮度减低，以后出现点状或小斑片状阴影，以双肺下野、中内带及心膈区居多，并可伴有肺不张或肺气肿，斑片状阴影亦可融合成大片，甚至波及整个节段。

药物防治

1. 抗感染治疗　根据不同病原选择抗生素。①肺炎链球菌：青霉素敏感者首选青霉素或阿莫西林，青霉素过敏者选用大环内酯类抗生素如红霉素。②金黄色葡萄球菌：甲氧西林敏感者首选苯唑西林钠，耐药者选用万古霉素或联用利福平。③流感嗜血杆菌：首选阿莫西林加克拉维酸。④大肠埃希菌或肺炎杆菌：首选头孢曲松或头孢噻肟。⑤铜绿假单胞菌：首选替卡西林加克拉维酸。⑥卡他莫拉菌：首选阿莫西林加克拉维酸。⑦肺炎支原体与衣原体：首选大环内酯类抗生素如红霉素及阿奇霉素。

2. 抗病毒治疗　①奥司他韦、扎那米韦和帕拉米韦是神经氨酸酶抑制剂，对流感病毒 A 型、B 型均有效。②利巴韦林（病毒唑）可滴鼻、雾化吸入、肌注和静脉点滴，可抑制多种 RNA 和 DNA 病毒。③干扰素 α（IFNα），5～7d 为 1 个疗程，亦可雾化吸入。

3. 糖皮质激素　糖皮质激素可减少炎症、渗出，解除支气管痉挛，改善血管通透性和微循环，降低颅内压。使用指征为：①严重憋喘或呼吸衰竭；②全身中毒症状明显；③合并感染中毒性休克；④出现脑水肿。上述情况可短期应用激素，可用琥珀酸氢化可的松 5～10mg/（kg·d）或地塞米松 0.1～0.3mg/（kg·d）加入瓶中静脉滴注，疗程 3～5d。

其他疗法

1. 氧气疗法　有缺氧表现，如烦躁、口周发绀时需吸氧，多用鼻前庭导管给氧，经湿化的氧气的流量为 0.5～1L/min，氧浓度不超过 40%。新生儿或婴幼儿可用面罩、氧帐、鼻塞给氧，面罩给氧流量为 2～4L/min，氧浓度为 50%～60%。

2. 对症治疗

（1）腹胀的处理　低钾血症儿童，应补充钾盐。中毒性肠麻痹时，应禁食和胃肠减压，亦可使用酚妥拉明加 5%葡萄糖 20mL 静脉滴注，最大量为 10mg/次。

（2）其他　高热患儿可用物理降温，冷敷时冰袋放在腋窝、腹股沟及头部。口服对乙酰氨基酚或布洛芬等也可降温。若伴烦躁不安可给予氯丙嗪、异丙嗪或苯巴比妥肌注。

护理防范

1. 病室应保持空气流通，室温维持在 18~20℃，相对湿度以 60%为宜。给予足量的维生素和蛋白质，经常饮水及少量多次进食。保持呼吸道通畅，及时清除上呼吸道分泌物，经常变换体位，减少肺淤血，以利炎症吸收及痰液的排出。注意水及电解质的补充，纠正酸中毒及电解质紊乱。

2. 保持呼吸道通畅，及时清除上呼吸道分泌物，分泌物黏稠者应用超声、氧气雾化或蒸汽吸入，经常变换体位、拍背，减少肺淤血，以利炎症吸收及痰液的排出。指导和鼓励患儿进行有效咳嗽。

3. 在氧气疗法时注意用氧安全，禁止明火。

4. 呼吸道隔离时严格隔离制度，预防交叉感染。注意监测体温，高热者及时降温，警惕高热惊厥。

八、手足口病

手足口病（hand foot mouth disease，HFMD）是由肠道病毒（enterovirus，EV）感染引起的一种儿童常见传染病，5 岁以下儿童多发。手足口病是全球性疾病，我国各地全年均有发生。

临床表现

1. 潜伏期　多为 2~10d，平均 3~5d。

2. 根据疾病的发生发展过程，将手足口病分期、分型如下。

（1）第 1 期（出疹期）　主要表现为发热，手、足、口、臀等部位出疹，可伴有咳嗽、流涕、食欲缺乏等症状。典型皮疹表现为斑丘疹、丘疹、疱疹。皮疹周围有炎性红晕，疱疹内液体较少，不疼不痒，皮疹恢复时不结痂、不留疤。

（2）第 2 期（神经系统受累期）　少数病例可出现中枢神经系统损害，多发生在病程 1~5d 内，表现为精神差、嗜睡、吸吮无力、易惊、头痛、呕吐、烦躁、肢体抖动、肌无力、颈项强直等。此期属于 HFMD 重症病例重型，大多数可痊愈。

（3）第 3 期（心肺功能衰竭前期）　多发生在病程 5d 内，表现为心率和呼吸增快、出冷汗、四肢末梢发凉、血压升高。此期属于 HFMD 重症病例危重型。及时识别并正确治疗，是降低病死率的关键。

（4）第 4 期（心肺功能衰竭期）　可在第 3 期的基础上迅速进入该期。

临床表现为心动过速（个别为心动过缓）、呼吸急促、口唇发绀、咳粉红色泡沫痰或血性液体、血压降低或休克。亦有病例以严重脑功能衰竭为主要表现，临床可见抽搐、严重意识障碍等。此期属于 HFMD 重症危重型，病死率较高。

（5）第 5 期（恢复期）　体温逐渐恢复正常，对血管活性药物的依赖逐渐减少，神经系统受累症状和心肺功能逐渐恢复。部分 HFMD 病例（多见于 CV-A6、CV-A10 感染者）在病后 2～4 周有脱甲的症状，新甲于 1～2 个月长出。

鉴别诊断

1. 实验室诊断

（1）血常规及 C 反应蛋白　多数病例白细胞计数正常，部分病例白细胞计数、中性粒细胞比例及 C 反应蛋白可升高。

（2）血生化　部分病例 ALT、AST、CK-MB 轻度升高，病情危重者肌钙蛋白、血糖、乳酸升高。

（3）脑脊液　神经系统受累时，脑脊液符合病毒性脑膜炎或脑炎改变，表现为外观清亮，压力增高，白细胞计数增多，以单核细胞为主（早期以多核细胞升高为主），蛋白正常或轻度增多，糖和氯化物正常。

（4）血气分析　呼吸系统受累时或重症病例可有动脉血氧分压降低，血氧饱和度下降，二氧化碳分压升高，酸中毒等。

（5）病原学及血清学　临床样本（咽拭子、粪便或肛拭子、血液等标本）肠道病毒特异性核酸检测阳性或分离到肠道病毒。急性期血清相关病毒 IgM 抗体阳性。恢复期血清 CV-A16、EV-A71 或其他可引起 HFMD 的肠道病毒中和抗体比急性期有 4 倍及以上升高。

2. 影像学诊断

（1）X 线检查　轻症患儿肺部无明显异常。重症及危重症患儿并发神经源性肺水肿时，双肺野透亮度减低，磨玻璃样改变，局限或广泛分布的斑片状、大片状阴影，进展迅速。

（2）颅脑 CT 和 MRI　颅脑 CT 检查可用于鉴别颅内出血、脑疝、颅内占位等病变。神经系统受累者 MRI 检查可出现异常改变，合并脑干脑炎者可表现为脑桥、延髓及中脑的斑点状或斑片状长 T1 长 T2 信号。并发急性弛缓性麻痹者可显示受累节段脊髓前角区的斑点状对称或不对称的长

T1 长 T2 信号。

（3）心电图　可见窦性心动过速或过缓，Q-T 间期延长，ST-T 改变。

（4）脑电图　神经系统受累者可表现为弥漫性慢波，少数可出现棘（尖）慢波。

（5）超声心动图　重症患儿可出现心肌收缩或舒张功能减低，节段性室壁运动异常，射血分数降低等。结合流行病学史、临床表现和病原学检查作出诊断。

药物防治

1. 对症支持治疗

（1）积极控制高热　体温超过 38.5℃者采用物理降温（温水擦浴、使用退热贴等）或应用药物治疗。常用药物有：布洛芬口服 5～10mg/（kg·次），对乙酰氨基酚口服 10～15mg/（kg·次），应注意 2 次用药的最短间隔时间为 6h。

（2）保持患儿安静　惊厥病例需要及时止惊，常用药物如下。

① 对无静脉通路者首选咪达唑仑肌内注射，0.1～0.3mg/（kg·次），体重<40kg 者最大剂量不超过 5mg/次，体重>40kg 者最大剂量不超过 10mg/次。

② 地西泮缓慢静脉注射，0.3～0.5mg/（kg·次），最大剂量不超过 10mg/次，注射速度 1～2mg/min。

③ 也可使用水合氯醛灌肠抗惊厥。

2. 病因治疗　目前尚无特效抗肠道病毒药物。干扰素 α 喷雾或雾化、利巴韦林静脉滴注早期使用可有一定疗效，若使用利巴韦林应关注其不良反应和生殖毒性。不应使用阿昔洛韦、更昔洛韦、单磷酸阿糖腺苷等药物治疗。

3. 液体疗法　重症病例可出现脑水肿、肺水肿及心功能衰竭，应控制液体入量，给予生理需要量 60～80mL/（kg·d），建议匀速给予，即 2.5～3.3mL/（kg·h），注意维持血压稳定。休克病例在应用血管活性药物同时，给予生理盐水 5～10mL/（kg·次）进行液体复苏，15～30min 内输入，此后酌情补液，避免短期内大量扩容。仍不能纠正者给予胶体液（如白蛋白或血浆）输注。

4. 静脉丙种球蛋白　第 2 期患者不建议常规使用静脉丙种球蛋白。有脑脊髓炎和持续高热等表现者以及危重病例可酌情使用，剂量 1.0g/（kg·d），连用 2d。

5. 糖皮质激素　有脑脊髓炎和持续高热等表现者以及危重病例酌情使用。可选用甲泼尼龙 1~2mg/（kg·d），或氢化可的松 3~5mg/（kg·d），或地塞米松 0.2~0.5mg/（kg·d），一般疗程 3~5d。

6. 接种疫苗　EV-A71 型灭活疫苗可用于 6 月龄~5 岁儿童预防 EV-A71 感染所致的 HFMD，基础免疫程序为 2 剂次，间隔 1 个月，鼓励在 12 月龄前完成接种。

护理防范　保持良好的个人卫生习惯是预防 HFMD 的关键。勤洗手，不要让儿童喝生水、吃生冷食物。儿童玩具和常接触到的物品应当定期进行清洁消毒。避免儿童与 HFMD 患儿密切接触。

九、小儿急性喉炎

急性喉炎全称为急性感染性喉炎，是指喉部黏膜急性弥漫性炎症。小儿急性喉炎（infantile acute laryngitis, IAL）多在冬、春季发病，婴幼儿尤为多见。

临床表现　起病急，症状重。可有发热、犬吠样咳嗽、声嘶、吸气性喉鸣和三凹征。严重时可出现发绀、烦躁不安、面色苍白、心率加快。咽部充血，间接喉镜检查可见喉部、声带有不同程度的充血、水肿。一般白天症状轻，夜间入睡后加重。喉梗阻者若不及时抢救，可窒息死亡。

鉴别诊断　根据急起犬吠样咳嗽、声嘶、喉鸣、吸气性呼吸困难等临床表现不难诊断。

药物防治

1. 保持呼吸道通畅　可用 1%~3%麻黄碱和吸入型糖皮质激素如布地奈德溶液雾化吸入，促进黏膜水肿消退。

2. 控制感染　及时静脉输入足量抗生素，一般给予青霉素、大环内酯类或头孢菌素类等，严重者予以 2 种以上抗生素联合使用。

3. 糖皮质激素　有抗炎和抑制变态反应等作用，能及时减轻喉头水肿，缓解喉梗阻，病情较轻者可口服泼尼松，Ⅱ度喉梗阻以上的患儿应给予静滴地塞米松、氢化可的松。

4. 对症治疗　缺氧者予以吸氧，烦躁不安者可用异丙嗪，除镇静外还可减轻喉头水肿，痰多者可选用祛痰药，必要时直接喉镜吸痰；不宜使用氯丙嗪和吗啡。

其他疗法　气管切开：经上述药物处理仍有严重缺氧征象或有Ⅲ度以上喉梗阻者，应及时行气管切开术。

护理防范

1. 保持呼吸道通畅，及时清除上呼吸道分泌物，分泌物黏稠者应用超声、氧气雾化或蒸汽吸入，经常变换体位、拍背，以利炎症吸收及痰液的排出。指导和鼓励患儿进行有效咳嗽。

2. 密切观察病情变化，根据患儿三凹征、喉鸣、青紫及烦躁等表现正确判断缺氧程度，发生窒息后及时抢救。

3. 患儿烦躁不安，遵医嘱给予镇静和减轻喉头水肿的药物，避免使用氯丙嗪，以免喉头肌松弛，加重呼吸困难。

4. 密切观察体温变化，高热予降温，警惕高热惊厥。补充足量的水分和营养，喂饭、喝水时避免呛咳。

十、小儿厌食症

小儿厌食症（infantile anorexia，IA）是指小儿（主要是 3～6 岁）较长期以食欲减退或食欲缺乏为主的症状。它是一种症状，并非一种独立的疾病。IA 属于消化功能紊乱，在小儿时期很常见。

临床表现　主要临床表现有呕吐、食欲缺乏、腹泻、便秘、腹胀、腹痛和便血等。

鉴别诊断

1. 一般诊断　厌食是儿科经常遇到的主诉。要弄清是否确系厌食。有的家长过分要求小儿进食，有时小儿食量变化较大或偏食，可误认为厌食。

2. 实验室诊断

（1）胃肠道出血时胃管内抽出咖啡样物质及粪便隐血试验阳性，血红蛋白水平降低。

（2）血清电解质、血糖、血气、血浆渗透压反映机体内环境是否平衡。

（3）腹胀者肝肾功能、血清心肌酶谱等监测观察全身各脏器功能损伤程度。

3. 影像学诊断

（1）纤维胃镜检查　是早期确诊应激性溃疡的主要方法，选择性血管造影可见对比剂外溢成一团并积聚在血管旁且久不消散。

（2）X线检查　见腹腔内有游离气体时提示溃疡穿孔，超声图像可有胃壁增厚、黏膜皱襞肥大等。

药物防治　厌食症多不采用药物治疗，可以适当服用调理脾胃、促进消化吸收功能的中西药物。因原发病引起的厌食，则应积极治疗原发病。

护理防范

1. 饮食要规律，定时进餐，保证饮食卫生；生活规律，睡眠充足，定时排便；食物不仅色香味俱全，而且营养要全面，多吃杂粮和水果蔬菜；节制零食、甜食及饮料。

2. 改善进食环境，使孩子能够集中精力进食，并保持心情舒畅。

3. 家长应该避免"追喂"等过分关注孩子进食的行为。当孩子故意拒食时，不能迁就。

4. 进行适当的户外活动和体格锻炼。

十一、身材矮小症

身材矮小症（short stature，SS）又称侏儒症，指儿童身高在相似生活环境下，低于同龄、同性别正常儿童平均身高2个标准差，或身高每年增长低于4～5cm。SS是一组因遗传或疾病因素导致的生长发育障碍性疾病。

临床表现　SS患者最典型的症状就是身材矮小，低于正常同龄人平均身高。

鉴别诊断

1. 一般诊断　查体时记录当前身高和体重的测定值和百分数，至少观察3个月以上身高年增长速率。

2. 实验室诊断

（1）生长激素（GH）激发试验　试验中GH峰值变化作为诊断生长激素缺乏性SS的重要依据。

（2）血GH的24h分泌测定。

3. 影像学诊断　X线检查：常用左手腕掌指骨片评定骨龄，协助诊断。

药物防治

1. 重组人生长激素　这是生长激素缺乏性SS的首选药。

2. 促生长激素释放素　适用于下丘脑生长激素缺乏症患者。

3. 胰岛素样生长因子　用于治疗生长激素不敏感综合征。

其他疗法　因肿瘤等引起的继发性生长激素缺乏症，除药物治疗外，还要对症进行手术治疗。

护理防范

1. 保持充足的睡眠可辅助患者得到良好休息，促进生长发育。

2. 家属要注意患者的情绪和心态，多谈心交流，使患者积极面对生活。

3. 在身体状况允许下，适量运动可帮助患者生长发育。

十二、幼儿急疹

幼儿急疹（exanthema subitum，ES）又称为婴儿玫瑰疹，是婴幼儿常见的一种急性发热发疹性疾病。主要由人类疱疹病毒 6 型（HHV-6）和 7 型（HHV-7）感染引起。

临床表现

1. 发热　ES 通常以突然的高热开始，体温一般介于 39～40℃或以上。

2. 皮疹　发热 3～5d 后，热度突然下降，在 24h 内体温降至正常，热退同时或稍后出疹，皮疹为红色斑丘疹。

鉴别诊断

1. 血常规检查　在发病的第 1～2 天，白细胞计数可增高，但发疹后则明显减少，而淋巴细胞计数增高。

2. 血清抗 HHV-6 和抗 HHV-7 抗体的检测。

3. 病毒分离或 PCR 检测病毒 DNA。

护理防范

1. 日常管理　让幼儿多注意休息，多饮食，同时注意体温监测，多安抚患儿情绪。

2. 患儿不宜长途奔波，但可适当进行户外活动，同时避免暴晒。

3. 确诊 ES 后应避免去人多的公众场合，以防交叉传染。

十三、卵圆孔未闭

卵圆孔未闭（patent foramen ovale，PFO）是指心脏房间隔胚胎时期的一个生理性通道在超过 1 岁时仍未能融合。PFO 是目前成人中最为常见的先天性心脏异常。

临床表现　PFO 在生理状态下多无症状，一般不会导致血液异常分流或分流量少。

鉴别诊断　超声心动图检查可直观显示房间隔解剖结构及心脏内血液分流情况。

其他疗法　介入封堵治疗和外科手术可以关闭卵圆孔，治疗病因。

十四、脐疝

脐疝（umbilical hernia，UH）又称脐凸，是由于脐环关闭不全或薄弱，腹腔脏器由脐环处向外突出，表现为肚脐处肿物，常见于低体重早产儿。但随着身体发育完善，一般可自然闭合。

临床表现　UH 的典型症状为脐部突出肿物，在婴儿安静平卧时，可缩小甚至消失，但当其哭闹或咳嗽时，会更加明显。

鉴别诊断　体格检查可见脐部的可复性肿物。

其他疗法　一般大部分 UH 都可自行闭合痊愈，仅少部分婴儿需要手术切除。

护理防范

1. 保持婴儿脐部干燥清洁，避免发生感染。

2. 当婴儿哭闹、咳嗽和排便时，父母要注意采取压迫措施，防止脐疝膨出。

十五、尿布皮炎

尿布皮炎（diaper dermatitis，DD）俗称尿布疹，是指新生儿的肛门附近、臀部、会阴部等尿布区皮肤所发生的局限性皮炎。主要是因尿布区皮肤长时间处于湿热环境中，尿液、粪便刺激导致局部皮炎，同时患儿臀部与尿布反复摩擦导致继发皮肤微损伤和细菌的增生。

临床表现　主要表现为尿布接触区域的皮肤出现红斑、丘疹甚至糜烂、脓疱以及溃疡等。

鉴别诊断　查体时可见红斑、丘疹等皮损现象，同时依据出现的部位进一步明确诊断。

药物防治　氧化锌乳膏能减轻炎症反应，保护创面，隔离尿、粪对皮肤的刺激。

护理防范

1. 日常护理中，勤换尿布，保持婴儿外阴部干燥，在室温允许下，尽量多暴露婴儿臀部，增加透气。

2. 婴儿每次排便后用温水清洗屁股，可适当涂抹些润肤膏。

（朱庭延　罗熠欣　侯佳琦）

第十五章 传染病

第一节 细菌感染

一、麻风

麻风（leprosy，LE）是由麻风分枝杆菌引起的一种慢性传染病，主要侵犯皮肤和周围神经，在抵抗力低的病例中，到了中晚期可累及深部组织和内脏器官。LE 死亡率低，但可导致容貌毁损和肢体残疾。

临床表现

1. 皮肤（毛发损害）　皮肤神经末梢浅感觉（温觉、触觉、痛觉）障碍；汗腺分泌障碍；毛发、眉毛、毳毛可脱落；经耳后等皮肤斑疹、丘疹、结节、斑块、浸润、水疱、溃疡（萎缩）等病变组织活检可找到麻风杆菌（瘤型与界线类麻风）。

2. 周围神经损害　可见耳大神经受累、"爪形手"或"猿手"。受累的周围神经症状可呈棱状、结节状或均匀粗大，有痛感或压痛，有时出现干酪样坏死、纤维性变化及钙化等。

3. 临床特征　采用五级分类法可分为结核样型（TT）、偏结核样型界线类（BT）、中间界线类（BB）、偏瘤型界线类（BL）、瘤型麻风（LL），此外还有未定类麻风（I）。

鉴别诊断

1. 一般诊断　要系统全面，在自然光线下检查全身皮肤、神经和淋巴结等，通常皮损常伴有感觉障碍，周围神经干常呈粗大。

2. 实验室诊断

（1）麻风杆菌检查　从患者黏膜或皮损处取材，用抗酸性染色后检查呈阳性。

（2）组织病理检查　取材应选择活动性损害，宜深达脂肪层，在真皮浅层小血管、皮肤附件及真皮内神经小分支周围见到非特异性炎症，连续石蜡切片检查有时可查到数条抗酸菌，有确诊意义。

（3）麻风菌素试验 将麻风菌素注入患者皮内。早期反应出现于注射后3～4d，表明患者对麻风菌素过敏；出现于3～4周的为后期反应，表明患者对麻风有免疫。

药物防治

1. 西药防治

（1）多种药物联合化疗

① 多菌型：利福平+氨苯砜+氯法齐明，疗程 24 个月，用药剂量视病情酌定。氯法齐明有抗麻风杆菌核酸代谢、杀菌、抗炎、抗Ⅱ型麻风反应的作用。口服每天 200～300mg，每天 1 次，待反应控制后缓慢减量。

② 少菌型：利福平+氨苯砜，疗程 6 个月，用药剂量视病情酌定。尚可选用醋氨苯砜注射给药。

（2）对症支持治疗 麻风反应时应慎用沙利度胺、肾上腺皮质激素、氯苯达诺、普鲁卡因、雷公藤等相应治疗。

2. 中医药治疗 中医认为麻风是风、湿、热、毒之邪在体内淤积所致，强调名曰风但非外感之风，而为一特殊之疠风所致，故治则为清热解毒、祛风除湿、活血祛瘀通络。

护理防范

1. 单独安置病房，隔离治疗。 接种卡介苗。早发现，早防治，及时、足量、规律治疗。卧床休息，保持空气新鲜和阳光充足。 勤洗手。

2. 给予高营养、高维生素、易消化饮食，禁食刺激性食物。用药后尿液呈淡粉红色。

3. 可用温水浸泡双手 20min，刮去老茧厚皮，涂抹润肤露。多练习眨眼，减少光线刺激。抬高患肢，少走路，必要时以轮椅代步。

4. 麻风患者常有恐惧、烦躁、自卑和忧郁等心理问题，应该多和患者沟通，关心体贴患者，使患者认识到麻风可防、可治。

5. 每年做 1 次临床及细菌学检查，至少随访 5 年。

<u>二、炭疽</u>

炭疽（anthrax，AN）是炭疽杆菌感染所致的一种急性传染病，属自然疫源性疾病。临床上主要表现为皮肤坏死、溃疡、焦痂和周围组织广泛水肿及毒血症症状，皮下及浆膜下结缔组织出血性浸润；血液凝固不良，呈煤焦油样，偶可引致肺、肠和脑膜的急性感染，并可伴发败血症。主要发生于与动物及畜产品加工接触较多及误食病畜肉的人员。

临床表现

1. 皮肤 AN　最常见，典型表现为皮肤坏死，黑痂或焦痂浅溃疡，多见于面、颈、手、肩等裸露部分，溃疡周围有成群小水疱，附近组织有广泛非凹陷性水肿，疼痛不显著，局部淋巴结肿大而无明显压痛。中等度发热，全身中毒症状严重。

2. 肺 AN　起病急骤，或先有 2～4d 的不适，如寒战、高热等严重的中毒症状，咳嗽、血痰、呼吸困难、发绀；肺部有啰音及胸腔积液。也可先出现低热、肌痛、干咳、心前区压迫（痛）感等，然后突然出现呼吸窘迫、气急、喘鸣、血样痰、咳嗽、胸痛、大汗等，伴寒战、高热、心率增快等。

3. 肠 AN　较少见。起病急，常有发热，持续呕吐，严重腹泻、血样便，无里急后重等急性胃肠炎、腹膜炎型急腹症的表现。

4. 脑膜急性感染　罕见，表现为脑膜刺激征。

鉴别诊断

1. 一般诊断　患者如为与牛、马、羊等有频繁接触的农牧民、工作时与带芽孢尘埃环境中的皮毛接触、皮革加工厂的工人等，对本病诊断有重要参考价值。

2. 实验室诊断

（1）周围血象　白细胞总数大多增高至（10～20）×10^9/L，少数可高达（60～80）×10^9/L，分类以中性粒细胞为高。

（2）涂片检查　取水疱内容物、病灶渗出物、分泌物、痰液、呕吐物、粪便、血液及脑脊液等做涂片，可发现病原菌。

（3）病原体培养　检材分别接种于血琼脂平板、普通琼脂平板、碳酸氢钠平板。血标本应事先增菌培养。如见可疑菌落，则根据生物学特征及动物实验进行鉴定，如青霉素串珠和抑制试验、噬菌体裂解试验等。

（4）动物接种　取患者的分泌物、组织液或所获得的纯培养物接种于小白鼠或豚鼠等动物的皮下组织，如注射局部于 24h 出现典型水肿，动物大多于 36～48h 内死亡，在动物内脏和血液中有大量具有荚膜的炭疽杆菌存在。

（5）血清学检查　有间接血凝法、酶联免疫吸附实验法、酶标-SPA 法、荧光免疫法等，用以检测血清中的各种抗体，特别是荚膜抗体及血清抗毒性抗体。

药物防治

1. 西药防治

（1）皮肤损害禁忌挤压及手术切开。可用 1∶2000 高锰酸钾液外洗，敷以四环素软膏，用纱布包扎。

（2）尽早应用抗菌药物

① 皮肤 AN：环丙沙星 0.4～1.5g，口服，分 2～3 次，疗程 60d，必要时可予静脉给药；多西环素（盐酸美他环素）300mg，口服，每天 2 次，疗程 60d；阿莫西林 1～4g，口服，分 3～4 次，连服 60d。

② 肺 AN：环丙沙星用法同皮肤 AN；多西环素（用法同皮肤炭疽）联合克林霉素，0.5～1g，口服，每天 3～4 次，或再加利福平每次 0.15～0.6g，每天 1 次；青霉素 1000 万～2000 万 IU/d，静脉滴注，并可同时合用氨基糖苷类（链霉素、庆大霉素、阿米卡星、依替米星等），疗程 2～3周；抗炭疽血清，对毒血症严重患者除了应用抗生素治疗外，可同时应用抗 AN 血清肌注或静注，第 1 天 100mL，第 2～3 天各 30～50mL，应用前必须做皮肤过敏试验。预防可用抗炭疽血清肌内注射每次 20mL。

（3）对症支持治疗　对患者的分泌物和排泄物应按消灭芽孢的方法彻底消毒；进高热量流质或半流质饮食；必要时静脉补液，出血严重时应适当输血；皮肤炎性水肿患者应用肾上腺皮质激素，一般用氢化可的松每天 100～200mg 短期静脉滴注，但必须在应用足量的青霉素治疗、控制感染的前提下采用。有 DIC 者，应及时应用肝素、双嘧达莫等药物治疗。

2. 中医药治疗　中医认为本病的形成是由于感染疫毒，阻于肌肤，以致气血凝滞、毒邪蕴结而成。外治法：初期宜消肿解毒，用工露膏掺蟾酥合剂或红升丹外敷；后期腐肉未脱，改掺 10%蟾酥合剂；腐脱新生掺生肌散。

护理防范

1. 严密隔离，皮肤 AN 病例隔离至创口痊愈、痂皮脱落为止。其他类型病例应待症状消失、分泌物或排泄物培养 2 次阴性后出院。

2. 绝对卧床休息,抬高患肢。肺 AN 患者要半卧位,症状消失方可活动。给高热量流质或半流质、易消化饮食,注意入量和水、电解质平衡。

3. 观察患者皮肤水肿及损伤程度。损伤处皮肤切忌抚摸、挤压、切开,以免病原菌扩散产生败血症。局部以 2%的过氧化氢液清洗或用抗生素软膏纱布片覆盖,避免与正常组织接触。

4. 颈部重度肿胀影响呼吸道通畅者,配合医生气管插管或气管切开。向患者讲解相关的疾病知识,如疾病病因、治疗与转归,减少患者的紧张、焦虑情绪。

5. 抗炭疽血清应用前必须做皮肤过敏试验。

三、破伤风

破伤风(tetanus,TE)是由破伤风梭菌经由皮肤或黏膜伤口侵入人体,在缺氧条件下生长繁殖,产生毒素而引起肌痉挛的一种特异性感染。毒素主要侵袭神经系统中的运动神经元。因此,本病以牙关紧闭、阵发性痉挛、强直性痉挛为临床表现。

临床表现 牙关紧闭、角弓反张、反射亢进等症状。轻者每天肌痉挛发作不超过 3 次,重者发作频繁,可数分钟发作 1 次,甚至持续性发作。潜伏期通常为 7~8d,短至 24h 或长达数月甚至数年,平均 7~14d。潜伏期越短,病情越重,预后越差。

鉴别诊断

1. 一般诊断 依据临床表现和有无外伤史诊断。重点在早期诊断,因此,凡有外伤史,不论伤口大小、深浅,如伤后出现肌紧张、张口困难、颈部发硬、反射亢进等,均应考虑此病的可能性。伤口分泌物培养阴性也不能排除此病。

2. 实验室诊断

(1)细菌培养检查 伤口分泌物培养可检出破伤风梭菌呈阳性反应。

(2)血常规检查 血液的细胞总数及粒细胞增多,红细胞及血红蛋白减少等。

3. 影像学诊断 X 线检查可见伤口局部软组织内有气层现象。

药物防治

1. 西药防治

（1）控制 TE 抗毒素（抢救）

① 预防：凡 5 年内未用本品 1500～3000IU 皮内或肌注。

② 治疗：病情严重者可 1 次静注或静滴 5 万～10 万 IU，成人不超过 40mL，儿童不超过 0.8mL/kg。重症者还可行鞘内注射，剂量 5000～1 万 IU，1 次即可。详见说明书。

（2）口服控制 TE 类毒素（吸附毒素）　在三角肌处皮内注射（不宜过浅），第 1 年注射 2 次（间隔 4～8 周），每次 0.5mL，第 2 年 0.5mL，以后每 5～10 年注射 0.5mL。如遇外伤再注射 0.5mL，一般就不再注射抗毒素。

（3）抗生素是治疗 TE 的辅助药物，可抑制伤口中的破伤风梭菌增殖。推荐一线用药的有甲硝唑和青霉素。

① 甲硝唑：每次 500mg，静滴，每天 2 次。或 2.0～2.5g，分次口服。

② 青霉素：1000 万～4000 万 IU，分 2～4 次，静滴，连用 7～10d。

③ 多西环素：口服，首次 0.2g，以后每次 0.1g，每天 1～2 片。

（4）可选用苯二氮䓬类药物、硫酸镁、巴氯芬、丙泊酚、右美托咪啶、苯巴比妥、水合氯醛、维库溴铵等治疗，达到镇静和肌松的作用，纠正自主神经功能障碍。

2. 中医药治疗　可用方药存命汤或玉真散加减。

其他疗法　创伤后早期彻底清创，改善局部循环。通常清创应在使用抗生素、镇静药后 1h 内进行。

护理防范

1. 应及时清创处理。防止毒素进一步繁殖。

2. 凡注射或口服易过敏药物时，一定要做皮肤过敏试验后方可用药。

3. 急性期患者出汗多，术前可静脉营养支撑，维持水、电解质平衡。

4. 将患者置于安静环境中，避免刺激加重病情。向患者讲解相关的疾病知识，如疾病病因、治疗与转归，减少患者的紧张、焦虑情绪。

四、气性坏疽

气性坏疽（gas gangrene，GG）为产气荚膜梭菌感染及多种厌氧菌混合感染所致，主要由外伤伤口引起，发展很快而且后果严重，可有气体或无气体产生，潜伏期6h～6d，如不及时诊治，可丧失肢体或危及生命，死亡率可达20%～50%。本病的防治包括清创引流、抗生素、高压氧舱等。一旦发生，应及时治疗，避免致残或死亡。

临床表现

1. 局部表现　伤口局部组织出现肿胀和胀裂样剧痛，伤口周围皮肤高度水肿；渗出物淡棕色、稀薄、恶臭、混有气泡。创口内肌肉呈暗红色，如煮熟的牛肉，无弹性，切割也不流血。

2. 全身表现　明显毒血症症状、高热、呼吸急促、脉搏细速、血压偏低、热病容，重症者很快出现感染中毒性休克。

鉴别诊断

1. 一般诊断　本病多见于战伤或被泥土污染的农业劳动时所受损伤，外伤或手术伤口处疼痛加重，伴全身毒性反应、发热、组织积气等。

2. 实验室诊断　细菌学检查：创口渗出物细菌培养、涂片镜检见产气荚膜梭菌，或抗原抗体试验阳性，可明确诊断。

药物防治

1. 西药防治　早期足量应用抗厌氧菌药物，合并需氧菌感染时联合应用抗需氧菌药物。

（1）青霉素联合克林霉素

① 青霉素：成人每天240万～2000万IU，儿童20万～40万IU/（kg·d），分4～6次加入少量5%葡萄糖注射液中，间歇快速滴注。

② 克林霉素：成人抗需氧菌时，用每天600～1200mg，分2～4次肌注或静注，抗厌氧菌感染时，一般用每天1200～2700mg，极重型感染用到每天4800mg。儿童月龄1个月以上，重症感染者用15～25mg/（kg·d），极重者可按25～40mg/（kg·d），分3～4次给药。或遵医嘱。

（2）其他药物　可选用多西环素、氯霉素、头孢曲松、红霉素。多西环素和氯霉素不适用于儿童。头孢曲松钠，一般感染每天1g，1次肌注或静注；严重感染每天2g，分2次给予；儿童用量一般按成人量1/2给予。肌注时将1g药量溶于适量0.5%利多卡因注射液中，深部肌内注射；静注时将1g药量溶于10mL灭菌注射用水中，2～4min注射完；静滴时将1g药量溶于5%～10%葡萄糖注射液或0.9%氯化钠注射液50～100mL中，于

30min～1h 滴完。其余三种药按病情酌用。

2. 中医药治疗　中医认为本病分为热毒内盛并阴血亏虚型和热毒内盛并气阴两虚型。

其他疗法　尽早进行清创术，清除感染组织和坏死组织，取创口分泌物做需氧菌及厌氧菌培养。必要时应截肢。

护理防范

1. 住单间病房，实施床旁接触隔离。

2. 早期彻底清创，早期注射青霉素和加强全身支持疗法。隔离治疗，烧毁换下的敷料，以免交叉感染。

3. 术后要卧床休息，伤口愈合后尽早下床活动，避免肌肉萎缩。学习借助拐杖等辅具进行活动。坏疽肢体保持干燥、卫生，避免肢体受压。

4. 给高热量、高蛋白的流质或半流质、易消化饮食。多饮水，不要吃辛辣刺激的食物。保持每天尿量 1500mL 以上。

5. 饭前便后要洗手，戒烟限酒，规律作息，保证充足的睡眠和良好的心态。

五、布氏菌病

布氏菌病（brucellosis，BR）是布氏杆菌引起的急性或慢性自然疫源性乙类传染病，俗称波状热，是一种常见的动物源性传染病，在牧区高发，常见的传染源有带菌或发病的牛、羊等。BR 从接触处的破损皮肤进入人体，也可经消化道黏膜、呼吸道黏膜、眼结膜、性器官黏膜感染致病，常表现出高热、大汗、乏力、关节痛等，一般预后好，及时规范治疗可以治愈。有急性布氏杆菌病、布氏杆菌骨髓炎和心内膜炎之分。

临床表现　患者常呈弛张型低热、乏力、盗汗、食欲缺乏、贫血，有些病例还出现肺部、胃肠道、皮下组织、睾丸、附睾、卵巢、胆囊、肾及脑部感染。可以伴有肝、脾、淋巴结大，多发性、游走性全身肌肉和大关节痛，以后表现为骨骼受累，其中脊柱受累最常见，尤其是腰椎。潜伏期 7～60d，一般 2～3 周，个别可达数月至 1 年以上。

鉴别诊断

1. 实验室诊断

（1）血常规检查　淋巴细胞相对增多，分类可达 60% 以上。血细胞沉降率在急性期增速，慢性期亦偏高。

（2）细菌学检查　患者血液、骨髓、乳汁、子宫分泌物均可做细菌培养。

（3）免疫学检查　血清凝集试验，效价 1∶160 及以上为阳性，若效价有 4 倍以上增高，提示近期有布氏杆菌感染；ELISA 或亲和素酶联试验阳性有助于诊断；补体结合试验滴度 1∶10 以上即为阳性，对慢性患者有较高特异性；皮内试验 24～48h 观察结果，慢性期患者几乎 100%呈阳性或强阳性反应。

2. 影像学诊断

（1）X 线检查　可观察到椎体炎、椎间小关节炎、韧带钙化和椎间盘炎。

（2）CT 检查　可观察到骨改变、椎间盘改变、椎旁软组织肿块、腰大肌脓肿和韧带改变。

（3）MRI 检查　除 CT 表现特征外，可以早期发现骨和周围累及的软组织有信号异常。炎性病变显示为壁厚、不规则强化，与周围正常组织界限不清。

药物防治

1. 抗病原菌治疗

（1）多西环素+庆大霉素（或链霉素）2～3 周。

① 多西环素：饭后口服，每次 100mg，每天 2 次，首次剂量加倍。8 岁以上儿童体重不超过 50kg 者剂量 4mg/（kg·d），以后 2mg/（kg·d）；严重感染者 4mg/（kg·d），50kg 以上体重者按成人剂量口服。

② 庆大霉素：肌注，每次 8 万 IU，每天 2～3 次，症状控制后改为口服。

③ 链霉素：肌注，每次 0.5～1.0g，每天 1～2 次。

④ 新型氨基糖苷类如奈替米星、依替米星，抗菌作用强，有条件者可选用。

（2）多西环素联合利福平 6 周，或复方磺胺甲噁唑+庆大霉素 2 周。利福平，饭前 1h 口服，分 2～3 次。多西环素和庆大霉素用法同前。

2. 对症支持治疗

（1）急性感染对症　患者应卧床休息，注意水、电解质及营养的补充，给予足量 B 族维生素及维生素 C 以及易消化饮食。高热者可同时应用解热药；必要时联用肾上腺皮质激素改善毒血症症状（必须与抗生素联合，用法如前），疗程 3～4d。当感染累及中枢神经系统及长期有睾丸肿痛者，可视为应用激素的指征。

（2）慢性感染对症　除应用抗菌药物治疗外，对脓性病灶可予手术引流，布氏杆菌骨髓炎应予彻底清创，脊柱炎或椎间盘感染一般无须外部引流，关节炎患者偶做滑膜切除术。

（3）菌苗疗法　布氏杆菌菌体疫苗静脉注射，首剂 25 万菌体，以后依次为 50 万、125 万、500 万、1000 万、2000 万、5000 万、7500 万、1 亿、1.5 亿菌体。每次注射后引起短暂的发热为有效。

护理防范

1. 本病属乙类传染病，一旦发现，应立即向有关部门报告。单间隔离。分泌物、排泄物做好深埋。污染的用具和场所进行彻底消毒。

2. 给予易消化、高热量、高维生素饮食；多饮水，以利排毒。

3. 监测体温，及时识别波状热。若患者发热、肌痛、关节痛等反复出现，应该提高警惕，及时就医。

4. 高热者应物理降温，勤换衣服，避免着凉。保证床单清洁。急慢性期患者都会发生大骨关节与肌肉疼痛，慢性期疼痛局限于某一部位。疼痛时局部用硫酸镁热敷，必要时予以镇痛治疗。关节肿胀严重时，嘱患者行动缓慢，避免肌肉及关节损伤；帮助患者采取舒适体位，保持关节功能位置。

5. 避免摄食未经巴氏消毒的奶制品，不进食生肉及半熟肉。高危职业如兽医、牧民、屠宰场工人、牛奶工等应加强防护。对疫区的动物进行检疫、治疗和捕杀，加强畜产品的消毒和卫生监督，给流行地区动物注射疫苗有助于减少该病的流行。

六、鼠疫

鼠疫（plague，PL）为鼠疫杆菌所致的烈性甲类传染病。传染性大，病死率高，鼠及跳蚤叮咬是主要的传播途径，肺型 PL 还可经飞沫传播。感染后可出现发热、淋巴结肿痛、肺炎、出血倾向等。

临床表现

1. 轻型 PL　不规则低热，全身症状轻微，局部淋巴结肿痛，偶可化脓，无出血现象，多见于流行初期或末期以及曾预防接种者。

2. 腺型PL　亦称淋巴结型，多发生于流行初期，起病急，突发高热，常伴畏寒、全身疼痛，可有恶心、呕吐；急性淋巴结炎在第1天即发生，第4天达高峰，以腹股沟部最多，其次为腋窝与颈部和颌下淋巴结，局部剧痛、肿胀，与浅层组织粘连，周围组织红肿热痛显著；淋巴结很快出现化脓与坏死。如能度过7d，康复概率高。未及时治疗的多数患者，在淋巴结肿大后病情加剧，3～5d内因严重毒血症、休克继发败血症或肺炎而死亡。

3. 肺型PL　多见于流行高峰期，显著毒血症，在24～36h之内出现咳嗽、呼吸短促、发绀等，剧烈胸痛、咳痰、呼吸困难加剧，但肺部仅可闻及散在湿啰音或胸膜摩擦音；可因休克、心力衰竭等在2～3d内死亡。患者临终前皮肤高度发绀，故俗称"黑死病"。

4. 败血症型PL　可原发或继发，全身中毒症状险恶，起病急骤、寒战、高热、神志不清、谵妄或昏迷，全身极度衰竭，皮肤与黏膜出血严重，可有鼻出血、呕血与便血、尿血等现象。

鉴别诊断

1. 一般诊断　根据流行病学资料及典型临床表现，一般即可作出诊断。轻型病例需与急性淋巴结炎、恙虫病、钩端螺旋体病、兔热病等区别。

2. 实验室诊断

（1）血常规　外周血白细胞总数及中性粒细胞增多，红细胞和血小板可有不同程度减少。

（2）粪常规　血样或黏液血便，隐血可阳性。

（3）尿常规　可出现蛋白尿、血尿、各种管型尿。

（4）病原学检查　取血、脓、痰、脑脊液、淋巴结穿刺液等材料进行细菌学检查。一般检查程序包括显微镜检查、细菌培养、鼠疫噬菌体裂解试验和动物实验，简称四步试验，以上四步均获阳性结果可确诊鼠疫。

（5）血清学检查　间接荧光抗体染色镜检，间接血凝反应及葡萄球菌A蛋白的血凝改进方法检测鼠疫F1抗体阳性。

（6）PCR检测　检测鼠疫杆菌特异性基因。

药物防治

（1）早期足量应用敏感的抗菌药物，可选用以下药物。

① 庆大霉素：成人 160～320mg，分 2～3 次，疗程 7～10d。

② 链霉素：用于腺型鼠疫等较轻症病例，成人 2g/d，分 2～4 次；退热后 1g/d，疗程 7～10d。

③ 多西环素：口服，成人首次 0.2g，以后每次 0.1g，每天 1～2 次。8 岁以上儿童，首剂 4mg/kg，以后 2～4mg/kg，每天 1～2 次，疗程 7～10d。

④ 四环素：3～4g，分 4 次口服，或 1.5～2g，分 2 次静滴。

⑤ 磺胺嘧啶联合甲氧苄啶：磺胺嘧啶 400mg+甲氧苄啶 50mg，每天 3～4 次，或磺胺嘧啶 2～4g 首次口服，之后每 4h 2g；复方磺胺甲噁唑每天口服 2 次，每次 1.0g；均可与等量碳酸氢钠同服，体温正常 3～5d 后停药。可酌情增减剂量。

⑥ 重症 PL 宜联合用药：如链霉素+氯霉素或四环素（多西环素）、庆大霉素+氯霉素或四环素（多西环素）等。进行抗菌治疗的重症患者，可短期（3～5d）联用糖皮质激素，如静滴氢化可的松每天 100～300mg。

（2）对症支持治疗　出现休克、DIC、心力衰竭等应按感染性休克处理。肿大淋巴结可用抗菌药物外敷，其周围组织内注入链霉素 0.5g（或庆大霉素 8 万 IU）。已化脓者应切开排脓（宜在应用足量抗生素 24h 以上才施行）。眼型 PL 可用四环素眼膏、金霉素眼膏、氯霉素眼药水滴眼。皮肤型鼠疫可用抗菌药液湿敷、冲洗或抗菌药膏外敷。

（3）预防　冻干 PL 活菌苗在上臂外侧划痕接种。

护理防范

1. 本病属甲类传染病，传染性大，病死率高，一旦发现，应立即向有关部门报告。

2. 强制单间隔离，采取严密隔离措施，病房无鼠、无蚤。就地隔离患者，严格控制患者与外界接触。患者和疑似患者分别隔离。腺 PL 隔离至淋巴结肿大完全消散后再观察 7d，肺鼠疫隔离至痰培养 6 次阴性。接触者医学观察 9d，曾接受预防接种者应检疫 12d。患者的分泌物与排泄物应彻底消毒或焚烧。死于 PL 的尸体应用尸袋严密包扎后焚烧。一定要对患者做好卫生处理如更衣、灭蚤、消毒等。室内定期消毒。患者排泄物和分泌物应用含氯石灰或甲酚的皂液彻底消毒。

3. 禁止挤压淋巴结，早期足量应用敏感的抗菌药。

4. 急性期绝对卧床休息，恢复期可适当活动。急性发热期患者应给予易消化、高蛋白、高维生素的流质或半流质饮食。高热初期多采用冷敷法，可用 20%～30%酒精或 5%～10%鱼石脂酒精涂布，或 10%依沙吖啶冷敷；急性炎症消退后，可敷以稀薄的水银软膏，促进炎症的吸收；对腺肿软化不能吸收者，可切开排脓；烦躁患者可遵照医嘱给予镇静；补充液体时注意保护心脏功能；密切观察病情变化，及时发现休克征象，做好抢救准备。

七、土拉菌病

土拉菌病（tularaemia，TU），又称兔热病，是土拉杆菌感染所致急性自然疫源性传染病。主要宿主是野兔，其次是鼠类和羊。感染者会出现高热、浑身疼痛、腺体肿大和咽食困难等症状。利用抗生素可以很容易治疗这种疾病。

临床表现　潜伏期 1～10d，一般 3～4d。起病急骤，多数持续高热可达 39～40℃，寒战；毒血症症状，如头痛、肌肉酸痛、出汗、乏力等；少数高热呈弛张型或间歇型，未治疗者发热可持续 1～3 周，甚至迁延数月。

鉴别诊断

1. 一般诊断　感染者会出现高热、浑身疼痛、腺体肿大和咽食困难等症状。易感人群为猎人、屠宰工、肉类加工和皮毛加工工人、农牧民及实验室工作人员。

2. 实验室诊断

（1）血常规检查　白细胞计数多正常，偶可达 $13×10^9$/L，血沉常增快。

（2）病原学检查　病原标本分离出病原菌或细菌培养出病原菌可明确诊断。

（3）血清学检查　血清免疫学试验抗体阳性。

药物防治

1. 对症支持治疗　肿大淋巴结若无脓肿形成，宜用硫酸镁溶液局部湿敷；局部溃疡清洗消毒。

2. 抗病原治疗　可选用以下敏感抗生素。

（1）庆大霉素　肌注或静滴 80mg，每天 2～3 次（间隔 8h），疗程 7～10d。氨基糖苷类药物均有效。

（2）四环素　口服每天 2～4g，分 3～4 次，疗程 10～14d。四环素类药物均敏感，可选用。

（3）氯霉素　疗效良好，体重在 50kg 以下又合并脑膜炎者剂量为

50mg/（kg·d），成人每天 1.5～2.0g，分 1～2 次静脉给药疗效好，成人也可口服 0.25～0.5g，每天 3～4 次。

3. 预防 强调个人防护、预防接种，一般采用减毒活菌苗皮下划痕法。疫区居民每 5 年接种 1 次，每次均为 0.1mL。亦可服用减毒活疫苗及气溶胶吸入法，均有良好预防效果。

护理防范

1. 采用接触隔离方式，为患者单独安置病房，隔离治疗，对患者排泄物、脓液等进行常规消毒。

2. 注意休息，避免剧烈运动、熬夜，保证充足的睡眠时间。

3. 向患者宣传疾病知识，使患者正确认识疾病给个人、家庭、社会带来的不利影响及危害，保持心情舒畅，及时排解压力，消除心理障碍。

4. 给予高营养、高维生素、高热量、高蛋白、易消化饮食，禁食刺激性食物，防食物过冷或过热，少吃油炸、腌制、熏烤的食物，多吃新鲜蔬菜、水果。

5. 疫区居民应避免被蜱、蚊、蚋叮咬，在蜱多地区工作时宜穿紧身衣，两袖束紧，裤脚塞入长靴内。剥野兔皮时应戴手套，兔肉必须充分煮熟，妥善保藏食物，饮水需煮沸。实验室工作人员需防止染菌器皿、培养物等污染皮肤或黏膜。

八、鼻疽

鼻疽（glanders，GA）属于人畜共患病，其病原体是不运动的革兰氏阴性鼻疽假单胞菌。人对此病十分易感，主要是接触感染动物引起。其症状是在鼻腔、喉头、气管黏膜或皮肤形成特异的 GA 结节、溃疡或瘢痕，在肺脏、淋巴结或其他实质性器官产生 GA 结节。该病以接触传染为主。

临床表现 大多数人因接触病畜（兽）而感染。潜伏期 1～5d（局部化脓性感染）或 10～14d（急性肺部感染）。急性型表现为高热、多处蜂窝织炎或脓肿。慢性型常迁延数月至数年。伴不规则低热、多处脓肿和瘘管。

1. 急性局部化脓性感染 细菌从破损皮肤侵入，形成小结节，伴局部淋巴管和全身症状，包括发热、寒战等，继而进展为感染部位皮肤呈蜂窝织炎、坏死、溃疡，并沿淋巴管出现成串结节性脓肿，甚至瘘管，排出红色或灰白色脓液。可累及眼、鼻、口腔，产生黏液性分泌物，继而出现溃疡和肉芽肿等。可伴有全身症状。

2. **急性肺部感染** 表现为发热、乏力、头痛和胸膜炎等，可伴淋巴结大、脾大。X线诊断为大叶性肺炎、支气管肺炎、早期肺脓肿。

3. **败血症型** 表现为全身性丘疹、脓疱，内脏器官广泛受累，常在7~10d内死亡。

4. **慢性化脓型感染** 多发性皮下或肌内脓肿，可伴发热、淋巴结肿大、黏膜溃疡，可累及肺、胸膜、骨骼、眼、肝、脾及中枢神经系统。病程可达数月至数年，有自限愈合倾向和复发性。

鉴别诊断

1. **一般诊断** 患者鼻腔、喉头、气管黏膜或皮肤形成特异的GA结节、溃疡或瘢痕，在肺脏、淋巴结或其他实质性器官产生GA结节。

2. **实验室诊断**

（1）血常规检查 白细胞总数轻度增多，也可减少或正常。淋巴细胞数相对增多。

（2）病原学检查 病原标本涂片或细菌培养出致病菌，或血清学检查阳性，可明确诊断。

3. **影像学诊断** 急性肺部感染，胸部X线片或CT检查可见大叶性肺炎或局限性密度增高影。

药物防治

1. **西药防治**

（1）GA假单胞菌 对喹诺酮类、头孢他啶、亚胺培南/西司他丁、氯唑西林等体外高度敏感。一般用链霉素（成人每天1g，分2次肌注）、磺胺嘧啶［50~100mg/（kg·d），分3~4次口服］、四环素（成人每天2g，分4次口服）联合用药，疗程4周以上。

（2）联合用药 假单胞菌属感染宜选用头孢他啶、头孢哌酮/舒巴坦、头孢吡肟、哌拉西林/舒巴坦等抗假单胞菌 β-内酰胺类+氨基糖苷类（庆大霉素、阿米卡星）；可选哌拉西林/三唑巴坦或环丙沙星等喹诺酮类联合氨基糖苷类（阿米卡星、依替米星）；或选碳青霉烯类（亚胺培南/西司他丁、美罗培南）联合氨基糖苷类。一般应联合用药。

2. **中医药治疗** 中医认为本病是生于鼻柱，属手太阴肺经风热及上焦郁火所致。

其他疗法 慢性化脓性感染应做常规外科引流。

护理防范

1. 患者需隔离，分泌物、排泄物及换下的敷料纱布等均应彻底消毒。脓肿切开引流时要小心谨慎，以免感染扩散。

2. 受感染的马类 应立即处死并深埋。及时清理病源污染。

3. 进高营养、高维生素、易消化饮食，禁食刺激性食物，控制饮食。

4. 有皮肤擦破和撕裂者应严格清洗伤口，疫源地进行终末消毒。

5. 对可疑受染者应进行医学观察 3 周。

九、军团菌感染

军团菌感染（legionellosis，LE），亦称战壕热，是由军团菌属细菌引起的临床综合征。分为三种亚型，即肺炎型军团菌病、肺外综合征和庞蒂亚克热。军团菌系需氧革兰氏阴性杆菌，以嗜肺军团菌最易致病。病原菌主要来自土壤和污水，由空气传播，自呼吸道侵入。

临床表现

1. 肺炎型 潜伏期一般为 2～10d，前驱症状为乏力、头痛、全身肌肉酸痛，于 1～2d 内突然发热，体温可达 40℃以上，多呈稽留热。病程早期即可出现多系统受累症状。绝大多数患者有咳嗽，起初为干咳，半数患者后转成非脓性黏稠痰或略带脓性痰，痰中常含少量血丝，个别可咯血。神经症状多见于急性期，包括不同程度意识障碍、肌张力增强或震颤、步态不稳等，可有暂时性肢体软瘫，无神经系统定位体征。

2. 庞蒂亚克热 此型为军团菌感染的轻型，潜伏期为 5h～66h，半数为 36h 左右。发冷或发热起病，体温一般不超过 39.5℃，伴头痛、肌痛等。呼吸道症状不严重，半数患者仅轻度干咳及胸痛，部分咽喉干痛。非肺炎型病程 3～5d 即自愈。

3. 肺外综合征 消化系统症状、神经系统症状、肌痛及关节痛等。

鉴别诊断

1. 一般诊断 LE 可发生于任何年龄，但大多数为中年男性。有吸烟史、滥用酒精和免疫抑制，特别是由皮质类固醇引起的免疫抑制者为易感人群。

2. 实验室诊断

（1）血常规 白细胞计数升高，多在（10～20）×10^9/L，中性粒细胞增多，可见核左移。

（2）血清学检查 ①间接荧光抗体法：双份血清抗体效价增高 4 倍以上，且≥1∶128，或者恢复期单份血清效价≥1∶956 者可以确诊。②直接荧光抗体法：由已知抗体检测患者呼吸道分泌物的致病菌，阳性率可达50%，可做早期诊断。

（3）PCR 检测 病原标本中军团菌特异性基因阳性。

药物防治

（1）抗菌治疗 首选红霉素，疗效最为可靠。

① 轻症病例：每次 0.5～1g，每天 4 次服。或红霉素片（肠溶片），口服，成人每天 1～2g。较重者用乳糖酸红霉素，成人每天 1～2g，分次静脉滴注，连用 2～3 周。

② 重症患者：用红霉素治疗剂量的高值。

③ 也可选用阿奇霉素、罗红霉素、克拉霉素、环酯红霉素、琥乙红霉素、依托红霉素、乙酰螺旋霉素。

（2）对症治疗 维持水和电解质的平衡，呼吸衰竭时应用人工呼吸器，休克时应用血管活性药物和其他抗休克措施，急性肾功能衰竭时应用透析疗法，这些均为重要的治疗措施。

（3）积极治疗并发症 LE 为全身性疾病，重者可发生多器官的并发症，积极治疗并发症十分重要。如救治低钠血症、休克、呼吸衰竭、DIC等。胸腔积液量多时，可穿刺引流。急性肾功能衰竭时，应做血液透析治疗等。

护理防范

1. 对临床疑似 LE 患者及可疑 LE 暴发等应密切监测。

2. 早诊断、早治疗。对环境及水源进行消毒。定时开窗通风，保持室内空气新鲜。注意保暖，避免冷空气直吹或对流。

3. 急性期、高热期间绝对卧床休息，恢复期或适当活动。

4. 给高蛋白、高热量、高维生素、易于消化的食物，多饮水，每天至少 2000～4000mL。

十、坏死性筋膜炎

坏死性筋膜炎（necrotic fascilitis，NF）是一种以广泛而迅速的皮下组织和筋膜坏死为特征的软组织感染，常伴有全身中毒性休克。本病是多种细菌的混合感染，其中主要是化脓性链球菌和金黄色葡萄球菌等需氧菌。本病感染只损害皮下组织和筋膜，不累及感染部位的肌肉组织是其重要特征。

临床表现

1. 局部症状　起病急，早期局部体征常较隐匿而不引起患者注意，24h 内可波及整个肢体。

（1）片状红肿、疼痛　早期皮肤红肿，呈紫红色片状，边界不清，疼痛。感染 24h 内可波及整个肢体。

（2）疼痛缓解，患部麻木　这是本病的特征之一。

（3）血性水疱　皮肤的颜色逐渐发紫、发黑，出现含血性液体的水疱或大疱。

（4）奇臭的血性渗液　皮下脂肪和筋膜水肿、渗液发黏、混浊、发黑，最终液化坏死。渗出液为血性浆液性液体，有奇臭。坏死广泛扩散，呈潜行状，有时产生皮下气体，检查可发现捻发音。

2. 全身中毒症状　疾病早期，局部感染症状尚轻，患者即有畏寒、高热、厌食、脱水、意识障碍、低血压、贫血、黄疸等严重的全身性中毒症状。若未及时救治，可出现 DIC 和中毒性休克等。局部体征与全身症状的轻重不相称是本病的主要特征。

鉴别诊断

1. 一般诊断　感染多发生于被海产品刺伤或在海边及海水里受伤或相关损伤后。

2. 实验室诊断

（1）血常规　呈类白血病反应，白细胞计数升高，大多在（20～30）× 10^9/L，有核左移，并出现中毒颗粒。因细菌溶血毒素和其他毒素对骨髓造血功能的抑制，60%～90%患者的红细胞和血红蛋白有轻度至中度降低。血胆红素升高提示有红细胞溶血情况。血中有链球菌诱导产生的抗体。

（2）血清电解质　可出现低血钙。

（3）涂片镜检　取病变边缘的分泌物和水疱液做涂片检查。

（4）细菌培养　取分泌物和水疱液分别行需氧菌和厌氧菌培养，未发现梭状芽孢杆菌有助于本病的判断。

3. 影像学诊断　X 线检查可见皮下组织内有气体。

药物防治

1. 西药防治

（1）首先给予大剂量青霉素静脉滴注或注射青霉素/头孢菌素类抗生素；万古霉素、碳青霉烯类；抗厌氧菌药物如第四代喹诺酮类（莫西沙星、加替沙星）、奥硝唑；或敏感的抗病毒药等。对其他敏感菌可能有效的抗菌药物有利福平、利奈唑胺、达托霉素或抗真菌药物两性霉素 B 脂质体、卡泊芬净、米卡芬净等。

（2）全身症状较重者可同时应用糖皮质激素如甲泼尼龙。

（3）加强支持疗法及对症治疗。

2. 中医药治疗　清热解毒、消肿溃坚、活血止痛，以仙方活命饮为主方。

其他疗法　NF 是外科危重急症，需要紧急处理，尽可能早诊断、早清创。早期彻底清创是治疗的关键所在。有条件时进行高压氧（仓）治疗，有助于控制厌氧菌感染。

护理防范

1. 急性期，充分补液，纠正水及电解质紊乱、酸中毒、低血容量，有足量的尿液排出。在创面大量渗液时予维生素及白蛋白。

2. 对于截肢患者，尤其要注意心理护理，正确认识疾病。

3. 积极治疗原发病，戒烟、戒酒，控制体重，远离诱发因素。

十一、类鼻疽

类鼻疽（melioidosis，ME）是由类鼻疽伯克霍尔德菌引起的人类与动物共患疾病。临床表现多样化，可为急性或慢性，局部或全身，有症状或无症状。大多伴有多处化脓性病灶。主要见于热带地区，流行于东南亚地区。人主要是通过接触含有致病菌的水和土壤，经破损的皮肤而受感染。人群对此菌普遍易感。

临床表现　潜伏期多为 4～5d。临床表现多样化，与鼻疽极为相似，可参阅"鼻疽"。ME 可分为隐匿性感染、无症状肺浸润、急性局部化脓性感染、急性肺部感染、急性败血症、慢性化脓性感染和复发性感染 7 种类型，但各型间可重叠，难以区分。

鉴别诊断

1. 一般诊断　曾去过疫区的人若出现原因不明的发热或化脓性疾病

均应考虑到该病。

2. 实验室诊断

（1）血常规检查　可有贫血，中性粒细胞数增多，白细胞计数可正常。

（2）病原学检查　病原标本涂片或细菌培养可查出 ME 假单胞菌。

（3）血清学检查　血清学检查阳性。

（4）PCR 检测　病原标本中类鼻疽伯克霍尔德菌特异性基因阳性。

药物防治

1. 轻度感染　可给予四环素[40mg/（kg·d）]，或多西环素、氯霉素（40mg/kg），或复方磺胺甲噁唑（每 6h 2～4 片），也可口服阿莫西林/克拉维酸钾（每 8h 500mg），疗程 60～150d。

2. 中度感染　需联合应用两种抗菌药物，疗程 30d，然后单用复方磺胺甲噁唑（剂量同轻症）30～120d。

3. 危重患者　如急性败血症或急性肺炎型，需静脉使用抗生素，如头孢他啶[100～120mg/（kg·d）]+复方磺胺甲噁唑（口服每次 2 片，每天 2 次）。也可选用静滴哌拉西林 6～8g/d，重症用 8～18g/d（哌拉西林/他唑巴坦可按哌拉西林剂量折算，但因作用更强也可适当减少剂量）或亚胺培南/西司他丁静滴 500～700mg，每 12h 1 次。

护理防范

1. 防止本菌污染的水和土壤经皮肤黏膜感染。

2. 工作人员要戴好防护口罩。

3. 患者及病畜的排泄物和脓性渗出物应以漂白粉消毒。

4. 有皮肤擦破和撕裂者应严格清洗伤口，疫源地进行终末消毒，并需采取杀虫、灭鼠措施。

5. 对可疑受染者应进行医学观察 5d。

十二、小儿百日咳

小儿百日咳（pertussis whooping cough，PWC）是由百日咳杆菌所致的急性呼吸道传染病。百日咳是小儿常见的一种呼吸道传染病。临床上以阵发性痉挛性咳嗽、鸡鸣样吸气吼声为特征。病程可长达 2～3 个月，故名百日咳。

临床表现　潜伏期 2～20d，一般为 7～10d。典型经过分为以下三期。

1. 卡他期（前驱期）　自起病至痉挛性咳出现，7～10d。初起类似一般上呼吸道感染症状，包括低热、咳嗽、流涕、喷嚏等。3～4d 后其他症状好转而咳嗽加重。此期传染性最强，治疗效果也最好。

2. 痉咳期　咳嗽由单声咳变为阵咳，连续十余声至数十声短促的咳嗽，继而一次深长的吸气，因声门仍处收缩状态，故发出鸡鸣样吼声，以后又是一连串阵咳，如此反复，直至咳出黏稠痰液或吐出胃内容物为止。每次阵咳发作可持续数分钟。婴儿由于声门狭小，痉咳时可发生呼吸暂停，并可因脑缺氧而抽搐，甚至死亡。此期短则 1～2 周，长者可达 2 个月。

3. 恢复期　阵发性痉咳逐渐减少至停止，鸡鸣样吼声消失。此期一般为 2～3 周。若有并发症可长达数月。

鉴别诊断

1. 一般诊断　临床表现具有痉挛性咳嗽者，诊断多无困难。非典型患者可结合实验室诊断做出判断。

2. 实验室诊断

（1）血常规检查　白细胞计数及淋巴细胞分类自发病第 1 周末开始升高，痉咳期增高最为明显，白细胞总数可达（20～40）×10^9/L 或更高，由于淋巴细胞促进因子的作用，淋巴细胞分类一般为 60%～95%。

（2）细菌学检查

① 咳碟法：用 B-G（Boret-Gegou）培养基平碟，置患者口部前 5～10cm，连咳数声后，孵育 3～4d。第 1 周阳性率可达 59%～98%，痉咳期常低于 50%，第 4 周以后仅为 2%。

② 鼻咽拭子培养法：在阵咳后，用金属拭子从鼻咽后壁取黏液培养，阳性率优于咳碟法。

③ 补体结合试验、凝集试验：主要用于回顾性诊断。酶联免疫吸附试验可测定本病特异性 IgM 抗体，对早期诊断有帮助。荧光抗体检查用鼻咽分泌物涂片，加荧光标记的抗血清，荧光显微镜下检查。

药物防治

1. 对症治疗　咳嗽较重者睡前可用氯丙嗪或异丙嗪顿服，减少阵咳，有利睡眠。也可用盐酸普鲁卡因每次 3～5mg/kg，加入葡萄糖液 30～50mL 中静滴，每天 1～2 次，连用 3～5d，有解痉作用。患儿发生窒息时应及时做人工呼吸、吸痰和给氧。重者可适当加用镇静药如苯巴比妥或地西泮等。痰稠者可给予祛痰药或雾化吸入。重症婴儿可给予肾上腺皮质激素以减轻炎症。

2. 抗生素治疗　一般抗生素治疗 14d 为 1 个疗程。卡他期 4d 内应用抗生素可减短咳嗽时间或阻断痉咳的发生。4d 后或痉咳期应用抗生素可缩短排菌期，预防继发感染，但不能缩短病程。首选红霉素每天 30～50mg/kg，连用 7～10d，也可用氯霉素或复方磺胺甲噁唑、氨苄西林等。

3. 疫苗及免疫球蛋白

（1）主动免疫　常用百白破（百日咳、白喉、破伤风）三联疫苗。自出生 3～6 个月开始预防接种。剂量为 0.5mL、0.5mL、0.5mL，每隔 4～6 周皮下注射 1 次。有过敏史、惊厥史、患急性病者禁用百日咳菌苗。

（2）被动免疫　肌注高效价免疫球蛋白 1.25mL，隔日 1 次，连用 3～5 次，可减轻症状。药物预防对无免疫力而又有百日咳接触史的患儿可用红霉素、复方磺胺甲噁唑进行预防，连续用药 7～10d。

护理防范

1. 管理传染源　及早发现患者并进行隔离，隔离期自发病起 40d 或出现痉咳后 30d。密切接触者应隔离检疫 2～3 周。

2. 切断传播途径　室内通风换气，每天用紫外线消毒病房。

第二节　螺旋体、立克次体感染

一、钩端螺旋体病

钩端螺旋体病（leptospirosis，LE）简称钩体病，是由各种不同型别的致病性钩端螺旋体引起的急性传染性人畜共患病，俗称"打谷黄""稻瘟病"。各种不同型别的致病性钩端螺旋体（钩体）通过暴露的皮肤进入机体而致病，主要通过接触被感染的鼠类和猪的排泄物传播。

临床表现　本病潜伏期 2～10d，一般 7～12d。因个体免疫水平的差别、受染菌株的不同，临床表现轻重不一，根据临床表现分为三期。

（1）早期　有高热、全身无力和酸痛、结膜充血、腓肠肌压痛、表浅淋巴结肿大。

（2）中期　可伴有肺弥漫性出血，明显的肝、肾、中枢神经系统损害。

（3）晚期　多数患者恢复，少数患者可出现发热、眼葡萄膜炎及脑动脉闭塞性炎症等。

重症肺弥漫性出血、肝肾功能衰竭如治疗不及时可致死。

鉴别诊断

1. 一般诊断　发病于流行地区、流行季节（7～9月份）、10～39岁农村男性发病者占80%以上。易感者在28d内有接触疫水或接触病畜史，临床表现急性发热、全身酸痛、小腿痛与压痛、腹股沟淋巴结肿大或并发有肺出血、黄疸、肾损害、脑膜炎等，可进行初步诊断。

2. 实验室诊断

（1）血常规　白细胞及中性粒细胞可轻度增高，黄疸病例的白细胞计数半数在（10～20)×10^9/L或以上，少数病例可出现类白细胞反应。中性粒细胞占81%～95%；出血者可有贫血、血小板减少。

（2）尿常规　大部分病例有轻度蛋白尿、白细胞、红细胞或管型出现。黄疸病例有胆红素增高，2/3病例低于342μmol/L，最高达1111μmol/L。

（3）免疫检查　显微凝集试验、酶联免疫吸附试验检测特异性抗体，一般在病后1周出现阳性。

（4）血培养　发病1周后可培养出钩端螺旋体。

（5）PCR检测　血液、尿液或脑脊液中钩端螺旋体特异性基因阳性。

3. 影像学诊断　X线检查：肺出血型患者可出现双肺呈毛玻璃状或弥散性点状或融合性片状阴影。

药物防治

1. 西药防治

（1）青霉素　首选，肌注，成人每天80万～160万IU，儿童3万～6万IU/（kg·d），分2～4次用。静滴，成人首剂40万IU，以后每天120万～160万IU，重症每天160万～240万IU，极个别每天360万～2000万IU，最高剂量达每天4000万IU，儿童剂量为20万～40万IU/（kg·d），分4～6次加入适量5%葡萄糖液中间歇快速滴注（输液中青霉素浓度1万～4万IU/mL）。疗程7d或体温正常后2～4d。谨慎合用肾上腺皮质激素。

（2）对青霉素过敏者可选用阿莫西林、多西环素、庆大霉素、红霉素、氯霉素等。轻症可口服用药。中度至重度可注射给药。剂量和用药疗程应视病情酌定。

（3）为避免治疗后出现雅里希-赫克斯海默反应，治疗初始阶段抗菌药物的剂量宜小。

2. 中医药治疗　中医认为本病是由于里热而津液受伤，并非热郁化火所致，故治疗当以辛寒清气、涤暑泄热为主，不宜攻下。

护理防范

1. 做好床边隔离，防止交叉感染，限制患者外出和家属探视。在采集患者血、尿、脑脊液标本时应禁止直接接触。患者的分泌物和排泄物用5%漂白粉或生石灰进行消毒，被污染的物品用甲醛熏蒸消毒。医护人员接触患者后用0.2%过氧乙酸溶液泡手1～2min，应每天更换消毒液。

2. 早期绝对卧床休息，且不宜搬动，以免加重出血。恢复期患者仍要注意休息，逐渐下床活动，逐渐增加活动量，但心、肾受损严重者应限制活动。

3. 饮食给予高热量、高维生素、低脂、适量蛋白、少渣、易消化的流质或半流质。鼓励患者多饮水，每天1500～2000mL。

4. 高热时采用冰枕、冰帽、冰敷等物理降温为主。有皮肤出血倾向者不宜用酒精擦浴。协助口腔护理，及时清除口腔呕吐物及血液。

5. 减少对皮肤的不良刺激，保持床铺清洁、平整，衣服宽松、柔软，以免造成皮肤的损伤。输液时要注意保护血管，避免加重皮下出血、淤血。

6. 赫氏反应　突发畏寒、寒战、体温骤升、原有症状加重，持续30min至1h，部分患者出现体温骤降至正常或以下，严重者出现低血压、休克、厥冷；或发生超高热，伴神志不清、抽搐、呼吸心跳停止。治疗应立即镇静、降温、纠正酸中毒、强心、抗休克、使用呼吸兴奋药。

7. 加强对家畜粪、尿的管理，对疫区从事生产劳动的人群加强个人防护，减少不必要的接触；在疫区流行前15d到1个月，可进行钩端螺旋体多价菌苗预防接种；劳动人员应避免过劳，加强营养。

二、回归热

回归热（relapsing fever，RF）是由回归热螺旋体引起的急性传染病。临床特点为周期性高热伴全身疼痛、肝脾大和出血倾向，重症可有黄疸。根据传播媒介不同，可分为虱传RF（流行性RF）和蜱传RF（地方性RF）两种类型。

临床表现

1. 虱传型RF　潜伏期2～14d，平均7～8d，起病大多急骤，始以畏寒、寒战和剧烈头痛，继之高热，体温 1～2d 内达 40℃以上，多呈稽留热，少数为弛张热或间歇热。头痛剧烈，四肢关节和全身肌肉酸痛。回归热发作多数症状较轻，热程较短，经过数天后又退热进入第 2 个间歇期。1 个周期平均约 2 周。以后再发作的发热期渐短，而间歇期渐长，最后趋于自愈。

2. 蜱传型 RF　潜伏期 4～9d，临床表现与虱传型相似，但较轻，热型不规则，复发次数较多，可达 5～6 次。蜱咬部位多呈紫红色隆起的炎症反应，局部淋巴结肿大。肝脾大、黄疸、神经症状均较虱传型为少，但皮疹较多。

鉴别诊断

1. 一般诊断　根据发病季节与地区、个人卫生情况及有体虱滋生等流行病学资料，发热与间歇交替出现的典型热型，剧烈头痛、全身肌肉疼痛、肝脾大等临床症状，考虑此病的可能性。

2. 实验室诊断

（1）血常规　外周血象白细胞总数可达（15～20）×10^9/L。

（2）病原学检查　可做厚血片或离心浓缩后染色检查（一般于 1～2d 内从血中可检查出病原体，可明确诊断）。也可做尿和脑脊液检查发现病原体。

（3）血清学检查　血清免疫学试验检测特异性抗体阳性。

药物防治　虱传回归热和蜱传回归热抗菌治疗原则相同，初始治疗时抗菌药物的剂量不宜过大，以免出现雅里希-赫克斯海默反应。可应用以下抗生素，疗程 7～10d，供参考。

（1）青霉素　每天 60 万～80 万 IU，分 2 次肌注，此为首选。

（2）四环素　成人口服每天 1.5～2.0g，儿童 8 岁以上者 30～40mg/（kg·d），均分 3～4 次。

（3）多西环素　成人口服每天 100～200mg。

（4）氯霉素　成人口服 1～2g，小儿 25～50mg/（kg·d），分 3～4 次服。

（5）头孢曲松　成人肌注或静注每天 0.5～2.0g，分 2 次。

护理防范

1. 隔离患者，彻底灭虱。热退后需继续观察 15d。接触者应彻底灭虱，必要时口服多西环素预防发病。灭蜱、灭鼠，在疫区应注意个人防护。

2. 给予高蛋白、高维生素、高热量、易消化饮食，多饮水；消化道出血者宜暂时禁食。

3. 适当卧床休息，减少活动。避免强光刺激以及对流风直吹。

4. 隔离至体温正常后 15d，与患者有密切接触者也应当监测体温、进行医学观察 14d，以免出现感染。服用四环素治疗时，宜同时食用含有较多镁、钙、铁等的食物，不宜饮茶、食用豆腐。

三、梅毒

梅毒（syphilis，SY）是由梅毒螺旋体引起的慢性、系统性性传播疾病。主要通过性途径传播，也可母婴传播。

临床表现　初起时即为全身感染，病程缓慢，在发展过程中可侵犯任何器官和组织，产生各种症状，甚至危及生命，有时可潜伏多年甚至终生不露丝毫痕迹，有自愈倾向，但易复发。临床分后天 SY 和胎传 SY 两类。

1. 后天 SY 的典型特征　①一期 SY：主要为硬下疳，在感染后 3 周左右发生。②二期 SY：可分为早发梅毒疹、晚发或迟发梅毒疹、复发梅毒疹等。③三期梅毒或晚期 SY：皮肤黏膜梅毒疹等。

2. 胎传 SY 的典型特征　①早期胎传 SY：一般于出生后 3 周至 3 个月发生，可见营养障碍、皮疹、黏膜损害等以及骨损害，肝、脾及全身淋巴结均可肿大。②晚期胎传 SY：可发生结节性梅毒疹和梅毒树胶肿，与晚期后天 SY 相似。晚期胎传 SY 有三个特殊临床表现即基质性角膜炎、神经性聋、哈钦森牙。

鉴别诊断

1. 一般诊断　具有各期 SY 相应的临床表现，并有不安全的性接触史，孕产妇 SY 感染史及输注血液史，应考虑此病的可能性。

2. 实验室诊断

（1）暗视野显微镜检查　取患者的可疑皮损（如硬下疳、扁平湿疣、湿丘疹等），在暗视野显微镜下检查，见到可运动的梅毒螺旋体，可作为 SY 的确诊依据。

（2）血清学检查　现采用非螺旋体抗原血清试验，有性病研究实验室试验及不加热血清反应素试验两种。

（3）脑脊液检查　SY 患者出现神经症状者，或者经过驱梅治疗无效者，应做脑脊液检查。

药物防治

1. 西药防治

（1）治疗原则　强调早诊断，早治疗，疗程规则，剂量足够。治疗后定期进行临床和实验室随访。性伴侣要同查同治。早期 SY 经彻底治疗可临床痊愈，消除传染性。晚期 SY 治疗可消除组织内炎症，但已破坏的组织难以修复。

（2）早期 SY（含一期、二期）

① 普鲁卡因青霉素：肌注 80 万 IU/d，连用 10d。

② 苄星青霉素：240 万 IU，1 次注射，每侧臀部各注射 120 万 IU。

③ 红霉素：总剂量 30g，每天 2g，分 4 次口服；或用四环素（剂量同红霉素），共连用 15d。适用于对青霉素过敏者。肝肾功能不全者禁用。

（3）晚期 SY（含三期）

① 普鲁卡因青霉素：总剂量 1200 万 IU，每天肌注 80 万 IU，共 15d。

② 苄星青霉素：总剂量 720 万 IU，每周 1 次，双侧臀部注射各 120 万 IU，连用 3 周。

③ 红霉素：对青霉素过敏者采用红霉素，总剂量 60g，每天 500mg，每天 4 次，共 30d；或四环素，剂量同上；亦可选用克拉霉素、阿奇霉素、罗红霉素，疗效较肯定。

（4）晚期心血管或神经系统 SY　普鲁卡因青霉素，总剂量 2400 万 IU，肌注每天 80 万 IU，共 15d；2 周后同样注射 1200 万 IU。

（5）孕妇 SY　普鲁卡因青霉素，肌注每天 80 万 IU，疗程遵医嘱。对青霉素过敏者改用红霉素，用法用量同前。

（6）胎传 SY

① 早期胎传 SY（含一期、二期）：普鲁卡因青霉素，肌注 5 万 IU/（kg·d），共 10d。总剂量不超过成人同期病情所用量。

② 晚期胎传 SY（含三期）：普鲁卡因青霉素，肌注 5 万 IU/（kg·d），总剂量不超过成人同期病情所用量。对青霉素过敏者可改用红霉素或罗红霉素、克拉霉素、阿奇霉素；8 岁以下儿童禁用四环素。

2. 中医药治疗　中医学认为，SY 是乘肝肾之虚，侵袭机体，湿热之邪积蓄已久而发，治疗当用清利之法。

护理防范

1. 多食富含维生素的蔬菜、水果，少吃油腻的饮食，禁食刺激性食物。戒烟酒，多饮水。规律作息，充足睡眠。

2. 未治愈前禁止性生活，如有必须使用安全套。污染的内衣、内裤、浴巾应煮沸消毒，洗浴用具分开，禁止与婴儿、儿童同床、同浴。

四、立克次体病

立克次体病（rickettsiosis，RI）为立克次体目中某些致病微生物所引起的多种急性感染的统称，呈世界性或地方性流行。传播媒介主要为节肢动物，如蜱、虱、蚤、螨等，也可因家畜（如猫、犬等）抓咬而染病。人则是流行性斑疹伤寒和战壕热的唯一或主要传染源，病原体经皮肤侵入人体致病。

临床表现　可见发热、头痛和皮疹三联征，多发于春季和夏季，常有蜱咬、近期野营或职业性暴露病史等。人类主要 RI 有以下几种。

1. 流行性斑疹伤寒　又称虱传斑疹伤寒或典型斑疹伤寒，是普氏立克次体通过虱传播的急性传染病；其临床特点为持续高热、头痛、瘀点样皮疹或斑丘疹，可有中枢神经系统症状。自然病程为 2～3 周。患流行性斑疹伤寒后数月至数年后，可能出现复发，称为复发型斑疹伤寒（Brill-Zinsser 病）。

2. 地方性斑疹伤寒　也称鼠型斑疹伤寒，为鼠蚤媒介传播的急性传染病，临床特征与流行性斑疹伤寒相似，但病情较轻，病程较短，皮疹很少出血。

3. 恙虫病　又称丛林斑疹伤寒，是由恙虫立克次体引起的急性传染病，属自然疫源性疾病之一。啮齿类动物为其主要传染源，恙、螨幼虫为传播媒介。临床特征为高热、毒血症、皮疹、焦痂和淋巴结肿大等。

4. Q 热　由贝纳柯克斯体引起的急性传染病，为自然疫源性疾病之一。临床特征为急性发热、头痛、肌痛，无皮疹，常伴有间质性肺炎、肝功能损害等，外斐反应阴性；部分病例呈慢性临床经过。急慢性 Q 热分别由含不同质粒的贝纳柯克斯体急慢性株所致。

5. 猫抓病　由汉赛巴通体经猫抓、咬伤人体后引起的传染病。临床表现多变，但以局部皮损及引起淋巴结肿大为主要特征，病程具自限性。

6. 战壕热 临床特征为周期性发热，严重肌肉疼痛，胫骨痛，眼球痛，复发倾向及持久的立克次体血症。

鉴别诊断

1. 一般诊断 多数 RI 临床上可表现为发热、头痛和皮疹三联征，多发于春季和夏季，常有蜱咬、近期野营或职业性暴露病史。

2. 实验室诊断

（1）外斐反应 宜取双份或三份血清标本（初入院、入院后第 2 周和恢复期）滴定效价在 1∶600 以上者为阳性，有 4 倍以上增长者更具诊断意义。

（2）病原学检查 病原体的分离可采用鸡胚培养、组织培养或豚鼠、大鼠、小鼠等动物接种。除战壕热的病原体和其他巴通体属外，其他人类立克次体病原体的初代分离均采用豚鼠或小鼠接种，分离出病原体即可明确诊断。

（3）血清学检查 ELISA、固相放射免疫测定以及间接血凝试验等，检测 IgM 或 IgG 特异性高。

药物防治

治疗原则：对于确诊的危重患者，在疗程中可采用短期（约 3d）大剂量肾上腺皮质激素联合抗生素治疗，以及必要的对症支持治疗。

1. 流行性斑疹伤寒 宜选多西环素 0.1g，每天口服 2 次；尚有 0.2g 1 次顿服获良效的报道，且退热较四环素组为快。可选四环素、氯霉素每天 1.5～2.0g，分 3～4 次口服，热退尽后 1～2d 即可停药，疗程 3～6d。

2. 地方性斑疹伤寒 选用抗菌药物同流行性斑疹伤寒。

3. 恙虫病 宜选多西环素，可选四环素、氯霉素，用法用量参见流行性斑疹伤寒。亦可选用环丙沙星每次 0.2g，每天口服 2 次，疗程 7d，用药后复发少见。

4. Q 热 宜选多西环素，可选四环素、氯霉素，用法用量参见流行性斑疹伤寒，但疗程可延长至 10d。慢性患者可加用利福平 0.15g，每天 2～3 次。

5. 战壕热 治疗宜用四环素、多西环素或氯霉素，用法用量参见流行性斑疹伤寒，疗程 7～10d，预后一般良好。

护理防范

1. 对中间或储存宿主加以控制和杀灭。注意自身清洁，减少前往疫区。

2. 注意皮肤卫生，保持皮肤功能的完整性，防治皮肤损伤，避免搔抓及皮肤摩擦等刺激。衣帽、毛巾、面盆等禁止公用，防止接触传染。对患者适当进行隔离。所用敷料及接触物要严格消毒或焚毁。

3. 禁饮酒或食辛辣刺激食物。多吃营养丰富、易吸收消化的高蛋白、多维生素、低脂食物。

第三节　病毒感染

一、流行性乙型脑炎

流行性乙型脑炎（epidemic encephalitis type B，EETB），简称乙脑，经蚊传播，流行于夏秋季，主要分布于亚洲尤其是东南亚地区。临床以高热、意识障碍、惊厥等为主要表现，病死率高，部分病例可留有严重后遗症。

临床表现　流行于夏秋季。起病急，有发热及不同程度中枢神经系统症状；重型患者病后可出现后遗症。潜伏期 10～15d，可短至 4d，长至 21d。大多数呈隐性感染或轻症，仅少数出现中枢神经系统症状，分以下四期。

1. 初热期　病初 3d，为病毒血症期，体温 39℃左右，少数患者有颈项轻度强直，易误诊为感冒。

2. 极期　病程 3～10d，体温持续上升至 40℃以上，并持续不退至极期结束。全身症状加重，出现明显神经系统症状及体征，意识障碍加重，渐转入昏迷，并出现惊厥。重症惊厥反复发作，出现肢体强直性瘫痪，昏迷加重，深、浅反射消失，颈强及脑膜刺激征明显。可发生颅内压轻至重度增高、脑水肿等，可进展至中枢性呼吸衰竭，甚至发生脑疝。

3. 恢复期　极期过后即进入恢复期。体温下降，昏迷者经过短期的神情呆滞或神志淡漠而逐渐清醒。神经系统体征逐渐改善或消失。此期因人而异，1～6 个月才逐渐恢复。

4. 后遗症　5%～20%患者表现出意识异常、智力障碍、痴呆、癫痫样发作及肢体强直性瘫痪等。临床分为轻型、普通型、重型和极重型等。极重型初热期体温迅速上升至 40.5～41℃或更高，伴反复发作、难以控制的持续惊厥。于 1～2d 内转入深昏迷，肢体强直，重度脑水肿，发展至中枢性呼吸衰竭或脑疝；死亡率高，存活者均有严重后遗症。病死率约 10%。

鉴别诊断

1. 一般诊断　起病急，有发热、头痛、呕吐、嗜睡等表现；重症患者有惊厥、昏迷、颈强及脑膜刺激征阳性。

2. 实验室诊断

（1）血常规　白细胞总数（10～20）×10^9/L，儿童可达 40×10^9/L。病初中性粒细胞可达 80%以上，1～2d 后淋巴细胞占优势。但有部分患者血象始终正常。

（2）脑脊液检查　无色透明，压力增高，白细胞（5～500）×10^6/L，个别达 1000×10^6/L。病初 1～2d 以中性粒细胞为主，以后则单核细胞增多。若分离出病毒可确诊。

（3）血清学检查　如特异性 IgM 抗体反应测定、单克隆抗体反向血凝抑制试验、补体结合试验、中和试验、血凝抑制试验等均有助于诊断。

药物防治

1. 西药防治

（1）一般对症治疗　如退高热、抗惊厥、控制呼吸障碍和循环衰竭等。

（2）抗病毒治疗　病初可用广谱抗病毒药（如利巴韦林）静脉滴注。干扰素有增强机体细胞抗病毒的能力，参考用量如下。

① 利巴韦林：静脉滴注时，成人每天 0.5～1g，分 2 次，疗程 3～7d；小儿 10～15mg/（kg·d），分 2 次给药，每次静脉滴注 20min 以上，疗程 3～7d。

② 干扰素：有重组人干扰素 α1b、重组人干扰素 α2a、重组人干扰素 α2b、重组干扰素 β 等，用法与用量应参照说明书对症应用。

③ 肾上腺糖皮质激素：氢化可的松、甲泼尼龙等有抗炎、退热、降低毛细血管通透性、保护血脑屏障、降低脑水肿、抑制免疫复合物形成及保护细胞溶酶体膜等作用，对重症和早期患者可短期应用，一般不超过 3～5d。

2. 中医药治疗　本病属于中医暑温、伏暑、瘟疫、疫痉范畴。可用石膏、大青叶、板蓝根、金银花、连翘等清热解毒。

其他疗法　功能性锻炼如理疗、体疗、针灸、推拿等。

护理防范

1. 隔离在有防蚊降温措施的病室。采用有效的防蚊、灭蚊措施。

2. 初期及极期应给予清淡流质饮食,如果汁、豆浆、菜汤、牛奶等。昏迷及吞咽困难者给予鼻饲或静脉营养,保证每天入量 1500～2000mL,并注意电解质平衡。恢复期应逐渐增加营养,进食高热量饮食。

3. 高热时采用酒精擦浴、冰生理盐水灌肠、大血管体表处放置冰袋等方法,注意防止局部冻伤。使用冰帽、冰袋等加强头部降温。对于高热并频繁抽搐的患者可采用亚冬眠疗法。居室中可使用空调。

4. 控制惊厥,及时发现烦躁不安、两眼凝视、口角或手指抽动、肌张力增高等表现。备好急救器材、药品。发作时注意防止窒息及外伤。

二、狂犬病

狂犬病(rabies,RA)又名恐水病,是由狂犬病病毒所致的急性传染病、人畜(兽)共患病。多见于犬、狼、猫等动物。人被病兽咬(抓)伤而感染,一旦出现狂犬病症状,病死率近乎 100%。被咬伤后尽快、全程接种狂犬病疫苗,可以挽救生命。

临床表现　有被犬、狼、狐、猫等病兽咬(抓)伤的历史。潜伏期15d 至 2 年,多为 30～90d。全部病程 3～5d,分为以下三个阶段。

1. 前驱期　对声、光、风等刺激开始敏感,喉发紧,四肢蚁爬感。

2. 激动期　体温 38～40℃。全身痛,抽搐,精神失常,有幻听、幻视。恐水为突出的特点,饮水、见水、闻水声或听到"水"字,皆可引起咽喉痉挛和全身抽搐。此期常向四周乱吐唾液。

3. 麻醉期　痉挛停止,瘫痪,流涎,感觉和反射消失,瞳孔散大,呼吸衰竭而死亡。

鉴别诊断

1. 一般诊断　典型的狂躁型 RA 临床表现;明确的动物致伤史+典型的麻痹性 RA 临床表现。

2. 实验检查

(1)病毒分离　唾液及脑脊液发现病毒可确诊。

(2)抗原检测　适合脑组织,颈后部皮肤毛囊样本狂犬病病毒抗原检测阳性。

(3)PCR 检测　唾液、脑脊液狂犬病病毒核酸检测阳性。

(4)未接种过狂犬病疫苗者,狂犬病病毒中和抗体检测阳性。

药物防治

1. **狂犬病疫苗** 用于预防 RA。被病兽咬（抓）伤者于 0d（第 1 天）、3d（第 4 天）、7d（第 8 天）、14d（第 15 天）、30d（第 31 天）各注射本疫苗 1 支；儿童用量相同。3 处以上被严重咬伤者，应于 0~3d 注射加倍量疫苗，或按说明书使用。

2. **抗狂犬病血清** 配合狂犬病疫苗，用于被病兽严重咬伤如头、脸、颈部进行预防注射；越早越好，咬后 48h 内注射本品，可减低发病率。

3. 按需要给予破伤风抗毒素或类毒素以及适宜的抗生素、肾上腺皮质激素等，对症处理。

4. **人狂犬病免疫球蛋白** 主要用于被狂犬或其他动物咬伤、抓伤患者的被动免疫。在当地防疫站遵医嘱皮下浸润注射用。

其他疗法

1. 凡被犬及其他病兽咬伤、抓伤时，应用肥皂水反复冲洗伤口，再用碘酊消毒数次，不宜包扎和（或）缝合。

2. 保持呼吸道通畅，及时清除口腔及呼吸道分泌物；必要时做好气管切开的准备工作；呼吸肌麻痹者进行人工呼吸机辅助呼吸。

护理防范

1. 单间隔离，接触患者时要戴口罩、眼罩、乳胶手套，穿隔离衣、鞋套。患者分泌物、排泄物及其污染物均需严格消毒。

2. 卧床休息，保持病室安静、光线暗淡，避免风、光、声的不良刺激。设防护栏，防止意外，给予约束，必要时给予镇静治疗。

3. 进清淡、易消化的流质或半流质。不能进食时予鼻饲饮食，若插鼻饲管有困难时，插管前可在患者咽喉部喷涂可卡因溶液。必要时静脉输液补充能量。

4. 避免各种不良刺激，不在病室内放水容器，不使患者闻及水声，不在患者面前提及水字，操作过程中勿使液体触及患者，输液时注意将液体部分遮挡。

5. 对于狂犬病患者应倍加爱护与同情，因大多数患者（除后期昏迷着外）神志清楚，内心恐惧不安。故对待患者应关心体贴、语言谨慎，做好治疗与专人护理，使患者有安全感。

三、流行性出血热

流行性出血热（epidemic hemorrhagic fever，EHF）又称肾综合征出血热，是危害人类健康的重要传染病，是由流行性出血热病毒（汉坦病毒）引起的，以鼠类为主要传染源的自然疫源性疾病。以发热、出血、充血、低血压休克及肾脏损害为主要临床表现。

临床表现　临床潜伏期4～46d，多见2周。临床可分五期。

1. 发热期　①体温常达39～40℃，呈稽留热或弛张热。伴畏寒或寒战。②特殊中毒症状，如颜面潮红、水肿或球结膜水肿，结膜充血或出血，表情迟钝呈醉酒样。③有少数患者呈视力障碍、神志不清、脑膜脑炎症状。④皮肤、黏膜有出血点；重症有鼻衄、呕血、咯血、便血；束臂试验多呈阳性。⑤热程3～6d，可渐退或骤退。退热后症状反而加剧。

2. 低血压休克期　血压显著下降，甚至发生休克现象；尿量减少，出血现象增多。

3. 少尿期　主要表现为肾脏受损。发病初期即有少尿倾向，可逐渐发展成为急性肾衰竭表现。

4. 多尿期　一般出现在病程的第9～14天。

5. 恢复期　从病程第4周起，各种症状逐渐缓解。

鉴别诊断

1. 一般诊断　出现出血热相关临床表现，有可疑家鼠接触史，应怀疑此病。

2. 实验室诊断

（1）血常规检查　白细胞于初期减少，以后常增加，第3天常达（15～30）×10^9/L；重症可达50×10^9/L，有少数呈类白血病反应。血小板减少，出凝血时间延长，淋巴细胞增多，血细胞比容增高。

（2）尿常规　病程第2天可出现大量蛋白尿。尿呈红黄色说明含大量蛋白及红细胞，有时有膜样或纤维样组织。

（3）血生化　少尿期血钾及非蛋白氮增高，二氧化碳结合力降低。

（4）脑脊液检查　少数患者脑脊液中蛋白及白细胞增多。

（5）免疫学检查　检测血清和尿液中特异性IgM和IgG抗体。IgM抗体1∶20为阳性，IgG抗体1∶40为阳性，病程中滴度上升4倍为诊断依据。

（6）心电图　可出现心律失常和心肌受损表现。

药物防治

1. 西药防治

（1）发热期治疗　主要采用抗病毒及免疫治疗，可选用或联用以下药物。

① 利巴韦林：成人静滴 0.6～1.0g，连续 3～5d；儿童首次 33mg/kg，以后 15mg/（kg·d），每天 3～4 次静滴；总疗程 7d。

② 干扰素：100 万 IU 肌注，每天 1 次，连用 3～5d。

③ 高效价人体免疫球蛋白：1mL 肌注，应于发病 3d 内遵医嘱注射。

④ 糖皮质激素：甲泼尼龙 40～80mg，或地塞米松 5～10mg 静注。

⑤ 止吐：甲氧氯普胺 10mg 或维生素 B_6 50mg 静滴，用于呕吐症状明显者。

⑥ 预防 DIC 及防治水、电解质平衡紊乱：可应用右旋糖酐 40、达肝素钠抗凝，疗程 1～3d。

（2）低血压休克期治疗　可酌情选用以下药物。

① 去甲肾上腺素：2～4mg 溶于 5%葡萄糖注射液或平衡液 500mL 中，缓慢静脉滴注。调整胶体渗透压可输血浆或人血白蛋白。必要时用氢化可的松。

② 纠正酸中毒：可选用 5%碳酸氢钠 5mg/kg，或 11.2%乳酸钠 3mL/kg 酌情静脉滴注。

③ 血管活性药物：首选酚妥拉明，重症可以小剂量缓慢静滴，继以 0.1～0.3mg/min 静滴，一般以 10～20mg 溶于 500～1000mL 葡萄糖注射液中输注。或多巴胺 10～20mg 溶于 100mL 5%葡萄糖注射液，初以 2～5μg/（kg·min）滴入，最大滴速 0.5mg/min。或山莨菪碱 5～10mg（儿童每次 0.3～2.0mg/kg），加入 20mL 50%葡萄糖注射液中静脉注射，每 10～30min 1 次，直至缓解；亦可用阿托品 0.3～0.5mg（儿童每次 0.03～0.05mg/kg）。

（3）少尿期治疗　应注意以下几点。①严格限制摄入水量，每天入量不超过出量 700mL。酌情用利尿药，如依他尼酸 25mg 肌注或静注。②高血钾时可用大量葡萄糖注射液合并胰岛素注射（亦可用能量合剂加入葡萄糖注射液中滴注）。③酸中毒或尿毒症时，可静脉滴注 11.2%乳酸钠注射液

3mL/kg。④支持对症用药。

（4）多尿期治疗 饮食中补充足量水分和电解质；补充钾盐（静脉滴注宜缓）；可多饮菜汤、果汁；或口服氯化钾 1～2g，每天 3 次（氯化钾缓释剂可口服）。

（5）恢复期治疗 应补充营养，继续休息，逐步恢复活动。

（6）对症支持治疗 在整个病程中饮食选用流质或半流质，注意保障高糖、低蛋白与低盐。

2. 中医药治疗 本病属中医学瘟疫、疫疹、痉斑等范畴，涉及卫气营血全过程，病理中心在气营，重点在营血。

护理防范

1. 消化、呼吸隔离。病室应防鼠、灭鼠，防螨、灭螨。排泄物、血、餐具、便器、衣物、生活用具、室内空气予消毒。隔离至症状消失。

2. 早期绝对卧床休息，且不宜搬动，以免加重血浆外渗和组织脏器出血。恢复期可逐渐增加活动量。

3. 观察患者的痰、呕吐物、尿、粪的色、气味、量，并留检。观察皮肤、黏膜，测血压，及早发现出血倾向。

4. 保持床铺清洁、干燥、平整，衣服应宽松、柔软，出汗较多时应及时更换；帮助患者保持舒适体位，用软垫适当衬垫，并及时变换体位；避免推、拉、拽等动作，以免造成皮肤损伤。眼部要用生理盐水纱布湿敷，应用抗生素眼膏预防感染。口腔有出血时避免刷牙。

5. 高热不能酒精降温，可温水擦浴，禁用强效退热药，以免大量出汗促使患者提前进入休克期。

四、病毒性脑膜炎

病毒性脑膜炎（viral meningitis，VM）是由多种病毒所致的软脑膜（软膜和蛛网膜）弥漫性炎症，是中枢神经系统感染性疾病中常见的一种临床综合征，主要表现为发热、头痛及脑膜刺激征，儿童多见，成人亦可患病。

临床表现 VM 患者通常急性起病，有剧烈头痛、发热、呕吐、颈项强直、典型的脑膜刺激征如 Kernig 征阳性，并有全身不适、咽痛、畏光、眩晕、精神萎靡、感觉异常、肌痛、腹痛及寒战等。

鉴别诊断

1. 一般诊断　该病为急性起病，当出现发热、头痛、颈强直、恶心、呕吐、精神差、嗜睡等症状时应考虑此病的可能性。

2. 实验室诊断

（1）血常规　外周血淋巴细胞或单核细胞比例上升，可辅助考虑为病毒性感染。

（2）血清学检查　用 ELISA 及免疫荧光法检测各种病毒特异性 IgM 抗原或抗体，有助于早期诊断。

（3）病毒学检查　血液、粪便和咽拭子中检测常见引起脑膜炎的病毒，取样本做实验室检测可以辅助诊断。

3. 影像学诊断

（1）头颅 CT 或 MRI　可观察有无脑实质异常，增强扫描可见脑膜强化。

（2）脑电图　可记录脑部神经放电。

药物防治

1. 支持对症治疗　高热可给予物理降温、补液、补充电解质及维生素。可用 20%甘露醇、呋塞米、糖皮质激素降颅内压，减轻脑组织水肿，改善脑膜刺激症状。

2. 抗病毒药物治疗　可酌情选用或联用以下药物。

（1）阿昔洛韦　口服 0.2～0.4g，每天 4 次，疗程 7～10d。重症用 0.6g 加入 10%葡萄糖注射液中缓慢静滴 1h，每 8h 1 次，疗程 5～7d。

（2）阿糖腺苷　以 5～10mg/kg 加入 500mL 葡萄糖氯化钠注射液中静脉滴注，每天 1 次，疗程 10d，对阿昔洛韦耐药者可使用本品。

（3）更昔洛韦　通常成人每次 5mg/kg，静注每 12h 1 次，滴注时间不少于 1h，疗程 2～3 周。

护理防范

1. 勤洗手，少去人多的地方，避免被蚊虫叮咬。避免密切接触。按时接种疫苗。

2. 摄入营养丰富、易消化的食物，禁油腻食物。

3. 保证足够的休息。有颈强直的可选用柔软的枕头或颈部辅助器具。

4. 该病预后良好，患者及家属无需过度焦虑，应积极配合医生治疗。

五、脊髓灰质炎

脊髓灰质炎（poliomyelitis，PO），曾称小儿麻痹症，为夏秋季常见脊髓灰质炎病毒（小核糖核酸病毒科肠道病毒属）引起的急性传染病。传染源为患者或无症状病毒携带者，人类普遍易感，主要影响 5 岁以下儿童，可侵袭神经，重者可因呼吸肌麻痹而死亡，接种脊髓灰质炎疫苗可以有效预防。

临床表现　临床表现多样，不同临床分型之间症状有很大差异。从无症状的隐性感染，到病情较轻时仅有的发热、头痛、咽痛、困倦、食欲减退等非特异性流感样表现，到病情严重时不对称性迟缓性瘫痪，直至呼吸肌麻痹，可危及生命。PO 病毒感染后可以引起以下几种病程：隐性感染性 PO、顿挫型 PO、非瘫痪性 PO 和瘫痪性 PO。

鉴别诊断

1. 一般诊断　对患者进行神经系统的体格检查，检查患者感觉神经、生理及病理反射、肌力、肌张力等情况。

2. 实验室诊断

（1）血常规检查　白细胞总数及中性粒细胞百分比大多正常。

（2）病毒分离　发病 1 周内，可从鼻咽部及粪便中分离出病毒，粪便可持续阳性 2～3 周，早期从血液或脑脊液中分离出病毒的临床意义更大。

（3）血清学检测　恢复期血清中 IgG 抗体比急性期抗体效价高 4 倍以上具有诊断意义。

（4）脑脊液检查　瘫痪前期及瘫痪早期可见细胞数增多（以淋巴细胞为主），蛋白增加不明显，呈细胞蛋白分离现象，对诊断有一定的参考价值。至瘫痪第 3 周，细胞数多已恢复正常，而蛋白质仍继续增高，4～6 周后方可恢复正常。

药物防治

1. 西药防治

（1）急性期治疗

① 肌痛处可局部湿热敷或服镇痛药。瘫痪肢体应置于功能位置。瘫痪前期可静脉注射 50%葡萄糖注射液及维生素 C 0.5～1g，每天 1 次，连续数日。维生素 B_{12} 50～100mg，肌注，每天 1 次，15～30d 为 1 个疗程。

② 高热、中毒症状重的早期患者，可肌注丙种球蛋白制剂，每天 3～

6mL，连续 2～3d；重症患者可予泼尼松口服或氢化可的松静滴，连续 3～5d。继发细菌性感染时加用敏感的抗生素。

（2）促进瘫痪恢复　加兰他敏 0.05mg/（kg·d）肌注或皮下注射，每天 1 次，30d 为 1 个疗程。瘫痪停止发展以后，可采用物理疗法如针灸、按摩、电疗等。

2. 中医药治疗　中医认为本病在麻痹前期属温病学范畴，病后期出现肢体萎软瘫痪，则属于萎证范畴。

其他疗法　呼吸肌及呼吸中枢瘫痪者，必须保持呼吸道畅通，必要时采用气管切开、人工呼吸器及给予呼吸兴奋药、高压氧疗法等。瘫痪停止发展以后，可采用物理疗法，如针灸、按摩、电疗等。

护理防范

1. 对患儿采用消化道隔离，第 1 周还需呼吸道隔离，隔离至病后 40d；患儿的分泌物、排泄物用漂白粉消毒，用具及地面用次氯酸钠溶液消毒。被褥应暴晒。密切接触者应连续观察 20d。

2. PO 主要通过粪—口途径、空气飞沫传播，应搞好环境卫生，消灭苍蝇，培养良好的卫生习惯。避免去人多场所，避免疲劳、受凉。

3. 绝对卧床休息直至热退、瘫痪停止进展。妥善安排好治疗护理时间，避免不必要的刺激。保持皮肤清洁，定时更换体位，护理动作应轻柔，以免加重疼痛。

4. 止痛，保持关节功能位。避免刺激和受压，床应平整但勿太软，盖被轻暖。可用支架保持患肢功能位，防止足下垂或足外翻。

5. 我国现行口服疫苗接种程序为 2 月龄、3 月龄、4 月龄各服 1 次三价疫苗，4 岁时加服 1 次。当有病例发生或病例成批出现时，宜应加服 1 次。疫苗强调冷藏保管，服用时嚼碎用冷开水送服。

六、艾滋病

艾滋病（acquired immune deficiency syndrome，AIDS）又称获得性免疫缺陷综合征，病原为人类免疫缺陷病毒（human immunodeficiency virus，HIV），临床表现为全身衰竭和免疫功能低下，引起一系列机会感染（卡氏肺孢子虫病等）及卡波西肉瘤。AIDS 的传播途径有三种：性传播、血液传播及母婴传播。传播迅速，病死率极高。目前已报道的 HIV 至少有 51

种亚型毒株。

临床表现 感染HIV后大多无临床症状,10%～20%患者潜伏期2～10年,平均5年。其潜伏期长短与感染HIV剂量有关。输血感染者剂量较大,潜伏期相对较短,性传播感染剂量较少,故潜伏期较长。从初始感染HIV到终末期是一个较为漫长复杂的过程,在这一过程中的不同阶段,与HIV感染相关的表现也多种多样。

1. 急性感染期 有时可出现单核细胞增多症状或急性脑膜炎(为3～21d)典型症状,发热、出汗、乏力、肌肉关节痛、淋巴结肿大、咽炎、恶心、呕吐、头痛、腹泻、皮疹、神经症状、脑膜刺激征。症状出现5周左右,血中抗HIV抗体从阴性转为阳性,以后进入一个长短不一的无症状潜伏期。性交感染者的血清抗体阳转时间为2～3个月,输血感染者的血清HIV抗体阳转时间为2～8周。

2. 持续性全身淋巴结病综合征 排除其他病因,全身淋巴结除腹股沟部外至少2个淋巴结肿大(>1cm),至少3个月。淋巴结活检反应性增生伴发热、体重减轻>10%、腹泻、Th/Ts倒置。

3. AIDS相关复征(以下至少有2项) ①发热(>37.8℃)间断或持续>3个月;②体重下降>10%;③淋巴结肿大(增生),除腹股沟部外至少2个淋巴结肿大且3个月以上;④间断或持续腹泻3个月以上;⑤乏力;⑥间断或持续盗汗3个月以上。

4. AIDS合并其他感染期 除上述症状外,尚具有严重细胞免疫缺陷,特别是辅助性淋巴细胞(CD4)严重缺损;发生各种致命性机会感染,如卡氏肺孢子虫病;发生各种恶性肿瘤,如卡波西肉瘤等。

鉴别诊断

1. 一般诊断 AIDS相关的流行病学史,如不安全性生活史、静脉注射毒品史、输入不明血液或血液制品、HIV阳性者所生子女或职业暴露史等,出现相应的临床症状时应考虑此病,并进行HIV相关检测。

2. 实验室诊断

(1)血常规 AIDS患者外周血细胞常减少,血红蛋白降低,网织红细胞不断增高。淋巴细胞总数(0.35～0.38)×10^9/L,明显低于健康人(1.5～4.0)×10^9/L。T细胞38%～50%,明显低于健康人(69%～81%)。辅助T细胞(CD4)2%～9%,明显低于健康人(44%～55%)。抑制性T细胞(CD8)

数可高达 35%～50%（正常为 27%～29%）；CD4/CD8＜1（正常 1.2～1.5）。

（2）血清学检查　HIV 抗体阳性，或脑脊液中 HIV 抗体阳性率达 82%，有助于明确诊断。

（3）机体免疫功能检查　主要是中度以上细胞免疫缺陷，包括：$CD4^+T$ 淋巴细胞耗竭，外周血淋巴细胞显著减少，CD4＜200/μL，CD4/CD8＜1.0（正常人为 1.25～2.1），迟发型变态反应皮试阴性，有丝分裂原刺激反应低下，NK 细胞活性下降。

（4）PCR 检测　HIV 检测阳性。

药物防治

1. 西药防治

（1）抑制 HIV 吸附　如应用可溶性重组 CD4 分子等。

（2）抑制 HIV 反转录酶　可选用或试用核苷类反转录酶抑制药、非核苷类反转录酶抑制药及复合制剂。

① 齐多夫定：每天 0.5～0.6g 或 200mg，每 4h 1 次口服，按时间给药。有贫血者每次 100mg。不良反应为骨髓抑制、药物热、皮疹等。同类药物尚有去羟肌苷 0.75mg，每 8h 1 次；扎西他滨每天 500～750mg，分 2 次服用。

② 拉米夫定（贺普丁）：口服 150mg，每天 2 次；可与齐多夫定联用。

③ 去羟肌苷：为艾滋病病毒（HIV）复制抑制药，可为齐多夫定的替代药。

④ 司他夫定：是抗 HIV 的首选药之一。用于治疗不能耐受齐多夫定治疗的艾滋病患者，或已接受齐多夫定治疗又出现症状或免疫功能抑制明显的 3 个月至 12 岁的艾滋病病毒感染的婴幼儿和儿童。口服，体重在 60kg 以上者 40mg，每天 2 次；体重在 60kg 以下者 30mg，每天 2 次。

⑤ 奈韦拉平：口服，前 14d 为每次 200mg，每天 1 次；以后改为每天 2 次。如果治疗中断 7d 以上再用本品，应如前述从头开始。

⑥ 依非韦仑：口服，成人每天服药 1 次 600mg，单用或与其他抗病毒药联用。

（3）蛋白酶抑制药　抑制 HIV 调控蛋白活性。

① 茚地那韦：口服，每次 800mg，每天 3 次，饭前 1h 或 2h 用温开水送服。

② 利托那韦：口服，每次 600mg，每天 2 次，餐时服用。

③ 奈非那韦：口服，成人每次 750mg，每天 2～3 次；2～13 岁儿童推荐剂量为 20～30mg/kg，每天 2～3 次，均可在餐时服用。本品粉剂可以和少量的水、奶、婴儿食品或者食物添加剂混匀后服用，以获得全剂量。本品混匀后的保存时间是 6h。常与齐多夫定、拉米夫定合用。

④ 沙奎那韦：用于 AIDS，与其他药物合用治疗严重的 HIV 感染。口服，每次 600mg，每天 3 次，饭后服用。合用药物剂量：齐多夫定每次 200mg，每天 3 次；去羟肌苷每次 0.75mg，每天 3 次。

（4）复合制剂

① 齐多夫定/拉米夫定（片剂）：每片含齐多夫定 300mg、拉米夫定 150mg，适用于 HIV 感染的成人及 12 岁以上儿童。12 岁以下儿童禁用。每次 1 片，每天 2 次。

② 阿巴卡韦/拉米夫定/齐多夫定：片剂，每片含阿巴卡韦 300mg、拉米夫定 150mg、齐多夫定 300mg。用于 AIDS 及 HIV-1 感染者。体重不足 40kg 者不宜用。老人慎用。18 岁以上成人口服每次 1 片，每天 2 次。

（5）防治并发感染

① 卡氏肺孢子虫病：可采用复方磺胺甲噁唑或喷他脒，口服每次 1 片（0.52g），每天 2 次。

② 隐球菌病：可采用两性霉素 B 0.3～0.6mg/（kg·d），总量 2～3g，静脉滴注（脂质体不良反应小，患者耐受量提高）。亦可选用氟康唑、伏立康唑等抗真菌药。

③ 鸟型分枝杆菌感染：可选用异烟肼、利福平、氯酚苯嗪及环丙沙星、氧氟沙星等抗生素，可参阅肺结核。

④ 弓形虫感染：可选用磺胺嘧啶、乙胺嘧啶、林可霉素、克林霉素。

⑤ 疱疹病毒感染：可选用阿昔洛韦、更昔洛韦等，参阅"皮肤科疾病与用药"。

2. 中医药治疗　治标当以清除湿热为先，治本当以顾护脾胃、补阳气、存阴液为要。

护理防范

1. 按血液/体液隔离的同时实施保护性隔离，保护易感人群，隔断传播途径。性生活要节制，坚持戴避孕套。勤洗手，正确处理污物、包扎伤口，不要共用个人物品。坚持按时服药，定期复查。

2. 患者发现条件致病菌感染时应严格卧床休息，症状减轻后逐渐活动。保持病室安静、舒适、空气清新。

3. 正确处理痰液，床边备用带盖的痰杯和手纸，咳嗽时盖住嘴，戴口罩。如患者离开病室，必须戴口罩，关闭病室门，在明显处放置隔离标志。

4. 进高热量、高蛋白、高维生素、易消化饮食，有腹泻者禁食高脂、高纤维素食物，鼓励患者多饮水，少量多餐。

5. 根据患者的实际情况，创造条件，尽量满足患者的需求。多与患者交流沟通，安抚患者情绪，取得患者信任，注意沟通技巧。

6. 接触患者前、后要认真洗手，在换药和做管道护理时要严格无菌操作原则。鼓励患者从事部分生活自理能力和运动，以增强自我价值观。

七、登革热

登革热（dengue fever，DF）是由登革病毒引起的急性传染病，主要通过埃及伊蚊或白纹伊蚊叮咬传播，广泛流行于全球热带及亚热带地区。主要表现为突起发热、疼痛、皮疹、淋巴结肿大，重症患者可有休克、出血，重症患儿病死率高。以对症治疗为主，及时治疗者预后相对良好。

临床表现　潜伏期 3～15d，多数 5～8d。典型病程分以下三期。

1. 急性发热期　常急性起病，发热可伴畏寒，24h 内可达 40℃。部分发热者 3～5d 后降至正常，1～3d 后再度上升称为双峰热型。发热时可伴有头痛，全身肌肉、骨骼和关节疼痛，明显乏力，并可出现恶心、呕吐、腹痛、腹泻等胃肠症状。该期一般持续 2～7d，在病程 3～6d 内，颜面、四肢有充血性皮疹或点状出血疹。

2. 极期　部分患者高热持续不缓解，或退热后病情加重，血浆渗漏，休克及重要脏器损伤等，可见腹部剧痛、持续呕吐等。血浆渗漏多见有白细胞和血小板减少。血浆渗漏者可见结膜水肿、心包积液、腹水和胸腔积液等。

3. 恢复期　极期后 2～3d，病情好转，胃肠症状减轻，各种症状缓解而逐渐恢复正常。多数为普遍 DF，少见重症 DF，个别患者仅有发热期及恢复期。

鉴别诊断

1. 一般诊断　符合 DF 临床表现，有流行病学史或有白细胞和血小板减少者，应考虑此病可能。

2. 实验室诊断

（1）血常规　白细胞总数减少，多数患者早期开始下降，第4～5天降至最低点，以中性粒细胞下降为主；多有血小板减少，最低可降至$10×10^9$/L以下。

（2）尿常规　可见少量蛋白、红细胞及管型。

（3）生化检测　可见转氨酶、LDH、心肌酶、BUN和Scr升高；AST、ALT呈轻中度升高，少数患者胆红素升高，血清白蛋白下降，可见低血钾等电解质紊乱现象；凝血功能异常，可见纤维蛋白原减少，凝血时间延长，重症病例的凝血因子Ⅱ、Ⅴ、Ⅶ、Ⅸ和Ⅹ减少。

（4）血清学检测　用ELISA检测患者血清中特异性IgM抗体，阳性有助于DE的早期明确诊断。若在患者的血清中检出登革病毒抗原，亦可作为明确诊断依据。

（5）病毒分离　取早期患者血液，接种于白纹伊蚊细胞株（C6/36）、分离病毒后需经特异性中和试验或血凝抑制试验加以鉴定。

（6）PCR检测　检测患者血清中登革病毒RNA，其敏感性高于病毒分离，可用于早期快速诊断及血清型鉴定。

3. 影像学诊断

（1）X线检查　可有心脏扩大、胸腔积液。

（2）胸腹部CT检查　可发现胸腔积液、心包积液、腹水，少数病例出现皮下血肿或渗出等。

（3）腹部B超　可发现胆囊壁增厚、腹水及肝脾大。

（4）心脏B超　可发现心肌搏动减弱，严重者心脏扩大、左心射血分数降低。

（5）头部CT和MRI　可发现脑水肿、颅内出血等。

（6）心电图检查　可发现各种心律失常，如传导阻滞及非特异性ST段抬高、T波倒置等。

药物防治

1. 西药防治　提倡早发现、早治疗、早防蚊隔离。主要采取支持及对症治疗措施。重症病例需早期识别和及时救治。

（1）一般治疗　①卧床休息，清淡饮食；②防蚊隔离至退热及症状缓解；③监测神志、生命体征、尿量、血小板、HCT等。

（2）对症治疗　①退热以物理降温为主；②补液以口服补液盐为主；③镇痛止痛可给予地西泮、罗通定等对症处理。

（3）重症治疗　应进行电解质动态监测。①补液原则是维持良好的组织器官灌注，可给予平衡盐等晶体液，渗出严重者应及时补充白蛋白等胶体液。②在补液原则的前提下，同时积极纠正酸碱失衡并抗休克治疗。③止血措施：严重鼻衄者局部止血；胃肠出血者给予制酸药；严重出血者可及时输注红细胞。④其他对症治疗。

2. 中医药治疗　中医认为本病的发生乃因正气不足，抗病能力低，复感疫疠邪毒所致。中医将其辨证分型为暑燥疫型和湿热疫型。

其他疗法　高热者宜选用物理降温如冰敷、酒精擦浴，慎用止痛退热药物。

护理防范

1. 室内要灭蚊并有防蚊设备。对可疑患者应进行医学观察。患者应隔离在有纱窗、纱门的病室内，隔离时间应不少于5d。

2. 急性期患者宜卧床休息，直至体温、血小板计数恢复正常，无出血倾向，才可适当活动。饮食以流质或半流质为宜，食物应富于营养并容易消化。恢复期饮食逐渐增加。

3. 出汗多、腹泻者，先口服补液，注意水、电解质、酸碱平衡，必要时静脉补液。

4. 出血部位明确者，应尽快针对相应部位给予局部止血。

5. 早发现、早诊断，及时隔离治疗。防蚊、灭蚊，改善卫生环境，消灭伊蚊滋生地，清理积水，喷洒杀蚊剂消灭成蚊。

八、塔希纳病毒感染

塔希纳病毒感染（Tahyna virus infection，TVI）是经蚊虫叮咬在牛、羊、猪等动物和人间传播，并在欧洲大陆和西亚地区流行。

临床表现　TVI患者表现为突发高热，持续3～5d，伴有头痛、精神欠佳，少数人出现关节痛等症状，各年龄人群均可感染。自然界中，野兔、啮齿类动物是该病毒的储存宿主。

鉴别诊断

1. 一般诊断　有该病流行病学史的患者出现不明原因发热，应考虑此病可能。

2. 实验室诊断

（1）血常规检查　出现白细胞、血小板下降。

（2）尿常规检查　出现尿蛋白，部分出现隐血。

（3）生化检测　肝功能出现异常，AST、ALT 升高。

（4）PCR 检查　急性期血清中特异性基因检测阳性。

药物防治

1. 对症处理　如退热（物理降温和退热药物治疗）、镇痛、心理治疗、补液并纠正电解质失衡等。

2. 抗病毒治疗　可试用利巴韦林、干扰素、更昔洛韦、喷昔洛韦、人体免疫球蛋白等。

护理防范

1. 避免在草地、树林等地长时间坐卧，进入此类地区应穿长袖衣服，扎紧裤腿或者把裤腿塞进袜子或鞋子里，穿浅色衣服。被蜱虫叮咬不要自行拿取，用医用镊子取出。

2. 野外驻训归来后，要随时观察身体状况，一旦出现症状及时就医。

3. 住院期间不能外出，做好保护性隔离，尽量减少探视。

4. 卧床休息，剪短指甲，避免搔抓、挤压、揉搓皮肤，局部避免碰撞，尤其是头部。用海绵棒或软毛刷刷牙。穿刺或拔针后延长压迫时间。

九、马尔堡出血热

马尔堡出血热（Marburg hemorrhagic fever，MHF）是由马尔堡病毒（MRBV）引起的急性发热伴有严重出血为主要特征的传染病，经密切接触传播，传染性强，病死率高。此病毒主要来自非洲绿猴并流行于非洲，曾称之为青猴病和非洲出血热。

临床表现　潜伏期 3～9d，最长可超过 2 周。临床表现为多系统损害，以发热、出血症状为主，病情严重，病程 4～16d。死亡患者多在发病后 6～9d 死亡，主要死于循环衰竭、肝肾功能衰竭和出血性休克。

鉴别诊断

1. 一般诊断　易感人群主要为与有 EBV 感染症状患者密切接触的医护人员、亲属以及吃果蝠、羚羊或其他可能感染 EBV 的人群等，易感人群都应该进行实验室筛查，明确诊断。

2. 实验室诊断

（1）血常规检查　淋巴细胞减少，随后中性粒细胞增多，血小板显著减少，伴有反常的血小板凝聚。

（2）血生化检查　AST 显著升高及 ALT 有限升高，形成特征性的 AST＞ALT，有时血淀粉酶也增高。

（3）尿常规检查　患者发病早期就可有蛋白尿。

（4）病理学检查　除横纹肌、肺和骨骼外，几乎所有器官均可受损，其中肝、肾、淋巴组织的损害最重，脑、心、脾次之。

（5）血清学检测　检测方法包括间接免疫荧光试验（IFA）、ELISA 和放射免疫测定技术（RID）等，测定 IgG 和 IgM 两类抗体。

（6）电镜检查　在急性期，可取患者或猴的血液和尿或死亡人或猴的肝脏等标本，电镜观察病毒粒子，即可做出诊断。

药物防治　目前尚无特效药治疗。一般采用对症处理和支持疗法等。

1. 一般支持治疗　应卧床休息，就地隔离治疗。给高热量、适量维生素的流食或半流食。补充足够的液体和电解质，以保持水、电解质和酸碱平衡。

2. 对症和并发症治疗　预防及控制出血。有明显出血者应输新鲜血，以提供大量正常功能的血小板和凝血因子；血小板明显减少者应输血小板；对合并有 DIC 者可用肝素等抗凝血药治疗。心功能不全者应用强心药（如地高辛、毒毛花苷 K、毛花苷 C、去乙酰毛花苷）；肾性少尿者应按急性肾功能衰竭处理，限制入液量，给予利尿药，保持水、电解质和酸碱平衡，有条件者进行透析疗法；肝功能受损者可给予保肝治疗（可选用还原型谷胱甘肽、促肝细胞生长素、多烯磷脂酰胆碱、甘草酸二胺等）；抗生素可用于敏感菌引起的并发感染。

3. 恢复期患者血清治疗　如给早期患者注射恢复期患者血清，可能有效。

4. 预后　病死率高达 20%～90%。体内病毒量高，肝、肾等主要脏器功能损害严重者预后差。

护理防范

1. 主要在人与人或猴与人之间传播，一旦发现病例应立即报告和严格隔离，猴群疑似病例应全部捕杀和焚毁，有关房舍及用具必须彻底消毒。男性患者要禁止性交 3 个月，或直到精液检查无病毒。

2. 严密隔离，采取呼吸防护。

十、黄热病

黄热病（yellow fever，YF）是由黄热病毒引起、主要通过伊蚊叮咬传播的急性传染病。临床以高热、头痛、黄疸、蛋白尿、相对缓脉和出血等为主要表现，治疗主要为对症支持治疗和预防并发症为主。

临床表现　潜伏期 3～6d。多数受染者症状较轻，可仅表现为发热、头痛、轻度蛋白尿等，持续数日即恢复。重型患者只发生在约 15% 的病例。病程经过可分为四期。

1. 感染期　急起高热伴有寒战、剧烈头痛及全身痛，明显乏力、食欲缺乏、恶心、呕吐、腹泻或便秘等。患者烦躁不安，结膜充血，面、颈潮红。心率与发热平行，以后转为相对心搏徐缓。本期持续约 3d，此时病毒在血中达高滴度，成为蚊虫感染的来源。期末可有轻度黄疸、蛋白尿。

2. 缓解期　发热部分或完全消退，症状缓解，持续数小时至 24h。

3. 中毒期　本期突出症状为严重的出血如齿龈出血、鼻出血、皮肤黏膜瘀斑、胃肠道出血、尿道出血和子宫出血等。心脏常扩大，心搏徐缓，心音变弱，血压降低。常伴有脱水、酸中毒，严重者出现谵妄、昏迷、尿闭、顽固性呃逆、大量呕血、休克等。本期持续 3～4d 或 2 周。常在第 7～10 天发生死亡。

4. 恢复期　体温下降至正常。症状和蛋白尿逐渐消失，但乏力可持续1～2 周或更久。此期仍需密切观察心脏情况，个别病例可因心律不齐或心功能衰竭死亡。存活病例一般无后遗症。

鉴别诊断

1. 一般诊断　被 YF 流行地区蚊虫叮咬后，出现发热症状、黄疸、皮肤出血点、少尿、心律失常等情况应考虑此病可能。

2. 实验室诊断

（1）血常规检查　外周血白细胞总数正常或升高，但在本病早期中性粒细胞数常减少。血小板计数正常或减少。

（2）血生化检查　血清胆红素、AST 和 ALT 升高，死亡病例更为明显，BUN 及 Scr 升高，有黄疸的病例凝血酶原时间及部分凝血活酶时间延长。

（3）病毒分离　采取病初 3～4d 内血标本接种小白鼠脑内或细胞培养可分离出病毒并用血清学方法进行鉴定。

（4）血清学检查　可有 IgM 抗体、黄热病毒抗原、血清特异性 IgG 抗体阳性。

（5）PCR 检测　血清、尿液及其他体液标本黄热病毒 RNA 检测阳性。

药物防治

1. 解热镇痛治疗　高热时给予物理降温，必要时给解热镇痛药，如对乙酰氨基酚、阿司匹林、吲哚美辛等可诱发或加重出血，需忌用。

2. 保肝治疗　肝功能损害时，给予保肝、降酶、退黄治疗，补充维生素 K 促进凝血因子合成，严重出血时补充凝血因子、血小板、新鲜血浆等，必要时输红细胞。

3. 上消化道出血治疗　给予质子泵抑制药、凝血酶等治疗。

4. 脑水肿治疗　给予渗透性利尿药（3%高渗盐水或 20%甘露醇）脱水治疗。

护理防范

1. 卧床休息至完全康复，给予流质或半流质饮食，频繁呕吐者可禁食，注意水、电解质和酸碱平衡。

2. 加强皮肤、口腔护理，保持大便通畅。

3. 适当补液，补充 B 族维生素、维生素 C、维生素 K。高热时宜物理降温，禁用阿司匹林退热。

4. 注意防蚊，可在颈部、袖口等皮肤裸露处涂抹风油精等驱蚊剂，以减少蚊虫叮咬。接触患者前后要洗手，定时开窗通风，房间进行消毒处理，保持房间的清洁、卫生。了解防蚊、灭蚊的重要性。

5. 患者和家属需要了解此病的传染源、传播途径、临床特点和预防措施的相关知识。

十一、寨卡病毒感染

寨卡病毒（Zika virus, ZV）感染，亦称婴幼儿小头症，是由寨卡病毒引起的一种自限性急性传染病，主要通过埃及伊蚊叮咬传播，亦可通过母婴传播（包括宫内感染和分娩时感染）、血源传播和性传播。临床特征主要为皮疹、发热、关节痛或结膜炎，极少引起死亡。新生儿小头畸形、吉兰-巴雷综合征可能与寨卡病毒感染有关。寨卡病毒感染主要在全球热带及亚热带地区流行。

临床表现　有被埃及伊蚊和白纹伊蚊叮咬史。潜伏期一般为 3～12d。感染寨卡病毒后，仅 20%出现症状，且症状较轻。主要表现为皮疹（多为斑丘疹)、发热（多为中低度发热），并可伴有非化脓性结膜炎、肌肉和关节痛、全身乏力以及头痛，少数患者可出现腹痛、恶心、腹泻、黏膜溃疡、皮肤瘙痒等。症状持续 2～7d 缓解，预后良好，重症与死亡病例罕见。孕妇感染寨卡病毒可能导致胎盘功能不全、胎儿宫内发育迟缓、胎死宫内和新生儿小头畸形等，故俗称为"婴幼儿小头症"。

鉴别诊断

1. 一般诊断　有流行病区生活史，被蚊虫叮咬后出现相关症状，应考虑此病可能。

2. 实验室诊断

（1）血常规检查　部分病例可有白细胞和血小板减少。

（2）血清学检查　寨卡病毒 IgM 检测及寨卡病毒中和抗体阳性，免疫组化法检测寨卡病毒抗原阳性。

（3）病毒分离　可将标本接种于蚊源细胞或哺乳动物细胞等方法进行分离培养，也可使用乳鼠脑内接种进行病毒分离。

（4）PCR 检测　血液、尿液、精液、唾液等标本中的寨卡病毒核酸检测阳性。

药物防治

（1）一般治疗　ZV 感染通常症状较轻，不需要做特别处理，以对症治疗为主，加强营养支持。在排除登革热之前避免使用阿司匹林等非甾体抗炎药物治疗。

（2）对症治疗

① 高热不退：解热镇痛药，如对乙酰氨基酚，成人用法为每次 250～500mg，每天 3～4 次，儿童用法为 10～15mg/（kg·次），可间隔 4～6h 1 次，24h 内不超过 4 次。儿童应避免使用阿司匹林以防并发 Reye 综合征。

② 伴有关节痛：布洛芬，成人用法为每次 200～400mg，4～6h 1 次，儿童 5～10mg/（kg·次），每天 3 次。

③ 伴有结膜炎：重组人干扰素 α 滴眼液，每次 1～2 滴滴眼，每天 4 次。

护理防范

1. 减少感染来源，去除和改造滋生地如水桶、花盆、汽车轮胎等，可能蓄水的容器确实排空、保持清洁，减少蚊虫与人的接触。避免去疫情高发地区。

2. 使用驱虫药　穿戴尽可能覆盖身体各部位的衣服，而且是浅色；采用纱网、门窗紧闭等物理屏障；蚊帐内睡觉。

十二、拉沙热

拉沙热（Lassa fever，LF）亦称拉萨热，是由拉沙病毒引起，主要经啮齿类动物传播的一种急性传染病。主要流行于尼日利亚、利比亚、塞拉利昂、几内亚等西非国家。拉沙病毒可通过损伤的皮肤和黏膜侵入，进入淋巴系统和血液循环。

临床表现　潜伏期 6~21d。起病缓慢，症状包括全身不适、发热、咽痛、咳嗽、恶心、呕吐、腹泻、肌痛及胸腹部疼痛，发热为稽留热或弛张热，常见咽部结膜炎症状和渗出，约 80% 的人类感染为轻症或无症状，其他表现为严重多系统疾病。疾病在妊娠期尤为严重，超过 80% 的孕妇可致流产。严重病例常发生低血压或休克、胸腔积液、出血、癫痫样发作、脑病和颈部水肿，也常伴有蛋白尿和血液浓缩。恢复期可发生暂时性脱水和运动失调。25% 的患者可发生神经性耳聋，1~3 个月后仅半数患者可恢复部分功能。总病死率约 1%，住院病死率约 15%，疫区病死率则 25% 以上。妊娠第 3 个月妇女和胎儿病死率更高。AST 高于 150U/L 和高病毒血症者，预后较差。

鉴别诊断

1. 一般诊断　流行病学资料有生活在拉沙热流行地区或 3 周内有疫区旅行史；临床特点有发热、咽炎、胸骨后疼痛，蛋白尿可作为早期诊断线索。

2. 实验室诊断

（1）血常规检查　白细胞分类中淋巴细胞增多，血小板减少。

（2）尿常规检查　尿中可见蛋白尿、血尿、管型。

（3）粪常规检查　大便隐血阳性。

（4）血生化检查　AST、ALT、BUN 升高。

（5）血清学检查　早期和恢复期 2 次血清特异性 IgG 或 IgM 型抗体递增 4 倍以上或抗原阳性均有诊断意义。

（6）PCR 检测　病程第 5 天内大多数患者血清中可测出病毒核酸，发病 30d 内半数以上患者仍可测出。

药物防治

1. 对症支持治疗　卧床休息，保持水、电解质平衡，补充血容量，防治休克，密切观察心肺功能，监测血压、肾功能和肝功能；继发细菌感染时使用抗生素治疗。

2. 抗病毒治疗　利巴韦林在发热期均可应用，应尽早应用，病程1周内接受治疗可降低病死率，首选静脉给药。

其他疗法　免疫血浆疗法，每次1～2IU，10～12h可见效。

护理防范

1. 严密隔离，接触患者应戴口罩及手套、穿隔离衣；排泄物及污染物需经严格消毒。患者要隔离3～4周，连续做尿病毒检查。

2. 阻止啮齿动物进入家中，粮食和其他食物储存在防鼠容器中，在离家远的地方处置垃圾。

3. 照护者应避免接触患者血液和体液，防止感染。

十三、西尼罗热

西尼罗热（West Nile fever，WNF）是一种人畜共患病，是由携带西尼罗病毒的蚊虫叮咬人畜而引起发病的乙类传染病、寄生虫病。人感染西尼罗病毒后大多数表现为隐性感染。发病者常常出现发热、头痛、皮疹、淋巴结肿大等症状，神经元细胞是病毒在中枢神经系统的主要靶细胞，严重时可引起脑实质和脑膜炎症，甚至死亡。该病最初发现于非洲，曾传播至北美、欧洲等地。

临床表现　患者应有疫区经历，发病前2周内有蚊虫叮咬史。潜伏期3～12d。临床可分为隐性感染、WNF、西尼罗病毒脑炎或脑膜炎三种类型。

1. 西尼罗病毒隐性感染　约占80%，不出现任何症状，但血中可查到抗体。

2. WNF　可出现发热、头痛、肌肉疼痛、恶心、呕吐、皮疹、淋巴结肿大等类似感冒症状，持续3～6d后自行缓解。

3. 西尼罗病毒脑炎或脑膜炎　占极少数，多发生于老年人和儿童。

鉴别诊断

1. 一般诊断　患者应有疫区经历，发病前2周内有蚊虫叮咬史，出现相应的临床体征，应考虑此病可能。

2. 实验室诊断

（1）血常规检查　外周血白细胞正常或稍高，中性粒细胞及淋巴细胞多在正常范围。

（2）血清学检查　血清西尼罗病毒抗体IgM阳性，恢复期较急性期IgG抗体滴度升高4倍以上。

（3）PCR检测　血清中检测到西尼罗病毒核酸可确诊。

药物防治 WNF 轻症患者呈自限性经过。重症尚无特效药，对脑炎或脑膜炎患者应积极对症治疗。

1. 一般治疗 卧床休息，尽量避免不必要刺激。保持呼吸道通畅，昏迷者应注意定时翻身、拍背、吸痰、吸氧、防压疮。

2. 高热降温 药物降温可选用阿尼利定、柴胡、吲哚美辛栓。

3. 抗惊厥或抽搐 由脑水肿或脑栓塞（疝）所致惊厥或抽搐，应立即采用脱水药20%甘露醇快速静滴降颅内压，吸痰，保持呼吸道通畅，必要时切开气管，给氧通气。镇静用地西泮每次 10～20mg（成人），小儿按每次 0.1～0.3mg/kg，肌内注射；必要时静脉缓慢注射，但不超过 10mg，或成人水合氯醛每次 1.5～2.0g，小儿每次 50mg/kg（每次≤1g），鼻饲或保留灌肠。或苯巴比妥钠成人 1 次肌内注射 0.1g。对脑水肿无抽搐者，甘露醇用法用量同前；呋塞米、高渗葡萄糖可辅助脱水治疗，糖皮质激素可减轻脑水肿，可短期应用。

4. 呼吸衰竭 常规对症急救。可静脉注射呼吸兴奋药洛贝林、尼可刹米、哌甲酯等，必要时气管插管、气管切开、及时机械通气治疗等。

护理防范

1. 避免被蚊子叮咬，外出时最好穿长袖衣服，并使用驱蚊剂和防蚊贴。

2. 高热者以物理降温，首选冰帽降温，同时酒精擦浴，放置冰袋；药物可用柴胡、吲哚美辛、亚冬眠疗法。

3. 注意精神、意识、生命体征以及瞳孔变化。给足够的营养及维生素，保持水、电解质和酸碱平衡。

十四、裂谷热

裂谷热（Rift Valley fever，RVF）是由布尼亚病毒科白蛉病毒属裂谷热病毒引起的急性传染病，为人畜共患病，大多数人体感染是与受感染动物的血液或器官直接或间接接触所造成的。主要传播媒介为多种脊椎动物，包括绵羊、山羊、牛、水牛、骆驼等。

临床表现 潜伏期 2～6d，少数人不超 24h。多数为隐性感染，只有少数感染后有发热、肝炎、视网膜炎等症状。患者可突然发热，伴畏寒、寒战、头痛、乏力、肌肉关节疼痛等症状；但多数表现较轻微，常在 2 周后恢复。部分典型病例可表现为多系统受累。

1. 视网膜炎 发病率为 1%～20%，多见于病程 1～3 周。表现为视物模糊或视力下降，有时产生盲点。严重时致视网膜脱落。视力障碍可持续10~12周。当损伤在黄斑或严重出血和视网膜脱落，约50%患者可能单眼或双眼永久性失明。

2. 出血综合征　发病率约1%，于病程2~4d后出现。重症病例往往死于出血、休克及肝、肾功能衰竭。

3. 脑膜脑炎　可单独出现，也可能和出血综合征同时出现，于病程1~4周突然发生脑膜脑炎症状，重症可抽搐、偏瘫、昏睡、去大脑强直、昏迷甚至死亡。存活病例可有后遗症，如偏瘫。

鉴别诊断

1. 一般诊断　患者如有疫区经历，曾直接接触感染动物的组织、血液、分泌物和排泄物或食用未煮熟的肉、奶，有蚊虫叮咬史，出现相应的临床症状，应考虑此病可能。

2. 实验室诊断

（1）血常规检查　病程1~2d内，白细胞轻度增多或正常，伴中性粒细胞增多，继而白细胞下降，可低于 $2×10^9/L$。可出现血小板减少，出凝血时间明显延长。

（2）血生化检查　凝血因子Ⅱ、Ⅴ、Ⅶ、Ⅸ显著减少。纤维蛋白原减少和血纤维蛋白降解产物增多；Scr、BUN增高；AST和ALT均升高。

（3）尿常规检查　可见少量尿蛋白、红细胞、管型。

（4）病毒分离　血标本中分离到该病毒则可明确诊断。

（5）血清学检查　特异性IgM病毒抗体，抗原检测试验阳性。

（6）PCR检测　血清中检测到裂谷热病毒核酸可确诊。

药物防治　本病无特效药物治疗。因多为轻症病例且病程较短，无需特别治疗。而重症病例则主要对症支持治疗。

1. 高热　用物理降温或小剂量解热镇痛药，避免大量出汗。

2. 呕吐　可用甲氧氯普胺、维生素 B_6。

3. 出血　DIC，可早期用肝素，应用酚磺乙胺、维生素C等，补充血容量、血浆、白蛋白、全血、纤维蛋白原、血小板等替代疗法治疗。

4. 肝损伤　保肝、退黄、营养支持，可用甘草酸制剂。

5. 颅内高压　可用20%甘露醇（1~2g/kg）快速静脉滴注脱水，必要时每4h1次。

6. 肾功能衰竭　少尿、无尿、高钾血症等应积极进行血液透析，同时注意维持水、电解质和酸碱平衡。

护理防范

1. 灭蚊防蚊，控制、降低蚊媒密度。使用杀虫剂、清除蚊媒滋生地。高峰时间避免户外活动，特别注意白天防蚊。

2. 戴手套和穿其他合适的防护服，抓病畜或组织时特别谨慎，避免接触病畜，在屠宰及出栏患病动物时采取保护措施。不食用未煮熟的肉、奶等。

3. 患者严格隔离治疗。

十五、诺如病毒感染性腹泻

诺如病毒感染性腹泻（norovirus infectious diarrhea，NID）在全世界范围内均有流行，全年均可发生感染，感染对象主要是成人和学龄儿童，主要发生在秋冬季，多发生在学校等人群聚集的单位，及时采取控制措施可避免疫情扩散。

临床表现
诺如病毒感染性强，以肠道传播为主，可以通过口服、接触、水源等几种方式感染诺如病毒。潜伏期多在 24～48h，最短 12h，最长 72h。感染者发病突然，主要症状为恶心、呕吐、发热、腹痛和腹泻。儿童患者呕吐普遍，成人患者以腹泻为多，24h 内腹泻 4～8 次，粪便为稀水便或水样便，无黏液、脓血。此外，也可见头痛、寒战和肌肉痛等症状，严重者可出现脱水症状。诺如病毒属病毒，引起的腹泻具有发病急、传播速度快、涉及范围广等特点，是引起非细菌性腹泻暴发的主要病因。

鉴别诊断

1. 一般诊断　依据流行季节、地区、发病年龄等流行病学资料、临床表现以及实验室常规检测结果进行诊断。

2. 实验室诊断

（1）病毒分离　粪便及呕吐物标本中分离到该病毒即可明确诊断。

（2）PCR 检测　粪便及呕吐物标本检测到该病毒核酸可确诊。

药物防治

1. 西药防治　目前尚无特效的抗病毒药物，以对症或支持治疗为主，一般不需使用抗生素；小檗碱有抑制病毒、收敛和调整肠道功能的作用，可试用。本病一般预后良好。脱水是 NID 的主要死因，对严重病例尤其是幼儿及体弱者应及时输液或口服补液，以纠正脱水、酸中毒及电解质紊乱。

2. 中医药治疗　NID 属于中医学的泄泻范畴。其病因主要为感受外邪和饮食所伤。根据其寒热不同，分别采用温化寒湿与清化湿热之法。属于寒湿内盛者，应以散寒化湿为主，可用藿香正气散加减。属于湿热伤中者，以清热利湿为原则，可用葛根芩连汤加减。如果有头痛、发热、脉浮等表证，可加金银花、连翘等疏风清热。应当注意，NID 属于暴泻，发病时不可骤用补涩药，以免闭门留寇。急性期过后，由于正气受损，患者多表现为体质虚弱、神疲乏力、消瘦等，经常腹泻者可服用一段时间的中成药参苓白术丸以健脾化湿。山药和薏米具有健脾补肾、祛湿止泻的功效，加适量白米熬粥长期食用，也大有裨益。

护理防范

1. 人传人，经食物和水传播。

2. 在其急性期到症状完全消失后 72h 应进行隔离。自诺如病毒核酸检测阳性后 72h 内进行居家隔离。食品从业人员，需连续 2d 粪便或肛拭子诺如病毒核酸检测阴性后方上岗。保持良好的手卫生，勤洗手，不要徒手直接接触即食食品，不喝生水，生、熟食物分开，蔬菜、水果应彻底清洗，有条件最好消毒或者去皮食用。日常环境清洁消毒。对患者呕吐物、生活用品、食品加工工具、生活饮用水等进行消毒。使用专用厕所或者专用便器。实施消毒和清洁前需先疏散无关人员，尽量避免产生气溶胶或扬尘。消毒人员应穿戴个人防护用品，注意手卫生。

3. 幼儿、老人护理院等集体单位应加强对保育员、护理员的教育和培训，做好隔离消毒工作。

十六、流行性腮腺炎

流行性腮腺炎（epidemic parotiditis，EP）是由流行性腮腺炎病毒引起的急性呼吸道传染病，好发于 5～15 岁的儿童。以腮腺非化脓性炎症、腮腺区肿痛为临床特征，唾液腺和其他多种腺体组织及神经系统可受累，一次感染后多可获得终身免疫。

临床表现

1. 一般症状　EP 大多数患者没有明显的前驱期症状，少数患者可有肌肉酸痛、头痛等，1～2d 后出现腮腺肿痛，症状的轻重个体差异较大。

2. 典型症状

（1）最初的症状通常非特异性，如头痛、倦怠和发热，随后出现腮腺肿胀和疼痛，部分患儿以此为首发症状。常先见一侧肿大，然后另一侧也相继肿大，位于下颌骨后方和乳突之间，以耳垂为中心向前、后、下发展，边缘不清，表面发热，触之有弹性感并有触痛。1～3d 内达高峰，面部一侧或双侧因肿大而变形，局部疼痛、过敏、开口咀嚼或吃酸性食物时胀痛加剧。腮腺肿大可持续 5d 左右，以后逐渐消退。

（2）胰腺受累时，可引发胰腺炎，常发生在腮腺肿大数日后，表现为上腹部剧痛和触痛，伴发热、寒战、恶心、反复呕吐等。

鉴别诊断

1. 一般诊断

（1）化脓性 EP　常为一侧腮腺肿大，局部红肿疼痛明显，后期有波动感，挤压时有脓液从腮腺管口流出，不伴有睾丸等腺体炎。外周血白细胞和中性粒细胞增高。

（2）其他原因所致腮腺肿大　慢性肝病、糖尿病、营养不良或某些药物如碘化物、保泰松等引起的腮腺肿大常为对称性，质地较软，无触痛感。

（3）局部淋巴结炎　下颌、耳前、耳后淋巴结炎，多伴有局部或口腔、咽部炎症，肿大淋巴结不以耳垂为中心，外周血白细胞及中性粒细胞增高。

（4）其他病毒性 EP　已知甲型流感、副流感、A 型柯萨奇、单纯疱疹、巨细胞等病毒亦可引起 EP，需行血清学及病毒学检测方能鉴别。

2. 实验室诊断

（1）血、尿淀粉酶测定　90%患者发病早期血清和尿淀粉酶有轻至中度增高，约 2 周恢复正常，血脂肪酶同时增高有助于 EP 的诊断。

（2）血清学检查　采用 ELISA 法检测患者血清中 EP 病毒特异性 IgM 抗体，可以早期快速诊断。

（3）病毒分离　于病程早期，自唾液、血液、脑脊液、尿液标本中分离出引起 EP 的病毒，可以确诊。

药物防治　干扰素肌内注射，疗程 5～7d，或利巴韦林静脉滴注，疗程 5～7d，早期应用可减轻症状、减少并发症。

护理防范

1. EP 病毒可通过直接接触、唾液、空气等途径传播扩散，注意与人隔离。
2. 可用冷敷和热敷减轻疼痛。
3. 患者在餐后使用生理盐水漱口或清洁口腔，可以防止感染。

4. 对于并发睾丸炎者，可以穿戴运动护具进行保护。

十七、水痘

水痘（chickenpox，CP）是由水痘-带状疱疹病毒所引起的急性呼吸道传染病。CP 是原发性感染，经过飞沫或接触传播，感染后可获得持久的免疫力。该病为自限性疾病，一般不留瘢痕，如合并细菌感染会留瘢痕，病后可获得终身免疫，有时病毒以静止状态存留于神经节，多年后感染复发而出现带状疱疹。临床上以轻微的全身症状和皮肤、黏膜分批出现迅速发展的斑疹、丘疹、疱疹与结痂为特征。

临床表现　对冬春季有轻度发热及呼吸道症状的学龄前儿童，应仔细查体，询问有无与水痘患者的接触史。

1. 潜伏期　9～12d，平均 14d。

2. 前驱期　婴幼儿常无前驱症状。年长儿或成人可有发热、头痛、全身不适、纳差及上呼吸道症状，1~2d 后才出疹。偶可出现前驱疹。

3. 出疹期　发热的同时或 1~2d 后出疹。

鉴别诊断　根据病史和典型临床表现即可作出诊断，冬春季发病，既往未患过水痘，病前 2～3 周有与水痘患者密切接触史。必要时可做实验室检查明确诊断。

1. 血常规检查　白细胞总数正常或稍减低，淋巴细胞增高。

2. 疱疹刮片　刮取新鲜疱疹基底组织涂片用瑞氏染色检查见多核巨细胞，用苏木素-伊红染色检查细胞核内包涵体。

3. 病毒分离　在起病 3d 内，取水痘疱疹液、咽部分泌物或血液做病毒分离。

4. 血清学检查　血清水痘病毒特异 IgM 抗体检测，可早期帮助诊断。

药物防治

1. 水痘为自限性疾病，无合并症时以一般治疗和对症治疗为主，防止疱疹破溃感染。皮疹已破溃可涂以甲紫或新霉素软膏。继发感染者应尽早选用敏感的抗生素。瘙痒者可给予炉甘石洗剂。

2. 推荐药物　首选阿昔洛韦一次 5～10mg/kg，每 8h 1 次，静脉滴注，疗程 7～10d，或用单磷酸阿糖腺苷 5～10mg/kg 静滴或肌注，疗程 7～10d。

3. 水痘减毒活疫苗能有效预防易患小儿发生 CP。

护理防范

1. 观察体温变化，高热可用物理降温或药物降温，避免使用阿司匹林。

2. 被褥应清洁柔软，不宜厚重，以免增加皮肤瘙痒感，预防皮肤抓伤及感染。

3. 注意观察精神、食欲及有无呕吐等，及早发现并发症并给予相应的治疗与护理。有口腔疱疹溃疡者常影响进食，应予补液。

4. 控制感染源，隔离患儿至皮疹全部结痂为止，对已接触的易感儿，应检疫 3 周。对免疫功能低下、应用免疫抑制剂者及孕妇，若有接触史，在接触水痘 72h 内肌注水痘-带状疱疹免疫球蛋白。

第四节　寄生虫病

一、阿米巴病

阿米巴病（amoebiasis，AM）是溶组织内阿米巴引起的疾病，有肠 AM 和肠外 AM 之分。原虫常寄居于大肠肠腔内而无症状，呈携带状态；也可侵入肠壁而引起结肠溃疡、炎性损伤、慢性腹泻、暴发性痢疾等各种类型的阿米巴肠病。若病原体由肠道经血流侵入肝脏（亦可经局部直接蔓延）、肺及脑等肠外组织，亦可产生相应脏器的 AM，如阿米巴肝脓肿。肠阿米巴还可侵犯邻近部位，如皮肤、子宫颈和阴道等。常见的病理改变是组织溶解性坏死，其好发部位是盲肠、升结肠、直肠、乙状结肠，其余是阑尾和回肠末端。有急性期和慢性期之分。

临床表现　根据疾病的严重程度可分为以下三型。

1. 无症状型　仅在患者粪便中有包囊排出。

2. 普通型　典型的阿米巴痢疾大便量中等，粪质较多，腥臭，血性黏液便，呈果酱样，但更多的仅有稀便或水样便，臭，有时含黏液或血，间歇期大便基本正常。

3. 暴发型　起病急，高热，大便每天 10 次以上，排便前有较长时间剧烈的肠绞痛，伴里急后重，粪便较多，呈黏液血性或血水样便，并有呕吐、失水、虚脱，甚至肠出血、肠穿孔。抢救不及时，可于 1～2 周内死亡。

鉴别诊断

1. 一般诊断　本病多为散发性，夏秋季发病率较高，有上述临床表现者应考虑此病可能。

2. 实验室诊断

（1）病原体检查　从新鲜粪便标本中查到吞噬有红细胞的滋养体，或从肠壁活检组织中查到滋养体可确诊。

（2）血清学检查　血清中查到高滴度的阿米巴抗体，是本病诊断的有力证据。

3. 影像学诊断

（1）X线钡剂灌肠检查　对肠道狭窄、阿米巴瘤有一定价值。

（2）胸部 X 线或 CT 检查　可有大片化脓型、胸膜炎型、空洞型、脓气胸型等改变。

（3）腹部 B 超检查　可见到阿米巴肝脓肿病灶。

药物防治

1. 一般治疗　急性期者应卧床休息，肠道隔离，给予流质或少渣饮食；慢性期者应避免刺激性食物，注意维持营养；大量腹泻者需纠正水、电解质紊乱，必须静脉补液，发生休克时及时输液、输血，并加用血管活性药物。

2. 并发症治疗　有细菌混合感染时加用适当的抗生素，肠出血时予及时输血，肠穿孔时采用手术治疗并应用甲硝唑和广谱抗生素；阿米巴脓胸，如脓液或积液量大时，应尽早进行胸腔闭式引流术等。肝脓肿有穿破危险者采用穿刺引流。

3. 抗病原治疗　主要应用抗阿米巴药物。如吐根碱类依米丁、去氢依米丁、氨基喹啉类氯喹及四环素类等；对肠腔内阿米巴有效者，如双碘喹啉、泛喹酮、巴龙霉素、二氯尼特等。卡巴肿主要用于治疗慢性阿米巴痢疾。以甲硝唑为代表的硝基咪唑类药物对肠内、外 AM 均有效。

（1）甲硝唑　成人肠 AM 1 次 0.4～0.6g，每天 3 次，疗程 7d；肠外 AM 1 次 0.6～0.8g，每天 3 次，疗程 7～10d。小儿 AM 按 35～50mg/（kg·d），分 3 次口服，10d 为 1 个疗程。

（2）替硝唑　肠 AM 时，口服 500mg，每天 2 次，疗程 5～7d；或 2g 顿服，疗程 3～5d。肠外 AM 时，2g，每天 1 次，顿服，疗程 7～10d。奥硝唑、塞克硝唑等为硝基咪唑类药物，同甲硝唑。

（3）双碘喹啉　对急性阿米巴痢疾及较顽固病例宜与甲硝唑联合应用，才能达到根治效果。成人口服 0.4～0.6g，每天 3 次，连服 14～21d。小儿剂量为 5～10mg/kg，用法同成人。

（4）依米丁　常用剂量 1mg/（kg·d），成人每天 0.06g 或每次 0.03g、每天 2 次，深部肌内注射，连续 6d；重症者再继续每天 0.03g，连续 6d，共 12d；病情顽固者每天 0.06g，连续 9d，停 3d 后，再以同剂量继续 3d。

（5）氯喹　口服，第 1 天、第 2 天每天 2 次，每次 300mg；第 3 天改为每天 2 次，每次 150mg。治疗肠外 AM 可连服 20d，必要时可延长。

其他疗法　肠出血时予及时输血，肠穿孔时采用手术治疗并应用甲硝唑和广谱抗生素；阿米巴脓胸，如脓液或积液量大时，应尽早进行胸腔闭式引流术等。肝脓肿有穿破危险者采用穿刺引流。

护理防范

1. 急性期必须卧床休息，进食半流质、少渣、高蛋白食物，注意避免刺激性食物。慢性病者加强营养，增强体质。

2. 服药期间忌酒。妊娠 3 个月以内和哺乳期孕妇禁用药。

3. 观察大便的次数和颜色。对服用油类、钡剂、铋剂者，应在停服药物 3 日之后留取粪便标本送检；需反复多次送检。

4. 煮沸、过滤、消毒饮水，防止吃生菜，防止饮食被污染。适当处理粪便，防止苍蝇滋生和灭蝇。检查和治疗从事饮食业的排包囊者及慢性患者极为重要。饭前、便后洗手。

5. 向患者介绍 AM 的有关知识，予以精神支持，鼓励其积极配合治疗，消除紧张、焦虑、恐惧心理。

二、疟疾

疟疾（malaria，MA）是经按蚊叮咬或输入带疟原虫者的血液而感染疟原虫所引起的虫媒传染病。寄生于人体的疟原虫共有四种，即间日疟原虫、三日疟原虫、恶性疟原虫和卵形疟原虫。我国主要是间日疟原虫和恶性疟原虫，恶性疟以西南地区较多。夏秋季流行，8～10 月份为流行高峰。

临床表现　MA 分为四类，分别为间日疟、三日疟、卵形疟和恶性疟。

1. 间日疟　潜伏期 13～15d，疾病两次发作之间的间歇期约为 48h，一般起病较急，病程分以下三个阶段。

（1）发冷期　寒战、面色苍白、皮肤呈鸡皮样，持续 0.5～2h。

（2）发热期　寒战停止后即高热，面色潮红，口渴，有时恶心、呕吐或伴有头痛，体温升至 40～41℃，持续 4～5h。

（3）出汗期　起病 5～7h 后患者大量出汗，体温骤降，以后恢复正常。发作以后患者多无症状，间歇期为 1d，如患者受二重或三重及以上感染，亦可每天发作。

2. 三日疟　潜伏期 24～30d，间歇期约为 72h，故称为三日疟。

3. 卵形疟　潜伏期为 13～15d，间歇期约为 48h。

4. 恶性疟　潜伏期 7～12d，间歇期为 36～48h，热型不规则，可出现疟疾的危险发作，如脑型（伴有谵妄、昏迷）、胃肠型（伴有剧烈腹痛、呕吐或腹泻）、过高热型（42～43℃，可迅速死亡）、寒冷型及黑尿热型（贫血明显，尿中含大量血红蛋白而呈暗红色或黑色，严重者可继发急性肾功能衰竭）。

鉴别诊断

1. 一般诊断　有在疟疾流行区居住或旅行史，近年有疟疾发作史或近期曾接受过输血的发热患者，都应被怀疑。

2. 实验室诊断

（1）血常规检查　红细胞和血红蛋白在多次发作后下降，恶性疟尤重；白细胞总数初发时可稍增，后正常或稍低，白细胞分类单核细胞常增多，并见吞噬有疟色素颗粒。

（2）病原体检查　血液涂片染色查疟原虫。并可鉴别疟原虫种类。骨髓涂片染色查疟原虫，阳性率较血片高。

（3）血清学检查　抗疟抗体一般在感染后 2～3 周出现，4～8 周达高峰，以后逐渐下降。现已应用的有间接免疫荧光、间接血凝与酶联免疫吸附试验等，阳性率可达 90%。

（4）PCR 检测　血液样本中疟原虫核酸阳性。

药物防治

1. 西药防治

（1）控制临床发作，应用消灭裂殖体的药物。

① 氯喹：成人间日疟首次口服 1g，6h 后 0.5g，第 2 天、第 3 天各 0.5g。恶性疟静脉滴注磷酸氯喹注射液，第 1 天 1.5g，第 2 天、第 3 天各 0.5g，一般每 0.5～0.75g 氯喹加入 500mL 5% 葡萄糖注射液，第 1 天药量于入院 12h 内滴完。预防疟疾，口服 0.5g，每周 1 次。小儿间日疟首次按 10mg/kg，最大量不超过 600mg，6h 后按体重 5mg/kg 再服 1 次，第 2 天、第 3 天按

5mg/（kg·d）用药。脑型恶性疟首日按 18～24mg/kg（超过 60kg 者按 60kg 计算），第 2 天按体重 12mg/kg，第 3 天按体重 10mg/kg，输液浓度为每 0.5g 磷酸氯喹加入 500mL 10%葡萄糖注射液或 5%葡萄糖氯化钠注射液，每分钟滴 12～20 滴，第 1 日药量应在 8～12h 内 1 次滴完。

② 青蒿素 主要用于间日疟、恶性疟的症状控制以及耐氯喹株的治疗，也可用于凶险型恶性疟如脑型疟等。口服首次 1g，6h 后 0.5g，第 2 天、第 3 天各 0.5g；直肠给药，首次 0.6g，6h 后 0.6g，第 2 天、第 3 天各 0.4g。同类药物尚有青蒿琥酯、蒿甲醚、双氢青蒿素，功效相似，应遵医嘱用。

③ 奎宁：用于恶性疟，也可用于治疗间日疟。成人常用量［严重病例（如脑型）］可用二盐酸奎宁按体重 5～10mg/kg（最高量 500mg），加入 500mL 0.9%氯化钠注射液中静脉滴注，4h 滴完，12h 重复 1 次，病情好转后改为口服。小儿按 5～10mg/kg（最高剂量 500mg），用法同成人。

④ 咯萘啶（疟乃停）：用于治疗脑型、凶险型及耐氯喹株所致恶性疟，也用于治疗间日疟。成人常用量：口服，第 1 日服 2 次，每次 0.3g，间隔 6h；第 2 日、第 3 日各服 0.3g。或静脉滴注，一次按体重 3～6mg/kg，加入 200～500mL 5%葡萄糖注射液中，于 2～3h 滴完；间隔 6h 重复 1 次，12h 总量按 12mg/kg。或肌内注射，一次按体重 24mg/kg，共给 2 次，间隔 6h。小儿口服剂量按 24mg/kg，用法同成人。注射剂量参照成人。

⑤ 用于控制临床症状发作、杀灭裂殖体的药物尚有哌喹、甲氟喹、本芴醇、卤泛群、蒿甲醚、乙胺嘧啶、磺胺多辛、羟氯喹等，可对症选用。

（2）控制复发、中断传播的药物 磷酸伯氨喹：成人常用量，口服根治间日疟，每次 13.2mg，每天 3 次，连服 7d。用于消灭恶性疟原虫配子体时，每天服 26.4mg，连服 3d。

（3）凶险型疟疾的治疗

① 抗疟疾药物，选用前述的磷酸咯萘啶、青蒿素、氯喹注射液、二盐酸奎宁（用法前述）。

② 氢化可的松 300mg/d 静脉滴注，或地塞米松 20mg 静注，分次给予，连用 3～5d。

③ 右旋糖酐 40 500mL/d 静脉滴注，主张早期应用。可酌情用肝素防治并发的 DIC。

④ 应用甘露醇防治脑水肿，高热时物理降温，对症急救呼吸衰竭、心力

衰竭、休克、酸中毒和肾衰竭，液量应控制在1500～2000mL，并预防感染等。

2. 中医药治疗　中医认为疟疾属于"瘟疫"范畴，祛邪截疟是治疗疟疾的基本原则，根据疟疾种类的不同，结合不同的治法辨证论治。①正疟：柴胡截疟饮。②温疟：白虎加桂枝汤。③寒疟：柴胡桂枝干姜汤。④热瘴：青蒿素合清瘴汤。⑤冷瘴：青蒿素合不换金正气散。⑥劳疟：何人饮。⑦疟母：鳖甲煎丸。

护理防范

1. 发作期及退热后24h应卧床休息，避免劳累。要注意水分的补给，进流质或半流质饮食，到恢复期予高蛋白饮食。对吐泻不能进食者，适当补液。

2. 寒战时注意保暖，大汗时及时擦干。高热时物理降温。

3. 避免蚊虫叮咬。穿长裤和长袖衬衫，在皮肤和衣服上涂抹驱虫剂，睡在蚊帐里。消除积水，根除蚊子滋生场所。

三、血吸虫病

血吸虫病（schistosomiasis，SC）是由血吸虫寄生于人而引起的疾病，是一种流行范围广、危害大的传染病。常因皮肤直接接触疫水中的尾蚴而受到感染。

临床表现　该病通常分为四期，有不同的临床表现。

1. 侵袭期　患者可有咳嗽、胸痛，偶见痰中带血丝等。

2. 急性期　发热为本期主要的症状，发热的高低、期限和热型视感染轻重而异；胃肠道症状常呈痢疾样大便，可带血和黏液；肝脾大；肺部症状以咳嗽多见，可有胸痛、血痰等。

3. 慢性期　多因急性期未曾发现，未治疗或治疗不彻底，或多次少量重复感染等原因，逐渐发展成慢性。本期一般可持续10～20年，因其病程漫长，症状轻重可有很大差异。

4. 晚期　患者极度消瘦，出现腹水、巨脾、腹壁静脉怒张等晚期严重症状。

鉴别诊断

1. 一般诊断　在SC高发区，接触过污水，出现腹痛、腹泻、全身皮疹、肝大且有压痛等症状时，应考虑此病可能。

2. 实验室诊断

（1）血常规　急性期患者外周血嗜酸粒细胞显著增多为其主要特点；慢性患者血嗜酸粒细胞增多在20%以内。晚期患者因脾功能亢进，引起不同程度贫血以及白细胞和血小板减少，嗜酸粒细胞增多不明显。

（2）血生化检查　急性患者血清γ球蛋白增高、ALT 轻度增高；慢性血吸虫病尤其是无症状者肝功能多正常；晚期患者血清白蛋白降低，常有白蛋白与球蛋白比例倒置。

（3）病原体检查　从粪便内检查虫卵或孵化毛蚴以及直肠黏膜活体组织是否有虫卵；粪便样本经过孵化后观察是否有毛蚴；直肠黏膜活检观察是否有虫卵及其导致大肉芽肿病变。

（4）血清学检查　检测血液中血吸虫抗体或抗体阳性可确诊。

3. 影像学诊断　肝脏超声或 CT 检查:观察是否出现纤维化或肝硬化。

药物防治

（1）控制传染源　在流行区对患者进行普查和同步治疗（见下述用药吡喹酮）。消灭钉螺，加强粪便管理和保护水源，推广应用沼气。保护易感人群。

（2）病原治疗用药

① 吡喹酮：用于治疗 SC，各种慢性 SC 采用总剂量 60mg/kg 的 1～2d 疗法，每天剂量分 2～3 次，餐间服。急性 SC 患者总剂量 120mg/kg，每天分 2～3 次，连服 4d。体重超过 60kg 者按 60kg 计算。

② 硫氯酚：主要用于并殖吸虫病。遵医嘱用药。

护理防范

1. 不在有钉螺分布的湖水、河塘、水渠里游泳、戏水。改善家畜散养、野粪遍地的现象。

2. 在流行区域不要轻易下水。因生产、生活不可避免接触疫水者，可在接触疫水前涂抹防护油膏，预防血吸虫感染。

3. 接触疫水后，要及时到当地血防部门进行必要的检查和早期治疗。

4. 禁饮生水。进食高蛋白、多种维生素、易消化的饮食。肝硬化有腹水者进低盐饮食。肝昏迷者应暂停蛋白质饮食。

四、肺吸虫病

肺吸虫病（paragonimiasis，PA）为人畜（兽）共患病，由卫氏并殖吸虫（肺吸虫）、斯氏并殖吸虫等寄生人体所致。因生食或半生食含囊蚴的溪蟹或蝲蛄而感染。其他食肉动物包括野生动物亦可感染。流行区域甚广，饮用受染溪流生水也可致病。多有咳嗽、咳铁锈色痰、皮下结节或包块等症状。

临床表现　PA 是以肺部病变为主的全身性疾病，临床表现复杂，症状轻重与入侵虫种、受累器官、感染程度、机体反应等多种因素有关。起病多缓慢，因准确感染日期多不自知，故潜伏期难以推断，长者十余年，短者仅数天，但多数在 6~12 个月。患者可有低热、咳嗽、咳烂桃样痰和血痰、乏力、盗汗、食欲缺乏、腹痛、腹泻或荨麻疹等临床表现。按其侵犯的主要器官不同，临床上可分为四型。

1. 肺型　肺为卫氏并殖吸虫最常寄生的部位，症状以咳嗽、血痰、胸痛最常见。典型的痰呈果酱样黏痰，如伴肺部坏死组织则呈烂桃样血痰。

2. 腹型　腹痛尤以右下腹为多见，轻重不一，亦可有腹泻、肝大、血便或芝麻酱样便，在其中或可找到成虫或虫卵。里急后重感明显，体检腹部压痛，偶有肝、脾、淋巴结肿大及腹部结节、肿块或腹水。

3. 脑型　颅内压增高症状，如头痛、呕吐、意识迟钝、视盘水肿等，多见于早期患者。脑组织破坏性症状，如瘫痪、失语、偏盲、共济失调等一般在后期出现。

4. 结节型　可发生于腹、胸、背、腹股沟、大腿、阴囊、头颈、眼眶等部位，黄豆至鸭蛋大。结节为典型嗜酸性肉芽肿，内有夏科-莱登结晶或可找到虫体但无虫卵，约有 20%卫氏并殖吸虫患者可有此征象。

鉴别诊断

1. 一般诊断　有卫氏并殖吸虫流行区居住史或旅游史，进食生或者半生的溪蟹，或直饮溪水史者，出现上述临床症状时应考虑此病可能。

2. 实验室诊断

(1) 血常规检查　急性期外周血白细胞总数增多，嗜酸粒细胞比例明显升高，血细胞沉降明显加快。

(2) 病原学检查　患者的痰、粪和各种体液内找到虫卵或皮下结节，活检中找到虫卵等可确诊。

(3) 血清学检查　皮内试验阳性，后尾蚴膜试验阳性，说明存在感染。

3. 影像学诊断

(1) X 线检查　有肺部症状者常有胸部 X 线片异常表现，如肺纹理增粗，胸膜肥厚，粟粒样或斑点状阴影。

(2) 头颅 CT 检查　可以显示病变和阻塞部位。

1. 西药防治

（1）吡喹酮 1 次 25～30mg/kg，每天 3 次，连服 3d。可参阅血吸虫病与华支睾吸虫病。

（2）阿苯达唑 剂量为 400mg/kg，分 2 次，连服 7d。

（3）硫氯酚 剂量为 50mg/（kg·d），成人一般用 3g，分 3 次服，隔日服药，15～20d 为 1 个疗程。脑型病例应将疗程延长至 25～30d。有严重心、肝、肾疾病者禁用。

2. 中医药治疗 中医认为 PA 是因进食含有肺吸虫幼虫的生溪蟹、蝲蛄等之后，虫毒蕴结肺络等处。可用单方验方：槟榔 15g，仙鹤草芽 15g，榧子 10g，雷丸 10g，水煎服。

护理防范

1. 不生食或半生不熟的溪蟹、蝲蛄及生水等。不随地吐痰，不随地大便，避免虫卵随雨水冲入溪流污染水源。一旦得病，应彻底治疗。

2. 部分患者可能有瘫痪、视力障碍等情况，日常应有人看护，避免碰撞、踩空导致受伤。适当锻炼，戒烟戒酒。

五、姜片虫病

姜片虫病（fasciolopsiasis，FA）是由于姜片虫寄生于人体所致。人生食红菱、荸荠、莲藕、茭白等时用齿啃皮而吞入囊蚴。囊在十二指肠内脱囊，囊内的后尾蚴游离出来后吸附在小肠黏膜上吸取营养，经 1～3 个月发育为成虫。从囊蚴进入人体至发育为成虫产卵需 2～3 个月，成虫可成活 1～2 年，长者可达 4 年余。

临床表现 感染轻者可无明显症状，重者常有上腹部隐痛、善饥、恶心、呕吐、间歇性腹泻或腹泻与便秘交替。粪便中常有未消化食物残渣，量多，稀薄而奇臭，隐血试验偶呈阳性。儿童久病可有营养不良、贫血、消瘦、腹胀，面部、下肢或全身水肿，偶见腹水、胸腔积液、发育障碍。以慢性腹泻、消化功能紊乱、营养不良等为主要临床表现。

鉴别诊断

1. 一般诊断 去过或者生活在姜片虫流行地区，且有生吃菱角、荸荠、茭白等水生植物史或饮用了生水，出现不明原因的腹痛、腹泻等消化道症状和营养不良时，可高度怀疑患有 FA。

2. 实验室诊断

（1）血常规检查　可出现嗜酸粒细胞增高和贫血，严重感染可以引起嗜酸粒细胞明显增高。

（2）病原学检查　利用粪便直接涂片或沉淀集卵法，在粪便中发现姜片虫及虫卵可确诊。

（3）血清学检查　血清姜片虫抗原和抗体阳性可确诊。

（4）胃镜检查　胃镜下直接看到吸附于十二指肠的姜片虫成虫，可确诊。

药物防治

1. 西药防治

（1）吡喹酮　以 15mg/kg，顿服，或分上午、下午两次服用。治愈率可达 100%。

（2）阿苯达唑　成人口服400mg，每天 2 次，连服 5d，治疗 4 周虫卵转阴率达 72%。

（3）硫氯酚　成人剂量 3g，儿童 50mg/kg，晚间顿服或连服 2 晚，不排便者给予泻药，1 次服药有效率达 70%以上，仅有少数患者出现腹痛、腹泻。

2. 中医药治疗　中医认为此病为由进食生菱角、生荸荠等，被附着的姜片虫囊蚴感染而引起本病。成虫寄生在小肠，吸食水谷精微，引起脾胃功能失调为主的病理变化。治疗时轻者以驱虫为主，较重者配合健脾益气渗湿法并进。

护理防范

1. 加强粪便管理，不得随便大小便，防止人、猪粪便通过各种途径污染水体。禁止在水源附近如江河、田边放猪和洗刷粪具，更不要把粪便倒入江河湖泊、水库中，防止虫卵入水。

2. 勿生食未经刷洗及沸水烫过的菱角等水生果品，不喝河塘的生水，勿用被囊蚴污染的青饲料喂猪。

3. 吡喹酮是首选药物，可有轻微头晕、头痛、乏力、腹痛、腹鸣等不良反应，不需要特殊处理，可自行消失。

4. 进食易消化吸收的食物，避免食用会加重胃肠道症状的刺激性食物。

5. 姜片虫病可以反复感染，驱虫治疗后，要注意防止再次感染。

六、蛔虫病

蛔虫病（ascariasis，AS）是蛔虫寄生于人体所引起的疾病。由进食被蛔虫卵污染的食物而感染，人群感染特点为农村高于城市，儿童高于成人。

临床表现　在蛔虫的不同发育阶段（幼虫期和成虫期），AS 表现的症状不同。

1. 幼虫所致症状　短期大量吞食感染性虫卵时，约 1 周后出现咳嗽、哮喘、气急、发热、血丝痰等；重症有咯血、胸痛、呼吸困难、发绀。

2. 成虫所致症状　可有脐周不固定腹痛。

3. 并发症　胆道蛔虫病、蛔虫性肠梗阻、肠穿孔及腹膜炎。

鉴别诊断

1. 一般诊断　生活在流行病区，个人卫生较差，出现乏力、咳嗽、厌食、腹痛、体重下降等症状时，应考虑此病可能。

2. 实验室诊断

（1）血常规　白细胞与嗜酸粒细胞增高。

（2）病原学检查　粪便涂片法或盐水浮聚法可较容易查到虫卵，若查到可确诊。

3. 影像学诊断

（1）超声检查　可显示胰腺或肝脏中的蛔虫。

（2）CT/MRI　有助于显示阻塞肝脏或胰腺导管的蛔虫。

药物防治

1. 西药防治

（1）甲苯达唑　治疗蛔虫病、蛲虫病时，成人常用量 200mg 顿服。孕妇、哺乳期妇女、2 岁以下小儿和严重肝肾功能不全者禁用。

（2）阿苯达唑　治疗 AS 和蛲虫病，1 次 400mg，顿服。不良反应与禁忌证同甲苯达唑。

（3）盐酸左旋咪唑　成人 1 次口服 150mg，儿童按 2～3mg/kg 计算，临睡前 1 次顿服，或早、晚 2 次分服。

（4）枸橼酸哌嗪　驱蛔虫时，成人常用量为 3～3.5g，或糖浆制剂 19～22mL，睡前 1 次服，连服 2d；小儿一次按 0.15g/kg，或糖浆制剂 0.6～1mL/kg，每天量不超过 3g（糖浆制剂不超过 19mL），睡前 1 次服，连服 2d。

（5）伊维菌素　广谱驱虫药，口服按 100～200μg/kg，3d 为 1 个疗程。一般口服驱蛔虫，50～200μg/kg，每周 1 次，连用 4 次，100%有效。

2. 中医药治疗　中医认为 AS 是因蛔虫寄生在小肠内，扰乱脾胃气机，吸食水谷精微所致。治疗主要根据病情的轻重缓急，采用驱虫、安蛔、调理脾胃等法。

护理防范

1. 加强宣传教育，普及卫生知识。饭前、便后洗手，不生食未洗净的蔬菜及水果，不饮生水，食用煮熟和加热的食物。使用无害化人粪做肥料。

2. 不在户外排便，建立有效的污水处理系统。

3. 避免辛辣、刺激食物，多吃富含热量、大量蛋白质、高维生素的食物。

4. 鼓励小孩积极配合药物治疗，让孩子保持积极乐观的心态。遵医嘱定时、定量服药。

七、蛲虫病

蛲虫病（enterobiasis，EN）是蛲虫寄生于人体肠道（结肠和盲肠）而致病。多见于年幼儿童，成人亦可得病，在家庭和托幼机构、小学生中可引起流行。

临床表现

EN 的主要症状为肛门周围和会阴部瘙痒，夜间尤甚，约 1/3 的蛲虫感染者可完全无症状，其典型症状如下。

1. 肛门周围或会阴部瘙痒　是由蛲虫产生的毒性物质和机械刺激所产生，夜间尤甚，影响睡眠，小儿哭闹不安。由于奇痒抓破后造成肛门周围皮肤脱落、充血、皮疹、湿疹，甚而诱发化脓性感染。

2. 消化道症状　蛲虫钻入肠黏膜，以及在胃肠道内机械或化学性刺激可引起食欲减退、恶心、呕吐、腹痛、腹泻等症状。

3. 精神症状　由于寄生虫在体内排出的代谢产物，导致精神兴奋，失眠不安，小儿夜惊咬指等。小儿的异嗜症状，蛲虫病患者最为常见，如嗜食土块、煤渣、食盐等。

4. 其他症状　由于蛲虫的异位寄生所引起，如阴道炎、输卵管炎、子宫内膜炎等。也可侵入阑尾发生阑尾炎，甚至发生腹膜炎。

鉴别诊断

1. 一般诊断　密切观察患者动态，若出现相应临床表现，如瘙痒难忍等症状，尤其是儿童夜间不安，应考虑此病可能。

2. 实验室诊断

（1）血常规　嗜酸粒细胞可增高 15%～30%，蛲虫幼虫在体内移行期白细胞可增高，外周血白细胞、血红蛋白及血小板多无明显变化。

（2）病原学检查　粪便涂片法若查到虫卵可确诊；肛周检查到成虫，或者利用甘油棉拭涂片法、沉淀法、棉拭漂浮法、胶黏拭法在肛周发现虫卵，可确诊。

药物防治

1. 西药防治

（1）病原治疗用药

① 甲苯达唑：200mg，顿服。不良反应见蛔虫病。

② 恩波吡维铵：其影响虫体的生长和繁殖。曾为治疗蛲虫的首选药。口服：儿童 5mg/kg（按本品碱基计），总量不超过 0.25g。成人 0.25～0.3g，睡前服。疗程 5～7d。为避免复发，可间隔 2～3 周再服 2～3 次。

③ 双羟萘酸噻嘧啶：用于蛲虫感染，5～10mg/（kg·d），睡前顿服，连服 7d。

（2）外用药治疗　肛周奇痒者，可于每晚睡前清洗肛门周围后，在皮肤上搽 3%噻嘧啶软膏 1 周，或用噻嘧啶栓剂每晚 1 粒塞入肛门内，连用 3～5d，或用蛲虫油膏，内含 3%百部浸膏及 0.2%甲紫，连续 10～30d，有杀虫和止痒作用。

2. 中医药治疗　中医认为，本病是因为脏腑胃肠虚弱、蛲虫乘虚侵袭导致，采用分型论治。

护理防范

1. 预防和药物驱虫相结合。患儿必须穿满裆裤，防止手指接触肛门，每天早晨用温肥皂水清洗肛门周围皮肤，换下的内衣内裤应予蒸煮或开水浸泡后日晒，连续 10d。恩波吡维铵口服时药片不可咬碎，服药后 1～2d 粪便会染成红色。

2. 家长、老师、保育员应对本病有充分认识，教育小儿养成良好卫生习惯，饭前洗手，勤剪指甲，不吸吮手指，勤换洗内裤、被褥。集体儿童单位要严格分铺，床位间有一定的距离。衣服、玩具、食器定期消毒。

3. 严禁性生活。清水清洗外阴，保持外阴的清洁与干燥，毛巾、盆具煮沸消毒。

4. 规律作息。补充维生素、蛋白质和微量元素，饮食宜清淡，忌辛辣刺激。

八、钩虫病

钩虫病（ancylostomiasis，AN）由十二指肠钩虫或美洲钩虫经皮肤侵入人体所致。临床上以贫血、营养不良、胃肠功能失调为主要表现，重者可致发育障碍及心功能不全。

临床表现

1. 主要临床表现为虚弱、贫血以及由贫血引起的一系列症状，如营养不良、胃肠功能失调等，重者可致发育障碍及心功能不全。

2. 咳嗽、喉痒、声音嘶哑；重者呈剧烈干咳和哮喘发作、血丝痰等，多在数日自行消失，长者可达 1~2 个月。

3. 面色苍黄、易倦、无力、皮肤毛发干燥无光以及各种消化道症状，如上腹痛或不适，异食癖（如喜吃泥土、砖块、生米、生豆、瓦片、碎纸、木炭等）。严重者可出现贫血性心脏病、营养不良、发育不良及黏膜（眼结膜、甲床）苍白。

鉴别诊断

1. 一般诊断　在 AN 流行区，有接触史、钩蚴性皮炎和轻重不一的贫血、营养不良、胃肠功能紊乱、上腹隐痛等可考虑本病的可能性。

2. 实验室诊断

（1）血常规　嗜酸粒细胞百分比或绝对值增高。

（2）病原学诊断　粪便中检查出虫卵、幼虫及成虫可确诊；内镜检查查出成虫可确诊。

药物防治

（1）病原治疗用药

① 阿苯达唑胶囊：1 次 400mg，每天 2 次，连服 3d。

② 甲苯达唑：1 次 200mg，每天 2 次，连服 3d。

③ 噻嘧啶：按 10mg/kg（一般为 500mg），顿服，连服 3d。

（2）钩蚴移行症的治疗　左旋咪唑涂肤剂即左旋咪唑 750mg+70%二甲基亚砜水溶液 100mL，轻者每天涂搽 3 次即可，重症需连续涂药 2d 才获效。

护理防范

1. 注意休息，适量运动，不干重活或使人感劳累的工作。

2. 补充铁剂，予高蛋白饮食，忌食生冷辛辣的蔬菜、水果、肉类以及影响铁吸收的食物，如茶叶、海带等。生食与熟食分开加工与存放。

3. 避免赤手裸足地在农田、矿区劳动，应穿雨鞋作业或行走，劳动时要戴防水手套。

4. 积极了解钩虫病的相关知识，进行驱虫治疗。家庭厕所粪便集中无害化处理，杀死虫卵。

5. 禁止用新鲜粪便施肥，应高温堆肥或用药物杀灭粪内虫卵。

九、丝虫病

丝虫病（filariasis，FI）是丝虫寄生于淋巴组织、皮下组织或浆膜腔所致的寄生虫病。该病曾被世界卫生组织定为 6 种危害性最严重的热带病之一。蚊虫为主要传播媒介。

临床表现

1. 急性期　主要表现为淋巴管炎、精索炎、睾丸炎等，均反复发作。

2. 慢性期　主要为淋巴系统阻塞。最常见的有淋巴管曲张，阴囊淋巴积液（阴囊部皮肤及皮下组织有淋巴液淤滞、水肿），乳糜尿（乳白色或带有血色，盛于玻璃瓶中可分为三层，重时有凝块而致排尿困难）及象皮肿（如象皮腿、阴囊象皮肿等，皮肤粗糙、增厚、褶皱重叠）。

鉴别诊断

1. 一般诊断　我国南方流行区有淋巴系统病变或原因不明的周期性发热者，应考虑本病。

2. 实验室诊断

（1）血常规检查　嗜酸粒细胞明显升高，占白细胞总数的 20%以上，若继发感染，中性粒细胞显著升高。

（2）乳糜尿检查　乳糜尿为乳白色，显微镜下可见红黄色脂肪颗粒。淋巴尿的外观正常。

（3）病原学检查　血液和组织中找到微丝蚴可确诊。必要时可切取浅表淋巴结、附睾或精索结节小块进行活检，可发现成虫或肉芽组织炎性变化。

（4）血清学检查　快速免疫色谱试验检测班氏丝虫抗原阳性或酶联免疫试验检测丝虫特异性抗体 IgG 阳性。

（5）PCR 检查　血液和组织中的丝虫特异性基因阳性。

药物防治

（1）一般治疗　急性期应休息，局部冷敷，重者可给解热药、镇痛药；如继发感染可给予有效的抗菌药物。普查普治及灭蚊防蚊。

（2）病原治疗用药

① 伊维菌素：治疗罗阿丝虫病，0.3～0.4mg/kg，顿服；治疗马来丝虫病和班氏丝虫病，0.2～0.4mg/kg，顿服。

② 枸橼酸乙胺嗪：适用于班氏丝虫、马来丝虫和罗阿丝虫感染；也用于盘尾丝虫病，但不能根治。餐后口服。

a. 治疗班氏丝虫病和马来丝虫病：国内目前常用总量 4.2g，7d 疗法，即每天服 0.6g，分 2～3 次服，7d 为 1 个疗程。

b. 治疗罗阿丝虫病：宜用小剂量，1 次按 2mg/kg，每天 3 次，连服 2～3 周，必要时间隔 3～4 周可复治。

c. 治疗盘尾丝虫病：初期药物剂量宜小，按体重不超过 0.5mg/kg，首日服 1 次，第 2 天服 2 次，第 3 天增至 1mg/kg，服 3 次；如无严重不良反应，增至 2mg/kg，日服 3 次，总疗程 14d。

d. 预防：可将乙胺嗪掺拌食盐中制成药盐，全民食用以杀死血液中的微丝蚴，防治效果可靠，为消灭 FI 传染源的较好措施。

③ 盐酸左旋咪唑：治疗 FI，4～6mg/kg，分 3 次服，连服 3d。

护理防范

1. 及早发现患者及带虫者，对流行区 1 岁以上人群进行普查，及时治愈。

2. 饮食清淡，忌辛辣、油腻食物。乳糜尿患者应多休息，避免体力劳动，多饮开水，发作期限制脂肪及高蛋白饮食。保持皮肤清洁，预防感染发生。

十、绦虫病

绦虫病（cestodiasis，CE）为肠道感染性疾病，猪带绦虫病和牛带绦虫病最常见。成虫主要寄生在肠道，症状较轻，幼虫可侵入眼、脑、肝等器官。西藏、四川等地感染率较高。

临床表现 CE初期，成虫居于肠中，引起腹部或上腹部隐隐作痛，腹胀不适，甚至恶心、呕吐。常在内裤、被褥或粪便中发现白色节片，或伴肛门瘙痒。故在上述症状的基础上常伴面色萎黄或苍白、形体消瘦、倦怠乏力、食欲缺乏等症状。

鉴别诊断

1. 一般诊断 曾有CE流行地区的旅居史，或曾食过未熟透的猪肉或牛肉，大便排出白色节片，出现了腹痛、腹泻、便秘、消瘦等症状时应考虑此病可能。

2. 实验室诊断

（1）血常规检查 部分病例中嗜酸粒细胞轻度增高。

（2）病原学检查 粪便中观察到绦虫的结片或虫卵，肛门拭子检查到虫卵可确诊。

药物防治

1. 西药防治

（1）吡喹酮 牛带绦虫病和猪带绦虫病，20mg/kg，清晨顿服，1h后服用硫酸镁；短膜壳绦虫病和阔节裂头绦虫病，25mg/kg，顿服。

（2）阿苯达唑 口服300mg，每天2次，3d为1个疗程，疗效好。治疗短膜壳绦虫病、长膜壳绦虫病，疗程可延长至5d。有致畸性，孕妇忌用。

（3）氯硝柳胺 驱牛带绦虫和猪带绦虫，成人1次口服1g，隔1h后再服1g，2h后导泻，并可进食；驱短膜壳绦虫，成人初剂2g，继以每天1g，连服6d，必要时间隔1个月后复治；2～6岁小儿1g/d，2岁以内每天0.5g，连服6d。

2. 中医药治疗 中医认为CE是因绦虫吸食人体水谷精微以及扰乱脾胃运化，从而引起腹胀、腹痛甚至消瘦、乏力等。

护理防范

1. 药物驱绦，按药物的服药间隔，不要随意变动，防止影响效果，尽量控制到不能坚持时再排便，以便将虫体迅速排出。服药后 4h 可吃一些稀软的食物，但应避免过饱。

2. 驱虫后 24h 内收集粪便，患儿应坐在便盆上排便，事先在便盆内放入 40℃水以松弛肛门，以便虫体完整排出。

十一、黑热病

黑热病（kala azar，KA）又名内脏利什曼原虫病，是由杜氏利什曼原虫引起、经白蛉传播的地方性寄生虫病。本病临床表现为不规则高热、消瘦、贫血、白细胞减少，肝、脾、淋巴结肿大，在皮肤和黏膜形成肥厚或溃疡病变。

临床表现　长期不规则发热、消瘦，进行性脾、肝和淋巴结肿大及全血细胞减少等。特殊临床类型的黑热病有皮肤型和淋巴结型。

鉴别诊断

1. 一般诊断　在白蛉繁殖季节（5～9 月份）有居住史、被白蛉叮刺史或输血史，出现上述临床表现的应考虑此病可能。

2. 实验室诊断

（1）病原学检查　通过骨髓穿刺检查、皮肤活动检查、培养法和动物接种发现利什曼原虫可确诊。

（2）血清学检查　血清利什曼原虫抗体阳性可确诊。

（3）PCR 检测　血液及皮肤利什曼原虫特异性基因阳性。

药物防治

（1）一般治疗　贫血者可给予铁剂、叶酸，必要时输血，并给予多种维生素；脾功能亢进、脾大者或经杀虫治疗后脾大未见缩小、脾功能持续亢进者，可考虑脾切除。

（2）抗原虫用药

① 葡萄酸锑钠：肌内或静脉注射，一般成人 1 次 1.9g（6mL），每天 1 次，连用 6～10d；小儿总剂量按体重 150～200mg/kg，分 6 次，每天 1 次。对敏感性较差的虫株感染者，可重复 1～2 个疗程，间隔 10～14d；对全身情况较差者，可每周注射 2 次，疗程 3 周或更长；对近期曾接受锑剂治疗者，可减少剂量。

② 喷他脒：临用时新鲜配制成 10% 溶液，做深部肌内注射。剂量按

体重 4mg/kg，每天 1 次，黑热病连用 14d，必要时间隔 1～2 周后复治。

护理防范

1. 给予 B 族维生素、维生素 C、高蛋白、高热量和清淡、易消化的饮食。

2. 在黑热病流行区进行疾病防治的宣传，提高居民自我保护意识与能力。每年 5～9 月份白蛉活动季节用有机磷杀虫剂喷洒、杀灭白蛉，在房间安装纱门纱窗，避免白蛉叮咬。接触患者前后均严格洗手，必要时戴手套，防止继发感染。

3. 注意休息，抬高下肢，促进下肢静脉回流。定时清洁皮肤，不要使用肥皂等有刺激性的洗漱用品，穿着宽松、舒适的衣服，不要用力抓痒。

4. 刷牙时需使用软毛牙刷小心刷牙，餐前可用淡盐水漱口。树立战胜疾病的信心，提高治疗依从性。

十二、华支睾吸虫病

华支睾吸虫病（clonorchiasis，CL）是由华支睾吸虫寄生于人体肝内胆管所引起的寄生虫病。人类常因食用未经煮熟含有华支睾吸虫囊蚴的淡水鱼或虾而被感染。轻度感染者可无症状，重度感染者可出现消化不良、上腹隐痛、腹泻、精神不振、肝大等临床表现，严重者可发生胆管炎、胆结石以及肝硬化等并发症。

临床表现　患者主要表现为腹胀、腹泻、腹痛、肝功能受损和全身发热、乏力等症状。症状轻时可无明显感觉，症状重时可出现水、电解质失衡，甚至发展成为肝硬化，影响儿童生长发育。

鉴别诊断

1. 一般诊断　居住在疫区或者有疫区旅游史，有生吃或者半生吃淡水鱼虾的经历，出现消化道相关症状包括腹胀、腹痛、腹泻，伴有肝大者应考虑此病可能。

2. 实验室诊断

（1）血常规检查　白细胞总数和嗜酸粒细胞增加。

（2）病原学检查　在粪便、胆汁或者十二指肠引流液中发现虫卵可确诊。

3. 影像学诊断

（1）B 超检查　CL 患者可见肝内光点粗密欠均匀，有小斑片或团块状回声，弥漫性中小胆管不同程度扩张，胆管壁粗糙、增厚、回声增强。

（2）CT 检查　可见肝内胆管从肝门向周围均匀扩张，肝外胆管无明显扩张；肝内管状扩张，胆管直径与长度比多小于 1∶10；囊样扩张的胆小管以肝周边分布为主，管径大小相近。少数病例胆囊内可见不规则组织块影。

药物防治

（1）吡喹酮　用于 CL，总剂量为 210mg/kg，每天 3 次，连服 3d。少数患者出现心悸、胸闷、一过性转氨酶升高、精神异常或消化道出血。

（2）阿苯达唑　剂量采用每次 10mg/kg，每天 2 次，连服 7d，总剂量以 140mg/kg 为宜，虫卵转阴率可达 90% 以上。

护理防范

1. 急性期卧床休息，避免过度劳累。

2. 提高对本病的认识，自觉不吃生的或不熟的鱼、虾，注意分开使用切生、熟食物的菜刀、砧板及器皿。也不用生鱼喂猫、犬。接触过生鱼的手不要拿熟食，及时清洗干净。合理处理粪便，改变养鱼的习惯。结合生产的需要，清理塘泥、消毒鱼塘。

3. 驱虫治疗过程中可能会出现腹痛的情况，疼痛轻时可自行缓解，疼痛难以忍受时可使用止痛药。

十三、棘球蚴病

棘球蚴病（hydatid disease，HD）亦称包虫病，是感染棘球绦虫的虫卵所致。直接感染主要是与犬密切接触，其皮毛上虫卵污染手指后经口感染。若犬粪中虫卵污染蔬菜和水源，尤其人畜共饮同一水源，也可致间接感染。在干旱多风地区，虫卵随风飘扬，也有经呼吸道传播的可能。属人畜共患病、地方性寄生虫病和某些人群的职业病。

临床表现　HD 可在人体内数年至数十年不等。临床表现视其寄生部位、囊肿大小以及有无并发症而异。临床上，根据棘球蚴所寄生的脏器命名为相应的 HD。

1. 肝 HD　肝包虫囊肿极度肿大时右上腹出现包块，患者有饱胀牵涉感并可有压迫症状。大多数患者体检时发现肝脏极度大，局部有表面平滑囊肿感。少数病例叩击囊肿后可听到震颤。

2. 肺HD　常有干咳、咯血等症状。约有2/3患者病变位于右肺，且以下叶居多。囊肿破入胸腔时可发生严重液气胸。约半数患者的囊肿破入支气管，随着囊液咳出而自愈，偶可因囊液大量溢出而引起窒息。

3. 脑HD　发病率1%～2%，多见于儿童，以顶叶最常见，临床表现为癫痫发作与颅内压增高症状。

4. 骨骼HD　发生率占0.2%左右。以骨盆和脊椎发生率最高，其次为四肢长骨、颅骨、肩胛骨、肋骨等。

5. 其他　心包、肾、脾、肌肉、胰腺等HD均比较少见，其症状似良性肿瘤。

鉴别诊断

1. 一般诊断　生活于或曾去过畜牧区，与犬、羊等有密切接触，有缓慢发生的腹部无痛性肿块（坚韧、光滑、囊样）或咳嗽、咯血等症状，应考虑此病可能。

2. 实验室诊断

（1）血常规检查　嗜酸粒细胞增多见于半数病例，一般不超过10%，偶可达70%。

（2）血清学检查　以间接血凝试验和酶联吸附试验最为常用，阳性率约90%，肺囊型HD血清免疫学试验阳性率低于肝囊型HD。补体结合试验阳性率为80%。其他尚有乳胶凝集试验、免疫荧光试验，可视具体情况选用。

（3）皮内试验　以囊液抗原0.1mL注射前臂内侧，15～30min后观察反应，阳性者局部出现红色丘疹，可有伪足（即刻反应），2～24h后消退；12～24h时出现的红肿和硬结为延迟反应。

3. 影像学诊断

（1）X线检查　可见单个或多个肿块（圆形、卵圆形或多环形），边缘清晰、光滑（有继发感染时边缘不清）。囊肿随呼吸而变形，罕见钙化，大小不一，最大者可占一侧肺野。囊肿被咳出后，肺部X线呈空洞变。

（2）肝脏CT检查　显示大小不等的圆形或椭圆形低密度影，囊肿内或囊壁可出现钙化，低密度影边缘部分显示大小不等的车轮状圆形囊肿影，提示囊内存在着多个子囊。

（3）肝脏 B 超　显示囊性病变。

药物防治　阿苯达唑，国际上推荐剂量与疗程为 8～15mg/（kg·d），连用 4 周，停药 2 周，可反复治疗 3～4 个疗程。治疗中应监测肝、肾功能与骨髓。孕妇忌用此药。

护理防范

1. 避免碰撞、挤压腹部或身体，因为可能触碰肿块造成囊肿破裂。

2. 给患者更多关怀，帮助患者正确认识自己的病情，消除恐惧、焦虑等不良情绪，并积极配合治疗。

3. 多休息，加强营养，规律作息，保证充足的睡眠。

4. HD 必须要严格遵医嘱定时、定量、按疗程用药，并定期复诊，检查疾病恢复情况，防止疾病复发。

5. 加强该病流行地区犬类管理，并对犬进行定期驱虫。对屠宰场进行严格管理，深埋患病动物的内脏，防止被犬类吞食，避免犬粪污染水源等。避免食用被虫卵污染的食物和水，勤洗手，避免手部被虫卵污染。

十四、猪囊尾蚴病

猪囊尾蚴病（cysticercosis，CY）又称囊虫病，是链状带绦虫（猪带绦虫）的幼虫（囊尾蚴）寄生于人体各组织引起的疾病。因误食猪带绦虫卵而感染，也可因体内有猪带绦虫寄生而自身感染。根据囊尾蚴寄生部位的不同，临床上分为脑囊尾蚴病、眼囊尾蚴病、皮肌型囊尾蚴病等，其中以寄生在脑组织者最严重。

临床表现　由于囊尾蚴在脑内寄生部位、感染程度、寄生时间、虫体是否存活等情况的不同以及宿主反应性的差异，临床症状各异，从无症状到猝死。潜伏期 1 个月到 5 年内者居多，最长可达 30 年。

1. 脑囊尾蚴病　表现复杂，以癫痫、头痛为最常见的症状，严重时可引起颅内压增高，导致呕吐、视力模糊、视盘水肿甚至昏迷等。

2. 皮下及肌肉囊尾蚴病　部分囊尾蚴病患者有皮下囊尾蚴结节。当囊尾蚴在皮下、黏膜下或肌肉中寄生时，局部可扪及约黄豆粒大（0.5～1.5cm）、近似软骨硬度、略有弹性、与周围组织无粘连，在皮下可移动、本皮色、无压痛的圆形或椭圆形结节。结节以躯干、头部及大腿上端较多。

3. 眼囊尾蚴病　占囊尾蚴病 2% 以下，多为单眼感染。眼内囊尾蚴寿命为 1～2 年，当眼内囊尾蚴存活时患者常可忍受，而当虫体死后常引起强烈的刺激，可导致葡萄膜、视网膜、脉络膜的炎症及脓性全眼球炎、玻璃体混浊等，或并发白内障、青光眼，终致眼球萎缩而失明。

4. 其他部位囊尾蚴病　囊尾蚴还可寄生在心肌等脏器或组织，可出现相应的症状或无症状。但均较罕见。

鉴别诊断

1. 一般诊断　当在皮下触摸到有弹性且硬的黄豆粒大小的圆形或椭圆形可疑结节时应疑及囊尾蚴病。若有原因不明的癫痫发作，又有在此病流行区生食或半生食猪肉史，尤其有肠绦虫史或查体有皮下结节者，应疑及脑囊尾蚴病。

2. 实验室诊断

（1）血常规检查　大多在正常范围，嗜酸粒细胞多无明显增多。

（2）病原学检查　可手术摘取可疑皮下结节或脑部病变组织做病理检查，若观察到囊尾蚴可确诊。

（3）血清学检查　血清中囊尾蚴抗原及抗体阳性。

3. 影像学诊断

（1）X 线检查　可发现头部及肢体软组织内椭圆形囊尾蚴钙化阴影。脑室造影可协助脑室内囊尾蚴病的诊断。

（2）颅脑 CT　阳性率高达 90%以上。

（3）颅脑 MRI　与 CT 同样可清楚显示脑内囊尾蚴影像。

药物防治

（1）病原治疗用药

① 吡喹酮：治疗总剂量 120～180mg/kg，分 5 次服，每天 3 次。

② 阿苯达唑：治疗脑型囊虫病 18mg/（kg·d）或 20mg/（kg·d），分 3 次口服，10d 为 1 疗程，一般需 1～3 个疗程。

（2）对症治疗　对有颅内压增高者，宜先静滴 20%甘露醇 250mL，内加地塞米松 5～10mg，连续 3d 后再开始病原治疗。疗程中亦可常规应用地塞米松和甘露醇，以防止不良反应的发生或加重。癫痫发作频繁者，除上述处理外，可酌情选用地西泮、异戊巴比妥钠等药物，发生过敏性休克用 0.1%肾上腺素 1mg，小儿酌减，皮下注射，同时用氢化可的松 200～300mg 加入葡萄糖中静脉滴注。

护理防范

1. 卧床休息，在杀虫期间不要离开病房，做好患者的安全护理。

2. 勿食辛辣刺激的食物，不食生肉，不生吃蔬菜。

3. 不需要在短期内反复用杀虫药物，早发现、早治疗，阳性者及时驱虫，防止病从口入。选择卫生条件好的地方就餐。

4. 在囊尾蚴病流行区，对猪群进行普查、普治。加强肉品检验，做到有宰必检，一经发现囊尾蚴，应立即处理。修建无害化厕所，管好人粪便，实行圈养猪。

十五、贾第虫病

贾第虫病（giardiasis，GI）亦称梨形鞭毛虫病，是蓝伯贾第虫寄生于人体小肠所致的疾病。临床特征性表现为腹泻；偶可寄生于胆道，发病儿童居多。临床上以腹泻、腹痛及腹胀等为主要表现，并可引起胆囊炎、胆管炎及肝脏损害。我国 30 个省市调查的感染率为 2.5%，以新疆、西藏、河南为高。艾滋病患者、性接触者尤其是同性恋者也可能是传播途径。

临床表现　GI 潜伏期一般 1～3 周，平均 9～15d，临床表现以胃肠道症状为主。急性期典型症状为暴发性腹泻，水样大便并有恶臭，可有少量黏液，但多无脓血，患者常伴有恶心、呕吐、腹胀、嗳气，腹痛常见，多在中上腹，呈绞痛，部分患者有低热、发冷、头痛、乏力、食欲减退等全身症状。

儿童病例和严重感染者因长期吸收不良可导致消瘦、体重减轻、发育障碍、贫血等，如虫体侵犯胆囊和胆管时，患者表现为胆囊炎和胆管炎症状、右上腹或剑突下疼痛、恶心呕吐、发热、胆囊区压痛等，病变累及肝脏，患者以肝区疼痛、肝大伴压痛及肝功能损害为主要表现，此外，部分患者可表现为胃炎、阑尾炎等。

鉴别诊断

1. 一般诊断　患者有腹泻、腹胀、上腹部疼痛或不适感、粪便恶臭，有疫区旅行史者应考虑此病可能。

2. 实验室诊断

（1）病原学检查　粪便中检测到滋养体可确诊。

（2）血清学检测　ELISA 和间接荧光抗体试验（IFA）检查患者血清抗体阳性。

（3）抗原检测　粪便中检测到贾第鞭毛虫抗原阳性。

（4）PCR 检测　粪便中的贾第鞭毛虫特异性基因阳性。

药物防治

1. 替硝唑　成人口服每次 150mg，每大 2 次，7d 为 1 个疗程。单剂量 2g，每天 1 次顿服，疗效也可达 90%～100%。

2. 甲硝唑　成人口服每次 200mg，每天 3 次，疗程 1 周；儿童 15mg/（kg·d），每天 3 次，疗程 7d。若合并有溶组织阿米巴原虫感染时，宜将剂量增大为 400～600mg，每天 3 次，疗程 10d，继而予双碘喹啉每次 600mg，每天 3 次，疗程 20d。不适感有口内金属味、恶心、倦怠、嗜睡等，服药时和停药后 24h 内应禁酒。

3. 呋喃唑酮　成人口服每次 100mg，每天 3 次，7～10d 为 1 个疗程。儿童剂量为 1.25mg/（kg·d），每天 4 次，10d 为 1 个疗程。

护理防范

1. 消化道隔离。

2. 不可擅自停药或更改剂量。用药期间出现恶心、呕吐、乏力等不良反应及时报告医生。

3. 注意饮食卫生，避免摄入不洁的水或食物。卧床休息，注意腹部保暖。每次排便后应用软纸轻擦肛门，温水清洗，并在肛门周围涂油膏以保护局部皮肤。

4. 宜食易消化、无刺激性的食物，多吃优质蛋白、富含维生素及纤维素等营养丰富的食物。

5. 戒烟戒酒。彻底治疗患者和无症状包囊携带者，消灭蟑螂、苍蝇等。做好粪便无害化处理。

十六、蜱虫传播病

蜱虫也叫草爬子，背上有硬壳的蜱虫为硬蜱，没有硬壳的为软蜱（四川俗称叫"叮狗虫"），是一类藏在山岳草丛中或寄生在多种脊椎动物（如鼠、兔、犬、猫、牛、羊等）体表（毛、发）的暂时性寄生虫，也是一些人畜共患病的传播媒介和储存宿主。全世界已发现的蜱虫约 800 多种，我国已记录的蜱虫约 110 种。

临床表现　蜱虫可传播包括病毒、细菌、螺旋体、原虫等近 200 种疾病。

病毒性疾病有森林脑炎、新疆出血热、凯萨努森林病、兰加特脑炎、鄂尔斯克出血热、西尼罗热等。螺旋体病有莱姆病、蜱媒回归热等。立克次体病有人粒细胞无形体病、巴通体病、北亚蜱传立克次体病、Q 热、落基山斑点热、纽扣热等。细菌性疾病有鼠疫、布氏杆菌病、兔热病等。原虫病有巴贝西原虫病等。蜱虫传播病（tickborne diseases，TBD）主要发生在丘陵、山区，患者以从事农业生产的成年农民为主，部分患者被蜱叮咬，流行期为 4～10 月份，高峰期为 5～7 月份。

鉴别诊断

1. 一般诊断　如体温、呼吸、体态等。

2. 实验室诊断　血液检查、痰细菌培养、脑脊液检查等。

3. 影像学诊断　心电图检查、X 线检查、超声检查等。

药物防治

（1）对症处理，必要时可成分输血、补液，以控制症状恶化等。

（2）氨基甲酸酯类农药速灭威（叶蝉散）对寄生于家畜体外蜱虫有杀灭作用。

护理防范

1. 草原地带采用牧场轮换和牧场隔离办法灭蜱，清除灌木杂草，清理禽畜圈舍，堵洞嵌缝以防蜱类滋生，捕杀啮齿动物。

2. 浅色长袖衣裤可防蜱虫叮咬，注意个人防护。可穿紧口、浅色、光滑的长袖衣、长裤、长靴，戴防护帽，外露部位喷涂驱蚊（虫）药，注意防蜱叮咬。

3. 避免在野外长时间坐卧。发现蜱切勿自行取出，可用酒精涂在蜱身上，使蜱头部放松或死亡，再用尖头镊子取下；或用烟头轻轻烫蜱露在体外的部分，使其头部自行慢慢退出，不要生拉硬拽。勿将蜱虫带回家中。

（王灿茂　侯楚祺　马　利）

第十六章 常见中毒性疾病急救

第一节 日常生活中毒急救

一、永久性染发剂中毒

永久性染发剂中毒（hair dye poisoning，HDP）是指主要化学成分为芳香胺类，其中最主要的有苯二胺、萘胺、酚基胺，在浓度较高或品质不纯时，对染发者及被染发者均可造成局部损害；误服后可致中毒，主要引起正铁血红蛋白血症、溶血及肝损害。

临床表现

1. 局部接触染发剂（染发），可引起急性接触性皮炎或湿疹样改变，局部皮肤瘙痒，后出现斑丘疹、水疱、红肿，溃烂后有较多渗液，并可继发感染，少数患者可发生哮喘。

2. 口服染发剂可引起恶心、呕吐、腹痛，重者可发生正铁血红蛋白血症、溶血等，还可出现肝功能异常，极重者可致死亡。

鉴别诊断

1. 一般诊断　中毒者的头发损伤以及皮肤过敏后出现斑丘疹、水疱、红肿。

2. 实验室诊断　如肝功能检查、血液中正铁血红蛋白的检查。中毒者肝功能异常，血液中正铁血红蛋白含量升高等。

药物防治

1. 西药防治

（1）局部接触染发剂中毒者，以75%乙醇、2%碳酸氢钠及清水冲洗。

（2）接触性皮炎可用炉甘石洗剂、三黄洗剂、氟轻松霜剂；有渗液、糜烂者可用0.1%依沙吖啶溶液、3%硼酸溶液。

（3）重症者应用抗组胺药（异丙嗪、西替利嗪）或激素，并预防感染。

2. 中医药治疗　马齿苋、龙胆煎水湿敷，遵医嘱用药。

其他疗法　如中毒者发生正铁血红蛋白血症按苯胺中毒治疗，应以 5%醋酸或 75%乙醇冲洗皮肤，后以大量清水（忌热水）冲洗，亦可用肥皂水、碳酸氢钠溶液洗涤后，再用清水冲洗。

护理防范

1. 皮肤污染要及时用清水冲洗。误服者要及时口服催吐药物或手法催吐。

2. 要存放在小儿不易接触到的地方，密封避光保存。

二、天然气中毒

天然气（natural gas，NG）中主要含有甲烷，虽然甲烷本身对人体无太大毒性，但当空气中甲烷浓度达到 25%以上时，可导致人体缺氧而出现神经系统表现；在极高浓度时，可因缺氧致脑损害、昏迷、呼吸中枢麻痹。油气田天然气中毒时，除甲烷所致缺氧外，还包括硫化物导致的中毒。此外尚有燃气热水器引起中毒致死的报道。

临床表现　中毒较轻者表现为头痛、头晕。中度中毒者可见面部潮红，心跳加快，出汗较多。重度中毒者病情比较险恶，如出现深度昏迷，体温升高，脉搏加快，呼吸急促，同时出现大小便失禁等。这类患者如抢救不及时，会因呼吸道麻痹而死亡。有些患者虽经抢救脱险，也留下健忘及精神障碍等后遗症。

鉴别诊断　中毒者会发生头痛、头晕，面部潮红，心跳加快，流泪，甚至出现深度昏迷，体温升高，脉搏加快，呼吸急促，同时出现大小便失禁等。

药物防治　地塞米松 20～40mg 加入 10%葡萄糖注射液 500mL 中静滴，并予 ATP、辅酶 A、细胞色素 C 等。预防中毒者出现脑水肿，用 20%甘露醇 250mL 静注并予呋塞米 20mg 静注。

其他疗法　迅速将中毒者移离现场，并向"120"呼救。给中毒者吸氧，有条件时送高压氧舱。给中毒者进行人工呼吸，必要时做气管插管。

护理防范

1. 接触、使用天然气时，注意保持空气流通。

2. 吸入中毒者立即离开中毒环境，转移至空气流通处。

3. 安静休息，避免活动加重氧气消耗。

三、液化石油气中毒

液化石油气（liquefied petroleum gas，LPG）为石油裂解后的一种产品，在常温、常压下为气态，因含有少量戊烷及硫化氢，略带臭味，冷却或加压可使其转变为液态，便于贮存、运输。在发生大量泄漏时，可致人中毒。

临床表现 临床表现为头痛、头晕、乏力、恶心、步态蹒跚、嗜睡以及烦躁、幻觉、谵妄等麻醉症状；重症表现为意识障碍、昏迷、小便失禁、呼吸快而弱甚或停止。皮肤接触液化石油气，呈局部疼痛、麻木、皮肤苍白、皮温降低，重者发生冻伤。

鉴别诊断

1. 中毒者常发生头痛、头晕、乏力、恶心、步态蹒跚、嗜睡以及烦躁、幻觉、谵妄等麻醉症状，甚至出现意识障碍、昏迷、小便失禁、呼吸快而弱甚至停止。

2. 皮肤接触中毒者，观察中毒者皮肤是否呈局部疼痛、麻木、皮肤苍白、皮温降低甚至发生冻伤。

药物防治 应用呼吸兴奋药如洛贝林、尼可刹米等，加强中毒者吸氧量；预防中毒者脑水肿，降低颅内压，可静脉滴注20%甘露醇注射液。

其他疗法 迅速将中毒者移离现场，到空气新鲜处吸氧。给中毒者吸氧，有条件时送高压氧舱。呼吸停止者行人工呼吸，脱去被污染衣服，用清水冲洗受染皮肤。冻伤者以温水洗浴复温。

四、一氧化碳中毒

一氧化碳中毒（carbon monoxide poisoning，CMP）指含碳物质燃烧不完全时的产物经呼吸道吸入引起中毒。中毒机制是一氧化碳与血红蛋白的亲和力比氧与血红蛋白的亲和力高200～300倍，所以一氧化碳极易与血红蛋白结合，形成碳氧血红蛋白（COHb），使血红蛋白丧失携氧的能力和作用，造成组织窒息。对全身的组织细胞均有毒性作用，尤其对大脑皮质的影响最为严重。

临床表现 临床表现主要为缺氧，其严重程度与COHb的饱和度呈比例关系。轻者有头痛、无力、眩晕、劳动时呼吸困难，COHb饱和度达10%～20%。症状加重，患者口唇呈樱桃红色，可有恶心、呕吐、意识模糊、虚脱或昏迷。重者呈深昏迷，伴有高热、四肢肌张力增强和阵发性或强直性痉挛。患者多有脑水肿、肺水肿、心肌损害、心律失常和呼吸抑制，可造成死亡。长期接触低浓度一氧化碳，可有头痛、眩晕、记忆力减退、注意力不集中、心悸。

鉴别诊断

1. 一般诊断

（1）中毒者会发生头痛、无力、眩晕、劳动时呼吸困难，口唇为樱桃红色，可有恶心、呕吐、意识模糊、虚脱或昏迷，伴有高热、四肢肌张力增强和阵发性或强直性痉挛。

（2）中毒者常有脑水肿、肺水肿、心肌损害、心律失常和呼吸抑制症状。

2. 实验室诊断　血中碳氧血红蛋白检查：轻度中毒血液 COHb 浓度为 10%～30%，中度中毒血液 COHb 浓度为 30%～40%，重度中毒血液 COHb 浓度可高达 50%。

药物防治

1. 中毒者出现脑水肿时可用 20% 甘露醇静脉快速滴注。待 2～3d 后颅内压增高现象好转，可减量。也可注射呋塞米脱水。三磷酸腺苷、肾上腺糖皮质激素如地塞米松也有助于缓解脑水肿。

2. 中毒者出现频繁抽搐时首选地西泮，抽搐停止后再静滴苯妥英钠。

其他疗法
迅速将中毒者脱离现场，到空气新鲜处吸氧，吸入氧气可加速 COHb 解离。增加一氧化碳的排出。有条件时送高压氧舱，高压氧舱治疗能增加血液中溶解氧，提高动脉血氧分压。呼吸停止时，应及早进行人工呼吸或用呼吸机维持呼吸。有临床指征时由外科处置，或对症治疗。

五、酒精中毒

酒精中毒（alcoholism，AL）又名乙醇中毒，酒精为无色、易燃、易挥发的液体；易溶于水和大多数有机溶剂。AL 和酒依赖主要见于酗酒。各类酒精饮料含乙醇浓度差异很大，其中高度酒中乙醇含量可达 50%～60%，中度酒为 20%～40%（以 33% 较多），而啤酒中乙醇含量仅 2%～5%，果酒中乙醇含量可达 10% 左右。成人 1 次口服乙醇中毒剂量按纯酒精计为 75～80g，致死量悬殊极大，成人的平均致死剂量为 250～500g。如饮酒的同时服用了镇静催眠类药物，则乙醇的毒性更大。乙醇进入人体内后，70%经胃吸收，25%经十二指肠吸收，少量在其余小肠吸收。当胃中无内容物时，摄入乙醇 30～90min 血液中的乙醇即达到峰值。

临床表现　乙醇对神经系统具有先兴奋后抑制的作用，可使中枢神经系统抑制，大剂量吸入可抑制呼吸中枢与心脏，同时产生头痛、头晕、易激动、乏力、震颤及酒醉感。大量饮酒后，最初表现为兴奋性增强、面红、言语增多、激动，以后逐渐出现动作笨拙、语无伦次、平衡失调、步态不稳、恶心、呕吐，有的可有烦躁，继之昏睡、打鼾、颜面苍白、皮肤湿冷。重者脉搏快但弱、血压下降、肌肉瘫软、呼吸困难，最后出现呼吸麻痹。

鉴别诊断

1. 一般诊断

（1）兴奋期　中毒者饮入一定量酒后，开始极度兴奋，情绪奔放、健谈高歌、言语幼稚，有时粗鲁无礼，情绪极端不稳定，时悲时喜，面色则表现为苍白或潮红，眼结膜充血。

（2）共济失调期　中毒者步履蹒跚、动作笨拙、语无伦次、言语不清。

（3）昏睡期　中毒者不分场合、时间、地点进入昏睡状态，皮肤湿冷，呼吸缓慢，唤不醒。昏睡过程中可出现呕吐，如现场无人照顾，很可能出现误吸呕吐物。此时如对患者进行体格检查会发现血压下降、呼吸衰竭，重者瞳孔散大、抽搐、休克甚至昏迷，如未及时抢救可能导致患者死亡。

2. 实验室诊断　血液酒精检查：中毒者血液检测出酒精。

药物防治　对烦躁不安、过度兴奋者可用小剂量地西泮，但忌用吗啡（阿扑吗啡）、氯丙嗪、苯巴比妥，严重者可用腹膜透析或血液透析（血乙醇含量 5g/L，伴酸中毒）。

其他疗法　轻至中度醉酒者卧床休息并保温，多饮浓茶或咖啡，促进醒酒，有呕吐时注意防止误吸而引起吸入性肺炎。重度酒精中毒或工业酒精中毒清醒者，可用温水或 1%碳酸氢钠溶液洗胃，也可用药用炭悬液、生理盐水洗胃，洗胃前先抽出胃内容物。

六、亚硝酸盐中毒

亚硝酸盐多存在于腌制的咸菜、肉类、不洁井水和变质腐败蔬菜等中。部分新鲜蔬菜如小白菜、青菜、韭菜、菠菜、甜菜、小萝卜叶等也含有较多的亚硝酸盐和硝酸盐。因进食较多含有超标亚硝酸盐的食品而引起的亚硝酸盐中毒（nitrite poisoning，NP）。也可因胃肠功能紊乱时，胃肠道内硝酸盐还原菌大量繁殖，食入富含硝酸盐的蔬菜，则硝酸盐在体内还原成亚硝酸盐，引起 NP。

临床表现　NP 主要是由于摄入过多或误服工业用亚硝酸盐而致，前者相对来说病情较缓和。如为后者引起的亚硝酸盐中毒则不但病情重，且起病快。一般来说，亚硝酸盐摄入 0.2~0.5g 即可引起中毒。亚硝酸盐可作用于血管平滑肌使血管扩张、血压下降，发生休克甚至死亡。

NP 的潜伏期长短不等，视摄入亚硝酸盐的数量、浓度而定，长者 1~2d，短者仅 10min 左右。通常中毒的儿童最先出现症状，表现为发绀、胸闷、呼吸困难、呼吸急促、头晕、头痛、心悸等。中毒严重者还可出现恶心、呕吐、心率变慢、心律不齐、烦躁不安、血压降低、肺水肿、休克、惊厥或抽搐、昏迷，最后可因呼吸、循环衰竭而死亡。

鉴别诊断

1. 一般诊断

（1）中毒者表现为发绀、胸闷、呼吸困难、呼吸急促、头晕、头痛、心悸等；严重者还可出现恶心、呕吐、心率变慢、心律不齐、烦躁不安、血压降低、肺水肿、休克、惊厥或抽搐、昏迷，最后可因呼吸、循环衰竭而死亡。

（2）对近期有饱食青菜类或吃过短期腌制菜类而出现上述症状，皮肤黏膜呈典型的蓝灰、蓝褐或蓝黑色，应高度怀疑为 NP。

2. 实验室诊断　血液中高铁血红蛋白检查：中毒者血液中高铁血红蛋白含量升高。

药物防治

1. 可选用亚甲蓝、葡萄糖注射液、维生素 C 进行注射治疗。亚甲蓝剂量为 1~2mg/kg，用 25%（50%）葡萄糖注射液 20~40mL 稀释后缓慢注射，在 30~60min 内可使正铁血红蛋白血症消失。如 1h 后发绀未退，则可重复上述剂量。

2. 若发生溶血性贫血时，除输血外可静滴氢化可的松 200~300mg/d，积极防治肾功能衰竭。

其他疗法　对中毒程度重者，应及时送医院。对中毒时间不长的，应用 1：5000 高锰酸钾液洗胃、导泻并灌肠治疗。

护理防范

1. 防止错把亚硝酸盐当食盐或碱面用。

2. 避免食用变质腐败的蔬菜、腌制食品、新近腌制咸菜、放置冰箱过久的食物。正规渠道购买熟肉制品，多食绿茶、胡萝卜、大蒜及富含维生素 C 的食物。

3. 苦井水、过夜的蒸锅水含有较多的硝酸盐和亚硝酸盐，也应禁止食用。

4. 使用亚甲蓝治疗时，应密切观察患者面色、口唇黏膜、球结膜及四肢颜色等，一旦发现出现球结膜或尿液颜色为蓝色，要立即停药。

5. 洗胃后，清醒者应禁食禁水 6h，重症者应禁食 3d。

七、干洗剂中毒

干洗剂为高级衣物干洗用的去污剂，主要成分为四氯乙烯或三氯乙烯，为刺激性易挥发性液体，用其洗衣物时，可因吸入大量挥发蒸气而导致干洗剂中毒（dry cleaning poisoning，DCP），口服亦可中毒。

临床表现　吸入低浓度干洗剂蒸气，可感头痛、头晕，眼、鼻刺激，流泪，咽干。随浓度、剂量的增加可出现流涎、口内微甜感、恶心、呕吐、咳嗽、酒醉样改变、情绪异常、口唇麻木、精神恍惚。严重者有心悸、烦躁、嗜睡、呼吸困难、抽搐、昏迷、喉头水肿等。急性期过后出现肝功能异常。

鉴别诊断

1. 一般诊断　DCP 患者，中毒临床症状为头痛、头晕，眼、鼻刺激，流泪，咽干等。

2. 实验室诊断　肝功能检查：中毒者肝功能异常。

3. 影像学诊断　心电图检查：中毒者心电图呈 ST-T 改变、传导阻滞。

药物防治

1. 吸入中毒者以地塞米松雾化吸入、祛痰药雾化蒸气吸入，以减轻喉头水肿及支气管反应并促进排痰。

2. 口服或静脉滴注 2%～4%碳酸氢钠溶液；缓慢静脉注射 10% 葡萄糖酸钙或 10%氯化钙注射液 20mL。

其他疗法　立即将中毒者脱离有毒环境，转移至空气流通处静卧、吸氧。

口服中毒者的治疗，用 2%碳酸氢钠液、清水或 1∶5000 高锰酸钾液洗胃；胃内注入 100～200mL 医用液状石蜡，或口服硫酸镁溶液导泻，或高位灌肠；静脉滴注维生素 C 2～5g。呼吸困难者用呼吸兴奋药，必要时气管切开，保持呼吸道通畅。

八、窖、池、坑、洞内有害气体中毒

在生产、生活中，人们常需要进入菜窖、沼气池、腌渍池、矿井、发酵池、下水道、粪池等操作、作业或贮取物品，若防护不当，极易发生中毒。因为窖、池、坑、洞内和城市下水道相对较密闭，通风不良，加上内存物的作用，可有较大量的有害气体产生，并形成缺氧环境。

临床表现 在封闭结构内可产生大量有害气体，并聚积于相对封闭的空间，造成局部氧气减少，形成乏氧环境。有害气体中毒（harmful gas poisoning，HGP），缺氧也是引起机体损害的重要因素，综合叠加会导致窒息性中毒。以二氧化碳为主的中毒，表现为头痛、头晕、耳鸣、气急、胸闷、乏力、脉快而弱、面颊发绀、烦躁、谵妄、呼吸困难，继而嗜睡、淡漠、昏迷、反射消失、瞳孔散大、二便失禁、血压下降甚至死亡。

1. 以硫化氢为主的中毒者　除有上述呼吸困难，呼气带臭鸡蛋味外；将乙酸试纸浸入 2%乙酸铅乙醇溶液中，至现场取出暴露 0.5min，如颜色为绿黄色、棕色、黑色其中任何一种颜色，均提示有硫化氢存在。

2. 甲烷（沼气）和一氧化碳中毒　分别参阅天然气中毒和一氧化碳中毒。

3. 氨中毒　轻者表现为眼、鼻、咽喉部有辛辣感，流涕，溢泪，咳嗽，咳痰，头晕，头痛，声嘶，吞咽困难；结膜充血、水肿；肺部可闻及干性啰音。重症为吸入高浓度氨气所致，表现为呛咳、胸闷、呼吸困难、咳血样泡沫痰，痰中可带坏死脱落的组织，继而出现肺炎、肺水肿及休克；部分患者可因喉头反射性痉挛而窒息，导致"闪击样"死亡。神经系统表现为烦躁甚至昏迷；部分患者可发生中毒性心肌炎，表现为心脏扩大、心音低钝、心律失常。

鉴别诊断

1. 一般诊断

（1）中毒者眼、鼻、咽喉部有辛辣感，流涕，溢泪，咳嗽，咳痰，头晕，头痛，声嘶，吞咽困难；重症者呛咳、胸闷、呼吸困难、咳血样泡沫痰，痰中可带坏死脱落的组织，继而出现肺炎、肺水肿及休克。

（2）部分中毒者可因喉头反射性痉挛而窒息，导致死亡。

2. 实验室诊断

（1）心功能检查　中毒者可发生中毒性心肌炎。

（2）肝功能检查　中毒者肝功能异常。

3. 影像学诊断　心电图检查：中毒者表现为心肌损害、传导阻滞等。

药物防治

1. 如中毒者发生硫化氢中毒可用细胞色素 C 30mg 加入 10% 葡萄糖注射液中静脉滴注，以纠正细胞呼吸障碍；10% 硫代硫酸钠 40mL 静脉注射；维生素 C 加入高渗葡萄糖注射液中静脉注射；亚甲蓝 10mg/kg 加入 50% 葡萄糖注射液中静脉滴注或注射；或谷胱甘肽 0.2g 肌内注射，每天 1 次；或 L-半胱氨酸 0.1～0.2g，肌内注射，每天 1 次；极重症可行换血、输血治疗。

2. 如中毒者出现脑水肿，最常用的是 20% 甘露醇静脉快速滴注，待 2～3d 后颅内压增高现象好转可减量。也可注射呋塞米脱水。三磷酸腺苷、肾上腺糖皮质激素如地塞米松也有助于缓解脑水肿。

3. 如中毒者出现频繁抽搐，首选地西泮，抽搐停止后再静滴苯妥英钠。

4. 氨中毒者应保持呼吸道通畅，呼吸困难、窒息者立即行气管切开，间断滴入或雾化吸入异丙肾上腺素、麻黄碱、普鲁卡因、地塞米松等，以松弛支气管平滑肌。分泌物多、黏稠者可雾化吸入 α-糜蛋白酶或半胱氨酸甲酯及 3% 硼酸溶液，蒸气吸入安息香酊。

5. 各种不明有害气体中毒时，对症支持治疗，给予多种维生素、细胞色素 C、能量合剂、高渗糖，防治感染等。

其他疗法　迅速将中毒者脱离现场，到空气新鲜处吸氧，有条件的送高压氧舱。呼吸停止时，应及早进行人工呼吸或用呼吸机维持呼吸。有临床指征时由外科处置，或对症治疗。

九、铅中毒

铅是一种柔软的、呈蓝灰色的金属，可溶于酸。铅及其化合物在生产、生活中应用广泛。常用的铅化合物有一氧化铅（黄丹、密陀僧）、二氧化铅、四氧化铅（铅丹、红丹、广丹、樟丹、红铅）、氯化铅、硫化铅（黑锡丹）、硫酸铅（汽车电瓶内）、硝酸铅、醋酸铅（乙酸铅、铅糖）、碱式碳酸铅（铅白）等，对人体均有较大毒性。若长期用报纸或印刷品包裹食品食用，也可能引起慢性的铅中毒（plumbism，PL）。

临床表现 铅及其化合物主要经呼吸道和消化道中毒，急性中毒以误入消化道为主。在酸性环境中，铅的溶解度增大，吸收迅速，进入细胞内起原浆毒作用。可抑制各种含巯基的酶系统，使细胞代谢障碍。病理改变以肝、肾、脑最显著，且抑制血红蛋白的合成，并有溶血作用。可溶性铅中毒量为 2～3g，致死量约为 50g。

鉴别诊断

1. 一般诊断 中毒者可感口内有金属味、流涎、呕吐，呕吐物为白色奶块状（含氯化铅），腹部绞痛、腹泻、黑粪，剧烈头痛、眩晕、周围神经麻痹，重者有谵妄、痉挛、瘫痪乃至昏迷。

2. 实验室诊断

（1）中毒者呈肠麻痹、胀气、肠梗阻、肝大、转氨酶增高甚至出现黄疸。有贫血、血红蛋白尿现象。

（2）中毒者血铅检查 可见血铅升高（>0.03mg%或 1.93μmol/L），尿铅升高（>0.1mg/L 或>50nmol/L），血点彩红细胞>300 个/100 万红细胞。

药物防治 应用依地酸钙钠，成人用量每天 1g，加入 5%葡萄糖注射液250～500mL，静滴 4～8h，连用 3d，为 1 个疗程。

其他疗法

1. 急性中毒 用 1%硫酸镁或硫酸钠洗胃，以形成难溶性铅，防止大量吸收，并给予硫酸钠导泻，可灌服药用炭，由大便排出。

2. 催吐 用 0.5%～1%硫酸铜或 1%硫酸锌溶液，先喝少量，逐渐增加至呕吐，亦可皮下注射阿扑吗啡 2.5～5mg，小儿可口服吐根糖浆 10～15mL。洗胃后还可用 33%硫酸镁 30～50mL 导泻（或口服 20g）。

3. 保护胃黏膜 口服牛奶、蛋清，亦可口服药用炭 20g 吸附胃内毒物。

护理防范

1. 预防铅中毒最有效的措施是切断污染源，降低各种垃圾对我们生存空间的污染，减少铅毒性的危害。应尽可能远离有铅污染的工业区，高铅作业的工作人员要有良好的防护措施。不建议长期大量进食烧烤、爆米花、松花蛋、油炸食品。

2. 不宜饮用长时间滞留在管道中的自来水。

3. 勤洗手、修剪指甲，儿童玩具和用品要经常清洗。食品和餐具应加防护罩防尘。

第二节　常见农药中毒急救

一、有机磷农药中毒

有机磷农药是我国使用广泛、用量最大的杀虫剂。主要包括敌敌畏、对硫磷（1605）、甲拌磷、内吸磷、乐果、敌百虫、马拉硫磷等。有机磷农药中毒（organo phosphorus poisoning, OPP）是指有机磷农药大量进入人体后造成的以神经系统损害为主的一系列伤害，临床上主要包括急性中毒患者表现的胆碱能兴奋或危象、其后的中间综合征以及迟发性周围神经病。

临床表现

1. 胆碱能神经兴奋及危象

（1）毒蕈碱样症状　主要是副交感神经末梢兴奋所致的平滑肌痉挛和腺体分泌增加。临床表现为恶心、呕吐、腹痛、多汗、流泪、流涕、流涎、腹泻、尿频、大小便失禁、心跳减慢和瞳孔缩小、支气管痉挛和分泌物增加、咳嗽、气急，严重患者出现肺水肿。

（2）烟碱样症状　乙酰胆碱在横纹肌神经肌肉接头处过度蓄积和刺激，使面、眼睑、舌、四肢和全身横纹肌发生肌纤维颤动，甚至全身肌肉强直性痉挛。患者常有全身紧束和压迫感，而后发生肌力减退和瘫痪。严重者可有呼吸肌麻痹，造成周围性呼吸衰竭。此外由于交感神经节受乙酰胆碱刺激，其节后交感神经纤维末梢释放儿茶酚胺使血管收缩，引起血压增高、心跳加快和心律失常。

（3）中枢神经系统症状　中枢神经系统受乙酰胆碱刺激后有头晕、头痛、疲乏、共济失调、烦躁不安、谵妄、抽搐和昏迷等症状。

2. 中间综合征　中间综合征一般在急性中毒后1～4d急性中毒症状缓解后，患者突然出现以呼吸肌、脑神经运动支配的肌肉以及肢体近端肌肉无力为特征的临床表现。

3. 有机磷迟发性神经病　有机磷农药急性中毒一般无后遗症。个别患者在急性中毒症状消失后 2～3 周可发生迟发性神经病，主要累及肢体末端，且可发生下肢瘫痪、四肢肌肉萎缩等神经系统症状。

鉴别诊断

1. 一般诊断

（1）询问中毒者的有机磷农药接触史　中毒发病时间与毒物品种、剂量和侵入途径密切相关。

（2）轻度中毒者　有头晕、头痛、恶心、呕吐、多汗、胸闷、视力模糊、无力、瞳孔缩小症状。

（3）中度中毒者　可有肌纤维颤动、瞳孔明显缩小、轻度呼吸困难、流涎、腹痛、步态蹒跚，但意识清楚。

（4）重度中毒者　可出现昏迷、肺水肿、呼吸麻痹、脑水肿。

2. 实验室诊断

（1）胆碱酯酶检测　中毒者血清胆碱酯酶活力降低。

（2）中毒者呕吐物及排泄物检查　检测出相应毒物。

药物防治

1. 阿托品　静脉注射，后根据病情每 10～20min 给予。有机磷轻度中毒：阿托品首剂 1～2mg，肌注或口服。每 1～2h 1 次；达阿托品化后改为 0.5～1mg，肌注或口服，每 4～6h 1 次。有机磷中度中毒：阿托品首剂 2～4mg，肌注或静注，每 15～30min 1 次；达阿托品化后减为 1～2mg，每 2～4h 1 次。有机磷重度中毒：阿托品首剂 5～10mg，静脉注射，每 10～30min 1 次；达阿托品化后减为 2～5mg，每 1～2h 1 次，静注。

2. 碘解磷定　重度中毒患者肌内注射，每 4～6h 1 次。

3. 盐酸戊乙奎醚注射液　其量分别按轻度中毒、中度中毒、重度中毒给予。30min 后可再给首剂的半量应用。该药治疗有机磷农药中毒在许多方面优于阿托品，是阿托品的理想取代剂，是救治重度有机磷农药中毒或合并阿托品中毒时的首选。

其他疗法　彻底洗胃是切断毒物继续吸收的最有效方法，口服中毒者用清水、2%碳酸氢钠溶液（敌百虫忌用）或 1：5000 高锰酸钾溶液（对硫磷忌用）反复洗胃，直至洗清为止。洗胃后让患者口服或胃管内注入药用炭。

护理防范 迅速将中毒者带离中毒现场，脱去染毒的衣物，用肥皂水或清水彻底清洗皮肤、头面部及毛发，·用生理盐水反复冲洗眼睛。

二、氨基甲酸酯类农药中毒

氨基甲酸酯类用作农药的杀虫剂、除草剂、杀菌剂等，也用作灭蚊药、灭蟑药。该类农药分为五大类：①萘基氨基甲酸酯类，如西维因；②苯基氨基甲酸酯类，如叶蝉散；③氨基甲酸肟酯类，如涕灭威；④杂环甲基氨基甲酸酯类，如呋喃丹；⑤杂环二甲基氨基甲酸酯类，如异索威。除少数品种如呋喃丹等毒性较高外，大多数属中低毒性。

临床表现 氨基甲酸酯类农药中毒（carbamate poisoning，CP）表现与有机磷农药中毒类似，症状相对较轻。中毒症状的开始时间及严重程度与进入体内的毒物量有关。生产性中毒一般在连续工作 3h 后开始出现，而生活性中毒则可在较短的时间内出现中毒症状。生产性中毒者开始时感觉不适并可能有恶心、呕吐、头痛、眩晕、疲乏、胸闷等；以后患者开始大量出汗和流涎，视觉模糊，肌肉自发性收缩、抽搐，心动过速或心动过缓，少数患者出现阵发性痉挛并进入昏迷。一般在 24h 内完全恢复（极大剂量的中毒者除外），无后遗症和遗留残疾。经口中毒者，症状进展迅速，短时间内出现呕吐、流涎、大汗等毒蕈碱样症状；服毒量大者可迅速出现昏迷、抽搐，甚至呼吸衰竭而死亡。

鉴别诊断

1. 一般诊断

（1）询问中毒者的氨基甲酸酯类农药接触史，中毒发病时间与毒物品种、剂量和侵入途径密切相关。

（2）中毒者有恶心、呕吐、头痛、眩晕、疲乏、胸闷等症状；随着中毒时间的延长，患者开始大量出汗和流涎，视觉模糊，肌肉自发性收缩、抽搐，心动过速或心动过缓，少数患者出现阵发性痉挛并进入昏迷。一般在 24h 内完全恢复（极大剂量的中毒者除外），无后遗症和遗留残疾。

（3）经口中毒者，症状进展迅速，短时间内出现呕吐、流涎、大汗等毒蕈碱样症状。

（4）服毒量大者可迅速出现昏迷、抽搐，甚至呼吸衰竭而死亡。

2. 实验室诊断　见有机磷农药中毒。

3. 影像学诊断　心电图检查：一般有异常现象。

药物防治

1. 硫酸阿托品注射液　0.5～1.0mg 肌注或静脉滴注，每 1～2h 1 次，必要时用 5mg/支针剂迅速阿托品化，然后减量，维持时间不宜太久，以免阿托品过量。

2. 氢溴酸东莨菪碱注射液　对氨基甲酸酯类中毒的治疗效果优于阿托品。因小剂量时可兴奋呼吸中枢，防止呼吸衰竭；而大剂量时具有明显的催眠作用，不易导致惊厥。一般按 10～50mg/kg 静脉注射或肌内注射，每 30min 1 次，直到阿托品化，然后减量维持 2～3d。

3. 重症可选用糖皮质激素，抑制应激反应，防治肺水肿、支气管痉挛、休克。

4. 保持呼吸道畅通，必要时切开气管。

5. 维持水、电解质平衡，适当应用抗生素预防感染。

其他疗法　生产性中毒者立即用清水或肥皂水清洗全身，注意清洗毛发、腋窝等部位。经口中毒者立即用 2% 碳酸氢钠溶液洗胃，然后注入 50% 硫酸钠 50mL 导泻。

三、有机氯农药中毒

有机氯农药中毒（organo chlorine poisoning，OCP）是由六六六、滴滴涕、氯丹、毒杀芬等有机氯类农药进入人体引起的中毒。有机氯农药曾一度广泛使用，因其残毒持久现已被逐渐取代。造成有机氯农药中毒的原因有两种：一种是使用人在农药生产、运输、贮存和使用过程中造成误服或污染了内衣和皮肤而中毒；另一种是自杀行为，故意口服而中毒。有机氯农药对人体的毒性主要表现在侵犯神经系统和实质性器官。

临床表现

1. 轻度中毒　全身不适、乏力、头痛、头晕、出汗、流涎、恶心、食欲缺乏、失眠、肌纤维颤动。

2. 中度中毒　剧烈呕吐、出汗、流涎、视力模糊、肌肉震颤、抽搐、心悸、昏睡等。

3. 重度中毒　呈癫痫样发作，昏迷，甚至呼吸衰竭或心室纤颤而致命，亦可引起肝、肾损害。

鉴别诊断

1. 一般诊断　见临床表现。

2. 实验室诊断

（1）血液检查　中毒者血糖早期升高、后期降低，血钙降低。

（2）尿液检查　尿中可出现蛋白、红细胞及颗粒管型。

（3）中毒者呕吐物及排泄物检查　检测出相应毒物。

药物防治

1. 保持中毒者呼吸道通畅，必要时气管插管或切开，吸出分泌物，给氧，静滴氨茶碱。呼吸衰竭时给予尼可刹米、洛贝林等呼吸兴奋药。

2. 输液中给予高渗葡萄糖注射液、大量维生素 C 注射液等保肝药物。

3. 并发肺水肿时给予利尿药、强心药和糖皮质激素等。

4. 如有惊厥、躁狂者，可给予苯巴比妥钠或采用亚冬眠疗法，以缓解中枢神经系统缺氧状态。

5. 血钙降低者应静脉注射葡萄糖酸钙。静脉输液可加速毒物排泄。

其他疗法　迅速将中毒者脱离有毒环境，用肥皂水或清水彻底清洗皮肤；眼部污染者先用生理盐水冲洗，然后可滴入 0.5%丁卡因滴眼液。经口中毒者立即催吐，然后用 2%～5%碳酸氢钠溶液反复洗胃，促使有机氯分解。洗毕用 50%硫酸镁溶液约 50mL 导泻。禁用油类泻药，以免促进有机氯继续吸收而加重中毒。

护理防范　救治过程中，禁止使用肾上腺素（因可提高心肌应激性，诱发心室颤动，导致心搏骤停）。

四、拟除虫菊酯类杀虫剂中毒

拟除虫菊酯类是人工合成的模拟天然除虫菊素化学结构的拟除虫菊酯类杀虫剂。对光、热稳定，在碱性环境中易分解失效。该类杀虫剂有溴氰菊酯（敌杀死）、氰戊菊酯（速灭杀丁）、氯氰菊酯（兴棉宝、灭百可、安绿宝）、二氯苯醚菊酯、氟氯氰菊酯等。这类杀虫剂的特点是对昆虫的杀灭力大而对人、畜毒性很小，是一种广谱高效的杀虫剂。拟除虫菊酯类杀虫剂中毒（pyrethroid insecticides poisoning，PIP）对机体作用和损害的部位主要在神经系统。

临床表现

1. 皮肤黏膜症状　接触后，迅速出现瘙痒、烧灼感、紧缩感，少数患者有打喷嚏、流泪、眼睑红肿、眼结膜充血、畏光及红色丘疹或大疱样的皮肤损害，多见于面颊部；胸部和暴露部位的皮疹在出汗或遇热水时加重。皮疹一般在停止接触24h后消失，大疱疹需3d自愈。

2. 消化道症状　有流涎、恶心、呕吐、腹痛、腹泻、消化道出血等。

3. 神经系统症状　头昏乏力、精神萎靡、四肢麻木、震颤、阵发性抽搐或惊厥、神志恍惚、呼吸困难、惊厥性扭曲、舞蹈样症状、昏迷等。

鉴别诊断

1. 一般诊断

（1）中毒者皮肤黏膜会出现瘙痒、烧灼感、紧缩感，少数患者有打喷嚏、流泪、眼睑红肿、眼结膜充血、畏光及红色丘疹或大疱样的皮肤损害，多见于面颊部。

（2）中毒者会产生一系列消化道症状，如流涎、恶心、呕吐、腹痛、腹泻等。

（3）中毒者会产生一系列神经系统症状，如头昏乏力、精神萎靡、四肢麻木、震颤、阵发性抽搐或惊厥、神志恍惚。

2. 实验室诊断　中毒者呕吐物及排泄物检查：有相应毒物。

药物防治

1. 中毒者发生痉挛症状　选用地西泮 5～10mg 肌内注射，镇静效果良好。

2. 中毒者发生感染症状　选用抗生素控制感染。

其他疗法　迅速将中毒者转移出中毒现场至空气新鲜处，保持呼吸道畅通。清除中毒者的毒物污染，如皮肤污染用清水或肥皂水清洗，洗胃用 2% 碳酸氢钠溶液。对症处理，适量补液。若呼吸困难或发绀者应吸氧。

五、有机汞农药中毒

有机汞农药中毒（organo mercury pesticides poisoning，OPP）是接触过量有机汞农药引起损害神经系统为主的疾病。急性吸入中毒可出现眼、鼻、咽部刺激、头痛、咳嗽、胸闷、乏力及恶心等。经口中毒出现头痛、恶心、呕吐、腹痛及腹泻等。以上症状于数日后缓解，约 2 周后出现中毒性多发神经病及中毒性脑病。有些患者出现肝、肾功能损害。慢性中毒表现为神经衰弱综合征，易疲劳及自主神经功能紊乱症状等。皮肤损害以接触性皮炎较多见。

临床表现

1. 皮肤黏膜损害　主要表现为皮肤充血、红肿、烧灼感、密集丘疹；重者可出现水疱、溃破、糜烂、创面不易愈合等。

2. 消化系统症状　主要为汞对黏膜刺激引起，表现为恶心、呕吐、腹痛、腹泻、流涎、口有金属味甚至血便。

3. 心血管系统损害　主要表现为心肌损害。

4. 神经系统症状　主要蓄积于脑组织内，表现为头痛、头晕、失眠多梦、记忆力减退、语言障碍、共济失调、四肢无力、下肢活动困难甚至截瘫、昏迷等。

5. 眼部污染　可引起结膜充血水肿、角膜水肿、畏光、流泪、视物模糊、眼底视盘充血、黄斑区中央凹反射发暗、视野缩小、视力严重障碍等。

鉴别诊断

1. 一般诊断

（1）询问中毒者的毒物接触史，明确中毒来源。

（2）中毒者皮肤黏膜损害，见临床表现。

（3）中毒者会发生消化系统症状，见临床表现。

（4）中毒者会发生神经系统症状，见临床表现。

（5）中毒者会发生眼部污染，见临床表现。

2. 实验室诊断　中毒者呕吐物及排泄物检查：检测出相应毒物。

3. 影像学诊断　心电图检查：中毒者心电图显示期前收缩、传导阻滞等。

药物防治

1. 西药防治

（1）重金属解毒药二巯丙磺钠　肌内注射，每次 5mg/kg，第 1 天用 3～4 次，第 2 天用 2～3 次，第 3～7 天每天 1～2 次，7d 为 1 个疗程。亦可采用间歇给药疗法，即用药 3d，停 4d，可连用几个疗程，直至症状基本消失、尿汞接近正常。

（2）重金属解毒药二巯丁二钠　肌内注射，每次 1～2g，用生理盐水或 5%葡萄糖注射液配成 5%～10%的溶液，缓慢静注，每天用量不超过 3g。连用数日至症状缓解。

2. 中医药治疗　土茯苓、绿豆衣、甘草、川花椒及大枣具有一定驱汞作用，可酌情选用或遵医嘱用药。

其他疗法　中毒者用清水清洗皮肤。经口中毒者立即用 2%碳酸氢钠反复洗胃，然后用 33%硫酸镁 30～50mL 导泻。

六、有机氮杀虫剂中毒

有机氮杀虫剂中毒（organo nitrogen poisoning，ONP）是指有机氮类农药所导致的中毒。主用于防治水稻、棉花、果树等植物的害虫，在农村应用广泛。常用有机氮杀虫剂有杀虫脒、双甲脒、去甲杀虫脒等。杀虫脒及其代谢产物能使体内正常的血红蛋白变成正铁血红蛋白，导致组织器官缺氧，临床表现为嗜睡；主要经肾排泄，可损伤泌尿道黏膜，出现出血性膀胱损害等；因抑制单胺氧化酶的活性，导致脑水肿、颅内压增高，患者呈昏迷状态。

临床表现　主要临床表现有头痛、头晕、乏力、嗜睡、四肢麻木、肌肉酸痛、步态不稳、视力模糊；严重者出现昏迷，还可见癫症样抽搐、尿频、尿急、尿痛、血尿、恶心、呕吐、厌食、口干、口苦等症状。

鉴别诊断

1. 一般诊断　询问中毒者的毒物接触史。见临床表现。

2. 实验室诊断　中毒者呕吐物及排泄物检查：检测出相应毒物。

药物防治

1. 亚甲蓝解毒　轻度中毒者（血中正铁血红蛋白浓度小于 30%），亚甲蓝按 1mg/kg 加入高渗葡萄糖注射液内缓慢静注；重度中毒者（血中正铁血红蛋白浓度为 60%～70%），亚甲蓝按 2mg/kg 加入高渗葡萄糖注射液内缓慢静注，必要时 2～3h 可重复使用，但 24h 总量不宜超过 600mg。

2. 中毒者出现周围循环衰竭、四肢厥冷等现象时，可给予硫酸阿托品或氢溴酸东莨菪碱静脉滴注。

其他疗法　脱离中毒环境，清除毒物，立即脱去被污染的衣物。用肥皂水清洗皮肤；对经口中毒者，可采用 2%碳酸氢钠反复洗胃，然后用 33%硫酸镁约 50mL 导泻。

七、有机硫农药中毒

有机硫农药主要用于防治小麦、水稻及果树等植物病害，并可促进植物生长。常用有机硫农药有杀虫双、福美锌、代森铵、代森锰锌、灭菌丹、克菌丹、异丙镍、异丙锌等。有机硫农药常用作杀菌剂，经消化道吸收引起有机硫农药中毒（organo sulfur poisoning，OSP），有恶心、呕吐、腹痛、腹泻等症状，剂量大时会出现头痛、头晕、乏力等症状。

临床表现 中毒后主要出现头晕、眼花、恶心、呕吐、出汗、肌肉震颤、昏迷、瞳孔缩小，严重时心率加快、呼吸加快、血压下降、抽搐、循环衰竭，甚至出现呼吸中枢麻痹而死亡。饮酒会加重上述症状。经呼吸道可引起咽炎、慢性鼻炎。皮肤接触可发生皮肤炎，出现水疱、丘疹、糜烂。眼接触可引起结膜炎。

鉴别诊断

1. 一般诊断

（1）询问中毒者的毒物接触史，明确毒物来源。

（2）出现头晕、眼花、恶心、呕吐、出汗、肌肉震颤、昏迷、瞳孔缩小，严重时心率加快、呼吸加快、血压下降、抽搐、循环衰竭甚至出现呼吸中枢麻痹而死亡。

（3）皮肤接触可发生皮肤炎，出现水疱、丘疹、糜烂。眼接触可引起结膜炎。

2. 实验室诊断 中毒者呕吐物及排泄物检查：检测出相应毒物。

药物防治 选用巯基化合物解毒，药物为二巯丙醇，肌内注射，每次100mg，每 4～6h 1 次。

其他疗法 参见有机氮杀虫剂中毒。

八、有机锡农药中毒

有机锡农药多用于烟草、蔬菜、薯类等作物的杀虫。现用农药有薯瘟锡（三苯醋酸锡）、毒菌锡（三苯氢氧化锡）、三环锡（鲁特丹）、三唑锡（三唑环锡、倍乐巴）、螨完锡（托尔克）、三苯氯化锡等。有机锡进入人体内后主要会造成机体一系列肝胆系统、神经系统损害。

临床表现　有机锡农药中毒（organo tin poisoning，OTP）后，可出现头痛、恶心、呕吐、神经紊乱、呼吸变慢甚至呼吸衰竭死亡。局部接触者可出现如皮肤潮红、溃烂等明显刺激症状。

鉴别诊断

1. 一般诊断　询问中毒者的毒物接触史。见临床表现。

2. 实验室诊断　中毒者呕吐物及排泄物检查：检测出相应毒物。

药物防治

1. 皮肤接触中毒者　立即用 1∶5000 高锰酸钾溶液清洗，然后涂可的松或氟轻松软膏。

2. 眼部污染中毒者　用葡萄糖、维生素 B_2、维生素 C 混合配成溶液滴眼，然后滴入可的松及 0.5% 丁卡因滴眼液。

3. 有临床指征中毒者　考虑应用重金属中毒解毒药（如二巯丙醇、二巯丁二钠）进行解毒治疗。

其他疗法　口服中毒者应立即洗胃、导泻、催吐。

九、有机砷农药中毒

有机砷农药有稻脚青（稻谷清、甲基胂酸锌）、稻宁（甲基胂酸钙）、田安（胂铁铵、甲基胂酸铁胺）、甲基硫胂（苏化 911、阿苏精）、福美甲胂等，主要用于稻田杀虫除虫。

临床表现　有机砷农药中毒（organo arsenic poisoning，OAP）有口服和吸入两种途径。

1. 口服　临床表现为急性胃肠炎样症状，如恶心、呕吐、口内有金属味、烧灼感、腹痛、腹泻、水样便或米汤样便，便中可带血，酷似霍乱。患者极度衰弱、脱水，继之少尿、血压下降、发绀、体温降低、虚脱甚至休克。神经系统症状有头昏、意识模糊、谵妄、昏迷、四肢痉挛。口腔黏膜肿胀、糜烂。中毒潜伏期 5～90min。

2. 吸入　中毒潜伏期为 2～7h。症状有不适、头痛、寒战、腰痛、棕色尿、贫血、黄疸、血尿、蛋白尿、肝脾大；最后 2～5d 出现少尿，急性肾功能衰竭。

鉴别诊断

1. 一般诊断

（1）询问中毒者的毒物接触史。

（2）急性胃肠炎样症状，见临床表现。

（3）神经系统症状有头昏、意识模糊、谵妄、昏迷、四肢痉挛。

（4）口腔黏膜肿胀、糜烂。

（5）中毒者呼气带蒜臭味。

2. 实验室诊断　中毒者尿液、呕吐物及排泄物检查：检测出相应毒物。

药物防治

1. 西药防治

（1）重金属解毒药二巯丙磺钠　用法用量见有机汞农药中毒。用至症状基本消失、尿砷接近正常。

（2）重金属解毒药二巯丁二钠　用法用量见有机汞农药中毒。

（3）氢氧化铁（12%硫酸亚铁与20%氧化镁混悬液等量，用前配制）5～10mL口服，每天1次，每次5～10min，直至呕吐为止。

（4）口服药用炭30g吸附毒物；硫酸镁20g导泻加速排泄；或高位清洁，温水灌肠。

2. 中医药治疗　绿豆煎水，防风煎水，小蓟根汁口服，均有一定解毒作用。

护理防范

1. 立即脱离中毒环境。吸氧、输新鲜血液或换血治疗。

2. 无条件者可口服牛奶、蛋白水（数个鸡蛋清加水一杯摇匀），服毒量少者可先催吐。

第三节　常见灭鼠药中毒急救

一、磷化锌中毒

磷化锌呈灰黑色粉末，有电石气臭味，不溶于水及乙醇，微溶于碱与油，易溶于酸。在干燥和光线较暗情况下，性质较稳定；但遇水或遇酸及阳光下能缓缓分解产生无色、有剧毒、蒜臭味的磷化氢气体。磷化锌中毒（zinc phosphide poisoning, ZPP）多见于服毒自杀或误服，也见于投毒他杀。

临床表现　ZPP多于摄入毒物后15min～4h出现症状。呼吸急促、呼吸困难、厌食、昏迷、腹痛、呕吐物中带血为常见症状，有时出现尖叫、狂奔、共济失调。中毒后期呼吸极度困难、挣扎，有时出现感觉过敏、痉挛、缺氧窒息而死。

鉴别诊断

1. 一般诊断　询问中毒者的毒物接触史。见临床表现。

2. 实验室诊断　中毒者呕吐物检查：检测出相应毒物。

药物防治

1. 呼吸困难中毒者　应吸氧，并给氨茶碱 0.25g，加 1% 普鲁卡因 1mL，肌注。严重者可用尼可刹米、戊四氮等呼吸兴奋药。

2. 中毒者感染时　应在保持呼吸道引流通畅的条件下，根据细菌及药敏试验选择有效的抗生素。

其他疗法

口服中毒者应立即用 1：5000 高锰酸钾溶液或 10% 硫酸铜溶液洗胃，直至洗出液无磷臭且澄清时为止。清洗彻底后，胃内注入液状石蜡 100～200mL 及硫酸钠 30g 导泻。但禁用硫酸镁及油类食物。中毒者应及时纠正酸碱平衡失调与电解质紊乱。中毒者给予营养支持。

护理防范

1. 用大量的肥皂水及清水冲洗皮肤和眼睛，注意保护心脏和肝脏。

2. 粮油熏蒸时，至少散气 10d 方可出仓，熏蒸时药片的间距在 2cm 以上。本剂易吸潮释放出剧毒磷化氢气体，应避免吸入毒气。

二、氯化苦中毒

氯化苦（硝基氯仿、氯苦、三氯硝基甲烷）剧毒，是一种有警戒性的熏蒸剂，可以杀虫、杀菌、杀鼠，也可用于粮食害虫熏蒸，还可用于木材防腐，房层、船舶消毒，土壤、植物种子消毒等。当空气中氯化苦浓度达 7.3mg/m³ 时，可嗅出气味；浓度达 800mg/m³ 时，人接触 30min 即可致死。对人，空气中最高允许浓度为 1.0mg/m³。

临床表现

氯化苦中毒（chloropicrin poisoning，CP）时氯化苦主要通过呼吸而进入人体，皮肤亦可少量吸收，对皮肤和黏膜的刺激性很强，可造成皮肤、黏膜溃疡且不易愈合。急性中毒后呼吸道刺激症状出现较早，进展亦较迅速，如咽喉痛、刺激性咳嗽、气促、胸闷等，且有头痛、恶心、呕吐、腹痛、腹泻，严重者可出现呼吸困难、肺水肿、昏迷及休克等症状。皮肤损伤表现为红斑、水疱及溃烂，且创面不易愈合。

鉴别诊断

1. 一般诊断

（1）询问中毒者的毒物接触史。

（2）急性中毒见临床表现。

（3）皮肤中毒见临床表现。

2. 实验室诊断　中毒者尿液、呕吐物及排泄物检查：检测出相应毒物。

药物防治

1. 中毒者可静脉注射25%或50%葡萄糖注射液20～40mL（加维生素C 0.5～1g），或10%氯化钙注射液10mL，二者可交替使用。

2. 如有急性肺水肿及心脏抑制中毒者，应尽早使用非洋地黄类强心药，并给予吸氧及中枢兴奋药（安钠咖0.2～0.5g，或樟脑2～3mL，皮下注射）。

其他疗法
将中毒者带离中毒环境，并转移至空气新鲜处，脱去受染衣裤等。用2%碳酸氢钠溶液清洗皮肤、漱口，生理盐水冲洗双眼，然后用1%普鲁卡因溶液滴眼。

护理防范

1. 皮肤接触者立即脱去被污染的衣服，用大量流动清水冲洗，至少15min，尽快就医。眼睛接触者立即提起眼睑，用大量流动清水或生理盐水彻底冲洗至少15min，尽快就医。吸入者迅速脱离现场转移至空气新鲜处，保持呼吸道通畅。食入者饮足量温水并催吐。

2. 在救治过程中禁用人工呼吸，禁吗啡，忌饮酒。

三、氟乙酰胺中毒

氟乙酰胺（敌蚜胺、1081、氟素儿）为有机氟杀鼠剂，纯品为白色针状结晶，无臭、无味，受热可升华。易溶于水，呈无色、无味、透明的水溶液；溶于乙醚，微溶于氯仿；化学性质稳定，干燥条件下长期放置不发生化学变化。可用于棉田、蔬菜、果树等杀虫。氟乙酰胺无特殊感官作用，外形与碱面、食糖或食盐相似，所以易投毒他杀或误食而引起氟乙酰胺中毒（fluoroacetamide poisoning，FP），甚至因二次中毒导致死亡。

临床表现
氟乙酰胺急性中毒时，主要发生在中枢神经系统和心脏，痉挛性抽搐和心律失常是死亡的主要原因。中毒后潜伏期短（30～120min）。经口中毒者有明显的上腹灼痛、恶心、呕吐、头痛、心跳加快。重者可出现烦躁不安、全身强直性或间歇性痉挛、抽搐，继而出现呼吸抑制、血压降低、昏迷、大小便失禁、瞳孔缩小、发绀等。严重者死于心力衰竭。

鉴别诊断

1. 一般诊断

（1）询问中毒者的毒物接触史，明确毒物。

（2）急性胃肠炎样症状　如恶心、呕吐、口内有金属味、烧灼感，腹痛、腹泻、水样便或米汤样便，便中可带血，酷似霍乱。患者极度衰弱、脱水，继之少尿、血压下降、发绀、体温可降低、虚脱甚至休克。

（3）神经系统症状　头昏、意识模糊、谵妄、昏迷、四肢痉挛。

（4）口腔黏膜肿胀、糜烂。中毒者呼气带蒜臭味。

2. 实验室诊断　中毒者尿液、呕吐物及排泄物检查：检测出相应毒物。

药物防治　使用有机氟中毒解毒药乙酰胺，能竞争某些酶（如酰胺酶），抑制氟乙酸生成，从而消除氟乙酸对机体三羧酸循环的毒性作用。

其他疗法

1. 经口中毒者　用 1∶5000 高锰酸钾溶液或 0.5%～2%氯化钙溶液洗胃。禁用碳酸氢钠。口服氢氧化铝凝胶或蛋清液保护消化道黏膜。

2. 经皮肤中毒者　立即脱去被污染的衣物，彻底清洁皮肤。

四、毒鼠磷中毒

毒鼠磷为有机磷杀鼠剂，具有高效、低毒等特点。毒鼠强中毒（gophacide intoxication，GI）后可明显抑制体内胆碱酯酶，使副交感神经系统连续及过度兴奋，导致一系列症状。

临床表现　见有机磷农药中毒。

鉴别诊断

1. 一般诊断

（1）询问中毒者的毒物接触史，明确毒物来源。

（2）中毒者呈毒蕈碱样症状，见临床表现。

（3）中毒者呈烟碱样症状，见临床表现。

2. 实验室诊断　见有机磷农药中毒。

药物防治

1. 阿托品　静脉注射，后根据病情每 10～20min 给予。磷轻度中毒：

阿托品首剂 1～2mg，肌注或口服。每 1～2h 1 次。达阿托品化后改为 0.5～1mg，肌注或口服，每 4～6h 1 次。磷重度中毒：阿托品首剂 5～10mg，静脉注射。每 10～30min 1 次，达阿托品化后减为 2～5mg，每 1～2h 1 次，静注。

2. 碘解磷定　重度中毒患者肌内注射，每 4～6h 1 次。

3. 盐酸戊乙奎醚注射液　在治疗磷中毒优于阿托品，是阿托品的理想取代剂，是救治重度有机磷农药中毒或合并阿托品中毒时的首选剂。

其他疗法

1. 洗胃　彻底洗胃是切断毒物继续吸收的最有效方法，口服中毒者用清水、2%碳酸氢钠溶液（敌百虫忌用）或 1∶5000 高锰酸钾溶液（对硫磷忌用）反复洗胃，直至洗清为止。

2. 灌肠　磷重度中毒，呼吸受到抑制时，不能用硫酸镁导泻，避免镁离子大量吸收加重呼吸抑制。

3. 吸附剂　洗胃后让患者口服或胃管内注入药用炭，并能降低毒物的代谢半衰期，增加其排泄率。

4. 血液净化　治疗重度中毒具有显著效果，包括血液灌流、血液透析及血浆置换等。

5. 呼吸抑制时，保持呼吸道通畅，给氧或应用人工呼吸器。

五、氰类灭鼠药中毒

氰类灭鼠药为含有氰基的化合物，是常用的灭鼠药，对温血动物毒性较强。在含氰化氢 2%的空气中暴露 10min 即可致死，人的经口致死量为 0.8mg/kg。本品亦可经皮肤吸收，且无特异气味，故使用时极易发生中毒。

临床表现

1. 中毒前驱期　头昏、头痛、恶心、呕吐、流涎、心悸、胸闷、震颤等。

2. 呼吸障碍期　呼吸短促、心跳弱而快、心律不齐、血压略升、视力减退、神志模糊乃至昏迷。

3. 痉挛期　中毒者局部或全身痉挛性抽搐；严重者有角弓反张、大小便失禁等。

4. 麻痹期　意识完全丧失，感觉反射消失，全身肌肉弛缓性瘫痪，潮式呼吸，瞳孔散大。呼吸麻痹，最终死于心搏骤停。

鉴别诊断

1. 一般诊断

（1）询问中毒者的毒物接触史。中毒前驱期患者会发生头晕、头痛、恶心、呕吐、流涎、心悸、胸闷、震颤等。严重者呼吸障碍期呼吸短促、心跳弱而快、心律不齐、血压略升、视力减退、神志模糊乃至昏迷。

（2）中毒者的口唇、皮肤和静脉血呈鲜红色。呼出气有苦杏仁味。

2. 实验室诊断

（1）中毒者呕吐物及排泄物检查　检测出相应毒物。

（2）全血 CN 浓度检查　中毒者血 CN 浓度明显升高。

药物防治

1. 亚硝酸钠　亚硝酸钠 $6\sim12mg/kg$ 加入葡萄糖液缓慢静脉注射，不少于 10min，注意血压，一旦中毒者血压下降应停药。

2. 硫代硫酸钠　50%硫代硫酸钠注入，必要时可在 1h 后重复注射半量或全量。轻度中毒者单用此药即可。

3. 4-二甲氨基苯酚（4-DMAP）和对氨基苯丙酮（PAPP）　二者为高铁血红蛋白生成剂。轻度中毒口服 4-DMAP 和 PAPP 各适量，中至重度中毒立即肌注 4-DMAP，必要时 1h 后重复半量。应用本品者严禁再用亚硝酸类药品，防止高铁血红蛋白生成过度（发绀症）。

4. 1.5%依地酸二钴　用葡萄糖液配制 20mL 静脉注射或 40%羟钴胺素 10mL 缓慢静脉注射（0.5mL/min）。钴与 CN 有很强的亲和力，可以形成稳定而低毒的氰-钴化合物从尿排除。

其他疗法　脱离中毒现场，脱去污染的衣物。口服中毒者应立即用氧化剂溶液（5%硫代硫酸钠或 0.02%高锰酸钾）洗胃。皮肤或眼污染时用大量清水冲洗。呼吸浅慢或停止者立即给予呼吸兴奋药或人工呼吸。

六、茚满二酮类中毒

茚满二酮类有鼠敌（双苯杀鼠酮）、联苯敌鼠（氯敌鼠，利法安）、杀鼠酮（PMP）、鼠完等。以鼠敌为其代表，是一种高效低毒抗凝血灭鼠药。

临床表现　中毒后主要表现为全身广泛性出血，包括鼻衄、皮肤紫癜、咯血、便血、血尿等。此外有恶心、呕吐、纳差、精神不振、关节痛、腹痛及发热等，极易与血友病混淆。

鉴别诊断

1. 一般诊断 询问中毒者的毒物接触史。临床表现为全身广泛性出血，包括鼻衄、皮肤紫癜、咯血、便血、血尿等。

2. 实验室诊断 中毒者洗胃液、呕吐物及排泄物检查：检测出相应毒物。

药物防治

1. 西药防治 采用维生素 K_1 注射液 $10\sim30mg$ 加入 5%或 10%葡萄糖注射液静脉滴注，每天 $1\sim3$ 次。亦可首先用维生素 K_1 50mg 静脉注射，然后改为 $10\sim20mg$ 肌内注射，每天 $1\sim4$ 次。严重出血者每天总量可用至 300mg。

2. 中医药治疗 水牛角 50g 或羚羊角 10g、白芍 20g、生地黄 20g、牡丹皮 15g、地榆炭 20g、蒲黄 10g。具有养血收敛、凉血止血等功效，可酌情选用。

其他疗法 口服中毒者应及早催吐、洗胃及导泻。用 $32\sim38℃$ 温开水洗胃，禁用碳酸氢钠溶液。

七、灭鼠安中毒

灭鼠安毒力较弱，属氨基甲酸酯类。灭鼠安中毒（carbamate poisoning, CP）主要表现为中枢神经系统症状、呼吸急促、抽搐等。其中毒的救治方法与氨基甲酸酯类农药中毒相同。

临床表现 其中毒表现与氨基甲酸酯类农药中毒类似，症状相对较轻。一般在 24h 内完全恢复，无后遗症和遗留残疾。经口中毒者，症状进展迅速，短时间内出现呕吐、流涎、大汗等毒蕈碱样症状；服毒量大者可迅速出现昏迷、抽搐，甚至呼吸衰竭而死亡。

鉴别诊断

1. 一般诊断

（1）询问中毒者的毒物接触史，中毒发病时间与毒物品种、剂量和侵入途径密切相关。

（2）中毒者有恶心、呕吐、头痛、眩晕、疲乏、胸闷等症状；随着中毒时间的延长，患者开始大量出汗和流涎（流口水），视觉模糊，肌肉自发性收缩、抽搐，心动过速或心动过缓，少数患者出现阵发性痉挛并进入昏迷。

2. 实验室诊断

（1）胆碱酯酶检测　中毒者血清胆碱酯酶活力降低。

（2）中毒者呕吐物及排泄物检查　检测出相应毒物。

3. 影像学诊断　心电图检查：中毒者心电图一般有异常现象。

药物防治

1. 硫酸阿托品注射液　0.5～1.0mg 肌注或静脉滴注，每 1～2h 1 次，必要时用 5mg/支针剂，迅速阿托品化，然后减量，维持时间不宜太久，以免阿托品过量。

2. 氢溴酸东莨菪碱注射液　一般按 10～50mg/kg 静脉注射或肌内注射，每 30min 1 次，直到阿托品化，然后减量维持 2～3d。

3. 重症可选用糖皮质激素抑制应激反应，防治肺水肿、支气管痉挛、休克。

4. 保持呼吸道畅通，必要时切开气管。

5. 维持水、电解质平衡，适当应用抗生素预防感染。

其他疗法　生产性中毒者立即用清水或肥皂水清洗全身，注意清洗毛发、腋窝等部位。经口中毒者立即用 2%碳酸氢钠溶液洗胃，然后注入 50%硫酸钠 50mL 导泻。

八、杀鼠灵中毒

杀鼠灵毒力相对较弱，属香豆素类抗凝血药，可破坏凝血酶原，损伤毛细血管。

临床表现　杀鼠灵中毒（warfarin poisoning，WP）的临床表现为各种出血症状。

鉴别诊断　询问中毒者的毒物接触史，明确毒物来源。中毒者会发生全身广泛性出血，包括鼻衄、皮肤紫癜、咯血、便血、血尿等。

药物防治　维生素 K_1 为特效解毒药。肌内、皮下或静脉注射，每次 10mg，每天 10～20mg，通常 24h 内总剂量不超过 40mg。中毒严重时，成人每次肌内注射或皮下注射 10～20mg，必要时可重复注射。

九、安妥中毒

安妥是一种对鼠类毒性大、对人类毒性较低的灭鼠药，但如果大量口服，也可导致中毒。安妥中毒（ANTU poisoning，AP）时，毒物主要分布在肺、肝、肾和神经系统，故可造成肺毛细血管渗透性增加，引起肺水肿、胸腔积液、肺出血，也可引起肝、肾脂肪变性和坏死。

临床表现　患者主要症状有口部有发热胀感、上腹烧灼感、恶心、呕吐、口渴、头晕、乏力、体温低、咳嗽、头痛、嗜睡等表现；严重者可有发绀、呼吸困难、昏迷、意识障碍、躁动、全身痉挛和休克。

鉴别诊断

1. 一般诊断　询问患者的毒物接触史。见临床表现。

2. 实验室诊断　患者呕吐物及排泄物检查：检测出相应毒物。

药物防治　先用催吐法，然后用 1 : 2000 高锰酸钾洗胃，硫酸镁导泻。禁用碳酸氢钠洗胃，以防加速安妥的吸收。

护理防范

1. 如有咳嗽、咯血及呼吸困难表现者，应取半卧位。昏迷者应取头低侧卧位，保持呼吸道通畅，清除口腔内异物。

2. 凡制定和实施灭鼠计划时，均需在设法提高对鼠类的杀灭功效的同时确保人和动物的安全。加强对灭鼠药的保管和使用，杜绝敞露、散失等一切事故。

3. 禁食碱性及高脂肪食物，限制饮水。

十、毒鼠强中毒

毒鼠强又称没鼠命、四二四特效灭鼠灵，因对人及哺乳动物有剧毒、能引起二次中毒及环境污染等，国家禁止生产和买卖。

临床表现　毒鼠强中毒（tetramine poisoning，TP）的急性中毒的潜伏期为 10～30min，个别患者可长达 13h。患者典型症状为突发强直性、阵发性抽搐，类似癫痫大发作，严重者因呼吸衰竭而死亡。

鉴别诊断

1. 一般诊断　询问患者的药物接触史。见临床表现。

2. 实验室诊断　患者呕吐物及排泄物检查：检测出相应毒物。

药物防治　抽搐者，以巴比妥类、苯妥英钠或地西泮控制抽搐，保护脑、心、肝、肾等脏器功能。

其他疗法　口服中毒者及时催吐、洗胃，并留置胃管 24h，反复洗胃，同时经胃管灌入药用炭 50～100g 并导泻，以减少吸收。中毒者若发生呼吸衰竭，可气管插管或气管切开、人工呼吸或机械辅助呼吸。

第四节　毒瘾、药物中毒急救

一、阿片类药物中毒

阿片类药物包括阿片、吗啡、可待因、复方樟脑酊和罂粟碱等，以吗啡为代表（阿片含 10%的吗啡）。一次大量误用或频繁使用阿片类药物可致阿片类药物中毒（opioid poisoning，OP）。吗啡中毒量成人为 0.06g，致死量为 0.25g；可待因毒性为吗啡的 1/4，中毒剂量为 0.2g，致死量 0.8g。原有慢性病如肝病、肺气肿、支气管哮喘、贫血、甲状腺功能减退症、慢性肾上腺皮质功能减退症等患者更易发生中毒。与酒精饮料同服，即使是治疗剂量，也有发生中毒的可能。巴比妥类及其他催眠药物与本类药物均有协同作用，合用时要谨慎。

临床表现

1. 急性中毒　多为静脉注射所致。在常用剂量下表现为恶心、呕吐、便秘、出汗，也可有口干、心动过缓、心悸不安、瞳孔缩小。一次吸毒大于 0.5g 以上，就可产生呼吸抑制，甚至呼吸间歇停顿，伴口唇发绀、全身湿冷、四肢冰冷、瞳孔极度缩小呈针尖样和不同程度的昏迷、血压下降，严重者死于呼吸麻痹。

2. 成瘾性（戒断综合征）　偶尔或意外吸毒 3～4 次甚至 1～2 次就可成瘾。初次吸毒可有短期恶心、呕吐等不适感觉。但随着毒品的欣快作用，使人产生松弛、舒服感且产生渴求感，从而反复吸毒，并不断加大吸毒量，很快形成躯体上和精神上的依赖性。

3. 成瘾的孕妇可使胎儿也产生躯体依赖性。新生儿表现为激惹不安、竭力啼哭、震颤、反射亢进、呼吸加快、大便增多、频频哈欠、呕吐和发热等。

鉴别诊断

1. 一般诊断

（1）询问中毒者的药物服用史。

（2）中毒症状见临床表现。

2. 实验室诊断　中毒者呕吐物及排泄物检查：检测出相应毒物。

药物防治　药物戒断法又称药物脱毒治疗，是通过给吸毒者服用戒断药物，以替代、递减的方法，减缓、减轻吸毒者戒断症状的痛苦，逐渐达到脱毒的戒毒方法。其特点是使用药物脱毒，减轻患者痛苦。常用药物如下。

1. 美沙酮　开始剂量每次 20～30mg，每天 1 次，口服，可在 5～24h 内增加 5～10mg。以后每隔 5～10d 增加 5～10mg/d，一般 60～80mg/d 或更高。个体差异大，剂量范围为 5～130mg/d。撤药原则一般每隔 5～10d 减 10%。疗程 6 个月左右。

2. 丁丙诺啡　每天舌下含服 3～6mg，用药 4d 后，快速递减，疗程 7d。脱毒后恢复正常的生理、心理功能需 3～6 个月。应防毒品复吸及戒毒症状控制不完全。

3. 纳曲酮　口服，首剂 5mg，第 2 天 10mg，第 3 天 15～20mg，以后根据毒瘾酌定。若患者无任何不良反应，提示脱毒成功，再以 20～45mg/d 连用 2 个月，最后 2 个月每天口服 15mg/d，可防止毒品复吸。

4. 可乐定　口服，第 1～4 天 1mg/d，分 3 次服用，第 5 天起逐日减量，第 9～10 天 0.2～0.3mg/d，共服 10d。虽戒毒作用相对较弱，但配合心理治疗和亲属关爱，且本身无成瘾性，仍可获一定效果。

其他疗法　误服中毒者尽快给予催吐或洗胃（1∶5000 高锰酸钾溶液）。由于阿片类可引起幽门痉挛、胃排空延缓，即使中毒较久的患者仍应洗胃。成瘾中毒者采用自然戒断法，又称冷火鸡法或干戒法。

护理防范

1. 健康生活，远离毒品。树立正确的人生观，消除自卑心理，清晰认识到滥用阿片类药物的危害。家属应给予患者心理支持，多理解、关怀、疏导患者。

2. 建立合理的生活制度，不要憋尿。

3. 严格遵医嘱使用阿片类药物，避免滥用。积极治疗慢性病。

二、巴比妥类药物中毒

巴比妥类药物是常用的镇静催眠药，其作用因剂量而异，依次产生镇静、催眠、抗惊厥和中枢麻痹作用。误服或蓄意吞服过量可致急性中毒，急性中毒时以中枢神经抑制为主，且明显影响呼吸、心血管及消化系统。

临床表现

1. 急性中毒患者，中枢神经系统高度抑制，患者感觉迟缓，言语不清，定向力障碍至深度昏迷，并出现周期性脑电图异常，瞳孔扩大，角膜、咽及腱反射消失。

2. 巴比妥类通过影响呼吸力和呼吸运动节律使呼吸变浅、变慢，大剂量巴比妥类可降低延髓呼吸中枢对二氧化碳分压（PCO_2）和 pH 变化的敏感性，使呼吸抑制；呼吸衰竭是急性中毒的主要死亡原因。

3. 大剂量巴比妥类可使心肌收缩力减弱，心排血量下降，且降低外周血管肌弹性，增加血管通透性和静脉淤血，减少回心血量，进一步降低心排血量，导致低血压和心电图异常。

4. 中毒量巴比妥类可直接抑制体温调节中枢，多数患者体温明显下降，平均可降至 34~35℃。

5. 巴比妥类抑制胃肠蠕动，肠鸣音减弱或消失。应注意在急性中毒的恢复期，随着肠蠕动的恢复，肠内残余药物吸收，中毒症状加重。

鉴别诊断

1. 一般诊断

（1）询问中毒者的药物服用史。

（2）中毒症状见临床表现。

2. 实验室诊断

（1）中毒者呕吐物及排泄物检查　检测出相应毒物。

（2）血压检查　中毒者血压降低。

（3）心电图检查　中毒者心电图异常。

药物防治

使用利尿药呋塞米 40~80mg 静注，患者尿量应保持在 300~400mL/h，可加速药物通过肾脏排泄。

其他疗法

洗胃一般用 1:4000 的高锰酸钾液，亦可选用等渗盐溶液。用催吐剂可除去胃内残存的药物，但昏迷者效果差。药用炭与巴比妥的结合量为 1:0.35，一般取 50~100g 制成 25% 的混悬液，于洗胃后使用。盐导泻可除去肠道内未吸收的巴比妥类，但不宜用镁盐，因部分吸收致血镁升高可加重中枢抑制、心律失常和肾衰竭，以硫酸钠为宜。透析疗法如腹膜和血液透析可加快体内巴比妥类的清除速率，对长效类作用明显，对中效类次之，对短效类几乎无效。

护理防范　对服药量大者虽然超过 4～6h 仍应进行洗胃。禁用硫酸镁。

三、氯丙嗪中毒

氯丙嗪又名冬眠灵，主要在肝内代谢，约 80%在尿中以葡萄糖醛酸盐或硫氰化物形式排泄。对肝存在毒性和过敏性损害。氯丙嗪分子能沉积于肝细胞膜的脂质成分中，氯丙嗪中毒（chlorpromazine poisoning，CP）干扰胆汁的生成，引起肝内胆汁淤积；抑制大脑皮质和皮质下中枢，对启动系统在小剂量时抑制，大剂量则有刺激作用；抑制下视丘，引起垂体前叶功能减退。

临床表现

1. 单次大剂量服用氯丙嗪引起嗜睡、恶心、呕吐、呼吸困难、体温降低、瞳孔缩小、流涎、血压下降、四肢肌张力减低、腱反射消失、震颤以及阵发性全身抽搐、昏迷等。注射过量氯丙嗪主要表现为持续性低血压，常在肌注后 15～30min 发生，静脉注射后数分钟发生。

2. 应用氯丙嗪后少数患者出现皮疹、紫癜、过敏、哮喘、粒细胞减少、肝功能异常和肝内胆汁淤积，这是一种过敏-中毒性损害。黄疸开始时可伴有畏寒、发热、皮疹、肌肉关节酸痛、淋巴结肿大、厌食、恶心、呕吐、肝大、上腹或肝区痛等。

鉴别诊断

1. 一般诊断

（1）询问中毒者的药物服用史，明确病因。

（2）中毒症状见临床表现。

2. 实验室诊断

（1）中毒者尿液及呕吐物检查　可检测出相应毒物。

（2）血压检查　中毒者血压降低。

药物防治　中毒量不大病例给予静滴间羟胺、静注硫喷妥钠、肌注哌甲酯和其他辅助药为主。对氯丙嗪过敏者应给予肾上腺皮质激素治疗。

其他疗法　口服中毒者立即给予洗胃，严重中毒者需进行血液透析疗法。

护理防范

1. 在医生和药师的指导下，科学合理使用该类药物。

2. 对心、肝、肾功能不全及中枢神经系统明显抑制的患者应禁用或慎用。

3. 精神病患者用药应由患者家属或医务人员按照每次用量给药,看其服用。

4. 在使用胰岛素、口服降糖药等药物时,勿同时使用氯丙嗪类药物,以免引起黄疸及肝功能异常。

5. 尽量少搬动头部,洗胃时勿使患者坐起,防止直立性低血压。

四、苯二氮䓬类药物中毒

苯二氮䓬类药物为弱安定药,包括氯氮䓬、地西泮、三唑仑、氯氮平等,主要用于抗焦虑治疗。药物在体内吸收快、排泄慢,长期服用或突然大量服用均可引起苯二氮䓬类药物中毒(benzodiazepine poisoning,BP)。最常见的中毒原因是几种药物混合应用发生协同作用所致。与乙醇同用亦可增加对中枢的抑制作用。多为自杀,也见于药物滥用意外中毒或麻醉抢救。

临床表现 中毒者临床症状一般为嗜睡,但不引起深度睡眠,偶有一过性精神错乱。大剂量时可导致昏迷,血压下降,呼吸、循环抑制,呼吸、心跳停止,长期持续服用可出现成瘾性,停药后有戒断症状。

鉴别诊断

1. 一般诊断 询问中毒者的药物服用史。见临床表现。

2. 实验室诊断 中毒者呕吐物检查:可检测出相应毒物。

药物防治 特异性解毒药氟马西尼,能快速逆转昏迷。静脉注射首剂 0.1~0.2mg,需要时于 30min 后可重复给药;或静脉滴注 0.2~1mg/h,总量小于 3mg。妊娠头 3 个月的孕妇禁用,哺乳期妇女慎用。

其他疗法 口服中毒者立即用微温清水或 1:5000 高锰酸钾溶液反复洗胃,然后用硫酸钠导泻(忌用硫酸镁)。

五、三环类抗抑郁药中毒

三环类抗抑郁药国内已有阿米替林、丙米嗪、多塞平等,主要用于对抗情绪低落、抑郁消极及解除抑制。抗抑郁药主要作用于间脑(特别是下丘脑)及边缘系统,在这个被称为"情绪中枢"的部位,发挥调整作用,能阻止生物胺回收,产生抗抑郁作用。急性中毒发生于一次吞服大量药物企图自杀者。1.5～3.0g 剂量可致严重中毒而死亡。

临床表现

1. 抗胆碱能作用　中毒者常有谵妄、昏迷、瞳孔扩大、视物模糊、眼压升高、皮肤黏膜干燥、出汗减少、体温升高、心动过速、肠鸣音减少或消失、尿潴留等，尚可见肌肉阵挛、肌颤。

2. 心血管毒性　中毒者血压先升高后降低，可突然出现虚脱或心搏停止。心肌抑制，心电图病理改变明显。可发生进行性不可逆的心源性休克而死亡。

3. 诱发癫痫　顽固而持久，中毒者出现肌张力升高，出汗少，可致严重高热、横纹肌溶解、脑损伤，最终因多系统功能衰竭而死亡。

鉴别诊断

1. 一般诊断　询问中毒者的药物服用史。见临床表现中的抗胆碱能作用。

2. 实验室诊断　中毒者呕吐物或血、尿液检查：可检测出相应毒物。

药物防治

1. 心律失常时给予静脉注射利多卡因 50～75mg，然后以 1～4mg/min 静脉滴注，维持动脉血 pH 为 7.45～7.55。必要时考虑心脏起搏。用晶体或胶体溶液静脉滴注扩张血容量，以纠正低血压。必要时可用去甲肾上腺素。

2. 癫痫发作时可用苯妥英钠治疗，避免应用巴比妥类药物，以免加重对中枢神经和呼吸的抑制。

护理防范　应用本类药物时，应严格掌握剂量。本类药物与吩噻嗪类、苯妥英钠、阿司匹林、氨基比林、异烟肼、东莨菪碱等合用时，应注意观察不良反应，以免发生中毒。

六、甲喹酮中毒

甲喹酮又名安眠酮、海米那、眠可欣，是一种速效巴比妥类催眠药。催眠作用出现快而持久，一般用药后迅速经胃肠道吸收，10～30min 内起效，可持续 6～8h。在肝脏代谢，其代谢产物与葡萄糖醛酸结合由肾排出。甲喹酮中毒（methaqualone poisoning, MP）后对中枢神经系统产生先抑制、后兴奋、再抑制的作用；大剂量时直接作用于心肌，可致出血。成人致死量估计在 20g 以上。

中毒后表现为头昏、嗜睡、心悸，重者可有惊厥、抽搐、血压降低、昏迷、软瘫、心衰、体温降低、瞳孔先缩小后扩大、对光反射迟钝、呼吸困难甚至呼吸暂停等，亦可有烦躁、谵妄、精神错乱等精神症状。

鉴别诊断

1. 一般诊断

（1）询问中毒者的药物服用史。

（2）中毒者临床表现中枢神经系统高度抑制，患者感觉迟缓，言语不清，定向力障碍至深度昏迷，并出现周期性脑电图异常，瞳孔扩大，角膜、咽及腱反射消失。

（3）中毒量巴比妥类可直接抑制体温调节中枢，多数患者体温明显下降，平均可降至 34～35℃。

（4）大剂量巴比妥类可降低延髓呼吸中枢对二氧化碳分压和 pH 变化的敏感性，使中毒者呼吸抑制。

2. 实验室诊断

（1）中毒者呕吐物或血、尿检查　检测出相应毒物。

（2）血压检查　中毒者血压降低。

（3）心电图检查　中毒者心电图异常。

药物防治　使用利尿药物可加速药物通过肾脏排泄，如呋塞米 40～80mg 静注，患者尿量应保持在 300～400mL/h。

其他疗法　同巴比妥类药物中毒。

护理防范

1. 在医生和药师的指导下，科学合理使用该类药物。

2. 尽量避免服用甲喹酮，服用时注意掌握剂量，应让他人知道，以防药物反应。

3. 要告知患者甲喹酮的不良反应及毒性，嘱咐患者一旦有中毒的征兆立即停药。

第五节　常见食物中毒急救

一、毒蕈中毒

蕈类又称蘑菇，属于真菌植物。毒蕈是指食后可引起中毒的蕈类，目前在我国已知者有 100 种左右，其中毒性很强者有十余种，如褐鳞环柄菇、肉褐鳞环柄菇、白毒伞（白帽菌）、毒伞（绿帽菌）、鳞柄白毒伞（毒鹅膏）、秋生盔孢伞（焦脚菌）、包脚黑褶菌、毒粉褶菌（土生红褶菇）、残托斑毒伞、鹿花菌、马鞍蕈等。蘑菇种类繁多，人们缺乏识别有毒与无毒蘑菇的经验，误食毒蘑菇可致毒蕈中毒（mushroom poisoning，MP）。

临床表现 因蘑菇种类繁多，根据毒蕈中毒（MP）的临床表现，临床大致分为以下四型，各型间可相互重叠。

1. 胃肠型 潜伏期 0.5～6h。恶心、呕吐、腹痛、剧烈腹泻，严重者可伴有消化道出血，继发脱水、血压下降甚至休克等。

2. 神经精神型 毒素类似乙酰胆碱的毒蕈碱。潜伏期 1～6h。临床表现为副交感神经兴奋症状，如多汗、流涎、流泪、瞳孔缩小、呕吐、腹痛、腹泻、脉搏缓慢等。少数病情严重者可出现谵妄、幻觉、惊厥、抽搐、昏迷、呼吸抑制等表现，个别病例因此而死亡。部分中毒者可有周围神经炎表现。

3. 溶血型 潜伏期 6～12h。除胃肠道症状外，有溶血性贫血、黄疸、血红蛋白尿、肝脾大等，严重者导致急性肾衰竭。部分病例出现血小板减少、皮肤紫癜甚至呕血或便血等。

4. 中毒性肝炎型 潜伏期 6～48h，以中毒性肝损害为突出临床表现，肝大、黄疸、转氨酶升高，严重者伴全身出血倾向，常并发 DIC、肝性脑病。还可发生中毒性心肌炎、中毒性脑病或肾损害等，导致相关器官不同程度的功能障碍。

鉴别诊断

1. 一般诊断

（1）询问中毒者的药物服用史。

（2）中毒症状见临床表现。

2. 实验室诊断 中毒者胃内容物、残余食物检查：检测出相应毒物。

药物防治

1. 解毒药阿托品 适用于毒蝇伞、豹斑毒伞中毒，皮下注射 0.5～1mg，每 0.5～6h 重复 1 次，直至瞳孔散大、心率增加、症状缓解。

2. 巯基络合剂 适用于白毒伞、毒伞、鳞柄白毒伞等肝脏损害型 MP，早期使用有一定效果。5%二巯丙磺钠成人用 5mL，肌内注射，儿童酌情减量，或用葡萄糖注射液 20mL 稀释后静脉注射，每天 2 次，以后逐渐减量，连用 5～7d。

3. 青霉素（皮试阴性）与细胞色素 C 联合应用 抑制 α-毒伞肽与蛋白结合，降低 α-毒伞肽的致死性。

其他疗法 神志清醒者及时催吐，尽快给予洗胃，洗胃后成人灌入药用炭，吸附 30～60min 后用硫酸钠或硫酸镁导泻。中毒者进行对症治疗，积极纠正水、电解质及酸碱平衡紊乱。危重症肾衰竭者采用透析疗法，或对大多数毒蕈生物碱的清除有一定作用。

二、发芽马铃薯中毒

每 100g 马铃薯含龙葵素仅 5～10mg，而发芽马铃薯或未成熟、青紫皮的马铃薯含龙葵素增高数倍甚至数十倍。龙葵素具有腐蚀性、溶血性，并对运动中枢及呼吸中枢产生麻痹作用。

临床表现 发芽马铃薯中毒（sprouted potato poisoning，SPP）通常发生在食用后数十分钟至数小时，先有咽喉及口内刺痒或灼热感，上腹部灼烧感或疼痛，然后出现恶心、呕吐、腹痛、腹泻等胃肠道症状；还可出现头晕、头痛、呼吸困难。重者因剧烈呕吐、腹泻而导致脱水、电解质紊乱、血压下降；严重中毒者可出现昏迷及抽搐，最终因呼吸中枢麻痹而导致死亡。

鉴别诊断

1. 一般诊断 询问中毒者的马铃薯服用史。中毒者临床表现恶心、呕吐、腹痛、腹泻等胃肠道症状。

2. 实验室诊断 中毒者胃内容物、残余食物检查：可检测出相应毒物。

药物防治 立即催吐，用 1∶5000 高锰酸钾或 0.5%鞣酸或浓茶洗胃，导泻。

护理防范

1. 马铃薯应低温、避光贮藏，防止生芽。

2. 禁食青紫皮或发芽的马铃薯，避免食用未彻底烹饪熟透的马铃薯。

3. 发芽较少的马铃薯应彻底挖去芽的芽眼，并扩大削除芽眼周围的部分，这种马铃薯不宜炒吃，应充分煮熟、炖透。烹调时加醋，可加速龙葵素的破坏。

4. 中毒较轻者，可大量饮用淡盐水、绿豆汤、甘草汤等解毒。

三、白果中毒

白果又名灵眼、佛指甲，是银杏科植物银杏树的成熟种子，常作干果熟食。白果中毒（ginkgo poisoning，GP）系食用过量或生食白果所致，白果酸和银杏毒有溶血作用，并可引起中枢神经系统和胃肠道损伤，偶有末梢神经功能障碍。

临床表现

1. 有恶心、呕吐、腹痛、腹泻、食欲缺乏等消化道症状。

2. 可出现烦躁不安、恐惧、惊厥、肢体强直、抽搐、四肢无力、瘫痪、呼吸困难等症状。

3. 可发生严重中毒现象，甚至死亡；成人如食用过量，亦可引起严重抽搐等中毒症状。

鉴别诊断

1. 一般诊断　询问中毒者的白果服用史。中毒者临床表现恶心、呕吐、腹痛、腹泻等胃肠道症状。

2. 实验室诊断　中毒者胃内容物、残余食物检查：检测出相应毒物。

药物防治

1. 西药防治　惊厥中毒者，可给予地西泮 0.2～0.5mg/kg，静脉注射；10%水合氯醛 0.5mL/kg 保留灌肠。并给予 10%葡萄糖注射液加维生素 C 静脉注射及对症治疗。

2. 中医药治疗　甘草治疗有一定疗效。

其他疗法　中毒后 6h 内应用 1∶2000 高锰酸钾溶液洗胃，洗后灌服硫酸镁 20g 或用温生理盐水高位结肠灌洗。静脉补液，纠正水、电解质失衡，促进毒物排泄。

护理防范

1. 切忌过量食用或生食白果，婴儿勿食。

2. 白果的有毒成分易溶于水，加热后毒性减轻，所以食用前可用清水浸泡 1h 以上，再加热煮熟，可大大提高食用白果的安全性。

3. 如发现中毒症状，要及时到医院就诊。

四、木薯中毒

木薯的表皮、内皮、薯肉及薯心均含有不同数量的生氰苷，生氰苷在木薯中所含的亚麻仁苦苷酶作用下水解出游离氢氰酸，氢氰酸吸收后其氰离子可与细胞色素氧化酶中的铁结合，使细胞色素氧化酶失去活性，致组织细胞处于窒息状态，从而导致组织缺氧而发生木薯中毒（cassava poisoning，CP）。

临床表现　中毒后潜伏期为2～3h。轻度中毒症状出现相对较晚，主要表现为恶心、呕吐、腹痛、腹泻等消化道症状，伴有头痛、头晕、心悸、无力、倦怠。呕吐物多为白色泡沫及黏液。重度中毒起病较快。

鉴别诊断

1. 一般诊断　询问中毒者的木薯进食史。中毒者临床表现恶心、呕吐、腹痛、腹泻等胃肠道症状。

2. 实验室诊断　中毒者胃内容物、残余食物检查：检测出相应毒物。

药物防治

1. 解毒处理，轻者可用25%～50%硫代硫酸钠20～40mL静脉推注。

2. 重者除给予硫代硫酸钠治疗外，还可加用亚硝酸盐治疗，即亚硝酸异戊酯吸入，每分钟吸入15～30s，以使氧化的血红蛋白变成高铁血红蛋白，以恢复细胞色素氧化酶的活性。

其他疗法　洗胃处理，立即用1∶5000高锰酸钾液、1%过氧化氢或5%硫代硫酸钠液洗胃，胃内容物洗清后予以硫酸镁或硫酸钠导泻。

护理防范

1. 切忌生食木薯。煮木薯的汤和泡木薯的水切不可饮用。

2. 应密切关注患者精神、呼吸、循环情况，监测患者体内重金属的含量。

五、河豚毒素中毒

河豚毒素（tetrodotoxin，TE）是河鲀（俗称河豚）及其他生物体内含有的一种生物碱，是自然界中所发现的毒性较大的神经毒素之一，可高选择性和高亲和性地阻断神经兴奋膜上钠离子通道。河豚毒素是小分子量、非蛋白质的神经性毒素，其毒性比剧毒的氰化钠还要高1250倍，0.5mg即可致死。河豚毒素对肠道有局部刺激作用，吸收后迅速作用于神经末梢和神经中枢，阻碍神经传导，从而引起神经麻痹而致死亡。

临床表现

1. 胃肠症状　食后不久即有恶心、呕吐、腹痛或腹泻等。

2. 神经麻痹症状　开始有口唇、舌尖、指端麻木；继而全身麻木、眼睑下垂、四肢无力、步态不稳、共济失调、肌肉软瘫和腱反射消失。

3. 呼吸、循环衰竭症状　呼吸困难、急促表浅而不规则发绀，血压下降，瞳孔先缩小后散大或两侧不对称，言语障碍，昏迷，最后死于呼吸、循环衰竭。

鉴别诊断

1. 一般诊断

（1）询问中毒者的进食史。

（2）中毒者临床表现恶心、呕吐、腹痛、腹泻等胃肠道症状。

（3）神经麻痹症状，见临床表现项下。

2. 实验室诊断　中毒者胃内容物、残余食物检查：检测出相应毒物。

3. 影像学诊断　心电图检查：中毒者呈不同程度的房室传导阻滞。

药物防治

1. 解毒剂拮抗毒素　肌内注射或稀释后静脉注射阿托品 2mg，或山莨菪碱注射液 20mg，或东莨菪碱 0.5mg，每 15～30min 1 次，直至阿托品化，呼吸正常且稳定。及时对中毒者进行补液、利尿，促使河豚毒素排出体外，可用 L-半胱氨酸每天 50～100mg，加入输液中静脉滴注。维持水、电解质平衡，可用高渗葡萄糖液、甘露醇、呋塞米等。

2. 肌肉麻痹　可用士的宁每次 2～3mg，肌内或皮下注射，每天 3 次。重症加用氢化可的松 100～200mg 肌内注射或稀释后静脉注射，每天 1 次，以减轻中毒反应。

其他疗法　发生 TP 后，立即进行催吐、洗胃、导泻以排出毒物，早期可用 1%硫酸铜溶液 100mL 口服或阿扑吗啡 5～6mg 皮下注射，催吐；并以 1：5000 高锰酸钾溶液或 0.5%药用炭悬液洗胃，再口服 15～30g 硫酸镁导泻，高位清洁灌肠。

六、鱼胆中毒

鱼胆中毒（fish bile poisoning，FBP）系食鱼胆而引起的一种急性中毒。

青鱼、草鱼、白鲢、鲈鱼、鲤鱼胆中含胆汁毒素，能损害人体肝、肾，使其变性坏死。也可损伤脑细胞和心肌，造成神经系统和心血管系统的病变。

临床表现

1. 胃肠道症状　腹痛、恶心、呕吐和腹泻。

2. 肝肾损害表现　肝区疼痛、肝大、黄疸、血清转氨酶升高；镜下血尿、蛋白尿、少尿和无尿、全身浮肿、肾区疼痛等。

3. 心脏、神经损害表现　低血压和休克、心电图可有不同程度的房室传导阻滞，头昏、头痛、烦躁不安，重者可有神经麻痹、昏迷、抽搐。

鉴别诊断

1. 一般诊断

（1）询问中毒者的鱼胆进食史。

（2）中毒者食后2～7h内，突然腹痛、剧烈呕吐、腹泻。

2. 实验室诊断　中毒者胃内容物、残余食物检查：检测出相应毒物。

药物防治

1. 西药治疗

（1）中毒者常有严重肝脏损害，可酌情应用护肝药物，如硫普罗宁、多烯磷脂胆碱。

（2）重症中毒者及时使用肾上腺皮质激素。

2. 中医药治疗　甘草酸一胺或甘草酸二胺、香菇多糖进行保肝护肝治疗。

其他疗法　误服中毒者，应立即催吐并用1∶5000高锰酸钾溶液洗胃，注意防止呕吐物误吸或胃管插入气管导致窒息。防治中毒者急性肾功能衰竭，必要时透析治疗。

护理防范　民间有以生吞鲤鱼胆来治疗眼疾，不要迷信偏方，不乱食鱼胆，以防中毒。

（侯楚祺　刘文钦　赖月花）

第十七章 专科肿瘤

第一节 呼吸系统肿瘤

肺癌

原发性支气管肺癌简称肺癌（lung cancer，LC），是指起源于气管、支气管黏膜或腺体最常见的肺部原发性恶性肿瘤。依据组织病理学特点可以分为非小细胞 LC 和小细胞 LC，其中非小细胞 LC 主要包括两个亚型，鳞癌和腺癌。全球范围内，LC 的发病率和死亡率都增长很快，但其发生的病因至今尚不明确。

临床表现 LC 的临床表现相对比较复杂，与肿瘤的病理类型、大小、发生部位、有无转移以及有无并发症等情况密切相关。LC 发生的早期症状比较轻微，甚至可无任何不适。当疾病发生到一定阶段时，常见的症状有无痰或少痰的阵发性刺激性干咳。当侵犯到邻近器官组织时，会出现胸部不规则的隐痛或钝痛，咳嗽时疼痛加重。

鉴别诊断

1. 一般诊断 主要来源于患者的病史，若有早期局部症状，会引起对肿瘤的怀疑，进而通过其他一些相关检查明确病变部位并显示其对周围组织结构的影响，完善对 LC 的诊断。

2. 实验室诊断

（1）依赖于组织、细胞学的检查。临床常以采集 LC 标本作为辅助检查手段。细胞学标本主要来源于痰、浆膜腔积液以及各部位的细针穿刺抽吸标本。组织学标本主要来源于胸腔镜、纵隔镜下活检及经皮肿块穿刺等活检技术。

（2）一些肿瘤标志物如癌胚抗原、神经元特异性烯醇酶、细胞角蛋白 19 片段（CYFRS21-1）、鳞状细胞癌抗原等联合检查，对 LC 的诊断具有一定价值。

3. 影像学诊断

（1）胸部 X 线 可了解 LC 的部位、大小、对邻近部位的侵犯情况、伴发的炎性病灶等，是早期诊断 LC 的一个主要手段。

（2）胸 CT 检查　可以进一步验证病灶精细的结构或小结节，还可以发现一般 X 线检查隐藏区的早期 LC，也是诊断 LC 的重要手段。

药物防治

1. 西药防治

（1）对于小细胞肺癌较常用的临床联合抗癌药物

① 环磷酰胺 800～1200mg，静脉注射，第 7、8 天；长春新碱 1～2mg，静脉注射，第 1、8 天；甲氨蝶呤 10～20mg，静脉注射或肌内注射，第 3、5、10、12 天；依托泊苷 100mg，静脉滴注，第 3～7 天。每 3 周重复 1 次，2～3 周为 1 个疗程。

② 依托泊苷 100mg/m^2，静脉注射，第 1～3 天；顺铂 25mg/m^2，第 1～3 天；每 3 周重复 1 次，2～3 周为 1 个疗程。

（2）对于非小细胞肺癌的基因导向治疗　在亚洲患者中，非小细胞肺癌（主要是腺癌）的所有生物标记中最具代表性的就是 EGFR 突变和 ALK 突变。前者使用克唑替尼、色瑞替尼，通常能显著延长无进展生存期；后者突变更常见于非吸烟者和年轻人，使用厄洛替尼、吉非替尼和阿法替尼，通常能显著延长无进展生存期。

2. 中医药治疗　常见的辅助治疗 LC 的中药如茯苓、泽泻，可以利水渗湿；蒲公英，可以清热解毒、消肿散结；贝母、百部，可以化痰止咳等。可用于 LC 辅助治疗的中成药有艾迪注射液、金复康口服液、益肺清化膏等，具体选用应对症。

其他疗法　LC 选择多种方法综合治疗，以减轻患者症状，改善其生存质量，延长生存期。小细胞 LC 较早发生转移，主要依赖化疗或放疗；非小细胞 LC 常为局限性病变，多进行外科手术，联合放化疗。

护理防范

1. 注意观察呼吸、咯血、体温等病情变化，及时对症处理。

2. 化疗期间加强营养，宜高热量、高蛋白质、高维生素、易消化饮食，多吃蔬菜水果，避免刺激性食物，提高机体免疫力。

3. 呼吸困难患者氧疗，注意用氧安全，禁明火。半卧位患者鼓励适当活动，注意皮肤护理，预防压疮，加强安全意识，预防跌倒。

4. 做好心理护理，家人多给予关爱，使患者积极配合治疗，树立与疾病作斗争的信心。

5. 留置 PICC 管注意管道护理，保持管道固定、通畅，按时更换 PICC 敷料，预防感染。预防感冒，避免去人群密集处，预防感染。

第二节　消化系统肿瘤

一、胃癌

胃癌（gastric carcinoma，GC）是指发生在胃部的癌症，多起源于胃黏膜上皮的恶性肿瘤，是我国最常见的高发恶性肿瘤，发病存在明显的地域差异，在我国的西北与东部沿海地区发病率比南方地区明显偏高。GC 最常见的病理类型是腺癌，好发于 40～70 岁人群，男性居多。

临床表现　大部分早期 GC 患者无特殊症状，少数者会出现恶心、呕吐或是饱胀不适等上消化道症状，难以引起足够的重视。GC 进展期时，最常见的症状就是上腹不适、进食后饱胀，随着病情加重，食欲下降、全身乏力。同时会因肿瘤的部位不同，有其特殊的临床表现，如在贲门和幽门处的肿瘤可出现梗阻的表现。当肿瘤破坏血管后，会出现呕血、黑粪等消化道出血症状，并且大多数晚期患者会出现体重减轻的现象。

鉴别诊断

1. 一般诊断　根据患者初步的病史、体格检查来判断是否符合 GC 特点，当出现一系列的消化系统症状时，应留意，同时完善相关检查。

2. 实验室诊断

（1）胃镜检查和胃组织病理学活检　是目前最权威的诊断方法。

（2）可以早期进行 GC 三项检查，包括血清胃蛋白酶原 1（PG1）、血清胃蛋白酶原 2（PG2）、血清胃泌素 17（G-17），可以反映胃部萎缩的情况，有助于 GC 风险的提前防治。

（3）癌胚抗原（CEA）、癌抗原 CA72-4、CA19-9、CA125 等肿瘤相关抗原对肿瘤的预后及化疗的疗效有一定的临床意义。

3. 影像学诊断

（1）X 线双重对比造影　可以通过观察胃的形态以及黏膜变化、胃运动及其排空情况等确定肿瘤的位置、大小、对周围组织的侵犯程度，进而对肿瘤的性质以及治疗有进一步的参考价值。

（2）CT检查 主要应用于GC、治疗前进行分期的基本手段，用于评价GC病变的范围，判断局部淋巴转移以及向远处转移的情况。

药物防治

1. 西药防治

（1）单药防治

① 替吉奥：按照体表面积决定初始每天给药量（$<1.25m^2$，40mg×2/d；$\geqslant1.25$ 且 $<1.5m^2$，50mg×2/d；$\geqslant1.5m^2$，60mg×2/d），连续给药14d，早、晚餐后1h口服，或连续给药21d，休14d。

② 多西他赛：75～100mg/m^2 iv d1，每21d重复。

③ 紫杉醇：80mg/m^2 iv d1、d8、d15，每28d重复或是135～250mg/m^2 iv d1，每21d重复。

④ 伊立替康：150～180mg/m^2 iv d1，每14d重复或是125mg/m^2 iv d1、d8，每21d重复。

（2）顺铂+氟尿嘧啶类

① PF方案：顺铂（DDP）75～100mg/m^2 iv d1，氟尿嘧啶（5-FU）750～1000mg/m^2 civ 24h d1～4，每28d重复或是DDP 50mg/m^2 iv d1，亚叶酸钙（CF）200mg/m^2 iv d1，氟尿嘧啶2000mg/m^2 civ 24h d1，每14d重复。

② XP方案：DDP 80mg/m^2 iv d1，卡培他滨1000mg/m^2 口服 bid d1～14，每21d重复。

③ SP方案：顺铂60mg/m^2 iv d1，替吉奥40～60mg 口服 bid d1～14，每21d重复。

（3）奥沙利铂+氟尿嘧啶

① 奥沙利铂+5-FU/CF：奥沙利铂85mg/m^2 iv d1，CF 400mg/m^2 iv d1，5-FU 400mg/m^2 iv d1，5-FU 2400～3600mg/（$m^2 \cdot$ d） civ 48h，每14d重复。

② XELOX方案：奥沙利铂130mg/m^2 iv d1，卡培他滨1000mg/m^2 口服 bid d1～14，每21d重复。

③ SOX方案：奥沙利铂130mg/m^2 iv d1，替吉奥80mgmg/m^2 口服 bid d1～14，每21d重复。

（4）三药联合

① ECF 方案：表柔比星 50mg/m^2 iv d1，顺铂 60mg/m^2 iv d1，5-FU 200mg/（m^2·d）civ 24h d1～21，每 21d 重复。

② EOX 方案：表柔比星 50mg/m^2 iv d1，奥沙利铂 130mg/m^2 iv d1，卡培他滨 625mg/m^2 口服 bid d1～21，每 21d 重复。

③ DCF 方案：多西他赛 75mg/m^2 iv d1，顺铂 75mg/m^2 iv d1，5-FU 1000mg/（m^2·d）civ 24h d1～5，每 28d 重复。

④ mDCF 方案：多西他赛 60mg/m^2 iv d1，顺铂 60mg/m^2 iv d1，5-FU 600mg/（m^2·d）civ 24h d1～5，每 14d 重复。

（5）靶向药物

① 曲妥珠单抗（+化疗）：负荷剂量 8mg/kg（iv，90min）；维持剂量 6mg/kg（iv，30～90min），每 3 周重复。

② 甲磺酸阿帕替尼：850mg，口服，qd，餐后 30min 温水送服，28d 为 1 个周期。

2. 中医药治疗

（1）肝气不舒、木郁尅土　可使用香砂六君子汤合柴胡疏肝散加减。

（2）气滞血瘀、痰结成块　可使用膈下逐瘀汤合失笑散加减。

（3）脾胃气虚、运化无力　可使用香砂六君子汤合参苓白术散加减。

（4）脾不运化、痰气交阻　可使用四君子汤合二陈汤合海藻玉壶汤加减。

其他疗法　手术是 GC 患者获得根治的唯一可能方法，早期患者术后可获得根治。而进展期患者需要根据胃癌病理学类型及临床分期，采用以手术治疗为主，联合围术期化疗、放疗、生物靶向治疗等手段的综合治疗，以延长患者生存期限，改善患者的生存质量。

护理防范

1. 了解各类药物的作用、剂量、用法、不良反应和注意事项，遵医嘱正确服用，不可擅自改变或终止用药。

2. 长期卧床患者，定期翻身、按摩，指导并协助进行肢体互动，以预防压疮和血栓性静脉炎的发生。

3. 有合并症需禁食或进行胃肠减压者，予以静脉输液以维持营养需要。恶心、呕吐的患者进行口腔护理。

4. 化疗患者常食欲减退，应多鼓励进食，选择患者喜欢的烹饪方式来增加其食欲。

5. 术后患者愈合能力差，应注意吻合口及伤口愈合情况，预防感染。

6. 做好心理护理，家人多给予关爱，使患者积极配合治疗，树立与疾病作斗争的信心。

二、食管癌

食管癌（esophageal carcinoma，EC）是指食管上皮来源的恶性肿瘤。在我国，其发生率和死亡率都相对较高，一般男性高于女性，并且 35 岁以后发病率随年龄增大而升高。典型表现为进行性加重的吞咽困难，早期治疗预后较好。

临床表现　EC 的临床表现与疾病的进程有一定的关系。早期症状常不明显，但在吞咽粗硬食物时可能会有不同程度的不适感，表现为进食时有哽噎感、胸骨后烧灼感、针刺样或牵拉样疼痛。同时食物通过缓慢，可能会有滞留或异物的感觉。中后期时，典型症状为进行性吞咽困难，起初是固体食物哽咽，继而是半流质食物，严重者水和唾液都不能咽下。

鉴别诊断

1. 一般诊断

（1）当患者进行性吞咽哽咽、吞咽异物感、胸骨后疼痛、明显消瘦时要注意发病的可能。

（2）普通内镜下早期 EC 可表现为红区、糜烂灶、斑块痒、结节样或局部黏膜增厚等表现。中后期可见结节状或菜花样肿物，黏膜充血水肿，可见溃疡，还可能伴有一定程度的食管管腔狭窄。

2. 实验室诊断

（1）常规检查　如血常规、肝肾功能、凝血功能等，初步评估患者一般情况。

（2）食管黏膜脱落细胞检查　阳性率 90% 以上，常能发现一些早期病变。

（3）EC 早期诊断的肿瘤标志物尚不成熟，有细胞角蛋白片段 19（CYFRA21-1）、癌胚抗原（CEA）、鳞状上皮细胞癌抗原（SCC）和组织多肽特异性抗原（TPS）。

3. 影像学诊断

（1）钡餐 X 线检查　是诊断 EC 最直接、简单和经济的手段。

（2）食管 CT 扫描检查　可清晰显示病变与邻近纵隔器官的关系。

药物防治

1. 西药防治

（1）PF 方案　DDP 50mg/m^2 iv d4、d5，5-FU 300mg/m^2 iv d1～5，3 周为 1 个周期；或是 DDP 100mg/m^2 iv d5，5-FU 500mg/m^2 iv d1～4，3 周为 1 个周期；或是 DDP 100mg/m^2 iv d1，5-FU 1000mg/m^2 iv d1～6，3 周重复。

（2）PBV 方案　DDP 100mg/m^2 iv d2，BLM 10mg/m^2 iv d1、d8，VDS 3mg/m^2 iv d1、d8，3 周为 1 个周期。

（3）PPE 方案　DDP 50mg/m^2 iv d4、d5，平阳霉素 10mg/m^2 iv d1～5，3 周为 1 个周期。

（4）PEF 方案　DDP 30mg/m^2 iv d4～6，VP-16 60mg/m^2 iv d1～5，5-FU 300mg/m^2 iv d1～5，3 周为 1 个周期。

（5）PMF 方案　DDP 30mg/m^2 iv d3～5，MMC 10mg/m^2 iv d1，5-FU 300mg/m^2 iv d1～5，3 周为 1 个周期。

（6）PP 方案　紫杉醇 150mg iv 3h d1，DDP 100mg/m^2 iv d2，3 周为 1 个周期。

（7）PFPG 方案　DDP 100mg/m^2 iv d1，5-FU 1000mg/m^2 iv d1～5，紫杉醇 135～225mg/m^2 iv d14，重组人粒细胞集落刺激生长因子 75～150μg，皮下注射或静脉滴注，28d 重复，中位疗程数为 3。

2. 中医药治疗

（1）抗癌平丸　饭后口服每次 0.5～1.0g，每天 3 次。

（2）复方天仙胶囊　饭后口服每次 3～6 粒，每天 3 次，30d 为 1 个疗程。

（3）冬凌草片　每次 2～5 片，每天 3 次。

其他疗法　EC 的治疗应采取个体化综合治疗的原则，包括手术、抗肿瘤药物、放疗等手段，并合理安排各治疗手段以及计划，以期最大幅度地根治肿瘤，提高治愈率。

除了抗肿瘤治疗之外，EC 患者全程治疗中都需要重视患者的营养支持治疗，因为 EC 的营养治疗与其生存时间及治疗效果都密切相关。

护理防范

1. 进食应以流食饮食为主，若进食好转可转软食，避免进食坚硬食物，且应当避免一次性进食过多，同时要戒烟戒糖，避免摄入酒精类刺激性饮品。

2. 做好心理护理，家人多给予关爱，营造舒适轻松的环境，重视患者精神状态，避免加重患者心理负担。

3. 避免过度劳累及受凉的情况下，适当增加体育活动锻炼。

三、大肠癌

大肠癌（colorectal carcinoma，CC）是胃肠道常见的恶性肿瘤，包括结肠癌和直肠癌，是指来源于大肠上皮的癌症。在我国，以直肠癌最为常见，并且近年的发病率和死亡率逐步升高。大肠癌的发病与饮食环境、生活方式、遗传等密切相关。

临床表现

早期基本多无临床症状或是症状不明显，部分患者表现为消化不良、大便隐血阳性等。随着癌肿的进展，直肠癌的主要临床症状为便血、排便习惯的改变以及大便性状的改变。左半结肠因为相较于右半结肠肠腔窄，当发生在左半结肠癌时更容易引起完全性或部分性肠梗阻，所以病期的确诊常早于右半结肠癌。右半结肠癌临床以全身症状如贫血、腹痛、腹部肿块为主。患者晚期时会出现进行性体重下降和消瘦、恶病质等。

鉴别诊断

1. 一般诊断　直肠指诊：能及时发现下段直肠癌，并可确定肿块距肛门的距离、位置、形状、大小、硬度以及与直肠周围组织的关系等。

2. 实验室诊断

（1）大便隐血试验　是筛查 CC 最为主要的检查方法。

（2）肿瘤标志物的检查　癌胚抗原（CEA）及 CA19-9 是大肠癌患者需要常检测的重要肿瘤标志物，可以依据指标评估病情、检测复发。

3. 影像学诊断

（1）钡餐 X 线　结肠气钡双重对比造影可发现早期黏膜表浅病变以及中晚期 CC 病变。

（2）CT 检查　是术前判断 CC 分期的重要方法，可清晰显示 CC 外侵程度、淋巴结转移情况以及判断肿瘤的可切除性。

（3）PET-CT　主要用于 CC 患者诊断是否向远处转移，同时可以显示全身情况，筛查肿瘤转移情况。

（4）电子内镜检查　中晚期 CC 内镜下表现为结节状或菜花样肿物，或表现为深达肌层的溃疡，部分合并管腔狭窄。

（5）色素内镜　将各种燃料喷洒在大肠管腔上后，病灶可与正常黏膜形成鲜明对比。

（6）超声内镜　可清楚显示 CC 浸润深度及与周围组织的关系，常用于术前分期。

药物防治

1. 西药防治

（1）靶向药物　它是一种全身性的治疗方法，尤其是对晚期失去手术根治机会的转移性 CC 提供的治疗手段。常用的靶向药物有西妥昔单抗和贝伐珠单抗两种类型，能有效延长患者的生存时间，并且可以有效阻碍病情发展。

（2）放射药物治疗　作为一种辅助手段，常用的药物有帕尼单抗以及奥沙利铂，常根据患者的分期以及整体情况选择具体治疗方案，选择药物进行联合或者是单药治疗。

（3）培美曲塞　能有效延缓患者的病情发展，但需注意该药物常会刺激胃部，引起恶心、呕吐等不良反应。

2. 中医药治疗　桃花四物汤加减可明显起到治疗结直肠癌的作用，因其调节血瘀的作用尤为明显，可以缓解结直肠癌患者便秘、发热和口渴等症状。

其他疗法

1. 原位癌可在内镜下治疗，效果较好，可达到根治的效果。

2. 早期 CC，外科手术治疗可以达到根治的目的，部分也可采用内镜治疗达到根治。

3. 中晚期 CC，多以手术为主的综合治疗，即术后辅助应用化疗及靶向治疗、放疗等方法。

4. 复发或者转移的直肠癌，则以放化疗或靶向治疗为主，一般不做手术。

护理防范

1. 护理人员多关心、鼓励和安慰患者，耐心详细说明该病治疗方法和预后，减轻患者负面情绪，让其积极配合治疗。

2. 根据患者疼痛情况，阶梯性给药，同时鼓励患者自我控制，通过一定方式如听音乐、读书等转移注意力，养成定时排便的习惯。

3. 密切观察造口肠端的血液循环和张力情况，落实好结肠造口（人工肛门）护理，经常清洗消毒，保持造口周围皮肤清洁。

4. 加强术后各种管道护理，保持通畅、固定。

5. 密切关注化疗后的患者，对于严重呕吐、腹泻者应遵医嘱给予水、电解质补充，即时向医生报告患者病情变化，饮食宜清淡、易消化、营养均衡。

四、肝癌

肝癌（liver cancer，LC）一般系指原发性LC，即主要为肝细胞或肝内胆管上皮细胞发生的癌肿，是我国高发、常见、危害性极大的一种恶性肿瘤。LC好发于中年男性，发病机制和原因尚未完全明确，但依据相关研究发现，与饮酒、病毒性肝炎、饮食环境、寄生虫以及遗传因素相关。

临床表现 LC早期症状无特异性或不明显。当患者感受到明显不适，即临床症状很明显时，病情基本进入了中晚期，主要表现为肝区疼痛，多为右上腹或中上腹持续性隐痛、胀痛或刺痛，夜间或劳累后症状加重。还会出现进行性肝大或上腹部包块等。同时患者会出现食欲减退、腹胀、恶心呕吐、腹泻等消化系统症状以及低热症状。

鉴别诊断

1. 一般诊断 多数LC患者无明显相关阳性体征，合并高危因素者出现肝大伴有结节、上腹肿块、腹水等，应警惕LC的可能。肝掌、蜘蛛痣、血管痣和腹壁静脉曲张等为肝硬化体征。

2. 实验室诊断

（1）腹腔镜和经皮细针穿刺活检 不建议作为常规，在有适应证的情况下，可以作为协助诊断。

（2）LC患者 可能出现血液碱性磷酸酶、AST、LDH或胆红素升高及白蛋白降低等肝脏功能改变，以及淋巴细胞亚群等免疫指标改变。

（3）甲胎蛋白（AFP）是 LC 诊断中最好的肿瘤标记。AFP＞400ng/mL 1 个月或 AFP＞200ng/mL 2 个月，在排除妊娠和生殖腺胚胎癌患者后，应高度警惕 LC，并通过影像学诊断确诊。

3. 影像学诊断

（1）腹部超声扫描　可用于对高危人群的筛查，术中超声可以发现小病灶及判断肿瘤和血管的关系。

（2）CT 检查　目前是 LC 诊断和鉴别诊断最重要的影像检查方法，可以观察到 LC 形态及血供状况、LC 的检出、定性、分期以及肝癌治疗后复查。

（3）MRI 检查　对于肝癌的检出率准确性会更高些，还有助于鉴别良性和恶性肿瘤，判断 LC 是否转移到身体或其他部位。

药物防治

1. 西药防治

（1）靶向药物　常用于癌细胞存在特定受体的 LC 治疗，主要有表皮生长因子受体（EGFR）抑制药物、血管内皮生长因子受体（VEGFR）拮抗药等。

（2）无水乙醇瘤内注射　超声引导下经皮肝穿刺于肿瘤内注入无水乙醇治疗 LC。以肿瘤直径小于或等于 3cm，结节数 3 个以内伴有肝硬化而不能手术的 LC 为首选。对小 LC 有治愈可能，肿瘤直径大于或等于 5cm 者效果较差。

（3）生物治疗　干扰素、白介素-2、肿瘤坏死因子以及淋巴因子激活的杀伤细胞、LAK 细胞、肿瘤浸润淋巴细胞（TIL）等已用于临床。

2. 中医药治疗

（1）西黄丸　口服每次 3g，每天 2 次。

（2）华蟾素片　口服每次 2 片，每天 3～4 次。

（3）金龙胶囊　口服每次 4 粒，每天 3 次。

其他疗法

LC 对化疗和放疗不敏感，常用的治疗方法有手术切除、肝移植、血管介入、射频消融术等。早期诊断、早期采用以手术切除为主的综合治疗，是提高 LC 长期治疗效果的关键。

护理防范

1. 护理人员多关心、鼓励和安慰患者，耐心详细说明该病治疗方法和预后，减轻患者负面情绪，让其积极配合治疗。

2. 根据患者疼痛情况阶梯性给药，同时鼓励患者自我控制，通过一定方式如听音乐、读书等转移注意力。

3. 嘱咐患者进食高蛋白、高热量、低脂肪的食物，少食多餐。对于有腹水的患者限制钠的摄入，给予低盐饮食。注意患者水分的补充，以便于大量热量的散发。

4. 对术后各种引流管进行妥善固定，避免折叠、受压、扭曲等情况的发生。

5. 密切关注化疗后的患者，对于严重呕吐、腹泻者应遵医嘱给予水、电解质补充，定期复查血常规，及时向医生报告患者病情变化。

五、食管平滑肌瘤

食管平滑肌瘤（leiomyoma of the esophagus，LOTE）一般情况是生长在食管壁的良性肿瘤，其生长速度相对缓慢。多数可无任何临床症状，但如果瘤体长大，患者会表现为不同程度的吞咽困难或胸骨后不适感。LOTE恶变的概率非常小，如若发现，可早期进行内镜下切除。

临床表现　多数 LOTE 的患者几乎没有临床症状，一般仅会在内镜检查或是胃肠道造影时被发现。即使有症状，也表现轻微，患者可能在进食时出现不同程度的下咽不畅，多为间歇性或缓慢进行性，但也基本不影响正常饮食。少数患者诉不同程度的疼痛，可为胸骨后、胸部、背部等。瘤体巨大者可压迫气管引起呼吸困难。

鉴别诊断

1. 一般诊断　在患者进食时出现不同程度的下咽不畅等症状时，应引起注意。

2. 影像学诊断

（1）X 线食管钡餐检查　是 LOTE 主要的诊断方法，常表现为腔内充盈缺损，瘤体边缘清晰，与正常食管分界清楚。少数病例，特别是中段平滑肌瘤，有时易与主动脉瘤、血管压迫或畸形相混淆。

（2）CT 及 MRI 检查　可了解肿物向管外扩展的情况及准确部位，有助于手术方案及切口的设计。

药物防治　药物保守治疗对平滑肌瘤效果不明显，视病情遵医嘱用药。

其他疗法 不引起临床症状的小 LOTE 原则上可不处理,若超声内镜证实病变起源于黏膜肌层,有条件者可行内镜下切除;大的 LOTE 恶变率增加,且能引起吞咽困难,可考虑手术治疗。

护理防范

1. 患者饮食要清淡并富于营养,注意膳食平衡,切忌辛辣刺激性食物,以免造成病情反复,多吃新鲜蔬菜水果。

2. 术后依据患者疼痛程度,指导患者转移注意力,为患者采取舒适的体位,胸带固定松紧度要适宜。必要时遵医嘱给予镇痛药。

六、胃黏膜下肿瘤

胃黏膜下肿瘤(gastric submucosal tumor,GST)是来自胃壁非上皮性间叶组织的肿瘤,有平滑肌瘤、神经组织肿瘤、纤维瘤、脂肪瘤、血管瘤、异位胰腺和畸形瘤等,以平滑肌瘤最为常见。

临床表现 根据肿瘤的性质、大小、部位以及发展(向腔内或是腔外生长)不同而不同。肿瘤小者可无明显症状,肿瘤大或是伴有黏膜糜烂溃疡者可出现上消化道出血。腹痛多为隐痛,偶有剧痛,发生于幽门部者可引起梗阻。向胃外生长的肿瘤在腹部可触及包块,其边界清楚、光滑、质地坚实、可活动,可能会有囊性感。

鉴别诊断

1. 实验室诊断 胃镜下黏膜活检:可了解肿块表面胃黏膜的组织学情况。

2. 影像学诊断

(1)X 线检查 能提供多项胃黏膜下肿瘤的临床征象,但不能确定其性质。

(2)超声内镜 可明显提高胃黏膜下肿瘤的确诊率,能显示小至 0.5cm 直径的病变,并且可以判断其大小,利于选择治疗方法。

药物防治 无特指药物,可依据肿瘤性质,遵医嘱用药。

其他疗法 良性 GST 未引起临床症状者,原则上可不进行处理。超声内镜证实病变起源于黏膜肌层者,可进行内镜下切除;大的胃平滑肌瘤有恶变倾向,可考虑手术治疗,术后对症用药。一般情况下,胃良性肿瘤切除后预后良好。

护理防范

1. 调节患者饮食，避免进食过多粗纤维食物和可产生刺激性气味或胀气的食物。

2. 指导患者及其家属了解疾病的发生、发展以及治疗护理的新进展，树立良好的心态。

七、原发性胃淋巴瘤

原发性胃淋巴瘤（primary gastric lymphoma，PGL）系指原发于胃部起源于黏膜下层淋巴组织的恶性肿瘤。男性的发病风险明显高于女性。具体的发病原因尚不清楚，但目前为止发现与某些病毒有关，感染后引起胃黏膜下层淋巴组织中免疫细胞反应低下或失调而致病。

临床表现

1. PGL 可发生在胃的任何部位，以胃窦、幽门前区最为常见。临床表现常缺乏特异性，早期无明显症状。

2. 中后期患者上腹部疼痛是最常见的症状，如隐痛，多无规律，疼痛时间长短不一。同时患者可能伴有消瘦、食欲减退、恶心呕吐等消化系统症状，严重者可能还会出现呕血、黑粪、梗阻、穿孔等。

鉴别诊断

1. 一般诊断　患者若出现上腹部疼痛、饱胀、食欲减退、进行性消瘦或是恶心呕吐等消化道症状时考虑可能的风险。

2. 实验室诊断

（1）血常规　了解有无贫血以及贫血的程度。

（2）粪便隐血试验　是否阳性。

3. 影像学诊断

（1）X 线钡餐检查　常见皱襞增大、溃疡龛影、黏膜粗糙结节，但胃壁扩张、蠕动尚好。

（2）B 超与 CT 检查　可估计病变范围、有无淋巴结转移以及其他脏器受累的情况。

（3）胃镜检查　可发现黏膜下肿块及其位置大小，并可取组织活检。发现表面有无糜烂、出血或是坏死。

（4）超声内镜检查　可见侵犯深度以及胃壁各层的变化，同时还可以了解胃周淋巴结和邻近组织器官的情况。

药物防治

1. 利妥昔单抗　推荐剂量为 $365mg/m^2$，用生理盐水稀释到 $1mg/mL$ 后摇匀静脉缓慢滴注，每周 1 次。每 4～8 次为 1 个疗程。为防止变态反应，宜在给药前 30～60min 服用对乙酰氨基酚和苯海拉明。静脉滴注开始时宜慢，并密切观察。

2. 吉西他滨　800～$1250mg/m^2$，静脉滴注 0.5～1h，每周 1 次，连续 2 周停 1 周（即在第 1、8 天静脉滴注，第 15 天休息），每 3 周重复 1 次为 1 周期，连续 2 周期为 1 个疗程。

其他疗法　PGL 病变局限，多以手术治疗为主。根据术后病理分期辅以综合治疗，包括术后化疗、放射治疗及免疫治疗等。

护理防范

1. 鼓励患者树立战胜疾病的信心，调动患者的主观积极性，保持乐观精神，避免紧张情绪。

2. 饮食宜吃清淡松软、营养全面的食物，切忌油腻、刺激、高脂肪以及生冷寒凉的食物。同时忌吃发物。

八、胃肠道血管瘤

胃肠道血管瘤（gastrointestinal hemangioma，GH）是起源于胃肠道的血管肿瘤或累及胃肠道的全身性或系统性血管肿瘤性疾病，属于消化系统疾病，临床比较少见，分为毛细血管性血管瘤、海绵状血管瘤以及混合型血管瘤，多数于出生时便已存在。

临床表现　在胃肠道可以为单个病灶或是多发性，也可以在全身各个系统的软组织发现。该病出血较为缓慢，且量不大，并可伴有贫血，发生于直肠较大的海绵状血管瘤可合并大出血。除直肠血管瘤较大外，一般多小于 2cm。

鉴别诊断　结肠镜是结肠以下血管瘤诊断的主要方法。小肠镜以及胶囊内镜可用于小肠血管瘤的诊断。

药物防治　无特殊药物，可依据疾病性质，遵医嘱用药。

其他疗法　诊断明确且反复出血者一般行手术或内镜手术治疗，辅助介入治疗、放化疗，并在术后对症用药护理。

护理防范

1. 坚持参加体育锻炼，调节自身情绪，保持旺盛精力，提高机体免疫功能。

2. 不吸烟、不酗酒，不吃过烫或过冷的食物，多吃新鲜的蔬菜水果。

九、肝脏血管瘤

肝脏血管瘤（hepatic hemangioma，HH）是一种肝脏内大量动静脉血管畸形构成的团状结构，是一种常见的肝脏原发性良性肿瘤。一般女性的发病率高于男性，多在非特异性腹部不适时的检查过程中发现。

临床表现　多数患者无明显症状。直径大于 4cm 的血管瘤可能会有右上腹闷胀不适感。肝脏多不增大，对肝功能基本无影响。罕见因 HH 结节自发性破裂而发生出血性休克。

鉴别诊断

1. 一般诊断　除基本的全身体格检查外，还会详细检查患者肝脏部位，确认 HH 的大小以及部位。

2. 实验室诊断　血常规和凝血功能检查：可合并血小板减少症或低纤维蛋白原血症，但发生率较低。

3. 影像学诊断

（1）超声检查　作为检查 HH 的首选影像学诊断，可检出直径大于 2cm 的血管瘤，可表现为边界清晰的低回声占位伴后方不甚明显的回声增强效应。

（2）CT 检查　对于诊断血管瘤具有高度的敏感性和特异性，但对于较小的病变有时仍旧难以与多血供的肝转移癌区分开来。

（3）MRI 检查　有助于与原发性肝癌相鉴别。

药物防治　无特殊药物，可依据疾病性质，遵医嘱用药。

其他疗法　HH 是一种良性疾病，多生长缓慢，无恶变倾向，自发破裂者更为少见。因此，对于绝大多数确诊而无症状的病例可仅予以随访而无须治疗。如果血管瘤>10cm 时，可行手术切除及术后对症用药。

护理防范

1. HH 患者应多吃蔬菜、水果，保持大便通畅，防止便秘，因为用力排便可诱发瘤体破裂出血；避免外力碰撞，忌剧烈体育运动或较强的体力劳动等，以免增加腹腔压力，引起瘤体破裂出血。

2. 戒烟、戒酒。长期饮酒过度会加重肝脏负担，不利于疾病康复。

3. 术后康复期和化疗过程中应注意饮食调护，宜进高热量、高蛋白、高维生素、低脂肪饮食，有水肿者不可食咸肉、泡菜等，有肝硬化者禁食硬、热、刺激性食物等。

十、胆囊癌

胆囊癌（gallbladder cancer，GC）是起源于胆囊黏膜上皮细胞的恶性肿瘤，是胆道系统最常见的恶性肿瘤。女性患病率均高于男性，且患病风险随年龄的增大而增加。

临床表现　主要表现为无特异性的右上腹疼痛，呈持续性隐痛、钝痛或是阵发性剧痛，症状反复发作或难以缓解。随着疾病的发展以及肿瘤对肝脏、胆道、胃肠道以及免疫系统产生的不同影响，患者可伴随出现纳差、消化不良、进行性消瘦等症状。病程到进展期或是晚期时，可触摸到右上腹包块。肿瘤侵犯肝门部或外胆管引发胆管梗阻时并发黄疸症状。

鉴别诊断

1. 一般诊断　患者一般常因腹痛、可触及的腹部肿物或是黄疸就医，确诊多为进展期或是晚期病变。

2. 实验室诊断

（1）细胞学检查　可以直接取活检或抽取胆汁查找癌细胞。检查阳性率不高，但结合影像学诊断仍可对半数以上 GC 患者作出诊断。

（2）肿瘤标记物检查　GC 的 CEA 阳性率为 100%。进展期 GC 患者血清 CEA 值可达 9.6ng/mL，但在早期诊断无价值。CA19-9、CA125、CA15-3 等肿瘤糖链抗原仅能作为 GC 的辅助检查。

3. 影像学诊断

（1）彩色多普勒血流显像　胆囊肿块和壁内测到异常的高速动脉血流信号是胆囊原发性恶性肿瘤区别于胆囊转移癌或胆囊良性肿块的重要特征。

（2）CT 检查　动态增强扫描可显示肿块或胆囊壁的强化，可显示胆囊壁的侵犯程度、毗邻脏器受累情况以及淋巴结转移情况。

（3）经皮肝穿刺胆道造影及逆行胰胆管造影检查　可能表现为胆囊底部不规则充盈缺损。

药物防治

1. 一般情况 GC 确诊患者首选手术切除胆囊以及局部淋巴结，可使用一定药物对症支持治疗。

2. 保肝以及退黄疸治疗药物。可用消化道黏膜保护药、助消化药物等对症支持治疗。若患者疼痛严重，必要时给予止痛、解痉药物。若患者合并胆道感染，需根据感染情况及时给予抗生素治疗。

其他疗法　对于晚期无法根治性切除或者患者不能耐受手术的 GC 患者，多采取姑息性治疗，解除胆囊、胆道内感染所致的症状，改善肝功能，提高患者的生存质量。

护理防范

1. 术后早期监测观察患者腹部切口有无渗血、渗液，观察腹腔引流液的量、色、质，防止有内出血或是胆汁漏的发生。

2. 患者无术后并发症时鼓励患者早期适当下床活动，增加肺通气量，促进肠胃蠕动。

3. 患者未联合实施胆肠吻合术等胃肠手术操作，术后 24~48h 内鼓励进食少量水或流质，后续依据患者有无腹痛、腹胀等症状，尽快过渡至半流质直至正常饮食。

4. 患者日常饮食需注意避免刺激性食物或气体，实施胆肠吻合术者应保持每天大便通畅，以避免反流性胆管炎的发生。

十一、胰腺癌

胰腺癌（pancreatic cancer，PC）是一组主要起源于胰腺导管上皮及腺泡细胞的恶性肿瘤，恶性程度极高，起病隐匿，早期诊断困难，进展迅速，生存时间短，预后较差，发病率和死亡率呈上升趋势。

临床表现　腹部不适或疼痛是 PC 最常见的首发症状，多数 PC 患者仅表现为上腹部不适或隐痛、钝痛和胀痛等。胰腺于后腹部难以摸到，腹部包块系癌肿本身发展的结果，位于病变所在处，一般多为晚期体征。癌肿阻塞胰导管和胆总管下端，胰液和胆汁不能进入十二指肠，因而患者常有消化不良、食欲缺乏。个别或部分 PC 患者还可能出现焦虑、急躁、抑郁、个性改变等精神症状。少数人在发病初期表现为糖尿病的症状，这可能导致忽略考虑对 PC 的诊断。

鉴别诊断

1. 一般诊断 出现上腹疼痛，甚至放射到腰背部，夜间明显，仰卧时加重，而蜷曲或前倾坐位可使疼痛减轻等。新发现糖尿病或是原有糖尿病突然加重时高度提示 PC，需进一步做实验室及其他辅助检查。

2. 实验室诊断

（1）PC 没有特异性的肿瘤标志物，但有几种常见的肿瘤标志物可显著升高，包括 CEA、CA19-9 等，可用于辅助诊断、监测疗效和复发，尤其是 CA19-9 最为常用，血清 CA19-9＞37U/mL 作为阳性指标。

（2）病理学检查 这是确诊 PC 的金标准。除了手术外，获得病理学标本的方法还包括 EUS 或 CT 引导下穿刺活检、腹水细胞学检查、腹腔镜探查活检等。

3. 影像学诊断

（1）B 超检查 若看到胆道和胰管的扩张，可有一定的提示作用。

（2）内镜超声检查 不仅可以发现较小的 PC，更重要的是，可以在 EUS 引导下对发现的病变进行穿刺活检，鉴定病变的良恶性。

（3）增强 CT 检查 这是目前检查胰腺最佳的无创性影像检查方法，可用于定位诊断、定性诊断、鉴别诊断和分期。

药物防治

1. 氟尿嘧啶（5-FU） 500mg/d，静脉注射，连续 5d，随后隔日静脉注射 250mg。必要时可在 2 周后重复。总剂量 7.5～10g。

2. FAM 方案 5-FU 300mg/m^2，静脉滴注，每周 2 次，第 3 天、5 天、10 天、20 天；多柔比星（ADM）30～40mg/m^2，静脉注射，第 1 天；丝裂霉素（MMC）4～6mg/m^2，静脉注射，第 1 天、8 天。21d 为 1 周期，3 周期为 1 个疗程。

3. SMF 方案 链佐霉素（S）18mg/m^2，第 1 周、2 周、5 周、6 周分别静脉注射 1 次；丝裂霉素（M）10mg/m^2，每周静脉注射 1 次；5-FU 600mg/m^2，第 1 周、3 周、5 周、6 周分别静脉注射 1 次。第 9 周开始再重复 1 个疗程。

4. GP 方案 吉西他滨 1g/m^2，静脉滴注 30min，第 1 天、8 天、15 天；顺铂 50mg/m^2，静脉滴注水化，第 1 天、15 天；28d 为 1 周期。

5. GCF 方案 吉西他滨 1g/m^2，静脉滴注 0.5h，第 1 天、8 天、15 天；

5-FU 750mg/m^2，静脉滴注 24h，第 1 天、8 天、15 天、22 天。6～8 周为 1 个疗程。

6. GT 方案　吉西他滨 800mg/m^2，静脉滴注 0.5h，第 1 天、8 天、15 天、22 天；多西他赛 25mg/m^2，第 1 天。21～28d 为 1 疗程。

其他疗法　病变局限、经检查可手术者，尽量争取开腹探查行根治术。必要时术前、术中放疗，术后辅助化疗或放疗。经探查不能切除者，可行姑息手术（如胆管减压引流或胃空肠吻合术等）以缓解黄疸等梗阻症状，术后酌情行放疗和药物治疗等综合治疗。

护理防范

1. 了解各类药物的作用、剂量、用法、不良反应和注意事项，遵医嘱正确服用，不可擅自改变或终止用药。

2. 注意加强患者的心理护理，提高患者配合治疗的主动性，使其有良好积极的心态面对疾病。

3. 患者宜食易消化、营养丰富、少刺激性、低脂肪的食物，注意增加食物的色、香、味来增加患者食欲，遵医嘱补充胰酶等改善进食。

4. 放化疗后嘱咐患者注意休息和保暖，避免感染，同时按医嘱服用相关药物，减轻放化疗的不良反应。

十二、食管血管瘤

食管血管瘤（hemangioma of the esophagus，HOTE）多发生于食管血管，是以食管血管增生性肿块为主的良性肿瘤。本病在临床上较少见，是胃肠道血管瘤中发病率很低的一种肿瘤。好发于食管中段，男性多于女性。

临床表现　HOTE 的临床表现缺乏特异性，大部分患者可无症状。因瘤体生长在食管黏膜或黏膜下层，有症状的患者可能出现不同程度的吞咽困难和胸骨后不适感。同时 HOTE 有潜在的破裂出血的危险，进而出现呕血、黑粪等现象，严重者可引起消化道大出血而死亡。

鉴别诊断

1. 一般诊断　HOTE 的诊断主要依靠食管内镜检查，多表现为黏膜下突入食管管腔的蓝色或深紫红色包块，可阻塞管腔，但因 HOTE 较柔软，镜体轻压瘤体后即可顺利通过。瘤体可呈分叶状，有时如蚯蚓样突入食管腔。

2. 影像学诊断

（1）X 线钡餐检查　可表现为卵圆形充盈缺损，边界清晰，内可有分隔，局部食管扩张。同时可以发现黏膜受压推移，邻近黏膜粗大扭曲似静脉曲张。

（2）CT 食管平扫　可见食管壁局限性增厚，食管腔狭窄。

药物防治　本病一般不主张药物治疗。进食应注意细嚼慢咽，避免进食较硬的食物，小心鱼刺、碎骨头或是其他一些异物扎破血管瘤，引发大出血而出现呕血、黑粪。大出血时应用止血药治疗。

其他疗法

1. 手术治疗　HOTE 因为具有出血以及感染的可能，现多主张切除。在内镜下用激光、微波、结扎或是辅助一些硬化剂进行治疗，临床效果满意。

2. 放射治疗　对已明确诊断但不接收手术治疗的患者或是病变较大、不宜切除的情况，一般给予放射治疗，可缩小肿瘤、缓解症状，但无法做到根除。

护理防范

1. 坚持参加体育锻炼，调节自身情绪，保持旺盛精力，提高机体免疫功能。

2. 不吸烟、不酗酒，不吃过烫或过冷的食物，多吃新鲜的蔬菜水果。

3. 怀疑病症时应及时治疗，且不取活检，以免引发大出血及黏膜感染。

十三、胆囊良性肿瘤

胆囊良性肿瘤（benign tumor of gallbladder，BTOG）是指来源于胆囊壁并向胆囊腔内突出或隆起的病变。一般较为少见，常表现为胆囊息肉样病变，病理学上主要分为胆囊良性息肉、胆囊腺肌增生症和胆囊腺瘤。

临床表现　BTOG 患者多无特殊的临床表现，最常见的症状为右上腹疼痛或不适，一般症状不严重，患者可耐受。如果病变位于胆囊颈部可影响胆囊的排空，常于餐后发生右上腹的疼痛或绞痛，尤其在进食油性食物后。其他症状包括消化不良，偶有恶心、呕吐等。

鉴别诊断

1. 一般诊断　患者多无明显体征，部分可有右上腹深压痛。如果存在胆囊管梗阻，可扪及肿大的胆囊。

2. 实验室诊断　病理学检查是确认良恶性肿瘤的金标准。但一般通过影像学检测进行初步筛查。

3. 影像学诊断

（1）超声检查　对胆囊良性肿瘤诊断较为敏感，是公认的首选检查方法。

（2）螺旋 CT 增强扫描　胆囊良性肿瘤恶变相较于超声检查有优势。

其他疗法　手术治疗：胆囊腺瘤和腺肌瘤常被认为是胆囊的癌前病变，往往合并胆囊结石，应积极进行手术治疗以防止发生癌变。

护理防范

1. 宜低脂、低胆固醇、高蛋白饮食，忌油腻食物，少食多餐，避免暴饮暴食，出院半个月后逐步恢复正常饮食。

2. 注意休息，适当运动，劳逸结合，避免剧烈运动。

3. 生活上注意个人卫生，保持积极乐观的生活态度。

第三节　浆细胞肿瘤

多发性骨髓瘤

多发性骨髓瘤（multiple myeloma，MM）是一种恶性的浆细胞疾病，主要侵犯骨骼和骨髓，其特征为浆细胞异常增生伴有单克隆免疫球蛋白或尿 M 蛋白过度生成。好发于中老年人，男性患病比例明显高于女性，具有一定的遗传相关性，患者的直系亲属患病的风险较一般人群高。

临床表现　MM 症状多样，但最典型的临床表现为四联征即血钙升高、肾功能不全、贫血以及骨痛。可能还会伴随感染、发热、神经症状或感觉异常等。

鉴别诊断

1. 一般诊断　对于疑似是 MM 的患者，医生在查体时要多注意患者浅表淋巴结是否肿大、舌体是否肥大以及患者脊柱锥体是否有压痛等。

2. 实验室诊断

（1）组织活检中证实有浆细胞瘤，骨髓浆细胞可能增多超过 30%。

（2）对于血清电泳中单克隆球蛋白峰，IgG＞3.5g/dL 或 IgA＞2.0g/dL，淀粉样变性病存在的情况下，尿蛋白＞1g/24h。

3. 影像学诊断

（1）CT 和 MRI 检查　发现病变的机会早于 X 线检查。

（2）骨骼 X 线检查　可见多发性溶骨性穿凿样骨质缺损区或骨质疏松、病理性骨折等。

药物防治

1. 严重高钙血症的对症治疗　包括大剂量糖皮质激素、双磷酸盐以及降钙素等。

2. 贫血的对症治疗　可考虑促红素治疗，同时酌情补充铁剂、叶酸、维生素 B_{12} 等。

3. 若出现反复感染或是感染危及生命时，可考虑使用免疫球蛋白。

4. 传统化疗药物　包括美法仑、多柔比星和环磷酰胺等。

5. 糖皮质激素　如地塞米松、泼尼松等。

6. 化疗靶向药物　主要为蛋白酶抑制剂（硼替佐米、卡非佐米）和免疫调节剂（沙利度胺、来那度胺或泊马度胺）。

护理防范

1. 患者因骨破坏以及免疫水平降低，应注意避免碰撞以及剧烈活动，预防并及时治疗感染。

2. 患者可使用硬板床，尽量不睡过软的床，避免骨折。

3. 患者感染发生的风险较高，应注意做好家庭卫生，保持清洁以及温度适宜。

第四节　妇科肿瘤

一、乳腺癌

乳腺癌（breast cancer，BC）是指在乳腺上皮细胞在多种致癌因子的作用下，发生增殖失控现象的恶性肿瘤。发病率位居女性恶性肿瘤的首位，男性乳腺癌较为少见。到目前为止，确切的发病病因尚不清楚，但存在明显的遗传易感性。

临床表现　乳腺肿块是 BC 早期最常见的症状，患者多为无意中发现，常位于乳腺外上限，多为单发、质硬、表面不光滑、不易推动。但多为无痛性肿块，少数伴有不同程度的隐痛或刺痛。

若侵犯周围皮肤时，最常见于连接乳腺皮肤和深层胸肌筋膜的 Cooper 韧带，可牵拉皮肤形成凹"酒窝状"。若阻塞了淋巴管，则会出现"橘皮样改变"。

部分患者在非生理状态下，单侧乳房可出现乳头溢液。当 BC 发生癌细胞脱落，可侵犯周围淋巴管，并向其局部淋巴引流处转移，初期患者多表现为同侧腋窝淋巴结肿大且可以活动。

鉴别诊断

1. 一般诊断　体格检查可用于 BC 的初筛，看患者是否存在乳房肿块、乳房皮肤改变、乳头溢液以及淋巴结肿大等异常现象，同时结合患者自身主诉进行初步诊断。

2. 实验室诊断

（1）病理学检查　在超声引导下对肿块穿刺，取其中少量肿块组织进行病理学检查。

（2）肿瘤标志物的检查　如癌胚抗原（CEA）、肿瘤抗原 15-3（CA15-3）等。

3. 影像学诊断

（1）X 线钼靶　应用于 BC 的筛查，诊断正确率可达 90%，对早期 BC 有重要意义。

（2）B 超检查　能对肿块的性质作出判断，可以发现肿块边界不规则，肿瘤内呈非均质低回声，且大多数病例肿瘤后方见衰减声影。

（3）MRI 检查　有利于 BC 的分期评估，对发现微小病灶、多中心、多病灶及评价病变范围有一定重要意义。

药物防治

1. 化学药物治疗

（1）CMF 方案　环磷酰胺（CTX）400～500mg/m^2，静脉滴注，第 1 天、8 天；米托蒽醌（MTX）10～14mg/m^2，静脉滴注，第 1 天、8 天；氟尿嘧啶（5-FU）400～500mg/m^2，静脉滴注，第 2 天、9 天。21d 或 28d 为 1 周期，3～4 周期为 1 个疗程。

（2）CAF 方案　CTX 400～500mg/m^2，静脉滴注，第 1 天、8 天；多柔比星（ADM）40mg/m^2，静脉注射，第 1 天；5-FU 400～500mg/m^2，静脉滴注，第 2 天、9 天。21d 为 1 周期，3～4 周期为 1 个疗程。

（3）CMFP 方案　CTX 400～500mg/m^2 或 2.5mg/（kg·d），口服；MTX 0.7mg/kg，静脉注射，每周 1 次，连用 8 周；5-FU 12mg/kg，静脉注射，每周 1 次，连用 8 周；长春新碱（VCR）0.035mg/kg，静脉注射，每周 1 次，连用 4～5 周。每次限量为 2mg。泼尼松（PND）0.75mg/（kg·d），口服。21d 为 1 周期，3～4 周期为 1 个疗程。

（4）CAP 方案　CTX 400～500mg/m^2，静脉注射，第 1～8 天（或 200mg/m^2，静脉注射，第 1 天、3 天、5 天）；ADM 40mg/m^2，静脉注射，第 1 天；顺铂（DDP）每次 40～50mg，第 3～5 天（或 30mg/m^2，静脉注射，第 1 天、3 天、5 天）。21d 为 1 周期，3～4 周期为 1 个疗程。

（5）AT 方案　ADM 40～50mg/m^2，静脉注射，第 1 天；紫杉醇 135～150mg/m^2 或多西他赛 60mg/m^2，静脉滴注，第 3 天。21d 为 1 周期，3～4 周期为 1 个疗程。

（6）NA 方案　长春瑞滨（NVB）25mg/m^2，静脉滴注，第 1 天、8 天；多柔比星（阿霉素）40～50mg/m^2，静脉注射，第 1 天。21d 为 1 周期，3～4 周为 1 个疗程。

2. 内分泌治疗

（1）抗雌激素药物　常见药物如他莫昔芬、托瑞米芬等，可以降低乳腺癌术后复发及转移，减少对侧乳腺癌的发生率。

（2）芳香化酶抑制剂　常见药物如来曲唑、阿那曲唑、依西美坦等，可以降低雌二醇，从而达到治疗 BC 的目的。

（3）靶向治疗　适用于 HER-2 阳性的 BC 患者。主要药物有曲妥珠单抗、帕妥珠单抗、拉帕替尼等。

其他疗法　第一、二期 BC 一般先行手术治疗，术后根据患者的月经状况、肿瘤大小、淋巴结转移数目、受体状况等决定是否辅助治疗。三期 BC 先行术前化疗，以后做根治性手术或做乳腺单纯切除加腋淋巴清除术，术后化疗、放疗以及根据受体状况做内分泌治疗。四期 BC 以化疗和内分泌治疗为主，必要时行姑息性手术或放疗。

护理防范

1. 有 BC 家族史、患有乳腺纤维瘤的 40～60 岁妇女属于 BC 高危人群，应加强防病教育，学会自检自查，定期健康检查，及时发现，早期治疗，尽早行手术治疗，也可对症放射治疗和药物治疗。

2. 谨慎食用保健品，尤其是含大量雌激素的，避免再次刺激乳腺上皮细胞增殖。日常生活中，健康饮食、限制饮酒、坚持运动、劳逸结合。

二、乳腺纤维腺瘤

乳腺纤维腺瘤（fibroadenoma of breast，FOB）是一种常见的乳腺良性肿瘤，它的发生与患者的雌激素刺激有关，常见于 20～25 岁的青年女性。表现为无痛、可移动的乳房肿块，多单发，亦可同时或相继在一侧或双侧乳房内出现多个肿块，一般预后良好，癌变风险很低。

临床表现　FOB 患者常无明显症状，少数可能出现不同程度的胀痛、隐痛、钝痛。好发于乳房的外上象限，多单发，亦可同时或相继在一侧或双侧乳房内触及肿块，多为圆形或是椭圆形，直径长为 1～3cm，亦有更大或是更小者，表面光滑，边界清楚，质地坚韧，富有弹性，无压痛，活动度较大，与皮肤和周围组织没有粘连。

鉴别诊断

1. 一般诊断　查体时，青少年女性发现乳房无痛性肿块 1～3cm，圆形或卵圆形，与周围无粘连，活动度大，触及有滑脱感，可考虑 FOB。

2. 实验室诊断

（1）对于患者年龄大于 35 岁、有乳房肿瘤家族史、乳房肿块近期增长迅速或是伴有同侧腋窝淋巴结肿大的应快速进行病理学检查。

（2）细胞学检查　对乳房肿瘤诊断具有重要意义。

3. 影像学诊断

（1）超声检查　表现为多卵圆形或分叶状、边界清楚、有包膜的低回声区，纵横比＜1，生长迅速的纤维瘤中心可能出现梗死、液化，超声表现为肿物内部的无回声区。

（2）乳房 X 线检查　多表现为卵圆形或分叶状、边界清晰的高密度或等密度影，其内部常可见粗大钙化。但年轻女性腺体致密，肿物边缘常被正常腺体部分遮盖，故一般不适宜，多为中年及以上妇女的检测手段。

药物防治　本病药物治疗虽有一定疗效，但不十分确切，临床上主要以观察为主，若纤维瘤增大较快，可考虑手术治疗。

其他疗法　由于 FOB 是常见的良性肿瘤，极少恶变，发展缓慢，且一般无症状，不会影响正常的生活和工作，可以密切观察，定期随诊。若发现纤维腺瘤有增大的倾向，可由外科医生决定是否进行手术治疗。

护理防范

1. 建立良好的生活和饮食习惯，避免和减少心理紧张因素，保持心情舒畅。

2. 控制高脂肪、高热量饮食的摄入，不乱用外源性雌激素。

3. 进高蛋白、低脂饮食，增加患者抵抗力，避免过多脂肪摄入加重乳房负担。同时多吃新鲜蔬菜水果等富含维生素的食物，减少酒精、咖啡因的摄入。

4. 随诊患者要学会乳房自我检查，注意纤维腺瘤大小、质地、活动度的变化。

三、子宫颈癌

子宫颈癌（cervical cancer，CC），又称宫颈癌，是发生在子宫颈上皮部位的恶性肿瘤，是女性生殖道最常见的妇科恶性肿瘤。人乳头瘤病毒（HPV）是该病发生最主要的危险因素。CC 的平均发病年龄降低，有年轻化的趋势。可通过定期筛查和注射疫苗预防 CC。

临床表现

1. CC 早期患者，可能没有任何症状，一般在筛查时才会发现。

2. 随着疾病的进展，患者阴道可能出现不规则出血或是接触性出血。少数患者可能出现经期延长、经量增多等症状；老年患者通常表现为绝经后阴道流血。同时患者阴道分泌物可能会增多。

3. 晚期时，由于肿瘤侵犯了邻近组织或器官，患者会有尿频、尿急、肛门坠胀感、下腹或是腿部肿痛等。

鉴别诊断

1. 一般诊断

（1）当出现不明原因的接触性出血、分泌物增多时，要考虑 CC 的可能。

（2）妇科检查时应由外到里，确定病变范围、宫颈肿瘤大小、子宫和附件的情况，为确定肿瘤分期提供参考。

2. 实验室诊断

（1）宫颈细胞学及 HPV 检查　宫颈部位获取细胞，做细胞诊断和 HPV 检测，能发现宫颈的癌前病变、CC 细胞。

（2）阴道镜检查　可将病变放大 6～40 倍，在直视下早期发现宫颈的癌前病变及细小病灶，提高 CC 活检的阳性率。

（3）宫颈活检　在阴道镜指引下活检进行病理组织切片，检查前 48h 内禁止性生活，还需避开月经期和宫颈急性炎症期。

（4）血清肿瘤标记物的检查　如血清总唾液酸（TSA）和 LDH 对诊断和监测 CC 患者的治疗有意义，诊断阳性率达 90%以上。鳞状细胞癌抗原（SCC）、癌胚抗原（CEA）和肿瘤相关的胰蛋白酶抑制因子（TATI）总阳性率分别为 60%、39%、10%。而 SCC 对监测晚期或复发 CC 最有效，在肿瘤复发和进展时，92%有 SCC 值上升。

3. 影像学诊断　依据需求可以做阴道超声、CT、MRI、PET-CT 等，利用影像学诊断，确定肿瘤大小、位置关系以及侵犯范围，进一步了解肿瘤是否发生转移以及转移的部位。

药物防治

1. 化疗药物　常用的有顺铂、卡铂、紫杉醇、氟尿嘧啶、拓扑替康、长春新碱、博来霉素等。多与放疗联合治疗。晚期、复发转移的患者或缺少放疗设备的地区和单位可用药物于术前缩小肿瘤病灶，以及控制亚临床病灶和转移。同时还需针对化疗药物常见的不良反应对症治疗。

2. 靶向制剂　有贝伐单抗等抗血管生成药物，常用于晚期复发性疾病。

其他疗法

1. 减少高危因素，避免 HPV 感染是有效的预防措施，首选 HPV 疫苗进行注射。

2. 早期或鼓励复发病灶适合手术治疗。

3. 宫颈癌绝大部分是鳞癌，对放射线敏感，通过体内和腔内放疗使宫颈局部达到肿瘤致死的最大放射剂量。

护理防范

1. 了解各类药物的作用、剂量、用法、不良反应和注意事项，遵医嘱正确服用，不可擅自改变或终止用药。

2. 晚期患者长期卧床，需要定期翻身，防止皮肤受压，同时做好皮肤卫生。

3. 体质较弱的卧床患者可进行床上肢体躯干活动，防止坠积性肺炎、肌肉萎缩等并发症。

4. 患者在放化疗后身体损耗，器官功能较弱，饮食上适当增加营养，必要时服用辅助治疗药物。

5. 手术后按照术后护理原则护理。患者要保持良好心态，积极配合治疗康复。

6. 嘱咐患者要改变不良生活习惯，坚持治疗后阴道冲洗，防止阴道粘连，也便于及时发现 CC 的复发。

四、子宫内膜癌

子宫内膜癌（endometrial cancer，EC）是发生于子宫内膜的一组上皮性恶性肿瘤，好发于围绝经期以及绝经后女性，平均发病年龄在 55 岁左右，是女性生殖系统常见的肿瘤之一。根据发病机制和生物学行为特点可分为雌激素依赖型（Ⅰ型）和非雌激素依赖型（Ⅱ型）两大类。

临床表现　患者主要表现为异常的阴道流血，在年轻女性或围绝经期妇女常误认为是月经不调而被忽视。部分患者有不同程度的阴道排液。在早期可表现为稀薄的白色分泌物或少量血性白带，如果合并感染或癌灶坏死，可有脓性分泌物伴有异味。有时阴道排液中可伴有组织样物。同时可能伴随有下腹隐痛不适，晚期浸润周围组织或是压迫神经时可出现下肢或腰骶部疼痛。

鉴别诊断

1. 一般诊断　患者如出现异常阴道流血，尤其是绝经后的阴道流血，应引起重视，体格检查可见子宫轻度增大，宫体稍软而均匀。

2. 实验室诊断

（1）子宫内膜的组织病理学检查　这是确诊子宫内膜癌的金标准。常做分段诊刮，分别标记送病理学检查，以便确诊或排除子宫内膜癌。

（2）肿瘤标志物的检查　在早期内膜癌患者中一般无升高，有子宫外转移者，CA125 可明显升高。

3. 影像学诊断

（1）B 超检查　可以了解子宫大小、子宫内膜厚度，有无回声不均或宫腔内赘生物，有无肌层浸润及其程度等。

（2）MRI 检查　可较清晰地显示子宫内膜癌的病灶大小、范围、肌层浸润以及盆腔与腹主动脉旁淋巴结转移情况等，从而较准确估计肿瘤分期。

药物防治

1. 单一药化疗　如紫杉醇、卡铂、多柔比星、顺铂、氟尿嘧啶等。

2. 联合化疗

（1）AP 方案　多柔比星 $50mg/m^2$，静脉注射，第 1 天；顺铂 $50mg/m^2$，静脉注射，第 1 天，水化利尿；3 周后重复。为晚期或复发性子宫内膜癌的标准治疗方案。

（2）AEP 方案　多柔比星 $40mg/m^2$，静脉注射，第 1 天；依托泊苷（VP-16）$75mg/m^2$，静脉滴注，第 1～3 天；顺铂 $20mg/m^2$，静脉注射，第 1～3 天；每 4 周重复。同时口服甲地孕酮，160mg/d。

（3）TC 方案　紫杉醇 135～$175mg/m^2$，静脉滴注 3h，第 1 天；卡铂 $300mg/m^2$；每 4 周给药 1 次。

（4）ATP 方案　多柔比星 $45mg/m^2$，静脉注射，第 1 天；紫杉醇 125～$150mg/m^2$，静脉滴注，第 1 天；顺铂 $60mg/m^2$，静脉注射，水化利尿，第 2 天；隔 3～4 周重复。

（5）卡铂+激素治疗　如卡铂 $300mg/m^2$，每 4 周为 1 个疗程，连用 6 个疗程；或甲地孕酮每天 80mg，口服，每天 2 次；或他莫昔芬每天 70mg，口服，每天 2 次；每 3 周交替应用，治疗晚期或复发性子宫内膜癌。

其他疗法　子宫内膜癌的治疗原则应根据患者的年龄、身体状况、病变范围和组织学类型选择适当的治疗方式。目前主要以手术治疗为主，其他尚有放疗、化疗等。

护理防范

1. 患者宜改变生活习惯，节制饮食，加强锻炼，通过控制高血压、糖尿病、肥胖等的发生减少 EC 的发病率。

2. 严格掌握激素替代治疗的适应证，并合理使用，对围绝经期及绝经后妇女更应慎用。

3. 手术后嘱咐患者注意伤口卫生，适当锻炼，预防便秘，保持乐观的心态。

4. 放疗后嘱咐患者积极预防不良反应的发生，注意口腔以及皮肤卫生。

5. 有家族史等高危因素的人群坚持定期检查。

五、子宫肉瘤

子宫肉瘤（uterine sarcoma，US）是一组起源于子宫平滑肌组织、子宫间质、子宫内组织或子宫外组织的恶性肿瘤。多发于中老年妇女，黑人妇女的发病率约为白人妇女的 2 倍，未婚者的发病率比已婚者高。主要分为子宫平滑肌肉瘤、子宫恶性中胚叶混合瘤、子宫内膜间质肉瘤三种类型。

临床表现　临床上最常见阴道不规则出血，患者表现为非月经期或是绝经后流血，量多少不等，一般会持续数日。由于肿瘤增大、破裂出血或者侵入子宫壁，患者感到下腹部急性疼痛，同时可能会有下腹坠胀等不适感。腹部可能会触及肿块，短时间内迅速增大。

鉴别诊断

1. 一般诊断　患者体格检查时可有腹部包块、腹部压痛等。妇科检查可见患者宫颈口有息肉状或肌瘤样的肿块。

2. 实验室诊断

（1）CA125 水平检查　可监测肿瘤的临床反应。少数患者 AFP 可升高。

（2）病理检查　可通过宫腔镜取材、手术中紧急进行冷冻切片检查，或是术后石蜡切片检查等方式获取标本进行病理诊断。

3. 影像学诊断

（1）阴道彩色 B 超检查　对子宫肉瘤和良性肌瘤病变的鉴别力较高。

（2）全身的 CT 和 MRI 检查　可以帮助判断患者是否有 US 蔓延和转移。

药物防治

1. 孕激素类药物　如甲羟孕酮、甲地孕酮以及己酸孕酮等，对一部分孕激素受体为阳性的子宫内膜间质肉瘤和恶性中胚叶混合瘤，有一定的疗效。但停药后肿瘤易出现复发，一般需要长期服药。

2. 靶向治疗药物　如临床使用的舒尼替尼、伊马替尼、贝伐单抗、帕唑帕尼等，可延长患者的有效生存时间，但应注意同时产生的一些不良反应。

3. 化疗　适用于各种类型的 US 术后或者复发后治疗。常用的有多柔比星、羟基脲、顺铂和依托泊苷等。

其他疗法　US 的治疗主要以手术为主，如果患者不能进行手术，可以选择放疗、化疗或者激素治疗、靶向治疗等。术后根据患者的病理诊断、病情进展和其身体情况进行下一步治疗。

护理防范

1. 帮助患者消除对疾病的恐惧，建立信心，保持良好的心态。

2. 术后注意卧床休息，注意保暖。依据自身情况进行适当的锻炼，劳逸结合，术后半年内避免重体力活，避免长时间久坐或是站立。

3. 饮食上多食富含维生素、蛋白质、铁、纤维素等且易消化的食物。

六、绒毛膜癌

绒毛膜癌（choriocarcinoma，CH）是一种高度恶性的滋养细胞肿瘤，可以继发于葡萄胎、流产或足月分娩以后。少数可发生于异位妊娠后，多为生育年龄妇女。未孕或是绝经后妇女较少见。

临床表现

1. 异常阴道流血，在葡萄胎排空、流产或是足月产后，有持续不断的阴道流血。也可表现为经过一段时间的正常月经后再次停经，继而又出现阴道流血。

2. 一般常在葡萄胎排空后 4～6 周，子宫仍未恢复正常大小，质地偏软。有转移者，出现有转移部位相应症状，如脑转移出现呕吐、抽搐或偏瘫、昏迷等；肾或膀胱转移出现肉眼血尿；最常见的转移是肺转移。

鉴别诊断

1. 一般诊断　患者如出现异常的阴道流血需警惕，尤其是有孕史的妇女，依据患者描述进行查体和各项辅助检查。

2. 实验室诊断

（1）人绒毛膜促性腺激素水平　这是滋养细胞肿瘤的主要诊断依据，可表现为测定持续不正常或测定值上升。

（2）可结合组织学证据进行诊断，但并不是必需的。

3. 影像学诊断

（1）超声检查　是诊断子宫原发病灶最常用的方法。

（2）X 线检查　若发现有明确肺转移的表现，可作为依据配合诊断。

（3）CT 检查　可用于发现肺部较小的病灶以及脑、肝等部位的转移灶。

<u>药物防治</u>

1. 低危组化疗方案　甲氨蝶呤（MTX）1.0～1.5mg/kg，肌内注射，隔日 1 次，共 4 次；亚叶酸钙 0.1～0.15mg/kg，肌内注射，隔日 1 次，共 4 次。CF 肌内注射开始于 MTX 肌内注射后 24h，疗程间隔 2 周。

2. 中危组 MAC 方案　MTX 15mg，肌内注射；放线菌素 D 0.5mg，静脉注射；苯丁酸氮芥 8～10mg，口服；或环磷酰胺 3mg/kg，口服或静脉注射，均每天 1 次，5d 为 1 周期，隔 4 周重复。

3. 高危组 PVB 方案　顺铂 30mg，静脉滴注 1h，每天 1 次，共 5d；隔 3 周重复。长春新碱 2mg，静脉注射，第 1～2 天；每 3 周 1 次。博来霉素（或平阳霉素）30mg，肌内注射，每周 1 次，共 12 次，总量 360mg。

<u>其他疗法</u>　CH 治疗主要以化疗为主，根据肿瘤的分期和预后评估结果等，制定个体化治疗方案。但有时需手术治疗，如子宫原发灶或转移灶大出血、非手术治疗无效、残存的肿瘤已耐药等需要辅以手术切除病灶。

<u>护理防范</u>　该疾病治疗结束后应配合严密的随访，同时注意防治化疗的不良反应。随访期间应严格避孕，化疗停止后 1 年以上才可妊娠。

七、子宫肌瘤

子宫肌瘤（uterine fibroids，UF）是子宫平滑肌组织增生形成的良性肿瘤，是女性生殖系统较常见的良性肿瘤。常见于 30～50 岁妇女，20 岁以下少见。有关其发病的病因尚不十分清楚，可能涉及正常肌层的细胞突变、性激素以及局部生长因子间较为复杂的相互作用。

<u>临床表现</u>　多数患者无明显症状，多通过体检发现。具体症状与肌瘤的大小、数量、生长部位、速度以及是否变性相关。子宫出血为 UF 最主要的症状，出现于半数以上的患者。其中以周期性出血为多，可表现为月经量增多、经期延长或周期缩短。亦可表现为不具有月经周期性的不规则阴道

流血。同时可能有腹部包块、疼痛、压迫症状、白带增多、不孕或流产，长期月经过多可造成继发性贫血，严重者可有贫血性心脏病。

鉴别诊断

1. 一般诊断　体格检查可见子宫增大，表面不平，有时有压痛，肌瘤增大时可充盈整个盆腔。

2. 实验室诊断

（1）宫腔镜检查　直接观察宫腔内情况，还可以镜下进行子宫内膜定位活检，必要时还可进行相关治疗。

（2）腹腔镜　可以仔细观察肌瘤的大小、位置、与周围脏器的关系，同时还可以了解输卵管的情况。

（3）诊断性刮宫和病理学检查　可排除子宫内膜病变。

3. 影像学诊断

（1）子宫输卵管造影　对诊断子宫黏膜下肌瘤有一定的价值，可通过显影情况了解子宫腔形态和输卵管是否通畅。

（2）超声检查　是诊断 UF 常用的方法，不仅具有较高的敏感性和特异性，还可以将 UF 与其他盆腔肿块进行区分。

药物防治

1. 西药防治

（1）缩小肌瘤体积的药物　促性腺激素释放激素类似物以及米非司酮。

（2）改善月经过多症状的药物　非甾体抗炎药、止血药、复方口服避孕药等。

2. 中医药治疗

（1）平消胶囊　活血化瘀，止痛散结，清热解毒，扶正祛邪。可缓解肌瘤症状，缩小瘤体，抑制肿瘤生长，提高人体免疫力。成人一般口服每天 4～8 粒，每天 3 次。可与手术联用。

（2）消瘰气瘰丸　消瘰化痰，治瘰疬。成人每次 6g，每天 2 次。忌与甘草同服。

其他疗法
手术治疗包括肌瘤切除术及子宫切除术，可经腹部亦可经阴道进行，也可行内镜手术（宫腔镜或腹腔镜）。

护理防范

1. 手术患者术后应卧床休息，注意保暖。注意个人卫生，3 个月内禁止性生活以及盆浴。

2. 可依据自身情况，在术后进行适当的锻炼，注意休息，劳逸结合，定期门诊复查，保持良好心态。

3. 饮食上多食富含维生素、蛋白质、铁、纤维素等且易消化的食物。

八、阴道癌

阴道癌（vaginal cancer，VC）是指发生在阴道部位的恶性肿瘤，多为鳞癌。多数患者是因为其他器官癌细胞蔓延或是转移引发的，原发性 VC 较少见。

临床表现　早期症状一般不明显，或出现分泌物增多、恶臭排液、阴道不规则出血或接触性出血等症状。晚期肿瘤侵犯膀胱、尿道、直肠等邻近器官时可出现疼痛、尿频等泌尿系统症状以及排便困难等症状。肿瘤进一步扩散会出现腹股沟、锁骨上淋巴结肿大和远端转移的其他表现。

鉴别诊断

1. 一般诊断　查体时要注意浅表淋巴结尤其是腹股沟淋巴结是否有肿大等情况。妇科检查时，看阴道壁是否有可见肿物或硬结，是否有阴道白斑或息肉样病变。

2. 实验室诊断

（1）人乳头瘤病毒脱氧核糖核酸检测　有助于诊断尖锐湿疣及其继发的恶性病变。

（2）病理检查　可直接取活组织检查，也可在阴道镜下取活检进行，以明确癌症的病例分型。同时可进行阴道及宫颈的细胞学检查，了解阴道细胞形态。

3. 影像学诊断　治疗前行相关影像学诊断，包括超声检查、CT 或 PET-CT 检查、MRI 检查、静脉肾盂造影和胸部 X 线片检查，目的是了解检查部位的淋巴结和器官的病变情况，判断癌细胞是否发生扩散和转移，为诊断和治疗提供依据。

药物防治　VC 主要通过放疗、手术治疗，有时联合化疗，药物一般作为一种对症治疗的辅助治疗。

其他疗法

1. VC 的治疗应遵循个体化原则，依据患者的年龄、需求、疾病分期、病灶部分等确定合适的治疗方案。一般进行放疗、手术以及联合化疗。

2. 放射治疗 这是多数 VC 患者首选的治疗方案，分为体外治疗和腔内治疗两种方式，也可先行盆腔外照射，然后进行腔内治疗。

3. 手术治疗 一般适用于部分早期患者，依据肿瘤部位等情况选择不同的手术方式。

护理防范

1. 患者要注意个人卫生，勤换内裤，定期清洗外阴，减少妇科疾病的发生。

2. 普通人可通过常规妇科检查、细胞学筛查以及注射 HPV 疫苗等方式降低该病的患病风险。

3. 患者要保持良好的心态，积极乐观，循序渐进参加一定体育活动，提高自身免疫力。

九、外阴恶性黑色素瘤

外阴恶性黑色素瘤（malignant melanoma of the vulva，MMOTV）是来自于神经嵴黑色素细胞且较少见的恶性肿瘤。皮肤黑色素瘤的危险因素有已经变化或变化中的色素痣，大的或不规则的含色素病变，家族黑色素瘤及斑状病变，胎生色素痣，直系亲属黑色素瘤病史，对阳光过敏和过度阳光暴晒。

临床表现 最常见是外阴肿块，其次为外阴出血或瘙痒。较晚期的患者可能出现外阴溃疡、排尿困难、疼痛。疾病的晚期腹股沟部位由于肿瘤的转移可出现肿胀。

鉴别诊断

1. 一般诊断

（1）外阴黑痣色素加深、体积增大、生长加快或溃破、发炎和出血等，需警惕恶变。

（2）体格检查可见外阴部结节、溃疡或息肉状，可有瘙痒、出血和黑色素沉着，有时有疼痛，大多位于外阴中部黏膜，可呈浅表型放射状生长或结节型垂直状生长。

2. 实验室诊断

（1）单克隆抗体 HMB-45 检查 对黑色素瘤有高度敏感性及特异性，

以此进行免疫组化染色，可辅助病理诊断。

（2）黑色素瘤细胞 Keratin、Vimentin、S-100、HMB-45 等抗原的联合组化染色　有助于黑色素瘤的诊断和鉴别诊断。

药物防治　一般不首选药物作为治疗，多用来对症处理减轻患者的痛苦或是改善术后相关症状。

其他疗法　早期 MMOTV 以手术为主，而晚期患者考虑综合治疗。

护理防范

1. 术后密切观察生命体征，保持引流管通畅，保持伤口清洁干燥，预防感染。

2. 术后多食高纤维的蔬菜及水果，以促进肠蠕动，防止便秘。

3. 术后注意休息，避免劳累，保持心情愉悦，家属多予关心和陪伴。不适应及时就诊。

十、良性卵巢肿瘤

卵巢是人体发生肿瘤类型最多的部位。按其发生的组织来源分为表层上皮间质肿瘤、性索间质肿瘤、生殖细胞肿瘤、非卵巢特殊性组织来源肿瘤等，每一类又有良性和恶性及交界性之分，此外还有卵巢转移性肿瘤。

临床表现　良性卵巢肿瘤（benign orarian tumor，BOT）患者自觉下腹肿块逐渐增大或在腹部触及包块，或在妇科检查时发现包块，巨大的 BOT 可产生压迫症状。由于腹内压增加，影响下肢静脉回流，可引起双下肢水肿；膀胱受压时可引起尿频、排尿困难或尿潴留；位于子宫直肠陷凹的肿瘤可压迫直肠引起下坠感或排便困难；压迫胃肠道还可出现上腹不适、食欲减退等。

鉴别诊断

1. 一般诊断　体格检查可见一侧或双侧附件区肿物，有可能发生破裂、出血和扭转的急腹症情况，部分肿瘤可能有恶变。

2. 实验室诊断

（1）瘤标记物如 CA125、CEA 的检测有助于诊断。

（2）少数卵巢肿瘤有异位内分泌表现，需进行相关激素的测定。

3. 影像学诊断

（1）腹腔镜检查及活检病理学检查能明确诊断。

（2）B 超、X 线、CT、MRI 的检测有助于疾病的诊断。

药物防治　一般药物防治主要用于术后对症用药，减轻患者的痛苦，改善预后。

其他疗法　一般行腹腔镜检查及手术，或行剖腹手术，手术切除后对症用药，一般预后良好。

护理防范

1. 向患者和家属介绍手术方法、经过和注意事项，帮助完善各项辅助检查，减轻其心理负担和压力。

2. 指导患者包扎腹带、翻身和有效咳嗽的方法，以减轻其疼痛。

3. 患者饮食上宜多吃高蛋白、高维生素且易消化的饮食。

十一、卵巢上皮性癌

卵巢上皮性癌（ovarian cancer，OC）是卵巢癌的一种类型，是卵巢恶性肿瘤中最常见的一种类型，并且具有较高的死亡率。常见于 40～60 岁的人群。

临床表现　早期 OC 多无明显症状，容易被忽视，当盆腔肿瘤增大并向腹腔播散或是出现腹水时，可能会出现腹胀、腹痛或是腹部肿块。晚期患者可能出现阴道不规则出血，出现男性第二性征或是食欲减退、呕吐、便秘、进行性消瘦等症状。

鉴别诊断

1. 一般诊断　盆腔检查可触及囊实性肿块，尤其是在子宫直肠凹陷内可触及结节或实性肿块，且固定不动。部分患者还可能会出现腹部肿块并且会发现有腹水或是胸腔积液的存在。

2. 实验室诊断

（1）细胞学检查　可以抽取腹水或是做阴道后穹隆穿刺，将抽吸液做细胞学检查。

（2）肿瘤标志物检查　如 OC 抗原（CA125）、癌胚抗原（CEA）、组织多肽特异性抗原（TPA）等对 OC 的诊断也具有一定价值。

3. 影像学诊断　经阴道 B 超、腹部 X 线、MRI 检查对 OC 的诊断、是否转移以及转移范围具有重要意义。

药物防治

1. 单一药物治疗　对卵巢癌手术前后有效的辅助化疗药物有顺铂、卡铂、奥沙利铂、依托泊苷、表柔比星、多柔比星、六甲嘧胺、去水卫矛醇、苯丁酸氮等。如六甲嘧胺（HMM）250mg/m^2，口服（分次），第1～15天，4周为1个疗程。

2. 组合方案

（1）CBP/CTX方案　卡铂250～350mg/m^2，静脉滴注，第1天；环磷酰胺600mg/m^2，第1天；4周为1个疗程。

（2）CAP方案　顺铂50mg/m^2，静脉注射，第1天，水化利尿；环磷酰胺500mg/m^2，静脉注射，第1天；多柔比星30～40mg/m^2，静脉注射（或表柔比星50～60mg/m^2），第1天；3～4周为1个疗程。

（3）TP方案　紫杉醇135～175mg/m^{2}加入5%葡萄糖500mL，静脉滴注，第1天；顺铂70～75mg/m^{2}加入生理盐水200mL，静脉滴注，第2天，水化利尿或分两次剂量，第2天或第3天输入；4周为1个疗程。

（4）EP方案　依托泊苷（VP-16）60～70mg/m^2，静脉滴注，第1～5天；顺铂20mg/m^2，静脉注射，第1～5天，或卡铂100mg，静脉滴注，第1～5天。4周为1个疗程。

（5）IEP方案　异环磷酰胺（IFO）2g，静脉滴注，第1～3天；依托泊苷（VP-16）60～70mg/m^2，静脉滴注，第1～3天；顺铂30mg，静脉注射，第1～3天；美司钠400mg，用IFO后0h、4h、8h静脉注射，第1～3天；4周为1个疗程。

（6）BEP方案　顺铂（DDP）20mg/m^2，静脉注射，第1～5天，水化利尿；依托泊苷（VP-16）70mg/m^2，静脉滴注，第1～5天；博来霉素（BLM）15mg，静脉滴注，第1～3天；3～4周为1个疗程。

其他疗法　肿瘤细胞减灭术是OC治疗中最重要的组成部分，其手术原则是尽最大努力切除全部原发瘤及转移瘤，或使残余瘤<2cm。手术应包括全子宫、双附件、大网膜、阑尾及腹膜后系统淋巴结切除术。

护理防范

1. 嘱咐患者进食高蛋白、高热量、高维生素、高铁和高钙的食物，增加抵抗力。

2. 病情许可下尽早取半卧位和使用腹带，以减轻腹部伤口张力，教会患者咳嗽时使用双手轻压腹部伤口，以减轻疼痛。

3. 为防止患者下肢静脉血栓的形成，及时给予保暖，鼓励患者床上多做肢体主动和被动运动，适当抬高腿部，病情允许时尽早下床活动。

十二、外阴癌

外阴癌（ulvar cancer，UC）是一种少见的女性生殖系统恶性肿瘤，多发生于绝经后，平均发病年龄为 52 岁。以大阴唇部最多见，右侧多于左侧。其次是小阴唇、阴道前庭及阴蒂等处。发病机制目前尚不明确，但研究发现与人乳头瘤病毒（HPV）感染、外阴硬化性苔藓等外阴非肿瘤性上皮病变、性传播疾病有关。

临床表现　最常见的症状就是持续数年的外阴瘙痒。多数患者先有长期外阴瘙痒，多年后局部出现丘疹、外阴结节或小溃疡，经久不愈，有些患者伴有外阴白斑。当肿瘤邻近或侵犯尿道时，可出现尿频、尿痛、排尿烧灼感和排尿困难。晚期患者表现为溃疡或不规则的乳头状或菜花样肿块，病变部位常有脓血性分泌物。病灶还可扩大累及肛门、直肠和膀胱，一侧或双侧腹股沟可摸到质硬且固定不活动的肿大淋巴结。

鉴别诊断

1. 一般诊断　患者主诉长期的外阴瘙痒及疼痛时，或是长久不愈的糜烂、白斑等，应注意 UC 的可能。检查患者外阴皮肤是否有增厚、色素改变或是溃疡等，同时检查患者全身浅表淋巴结区尤其是腹股沟区有无肿大。

2. 实验室诊断

（1）皮肤活检病理学检查或人乳头瘤病毒（HPV）DNA 检测有助于明确诊断。

（2）血清肿瘤标志物可为阳性。

3. 影像学诊断

（1）胸部 X 线和 CT 检查　有助于明确是否有肺转移。

（2）CT、MRI 或 PET-CT 检查　可帮助了解腹股沟和盆腔肿大淋巴结、肿瘤的远处转移及外阴肿瘤与周围器官的关系等，有利于肿瘤分期及排除转移灶。

药物防治　一般不首选药物治疗，药物治疗多用来对症处理减轻患者的痛苦或是改善术后相关症状。

其他疗法

1. UC 治疗以手术为主，根据病情、肿瘤分期及患者身体情况选择个性化的手术方式以及放化疗方案。

2. 放疗通常作为 UC 的术前、术后辅助治疗或是晚期外阴癌综合治疗的一部分。

3. UC 单纯化疗的效果不是很显著，常与放疗或手术联合治疗晚期和复发的 VC，可减少手术创伤和并发症，提高肿瘤的控制率和患者的生存率，提高疗效。

护理防范

1. UC 可通过接种人乳头瘤病毒（HPV）疫苗、定期检查来预防。

2. 在日常生活中注意远离促癌因素，树立战胜癌症的信心，积极配合治疗。

3. 患者不宜吃过咸、过辣的食物，保持营养，提高免疫力，不吃过冷、过热、过期及变质的食物。

4. 预防上平时要学会自检，尤其是绝经后妇女，出现任何与外阴疾病相关的异常体征或症状时，尽早活检评估。

第五节　男性科及泌尿系统肿瘤

一、前列腺癌

前列腺癌（prostate cancer，PC）是指发生在前列腺的上皮性恶性肿瘤，是男性泌尿生殖系统最常见的恶性肿瘤。通常是一种进展缓慢的癌症，在疾病早期不易查出，但一旦开始快速生长或扩散到前列腺外，病情则会严重许多。发病年龄在 55 岁前处于较低水平，而后逐渐升高。致病因素尚未完全阐明，但可能与年龄、种族、遗传和性激素水平等相关。

临床表现　在 PC 早期，因为它部位相对较隐匿、生长缓慢，所以大多数患者无明显症状。随着前列腺腺体的逐渐增大，会因为压迫尿道引起进行性排尿困难，或是出现尿频、尿急、夜尿增多的现象。肿瘤压迫直肠时可引起大便困难或是肠梗阻，也可压迫输精管引起射精缺乏等。

鉴别诊断

1. 一般诊断　直肠指诊可以检查前列腺外形、大小，有无不规则结节，是否有结节及其硬度、扩展范围等，对早期 PC 的诊断具有重要意义。

2. 实验室诊断

（1）前列腺特异性抗原（PSA）检查　即通过手臂抽血进行 PSA 分析，如果高于正常水平，则可能出现前列腺炎症、增生或癌症。

（2）直肠 B 超引导下穿刺活检　进行病理检查，联合诊断。

3. 影像学诊断　经直肠前列腺超声和盆腔 MRI 检查可发现低回声肿瘤结节。

药物防治

1. 抗雄激素药物　常用的药物有比卡鲁胺、尼鲁米特和氟他胺等。

2. 促黄体激素释放激素激动剂　常用的有醋酸亮丙瑞林、醋酸性瑞林和组氨瑞林等。

3. 化学治疗药物　常用的化疗药物有甲氨蝶呤、环磷酰胺、氟尿嘧啶等。

其他疗法

早期 PC 患者可以通过根治性手术或是根治性放疗等方式达到良好的治疗效果，甚至得以治愈。

护理防范

1. 嘱咐患者保持乐观心态，积极配合治疗，谨遵医嘱，同时尽量戒除不良嗜好。

2. 在身体情况允许下可进行轻微的活动，避免高强度体力活动，不要骑车。

3. 饮食上可以多食富含植物蛋白的大豆类食物，适当提高微量元素硒和维生素 E 的摄入，坚持锻炼，增强身体抵抗力。

二、睾丸肿瘤

睾丸肿瘤（testicular neoplasms，TN）是发生在睾丸的肿瘤性疾病，几乎均为恶性，是青壮年男性常见的实体肿瘤。

临床表现

主要表现为患侧睾丸单发无痛性肿物，起初可能表现不明显，但随着肿瘤的增大，可以出现患侧睾丸沉重，有轻微坠胀或钝痛等表现，表面呈结节状，可与阴囊粘连，甚至破溃。转移多以淋巴结转移为主，常见于髂内、髂总、腹主动脉旁，有时腹部可触及。

鉴别诊断

1. 一般诊断 除一般查体外，还应进行阴囊内容物的触诊，睾丸癌患者病侧睾丸会增大或者触及肿块，且其质地较硬，与睾丸的边界不清，用手托起时较正常侧有沉重感，透光试验呈阴性。

2. 实验室诊断 在晚期，可能出现贫血、血沉增快、肝功能异常、黄疸指数增高、肾损害等。肿瘤标志物如 AFP、人绒毛膜促性腺激素、LDH 等有明显升高。

3. 影像学诊断

（1）彩超检查 这是 TN 的首选检查，不仅可以了解睾丸的情况，还可以明确肿块特点以及它位于睾丸内还是睾丸外。

（2）腹盆腔的 CT 检查 这是腹膜后淋巴结转移的最佳检查方法，可以检测到小于 2cm 的淋巴结。

（3）正常睾丸组织的 MRI 在 T1 和 T2 加权上是均质信号，肿瘤组织在 T2 加权上可以表现为低信号。

药物防治 一般药物防治主要用于术后对症用药或化疗使用，减轻患者痛苦，改善预后。

其他疗法

1. TN 患者应先经腹股沟入路行根治性睾丸切除术，根据 TN 组织类型和临床分期再选择后续的治疗方案。

2. 精原细胞瘤对放疗比较敏感，术后可配合放射治疗，亦可配合一定的化疗。

3. 非精原细胞瘤术后根据具体情况可选择密切监测、腹膜后淋巴清扫术以及化疗等。

护理防范

1. 正确引导患者认识疾病，多与患者沟通交流，减轻患者负面和消极心态。

2. 指导患者在肠蠕动恢复后开始进食，应以高蛋白、高热量、易消化、富含多种维生素的食物为主。

3. 嘱咐患者加强体育锻炼，增强体质，注意及时掌握患者的思想情况，除了给予身体上的照顾外，还应注意精神上的支持，及时消除患者的顾虑和紧张情绪从而配合治疗。

三、膀胱癌

膀胱癌（bladder cancer，BC）是一种起源于膀胱黏膜上的恶性肿瘤疾病。可发生于任何年龄，多见于 50 岁以上，且随着年龄的增长发病率呈现升高的趋势。男性的发病率是女性发病率的 3～4 倍。目前较为明确的一些病因包括吸烟和职业接触芳香胺类化学物质。

临床表现

1. BC 最典型的临床表现是血尿，通常为无痛性、间歇性、肉眼可见，可能持续数日，可自行减轻或停止。血尿颜色由浅红色至深褐色。

2. 患者可能还会出现膀胱刺激症状，表现为尿频、尿急、尿痛和排尿困难。

鉴别诊断

1. 一般诊断　对于出现无痛性肉眼血尿的患者，应考虑到泌尿系肿瘤的可能性，同时结合患者的既往史、家族史、临床表现和查体作出初步诊断。膀胱镜是检查 BC 的最主要方法。

2. 实验室诊断

（1）尿常规检查　可早期发现镜下血尿。

（2）尿脱落细胞检查　有时可以检测到肿瘤细胞。

（3）尿肿瘤标记物如核基质蛋白 22（NMP22）与膀胱肿瘤抗原（BTA）等的检查　对早期的诊断具有一定辅助作用。

3. 影像学诊断

（1）超声检查　广泛用于 BC 的诊断和血尿患者的筛查。

（2）CT 尿路造影　常用于疾病的分期评估，若上尿路或周围器官和淋巴结不允许进行时，可用静脉尿路造影代为检测。

（3）MRI 检查　对于肿瘤是否浸润肌层以及是否侵犯周围器官有更为优良的效果。

药物防治

1. 常用的膀胱灌注治疗药物有卡介苗、丝裂霉素 C、表柔比星、吡柔比星、吉西他滨、羟喜树碱、多柔比星、铜绿假单胞菌制剂等。

2. 全身免疫治疗　如免疫检查点抑制剂 PD-1、PD-L1 抑制剂，也在转移性 BC 或化疗失败的 BC 中展现出了良好的效果。

3. BC 的全身化疗方案多为基于铂类的方案，如吉西他滨+顺铂等。

其他疗法　BC 的治疗采用以手术为主，联合其他治疗方式的综合治疗。

护理防范

1. 应多吃新鲜蔬菜，饮食宜清淡，少吃高脂肪、辛辣、油炸食品，戒烟、戒酒，保持良好的排便习惯，预防便秘。

2. 避免长期接触芳香族类物质，戒烟、戒酒，积极治疗膀胱慢性炎症，杜绝不良生活习惯，少食含有添加剂的食品，多喝水。帮助患者了解病情，积极治疗。

3. 根据患者的身体情况及爱好等因素，选择适合的运动项目，循序渐进，持之以恒。不宜从事激烈和对抗性强的体育项目。

四、肾癌

肾细胞癌简称肾癌（renal carcinoma，RC），是起源于肾实质泌尿小管上皮系统的恶性肿瘤。世界范围内各地区的发病率存在明显差异，北美、西欧等发达国家发病率相较于发展中国家明显偏高。且男性多于女性。RC 的发病目前为止发现与遗传、吸烟、肥胖有较高的相关性。

临床表现　RC 的典型临床表现为血尿、腰痛，少数患者可能还会有腹部包块。当发生转移时，可能出现骨痛、骨折、咳嗽、咯血等，还会出颈部淋巴结肿大、继发性精索静脉曲张以及双下肢水肿等表现。同时患者可能伴随副肿瘤综合征，表现为高血压、红细胞沉降率增快、高钙血症、淀粉样变性、凝血机制异常等。

鉴别诊断

1. 一般诊断　当患者出现血尿、腹部有肿块、身体侧面疼痛且不自动消退、体重降低等相关临床表现时，应留意 RC 的可能性。

2. 实验室诊断

（1）通过对患者进行包括尿常规、血常规、红细胞沉降率、血糖、血钙、肾功能、碱性磷酸酶等项的检测进一步结合诊断。

（2）肾肿瘤穿刺活检　能够为影像学不能诊断的肾肿瘤提供一定病理组织学依据。

3. 影像学诊断

（1）胸部 X 线　为 RC 患者术前常规检查项目。

（2）胸部 CT 检查　对于显示肺部有可疑结节或是临床分期Ⅲ期及以上的患者，需进一步做相关检查。

（3）肾超声造影检查　可助于鉴别肾肿瘤的良恶性，适用于 CRF 或是碘过敏而不适宜进行 CT 扫描的肾肿瘤患者。

（4）PET-CT 检查　可用于明确是否有远处转移病灶，对全身治疗患者的评价有重要意义。

药物防治　络氨酸激酶抑制剂（TKI）类药物如舒尼替尼、帕唑帕尼、索拉菲尼、阿昔替尼、卡博替尼等。mTOR 药物如依维莫司、特西罗莫司等。单克隆抗体药物如贝伐单抗等。免疫检查点抑制剂，程序性死亡受体和配体 PD-1 和 PD-L1 抑制剂如纳武单抗、伊匹单抗。

其他疗法　对局限性或局部进展性（早期或中期）RC 患者采用以外科手术为主的治疗方式，对转移性 RC（晚期）应采用以内科为主的综合治疗方式。

护理防范

1. 提高患者和家属对疾病的认识，消除其内心的恐惧心理，增强治愈的信心。

2. 嘱咐患者注意营养搭配，增加热量和食物含氮量，同时保持饮食清淡。

3. 预防基础性疾病，注意自我防护，适当锻炼，劳逸结合。

五、肾母细胞瘤

肾母细胞瘤（Wilm cancer，WC）是一种胚胎性的腹部恶性肿瘤。好发于 10 岁以下的儿童，尤其是 3～4 岁的儿童。男、女发病率无明显差异，多数为单侧发病。具体发病原因尚不清楚，可能与 11 号染色体上 WT-1 基因的丢失或突变有关。

临床表现　WC 患儿最常见的症状是无意中发现的腹部肿块，通常其表面光滑平整、质地硬、无压痛。少数患儿可能会有腹痛、恶心、呕吐、食欲减退等消化系统疾病症状。晚期发生转移症状时，患儿可能出现咯血、头痛、呼吸短促等。

鉴别诊断

1. 一般诊断　患者主诉腹部不明原因的肿块或是腹痛时，要留意发病的可能。结合多种检查配合诊断。

2. 实验室诊断　对患儿进行血常规、尿常规以及肝肾功能、电解质、LDH 等生化检查。目前没有特异性肿瘤标志物，但可以通过 AFP 水平鉴别畸胎瘤性肾母、神经元特异性烯醇化酶鉴别肿瘤破裂和肾脏神经母细胞瘤。

3. 影像学诊断

（1）腹部超声　可初步判断肿瘤的位置、大小、与周围组织的关系。

（2）术前增强 CT 和 MRI　不仅可以确定肾脏肿瘤的起源，确定其是单侧还是双侧肿瘤，观察腹部脏器是否有肿瘤转移，是否伴下腔静脉瘤栓，还可以发现可能的下腔静脉或心房瘤栓、肾静脉瘤栓、肺栓塞等。

药物防治

1. AV 方案　长春新碱+放线菌素 D。

2. AVD 方案　长春新碱+放线菌素 D+多柔比星。

3. VDACE 方案　长春新碱+放线菌素 D+多柔比星+环磷酰胺+依托泊苷。

4. VDCBE 方案　长春新碱+多柔比星+卡铂+环磷酰胺+依托泊苷。

5. VDCBEI 方案　长春新碱+多柔比星+环磷酰胺+依托泊苷+伊立体康。

其他疗法　一般推荐直接手术切除，但对于一些特殊型的 WC，推荐术前化疗。术后根据分期和病理分型，采取进一步的治疗措施，如化疗及放疗等。

护理防范

1. 需要保障患儿的睡眠时间，规律且有质量的睡眠对身体恢复和免疫力都很有帮助。适宜的睡眠环境可能对提高患儿睡眠质量有所帮助。

2. 如果患儿的身体条件允许，可以鼓励和协助患儿进行一些简单的活动。适量的运动对防止肌肉萎缩、增强体力和耐力、促进食欲等有所帮助。

3. 建议为患儿提供营养丰富且均衡的饮食，保障优质蛋白质的摄入，同时多吃五谷杂粮和蔬菜水果，以保证其他营养素的摄入。

第六节　头颈部肿瘤

一、鼻咽癌

鼻咽癌（nasopharyngeal carcinoma，NC）是一种源于鼻咽部黏膜上皮的恶性肿瘤，多发生于鼻咽顶壁及侧壁，尤其是咽隐窝。其发病存在明显的人种和区域分布差异，在世界三大人种中，黄种人为 NC 的高发人群，且在我国华南地区的发病率偏高，北方地区较为少见。其发生率主要与感染、遗传和环境因素有关。

临床表现

1. 鼻部症状　早期用力向后吸鼻腔或鼻咽部分泌物时，轻者可引起涕血，重者可致鼻出血。随着肿瘤的进展，还可能引起机械性阻塞。

2. 耳部症状　发生于咽隐窝的 NC 患者，早期可压迫或阻塞咽鼓管咽口，引起耳鸣、耳闭及听力下降等症状。

3. 随着疾病进展，颈部淋巴结可进行性增大，质硬，活动度差，开始为单侧，继之发展为双侧，合并感染时可有局部红、肿、热、痛。严重者可因肿大淋巴结压迫颈部血管导致患侧头颈部疼痛、突发性晕厥甚至死亡。

鉴别诊断

1. 一般诊断　依据体格检查，尤其是对十二对脑神经和颈部淋巴结的检查，初步进行诊断。

2. 实验室诊断　EB 病毒（EBV）与鼻咽癌的发生密切相关，可以作为 NC 诊断的辅助指标。NC 患者血浆中的 EBV 脱氧核糖核酸是以游离的片段形式存在，而健康人群中很少能检测到。

3. 影像学诊断

（1）间接鼻咽镜、电子鼻咽镜　NC 好发于鼻咽顶前壁及咽隐窝，鼻咽镜检查可观察到病变处小结节状或肉芽肿样隆起，表面粗糙不平，易出血。

（2）MRI　对软组织的分辨率比 CT 高，可确定肿瘤的部位、范围及对邻近结构的侵犯情况，尤其对脑组织、咽旁组织、肌肉组织的显像效果好。

（3）建议>50 岁或长期抽烟的患者常规行胸部 CT 平扫而非胸部 X 线片，以明确是否有肺内转移或纵隔淋巴结转移。

（4）腹部 B 超　可进一步明确患者是否有腹部转移。

（5）对于中晚期 NC，尤其是颈部淋巴结较大或伴有锁骨上淋巴结肿大的患者，可直接行全身 PET-CT 以明确是否存在远处转移。

药物防治　西药防治：局部区域晚期的鼻咽癌患者，由于就诊时肿瘤较大，直接行同步放化疗可能无法完全消除肿瘤，且对周围正常组织损伤较大。因此可先行诱导化疗2~3周期评估后再行同步放化疗。诱导化疗方案通常选择以铂类为基础的联合化疗，包括如下给药方案：多西紫杉醇+顺铂+氟尿嘧啶；多西紫杉醇+顺铂；顺铂+氟尿嘧啶；吉西他滨+顺铂。

其他疗法 放射治疗是NC唯一根治性治疗措施，化疗和靶向治疗的辅助可以进一步提高NC患者的治疗效果。

护理防范

1. 有NC家族史的人应当科学对待，定期检查，避免有过重的心理负担。

2. 对患者实施心理疏导，指导患者树立战胜疾病的信心，保持乐观的心态，为NC的治疗创造一个良好的心理环境。

3. 放疗照射过后的皮肤勿暴晒、防止冻伤。放疗过程进行和结束后都需要加强鼻咽部冲洗，避免感染坏死，同时加强张口训练避免晚期出现张口受限，加强脖子转动避免出现颈部僵硬。

4. 放疗患者注意保持口腔的卫生，预防出血，预防感染。

二、喉癌

喉癌（laryngeal cancer，LC）是一种常见的发生在喉部的恶性肿瘤。主要分为原发性和继发性两种，原发性LC以鳞状细胞癌最为常见。男性的发病率明显高于女性，且多发于40岁以上的人群。该病的发生与病毒感染、遗传、生活环境和饮食嗜好相关。

临床表现 LC的临床症状主要是声音嘶哑、咳嗽、吞咽困难、颈部淋巴结转移等。但不同类型的LC症状或表征时间又各不相同。声门上型的LC，早期症状不明显，可能出现咽部不适感、咽喉疼痛及异物感，并且持续不消失，同时可能伴有持续性的咳嗽、吞咽疼痛或是困难，严重者可能出现呼吸困难。

鉴别诊断

1. 一般诊断 颈部的体格检查，按照颈部淋巴结的分布规律，从上而下、从前往后进行触诊以判断有无包块以及包块性质。

2. 实验室诊断 喉镜检查包括间接和直接喉镜以及纤维导光镜。尤其是对40岁以上、声音嘶哑超过2周的男性患者。在喉镜的过程中取适量病理组织进行活体检查。还可以进行包括血常规、肝肾功能等在内的化验检查，为进一步治疗提供相应依据和准备。

3. 影像学诊断

（1）超声检查　有助于查出颈部肿大的淋巴结，确定淋巴结部位与周围组织的关系。

（2）CT、MRI 检查　进一步了解肿瘤在喉部的生长、侵犯范围以及可能的转移情况。

药物防治　一般药物防治主要用于术后对症用药或化疗使用，减轻患者的痛苦，改善预后。

其他疗法　如果 LC 在早期被诊断出来，常首选手术进行治疗。早期的 LC 也可仅选择放射治疗，利用高能射线杀死喉部的癌细胞。针对肿瘤恶性程度高或有远处转移的患者，还可以同时化疗，可减少 LC 复发。

护理防范

1. 嘱咐患者和家属做好应对癌症的心理准备，除了癌症本身造成的恐惧感，还要了解可能的永久性失声问题。

2. 功能受损患者改变习以为常的呼吸、咳嗽和吞咽等，学习治疗前后的注意事项。

3. 在日常防范中避免长期处于粉尘、空气污染严重的环境中。

三、甲状腺肿瘤

甲状腺肿瘤（thyroid tumor，TT）是头颈部常见的肿瘤，是指甲状腺内生长的肿瘤，包括良性和恶性两大类。女性较为多见，且在我国发病率呈现逐年增多的趋势。其具体的发病原因尚未明确，但已确定某些危险因素与 TT 的发生密切相关，主要包括遗传因素和后天一些影响，如碘摄入不足或过多、放射线、血清促甲状腺激素水平等。

临床表现　TT 的症状取决于肿瘤大小、病理类型以及是否分泌甲状腺激素。大多数患者在早期常无任何症状，多由体检发现 TT。随着病情进展，肿块逐渐增大，质硬，吞咽时肿块移动度减低。未分化癌上述症状发展迅速，并侵犯周围组织。晚期可产生声音嘶哑、呼吸困难、吞咽困难。

鉴别诊断

1. 一般诊断　患者颈部出现肿块，无论是否引起症状，都应引起重视，完善相关检查进行诊断。

2. 实验室诊断　　甲状腺功能检查主要是促甲状腺激素（TSH）的测定。TSH 降低的高功能性热结节，较少为恶性，故对其甲亢进行治疗更为重要。TSH 正常或升高的甲状腺结节以及 TSH 降低情况下的冷结节或温结节，应对其进行进一步的评估（如穿刺活检等）。

3. 影像学诊断

（1）颈部 X 线　　可用于评估患者气管是否受压、偏移，同时为气管插管做准备。

（2）CT 和 MRI 检查　　可以判断肿瘤周围组织侵犯的程度以及淋巴结情况。

（3）B 超检查　　超声是发现甲状腺结节并初步判断其良恶性的重要手段，是细针穿刺活检（FNA）实施可能性的判断标准。

（4）核素扫描　　放射性碘或锝的同位素扫描检查是判断甲状腺结节功能、大小的重要手段。

（5）病理检查　　借助超声引导，对穿刺部位进行局部麻醉，使用细针穿刺至肿瘤部位，获得肿瘤细胞，进行病理检验。

药物防治

1. 甲状腺素治疗　　少数用于 TT 术后患者，代表药物为左甲状腺素片。一方面是由于手术切除了大部分甲状腺组织，用药以维持人体正常的甲状腺激素水平；另一方面，也可以减少肿瘤的复发。

2. 内分泌治疗　　主要适用于除未分化癌和髓样癌之外的分化型甲状腺癌，由于癌细胞表面存在促甲状腺激素受体，脑垂体分泌的促甲状腺激素会造成癌细胞增殖。给患者提供高于生理剂量的甲状腺激素，可以抑制促甲状腺激素分泌，减少疾病复发。

3. 靶向药物治疗　　当甲状腺癌患者经放射碘治疗或放化疗无效时，肿瘤快速进展危及生命时，采用靶向治疗。选用的药物可为索拉非尼、乐伐替尼等靶向治疗药物，可直接作用于肿瘤细胞抑制其生长。

其他疗法

1. 良性 TT 的治疗　　根据病情而定，一些引起严重甲亢或有恶变风险的情况，可考虑病侧甲状腺腺叶或部分切除。

2. 恶性 TT 的治疗　　以手术为主，部分患者术后需要辅助药物治疗。

护理防范

1. 患者应严格进行日常生活的管理，适当运动，保证充足睡眠，避免过度劳累。

2. 清淡饮食，多吃新鲜蔬菜水果，适度摄取一些含碘量较高的食物。

3. 要注意避免颈部按摩，避免挤压肿瘤。

四、颅内肿瘤

颅内肿瘤（intracranial tumor，IT）俗称为脑瘤，是指发生于颅腔内的神经系统肿瘤，包括起源于神经上皮组织、脑膜、外周神经等的原发性肿瘤以及其他系统颅内转移而来的继发性肿瘤。可以发生于任何年龄，但以20～50 岁多见。

临床表现　颅内压增高引起的症状包括头痛和呕吐；脑瘤直接刺激、压迫和破坏脑神经引起神经功能缺损的症状；IT 患者多伴发癫痫，不同类型 IT 患者的癫痫发病率存在差异。

鉴别诊断

1. 一般诊断　患者在头痛、呕吐以及出现一些神经功能缺损的情况下，除基础的体格检查外，还需配合神经系统的检查，并完善其他检验配合诊断。

2. 实验室诊断　可应用定向神经导航技术取活检样本，通过细胞学检查以确诊。

3. 影像学诊断

（1）CT 和 MRI 检查　绝大部分颅内肿瘤可做出定性诊断。

（2）PET-CT 检查　可用于发现肿瘤，判断是原发、转移或是复发并且判断其恶性程度。同时还可以判断脑部功能。

药物防治

1. 降低颅内压，适当情况下可使用激素稳定患者的神经功能状态。

2. 抗癫痫治疗，对于术前或是术后出现癫痫的患者，应连续服用抗癫痫药物，待停止发作后 6 个月可以考虑依据相关脑电图检查等，综合判断是否可减停药物。

其他疗法　IT 主要以外科治疗为主，辅以放化疗和其他对症治疗。手术是治疗颅内肿瘤的主要方法。对于良性肿瘤，手术切除最为直接有效，如能全切，可不需要其他辅助治疗。恶性肿瘤也应争取获得最大安全的切除，以减低颅内压，减少瘤负荷，缓解症状，为后续放化疗创造机会。

护理防范

1. 有癫痫史患者注意学习癫痫护理要点及用药护理，预防自伤，预防跌倒。

2. 饮食上，给予高热量、高蛋白、易消化的食物，同时多吃新鲜水果、蔬菜，禁忌辛辣刺激性饮食。

3. 在身体情况允许下进行适当的体育锻炼，提高身体抵抗力，缓解疾病带来的压力。

4. 重视体检，关注自身健康状况。尽量避免接触铅、汞、苯氧乙酸及氯仿等致癌因素。

第七节　其他肿瘤

一、恶性淋巴瘤

恶性淋巴瘤（malignant lymphoma，ML）是指淋巴组织内的淋巴细胞恶性增殖而形成的肿瘤。主要分为霍奇金淋巴瘤和非霍奇金淋巴瘤两种。男性相较于女性更容易发病。并且随着年龄的增长，尤其是在 60 岁之后的人群中，非霍奇金淋巴瘤的发病率逐渐升高。而霍奇金淋巴瘤则好发于 20~40 岁的中青年人群以及 55 岁以上的老人。

临床表现　因为淋巴系统的分布特点，使得 ML 几乎可以侵犯全身各种组织和器官，因此，根据其不同发病类型、侵犯程度等临床表现有很大差异。

1. 霍奇金淋巴瘤　常见无痛性颈部或锁骨上淋巴结进行性肿大，其次是腋下淋巴结肿大。肿大的淋巴结可以活动或是相互粘连融合成块。触碰时有软骨样的感觉。

2. 非霍奇金淋巴瘤　多侵犯胃肠道，早期常无明显症状，后期可出现消化不良、胃部不适等，随着肿块逐步增大，可能会出现呕血、黑粪或是腹部包块等。

鉴别诊断

1. 一般诊断　若患者在锁骨、颈部、腋窝或是腹股沟等处摸到活动甚至粘连成块的肿块，且伴有不明原因的发热、盗汗等症状。

2. 实验室诊断

（1）血常规检查　一般较正常，可合并慢性贫血。霍奇金淋巴瘤可出现血小板、白细胞、嗜酸粒细胞数目增多，同时可伴有血沉增快、碱性磷酸酶升高。非霍奇金淋巴瘤侵犯骨髓者可能出现贫血、白细胞以及血小板数目减少，外周血还可能出现淋巴瘤细胞。

（2）脑脊液检查　可表现为脑脊液压力增高、蛋白量增加、细胞数目以单核细胞增多为主，病理或是流式细胞术检查可发现淋巴瘤细胞。

3. 影像学诊断

（1）CT 检查　这是 ML 分期、疗效评估以及随诊最常用的检查方法，尤其对于腹腔和盆腔淋巴结检查有重要作用。

（2）MRI 检查　可首选作为肝、脾、肾等实质器官的方法。

（3）超声检查　可用于浅表淋巴结和浅表器官病变的诊断和随诊。

药物防治

1. 霍奇金淋巴瘤

（1）MOPP 方案　药物可选氮芥、长春新碱、丙卡巴肼、泼尼松，治疗疗程为 2 周 1 次治疗，4 周 1 个疗程。

（2）ABVD 方案　药物可选多柔比星、博来霉素、长春地辛、达卡巴嗪，治疗疗程为 2 周 1 次治疗，4 周 1 个疗程。

2. 非霍奇金淋巴瘤

（1）CHOP 方案　可选环磷酰胺、多柔比星、长春新碱、泼尼松，治疗疗程为 2 周或 3 周 1 个疗程。

（2）R-CHOP 方案　可选利妥昔单抗、环磷酰胺、多柔比星、长春新碱、泼尼松，治疗疗程为 2 周或 3 周 1 个疗程。

（3）EPOCH 方案　可选依托泊苷、多柔比星、长春新碱、泼尼松、环磷酰胺，治疗疗程为 2 周或 3 周 1 个疗程。

（4）ESHAP 方案　可选依托泊苷、甲泼尼龙、顺铂、阿糖胞苷，治疗疗程为 3 周 1 个疗程。

其他治疗方案　ML 的治疗主要以放化疗联合治疗为主，同时根据患者病情选择靶向治疗或生物免疫治疗等。

护理防范

1. 注意观察呼吸、体温等病情变化，及时对症处理。

2. 化疗期间加强营养，宜进高热量、高蛋白质、高维生素、易消化饮食，多吃蔬菜水果，避免刺激性食物，提高机体免疫力。

3. 呼吸困难患者可行氧疗，注意用氧安全，禁明火。半卧位患者鼓励适当活动，注意皮肤护理，预防压疮，加强安全意识，预防跌倒。

4. 做好心理护理，家人多给予关爱，使患者积极配合治疗，树立与疾病作斗争的信心。

5. 留置 PICC 管注意管道护理，保持管道固定、通畅，按时更换 PICC 敷料，预防感染。预防感冒，避免去人群密集处，预防感染。

二、白血病

白血病（leukemia，LE）是一类造血干细胞恶性克隆性疾病。克隆性 LE 细胞因为增殖失控、分化障碍、凋亡受阻等机制的影响，停滞在细胞发育的不同阶段中，从而在骨髓和其他造血组织中大量积累和增殖，使得正常造血受到抑制并浸润到其他非造血组织和器官。

临床表现　患者早期多以发热为典型表现，可低热，也可高达 39℃左右，一般高热常提示有继发性感染。多数患者有中到重度贫血。同时患者可能出现出血的临床表现，可发生于全身各部位，以皮肤、牙龈、鼻腔最为常见，女性可能会出现月经过多的症状。

鉴别诊断

1. 一般诊断　LE 症状常不典型，类似于流感和其他一些常见疾病，当患者出现发热、贫血、出血、骨痛及肝、脾、淋巴结肿大时，应及时就诊。

2. 实验室诊断

（1）血常规检查　可见异常水平的血小板、白细胞。

（2）血液生化检查　可见转氨酶明显升高，同时血清及尿中尿酸以及血清 LDH 都会出现增高的现象。

（3）细胞化学染色　是形态诊断的重要组成部分，可用于鉴别急性髓系 LE 和急性淋巴细胞 LE。

（4）采用流式细胞学方法　对患者的骨髓或外周血样本，通过多种特异性抗体检测 LE 细胞特征性抗原表达模式，进而识别 LE 细胞的来源并确定其特定表型。

（5）染色体核型和分子生物学检查　可用于检查白血病的遗传学异常，用于诊断分型和预后评估。

药物防治

1. 成人急性非淋巴细胞白血病（ANLL）诱导缓解治疗

（1）DA$_{3\sim7}$ 方案　柔红霉素 45mg/（$m^2\cdot d$），静脉给药（静脉滴注或静脉注射），第 1～3 天；阿糖胞苷 100mg/（$m^2\cdot d$），静脉给药，第 1～7 天，ANLL 完全缓解率达 53%～84%。

（2）IDA+Arac 方案　克拉霉素 12mg/（$m^2\cdot d$），第 1～3 天静脉给药，阿糖胞苷 120mg/m^2，第 12 小时静脉滴注 1 次，第 4～10 天给药，完全缓解率 80.3%，可首选。

（3）DAC 方案　柔红霉素 50mg/m^2，第 1～3 天静脉注射；阿糖胞苷 100mg/m^2，持续静脉滴注，第 1～7 天给药；依托泊苷（VP-16）75mg/m^2，静脉注射，第 1～7 天给药。完全缓解率 59.0%，有认为依托泊苷与柔红霉素有协同作用，55 岁以下患者缓解期较 DA 方案更长。

（4）HA 方案　三尖杉酯碱每次 3～5mg，第 1～3 天静脉注射；阿糖胞苷 150mg 持续静脉滴注，第 1～7 天给药。完全缓解率 70.5%。

2. 急性淋巴细胞白血病诱导缓解治疗

（1）VP 方案　长春新碱 1～2mg，第 1 天静脉注射；泼尼松 40～60mg，每天分次口服。儿童完全缓解率 80%～90%；但成人完全缓解率仅30%～70%。

（2）VPD 方案　VP 方案中加入柔红霉素第 1～2 天各静脉注射 40～60mg，完全缓解率可明显增加，可平均达 74%。

（3）VAP 方案　长春新碱 1～2mg，第 1 天静脉注射；多柔比星 40～60mg，第 1 天、2 天静脉注射；泼尼松 40～60mg，每天分次口服。完全反应率达 85%。

（4）VDCP 方案　长春新碱和柔红霉素、泼尼松用法同 VPD 方案。从第 16 天开始，静脉滴注门冬酰胺酶 5000～10000U，每天 1 次，完全缓解率 77.8%。

（5）MOAD 方案　甲氨蝶呤 350～100mg，第 1 日静脉注射；长春新碱 1～2mg，第 2 天静脉注射；地塞米松 6.75mg，每天分次口服共 10d；门冬酰胺酶 20000IU 于第 2 天，1 次静脉滴注。每 1 疗程共 10d，至少 5 个疗程；甲氨蝶呤可渐加剂量。完全缓解率达 79%。

3. 慢性粒细胞白血病治疗

（1）白消安　4～6mg/d，一般服药后 10～14d 白细胞数开始下降，按减少速度调整剂量。当白细胞计数 $<5\times10^9/L$ 或血小板 $<100\times10^9/L$ 时需停用白消安。

（2）羟基脲　一般开始剂量每天 2g，如白细胞数明显增多，剂量可达每天 6g。白细胞数下降后减量，直至完全缓解，以后用每天 0.5～1g 维持。由于本品作用时间短，几乎无迟发毒性反应，可作为慢性粒细胞白血病的首选药。

（3）干扰素 α　500 万～900 万 IU，皮下或肌内注射，每天 1 次，对慢性早期患者血液学完全缓解率可达 70%～80%；细胞遗传学反应率 40%～60%，其完全缓解率占 25%，生存期 60～65 个月。

4. 慢性淋巴细胞白血病治疗

（1）单一化疗

① 苯丁酸氮芥：0.08～0.1mg/(kg·d)，当血象低于正常值内应停用；必须维持治疗者，0.04～0.08mg/(kg·d)，直至缓解。可连续服用 4d，间歇 4～6 周，作为诱导缓解。

② 环磷酰胺：1～3mg/(kg·d)，口服；或 20mg/kg，静脉注射，每 2～3 周 1 次。

③ 氟达拉滨单磷酸盐：25～30mg/(kg·d)，连用 7d，持续静脉注射，有效率为 55%。

④ 2-氯脱氧腺苷：0.05～0.2mg/(kg·d)，连用 7d，持续静脉滴注，有效率为 55%。

（2）联合化疗方案

① CHOP 方案：C 期慢性淋巴细胞白血病有效率也可达 50%～70%。一般环磷酰胺 750mg/m²，多柔比星 150mg/m²，长春新碱 1.4mg/m²，均第 1 天静脉注射；泼尼松 100mg/d，第 1～5 天口服。每 3 周为 1 个周期。

② COP 方案：环磷酰胺 400mg/(m²·d)，第 1～5 天口服；长春新碱

$1.4mg/m^2$，第 1 日静脉注射；泼尼松每天 100mg，第 1～5 天口服。每 3 周为 1 个周期。

（3）放射治疗　适用于明显淋巴结肿大者局部照射。如放射性 P 仅对化疗无效者采用，每次 37～74MBq（1～2mCi），每周 1～2 次。

其他疗法　LE 治疗主要结合患者病理分型、临床特点进行预后危险分层，按照患者具体情况进行选择治疗方案，如药物治疗、化疗、放疗或是手术治疗。急性 LE 可紧急处理高白细胞血症，进行成分输血治疗或是血制品输注治疗。慢性髓系 LE 的治疗着重于慢性期早期，避免疾病转化。造血干细胞移植仍是现如今急性髓系 LE 和急性淋巴 LE 的可能治愈方法。

护理防范

1. 放疗、化疗患者注意观察治疗后的不良反应及生命体征变化，注意预防感染，发热患者注意口腔护理。保持生活规律，适当的体育锻炼，劳逸结合。

2. 患者应注意补充营养，维持水、电解质平衡，宜吃一些高蛋白、高热量、易消化的食物，必要时静脉补充营养。

3. 在预防上避免某些化学品的接触，戒烟限酒，针对有 LE 家族史以及血液疾病病史的人群，定期进行体检。

4. 做好心理护理，家人多给予关爱，使患者积极配合治疗，树立与疾病作斗争的信心。

5. 留置 PICC 管注意管道护理，保持管道固定、通畅，按时更换 PICC 敷料，预防感染。预防感冒，避免去人群密集处。

三、垂体瘤

垂体瘤（pituitary tumor，PT）是一组起源于垂体前叶和后叶以及颅咽管上皮残余细胞发生的肿瘤，是一种常见的神经系统和内分泌系统的肿瘤，通常发生于青壮年时期，常会影响患者的生长发育、生育、学习等。男性发病率略高于女性。

临床表现　主要表现为激素分泌异常和由于 PT 压迫周围组织而产生的相关症状。因 PT 的压迫，患者可以出现持续性头痛、视力减退、视野缺损、眼底改变、垂体卒中等相关压迫症状。

鉴别诊断

1. 一般诊断　依据患者的年龄、性别以及查体是否发现有肢端肥大、视力减退，男性是否出现胡须、腋毛的减少、乳房发育、生殖器改变等可初步诊断。

2. 实验室诊断　因为 PT 会影响激素分泌，可通过实验室各项激素水平如催乳素、生长激素、促甲状腺激素等内分泌的检查来确诊。免疫组化染色的病理学检查可以依据肿瘤细胞内所含的激素进行诊断，敏感度较高。

3. 影像学诊断

（1）头颅 X 线检查　可以依据蝶鞍的骨质变化、鞍区钙化等变化来判断有无肿瘤以及鉴别诊断。

（2）头颅 MRI 检查　对软组织分辨率好，对明确肿瘤的性质、质地以及与周围组织的关系有着重要意义。

药物防治

1. 腺垂体功能减退者　依据靶腺受损情况，给予适当的替代补充治疗。

2. 腺垂体功能亢进者

（1）溴隐亭　口服每天 7.5～60mg，可依据病情调整具体用药剂量。

（2）赛庚啶　口服每天 24～32mg，可依据病情调整具体用药剂量。

（3）奥曲肽　对突眼性甲状腺肿和肢端肥大症有效，皮下注射 0.1mg，每天 3 次，用于肢端肥大症时疗程在 10～14d。

3. 垂体甲状腺功能亢进者

（1）丙硫氧嘧啶　治疗成人甲状腺功能亢进，0.05～0.1g，每天 3 次；极量每次 0.2g，每天 3 次；症状缓解后，改用每天 25～80mg 维持。儿童 4mg/（kg·d），分次口服，维持量酌减。对于甲状腺危象，每天 0.4～0.8g，分 3～4 次服用，疗程不超过 1 周。

（2）甲巯咪唑　成人开始每天 30mg，可按病情调节每天 15～40mg，每天最大量 60mg，分次口服，疗程 12～18 个月；小儿每天 0.4mg/kg，分次口服，可酌情调整剂量。

其他疗法　无占位效应的无功能性 PT 一般不需要治疗。功能性 PT 及具有占位效应的无功能性 PT 需要治疗。一般以手术治疗、药物治疗以及放射治疗为主。

护理防范

1. 在预防上，尽量避免化学毒物和放射线的密切接触。

2. 在饮食上，避免高盐、高碳水化合物、大量甜食饮料的摄入。多吃高蛋白、高维生素、含铁量较高的食物。

3. 同时患者需要戒烟限酒，适度参加体育锻炼，增强身体免疫力和整体身体素质。

4. 家属要多注意患者情绪和心态，多交流谈心，使患者积极面对生活，保持良好心态。

四、嗜铬细胞瘤

嗜铬细胞瘤（pheochromocytoma，PH）是指起源于嗜铬组织的肿瘤，能够阵发性或持续性释放大量儿茶酚胺。可发生于任何年龄阶段，多见于 20～50 岁，男、女发病率无明显差异。绝大多数是良性肿瘤。

临床表现　PH 的临床表现与肿瘤分泌儿茶酚胺类物质的类型、多少以及分泌方式有关，难以预料，并且个体差异较大，轻症患者可能无明显症状和体征，严重者会出现典型的阵发性高血压。

鉴别诊断

1. 一般诊断　患者出现高血压在常规治疗下难以控制，且伴有头痛、心悸、出汗等全身症状，医生应结合患者病史、症状、体征来加以诊断。

2. 实验室诊断　对于持续性高血压型患者尿儿茶酚胺及其代谢物香草基杏仁酸、甲氧基肾上腺素、甲氧基去甲肾上腺素测定值都会升高。阵发性高血压的患者，需在发作后及时收集血压升高时的尿液送检。

3. 影像学诊断

（1）肾上腺 CT 检查　可见 PH 表现为类圆形肿块、密度不均匀，出血区或是钙化灶呈现高密度，增强扫描时肿瘤实质明显强化，而坏死区则相对不明显或是无强化。

（2）MRI 检查　观察肿瘤和周围器官以及血管的解剖关系。同时可以利用 ^{131}I-间碘苄胺闪烁扫描标记显示瘤体。

药物防治

1. 酚苄明　初始剂量每 12h 10mg，以后每隔数日递增 10～20mg，渐增至每天 40～100mg 或以上，直至血压接近或是降低至正常。

2. 哌唑嗪　首次剂量 0.5～1mg，以后渐增至每天 6～8mg 维持治疗。

3. 盐酸普萘洛尔　可在 α 受体阻滞剂应用后心律失常或是心动过速（＞100 次/min）时给药 100mg，每天 3～4 次。

其他疗法　PH 一旦确诊并且定位，应首选手术治疗，尽早切除，同时辅以一些抗高血压药控制血压，避免患者在麻醉、手术过程中或是术后出现血压大幅度波动而危及生命。

护理防范

1. 患者需日常监测血压，术后应定期随访，监测病情变化。

2. 患者在饮食上应减少食用巧克力、奶酪等，同时减少酒精的摄入。

3. 患者要保持良好的心态，调节心情，避免焦虑、压力或疲劳等，劳逸结合。

（王　龙　谭　睿　冯海兴）

第十八章 其他疾病

一、中暑

中暑（heat stroke，HS）是在暑热季节、高温或高湿环境下，由于体温调节中枢功能障碍、汗腺功能衰竭和水电解质丢失过多而引起的以中枢神经或心血管功能障碍为主要表现的急性疾病。有头痛、头晕、高热或神经和心血管系统症状，治疗以迅速降低体温和防治脏器功能衰竭为主。

临床表现　根据临床表现，中暑可分为先兆中暑、轻症中暑、重症中暑。其中重症中暑又分为热痉挛、热衰竭和热射病。热射病是最严重的中暑类型。

1. 先兆 HS　在高温环境下，出现头痛、头晕、口渴、多汗、四肢无力发酸、注意力不集中、动作不协调等，体温正常或略有升高。

2. 轻症 HS　除上述症状外，体温往往在 38℃以上，伴有面色潮红、大量出汗、皮肤灼热，或出现四肢湿冷、面色苍白、血压下降、脉搏增快等表现。

3. 重症 HS　包括热痉挛、热衰竭和热射病。

（1）热痉挛　是突然发生的活动中或者活动后痛性肌肉痉挛，通常发生在下肢背面的肌肉群（腓肠肌和跟腱），也可以发生在腹部。热痉挛也可为热射病的早期表现。

（2）热衰竭　是由于大量出汗导致体液和体盐丢失过多，也发生于不适应高温潮湿环境的人中，其征象为：大汗、极度口渴、乏力、头痛、恶心呕吐，体温高，可有明显脱水征如心动过速、直立性低血压或晕厥，无明显中枢神经系统损伤表现。

（3）热射病　是一种致命性急症，其征象为：高热（直肠温度≥41℃），皮肤干燥（早期可以湿润），意识模糊、惊厥甚至无反应，周围循环衰竭或休克。此外，劳力性者更易发生横纹肌溶解、急性肾衰竭、肝衰竭、DIC或多器官功能衰竭，病死率较高。

鉴别诊断

1. 一般诊断　在高温环境下长时间工作后，出现大汗、口渴、头晕、头痛、高热等情况，应考虑发生了中暑。

2. 实验室诊断

（1）血常规检查　可出现血红蛋白升高、血细胞比容增加。血小板发病初期正常，继而迅速下降。

（2）尿常规检查　尿色为茶色或酱油色，还可出现蛋白尿、血尿等变化。

（3）血生化检查　①电解质：出现高磷血症、低钙血症，还可出现低钾、低钠、低氯。②肾功能异常：血 BUN、Scr 升高。③横纹肌损害：LDH、肌红蛋白和肌酸激酶水平升高。④低血糖。

（4）心电图检查　多表现为快速型心律失常。一般为窦性心动过速、室性早搏，有时也可表现为心动过缓，可伴有 T 波及 ST 段异常。

3. 影像学诊断　如怀疑有颅内出血的情况，可进行头部 CT 进行确诊。

药物防治

1. 西药防治

（1）先兆 HS 与轻症 HS 的治疗　立即将患者转移到阴凉通风处或电风扇下，最好移至空调室，以增加辐射散热，给予清凉含盐饮料，体温高者给予冷敷。

（2）对症处理　昏迷患者应保持呼吸道畅通，以免触发心力衰竭，如发生心力衰竭予以快速效应的洋地黄制剂；应用升压药纠正休克；疑有脑水肿患者应给甘露醇脱水；有急性肾衰竭患者可进行血液透析；发生 DIC 时酌情使用肝素，需要时加用抗纤维蛋白溶解药物；肾上腺皮质激素对高温引起机体的应激和组织反应以及防治脑水肿、肺水肿均有一定的效果，但剂量不宜过大，用药时间不宜过长，以避免发生继发感染；积极防治感染。

2. 中医药治疗　中医认为 HS 是气当令，气候炎热，元气匮乏，暑热便乘虚侵入而发病。HS 的治疗原则是以辛凉清气为主。

其他方法

1. 降温治疗　快速降温是治疗的首要措施。

2. 体外降温　迅速脱离高温高湿环境，转移至通风阴凉处，将患者平卧并去除全身衣物，按摩皮肤肌肉，促进散热。无循环障碍者，冰水擦浴或将躯体侵入 27～30℃水中降温。对循环障碍者，采用蒸发散热降温，用凉水反复擦拭皮肤，同时应用电风扇或空调加快蒸发。

3. 体内降温　体外降温无效者，用冰生理盐水进行胃或直肠灌洗，也可用无菌生理盐水进行腹膜腔灌洗或血液透析，或将自体血液体外冷却后回输体内降温。

4. 药物降温　患者出现寒战时可应用氯丙嗪静脉输注，并同时监测血压。

护理防范

1. 将患者置于阴凉通风的病室或打开空调降低室内温度，保持室温以20～25℃为宜，解开衣服。将湿的凉毛巾放置于患者的头部和躯干部以降温，或将冰袋置于患者的腋下、颈侧和腹股沟处。同时不断按摩四肢及躯干皮肤，使之潮红充血促进散热。测量肛温时，体温表要深插，使之能够反映直肠温度。每10～15min测量1次肛温、血压、脉搏、呼吸，如降至38℃左右，终止降温，以防止虚脱。

2. 多喝水，不要等到渴了才喝水。远离含糖或含酒精的饮料。补充盐和矿物质。饮食要清淡，不吃高热量、油腻、辛辣的食物。多饮含盐清凉饮料。

3. 及时了解高温警报和安全提示。加强体育锻炼，增强个人体质。宣传防暑保健知识，遵守高温作业的安全规则和保健制度，合理安排劳动和休息。如患者意识不清或昏迷，禁止喂水，以免造成窒息。

4. 使用氯丙嗪，要严格按医嘱操作，严密观察血压、心率变化。躁动不安或抽搐患者做好安全防护，防止将舌咬伤，控制脑水肿，降低颅内压。

5. 昏迷患者保持呼吸道通畅，氧气吸入，平卧位，头偏向一侧，随时吸出呼吸道内分泌物，保持床单位及皮肤清洁、干燥，预防压疮发生。做好口腔护理。

二、高原病

海拔3000m以上的地区称为高原。高原环境空气稀薄，大气压和氧分压低，气候寒冷和干燥，紫外线辐射强。由平原移居到高原或短期在高原逗留的人，因对高原环境适应能力不足引起以缺氧为突出表现的一组疾病称为高原病（diseases of high altitude，DOHA）。高原病是高原旅行者常见病死原因。

临床表现　DOHA 可分为急性 DOHA 和慢性 DOHA。

1. 急性 DOHA　分为三种类型，彼此可互相交叉或并存。

（1）急性高原反应　很常见，未适应者 1d 内进入高原地区后 6～24h 发病，出现双额部疼痛、心悸、胸闷、气短、厌食、恶心和呕吐等。

（2）高原肺水肿　是常见且致命的 DOHA。通常在快速进入高原地区 2～4d 内发病，先有急性高原反应表现，继而心动过速、呼吸困难、干咳加重、端坐呼吸、咳白色或粉红色泡沫样痰，肺部可闻及干湿性啰音。

（3）高原脑水肿　是罕见且严重的急性 DOHA。大多数进入高原地区 1～3d 后发病，表现剧烈头痛伴呕吐、精神错乱、共济失调、幻听、幻视、言语和定向力障碍，随着病情发展，出现步态不稳、嗜睡、木僵或昏迷，有的发生惊厥。

2. 慢性 DOHA　主要发生在久居高原或少数世居海拔 4000m 以上的人。

鉴别诊断

1. 一般诊断　进入高原或由低海拔地区进入更高海拔地区后发病；急性 DOHA 症状随海拔的增高而加重，进入海拔较低的地区则缓解，氧疗有效；慢性 DOHA 异地治疗大多有效；应考虑此病可能。

2. 实验室诊断

（1）血常规检查　急性 DOHA 患者可有轻度白细胞增多；慢性者红细胞计数超过 7.0×10^{12}/L，血红蛋白浓度超过 180g/L，血细胞比容超过 60%。

（2）肺功能检查　高原肺水肿患者表现低氧血症、低碳酸血症和呼吸性碱中毒；高原心脏病者表现 $PaCO_2$ 增高和低氧血症。慢性 DOHA 患者肺活量减少，峰值呼气流速降低，每分通气量下降。右心导管检查肺动脉压、右心房压和右心室压升高。

3. 影像学诊断

（1）心电图检查　慢性高原心脏病患者表现电轴右偏、肺型 P 波、右心室肥大劳损、T 波倒置或右束支传导阻滞。

（2）胸部 X 线检查　高原肺水肿患者胸片显示双侧肺野弥散性斑片或云絮状模糊阴影。高原心脏病者表现肺动脉明显突出，右下肺动脉干横径≥15mm，右心室增大。

药物防治

1. 西药防治　对重危患者就地抢救，给予高流量吸氧或面罩给氧。

（1）急性高原反应　轻症患者可自愈。重症患者给予对症治疗，如镇痛、吸氧，或用利尿药如呋塞米或乙酰唑胺 125～250mg，每 12h 1 次。

（2）高原肺水肿　患者绝对静卧休息，吸入流量高浓度氧，保暖。地塞米松 10～20mg 稀释后缓慢静脉注射，每天 1～2 次，可减少肺毛细血管渗出。氨茶碱 0.25mg 加 50%葡萄糖 20mL 稀释缓慢静脉注射和缓解支气管痉挛和降低肺动脉压。如无低血压，可舌下含化硝苯地平 5～10mg 降低肺动脉压，如出现右心衰竭，可用毒毛花苷 K 或毛花苷 C 以及利尿药。

（3）高原脑水肿　加大吸氧量，给予地塞米松、高渗葡萄糖、乙酰唑胺、呋塞米等。如有肺水肿、心力衰竭和红细胞增多时，不宜用甘露醇脱水疗法。

（4）高原血压异常　高血压按一般高血压治疗。

（5）高原心脏病　可选用作用快、排泄快的强心药，如毛花苷 C 0.2～0.4mg，心力衰竭控制后改口服地高辛。

（6）高原红细胞增多症　吸氧和右旋糖酐 40 静脉滴注可暂时缓解症状，对有高血压和心力衰竭的危重患者，如有血液黏滞性过高，静脉放血300～500mL 可使病情暂时好转，以备紧急转运。患者回到平原后，症状可以消失。

2. 中医药治疗　中医认为 DOHA 是高原环境使人产生气虚、血滞、脏腑失调、津伤等所致。目前中医对高原病的防治主要是药物防治和针刺及相关疗法。

其他疗法　针刺疗法和耳穴埋针。

护理防范

1. 绝对卧床休息，采取半坐位或高枕卧位，注意保暖。

2. 氧气吸入，采用面罩给氧，氧气量最好是 4～6L/min。

3. 对于头昏、头痛症状较重的患者，宜卧床休息，抬高头部，以减轻适应高原反应的时间。

4. 昏迷患者保持呼吸道通畅，平卧位，头偏向一侧，随时吸出呼吸道内分泌物，保持床单位及皮肤清洁、干燥，预防压疮发生。

三、电击伤

电击伤（electric shock，ES）俗称触电，是由于电流通过人体所造成的伤害，电流通过身体组织产生的热量可严重烧伤并破坏机体组织。此为现代急危重症之一。电压越高，后果亦越严重。触电时间越长，全身性的损害越大。电击造成的伤害主要表现为全身的电休克和局部的电灼伤。电流通过心脏时，产生心室颤动以及高压电造成的呼吸麻痹是猝死的主要原因。

临床表现 症状取决于各种因素相互复杂作用的结果。ES 可使人突然受惊而摔倒或引起肌肉强有力收缩。这两种情况都可能引起关节脱位、骨折和钝挫伤。患者也可能丧失意识、呼吸麻痹、心跳停止。皮肤电灼伤明显，也可波及深部组织。

1. 高压电流能使电流入口和出口之间的组织坏死并引起大面积肌肉烧伤。大量的液体和电解质丢失，合并严重烧伤时，会出现危险的低血压。损伤的肌纤维释放肌球蛋白，能引起肾功能衰竭。

2. 身体潮湿的人接触电流，如洗澡时，吹风机掉进浴缸或踏入带电的水池，这时皮肤电阻较低，虽然不被烧伤，也能引起心跳骤停，若不能迅速复苏，可能死亡。

3. 雷击最初可能出现意识丧失，继而出现昏迷和短暂的精神障碍，通常在数小时或数天内消失。雷击引起死亡最主要的原因是心跳和呼吸停止。

鉴别诊断 有电击史。

其他防治 如果伤员没有呼吸也摸不到脉搏，应立即使用心肺复苏装置。雷击的伤员用心肺复苏装置可能复苏。

护理防范

1. 立即切断电源，救助者切勿以手直接推拉接触患者，以确保自身安全。

2. 呼吸、心跳停止者现场进行心肺复苏，保持呼吸道通畅。

3. 建立静脉通路，维持酸碱平衡，纠正水、电解质紊乱，积极抗休克。休克期尿量要求每小时大于 30～50mL，并严密观察肌红蛋白、血红蛋白尿，发现尿量、尿色异常及时处理，避免急性肾功能衰竭。严密观察电击伤后继发性出血，出血时间大多发生在伤后 2～3 周，受伤肢体远端有无血液循环及肿胀，并抬高患肢。

4. 持续心电监护，监测心肌损害和心律失常的情况，留置导尿，准确记录出入量。

5. 高流量吸氧，降低脑代谢，改善脑缺氧，保护脑组织。

6. 处理局部伤口，保护创面，预防感染，注射破伤风抗毒素。

7. 抚慰患者，减少 ES 造成的心理恐惧，鼓励患者增强战胜疾病的信心。普及用电知识和重视安全用电教育。

四、冻僵

冻僵（frozen stiff，FS）又称意外低温，是寒冷环境引起体温过低所导致以神经系统和心血管损伤为主的严重的全身性疾病。常见症状为头痛、不安、四肢肌肉和关节僵硬、皮肤苍白、心跳和呼吸加快、血压增高等。FS 并不等同于冻伤，FS 是比冻伤更为严重的一种低温损害。当人体处于低温环境时，有可能发生冻伤。在冻伤中，症状轻的，习惯称为"疮"，治疗效果相对较好；症状严重的，称为"僵"，如治疗措施不及时不适当，随时有死亡的危险，应非常慎重。

临床表现 FS 是冻伤的严重阶段，起初表现为皮肤苍白、口唇青紫、浑身发抖，继而出现皮肤失去知觉、手脚失灵、言语困难等全身损害症状。其中损害最重要的是肺脏，严重时可发生肺气肿、肺心病等，如果抢救不及时，死亡随时发生。根据冻僵的轻重程度不同，一般可分为下三种类型。

1. 轻度 FS 患者表现疲乏、健忘和多尿，肌肉震颤、血压升高、心率和呼吸加快，逐渐出现不完全性肠梗阻。

2. 中度 FS 患者表情淡漠、精神错乱、语言障碍、行为异常、运动失调或昏睡。心电图示心房扑动或心房颤动、室性期前收缩和出现特征性的 J 波。体温在 30℃时，寒战停止、神志丧失、瞳孔扩大和心动过缓。

3. 严重 FS 患者出现少尿、瞳孔对光反射消失、呼吸减慢和心室颤动；体温降至 24℃时，出现僵死样面容；体温≤20℃时，皮肤苍白或青紫，心跳和呼吸停止，瞳孔固定散大，四肢肌肉和关节僵硬，心电图或脑电图示等电位线。

鉴别诊断

1. 一般诊断 通常根据长期寒冷环境暴露史和临床表现不难诊断，中心体温测定可证实诊断。中心体温测定采用两个部位：①直肠测温，应将温度计探极插入 15cm 深处测定体温。②食管测温，将温度计探极放置喉下 24cm 深处测取体温。

2. 影像学诊断　心电图检查显示 P-R 间期、QRS 波和 Q-T 间期延长。

药物防治　FS 的治疗首要问题是恢复中心部位的体温。药物治疗主要用于对症处理，如积极纠正缺氧、血液浓缩、电解质紊乱和预防血栓形成、继发感染、脑水肿和肾衰竭。如果患者出现休克，必须同时进行抗休克治疗，防止肾功能衰竭，酸中毒严重者可考虑用碳酸氢钠。

护理防范

1. 迅速将患者移至温暖处，搬动时要小心、轻放，避免碰撞后引起骨折。在未获得有确切的死亡证据前，必须积极抢救。

2. 复温，首选脱去湿冷衣服。体温在 32～33℃时，把患者移入温暖的房间，盖上毛毯或棉被。

3. 复温后卧床休息，患处包裹衣服、毛毯保暖，严密监测生命体征。冻伤处皮肤瘙痒，不能用手抓搔，防止皮肤溃烂感染。

4. 昏迷患者保持呼吸道通畅，平卧位，头偏向一侧，随时吸出呼吸道内分泌物，保持床及皮肤清洁、干燥，预防压疮发生。

5. 建立静脉通路，遵医嘱使用药物，纠正水、电解质、酸碱失衡，积极纠正缺氧、血液浓缩和预防血栓形成、继发感染、脑水肿和肾衰竭。

6. 平常注意保暖，避免长时间处于低温环境，可常泡脚、温水浴、运动、穿厚衣服；少在寒冷环境下长时间逗留；保持稳定情绪，消除焦虑和恐惧；注意休息，不要熬夜；多食用含丰富纤维素和维生素的食物；适当功能锻炼，帮助机体恢复。

7. 在寒冷条件下工作，需要采取相应的防寒措施，并构建必要的防寒环境。独自在野外环境下，遭遇强寒流袭击时，要保持觉醒状态，以免在熟睡中被冻昏迷而 FS。

8. 严寒区应特别注意防止饥饿，避免大量饮酒，时刻保持机体处于有活力、并清醒的状态。

五、淹溺

淹溺（drowning，DR）又称溺水，是人淹没于水或其他液体介质中并受到伤害的状况。水充满呼吸道和肺泡引起缺氧窒息；吸收到血液循环的水引起血液渗透压改变、电解质紊乱和组织损害；最后造成呼吸停止和心脏停搏而死亡。

临床表现　DR 患者表现神志丧失、呼吸停止及大动脉搏动消失，处于临床死亡状态。DR 患者临床表现个体差异较大，与溺水持续时间长短、吸入水量多少、吸入水的性质及器官损害范围有关。

1. 症状　近乎 DR 者可有头痛或视觉障碍、剧烈咳嗽、胸痛、呼吸困难、咳粉红色泡沫样痰。溺入海水者口渴感明显，最初数小时可有寒战、发热。

2. 体征　皮肤发绀，颜面肿胀，球结膜充血，口鼻充满泡沫或泥污。常出现精神状态改变，烦躁不安、抽搐、昏睡、昏迷和肌张力增加。呼吸表浅、急促或停止。肺部可闻及干湿啰音，偶尔有喘鸣音。心律失常、心音微弱或消失。腹部膨隆，四肢厥冷。有时可发现头颈部损伤。

鉴别诊断

1. 一般诊断　有涉水及被淹史。

2. 实验室诊断

（1）血常规检查　常有白细胞轻度增高。吸入淡水较多时，可出现血液稀释，甚至红细胞溶解，血钾升高，血和尿中出现游离血红蛋白。吸入海水较多时，出现短暂性血液浓缩，轻度高钠血症或高氯血症。幸存者在 10～30min 后恢复正常血容量和电解质浓度。

（2）动脉血气分析　约 75%病例有明显混合性酸中毒；几乎所有患者都有不同程度的低氧血症。

3. 影像学诊断

（1）胸部 X 线检查　常显示斑片状浸润，有时出现典型肺水肿征象。住院 12～24h 吸收好转或发展恶化。约有 20%病例胸片无异常发现。疑有颈椎损伤时，应进行颈椎 X 线检查。

（2）心电图检查　表现有窦性心动过速、非特异性 ST 段和 T 波改变，通常数小时内恢复正常。出现室性心律失常、完全性心脏传导阻滞时提示病情严重。

药物防治

1. 淡水 DR 者可用 3%高渗盐水静滴。海水 DR 者可用 5%葡萄糖或右旋糖酐 40 静滴。

2. 心力衰竭者可用去乙酰毛花苷和呋塞米。肺部感染者应选用作用强的抗生素。脑水肿、肺水肿、溶血反应者应用糖皮质激素。急性肾功能衰竭者可用 20%甘露醇、呋塞米。可酌情使用呼吸兴奋药。

护理防范

1. 迅速将患者救离出水。立即清除呼吸道内杂物，开放气道。

2. 倒水处理　采用头低脚高的体位将肺内及胃内积水排出。心跳、呼吸未停止者，迅速抱起患者的腰部，使其背向上、头下垂，尽快倒出肺、气管内积水。也可将患者置于抢救者屈膝的大腿上，头倒悬，用手压按患者背部，迫使呼吸道及胃内的水倒出。抢救动作一定要敏捷，切勿因倒水过久而延误心肺复苏等抢救措施。

3. 呼吸、心跳停止者，立即施行心、肺、脑复苏术。

4. 换下湿衣裤，保持室内温度，使患者体温在较短时间内升至正常，注意保温。

5. 建立静脉通道，维持有效循环。淡水淹溺者选用 0.9%～3%氯化钠液静滴。海水 DR 者选用 5%葡萄糖液静滴，或静滴右旋糖酐 40 及血浆，切勿输盐水。

6. 防治脑水肿、肺部感染、肾功能衰竭，纠正水、电解质和酸碱失衡。

（王灿茂　刘文钦）

参考文献

[1] 祝墡珠. 全科医生临床实践. 北京：人民卫生出版社，2017.

[2] 葛均波，徐永健，王辰. 内科学. 第9版. 北京：人民卫生出版社，2018.

[3] 周智广，中国1型糖尿病诊疗指南. 北京：人民卫生出版社，2013.

[4] 陈孝平，汪建平，赵继宗. 外科学. 第9版. 北京：人民卫生出版社，2018.

[5] 裴福兴，陈安民. 骨科学. 北京：人民卫生出版社，2016.

[6] 徐瑞华，万德森. 临床肿瘤学. 第5版. 北京：科学出版社，2021.

[7] 张学军，涂平. 皮肤病学. 北京：人民卫生出版社，2015.

[8] 都鹏飞，杨明功，龚维龙. 中毒急救手册. 第4版. 上海：上海科学技术出版社，2016.

[9] 钱家鸣. 消化内科学. 第2版. 北京：人民卫生出版社，2014.

[10] 王卫平，孙锟，常立文. 儿科学. 第9版. 北京：人民卫生出版社，2018.